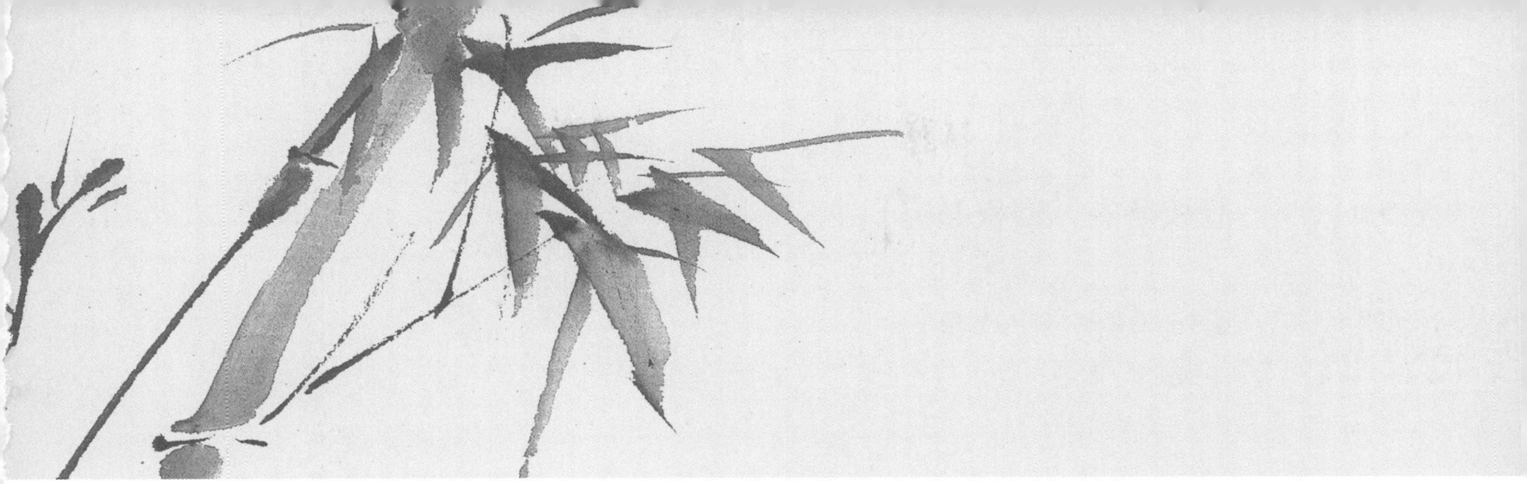

疮疡病学

主编 ◎ 张朝晖

人民卫生出版社

·北 京·

图书在版编目（CIP）数据

疮疡病学 / 张朝晖主编. -- 北京 ：人民卫生出版社，2025. 10. -- ISBN 978-7-117-38767-5

Ⅰ. R26

中国国家版本馆 CIP 数据核字第 2025VE9231 号

疮疡病学

Chuangyangbingxue

主　　编：张朝晖
出版发行：人民卫生出版社（中继线 010-59780011）
地　　址：北京市朝阳区潘家园南里 19 号
邮　　编：100021
E - mail：pmph @ pmph.com
购书热线：010-59787592　010-59787584　010-65264830
印　　刷：中煤（北京）印务有限公司
经　　销：新华书店
开　　本：889×1194　1/16　　印张：28　　插页：10
字　　数：828 千字
版　　次：2025 年 10 月第 1 版
印　　次：2025 年 11 月第 1 次印刷
标准书号：ISBN 978-7-117-38767-5
定　　价：159.00 元

疮疡病学 编委会

主　编

张朝晖（天津中医药大学第二附属医院）

副主编（以姓氏笔画为序）

马　静（天津中医药大学第二附属医院）
李大勇（辽宁中医药大学附属医院）
李兰青（天津市中医药研究院附属医院）
张　龙（北京大学第三医院）
钮晓红（南京中医药大学附属南京市中西医结合医院）
徐旭英（首都医科大学附属北京中医医院）
曹烨民（上海中医药大学附属上海市中西医结合医院）
阙华发（上海中医药大学附属龙华医院）

编　者（以姓氏笔画为序）

马　莎（天津医科大学）
王红梅（天津市中医药研究院附属医院）
田　影（天津中医药大学第二附属医院）
朱朝军（天津中医药大学第二附属医院）
刘晨路（天津市口腔医院）
严张仁（江西中医药大学附属医院）
李　萌（天津中医药大学第二附属医院）
李云峰（北京大学第三医院）
李云涛（天津市天津医院）
吴振国（辽宁中医药大学附属医院）
沈义婷（上海中医药大学附属龙华医院）
张　杨（天津市天津医院）
张云莎（天津中医药大学）
张金峰（天津市第四中心医院）
张逸凡（中国医学科学院血液病医院）
陈　领（北京大学第三医院）
赵　诚（上海中医药大学附属上海市中西医结合医院）
赵亚男（山东中医药大学附属医院）
赵景会（北京大学第三医院）
贾湘隆（首都医科大学附属北京中医医院）
徐　强（天津中医药大学第二附属医院）
郭玉妍（保定市第一医院）
郭远强（南开大学）
嵇　辉（南京中医药大学附属南京市中西医结合医院）
曾娟妮（湖南中医药大学第二附属医院）
魏　力（天津医科大学总医院）

绘　图

李斯凝（天津中医药大学）

学术秘书

徐　强（兼）

主编简介

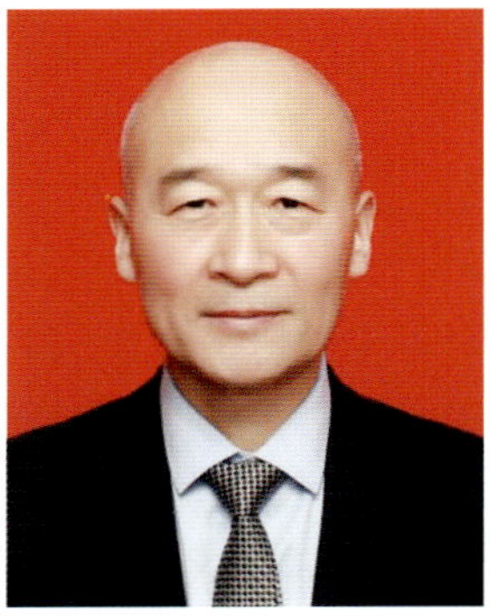

张朝晖

张朝晖，医学博士，教授，主任医师，博士研究生导师，博士后合作导师，天津市第十八届人民代表大会代表，天津市名中医，津沽疮疡学术流派第四代传人，国家中医药管理局重点学科疮疡病学学科带头人，中国中西医结合学会疡科专业委员会第八届主任委员，天津市医疗健康学会第一届疮疡专业委员会主任委员，天津中医药大学中医疮疡研究所所长，天津市中医外科研究所所长，曾任中华中医药学会周围血管病分会第三届主任委员。主持国家级、省部级科研项目 6 项，获得中华中医药学会科学技术奖二等奖 1 项，天津市科学技术进步奖二、三等奖各 1 项，主编及参编著作 8 部，发表论文 100 余篇。曾荣获天津市五一劳动奖章。“5•12”汶川特大地震期间，作为专家组成员参与伤员救治工作，并荣获“抗震救灾医药卫生先进个人”称号。在天津港“8•12”特别重大火灾爆炸事故中，作为天津市应急救治专家组成员参加救治工作。

张朝晖从医 30 余年，擅长治疗疮疡类疾病（如丹毒、疖、痈等）、各期糖尿病足、下肢血管疾病（闭塞性动脉硬化、静脉曲张、下肢深静脉血栓等）、慢性伤口（各种糖尿病性伤口、术后伤口、压疮等），其中在疮疡类疾病研究方面具有较深造诣，主持了中华中医药学会团体标准项目《糖尿病足肌腱暴露疮面中医干预指南》、国家中医药管理局《脱疽（糖尿病足破溃期）临床路径与诊疗方案》以及国家药品监督管理局《中药新药用于糖尿病足病临床研究技术指导原则》的起草工作。建立了原创的糖尿病足保肢中医外治理论体系，并确定了在原创中医外治理论指导下的外治方案和一系列外用药。提出使用化腐再生法治疗糖尿病足肌腱暴露疮面的理论，该疗法能够最大限度地保留患者足部功能。其成果《糖尿病足疮面修复过程中关键外治法的机制及临床应用（201702-13 LC-58）》及《糖尿病足保肢外治理论体系的建立及关键技术研究（2020JB-2-108）》分别获得中华中医药学会科学技术奖二等奖及天津市科学技术进步奖二等奖。

前　言

中医药学是一个伟大的宝库，中医疮疡病学是这一伟大宝库的重要组成部分。疮疡学科历史悠久、内容丰富、经验宝贵，曾为中华民族的繁衍昌盛做出过不朽的贡献。随着时代的发展以及疾病谱的不断更新，疮疡病学的内涵进一步扩大，其涵盖的病种更加丰富，治疗方法也不断更新。中医药外用在以体表感染为主的疡科疾病控制感染且避免细菌耐药方面具有明显疗效，值得进一步继承发扬和利用。因此在预防、诊断、治疗、康复等方面亦对中医药从业人员提出了更高的要求，尤其在疮疡病学的认识方面，医务人员须结合时代需求，更加全面、立体地进行总结与运用。

天津中医药大学第二附属医院中医外科是国家中医药管理局疮疡病学重点学科、中国中西医结合疡科专业委员会主任委员单位，拥有天津中医药大学中医疮疡研究所、天津市中医外科研究所，是津沽疮疡学术流派传承发展基地，在国内疮疡疾病方面具有较高的学术地位；通过以中医药为主的中西医结合疗法，继承发扬了"箍围护场""给邪出路""去腐生肌""化腐再生""偎脓长肉""肌平皮长"等原创中医理论及特色治疗，在治疗疮疡疾病中取得良好疗效。此外与首都医科大学附属北京中医医院、辽宁中医药大学附属医院、上海中医药大学附属龙华医院、湖南中医药大学第二附属医院、江西中医药大学附属医院、天津市天津医院、天津市口腔医院、南开大学药学院等国内多家单位保持密切协作关系。在继承发扬传统疮疡学的基础上，加入了多学科协作机制，在疡科中医理论、药物制备方面融入了西医学元素，广泛吸纳多家单位的中医药疮疡治疗成果，在疮疡病学领域进一步拓展了诊疗病种范围，并发展了更多中医药特色优势疗法。

本书主要包括总论、各论两大部分，总论主要对疮疡病学的基础知识进行全面总结，包括诊治范围、命名、发展简史等，尤其注重疡科的中医辨证论治，对于疮疡病学的中医原创理论予以清晰定义。此外，重点介绍治疗疮疡疾病的基本技能操作，将中医治疗方法与西医治疗方法摆在同等重要地位，充分体现了"宜中则中、宜西则西"的要求，同时将中医外治法、中药外用药的制备、使用以及中成药的使用、配伍予以详细说明。各论部分以各疾病为纲，在遵照传统疮疡病学目录的基础上，更加注重疾病的多样性和完整性，将原归于口腔、乳房、泌尿、肛肠、皮肤等学科，但与疮疡相关的疾病纳入疮疡病学范畴，集百家之所长，突出中医内外治特色。本书尤其适合中医、中西医结合外科医师使用。此外，中医外科临床教学、科研工作者，广大中医院校研究生、本科生及中医爱好者，皆可参考阅读。

本书的出版得到了国家重点研发计划（2019YFC1709303）资助，在撰写过程中亦获得了天津中医药大学第二附属医院科学技术科等部门的大力支持，在此一并表示感谢。由于编者水平因素，本书欠妥之处在所难免，敬请各位同仁指正。

《疮疡病学》编委会

2024 年 7 月

目　录

总　论

各　论

总　论

第一章

疮疡病学的定义、诊治范围及命名

第一节　疮疡病学的定义及诊治范围

一、疮疡病学的定义及内涵外延

疮疡是各种原因造成的以人体肿、凸、脓、溃为特征的疾病的总称，体表、黏膜、血管、肌肉、肌腱、脏器、骨骼等部位的感染、化脓、破溃、肿物、结节、斑块、息肉等，均属于疮疡范畴。随着疾病谱的变化和中医的发展，疮疡病学也被赋予了新的内涵和外延。

疮疡病学是运用中医学理论研究人体肿、凸、脓、溃等疾病，包括脏器感染、组织破溃缺损、恶性肿瘤、内痈、周围血管病等疮疡类疾病发生、发展及防治规律的临床学科。其特点是以皮、肉、脉、筋、骨“五体”为层次，以肿、脓、溃、烂为时间窗口，以药物、技术、康复等多种手段促进护场形成、感染消退、组织修复、改善生活质量。疮疡病学是中医外科学的重要组成部分。

在新时代，疮疡病学的研究范畴从体表感染逐步扩展为内脏、血管、神经等多器官、多系统重症感染及细菌多重耐药感染、癌性、放射性溃疡类疾病。通过吸收现代科学技术，将疮疡病学与干细胞生物学、人工智能及相关领域学科有机结合，同时对新型材料、药物进行研发应用、疗效评价及筛选，实现疮疡疾患预防、诊断、治疗、康复的有机融合。

二、疮疡病学的诊治范围

疡科，古已有之。远在周代，就出现了我国历史上最早的医事分科，也有了“疡”的记载。在《周礼•天官篇》中已有食医、疾医、疡医、兽医之分，并明确规定了各科的诊治范围。其中“疡医”即是外科医生，主“肿疡、溃疡、金疡、折疡”，并使用“祝药”“刮杀”等法进行诊治，由此可知，周代疡科诊治的病种包括各种体表脓肿、破溃、外来损伤甚至骨折等疾病，并以能够采用内、外结合的方法治疗这些疾患。

随着时代的演进，医疗水平的提高以及医事分科的不断发展，疮疡病学的分科总体趋势呈现细化和专业化的特点。如在唐朝时，太医署下的疮肿科、耳目口齿科及角法科均有疡科相关内容；宋朝疡科曾与方脉科、针科并称为太医局三科，后将外科 3 个专业归并为“疮肿兼折伤科”“金镞兼书禁科”，使分科更趋于合理。而宋元之际的金朝有关外科之设置应与宋之九科相似，有疮肿、折伤与金疮等 3 个分科。元朝医学分为十三科，后合并为十科，其中正骨、金疮肿科为疡科范畴。明代亦分十三科，与元朝十三科不同的是，将金疮肿科分为了金镞和疮疡两科；清朝医学分科曾有 3 次改制，从十一科最终缩减至五科，最后一次改制确立了大方脉科、小方脉科、外科、眼科及口齿咽喉科，其中外科单独列为一科，而疮疡科即属于外科。

三、外科与疮疡科

外科一词自宋代出现，南宋陈自明所著的《外科精要》提出了“外科”一词，所治疾患多以痈疽为主，而薛己在重订《外科精要》序中则称：“外科，盖指疮疡门言也。上古无外科专名……后人遂分内外为二科。”指出了外科与疮疡科为互相通用之关系；明朝汪机著《外科理例》自序中所记：“外科者，以其痈疽疮疡皆见于外，故以外科名之。”其后疡科、外科同义并通用，但诊治的内容是以疮疡痈疽为主。

全国中医药行业高等教育“十四五”规划教材《中医外科学》中，疮疡定义为“泛指一切体表浅显的外科疾病（广义疮疡）”“各种致病因素侵袭人体后引起的体表感染性疾病（狭义疮疡）”，随着西医学传入我国，医学分科更加细化，除耳鼻喉、眼科、骨科等与疮疡相关学科外，其余学科纷纷被剥离出疮疡病学范畴，且外科内部分科亦更加细化，不同部位、器官、病变类型均被相应学科的二、三级学科替代。这就导致疮疡学科出现了与其他疾患联系不断加深，但学科范围逐渐缩小的局面。也就是说，从诊治方面而言，疮疡疾病与外科存在一定重合性，即与眼科、耳鼻喉科、口腔科、肛肠科、泌尿外科、甲状腺乳腺外科等存在一定交叉性，因此疮疡病学必须形成其独特的临床体系，从而摆脱临床诊治范围日益狭窄的困境，从而更好地为广大患者服务。

综观古今，疮疡病学所诊治及研究的范围大致如下：①疮疡疾患（包括疮、疡、痈、疽），约相当于西医外科感染或皮及皮下感染；②皮肤科疾患；③肛门疾患；④五官及口齿疾患；⑤损伤（包括烧伤、冻伤、虫兽所伤等）。

（张朝晖）

第二节 疮疡命名

一、命名

疮疡疾病的命名十分繁杂混乱，如《医宗金鉴·外科心法要诀》中所载疮疡疾病名称就在 300 种以上，使人眼花缭乱，莫衷一是。

如果仔细分析历代疡科命名还是有一定的规律可循，兹简介如下。

（一）按解剖层次命名

中医把人体按解剖层次分为五层，自外及里是皮、肉、脉、筋、骨，病损位于皮（表皮）者谓疮，如黄水疮、疖疮、疥疮、发际疮等；病损累及皮里肉外（真皮）者谓疡，如肿疡、脓疡、溃疡、颧疡等；更深累及肉、脉（皮下组织）者谓痈，如背痈、颈痈、乳痈、唇痈等；病损发自筋（肌肉）骨者谓疽，如脑疽、脱疽、附骨疽等。

（二）按病损部位或穴位为命名依据

如发际疮、偏脑疽、鬓疽、背痈、虎口痈、人中疔、膻中疽等。

（三）以症状及外形为命名依据

如石榴疽、蜂窝发、乳岩、蛇头疔、蝼蛄疖等。

（四）以病因为命名依据

如破伤风、漆疮、时毒等。

（五）以颜色为命名依据

如丹毒、赤游丹、白癜风、红丝疔等。

其他命名如疔，即指发生在颜面或手部病损小而根深，证情险，常有“走黄”之虞者。如唇疔、托盘疔、蛇腹疔等；发，即指痈之范围更大者，如乳发、蜂窝发、对心发等；毒，即毒热炽盛者，如耳根毒、锐毒、丹毒等；流痰，即破溃后脓水清稀如痰者，如龟背痰、鹤膝痰；岩，即状如岩石，表面硬而嶙峋不平者，如乳岩、舌岩等。

以上命名显然已不能适应中医现代化及中西医结合的需要，应该制定出更为科学的诊断命名标准。设想在原则上应参考传统中以表里浅深命名的方法（即疮、疡、痈、疽），这样较为实用，因为它能一般地反映出病损的浅深，病情的轻重和预后的好坏，更主要的是能为治疗时的选方用药提供依据。如能同时说明发病部位和分期（阶段性的病理变化），会给临证中提供更多的方便。

二、分期

关于疮疡疾病的分期可因脏腑虚实、邪之所异，发病部位等不同而千变万化，但总起来讲仍有其相同之处。概括起来大致可分六期。

（一）瘀滞期

在病初起阶段，诸邪引起气血运行不畅，终至气滞血瘀，或寒痰凝滞，郁阻经络，不通则痛。患处可微肿，但皮色不变。属阳者，起病急，疼痛重；属阴者，起病缓，疼痛轻。

（二）化热期

邪郁久而化热，属阳者局部出现不同程度的红、肿、热、痛及功能障碍，病程短；属阴者热象不著，疼痛亦轻或感酸楚，病程较长。

（三）酿脓期

热则肉腐为脓。属阳者，除化热期诸症仍具（多更加重）外，局部自觉有搏动性疼痛（啄痛）；阴证热象仍不明显，疼痛亦轻，疮无高肿迹象。

（四）脓成期

阳证者热象反可见轻，患处肿高收束，皮色亮红或有表皮剥落，按之应指（有波动感）；阴证皮色不变或显紫暗，疮形平塌，界限不清楚。

（五）溃破期

自溃或手术排脓。阳证者脓色黄、质稠，脓出后肿消痛减；阴证腐肉难化难脱，脓水清稀，或有恶臭。

（六）收口期

阳证者脓腐易尽，新肉红活，很快填满缺损，白膜（新生上皮）由疮口周围向心性生长，覆盖疮面而愈；阴证者肉芽苍老，平滑或色淡，水肿，有时疮口周围凸起如缸口状，愈合缓慢。

（张朝晖）

第二章
疡科发展简史

疡科是中医学的重要组成部分，有着悠久的历史，涌现过许多杰出的医学家，留有的专著甚多，这为我国的民族繁衍昌盛立下了不朽的功绩。

一、疡科的起源

疡科历史源远流长，大量的考古资料证明，原始社会时期（前22世纪以前）人类的劳动，不仅完善着自身，也在创造着医学的历史。

人类早期主要以采集和狩猎为主，原始人群在与毒蛇猛兽和大自然的斗争中，出现外伤和化脓性感染是不可避免的。开始人们用树叶、草茎、泥灰等涂敷或包扎伤口，用工具剔除体内异物或脓血，尤其是创伤形成脓肿后，古人便以砭石、石针来刺开排脓。如《山海经·东山经》记载："高氏之山……其下多箴石，可以为砥针，治痈肿者。"郭璞注说"砥针，治痈肿者"（后抄本变成砭针），是当时切开排脓的工具，也是最早的外科手术器械。

二、夏至春秋时期

我国奴隶社会经历了夏、商、西周、东周、春秋（约前21世纪—前476年），人类由原始社会的狩猎采集生产方式向农、畜牧业生产过渡。农业的发展促进了社会文明的进步，促进了医学的发展。据殷墟甲骨文记载，当时人们所认识的疾病，绝大多数与创伤密切相关。在夏、商的遗址中发现的大量桃仁、芍药、铜勺和针等，可以作为佐证。

周代出现了我国历史上最早的医事分科，也有了"疡"的记载。《周礼·天官篇》把医生分为"疾医、疡医、食医、兽医"四大类，其中疡医即是外科医生，主治肿疡、溃疡、金疡和折疡，也就是治疗和处理外伤及感染类疾病。"疡医掌肿疡、溃疡、金疡、折疡之祝药刮杀之齐。"祝药即是外敷药，刮是刮去脓血，杀是用腐蚀剂去恶肉或剪去恶肉，齐是疮面平复。用药方面，有"凡疗疡，以五毒攻之，以五气养之，以五药疗之，以五味节之"等记载。其中石类药多属疡科用药。此外还包括具有化腐生肌作用的外用丹药在内。以上说明，早在周代人们对疮疡类疾病就有了使用包括内外用药及手术清创术在内的多种治疗手段。

《山海经》是一部研究上古社会的重要文献。该书记载了约35～40种疾病，而其中大部分属于疡科范畴。

将酒应用于医药，在医学史上是一项重要的发明。酒制剂在疡科方面能够发挥舒筋活血、麻醉止痛的作用。《列子·汤问篇》："鲁公扈、齐婴二人有疾，同请扁鹊求治，……扁鹊遂饮二人毒酒，迷死三日，剖胸探心，易而置之，投以神药，既悟如初，二人辞归。"这说明酒制剂在当时疡科病的治疗上是极其重要的。同时也反映了我们的祖先远在春秋时代疡科的水平已经达到了惊人的地步。

三、战国至三国时期

战国至三国时代（前475—280），正是我国由奴隶制向封建制变革时期，在学术思想上出现了诸子蜂起，百家争鸣的繁荣局面。这在不同程度上影响着医学的发展，为中医学理论体系的形成奠定了基础。

《五十二病方》《黄帝内经》《神农本草经》《难经》和张机《金匮要略》等书的问世，确立了中医学在疡科方面的指导思想和治疗原则，内容非常丰富，它是我国疡科发展的重要标志。

《五十二病方》是我国现已发现的最古医方，书中记载了较丰富的疡科内容。病种方面包括：①外伤性疾病；②化脓性疾病（主要分痈、疽两类）；③体表溃疡；④动物咬蜇；⑤肛门病；⑥皮肤病；⑦肿瘤（相当于西医学的体表良性瘤、甲状腺肿、眼部肿瘤等）。此外，书中还记载了婴儿脐风、尿路结石以及五官外科疾病等。

《五十二病方》中记录着丰富多彩的治疗方法，可以分为外治法、内治法。在用法上有的内治与外治相结合，如在"疽病"条下有"骨疽倍白蔹，肉疽倍黄芪，肾疽倍芍药"之说，并针对不同的疾病调整药物，初具辨证施治雏形。治疗某些疡科疾病时，还强调了治疗疡科疾病要先清洗患处，对有脓血或坏死的组织强调了先清理，然后敷药，并指出不要用手直接敷药，这无疑体现了我国较早的无菌观念。书中还记载了一些外科手术法，如用"铤"作痔漏探针治疗牡痔，用地胆等药外敷、割治疗法治痔疮等方法。

2012 年成都老官山汉墓出土的《天回医简》作为我国迄今为止数量最大、最能系统反映秦汉时期医学面貌的出土医学文献，其中《脉书·下经》提出了痹久可致痈疽的思想，对后世有一定的参考价值，此外，《脉书·下经》还有关于睾丸炎的记载，称之为"橐颓"，并指出其与血瘀相关。同时共记载了约 10 种不同的金创类型，并记载其特点。《治六十病和齐汤法》还对"腐痹""腹后膏成脓""金伤"等疾病的治疗列举了诸多外科方剂。

《黄帝内经》奠定了疮疡类疾病的理论基础。在病因、病机方面，《素问·至真要大论》记载了"诸痛痒疮，皆属于心""膏粱之变，足生大丁""营气不从，逆于肉理，乃生痈肿"等条文。《灵枢·痈疽》则设专篇论述了痈疽疮疡，对疮疡类疾病的形成及演变过程有精辟论述。如"寒邪客于经络之中则血泣，血泣则不通，不通则卫气归之，不得复反，故痈肿。寒气化为热，热胜则腐肉，肉腐则为脓"。论述了外邪入侵，导致经络阻塞，气血凝滞，从而形成局部肿块（炎症）的病理过程；病情进一步发展则热胜肉腐为脓。这一论述直到现在都是中医外科对疮疡类病因病机认识的基础。《灵枢·痈疽》还鉴别了痈疽两大类疾病，如"然不能陷于骨髓，骨髓不为燋枯，五脏不为伤，故命曰痈""热气淳盛，下陷肌肤，筋髓枯，内连五脏，血气竭，当其痈下筋骨良肉皆无余，故命曰疽"。另外还记载了许多疮疡的病名，如猛疽、锐疽等，几乎囊括了身体各部位的急、慢性感染。在治疗方面，《黄帝内经》有针砭、按摩、猪膏外敷等多种外治法，提出"其已成脓血者，其唯砭石铍锋之所取也""发于足指，名脱痈，其状赤黑，死不治；不赤黑，不死。不衰，急斩之，不则死矣"，这是最早记载了用截趾的方法治疗脱疽（脱痈）。由此可见，《黄帝内经》时期在理论与实践方面，对疮疡类疾病认识都有了较大发展。

《神农本草经》是我国现存最早的一部药物书。书中总结了东汉以前的药物知识和主治病名。其中有关疡科用药约占 144 种，所提到的主治病证有 170 余种，而其中疡科疾病如鼠瘘、痔、火疮、痈、疽、瘿、恶疮等约 67 种。经过长期临床实践证明，书中所记载的药效绝大多数是肯定的。

《难经》和《金匮要略》两书中也有一些疡科疾病的记载，如肠痈、肺痈，浸淫疮等。《金匮要略》以理、法、方、药相结合，建立了辨证论治的医疗思想，也为疡科疾病的治疗法则奠定了基础。书中记载了不少疡科方剂，如大黄牡丹汤，薏苡附子败酱散等方剂，至今仍为疡科所习用。

东汉末年著名外科医生华佗，擅长外科手术，其医术之高明，在世界外科手术和外科麻醉史上均是创举。首创"麻沸散"，能够"令人无所觉"地进行全身麻醉，然后施行剖腹、肠切除、肠吻合术等，是我国医学史上腹部外科手术的最早记载。

四、两晋至隋唐时期

两晋至隋唐时期（265—907）"服石"风气兴盛。所谓服石，是指长期服用"五石散"，又称"寒石散"以此追求长生。因石药由各种温燥的矿物组成，性热，于是社会上痈疽、发背增多。因而引起医家的重视，于是论述疮疡书籍一时盛行起来。这一时期是中国疡科的重要成长时期。

东晋时期道士葛洪对于疡科发展做出了较大贡献，葛洪在《肘后备急方》中记载的关于痈疽、乳痈、毒疮、恶疮、瘘等疡科疾病的治疗方法尤为丰富，方药中包括汤剂、散剂、膏剂、洗剂等多种剂型，其中多种药物均采用生鲜药物捣敷，并配以鸡子白、黍米粥、蜜、苦酒等，并提出“干复易”“燥复易”的局部保湿原则以促进药物吸收。此外，在其所著的《抱朴子》内篇里，总结了炼丹术的经验，促进了制药化学的发展。后世外科所用的“红升丹”“白降丹”即在炼丹术的基础上演化而来，时至今日仍为疡科临床所习用。其他如烧灼止血、食管异物取出术、药物导尿等法均具特色。该书还记载了颞颌关节脱位的口内整复法，迄今仍有指导意义，这也是世界上最早颞颌关节脱位整复法。此外，骨折后用夹板（竹简）固定、对开放性创口早期处理，如外伤性肠断裂后用桑皮线缝合，都反映了当时医学的先进水平。

南北朝时期，龚庆宣整理的《刘涓子鬼遗方》是我国现存最早的疡科专著，该书总结了魏晋南北朝以前的中医外科学术成就，对痈、疽、金疮、疮疖、皮肤病等疾病的诊断和治疗有较详细的论述，记载内、外治方剂一百四十余首，首次提出了以局部有无波动感为特征的辨脓方法，提出对脓肿切开应“逆上破之”等方法；其次，在引流及外敷药的应用上也有新的发展。该书对于颜面部位的痈疽特别重视，已认识到某些部位发生化脓性感染的危险性。

隋朝巢元方著《诸病源候论》，是我国现存最早的病因病理学专著，辟有痈疽专篇。该书对于肿瘤、丹毒、疔疮、痈疽、痔瘘、皮肤病等病因、病理、证候的论述均较前代有明显的提高。对于“消渴病”已认识到“其久病变成痈疽”，这是糖尿病并发症的最早记录。对破伤风的证候描述得非常具体，并指出是创伤后的并发症。提出对创伤要进行清洗，并取出异物，否则“疮永不合”或“纵合，常疼痛”，符合今天的外科处理原则。

唐朝孙思邈著《备急千金要方》共 30 卷，为疡科病疮肿、痈疽、发背、丹毒，以及痔漏、肠痈、疥癣、恶疾等设立专篇。孙思邈认识到疮疡与内脏疾病的关系，如“消渴之人……常须思虑有大痈”，指出不能滥施针刺或误伤等，以杜绝外来感染而发生痈疽；在判断胸背疮疡是否透膜，即是否有气胸时，记录有纸贴疮口法。

唐朝王焘编《外台秘要》一书，汲取前人方药荟萃而成，其中录方 9 000 余首，属于中医外科治法的有 1 200 余方，在疡科方面，不但方药丰富，且各种药物疗法亦层出不穷，包括草药涂敷、散剂调敷，且进一步扩大了膏药、油膏的适用范围，增加了提脓、生肌、杀虫等作用，此外还记录了熨法、烙法、溻渍法、砭镰法、灸法、吮吸法、拔法、泥疗、蜡疗及手术疗法等。如在瘿病治法，主张“血瘿可破之，息肉瘿可割之，有气瘿可具针之”，充分体现了当时外科治疗手段的多样化。

唐朝蔺道人所著《仙授理伤续断秘方》较科学地总结了唐代以前在伤科方面的主要成就，集中论述了骨折与关节脱位的治疗原则和方法。虽然重点是对于骨伤科的治疗，但对于扩创及局部外敷药具有重要指导价值。对于手法复位有困难的复杂骨折，主张手术切开复位。对开放性骨折提出清创、缝合的重要性。特别是对于穿破骨折的处理，除了创口清理、填塞、缝合等处理外，还提出煎水冲洗创口，皮破必用“绢片包之”，不可“见风着水”，此外书中还收藏医方 40 余首，包括汤、散、丹、丸、贴药、洗剂和内服药，多有较好疗效。

隋唐时代，已能拔除眼科的疣赘、胬肉和倒睫，并有了金针拨白内障手术等。这些都说明这一时期的疡科已达到相当的水平。

五、宋、元时期

宋元（960—1368）时期，对于医学人才的培养比较重视。设有医学校，内设十三科，而疡科（疮疡、折伤、金疮等）为必修之课。此外，用砒霜制剂治疗痔疮，用蟾酥酒止血止痛等，也是这一时期疡科治疗上的新经验。为了适应疡科手术的需要，在疡科手术器械方面有很大的改进。

北宋王怀隐等人所著《太平圣惠方》是一部集宋以前方书大成的著作，共百卷，其中疡科占 8 卷，论述痈疽、恶疮、瘰疬、金疮，折伤等，均与五脏六腑相联系。如书中指出痈由六腑不和所生，疽由五脏不调所生，因此治亦各异。该书最早论述了“内消”与“托里”的治则。这种内外兼治的原则，体现了整体原则的运用，在疡科治疗上具有重要指导意义。此外在其论述肛门痔之治疗技术上，多处强调了汞砷剂枯痔的方法，如用砒霜等研末炼蜜和丸绵裹纳痔处；或用砒霜、白矾等为末炼黄蜡为丸：“用绵裹一圆内下部中……以痔头消为度。”对于痔疮相关疾病的诊治具有重要意义。

北宋太医院编纂的《圣济总录》首次提出用“五善七恶”来判断疮疡转归、预后。在瘰疬的认知方面，指出“瘰疬者，其本多因恚怒气逆，忧思恐惧，或饮食有虫鼠余毒，或风热邪气客于肌肉，随虚处停结；或在颈项，或在胸腋，累累相连是也”，认为瘰疬的发生与情感忧惧、饮食余毒、风热邪气等病因有关。对于创伤的治疗，采用“取桑白皮尖茸，挼为线，缝合腹皮”的方法，或用麻线缝合伤口，并主张用盐水洗净创口，或烧葱汁涂伤口然后涂贴药物，关于感染创口则注意辨证论治。如用刀剪清除坏死组织、用活血药物以生肌收口等等，并逐步发展了内外并治、辨证论治等理论指导。

南宋东轩居士在家藏《痈疽方论》基础上增订而成《卫济宝书》，主要论述了各种癌、痈、瘤、瘭等外科疾病的不同治法，这是我国古代医籍中最早使用“癌”的病名。在治疗及药物的使用方面，多以散剂内服外用为主。其中内外结合是其重要的用药特色，尤其是酒作为辅药在内服外用方面多有应用，如在乳痈的治疗中，采用栝蒌散等温酒调服，配合拔罐法及药洗法，或温酒调服导经散子，外则配以手揉乳，敷以天南星末。此外，外科治法之三大总则（消、托、补法）已在本书中初见雏形。

南宋李迅著《集验背疽方》是一部内容比较丰富的治疗背部化脓性感染的专书，指出发疽有内外之别，外发者虽体热、肿大、多痛，但易治；内发者不热、不肿、不痛，但病发于脏腑，则较难治。对背疽病源、病状及用药、禁忌作了全面论述。但在书中称主张吸管吮脓的民间医生为庸医，也体现了其医疗比较保守的一方面。

金元时期，刘完素著《素问病机气宜保命集》，其要点是疮痈焮肿于外根盘不深者，急应托里使邪气不致内伤。如疮痈由内向外发展，外无焮赤，痛泻于内者，则宜疏通脏腑以绝其源。如病介于内外之间，病在经络者则宜和其营卫。托里、疏通、和营卫三法根据不同情况，辨证论治，是后来消、托、补法则的雏形。

金代张从正作为攻邪派代表，所著《儒门事亲》对于“胶瘤”（腱鞘囊肿）的治疗采用外治法治疗，取得较好效果，“以铫针十字刺破，按出黄胶脓三、两匙，立平。瘤核更不再作”。此外，对于水疝的诊治，张从正明确指出其症状诊断是“状如水晶”“按之作水声”，治疗采用“遂水之剂下之”及“漏针去水”等法，强调治疗先以逐水法保守治疗，不效后用穿刺针放水的综合疗法，此外张从正还设计了钩取咽中铜钱的器械，具有一定实用性，但未得到推广改进和发展。

宋朝严用和著《济生方》对于结核性脓肿和瘘管的诊治具有一定借鉴和参考价值。尤其是能够采用“以榆细枝刮去皮，取线以绵裹其尖，以线牢系之，以榆皮探疮中之穴，乃自胁而达于腰”的类似近现代探针探查瘘管法，此外在治疗恶疮生腭上不能治时采用“勾刀决断其根，烧铁器令七、八赤烙之以止血”的手术及止血方法，疗效肯定。

南宋陈自明著《外科精要》3 卷，以痈疽为纲，提出疮疡病变并不局限于局部，而是关系人体脏腑、气血、寒热、虚实的病变，故治疗主张分辨阴阳、寒热、虚实、轻重，然后对证用药，反对单纯局部攻毒，而要从脏腑、气血的盛衰变化进行考虑。指出“夫痈疽之源，因于气，或因于热，……亦有因于膏粱房劳、金石等药”；对痈疽发病机制则认为是“五脏不和，则九窍不通；六气不和，则流结为痈。皆经络涩滞，气血不流畅，风毒乘之，而致然也”。在诊断上认为“疖者节也，痈者壅也，疽者沮也，一寸至二寸为疖，三寸至五寸为痈，五寸至一尺为疽，一尺至二尺为竟体疽”。在治疗上认为应“把定脏腑，外施针灸，以泄毒气”；还应“详察定名，是痈是疽，是虚是实，是冷是热”；在药物的选择上，主张“痈疽未溃，脏腑蓄毒，一毫热药，断不可用。痈疽已溃，脏腑既亏，一毫冷药，亦不可用”。大大丰富了疡科内容。

金代李杲在《东垣试效方》及《兰室秘藏》中分别用普济消毒饮治疗头面部风热疫毒，如丹毒等，以及采用龙胆泻肝汤用于治疗肝经湿热下注所引起的阴肿、阴痒、阴湿等阴部皮炎湿疹类疾患，对于疮疡疾病的诊治提供了新的思路。

元朝齐德之著《外科精义》，在继承宋代学术思想基础上，进一步强调整体观，反对局部论，认为“治其外而不治其内，治其末而不治其本”是不够全面的，其立论也是从整体出发，强调疡科疾病是阴阳不和、气血凝滞所致。重视全身症状，主张内外结合，反映了这一时期疡科的新水平。

元朝危亦林所著《世医得效方》之“正骨金镞科秘论”，对于外科手术之麻醉术的发展起到了重要作用，主要表现在用药量同麻醉深度间关系的认识和运用，同时还强调了个体不同耐量之差异，出血多少间的差异，最重要的是对于术中虚脱、休克等情况采取了急救措施，如“用盐汤或盐水与服立醒”。此外，文中还载“肚皮裂开者，用麻缕为线，或搥桑白皮为线，……须用从里重缝肚皮，不可缝外重皮，留外皮开，用药渗待生肉”的缝合方法，步骤和要求的科学性较前有所改进和提高。其手术之中的刀、剪、钳、凿、麻线、桑白线等，为前所未有。

元朝朱震亨在《丹溪心法》中指出乳痈之发生是由于“窍不通而乳汁不得出”的关系，故在防治措施上强调“初起时，便须忍痛，揉令稍软，吮令汁透，自可消散。失此不治，必成痈疖”。此外首次提出脓疱疮，相当于西医学化脓性皮肤病脓疱疮，指出治疗以治热为主。

六、明、清至民国时期

明、清两代（1368—1911）是我国封建社会后期，生产力得到了更进一步的发展。医学也有了进一步的新发展，疡科专著更加丰富，而且学术思想非常活跃，形成了不同的流派，标志着中国疡科发展到了一个新的阶段。这一时期疡科学术特点，更加强调内外统一的整体观。在疮疡的治法上提出阳毒之疮疡宜散重而补轻；治阴毒之症宜散轻而补重；对已溃或属阴疮者，尤宜大补。凡疮疡皆以阴阳、表里、寒热，虚实八纲论证，至此把疡科的治疗全面纳入辨证论治的轨道。由于疡科学术思想的发展，促进了疡科学派的形成。

明朝赵宜真收集整理元代杨清叟之《仙传外科集验方》中对痈、疽化脓性感染的阴阳虚实辨证论述甚详，对于疔疮的治疗强调“诸般疔，急用圈黄药……涂在疮上圈之，便不走黄”，同时指出肾虚是骨痈疽的根源，治疗应补肾为主，“肾实则骨有生气，疽不附骨矣”，保存有不少民间验方。在其本人所著之《秘传外科方》中主张外科学的发展必须有大方脉作基础，强调外科学家必须掌握医学基础理论，但处理化脓性感染的理论依据和指导思想偏于保守。此外，赵宜真提出了药筒拔法针对脓肿切开引流后吸脓外出，指出需用药“煮竹筒十所沸”，不但能够使得药筒真空性能更佳，且具有一定的消毒和预防并发感染的作用。

明朝王拳所著《大河外科》，后经其后人增辑下卷后半部而成，具有家传秘藏，诗赋辨证，图文并茂、集外科临床经验之大成的特点。采用疏散、解表、托里、透脓、外敷等综合疗法，临床实用效捷。在疮疡前期毒邪偏胜多用解毒、疏通之剂，而到疮疡后期机体衰弱情况下，多用补益气血，托里透脓、调和营卫等法。用药方面多以川芎、当归及乳香、没药药对活血化瘀、止血止痛，白芍、甘草药对酸甘化阴，敛阴养血，缓急止痛。

明朝薛己对外科病症的认识和治疗颇具特色，对后世有很大的影响，著有《外科发挥》《外科枢要》《外科心法》《外科经验方》《疠疡机要》等多种外科著作，其中《外科发挥》一书中论述了包括肿疡、溃疡、发背、脑疽、时毒、疔疮、臀痈、肠痈、瘰疬等 31 种外科主要病症，每症后附有大量真实案例。诊断方面尤其注重望诊和切诊，在治疗过程中多以内治为主，长于温补，善用内托疗法治疗疮疡疾病。外治方面推崇针、砭、灸、熨，认为灸法“有回生之功”，同时注重砭刺疗法，擅用细瓷片作为决脓放血的工具。《外科枢要》记载了临床比较常见且多发的 38 种疮疡外科疾病证候，涉及全身上下各处部位，如脑、耳、乳房、肺、胃脘、腹、臀、足等；论述疾病类型较多，如痈、疽、疮、痔、腮、疣、发背、时毒、瘰疬、乳岩、结核、鹤膝风、赤白游风等，治疗方面重视脾胃，注重脾胃与肾命的关系，以滋其化源、温补脾胃、温补肾阳等为法，并首次详细阐述对新生儿破伤风的诊治。

明朝汪机撰《外科理例》，多集前人之说，强调外科学家必须重视掌握内科理论知识并指导外科疾病论治，指出人体各个部位化脓性感染若已化脓，必须早期正确诊断并早期切开引流，不能一味等待自溃，否则会导致“脓毒乘虚内攻，穿肠腐膜，鲜不误事”，强调肺痿与肺痈的鉴别，并提出循内科之理以治外疡，首创玉真散治疗破伤风。

明朝窦梦麟所著《疮疡经验全书》，除外科疮疡症外，尚吸纳了口齿咽喉、儿科痘疹等病症，还涉及了诊断学及《黄帝内经》解剖的内容。在论述痈疽时，主要以发病部位分析诸症，对疮疡疾病进行进一步细化，尤其是对于内痈的认知达到了一个新的高度，提出了“九发”的概念，对于内痈的病因病机及治法方药进行详细论述，同时对于小儿丹毒、痘疹以及痔类疾患论述尤为详尽，多有画图标识。在治疗方面，讲求内外并举，内治善用消托法，外治以箍围药为主，在介绍众多围药的同时还对围药的使用细节做了详尽介绍，指出应“多加功夫搅千余下，其药自稠，轻手围之”以及“药干不能入肌肉”，所以需时时润之，“借湿以通窍耳”，对于开刀手法，指出“将刀头向上开之，方不致伤新肉”，与现代切开排脓之手法一致，同时指出“取出刀，再撚绵纸条润油度之，使脓水齐会”，是为切开后纸捻引流法，这种模式现代仍然沿袭使用。

明朝王肯堂著《证治准绳》对手术持慎重而积极的态度，主张扩大外科手术治疗领域，尤其对于瘤肿疾病有独特认识，引用危亦林之说，分瘤肿为骨、脂、气、肉、脓、血六种，指出取瘤之法以药涂令肉腐溃，结合刀剪，以“瘤根去尽为度”。此外，王肯堂进一步完善了“护场”理论，指出“疔之四围赤肿，名曰护场可治……疔之四围无赤肿，名曰不护场，不可治”，并指出“治诸恶毒疮，红肿突起，用药箍疮四围，不令滋蔓走疰毒气”“宣毒散……敷贴，消肿收赤晕，围聚”“脓后围贴，则收散漫遗毒，尽随脓出”等，强调围药在护场形成中的作用。此外，首次记录了男性乳腺癌，同时指出炭疽症状与临床特点，以及该病患者与羊毛市场、剥割疫畜之间存在密切接触关系。此外，在防止外科手术感染方面，王肯堂对此亦注意到，指出洗疮药须“用浆水四碗煎五七沸”；洗疮“勿可手触嫩肉，亦不可口气吹著”，认为外用药汁必须经高温处理，且避免手直接接触创面，以及创面覆盖避风等无菌措施。

明朝申斗垣所著《外科启玄》强调对外科疾病要早期诊断和早期治疗，要认识“痈疽之变，势非小可”，对各种外科疾病多能根据不同情况，在辨证基础上给予手术或非手术的适时治疗，如对瘰疬的治疗，认为单用药蚀或刀割与“割韭相同，但取其标而未治其本”是错误的，同时在《明疮疡宜贴膏药论》中首次提出了“偎脓长肉”的概念，指出需遮护赤肉（新生肉芽组织），避免风邪侵袭，同时注意内治补托之法，使气血和畅，充分体现了内外兼顾的疮疡治疗理念。

明朝陈实功《外科正宗》则把李东垣的脾胃思想引入疮疡病治疗中，强调内治、外治、手术并重，完善了疮疡治疗“消、托、补”三法。在内治法上重视脾胃，在广泛应用活血化瘀、清热解毒的同时，尤重托补，疮疡成脓时，主张尽早切开引流，反对单纯采用保守疗法。强调早期预防疔疮，特别是位于头面部者，“其形虽小，其恶甚大”。并指出不可艾灸逼毒内攻，反会倒陷走黄。记录了翻花疮，即现代之皮肤癌，“小者如豆，大者若菌，无苦无疼，揩损每流鲜血，久亦虚人”，对于唇癌的病因分析中，强调异物刺激和情绪因素直至今日仍有很高的实用和研究价值。陈氏尤擅长手术，如脱疽截趾、鼻息肉摘除，以及坏死组织清除等，均达到了当时的先进水平。

明朝陈文治所著《疡医选粹》主张对化脓性感染已成脓者要分别深浅部位不同处置，浅表脓肿如疖宜以“药助其自溃”，中在痈应切开排脓，深在疽成脓宜烙，指出烧烙切开“有助于溃腐，且防大出血之患”。

明朝龚居中所著《外科活人定本》，几乎囊括了所有中医外科病症，尤为重视辨证与病因病机，寒热、表里、虚实、阴阳辨证相结合，且用药广泛，创立了很多独创的验方，同时列举了部分罕见特殊药物治疗外科疾病，在较大的程度上丰富了中医治疗外科病证的选方用药范围。对于辨脓方面颇有心得，指出“按得沉而即起是黄水，按得沉而缓起是糟脓。按得实而甚痛内是血，按得实而不痛内是气”，关于疮疡类疾病的外治法，提出“痈疽发背之治……切不可骤用膏药贴，以闭塞其毒”。生肌法中亦指出“烂尽腐肉方可下，未见红肉切莫搽”，指出用药时避免邪毒未尽而闭合疮面，腐肉未尽而骤用生肌。此外治疗痔漏疾病方面，亦采用口服，结痔，枯痔，洗痔，穿痔漏药线方，丰富了治疗范围。

明朝祁坤所著《外科大成》对于外科学理论和临床经验之论述有颇多精辟见解，尤其是对外科脓肿切开引流的理论原则和医疗技术达到清以前最高水平，指出“针锋宜随经络之横竖，不则难於收口；刀口宜下取，便於出脓”。并强调切开后“用绵纸撚蘸玄珠膏插之”的引流技术，针对刀针切开位置、大小以及引流方式进一步提出了操作细节。对于瘰疬、蝼蛄串等疾病好发部位、典型症状及治疗原则、预后等作了比较正确的描述。并在前人基础上对直肠癌症状描述和诊断要点做出了相当确切的记载。

清朝陈士铎所著《洞天奥旨》集前贤名论、家传刀针良法、作者临床经验于一帙，所论多具创见，辨证明晰，论治详尽。在疮疡的治疗上明辨标本、阴阳、善恶、经络、虚实、脉症合参，阐明贫富、肥瘦、孕产之疮疡证治的不同及其应用火灸、刀针、敷药、调护时的注意事项，论述了比较完善的疮疡治疗理论。尤其在辨识疮疡之吉凶顺逆及治疗疥癣、痈疽、疮疡、梅毒等外科疑难重症方面，具有独到的见解和宝贵的经验。在治疗上主张因人制宜、多法合用，在治疗方法上指出治阳毒之疮疡，宜散重而补轻；治阴毒之疮疡，宜散轻而补重。药物选用上认为疮疡均具有火毒之性，必用金银花，且需重用。对于刀针的使用方面，主张针刀不可动辄则用，否则损肌伤血，导致变症，认为有脓方可用针，有瘀肉方可用刀；阳症可以刀刺，阴症切戒轻易动刀。

清朝王维德所著《外科证治全生集》把复杂的疮疡疾病归纳为阴阳两大类，并以此作为辨证论治的主要法则。主张疮疡“以消为贵，以托为畏”，反对滥用刀针，禁用腐蚀药物。对化脓性感染尚未化脓者，均主张保守治疗，宁可“待其自溃”，也绝不可手术切开引流。对于不适于手术治疗的疾病具有一定正确性，如治疗颈淋巴结结核，应当“大筋针刀”的确是丰富经验的客观总结，但其反对外科手术切开的观点在一定程度上阻碍了外科学。王氏对阴证疮疡的诊治是其特色，认为“诸疽白陷者，乃气血虚寒凝滞所致。其初起毒陷阴分，非阳和通腠，何能解其寒凝”“殊不知毒即是寒，解寒而毒自化，清火而毒愈凝”。并自创阳和汤、醒消丸、犀黄丸、小金丹等名方，尤其以阳和汤为最，为阴疽的治疗开创了新途径。

清朝吴谦等人编纂的《医宗金鉴》是乾隆年间奉政府之命编辑的一部大型医学丛书，其中祁坤之后代祁宏源所编《外科心法要诀》作为此书的一部分，以《外科大成》一书为基础，进一步整理补充编成，包括头、面、项、背等全身各部的外科病症，皮肤科疾病以及跌扑、金疮及竹、木、虫、兽所伤诸病，此外还包括小儿外科病证。以歌诀为主，便于诵记，为清代太医院的外科教科书。

清朝顾世澄《疡医大全》对外科学术界之种种争论多取平和兼容态度，并各吸收其所长，在学术思想上少有偏颇之见解，故其列正全面系统，理论与技术并重，医疗方法由痈疽初起之内消到脓已成之切开引流，非药石所能治愈疾病的外科手术方法与步骤等，均有着详而且具体的论述，全书更有“每一证即绘一图”的特点，顾氏在外科学术上十分重视整体观念，认为外科疾病虽然多显于外，但“必先受於内，然后发於外”；他反对“只仗膏丹，不习脉理”的局限性，他还强调指出脓已成，仍“勉强消之，不独不能消散，反致气血受亏，根脚散漫，内脓不能外泄”。顾氏学术思想与医疗理论经验对后世及外科学研究有着较大的影响。

清朝程让光著《外科秘授著要》，其学术思想主要受新安医家汪机、吴谦等影响，尤其以瘰疬的认识为甚，指出“此疮无痰不成，大法先用消痰，后补阴血。”其在病因病机认识方面借鉴《诸病源候论》等著作，在疮疡诊治过程中主张消痰行气去火，用药多以真人活命饮（仙方活命饮）为主方，运用消痰、下气、温散、通窍、通滞之药。在“疡科定法”中认为疮证属火，乃痰毒壅滞所致，反对薛立斋《外科枢要》以人参、白术败毒内托之治法。全书辨病论治和辨证论治并行，内治外治结合，尤崇内治，初起主张服宣毒，多处言及外证需从内治，慎用手术。如在“悬痈”处引缪希雍言：“凡疮科终以开刀为戒。”“痔疮”处言治该病“须从上清下，从内治外，禁勿专用外治”。治法内服之外，尚有洗、搽、贴、吹等诸法。

清朝高秉钧所著《疡科心得集》，重视疮疡的鉴别诊断。提倡“外疡实从内出论”。认为：“夫外疡之发也，不外乎阴阳、寒热、表里、虚实、气血、标本，与内证异流而同源者也。”高氏还将温病的三焦辨证引申应用于疡科临床，提出：“疡科之证，在上部者，俱属风温风热，风性上行故也；在下部者，俱属湿火湿热，水性下趋故也，在中部者，多属气郁火郁，以气火之俱发于中也。”有很强的临床指导意义，另外。高氏提出了脑疽、发背的“三陷逆证”，并把温病热入心包的犀角地黄汤、安宫牛黄丸、紫雪丹等，用于治疗疔疮走黄，开拓了疮疡里证治疗思路，提高了临床疗效。此外，其在《谦益斋外科医案》中对“舌岩”“舌菌”做出了描述，且将舌癌累及牙龈者称为牙岩。

清朝沈志裕所著《片石居疡科治法辑要》，由其子整理刊行于世，其最重要的学术价值在于充分体现了中医辨证论治的特色，指出对于辨治外科疮疡方面，痈疽的辨证尤为重要，指出“治痈之法，以解热止痛四字赅之；治疽之法，以祛寒化凝四字赅之”，其中特别强调痈疽治疗要强调对正气的保护，尤为重视托里。同时将肺痈、肠痈、咽喉疾病纳入疡科范畴，尤其是将肠痈分为大小肠痈，并提出多种特色疗法，如采用陈久芥菜卤治疗肺痈，桐油探喉治疗喉部痰涎堵塞等，在方药方面，对于丹药的治法多为“辨其真伪……亲自研炼”，对第一万灵丹等药物之适应病症、药物组成、治法及用法都有全面的论述。

清朝许克昌、毕法同辑的《外科证治全书》以《外科证治全生集》为本，继承发扬了“全生派”的学术思想，强调望诊，强调阴阳辨证。指出凡化脓感染之证，无不强调内消和托法为要，待脓自溃而出。关于阴疽的治疗，虽本于王氏的温通腠理法，但用方不拘于阳和汤，而是随证施治，如初起兼表证者，先以保安万灵丹汗之，或人参败毒散去独活，加桂枝一钱汗之。若溃后忽见表证，则以托邪饮加减煎服，少顷啜热粥，暖卧微汗，如无效再进，待表势解，再用补中益气汤加减以接补元气。对于外治法方面，在反对滥用刀针基础上亦排斥升降丹药之方，尤其虚证万不可用，谓：“升降药乃盐、矾、砂、汞，火力煅炼而成。药之霸道者也……若证患日久，气血本已虚亏，岂可任用霸剂。”该书尝附《全生集》医案，亦见其学术之所踵。

清朝邹岳所著《外科真诠》重点吸收了全生派的以温通为主要大法，不可过用寒凉之药，以及不可轻用刀针决破的学术思想，但又博采众家之长，兼收并蓄正宗派消、托、补之治法和心得派注重鉴别诊断的学术思想。在疾病方面，除常规疮疡类疾病外，提出了内痈及其辨治方法。在辨证方面，将发病部位与经络和五脏紧密联系，以阴阳、善恶、气血、经络、脉息为外科疾病所宜详辨之五条纲领，在用药方面擅长使用毒性药、动物药和引经药，尤其指出提出正确使用丹药，如湿热毒、火毒、鹳口疽、鱼口以及生于腹部的溃疡均不宜使用丹药进行腐蚀，因“恐其伤膜”。此外对于内服药之禁忌也有独到见解，指出委中毒不可用黄芪，用则足不能伸；伤寒时毒不可用芪、术；开口之毒不可用皂角刺，恐其翻口等。外治法方面，对于梅毒导致鼻部溃烂者采用“补鼻还原法”，开整形美容外科之先河。

清朝吴尚先所撰《理瀹骈文》集清以前外治法之大成，收录外治法数十种，外治方 1 500 余首，将理论与临床融为一体，对内病外治的机制、制方遣药、贴敷部位等做了较为系统的阐述。其外治法核心是通过三焦辨证法将人体分为上中下三部分，以三焦治法为总纲，配合膏药贴敷，针对患者个体情况的不同进行调整变换，以达到最佳治疗效果。“三焦分治”是该书在外治辨证论治方法上的创新。在外治方法上，多采用膏药贴敷穴位等外治法来代替针灸。除了传统的用油熬制膏药外，还创新性地提出了用松香、石灰、牛胶、虫蜡、豕脂、鸡黄等不同药物成膏，为膏药外治发展作出了巨大的贡献。

清朝沙书玉所著《疡科补苴》，在外科疾病辨证方面，对于外疡之属寒属热、属阴属阳、痛与不痛、坚硬与脓腐腥秽等机制及治疗方法颇有突破，认为外疡与温病相似，均由燥火湿热而成，阳证居多，阴证极少，痈疽不分阴阳，皆属热毒，治疗应以清热解毒为大法，注重清营、泄热、解毒，在整个治疗期间始终注意顾护患者之阴分，但也并非一概摒弃温补。在外治方面，指出“内溃者，放脓宜早；外溃者，脱腐为先”，提出了刀针手术排脓的必要性，尤擅长使用火针放脓法，此外，对于刀针手法方面提出“分寸有度”，并指出“乳岩、巨茎硬、血瘤、肉瘤、石疽、失荣、膝盖疵痈”等为刀针手术之禁忌证，“误用火针刀刺，其败更速，或致肉凸、翻花、血脱之变”，对后世亦有深远影响。

清朝马培之著《外科传薪集》《马培之外科医案》强调整体观念和辨证审因，尤重辨证与辨病相结合。在疮疡诊治过程中对于温补之参、芪及辛温有毒之品使用较为审慎，指出凡疮疡破溃，补早则留住毒邪。应当观察脓的厚薄来判断属火未尽还是属虚，辨证确系虚证，方用补法。在外治方面反对辛温有毒之油膏制剂治疗马刀、瘰疬、失荣、乳岩等七情火郁于里之证。对于王洪绪《外科全生集》，则指出其以疮色红白区分痈疽的局限性，有脏腑积热初起顶白者，有暑湿热三气混杂而小高肿者，有伏热在内火从水化而色转白者，又有七情之火郁结而色不变者，凡此都不能认作是阴疽而妄用温补。在外治方面，明确指出刀针非不能用，乃是不可乱用，主张外疡肿痛，脓成至七分，即当针刺排脓以保护周围好皮肤；若至十分，空陷必大，甚而肤色紫暗，皮与肉离，溃久不敛，遂成败症。对手术禁忌证也有深刻认识。明确指出瘿瘤、恶核，石疽、乳岩凡坚硬之症以及"肿而肤急，内必是血者"禁用针。

清朝外科医家何景才所著《外科明隐集》，继承了《医宗金鉴•外科心法要诀》和《外科正宗》的主要学术思想并加以补充修正，通过自身临床经验对于痈疽的阴阳分类辨治进行了进一步细化，同时指出疔毒的发病为"外邪内毒两相兼"，认为疔疮虽为险证，但并非应死之症，对于疔疮"遂发遂死，朝发夕死"的夸大观点进行驳斥。此外，提出了病之衰危残败之象"五痃"，即阴、顽、险、败、逆五症，并概括每种证候的主要特点，治疗则提出了"阴以缓治，顽以轻治，险以权治，败以久治，逆以不治"之法，重点论述了"邪毒阴疽、疔毒、时令瘟毒、附骨阴疽"外科 4 种阴险证的情形及治法。在治疗中，亦对药物及刀针有一定之创新，重点指出如枣仁生用及炒制对于嗜睡及不眠疗效不同，罂粟子煮食饮汤则易中毒，人参煎煮须捣碎等。此外，在针刀图式中简述了开疮刀、三棱针、平刃刀、月刃刀、镊、剪几种外科器具，并详细介绍了砭刺、桑火烘、汤洗、敷药等不同用法，对于后世具有重要指导价值。

民国期间，疡科文献倍增，同时兼有中西医汇通之作。兼汇中西，遣方用药，注重实用，虽西医药方，有与病情贴合确验之有效者，也必采用。

清末民初，此时中国政局动荡，外忧内患严重，部分城市作为通商口岸对外开放，西方医学迅速传入。以天津地区为例，出现了以高思敬为代表的外科名家。高思敬受所传入西医外科学影响，勤于中医外科之法，但其对于西医知识从不排斥，形成了西为中用，中西融合的特点，先后于天津养病院、天津医药研究会任外科长，为中医外科培养大批人才之余推动了学会的发展，成为津沽疮疡学术流派创始人。所著《高憩云外科全书十种》，提出治外本内，细分标本，以经典为宗，主张治外证者需精通内科，强调内外统一和整体观念，将辨证方法进一步扩展，提出了"病分三因治亦分三因"学说，将辨病与辨证放到同等地位，尤其对于难以辨明阴阳的外科常见疾病增加了部位、脏腑及气血辨证，对外科疾病主要采用消瘀理气之内治方法，同时注意药量的适当运用。在外治方面，高思敬提出脓肿初起用内消，将成须托化，已成用刀针。"痈疽既已成型，非刺破不克奏功"，且在开刀之刀口不嫌扩大，以取脓尽为妙，指出了用刀针的原则为"脓浅用刀，脓深用火针"，且进刀针之深度提出了规范化的标准："开刀不过三四五分足矣。若火针深自四五分至七八分、一寸不等。"指出对深度的控制火针较刀更优。尤为重要的是，高思敬创造性地将火针与升丹捻引流进行了结合，采取火针当头刺破，升丹捻引流治疗流注、乳痈等皮肤及皮下脓肿，可达到十数日收功的较好疗效。此外，高思敬还巧妙地设计制作了一套如"脓车"（脓出不爽用之）、"喉铃"（喉间痈毒用之）等 12 件外科疮疡手术器械，其中大、小薄口刀与现代外科手术刀别无二致。

清末民初医家张山雷所著《疡科纲要》提倡外证内治，阳证注重清肝降火、解毒清热，阴证注重温养气血、行气祛痰，并反对不论疮疡分期，而一方套治的错误做法，主张对于疮疡先期以消为贵、以"托"为畏，对于疮疡后期则提倡清养胃阴。同时体现了中西合璧的特色，在书中试以西医理论阐释病机，如谓皮肤疮疡、时溃时敛、反复频仍，几更寒暑遂觉顽木不仁者，为其肌肉神经已死，又谓梅疮结毒，久烂之余，虽幸得收敛，然其肌肤痛痒不关，如非已有者，为局部神经失其功用。书中所载"锌氧油膏""樟丹油膏""水杨油膏"，既用西药锌氧粉、水杨酸及软膏基础剂凡士林等，又用中药东丹、梅冰之属。此外如碘酊、石炭酸等西药均收载入书。至于自古沿用的薄贴，张氏亦不因循守旧，率直地指出其弊端"颐参观新学，恒谓中医旧法，太嫌黏腻，苟其腐化已巨，则油纸薄贴不能吸收脓水""不如新法用脱脂棉较为收湿，间尝采取其法，而别以自制药水分别用之”。各取中西之长，故自谓“执其两端，而用其中，颇有可取”。在“洗涤诸方”中对消毒灭菌亦颇重视。

此外，随着近代中医学教育的发展及西方医学的传入，疡科医籍更为标准规范化，部分医籍出现了早期医学教材的雏形，囊括了经络循行，病因病机，诊断纲要及治法，且对前人的引用更加全面、规范，补充了大量西方外科医学相关内容，同时分科更加详细，一些相关专著问世，如《外科纲要》《实用混合外科学总论》《中国外科学纲要》《外科要旨讲义》等。

七、中华人民共和国成立以后

中华人民共和国成立以后，党和政府十分关心广大人民的健康，为卫生工作制定了明确的方针政策。1950 年 8 月召开第一届全国卫生工作会议，确定了“面向工农兵”“预防为主”“团结中西医”三大方针。

由于党和国家对中医事业的重视，大量的外科专著出版，如张赞臣的《中医外科诊疗学》、段馥亭的《中医外科证治经验》、赵炳南的《赵炳南临床经验集》等。至 20 世纪 80—90 年代，随着中医、中西医结合事业的发展，疡科专著进一步规范化，以我国中西医结合疮疡学科奠基人李竞主编的《中国疡科大全》及《疮疡外治法》为代表，书中介绍了疡科常见病的中西医结合治疗经验，在发掘中医药学遗产宝贵经验的同时，汲取了西医学的科学内容，其中《中国疡科大全》在 1992 年度北方十省市（区）优秀科技图书评选中荣获二等奖。李竞在书中总结了诸如“给邪出路”“腐去肌生”“肌平皮长”“神经平衡”等疡科疾病原创理论，在其基础上采取了多种简便廉验的方法，为中西医结合疡科的传承创新发展做出了重大贡献。

20 世纪中叶以来，中西医结合疡科学术地位不断提升，1954 年中医研究院成立，全国各省、市、自治区相继成立中医研究机构和中医医院。1979 年 5 月成立中华全国中医学会，各科相继成立了分会，其中包括肛肠学会。1985 年 10 月中华全国中医外科分会在漳州成立。中西医结合疡科的发展对于中医学教育亦起到了重要推动作用。1984 年，天津中医学院率先创办了我国首个中医外科专业，并开始招生培养中医外科专业人才，教学内容以中医外科疾病诊治为主，在中医外科本科教育教学方面做出了重大贡献。1986 年 5 月 11 日，李竞在国内创建了我国首个中西医结合疮疡研究所，即天津市中西医结合疮疡研究所，以“去腐生肌”“给邪出路”等中医原创理论，结合特色药物及外治手段，针对皮肤溃疡、急慢性脓肿、慢性窦道、先天性窦道瘘管、感染伤口、切割伤、裂伤等临床治疗取得了突出疗效。李竞团队针对疮疡疾病开展了多项基础及临床研究，其中 4 项科研课题分别获原卫生部、原天津市科学技术委员会、原天津市卫生局科技进步奖，其中《去腐生肌治疗慢性瘘道》荣获 1986 年度全国（部级）中医药重大科技成果乙级奖。李竞创立了中国中西医结合学会疡科专业委员会，并于 1990 年 10 月 18 日在天津召开第一次学术大会，李竞当选为首任主任委员。疮疡研究所积极开展工作，学会成员遍布全国，研究所成员先后参加了国际针灸大会、传统医学大会、海峡两岸学术交流大会，与日本、马来西亚、美国等国际同行进行了多种学术交流。

2010 年，天津中医药大学第二附属医院张朝晖带领中医外科团队获得国家中医药管理局“十一五”疮疡病学重点学科，团队通过多年共同努力，在总结津沽疮疡学术流派经验的基础上，形成了箍围护场、给邪出路、去腐生肌、化腐再生、偎脓长肉、肌平皮长完整的中医原创理论体系，在此理论体系指导下，继承并发扬了箍围消肿、洞式引流、药疮交互、偎脓长肉、点状植皮等多种治法，丰富了对以糖尿病足、慢性难愈合伤口、皮肤感染等疮疡疾病的中西医结合治疗手段。经过多年临床实践及研究工作，张朝晖带领团队创建了糖尿病足保肢保功理论体系和关键技术和措施，并获得中华中医药学会科学技术奖二等奖 1 项及天津市科学技术进步奖二、三等奖各 1 项，并先后担任中华中医药学会周围血管病分会及中国中西医结合学会疡科专业委员会主任委员，牵头制订了中华中医药学会团体标准《糖尿病足肌腱暴露疮面中医干预指南》。2022 年，天津中医药大学在国内率先成立了天津中医药大学疮疡研究所，次年天津市中医外科研究所成立，张朝晖均担任所长，在把研究所建设成为引领国内疮疡基础与临床发展及科研成果转化的示范基地的同时，张朝晖积极参加各种学术交流合作活动，并于 2024 年入选天津中医药大学胡镜清教授牵头的天津市顶尖科学家工作室团队，积极助力天津市科技创新和产业高质量发展，扎实推进京津冀协同发展走深走实和科教兴市人才强市行动。

上海中医药大学附属龙华医院中医外科由顾伯华先生创建于1960年。在历任科主任顾伯华、唐汉钧、阙华发的带领下，传承顾氏外科流派的学术思想与临证经验，形成了临床中心-重点学科/重点专科-研究所-名中医工作室四位一体的发展模式。自1984年起，中医外科所在学科被确立为中华人民共和国教育部重点学科、国家中医药管理局重点学科、上海市重点学科、上海市医学领先专业重点学科，国家区域中医（外科）诊疗中心、国家临床重点专科、国家中医优势专科，国家中医重点专科（国家中医药管理局外科协作组牵头单位）、上海市中医外科临床医学中心、上海市临床重点专科、国家中医药管理局中医学术流派传承工作室（顾氏外科）、上海市创面修复研究中心临床基地，长三角区域外科专科联盟暨创面修复专科联盟、上海市中医外科专科联盟会长单位。中医外科学最早的硕士、博士学位授予点。科室已逐步形成疮疡、甲状腺疾病、周围血管病及中医外治技术等稳定的研究方向。提出“清热活血扶正托毒通里攻下法治疗疮疡”“从虚瘀、从络病论治慢性创面”“煨脓湿润法、祛瘀化腐法、活血生肌法治疗慢性创面”“拖线技术、滴灌疗法治疗复杂性窦瘘”等，丰富发展了疮疡学术理论体系。拥有院内制剂32个，开展中医特色技术25种，“顾氏外科疗法”已被列为第三批上海市非物质文化遗产名录（2011）及第四批全国非物质文化遗产代表性项目（2014）。承担国家科技支撑项目、国家自然科学基金等各级项目40余项，发表学术论文300余篇，出版相关专著30余部。其研究成果先后获全国（部级）中医药重大科技成果甲级奖、中华人民共和国教育部首届全国优秀教材（高等教育类）二等奖、高等学校（教育部）科学研究优秀成果奖科技进步奖二等奖，上海市科学技术进步奖二等奖等奖励20余项。《中医外科学》荣获“国家级精品课程”“国家级精品资源共享课”“国家级一流本科课程”等荣誉。

上海中医药大学附属上海市中西医结合医院脉管病科成立于20世纪50年代，由已故中西医结合周围血管病学科奠基人奚九一教授创建，1991年上海市中西医结合脉管病研究所由上海市卫生局批准成立，首任所长为奚九一教授，2019年成立上海市中医药研究院脉管病研究所，首任所长曹烨民教授。脉管病科以“因虚感邪、因邪致瘀、分病辨邪、分期辨证、扶阳为本、祛邪为先”等中医原创理论，结合特色药物及外治手段，针对动脉类、静脉类、皮肤血管类、淋巴管类、血管自主神经等五大类系列38种脉管病症的临床治疗取得了突出疗效，研制、筛选内服外用制剂77种（其中内服52个，外用25个）。创建上海市脉管病专科联盟、长三角脉管病联盟、全国糖尿病足学术网络，与泰国、美国、瑞士、德国、瑞典等国际同行进行学术交流。

上海中医药大学附属上海市中西医结合医院曹烨民教授带领脉管病科团队先后获得国家卫生健康委“十三五”临床重点专科、国家中医药管理局“十一五”“十二五”中医重点专科，在总结奚氏脉管病学术流派经验的基础上，形成了因邪致瘀、祛邪为先、扶正和营、瘀去新生理论体系，丰富和发展了祛腐清筋术、脱疽截趾术、蚕食清创术等多种外治法。

首都医科大学附属北京中医医院外科始建于1956年，由已故国家名老中医赵炳南、房芝萱、王玉章等老一辈专家的丰富经验、技术，在继承中不断创新，是国家中医外科临床重点专科、国家中医药管理局中医疮疡病学重点学科、国家中医药管理局中医外科重点专科、北京市中医外科重点专科。按照国家中医药管理局“十一五”项目建设要求，以周围血管病、疮疡病为学科发展方向，形成周围血管病、糖尿病足、慢性皮肤溃疡三个专科诊治单元。依据老前辈的经验理论，借助于中药溻渍法、中医化腐清创治疗、药捻疗法、中药消敷贴等中医特色疗法，将朱红膏、回阳生肌膏、紫色疽疮膏、芙蓉膏、复方化毒膏、甘草油、蛋黄油等我院传统制剂灵活地运用于临床实践中，并与负压吸引、植皮、下肢血管介入治疗等现代先进医疗技术有机结合，大大提高了相关疾病的临床疗效。提出的“回阳生肌、化腐生肌、祛腐生肌、淘砂、治翻车等”理论形成了“燕京外科理论体系”，专科中医药特色优势突出、综合实力、中医临床诊疗能力、疑难危重症诊疗能力处于本专业领先地位，辐射带动能力强，成功申报成为国家中医药管理局中医外科区域诊疗中心。

南京中医药大学附属南京市中西医结合医院（原南京市钟山医院）于1969年由徐学春院长创建了全国首家以“瘰疬”“骨痨”命名的专科，专治瘰疬、鼠瘘、乳痨、骨痨等外科疑难杂病，疗效显著。1978年“中西医结合治疗淋巴结结核”获得全国医药卫生科学大会奖，“中西医结合治疗骨与关节结核”获得江苏省医药卫生科学大会奖。徐学春出生于中医世家，其堂兄擅治瘰疬，悬壶于苏皖两省，被誉为“治疬神手”。徐学春于1942—1948年学习中医外科杂病、中药的鉴别及加工炮制技术，学成后行医于南京，作为金陵医派徐氏外科第二代传人，1969年响应国家号召，来到南京市钟山医院，献出祖传秘方创办专科，1983年和1984年，受江苏省卫生厅委托举办了两期江苏省和全国的瘰疬、骨痨学习班，学习班教材《瘰疬证治》几经修改完善后于1987年出版，全面记述了瘰疬辨证论治，提出瘰疬病因病机可用“郁、痰、瘀、虚”四字概括，主张全面诊察、四诊合参，总结局部诊断的八个要点，审证求因，内外兼治，归纳瘰疬治法“内治十法，外治五法”，以及升降丹炼制与应用，是中华人民共和国成立后我国首部中医药治疗“瘰疬”的专著，对后世产生了深远影响。应南京中医药大学邀请，录制了首部升降丹炼制教学片。通过影像教学来传承即将失传的中医外科升降丹的独特炼制方法，被业界专家誉为“救亡之作”。

1983年钮晓红从高校毕业后，来到南京市钟山医院瘰疬科，跟随徐院长门诊查房换药，得其真传，成为金陵医派徐氏外科第三代传承人，并和同门一起，帮助整理《瘰疬证治》。不断传承创新，现有内服外用医院制剂40余种。2009年钮晓红教授率领瘰疬科团队牵头制定的瘰疬（淋巴结结核）中医诊疗方案被国家中医药管理局确定为首批主攻病种，在全国临床验证推广。2011年中医外科（瘰疬科）第一批通过国家中医药管理局验收，获得“十一五”国家中医重点专科。2018年获得江苏省中医药重点学科（疮疡病学）。钮晓红教授创建了南京市重点医学实验室—肺外结核专科实验室，南京市转化医学中心基地——淋巴结核转化医学中心，深入研究瘰疬病，形成“痨瘵邪毒侵淫为诱因，肝郁脾肾两虚为根本，痰浊凝结瘀腐为标象”本虚标实，虚实夹杂的病因病机新论点，主张内外合治，内治以脏腑辨证为要，注重调肝健脾、滋肾降火，和胃补虚；外治善用解毒脱腐、活血祛瘀、补虚生肌的序贯疗法。研究成果先后获南京市政府科学技术进步奖二等奖，首届江苏中医药科学技术奖一等奖，中华中医药学会科学技术奖二等奖等，获得国家发明专利12项。《常见病外治疗法丛书》2020年获得中华中医药学会科学技术奖——学术著作三等奖。徐氏外科医术列入南京市非物质文化遗产名录。2022年钮晓红全国名老中医药专家传承工作室获批建立。中医外科（瘰疬科、疮疡科、甲乳科）成为国家中西医协同重点科室。2024年成为国家中医优势专科。

江西中医药大学附属医院中医外科成立于1954年，传承盱江外科流派学术思想精华，在喻文球、王万春等教授的带领下不断开拓创新。科室先后获批国家中医优势专科、国家中医临床重点专科、国家中医药管理局重点学科和重点专科、江西省中西医结合研究院毒蛇咬伤研究所、江西省中医药管理局毒蛇咬伤重点研究室。科室坚持突出中医特色和中西医技术并重，以毒蛇咬伤、疮疡疾病、慢性创面修复为主要研究方向。基于毒邪理论系统性构建了毒蛇咬伤中医诊疗体系，提出解毒排毒、断毒消肿的关键治法。强调辨病与辨证结合，传统中医药与现代技术手术结合，内服药物与外治疗法结合，形成了浓郁特色的中西医结合创面修复外科诊疗模式。科室相关科研成果获得江西省科技进步奖二等奖1项、三等奖1项，中华中医药学会科技进步奖三等奖2项。

辽宁中医药大学附属医院中医外科成立于1956年，由辽沈地区名老中医王品三（1880—1971）创建，王品三治疗外科疾病五代祖传，尤其善治疮疡，昔日“王氏疮疡”盛名于辽沈医林，名传千里，辽沈百姓誉为“疮王”，王品三治疗疮疡疾病主张引毒归原、提闸放水、开门放贼，与给邪出路的治疗理念如出一辙；根据疮疡初起的局部表现特点，分为4型：脓头型——有头疽、颜面疔疮、疖，水疱型——四肢水疱疔、脚气感染、黄水疮，漫肿型——痈、流注等，硬核型——瘰疬、乳痨等；自创水调散、九一膏、油调膏、一效膏，至今广泛使用。已故国家级名中医杨吉相教授从师于王品三，潜心研究认真总结王老先生治疗疮疡的经验，悉得“疮王”真传，并将王老先生的学术思想贯穿于日常临床、科研工作之中，尤其擅长应用“王氏疮疡”四大外用药治疗疮疡疾病，并将水调散、一效散开发为院内制剂；1989年将整理的辽派疮疡学术经验及思想汇集成《疮疡证治秘录》并出版，记述了王老先生大量的临证医案并加以个人理解分析，成为早期中医外科医师临床、教学和科研的案头必备工具书；1990 年主编出版了《疮疡图谱》，填补了我国中医外科图谱的空白。辽宁省名中医、博士生导师吕延伟教授、李大勇教授是辽派中医外科的第三、四代传人，带领中医外科团队相继获得国家中医药管理局重点专科、辽宁省中医重点专科、重点学科，科研中连续获得多项国家自然科学基金、中华人民共和国科学技术部“十一五”支撑计划项目等国家级、省市级项目，在糖尿病足的辨证治疗中针对早期、中后期提出“湿热毒盛”“气血两虚”的简化分型，治疗中序贯应用清热解毒、祛腐生肌外用中药制剂，对包括糖尿病足在内的多种重症疮疡疾病的研究及治疗提供了较好的思路。

湖南中医药大学第二附属医院肛肠科成立于 1956 年，初设病床 10 张，经过几代人的努力，现设 6 个病区，开放床位 330 张，1992 年，为湖南省肛肠疾病防治研究中心；2001 年、2007 年获批国家中医药管理局“十五”“十一五”重点肛肠专科；2008 年获批国家肛肠专业临床药理研究基地；2010 年获批省教育厅“十二五”重点学科及湖南省级精品课程；2012 年获批国中局“十二五”重点学科；2013 年获批湖南省中医肛肠科医疗质量控制中心、湖南省痔疮微创新技术临床培训基地；2015 年牵头成立湖南省肛肠专科联盟；2018 年获批湖南省中医肛肠专科区域医疗中心；2020 年获批湖南省中医药防治肛肠疾病重点研究室；2022 年获批湖南省中医专科诊疗中心及湖南省中医药防治肛肠疾病临床研究中心；2023 年获批国中医局高水平中医药重点学科及优势专科单位，在专科学术带头人曾娟妮的带领下，科室设置了中医药防治大肠肛门肿瘤、便秘和盆底功能障碍性疾病、炎性肠病、痔瘘围手术期序贯管理、小儿肛肠疾病五个方向，学科切合国中医局推广的“中医适宜技术”，发挥中医特色外治手段，如肛裂扩肛术、完全性直肠脱垂消痔灵双层四部注射术、痔结扎术、肛瘘挂线术、“切、补、挂”三联术、复杂肛瘘分段开窗旷置结合切扩挂线置管引流术、序贯挂线术等，利用熏洗坐浴、定向透药、中药灌肠、耳穴压豆等现代中医创新手段形成术后中医肛肠特色快速康复体系，实现术后创面快速愈合等，建立中医肛肠特色快速康复体系。目前已牵头《中医肛肠病学》《中西医结合肛肠病学》教材编写，形成补气养阴及养血润燥法调便、养阴回阳生肌法促愈、化瘀软坚散结法抗肿瘤、清热利湿法镇痛等学科中医药肛肠理论体系。

（徐 强）

参考文献

[1] 李竞. 中国疡科大全 [M]. 天津：天津科学技术出版社，1992.

[2] 李经纬，林昭庚. 中国医学通史：古代卷 [M]. 北京：人民卫生出版社，2000.

[3] 杨恩品，张耀圣. 中医疮疡病学 [M]. 北京：科学出版社，2017.

第三章

疡科基础知识

虽然疮疡疾病常可根据局部情况来确定诊断和作为辨证施治的依据，但是还必须结合全身情况，进一步辨清病因（包括致病微生物），审明病机，了解脏腑虚实、气血盛衰、兼证有无，才能作出较正确的诊断和制定出较佳的治疗方案（包括立法、选方、遣药等），以取得最佳的治疗效果。因此必须全面熟悉中医的基础理论和辨证论治。作为疡科医生，不但要掌握中、西医两套本领，还应在临床实践中坚持辩证唯物主义的思想方法，把两者有机结合起来，这对疡科学术的发展、疗效的提高有着极其重要的作用。

第一节 整 体 观

整体观是中医理论体系基本特点之一，中医认为人体是一个统一的有机整体，以脏腑为中心，以经络为通路，沟通上、下、表、里、内、外。气血在经络中营运不休，温养脏腑以及皮、肉、脉、筋、骨等四肢百骸。脏腑之间在生理上互相依存、互相制约，在病理上互相影响、互相传变。一旦脏腑功能失调，气血循行紊乱，甚者出现气滞血瘀或寒痰凝滞，郁阻经络，则会发生疮疡痈疽。因此疮疡疾患发病与否以及病损部位、浅深均与脏腑经络有着密切关系。

人类生活在自然环境中，自然界的运动变化也必然直接或间接地影响到人体，即所谓“天人合一”。人与外界环境是息息相通的，自然界的运动变化对人体会产生一定影响，人体对这些影响也必然会相应地产生生理或病理反应。一旦客观环境变化超过人体适应能力，或者由于人体内的调节功能失常，不能对外界变化作出适应性的调节时，就会发生疾病。

西医同样认识到人体不仅受外界环境影响，而人体本身各部分之间也是相互关联、相互影响、相互作用的。不能孤立地把疾病看作是某一部位或某一器官的病变。

（张朝晖）

第二节 对立统一观

中医学中的阴阳学说是古代朴素的唯物辩证法的思想方法与医学实践相结合的产物。阴和阳两个方面，既是对立的又是相互依存的。气为阳，血为阴。气为血帅，就是说只有气的存在，血才能在气的统领下不断循行于经脉中，发挥其濡润四肢百骸和五脏六腑的正常生理功能；反之，气又必须依附于有形之血，否则气无所依附当然就不可能发挥其温煦和卫外的生理功能。

疮疡疾病的阴证、阳证也是相互对立、相互依存的。一般来说里、虚、寒等证属阴，表、实、热证属阳。没有阴证就无所谓阳证，没有阳证也就无所谓阴证。阳盛则阴病、阴盛则阳病。如痈（火毒为患），症见发热、脉数、舌红、尿赤，属阳。但火毒可烧伤阴津，而出现咽干唇燥、皮肤粗涩、烦渴引饮等阴津不足（脱水）症状，或午后潮热，甚者可引起有效血液循环量不足，导致“干陷”变证。若阴寒之邪偏盛

(如寒冷)可损伤阳气,如脱疽多因寒凉之邪,耗伤阳气,致使气血循行障碍,而出现肢端发绀、寒凉、麻木,重者发生坏疽。

在治则上"热者寒之""寒者热之"也是阴阳对立关系的引申。如痈本为火毒之邪,故应以清火解毒为主要治法,使用寒凉药物;脱疽为阴寒之邪,治则又以温阳通脉为主,使用温热药物。

阴证、阳证也是可以转化的。如痈本阳证,但病久耗伤阴津,营血不足,必将导致阳气无所依附,而出现气血虚衰,此可谓之阳证转为阴证;若经过适当治疗,如采取益气、养阴、生津等治法(包括输液、输血等支持疗法)使症状好转,局部疮形根盘收束、肿形高突、脓液变稠、疮面红活、肉芽新鲜,趋向痊愈,此可谓之阴证转为阳证。

阴阳又是相对的概念。疮与疡,疮为阳、疡为阴;疡与痈,疡为阳、痈为阴;痈与疽,痈为阳、疽为阴。如阴证征象和阳证征象各居其半时,可称作半阴半阳证。在阳证范畴中阴证征象相对偏多者,可称作阳中之阴;反之阴证范畴中又有偏多的阳证征象时,也可称为阴中之阳。但又不可拘泥死板,因为纯阴无阳或纯阳无阴在临床上是极少见的。

(张朝晖)

第三节 疡科基本理论及实践

根据疮疡病临床表现,可分为肿疡期(初起)、脓疡期(成脓)、溃疡期(溃后)三期。肿疡期在护场理论指导下,应用箍围消肿外治法,促进其消散或局限;脓疡期,在给邪出路理论指导下,应用洞式引流术等引流方法,控制感染扩散,减少抗生素应用;溃疡期,在去腐生肌、化腐再生、偎脓长肉、肌平皮长理论指导下,辨疮施药、点状植皮,实现腐去肌生、脓生肉长。在该时期,首次提出运用腐去肌生理论,促进疮面坏死组织脱落、促进疮面肉芽化,进而促进疮面愈合。临床研究及基础研究显示,在该理论体系的指导下,可在疮面局部形成微环境稳态(局部血管 - 神经 - 免疫稳态);促进坏死组织的脱落(靶向性去腐、药物主动清创、增强自溶性清创等);箍围护场、给邪出路可以使白细胞减少,C 反应蛋白(C-reactive protein,CRP)水平、降钙素原(procalcitonin,PCT)水平下降,减少抗生素应用量和时间等,促进疮面肉芽生长(调控 VEGF-Notch1 信号通路、促进巨噬细胞极化等)。

一、护场理论在疮疡病治疗中的应用

(一)护场理论溯源

护场理论是中医外科独具特色的理论之一,用于指导疮疡的治疗,在临床上广泛应用于疮疡、糖尿病足、恶性肿瘤的治疗。

元末明初的道士赵宜真《秘传外科方•疔疮治法》:"夫疔疮之初生也,人多不觉。生于头面手足肚胁腰腿间,亦无定处,一二日必作寒热如疟……即是疔也。此疮得患,各有所因,而其形状亦各不同……形状虽不一,然其治之之法则一也……疮证吉:有应。如生一疔之外,别处肉上再生一小疮,即是有应,可用针挑破,护场……疮证凶,无应,别处肉上无疮,不护场,疔四围无赤肿,内疔盛,渴欲饮水,饮食不进,头眩眼花,护床不动,卧不起也,眼白,睛痴不转,唇舌青,腹痛。甚者有内疔、五心肿、手足冷、气粗、无脉。"

上述内容包含了三方面的内容:①以疮周小疮的有无辨有应、无应("应"为脓液形成或局部反应)。小疮的有无反映机体的邪正盛衰情况,预测疔疮吉凶,有应正气尚足,无应正气不足。在提出有应、无应的同时,提出了护场。②提出了护场与不护场。疔疮有应,用针挑破小疮,护场。无疮,则不应、不护场。有应则可挑破小疮给邪出路,保护原生之疔,无应则无疮可挑,提示针挑小疮(给邪出路)是促进护场形成的外治法。③指出了局部疔疮影响全身整体症状。有应 - 护场的症状,无应 - 不护场的症

状，局部疔疮可以影响整体。

在赵宜真之后约200年，王肯堂（约1552—1638）在《证治准绳·疡医·卷之二·疔疮》中指出："疔之四围赤肿，名曰护场可治……疔之四围无赤肿，名曰不护场，不可治。"此后，《疡医大全·卷三十四·诸疮部上》曰："疮证急者有应。如生一疔之外，别处肉上再生一小疮即是有应，可用针挑破护场；疮四围有赤肿，生多疮者谓之满天星，饮食如常，头痛身热手足温。"《医宗金鉴·外科心法要诀·疔疮》"五脏皆可发疔疮"注："一疔之外别生一小疮，名曰应候；四围赤肿而不散漫者，名曰护场。"中医古籍中对护场的论述都沿用了王肯堂的护场学说。而全国高等中医药院校规划教材《中医外科学》则将护场进一步定义为：在疮疡的正邪交争中，正气能够约束邪气，使之不至于深陷或扩散而形成的局部作肿范围。有护场说明正气充足，疾病易愈；无护场说明正气不足，预后较差。

所谓护场，"护"是指一种自身的防卫体系，"场"是指自身防卫体系在局部所形成的防御范围。护场是疾病自身的防御反应，是机体以正克邪的明证。护场的形成，实际上是对外邪进行围困，在疾病四周形成一个防御性屏障，调动体内正气集聚，有利于围歼毒邪，使邪丧失扩散侵袭机体的机会，并使其在正邪交争中处于劣势，进而被消灭的过程。可以看出，在中医外科学的不断发展中，护场的含义也在不断扩大。

结合多年临床实践，天津中医药大学第二附属医院中医外科团队提出了广义护场（整体护场）和狭义护场（局部护场）的概念，并拓展了促进护场形成的外治法，丰富了护场理论的内涵。

（二）护场理论的内涵与外延

疮疡病患者机体既存在广义的护场（整体护场），也存在狭义的护场（局部护场）。广义的护场是指人体的正气对机体的防护，机体正气能够约束邪气、祛除邪气，疾病向好的方向发展，病情减轻；狭义的护场是指在疮面的正邪交争中正气能够约束邪气，使之不至于深陷或扩散形成围绕疮面的变性组织。若正能胜邪，变性组织得到逆转，疾病向愈；正不胜邪，变性组织坏死、面积扩大，疾病恶化。整体护场影响局部护场，局部护场也可以影响整体护场，二者相互影响。

随着护场理论的临床应用，肿瘤、妇科、肛肠等学科也在护场理论指导下开展临床实践，并取得了满意的临床疗效。源于中医外科的"护场"理论，由指导疔疮的治疗引申至身体其他部位的病变例如恶性肿瘤的治疗。肿瘤的护场与肿瘤具有相关性，进行西医学的检测要不仅注意到肿瘤本身，也更要注意到肿瘤周围的组织。在实际正电子发射断层显像-计算机断层扫描（positron emission tomography-computed tomography，PET-CT）的成像结果中显示，肿瘤周边有一种组织其标准摄取值（standardized uptake value，SUV）介于肿瘤组织和正常组织之间。其代谢功能旺盛，甚至高于正常组织。有研究护场理论的学者认为这部分的组织极有可能是肿瘤病灶区域的护场。其存在性也正说明了人体内正气与邪气的斗争的存在性，并借助于此探究出肿瘤治疗的重点应是利用其周围的护场控制和限制转移病变组织。

另外，有学者认为感染人乳头状瘤病毒（human papilloma virus，HPV）的患者免疫功能失调与中医护场理论的"不守"的作用原理有密切的相关性。中医在治疗宫颈HPV感染的过程中，当基于护场理论进行全身宏观辨证与局部微观辨证论治，并且应用护场理论来指导现代对宫颈病变微创治疗的手术范围，以期彻底根除HPV病毒，并可以减少不良反应的发生。

相信随着技术的发展和进步，越来越多的学科会认识到护场理论的重要性，护场理论的外延将更为广泛。

（三）护场理论在疮疡病治疗中的应用

护场的形成与否决定疾病的善恶，决定疮疡病清创的时机和转归、预后。护场形成疾病易愈，可以大范围清创，清除坏死组织，在临床上多采用内治法与外治法相结合的综合治疗促进护场形成。

箍围法是中医外科的一种独特疗法，具有箍集围聚、消肿的作用，能促进护场的形成。箍围法需用箍围药。箍围药又称"围药""敷药""围敷药"。早在《五十二病方》中即有围药处方，还叙述了围药的使用方法："勿尽傅，圜一寸，干，复傅之，而以汤洒去药，已矣。"即将药物洒于疮周，药粉干后，则用汤液淋洗而去，而后置换药物为敷，其方法开创了围法的先河。徐大椿《医学源流论·围药论》曰："外科之法，最重外治；而外科之中，尤当围药。"

箍围药以"散者收之"为理论指导，作用是箍集围聚、收束疮毒。疮疡初起"欲消息肿毒"，图其消散于无形；若毒已结聚，则"使脓易热而不易走"，促使脓肿局限；"脓后围贴则收散漫遗毒，尽随脓出""败肉去后，围贴则气血活，新肉易长"。可见，箍围药适用于疮疡各期，肿势散漫不聚，无集中硬块者，不过箍围药必须要在辨证论治的基础上应用。

箍围疗法是借助于箍围药的截毒、束毒、拔毒作用而起到清热消肿、散瘀定痛、温经化痰等治疗效应的一种敷贴方法。截毒、束毒、拔毒使毒邪集聚或外出，促使护场形成，不至感染扩散、肿势扩大。在疮面处理上，采用辨证使用中医外用药换药，同时注意充分引流，给邪出路，促进护场形成。

在内治方面，在外科内治法消、托、补总治则指导下，根据中医辨证结果，内服中药汤剂，以促进患者整体的护场形成。整体的护场形成后，有利于患者疮面局部的护场形成；反之，疮面局部的护场形成也有利于整体的护场形成。二者是辩证统一的关系。

（四）护场理论指导疮疡清创时机的选择

外科清创的目的在于去除坏死组织，保证引流通畅，有效控制感染，创造伤口闭合的环境。清创时机的选择不当将无法有效控制感染，造成局部微循环障碍，导致随着清创切口所到之处创面扩大，或出现大量坏死组织的液体侵袭周围组织，积存于组织间隙，形成局部高张力，更加重局部微循环障碍，不利于感染的控制，增加截肢率。

目前关于清创时机的研究，有研究指出清创的时机为感染得到控制，侧支循环建立时。其主要标志是：炎症浸润消失、组织由湿变干、健康组织与坏死组织分界明显，并看到自然脱落界线；皮温升高、皮色改变，并看到浅表静脉充盈等。但是，上述只是一种理想状态或一般疾病将愈的现象，而特殊案例如糖尿病足的发展就是一个动态的过程，每一次的清创处理都关系到病情的发展和转变，其清创时机的选择影响临床治疗。对合并缺血的疮面应审慎选择清创时机，多以延期实施为宜。通过控制感染、改善循环、控制血糖、调节代谢、外科换药处理等综合治疗，整体护场与疮面局部护场形成，此时清创可避免坏疽面积的扩大、控制感染的扩散，以降低患者截肢率。对于以感染为主的疮面，辨证选用箍围药，促使护场形成后，再予清创，可防止感染的扩散，防止脱疽内陷。对不同疮疡选择不合适的清创并不能达到促进愈合、缩短病程、降低医疗费用的目的，反而具有较高的风险，因此，合理把握清创时机，待护场形成后清创对预后有益。

总之，护场形成作为以缺血为主的疮面的清创标准是合理和安全的。疮疡病护场的形成，与患者机体的一般状况及疮面局部状况密切相关。从整体状况上讲，患者体温不高、血糖控制较好、患肢发凉、麻木疼痛较前好转，即是患者大的护场形成，正能胜邪；就疮面局部而言，疮面周围无明显红肿、疮面疼痛感减轻、坏死组织减少、分泌物减少、质地渐稠厚、无明显异味；疮面坏死组织局限，不向正常组织蔓延，正常组织与疮面之间的"变性组织"面积不扩大。对于以感染为主的疮面，疮面周围组织塌陷，可见上皮组织生长，无明显红肿热痛、无漫肿，疮面引流充分，暴露的变性或坏死的肌腱未向两端蔓延，疮面分泌物减少、质地由稀变稠、无明显臭味，变性组织面积未见扩大，护场形成。此时，感染得到控制，局部血液循环得到改善，可在疮周变性组织范围内进行清创。对于以缺血为主的疮面，患肢疼痛好转、无明显肿胀，疮面疼痛明显减轻，疮周皮肤温度升高、紫暗好转，疮面坏疽未见明显扩大，坏死组织与正常组织之间逐渐分离、渐渐出现红沟。此时，疮面局部血液循环得到改善，正气能够抵御邪气，使邪势局限；气血充足，正常组织与坏死组织逐渐分离，甚至变性组织逆转为正常组织，护场形成。此时，可沿正常组织与坏死组织分界线清除坏疽组织，坏疽面积不会扩大。对于糖尿病足病患者，护场的形成对于挽救肢体意义重大。对于以缺血为主的患者，改善血液循环所需要的时间比较长，护场形成的期限也就比较长。对于以感染为主的患者，疮面感染得到控制即是局部护场形成。

疮疡的护场形成是一个复杂的过程。机体护场的形成，有助于局部的护场形成，而疮面局部的护场形成，也有利于机体护场的形成。护场形成后，行清创术能防止感染的扩散、坏疽面积的扩大，避免因清创时机的选择不当造成患者截肢和失去生命。

护场的形成与否决定了疮疡病的预后。临床以护场理论指导疮疡疾病的清创、判断疮面的好坏，能提高疮疡病的临床疗效、降低患者的截肢率。总之，护场理论指导疮疡疾病的治疗在临床工作中较为实用。

二、给邪出路理论在疮疡病治疗中的应用

（一）给邪出路溯源

“给邪出路”作为疮疡中西医结合外治法的重要原则之一，是由我国著名中医外科专家李竞提出。中医学中把一切致病因素都称之为“邪”，辨证治疗上李竞强调辨有形之邪与无形之邪，李竞提出，疮疡内部的脓腐、死骨等失活的组织皆属于有形之邪。对于有形之邪，必须详辨其位置、大小、数量、深度以及转归。对于无形之邪，李竞认为因为外表损伤能够使体内出现阴阳失衡、气血运行紊乱的一系列症状，而导致表现这些症状的病理因素则是无形之邪。在治疗上，李竞强调无论何种伤口，“给邪出路”原则必须贯穿其治疗的始终。李竞多年的临床经验证实，合理的引流较预防性应用抗生素更为有效。首先，脓腐属于“邪”的范畴，对机体的打击相当大，其打击机体是通过继发损伤周围健康组织使其失活，进而使得失活面积呈蔓延状扩散，其速度远快于抗生素到达局部发挥作用的时间，因此最根本也是最迅速的方法就是将脓腐最大限度地引出体外，减少对正常组织的损害；其次，脓腐的存在，阻碍了溃疡愈合。《医宗金鉴》中明确指出：“腐者，坏肉也。诸书云：腐不去则新肉不生……盖去腐之药，乃疡科之要药也。”腐肉不去，则会产生更多的无活力的组织，降低组织对感染的局部抵抗力，使得新生肉芽组织不能生长，延长伤口愈合的时间。同时，各种死骨、坏死组织等都属于机体中的异物，阻碍了肉芽组织的生长；第三，李竞认为，抗生素大多数为消炎所用，而炎症的发生多伴有红肿热痛等症状，而这些症状在中医认为是“阳证”，因此可以认为，抗生素乃苦寒之药，意在取其大寒制大热的效果，但是一味过用苦寒药，会导致病邪被冰伏，寒性凝结，则使局部气血凝滞不通，甚则结块，伤口愈合更加缓慢，此外，抗生素过量应用并不能有效抗邪，反而使邪伏于体内，给机体带来隐患。因此，李竞强调避免闭门留寇，将“邪”尽早移出体外方为上策。

（二）给邪出路指导下的疮疡病外治法

正确引流对控制感染、遏制坏疽进一步发展、保留肢体是非常重要的。在“给邪出路”理论的指导下，继承传统引流方式的同时，需要不断创新引流方法。下面对疮疡病引流方法作简要介绍。

1. 切开扩创引流

以糖尿病足为例，糖尿病坏疽一旦发生，往往是缺血和感染并存，二者互为因果，使坏疽和感染范围迅速扩大。因此，果断、适时和充分的扩创引流是控制感染极其有效的方法。如感染在甲沟应拔甲，必要时将趾两侧切开；感染在足背、足底，采用纵形切口以通畅引流，采取蚕食式逐步剪除坏死筋膜、肌腱。切开引流宁早勿晚，只要形成脓腔者，原则上都应实施切开，一般不会因为手术的创伤而加重坏疽。但当坏疽进展快，肢体大血管闭塞而呈严重缺血状态时，清创术往往起不到治疗效果，如缺血不能得到改善，肢体则很难保留。在临床中发现当“护场”形成后，即感染周围防御性屏障系统已形成，是外科扩创引流的最佳时机，对疮周血运影响最小，又能保证引流通畅，对感染的控制最佳，对正常组织的损伤最小，愈合周期最短，医疗花费最少。

2. 电刀针洞式引流

电刀针洞式引流采用由传统电刀改良的电火针处理伤口，在电刀笔头部连接一枚无菌针灸针而形成改良的电刀针。对已形成脓肿且未溃的疮疡选取波动明显或张力较大处，依据病情切开适当直径洞式切口，采用电刀针自皮肤至筋膜全层电灼处理，使其充分暴露、引流外出，不要完全清除变性坏死组

织。已溃的需采取蚕食处理方法，采用电刀针将已形成的溃疡周缘充分电灼，形成近似圆形引流口，如果伤口范围过大可采用椭圆形引流口，仍采用电刀针电灼至深部筋膜，使伤口周缘完全气化变性形成一层生物屏障，防止感染向周围组织扩散。电刀针结合了电刀和传统火针的优点，具有定位准确及可方便更换电刀头等优点，通过对伤口电灼，使伤口周缘组织迅速气化坏死而形成一层天然的组织屏障，使得脓性物质不能流进伤口周缘的组织间隙，防止了感染扩散。洞式引流术的引流口常不易闭合，结合电刀针使得正常组织和疮疡周围形成了一种间生态组织，可以将伤口的炎症限制在一定的范围内，从而为组织的愈合提供基础。

3. 贯穿引流

对于面积较大的痈疽，可在需要引流的位置造成多个洞式引流口，十字引流管贯穿两个洞式引流口，形成贯穿洞式引流；面积较大疮面，可根据需要行多个贯穿洞式引流口，以提高引流效果。

4. 纱条引流

纱条引流是根据材质吸附力和作用不同而制成不同的引流条。适用于相对浅表创面，分水质和油质两种。常用的水质包括替硝唑纱条、庆大霉素纱条、红肿消纱条（姜黄、大黄、黄柏等自制）和红花乙醇纱条（红花、乙醇等自制），适用于感染早期，红肿热痛明显，应用水质可以使创面尽快由湿性坏疽转为干性坏疽，无形之邪得以消散，使感染得到有效控制，促进“护场”早日形成。常用的油质包括生肌纱条、紫草纱条和金黄纱条，适用于感染后期，创面见变性坏死肌腱、死骨等有形之邪，应用油质在引流的同时还能刺激肉芽组织生成，新生肉芽组织可包裹肌腱断端，发挥类似“瓶颈”样作用将坏死部分祛除。纱条引流切记不可填塞过紧，以免适得其反。

5. 药捻引流

中医学中“捻”的目的即是引流。适用于贯穿性创面或小的窦道，多合并骨髓炎，常用的药捻有生肌玉红膏药捻，生肌膏药捻，生肌膏联合红升丹药捻。邪未尽，应用生肌玉红膏药捻给邪出路、祛腐生肌；生肌膏联合红升丹药捻可用于扩大创面外口、通畅引流；邪尽肌生，应用生肌膏药捻可促进新生肉芽组织从基底部开始逐渐向上生长、不留死腔。

6. 烟卷引流

1882 年 Kehrer 把纱布放在橡皮鞘内以避免粘连而制成第 1 根烟卷引流，为外科引流揭开了新的篇章。烟卷引流是利用虹吸作用使液体溢出的一种引流方法。后将此方法改进，广泛应用于各类伤口治疗中，获得了满意的临床疗效。临床应用时，需结合创面局部情况，把纱布剪成合适大小做成纱布卷，外包自制乳胶橡皮条即成烟卷。制作烟卷时需注意毛糙面端纱布需突出于乳胶橡皮条，另一端与乳胶橡皮条齐平，将毛糙面端置于需引流处（如肌腱残端或腔隙基底）。烟卷表面光滑，质柔软，刺激小，可塑性强，避免了分泌物向四周浸润，保护了正常组织。因脓液中蛋白质含量高，蛋白质沉淀在纱布孔隙中很快使引流失效，所以烟卷引流应每日更换一次。烟卷引流可结合生肌纱条、化腐再生散同时使用，保持干湿平衡，达到给邪出路，化腐再生的效果。

7. 封闭负压抽吸

上述引流操作都是被动和开放性的，其敷料一经渗湿即应更换，以减少细菌感染。为了更有效地引流及防止污染，近年来负压封闭引流（vacuum sealing drainage，VSD）普遍采用。天津中医药大学第二附属医院中医外科张朝晖教授根据溃疡愈合的特点，结合多年的临床经验，总结出“给邪出路，邪不去肌不生”的创面愈合规律，提出了化腐再生的治疗理念。创面愈合的关键是引流通畅，而负压封闭引流恰恰解决了这一问题。改良封闭负压抽吸是在 VSD 基础上，使用医用海绵作为敷料、透明防水敷贴为全封闭材料，简易低压吸引器为引流装置，将引流管与负压装置连接。封闭负压抽吸能主动将创面分泌物快速持续吸引出来，减少分泌物对周围组织的浸润和腐蚀，同时还能改善局部循环，促进创面护场的形成，起到扶正祛邪的治疗作用。封闭负压抽吸引流联合中药化腐生肌法在保证充分引流的同时，还能够促进创面腐物脱去、新肉生长，疗效远优于伤口换药治疗，为临床治疗慢性伤口提供了一种新思路。

8. 自制负压闭式烟卷引流

负压闭式烟卷引流将烟卷引流和负压封闭引流两者有机结合，它集中了两者的优点而同时克服各自的缺点。负压闭式烟卷引流条的制作方法：纱布连同剪有侧孔的引流管一起做成纱布卷，将引流管的侧孔完全包裹在纱布内，引流管末端不能突出于纱布外，然后外包自制乳胶橡皮条，用丝线捆绑固定，透明防水敷贴封闭，与简易低压吸引器连接。其作用原理是借助负压瓶的负压、烟卷芯的虹吸作用而将引流物排入负压瓶内，变开放式被动引流为闭合式主动引流。改良负压封闭引流之处是仅作用于与烟卷芯接触的脓腔底部，不污染四周，避免脓腔口过早闭合，不至于闭门留寇。

三、去腐生肌法在疮疡病治疗中的应用

（一）去腐生肌理论溯源

去腐生肌重在去腐，腐不去肌不生。去腐生肌在龚庆宣《刘涓子鬼遗方》就有相关论述，指出“治死肉臭秽与好肉相缀，须用猪蹄汤熨拭，令死肉相离，别生好肉，猪蹄汤方”。指出死肉与好肉相离，新肉方生。东晋葛洪《肘后备急方》记载了多种去腐生肌药物，去腐药物如“若恶肉不尽者，食肉药食去，以膏涂之，则愈”之食肉方，以及诸如白蔺茹散、恶疮雄黄膏方、恶疮食肉雄黄散等，生肌药物如刘涓子黄芪膏、诸疽疮膏方、地黄膏等，并详细阐述了其制备过程，对后世去腐生肌药物有深远影响。

唐朝孙思邈《备急千金要方》明确提出了去腐可生肌的概念：“夫痈坏后有恶肉者，宜猪蹄汤洗去秽，次傅食肉膏散。恶肉尽后，傅生肉膏散及摩四边，令好肉速生。”同时针对胬肉（文中称息肉）生成，“以白蔺茹散傅之，青黑肉去尽，即停止。好肉生，傅升麻膏。如肌不生，傅一物黄芪散。”指出必待腐肉去尽，新肉方生。并创制了麝香膏方、食恶肉散方、食恶肉膏方等去腐药物以及生肉膏、蛇衔生肉膏等多种方剂。

元朝齐德之《外科精义》中指出：“若至脓溃之后，即贴温肌生肉膏药，要在逐臭腐，排恶汁，取死肌，生良肉，全借温热膏剂之力也……”“盖疮疽脓溃烂之时，头小未破，疮口未开，或毒气不出，疼痛难任者，所以立追蚀脓之方法，使脓气外泄，而不内攻，恶肉易去，好肉易生也……若脓血未尽，便用生肌敛疮之剂，务其早愈。殊不知恶肉未尽，其疮早合，后必再发。”

宋朝的《圣济总录》在去腐方面指出：“痈肿若寒多及毒深，外证虽结聚鞕鞕不消，疼痛难任。未能溃化，或已穿穴，经久不差，在外者须以药蚀，在里者须以药纴，令毒气发泄，荣卫流通，则痈疽得差矣。所以有追引蚀痈之方。”采用透肌丸等追蚀去腐。生肌方面指出“疮毒既化脓血，而按之内虚肌肉不平者，热气虽尽，寒气不除，经络不足以温之故也。若不速治，则复生恶肉，变为冷疮。此宜内温其气血，外温其皮肉，内外得温，新肌自生，恶液尽去，无不差矣。”并列举了诸如芎䓖散、鲮鲤甲散、王不留行散、生肌散、生肌膏、薤白膏、绵红散等多种生肌药物。

明朝赵宜真在《仙传外科秘方》在治疗“疱子疽”中指出：“脓若出尽，用摘镊摘去腐肉，脓根方尽，便服生肌定痛药，肉满之后，用隔纸膏药。”指出脓腐除尽方可用生肌之药。同时采用蜈蚣浸油，火煅为末而烂去腐肉，生肌可采用生肌定痛散、隔纸膏药等。

明朝薛己《外科发挥》亦指出：“腐肉堵塞者，去之。若瘀肉腐动，用猪蹄汤洗。如脓稠或痛，饮食如常，瘀肉自腐，用消毒与托里药相兼服之，仍用前二膏（神异膏、乌金膏）涂贴。若腐肉已离好肉，宜速去之。如脓不稠不稀，微有疼痛，饮食不甘，瘀肉腐迟，更用桑柴灸之，亦用托里药……然此证若脓已成，宜急开之，否则，重者溃通脏腑，腐烂筋骨，轻者延溃良肉，难于收功，因而不敛多矣。”指出去腐之重要性。此外，薛己在《外科枢要》中明确提出了生肌与去腐并将其作为独立章节进行简要阐述，指出“肉死者，当验其腐溃连脱”，指出腐虽现于外，实因内而生，去腐方药多用内服大补脾胃，而生肌方面，“若败肉去后，新肉微赤，四沿白膜者，此胃中生气也”，但亦不主张余毒未尽之时妄用生肌之品。

明朝汪机《外科理例》中针对去腐生肌之恶肉、蚀脓、生肌止痛采用三章内容进行详细阐述，指出“恶肉者，腐肉也。痈疽溃后，腐肉凝滞，必须去之，推陈致新之意”，并指出取腐肉须及时行之，去腐方

法亦分为“手法去之，或用雄黄、轻粉敷之”等法。针对生肌方面，亦有独特论述：“生肌之法当先理脾胃助气血为主，则肌肉自生，岂假龙竭之属。”此外，汪机亦指出，腐不尽不可贸然生肌，“设若脓毒未尽，就用生肌，反增溃烂”，并列举数例指出腐去肌生之理。

明朝陈实功《外科正宗》指出：“凡疮……已溃时……先去旧药，用方盘靠身疮下放定，随用猪蹄汤以软绢淋汤疮上，并入孔内，轻手捺净内脓，庶败腐宿脓随汤而出，以净为度……毒气得解，腐肉得脱，疼痛得减，此手功之要法，大疮不可缺也。候腐脱已见红肉时，洗后随用玉红膏，用抿脚挑膏于手心上捺化，搽涂患之新旧肉上，外用太乙膏盖之，四边根脚已消处不必箍药，每日如此用之，不数日间，脓腐尽脱，新肉顿生，更加内补调理得宜，轻疮只在月余，大疮不过七十日，必完口而愈。”

明朝王肯堂在《证治准绳》对于去腐生肌进行了进一步详细阐述，去腐方面采用追蚀法，“疮疽腐败，可用手法去之，或用金宝膏去之，或用雄黄、轻粉敷之，多待数日，亦自脱落。疽破后，有蠹肉努出者，远志末酒。调涂之，则渐渐消去。如不消，用五灰膏涂之则消”，去死肉根据深浅不同辨证施药，“痈疽有死肉不去者。用白丁香、霜梅，深则纴之，浅则干掺于膏药上，甚妙”，采用多种剂型方药如雄黄散、乌金膏、追毒丹、追毒乌金散、梧桐泪方、神异膏、翠霞锭子、信效锭子、红玉锭子、时效针头散等针对多种不同创面进行去腐。生肌则参考多家之言，“……外治用翠青锭子，看浅深纴之。如歹肉恶物已去，止有脓水，却用搜脓锭子。疮口浅平，则以散末干上，直至脓净肉满，方用生肌散，四畔轻轻掞之，蹙令渐小，以至于合，则无他患矣”。药物亦详细列举了诸如生肌散、平肌散、立应散，红玉散、完肌散等多种生肌散方。

明朝申斗垣《外科启玄》针对疮疡死肉、疮疡生胬肉等“腐”进行了详尽的论述，并对追蚀、刀割之去腐法亦有阐述，对腐去肌生理论的完善起到了重要作用。其指出死肉“……停蚀好肉，苦痛难禁。若不早去，愈加腐烂”，治疗“当视其缓急，死肉大小，或以针刀割去，缓以腐肉锭子或末药或膏药贴之，以平为期。后上生肌长肉等药，上之内服大补汤丸等剂而愈”，并批评腐未去而妄用生肌长肉错误治法，“世等庸俗，只知敷贴长肉生肌等药为神，殊不知有死肉为害，反加腐烂是也，如去不净，亦不能得愈，宜熟玩之”。而高凸肉芽，即胬肉于创面愈合无益，亦去之，“宜用乌梅烧灰，少加轻粉，一上即平，后愈亦不痕疤也矣”。而对于去腐之辨证应用对后世影响颇大，指出刀割去腐之适应证为：“盖因死肉多坚而不腐，反将好肉蚀而不在，致令痛苦日夜不安，欲上腐肉药，好肉痛甚，欲上生肌药愈加溃烂，如背痈疔疮杖毒内死肉侵之，若不急用刀割，恐内毒侵于脂膜脏腑。”而追蚀法应内外兼顾，“如疮肿焮痛难禁，而内以托里药中由加川山甲角刺皂子破硫磺等药，外以针头散贴在顶上即蚀，其疮口歹肉自腐，脓亦溃毒亦散也”。（穿山甲现已不用）

清朝王维德《外科证治全生集》中指出“烂孔有恶肉突起，名曰毒根，往往有用降药烂去者，此乃杀之欲速也。独不知弱体岂可增痛，况烂去仍又长出”。

清朝陈士铎在《洞天奥旨·卷二·疮疡生死论》指出：“脓臭而能进食，败中而有红肉，此生之机也。”《洞天奥旨·卷二·疮疡死肉论》中指出：“夫疮疡治法，无非护其生肉，不至于同死也……盖死肉不存，而后生肉可长也……其中多有死肉，存蚀好肉，苦痛难禁，以致新肉不长。徒用生肌之药，彼此两停，不胜臭腐之侵，愈加败烂……必须用刀针割去死肉后，以生肌之散敷之，内助之以补气补血之药……自然死肉去而新肉易生。”并创立“乌梅烧灰，少加轻粉”去胬肉之法，亦在去腐以生肌也。

清朝祁坤《外科大成·卷一·去腐类方》对于去腐生肌亦有较为完善的论述，尤其指出腐不尽不可言生肌之至理：“腐不尽不可以言生肌，若误用生肌药，则反增溃烂，但溃而不痛者，乃其徵也。又云毒尽则肌自生，是知有腐不可不速去也。”去腐方面指出内托与外用药配合效验，“肿毒已成，皮厚不穿者，内服透脓散，外涂玄珠膏，仍以黑膏盖之，则脓从孔窍中渗出，三五日毒顶分界，成片而落，其大脓已尽，而内肉已平，神妙莫测，阳症立验，而必赖内托之功”，或用纸捻防止成漏，“毒深不能收敛者，以纸捻蘸玄珠膏送入疮口内，易于收敛，不致成漏”。药物方面创制了去腐灵药、蜈蚣散等。生肌方面亦多次提出腐不尽不可生肌，“肌肉者脾胃之所主，收敛迟速，由气血之盛衰，惟补脾胃，此内治也。腐不尽，不可以言生肌。骤用生肌，反增溃烂，务令毒尽，则肌自生。加以生肌药，此外治也。肌生如榴子红艳，或有白膜为善。若肌白而平，且无纹理，或脓清秽气，为毒连五脏，气血枯竭也，危”，并指出生肌需从整体着眼，内外兼顾。“凡大毒溃烂，内毒未尽，若骤用生肌，则外实内溃，重者逼毒内攻，轻者反增溃烂。虽即收口，其于旁处复生大疽。是知毒未尽，不可骤用生肌药也。只以贝叶膏贴之频换，俟生肉珠时，方用生肌药，如元气弱者，须当大补以培其元”。生肌药物以散为主，列举了诸如生肌定痛散、定痛生肌散、腐尽生肌散、月白珍珠散等多种生肌药物。

《医宗金鉴》提出：“腐者，坏肉也，诸书云：腐不去则新肉不生。盖以腐能浸淫好肉也，当速去之，如遇气实之人，则用刀割之取效；若遇气虚之人，则维持药力以化之。盖去腐之药，乃疡科之要药也。”提出去腐的必要性。书中亦对于去腐生肌药物进行了较为详尽的总结，去腐药主要以红升丹、白降丹以及元珠膏等为主，并详细描述了制备工艺供后人参考，生肌类方列举了生肌定痛散、轻乳生肌散、姜矾散、腐尽生肌散、月白珍珠散五色灵药、生肌玉红膏、莹珠膏等一系列行之有效的方剂，对后世去腐生肌法的应用有深远影响。

清朝顾世澄《疡医大全》对于去腐生肌方面论述多汲取百家之言。去腐方面，多引用前人诸如程钟龄、冯鲁瞻等论述，尤推崇猪蹄汤，并置于痈疽汤洗门主方。此外亦引用唐元祯之论颇有见地：“凡背疮，腐肉不去，不用刀割，用降香煎汤，不可用手洗，将汤入酒壶内淋于疮上，以新羊毛笔扫之，拭干，再用巴豆炒黑，捣成膏，搽数次，腐肉自去，新肉自生。”生肌方面，在论收口法一节中引用程钟龄、李东垣、冯鲁瞻等论述，指出腐不尽不可生肌之理，并要根据整体情况辨证论治，“凡痈疽最难收口者，皆由瘀肉夹杂，瘀脓不尽所致……妄用补涩之剂，勉强收口，恐他日内毒复发，更甚于日前……频将汤洗，切忌风吹。是以更有体虚不能收口者，须内服补药以助之”“若脓血未尽，便用生肌敛疮之剂，务其早愈，殊不知恶肉不尽，其疮早合，后必再发，不可不慎”“痈疽将敛，宜用膏贴，如毒未尽，不可遽用生肌等剂”。

清朝高秉钧《疡科心得集》针对去腐生肌亦有独特见解，在《疡科心得集·辨涌泉疽足底疔论》中指出：“……若头突出如水晶样者，即用刀点之，盖以升膏。又或初起黄疱，止有硬块，不甚痛赤者，为水疔，亦宜当头刺破，以升膏盖之。凡脚底生疔，若有老皮之处，宜去之，否则其头难出。”《疡科心得集·辨天泡疮翻花疮论》中“或疮口胬肉突出如菌，大小不同，或出如蛇头，长短不一……外涂藜芦膏……胬肉自入，须候元气渐复，脓毒将尽，涂之有效，不然虽入而复溃。若误用刀针、蚀药、火灸，其势益甚，或出血不止，必致寒热呕吐等证，须大补脾胃为善”，在去腐生肌药物方面，亦详细列举了诸如红升丹、白降丹、玉红膏、白玉膏、十层膏、十宝丹、神妙生肌散等多种药物。

清朝张山雷《疡科纲要》针对去腐多采用洗涤之法，并汲取西人之长而用之：“外疡既溃，脓水浸淫，必以洗涤洁净为第一要义。庶几毒菌不留，方能生新收口；否则恶腐不除，必多滋蔓；而湿痒恶疮，稠黏毒水，尤易四窜，且必传染及人，为害尤厉……惟迩来新学大昌，治疡最重防腐消毒，于洗涤一门，尤其精神所贯注，可以去腐，可以生新，用药极简而条理秩然，较之吾国旧法，既觉便利易行，而能确然有效。但药力本猛，全在相度轻重，恰合分寸，太过则非徒无益，反以有害。兹录涯略，以为参用西药之法。”方用硼酸洗法等。而对于生肌方面，则强调依靠自身正气为主，药物外用助之，反对医家为敛财而滥用珠玉之品：“生肌收口，古方夥矣。然疡患当腐尽新生之时，大功告成，其人自有滋养能力，即不用药，亦无虑其不能收口。惟偶有正气太薄，不易生肌者，则内服补养，而外必以药力助之，亦是治疡者不可不备之法。世俗竞尚犀黄珍珠，贵则贵矣，无非医人敛财之计，究之实在效力，亦不必金珠玛瑙。”并创简廉生肌方药如十全丹、珊瑚粉、麟龙丹、滑脂粉、成炼珠粉、乌芋粉等生肌药物。

（二）去腐生肌外治法

中医外科学中所指的“腐”，主要指的是伤口中的坏死组织。西医学认为，这些坏死组织的存在，主要是因为机体内在代谢障碍，使得组织退化、血管闭塞，因此血供尤其是对创面细胞的血供被截断，提供给细胞的氧气减少，导致组织进一步缺血坏死。而坏死的组织不但自身难以恢复，而且对正常的组织尤其对于新生肉芽的生长具有阻碍作用，李竞研究发现，不论病因是什么，凡是覆有坏死组织的溃疡创面，在这些坏死组织脱掉之前，就不可能生长肉芽组织。即使在同一个溃疡中，只要部分坏死组织脱掉，肉芽组织就会从脱净的创面上迅速生长出来。而在光镜下发现，溃疡表面有坏死组织存在的地方，创面上无可见的肉芽组织。种种迹象表明，“腐”的存在是疮疡难愈的重要原因，因此，必须先去除坏死组织，才能加速伤口的愈合。

1. 去腐

（1）机械清创：适合“腐”面积较大、较厚，与周围正常组织有一定界限，机械清除后不对周围组织有损害或者损害较小的伤口。一般来说，此类伤口多为慢性不愈合伤口，病程较长，患者体质虚弱，血供较差，机体正常组织破坏较为严重，腐物堆积较多。在清创时要严格把握清创指征，务必待腐物与正常组织的界限明显方可操作。操作方式是先用棉签将脓液蘸干，然后对于固体状态的坏死组织采用手术剪将其与正常组织剥离后清除，剪尖向上进行飘剪，在清创时严禁一次性全部清除，而应该采用蚕食法逐渐清除，在剪除坏死组织时剪刀深度应注意不要太深，以免损伤健康组织而给患者造成二次伤害。

（2）电刀针清创：此清创法受洞式排脓法的启发，靠电刀针的灼烧使得坏死组织发生变性、碳化而完全去除，从而解除其对正常组织的破坏作用。此法较机械清创而言优点有三：其一是可以对外口较小但较深伤口中的腐肉进行小面积的清除，避免因机械清创而使得伤口面积扩大，增加患者痛苦；其二是不仅能够对显露在外处的腐肉进行清除，同时由于其灼烧的创口呈凹面，可以较为彻底地清除肉眼所看不见的腐肉，且不留清创死角；其三是由于高温的作用，可以同时对小血管进行灼烧止血，避免清创中的出血。

（3）化学清创：化学清创的化学制剂包括腐蚀性中药和酶制剂。其中腐蚀性中药包括红升丹和白降丹，多采用红升丹药捻，酶制剂包括菠萝蛋白酶、糜蛋白酶、胰蛋白酶等，在各类型的溃疡伤口中应用均取得良好疗效。一般来说，升丹属于汞制剂，对人体有一定毒性，但在腐蚀腐物的过程中其作用无法替代，且少量应用并不会对人体有危害。对于外口极小且内部较深的伤口、窦道，在患者体质和心理无法接受电针治疗的时候，升丹药捻则最为适合，且能够边去腐边引流，一举两得。李竞在临床实践的基础上，把升丹药捻进行科学改造，制成去腐生肌散 1、2、3、4、5 号，升丹的含量依次递减，符合辨证论治的需要。而酶制剂具有靶向去腐的作用，能够液化腐物、刺激肉芽组织生长，且对伤口正常组织没有损害作用，可以与电针清创相互补充使用。

2. 生肌

元朝齐德之《外科精义》指出：“若至脓溃之后，即贴温肌生肉膏药，要在逐臭腐，排恶汁，取死肌，生良肉，全借温热膏剂之力也。”伤口的愈合，首先是由肉芽组织填充创面，待肉芽组织填平创面后，或形成上皮组织，或形成瘢痕组织。而肉芽组织的生长，需要毛细血管的长入。李竞提出的生肌疗法就是通过外部刺激而加速毛细血管的生长，促进创面愈合速度。采用的生肌药物主要是橡皮生肌膏，对待不同的伤口，分别采用纱条或油膏覆盖进行换药治疗。天津医院李秀兰主任等认为生肌膏等外用中药是良好的免疫促进剂，可使创面产生大量有益的“脓”，富含免疫活性细胞和免疫活性因子，可以有效地调节创面组织细胞的功能，从而抗感染和促进组织愈合。临床上在使用生肌药物时，并不是简单地覆盖和填充。在生肌纱条的面积上有严格的要求，不同的伤口应用不同面积的纱条，需给邪出路的疮面，纱条不能超出疮面边缘，以便引流；而对于臁疮腿的伤口，则需要出边，否则周围会出现白色腐皮；脓液不易出的伤口，纱条的放置一定要做到疏松，一者不给伤口施加外力，二者方便引流。换药时伤口与生肌纱条紧密结合，脓汁稠厚，证明伤口自愈功能完善，病情向愈；若纱条不能紧贴伤口，则证明腐物未尽，需改变换药手段。同时应考虑中医的自身特点，并结合患者的舌象、脉象进行辨证施治。

3. 去腐与生肌相结合

李竞认为，整体观念和辨证论治也贯穿于中医外治法之中。因此去腐和生肌两个阶段也是存在辩证关系的。首先，去腐和生肌不是各自为战，而是相互穿插、相互融合的，去腐的同时应注意生肌，生肌的过程中又要对新生的“腐”进行去除，或是以去腐生肌并重，或是以去腐为主、生肌为辅，或是以生肌为主、去腐为辅，根据不同情况选择不同的方法。其次，关于去腐力度的掌握，需要对创口进行详细辨证。如果为阳证，正气旺盛、正邪交争剧烈、腐物黄白稠厚，则可以采用较为剧烈的去腐药，去邪为先，同时注意对新生肉芽的保护。如果属于阴证或半阴半阳证，正气亏虚、腐物清稀臭秽，则不能过用去腐药，在去腐的同时应注意对正气的保护。第三，应严格掌握去腐与生肌交界点时的药物转换，单纯地去腐只能使得坏死组织脱落，并可能使伤口干燥，而不能促进伤口愈合，单纯的生肌会使得分泌物与腐物混合，导致坏死物质不能有效排出，影响上皮生长。在腐肉未脱尽之时，创面肉芽晦暗无光泽，此时应以去腐为主；当肉芽向红润光泽转变时，则应减少去腐药的使用，适量增加生肌之品。此时间点相当重要，直接关系到创面愈合的速度，临床中应仔细斟酌。

（三）腐去肌生理论临床实践

辨证论治是中医药学的基本特点，不论内治、外治都必须遵循的原则。采用换药方法治疗溃疡也不例外。每个溃疡的病情是有差异的，不仅病期有长短，腐肉有多少，其腐脱有难易，肉芽组织也可有可无。因此必须根据溃疡的具体情况，相应地采取去腐或生肌的治法。也就是说在临床上辨清溃疡中坏死组织的多少、腐脱之难易、辨明肉芽组织的有无及虚实，分别使用去腐力强或弱的去腐类药或生肌类药，以加速溃疡的愈合。据此，李竞拟定了一组去腐生肌散，即去腐生肌散 1～5 号。在这组方剂中是以具有去腐生肌作用的红升丹为主药。其中去腐生肌散 1 号中红升丹的含量是 70%；2 号中含 50%；3 号中含 30%；4 号中含 10%，序号越小其去腐力量越强。因此当溃疡中脓腐多而不易脱时，用小号去腐生肌散。随着坏死组织的减少，逐步改用较大号的去腐生肌散。

在采用去腐生肌散换药时，基本上可保证伤口引流通畅，邪有出路，感染不会加重，因此不需要使用抗菌药物。假如一旦发现局部感染加重（红、肿、热，痛明显抗或伴有全身中毒症状），首先应考虑是否伤口引流不好，脓腐排出受阻。当采取去腐类药或手术扩大伤口后，改善了引流，感染将很快被控制。《医宗金鉴•外科心法要诀》中记有："疡医若无红、白二丹，决难立刻取效。"说明疡科对红升丹和白降丹的倚重。但是，丹药多为汞制剂，经实验证明，长期较大剂量的使用存在造成汞的蓄积和中毒的可能，不可不慎。另外，使用丹药去腐可能损伤正常肌腱及组织，靶向性不足。所以近年来，疡科同道都在寻找汞的代用品。因此李竞提出以致新丹、菠萝蛋白酶、α 糜蛋白酶等为代表的酶类联合橡皮生肌膏之化腐再生法应用于临床，能够做到靶向性去腐，提高临床疗效。

（四）化腐再生在疮疡病治疗中的应用

化腐再生法是继承李竞的去腐生肌法，并结合西医学手段，对于以糖尿病足为代表的慢性缺血性伤口进行综合治疗的一种独特的中西医结合疗法。化腐再生法是从整体出发，以调动患者自身正气为根本，采用独特的酶制剂对创面局部变性坏死的肌腱、筋膜进行选择性液化并使之排出体外，同时结合益气活血通络中药汤剂内服以及生肌油膏制剂偎脓长肉，在促进局部血液灌注的前提下改善创面生长环境，进而促进创面愈合。

化腐再生法分内治和外治。内治法主要通过功能恢复以促进筋之血化。由于阴证脱疽机体内部多因湿、痰、浊、瘀、膏、脂等瘀积于经络，阻塞经络至气血运行失常，无法供给肢末养分，化腐再生内治法根据脱疽之腐邪阻络、营卫不和，经脉络脉闭塞的病因病机，选用具有化湿、化痰、化瘀、泄脂等功用的药物以达到化腐作用。具体以活血化瘀为总治则，以桃红四物汤为主要方剂，针对不同部位、质地的痰湿浊邪分而化之。在上者辅以轻清之品，如青蒿、薄荷、桔梗、葶苈子，散而化之，从汗而出；在中者辅以行滞之品，如木香、枳壳、苍术、大黄，醒脾神、逐陈瘀，从大便而出；在下者以消导之品，黄柏、车前子、泽泻、通草，从小便而出。与此同时，选用具有益气养阴、活血通络作用的药物，如丝瓜络、路路通等鼓动孙络、浮络的经气通畅而发挥再生作用，根据患者的病情可化腐再生并用，或先侧重化腐，或先侧重再生，从而达到全身气血得到充分供养，促进筋之功能血化的功效。

化腐再生法外治法主要针对局部创面肌腱、筋膜等有形之筋为主，促进筋之形态血化。化为其治法之核心，化法促进的是腐之化，腐化是再生的前提，即令坏死肌腱、筋膜由固态转为液态，由静态转为动态，进而排出体外。筋之血化则是化腐成败的关键标志。腐物脱净，则筋受邪轻浅，正气充足，血络始生；再生促进的是创面血之再生，即在全身气血充盛、局部灌注充足的前提下，使得络脉迅速长入并包裹肌腱、关节和骨膜等气血分布薄弱的区域，从而使其活化并促进生长，最终促进筋之形态血化。

四、偎脓长肉在疮疡病治疗中的应用

（一）偎脓长肉法溯源

“偎”或“煨”脓长肉是中医外科独具特色的治疗方法之一。但是，“偎”与“煨”常常在文献中出现，究竟哪个字能概括其含义，一直困扰着中医外科工作者。在论文投稿过程中，审稿专家常提出“偎”字改为“煨”字的意见；甚至，有些研究人员引用“偎”脓长肉时，在引文中直接将《外科启玄》中的“偎”字直接被改为“煨”字，改变了原文。因此，考究“偎”脓长肉与“煨”脓长肉具有重要意义。

（二）“偎”脓长肉源流与释义

“偎”，在《现代汉语词典》（第七版）的基本解释为：亲热地靠着；紧挨着。偎脓长肉，其最早见于申斗垣《外科启玄·明疮疡宜贴膏药论》云：“大凡疮毒已平，脓水未少，开烂已定，或少有疼痒，肌肉未生，若不贴其膏药，赤肉无其遮护，风冷难以抵挡，故将太乙膏等贴之则偎脓长肉，风邪不能侵，内当补托里，使其气血和畅，精神复旧，至此强壮诸疮，岂能至于败坏乎！”基于原文分析太乙膏具有以下作用：①覆盖疮面赤肉，避免外邪侵袭；②药膏与疮面相依“偎”促进脓生肉长。《中医外科学》所载太乙膏出自《外科正宗》，由玄参、白芷、当归身、肉桂、白芍、大黄、生地黄、木鳖子、阿魏、轻粉、柳槐枝、血余炭、铅丹、乳香、没药、麻油组成，具有消毒清火、解毒生肌的功效，从作用上看适用于阳证疮疡。

故“偎”脓长肉是指：在疮疡毒邪已去，伤口分泌物减少，疮面范围及坏死组织局限的溃疡后期，在辨证的基础上，局部施用中草药膏（散），外能防止邪气入侵，内能经疮周皮肤和疮面肉芽组织的吸收，发挥药疮交互作用，增加疮面有益的脓，从而达到去腐生肌、肌平皮长，促进疮面生长愈合的作用。

“偎”脓长肉存在着药疮交互作用，脓是药疮交互作用的媒介，能够促进肉芽的生长、促进药物有效物质的释放。肉芽吸收脓中药物的有效物质后发生一系列变化，持续产生脓。脓的变化反映了疮面修复的微环境及关键物质。

“偎”出之脓为有益的脓，具有抗感染作用。偎脓长肉药物能增强疮面微血管通透性，是构成疮面脓的重要来源，能够促进中性粒细胞透出，增强其吞噬作用；抑制和杀灭创面的细菌，对大肠杆菌、铜绿假单胞菌等需氧菌和厌氧菌有明显的杀伤和抑制作用，对真菌效果不明显。橡皮生肌膏“偎”出之脓中含有大量形态和功能活跃的巨噬细胞，且细胞内酶活性极强。创面脓液可以作为细胞激活因子，具有与酵母多糖、刀豆球蛋白雷同的对创面巨噬细胞、中性粒细胞和淋巴细胞的激活作用。创面脓液中含有多种细胞因子，纤维连接蛋白含量最多，且与创面修复状态密切相关。

当然，偎脓长肉药物的选择需在局部辨证理论指导下，根据疮面情况选择相应的中药辨证施药。

（三）“煨”脓长肉源流与释义

“煨”脓长肉未见于古代文献，但其含义却可散见于历代的论述中，是现代医家在临床应用中的总结。

“煨”在《现代汉语词典》（第七版）的基本解释为：烹调方法，用小火慢慢地煮；把生的食物放在带火的灰里使烧熟。《说文解字》中解释为“盆中火”；《玉篇》解释为“盆中火爊也”。基于“煨”字分析：“煨”脓长肉适用于阴证疮面，应用温热性的药物，散阴还阳，促进疮面肉芽生长。“煨”脓主要是通过促进脓性分泌物的产生，调节烧伤创面的湿度与温度，进而促进坏死组织的腐化脱落和受损组织的再生修复。“煨”强调的是湿热熏蒸，“煨”脓生肌的全过程不仅需要湿度的滋润，更需要温度的孵化。

“煨”脓长肉包含内治法和外治法。“煨”脓长肉外治法是指在腐去肌生、肌平皮长之时，通过外敷生肌膏等中药膏（散），局部温通气血、培补正气，增强抗病防御能力，使创面脓液变稠变多，并保持创面的湿润，从而起到润肤、收敛、生肌之用。

清代王维德《外科证治全生集·痈疽总论》云：“已溃而阴血干枯，非滋阴温畅，何能厚其脓浆？”由此可知，滋阴温阳方能使脓浆变得稠厚，方能形成有利于疮面修复的脓。此处的“煨”脓长肉也就是温补气血的内治法。同时配合使用的方剂有自行命名的回阳生肌汤（由党参、茯苓、白术、山药、鸡血藤、肉桂、白芥子、陈皮、防己、木瓜等药物组成）。

临床用于“煨”脓长肉的外用药物还有阳和解凝膏及名老中医赵炳南、王玉章创立的回阳生肌膏（肉桂、炮姜、人参、黄芪、川芎、当归、白芥子、白蔹、凡士林）。从“煨”脓长肉释义可以看出无论内治、外治其皆适用于阴证疮疡，但是在文献中所提的“煨”脓长肉往往指外治法。

（四）“偎”脓长肉与“煨”脓长肉

“偎”脓长肉在现代文献中出现频率较“煨”脓长肉低，多数文献在引用“偎”脓长肉的文献时，将《外科启玄•明疮疡宜贴膏药论》中的“偎”字改为“煨”字，将二者混为一谈。

基于汉语词语分析，狭义的“煨”脓长肉适用于阴性疮面，但随着“偎”与“煨”的混用，“煨”脓长肉的含义逐渐在扩大，形成广义的“煨”脓长肉。综合各文献，“煨”脓长肉包含两种解释：①提脓祛腐拔毒，增加局部脓液的渗出，渗出的脓液有助于创面肉芽、表皮的生长，适用于疮面愈合的中、后期阶段。该解释强调了提脓祛腐式“煨”脓，与提脓祛腐本意之脓不同。②指在疮疡腐去肌生及肌平皮长阶段，运用外用中药膏（散）经皮肤和创面对药物的吸收作用，促进局部气血畅通，增强抗病防御能力，使创口脓液渗出增多，并保持创面湿润，从而达到促进创面生长愈合、减少瘢痕的目的。仅适用于创面腐肉已尽、新肉不生或生长缓慢的阶段。该解释虽言“煨”脓，实为“偎”脓。在“煨”脓长肉外用药方面，除生肌玉红膏、回阳生肌膏、橡皮生肌膏等油膏外，还包括箍围药、膏药、掺药等。

故广义的“煨”脓长肉含义与“偎”脓长肉意思相近。所以，笔者认为在临床应用中“偎”脓长肉更贴近临床实际，不存在狭义、广义理解上的困难。临床应用时，根据疮面中医辨证情况，选用相应的药物，体现中医整体观念、辨证论治的精髓。

综上所述，笔者建议在尊重原著、结合临床实际的基础上，规范“煨脓长肉”“偎脓长肉”术语，在论著和论文中避免“偎”脓长肉与“煨”脓长肉混为一谈。在《中医外科学》教材基本术语中增加“偎”脓长肉，加强学生对中医外科特色外治法“偎”脓长肉的理解与把握。将“偎”脓长肉体现的局部与整体结合、辨证施药的理念融入学生日常学习中，有利于推动中医外科学的传承与发展。

（五）偎脓长肉过程中的药疮交互作用

偎脓长肉法是中医外科独特有效的外治法之一，是指在疮疡腐去肌生及肌平皮长阶段，运用外用中药膏（散）经皮肤和创面对药物的吸收作用，促进局部气血畅通，增强抗病防御能力，使创口脓液渗出增多，并保持创面湿润，从而达到促进创面生长愈合、减少瘢痕的目的。

研究指出，脓是药疮交互作用的媒介。偎脓长肉的过程中存在药物与疮面的交互作用，也即药物中的有效成分被疮面吸收后促使疮面“脓”的产生，同时疮面产生的“脓”又促使更多的药物有效成分的释放和吸收。脓既是药疮交互作用的产物，又是药疮交互作用的媒介。脓中包含促使长肉的各种物质，包含药物有效成分，“脓”物质的变化反映了疮面愈合过程所需的物质。橡皮生肌膏具有暖肉偎脓、生肌长皮、活血养血化瘀之功效，暖肌肉助阳化气，阴得以成形，偎脓长肉，肉芽组织生长，创面愈合。

（六）药疮交互作用是中医外用药的特色

中医外科重视外用药，外用药的使用贯穿慢性疮面治疗的始终。初起，成脓，溃后三阶段皆有相应的外用药。尤其是溃后阶段，药物直接与疮面接触，产生交互作用，促进疮面愈合。偎脓长肉法是药疮交互作用的体现，研究药疮交互作用对于揭示偎脓长肉的作用机制具有重要意义。

1. 脓——药疮交互作用的媒介

在汉语字典中，脓是疮口流出来的黄白色汁液，是死亡的白细胞、细菌及脂肪等的混合物。西医学认为脓液的主要成分包括坏死组织、脓细胞、细菌和浆液等。脓是中医外科疾病常见的病理产物，若疔疮痈疽早期不能消散，必热盛肉腐成脓而破溃，清代祁坤在其著作《外科大成•论脓》中指出：“先出稠白脓，次流桃花脓，再次流淡红水，方为脓尽生肌之兆。”可见，不同阶段脓液的性质有所不同。清代王维德《外科证治全生集》进一步指出:“毒之化必由脓,脓之来必由气血。”偎脓长肉之脓与西医学认为的脓液存在质的区别。

中医学认为疮疡生肌收口期,通过运用偎脓长肉、生肌长皮的药物后出现淡黄、质地黏稠、色泽明净、味淡腥不臭、状如蛋清、拉之成丝的“脓”是疮面走向愈合的重要标志,此期的脓中含有促进创面愈合的物质和因子,是药疮交互的媒介。

在临床实践中应用橡皮生肌膏换药,橡皮生肌膏能增强疮面微血管通透性,增加疮面的分泌物,促进肉芽组织的生长,增加疮面溶菌酶含量增加,一氧化氮(nitric oxide,NO)含量的增加,改变伤口酸碱值(pondus hydrogenii,pH),增强巨噬细胞系统的作用,促进疮面血管内皮细胞生长因子(vascular endothelial growth factor,VEGF)、转化生长因子(transforming growth factor-β1,TGF-β1)的释放等,这些都是药物作用于疮面的作用。此外,脓液会促使橡皮生肌膏中更多有益于疮面修复的药物释放,被疮面的活性细胞利用、吸收,促进脓的释放和肉芽组织的生长。

2. 药作用于疮——促脓产生

橡皮生肌膏外用于疮面后,药物中的有效成分得到释放,疮面吸收橡皮生肌膏中的有效成分,这些有效成分能增强创面微血管通透性,增加疮面的分泌物,进而在局部发生一系列的变化。橡皮生肌膏由血余炭、龟甲、地黄、当归、石膏、炉甘石、蜂蜡等组成。

象皮粉、生石膏、炉甘石、血余炭四药共奏生肌敛疮之功。其中据《本草汇言》载象皮“暖肌肉,……治一切刀斧伤疮及经年疮毒,气冷血凝,溃水不收者”。可见其效专力猛。其中,象皮含有钙(Ca)、铁(Fe)、铝(Al)、镁(Mg)、锌(Zn)、铜(Cu)等多种元素,研究显示 2 型糖尿病合并足部溃疡的患者,血镁多有降低,且低血镁与糖尿病足溃疡的发生呈正相关,象皮可补充局部缺少的镁,改善局部疮面微环境,促进疮面愈合。

Zn 是多种酶的成分及激活剂,直接参与核酸和蛋白质的合成,与体内某些抗菌物质的抗菌活性和细胞的吞噬功能等密切相关,并能影响细胞的分裂和再生。Zn 还能稳定细胞膜,一方面通过抑制和消除自由基过多破坏生物膜,稳定生物膜的结构和功能,另一方面可以拮抗有毒元素对生物膜的损伤,直接影响到疮面的修复。Cu 为胶原的形成提供必需的辅助因子。橡皮生肌膏能提供多种疮面修复需要的元素,促进疮面愈合。

橡皮生肌膏中含有当归,当归中的当归多糖可通过人表皮角质形成细胞促成纤维细胞增殖,两者参与了皮肤创面愈合过程,当归多糖可能在创面愈合中起到重要作用。

此外,橡皮生肌膏中的其他药物的多种成分也能释放如脓液中被疮面活性细胞吸收,促使疮面分泌物的增多,形成有利于疮面修复的脓。但是,目前这方面的工作仍未有效开展,橡皮生肌膏中被疮面活性细胞动态吸收利用的主要成分还不清楚。然而,有效成分被疮面活性细胞吸收、利用后,所产生的脓的主要成分的动态变化也不清楚,这些都需要深入的研究。

3. 疮作用于药——脓促橡皮生肌膏有效成分的再释放

就像力的作用是相互的一样,药物作用于疮面的同时,疮面也会作用于药物。在创面修复中,银离子敷料是慢性难愈合伤口中常用的敷料之一,研究显示细胞壁或细胞膜包含带负电的物质(如肽聚糖等)可以吸附银离子,而且表面过剩的银离子会进入细胞内部发生积聚,从而阻碍了细菌的正常生理活动,此外,银离子与蛋白(包括酶)的结合也是其发挥作用的重要组成部分。同样,疮面与生肌药物紧密贴合,药物中的有效成分会主动进入疮面组织内,其细胞会发生一系列变化,疮面“脓”增多。产生的“脓”中包含有利于疮面愈合的物质、药物有效成分。比如巨噬细胞、淋巴细胞、促血管生成因子及多种酶,适宜的微环境疮面愈合需要的元素、pH 等。同时,“脓”中的物质会促使更多的有效药物成分释放,形成良性的药疮互动,加速疮面愈合。

总之,偎脓长肉法指导下的中药换药,药物作用于疮面的同时,释放的有效成分于分泌物中被疮面活性细胞吸收利用,以补充疮面局部的营养物质的缺乏,受到物质、能量补充的活性细胞会主动释放信号以主动摄取营养物质，由被动变主动，促使更多药物有效成分释放。然而，发挥偎脓长肉(橡皮生肌膏)作用的药物成分是复杂的，细胞会在多种信号通路的调节下吸收需要成分，需要网络药理学、细胞学、分子生物学等多学科的交叉研究才能揭示“药疮交互作用”可能的机制。

五、肌平皮长在疮疡病治疗中的应用

(一)肌平皮长的内涵

临床上观察到，皮肤溃疡的愈合速度与创面和皮缘的角度有关。在创面肉芽组织凸或凹于皮面水平时，创缘上皮较难向中心爬行。一般难愈合的溃疡其创面与皮缘的角度常≤90°，皮缘处上皮组织可向深层生长，形成“上皮脚”。若将边缘皮肤切除一些，使创缘与创面呈钝角(>90°)时，则利于创面的愈合。李竞将此称为肌平皮长、皮长肌平(肌即肉芽组织，皮即上皮组织)。

肉芽组织的生长方式是由创底向上及创缘向中心生长。斜切组创缘截面积较直切组大，故肉芽组织更丰富，填充缺损时间短。创缘与创面角度越大，越利于炎性渗出物的引流。保留较多的基底层细胞对于伤口收缩及肉芽组织中毛细血管成纤维细胞生长均有促进作用，有利于伤口的愈合。符合李竞提出的肌平皮长、皮长肌平的皮肤溃疡愈合规律。

疮面完全上皮化是疮面的治疗目标。当肉芽组织与疮面皮肤持平时，是最有利于上皮组织向心性生长，此时上皮生长最快，即所谓肌平皮长。而当疮面上的肉芽组织未填满缺损，溃疡边缘皮肤陡峭，(特别是小于90°)；或肉芽组织过长，超出皮肤平面时，上皮的生长会停止或减慢，即肌不平则皮不长。因此，在各类疮面治疗过程中，抑制炎症反应，促进新生毛细血管及新生上皮形成，促进肉芽组织与疮面皮肤持平，达到肌平皮长。

(二)肌平皮长在疮疡病治疗中的应用

临床中依据去腐生肌、化腐再生、偎脓长肉等理论，可针对性处理难愈性疮面的不同组织，但仍有部分疮面不能同步进入肉芽组织期。肉芽组织在疮周附近可通过换药技术激活疮面周缘上皮细胞，通过肌平皮长实现再上皮化。但对于远离疮面周缘肉芽组织则可通过点状植皮快速实现再上皮化。

点状植皮技术即将点状皮片(约3～4mm)均匀置于疮面床肉芽组织上，使皮片深层与肉芽底部紧密接触，疮面床需被新鲜肉芽或健康肉芽组织覆盖，无水肿，呈鲜红色或红色、表面有小颗粒样的凸起，触之易出血，伤口分泌物少，黏稠，疮周无红、肿等感染征象。移植点状皮片，使皮片存活，并通过肌平皮长原理向周围生长，最终达到整个创面的愈合。

不同细菌及耐药菌疮面行点状植皮均可成活，由于样本量较小，虽尚不能确定细菌种类和耐药性与点状植皮成活率相关性，但为在有菌状态下治疗疮面修复提供了信心，为下一步研究指明了方向。

疮疡疾病外治理论及方案见表3-1。

表3-1 疮疡病外治理论及方案

中医外治理论(方法/操作)	处理要点	具体处理方法	效果评估
护场(箍围、溻渍) 给邪出路(洞式引流、封闭抽吸、贯穿洞式引流等)	感染层次的判定 多个感染灶 切开疮缘的设计	由浅到深逐层切开 边切开边观察疮周肿胀情况 切开所有感染灶，清除影响引流的坏死组织	肿胀消退，疼痛减轻 体温下降，白细胞计数、CRP等感染性指标下降 反之则可能仍存在感染灶
护场(箍围、溻渍) 给邪出路(洞式引流、封闭抽吸、贯穿洞式引流等)	骨质破坏的判定 关节感染、破坏的判定 截骨平面的选择 截骨的时机	肉眼直观观察、影像学判定 截骨平面暴露骨髓腔，截骨平面低于疮口平面1cm 血供改善为截骨、清除坏死组织时机	可观察出失活骨质，感染已破坏的关节囊；可判断已破溃、正在破坏的骨质 骨髓腔内可见骨髓，血供丰富 肉芽组织将截骨端覆盖，未继续出现骨感染、破坏

续表

中医外治理论(方法/操作)	处理要点	具体处理方法	效果评估
护场(箍围、溻渍) 给邪出路(洞式引流、封闭抽吸、贯穿洞式引流等) 腐去肌生(敷药)	坏死肌腱的处理 感染、变性肌腱的处理 截趾、截骨后失去附着肌腱的处理	清除坏死肌腱 切开腱鞘,部分清除,通畅引流,患肢制动,控制感染敷料或中药外用 患肢制动防止肌腱回缩,近心端离断,肌腱远端抽除,疮面敷料或中药外用	疮面黑、黄色坏死组织减少 经治疗部分感染变性肌腱逆转,毛细血管长入肌腱组织 疮面肉芽组织包裹肌腱残端
护场(箍围、溻渍) 给邪出路(洞式引流、封闭抽吸、贯穿洞式引流等) 腐去肌生(敷药)	符合血管腔内治疗术 不符合血管腔内治疗术	行血管腔内治疗改善动脉血供,围手术中药内服、外用 改善循环药物治疗 中药活血化瘀通络 胫骨横向搬移联合中药内服、外用等	肢体温度升高,踝肱指数(ankle brachial index,ABI)、经皮氧分压监测(transcutaneous monitoring of partial pressure of oxygen tension,$TcPO_2$)升高 疮面血供丰富 疮周皮温升高,疮面血供改善
护场(箍围、溻渍) 给邪出路(洞式引流、封闭抽吸、贯穿洞式引流等) 药疮交互(偎脓长肉)	促疮面肉芽化 观察肉芽颜色、质地	促肉芽组织生长中药、敷料、生长因子外用 肉芽晦暗不生,需再次评估血供 肉芽色白、颗粒粗大	促进肉芽生长,肉芽覆盖骨质、肌腱,疮面肉芽化 血供较差、改善血供 清除水肿肉芽及异物(手术线结、坏死骨质、坏死肌腱)
肌平皮长(敷药)	促进疮面上皮化 皮肤缺损较大的疮面	促进上皮生长的中药、敷料外用 邮票植皮、点状植皮	上皮覆盖疮面,临床愈合

(朱朝军　徐　强　张朝晖)

第四节　疮疡与免疫

免疫是在机体进化过程中对复杂环境的适应结果,通常指机体的免疫系统辨别自我和异我,并通过免疫应答过程清除自身发生病变的肿瘤细胞或是进入生物体的异我物质的过程,其机制能够帮助生物体维持自身正常的生命活动。

疮疡疾患大部分属于病原微生物入侵机体后引起的感染,其发病及转归与机体免疫功能的正常与否是有着密切关系的。中医有“正气存内,邪不可干”的说法,这是认识到了机体免疫功能的重要地位。

一、免疫系统

免疫系统主宰着机体的免疫功能,是构成体液免疫和细胞免疫的物质基础,主要包括免疫器官、免疫细胞以及免疫分子三大部分。免疫功能包括免疫防御、免疫稳定和免疫监视。

1. 免疫器官

可分为中枢免疫器官(骨髓、胸腺等)和外周免疫器官(淋巴结、脾脏和其他淋巴组织)。

2. 免疫细胞

所有参加或辅助机体免疫应答的细胞通称为免疫细胞。

(1) 造血干细胞:主要储存在骨髓的造血微环境中,是所有免疫细胞的原始细胞,具有自我增殖和分化两种功能。

(2) 淋巴细胞：在机体免疫过程中起着关键作用，数量庞大，约占外周血白细胞总数的45%，分为T淋巴细胞（T lymphocyte，T）、B淋巴细胞（B lymphocyte，B）和自然杀伤细胞。

(3) 抗原提呈细胞：指能够摄取、加工处理抗原，并将处理过的抗原呈递给T细胞的一类免疫细胞，主要包括单核吞噬细胞、树突状细胞、B细胞、朗汉斯巨细胞以及肿瘤细胞的病毒感染的靶细胞等，其中树突状细胞的抗原呈递能力最强。

(4) 其他免疫细胞：主要包括粒细胞（中性粒细胞、嗜酸性粒细胞和嗜碱性粒细胞）、肥大细胞和红细胞。

二、抗原

能引起抗体生成的物质，是任何可诱发免疫反应的物质。

（一）抗原的种类

1. 根据性质分类

完全抗原（大多数蛋白质、细菌、病毒、细菌外毒素等）和不完全抗原（绝大多数多糖和所有的类脂等）。

2. 根据抗原刺激B细胞产生抗体是否需要T细胞协助分类

胸腺依赖性抗原（thymus dependent antigen，TD-Ag）和非胸腺依赖性抗原（thymus independent antigen，TI-Ag）。

3. 根据来源分类

异种抗原（病原微生物、类毒素等）、同种异型抗原[人类白细胞抗原（human leucocyte antigen，HLA），ABO血型抗原，Rh抗原，主要组织相容性复合体（major histocompatibility complex，MHC）等]、自身抗原（眼晶状体蛋白等）和异嗜性抗原。

4. 其他

内源性抗原和外源性抗原。

（二）重要的抗原物质

1. 病原微生物

(1) 表面抗原：包围在细菌细胞壁外面的抗原。

(2) 菌体抗原：存在于细菌菌体，常称为O抗原。

(3) 鞭毛抗原：存在于细菌的菌毛。

2. 细菌外毒素和内毒素

3. 动物免疫血清

4. 嗜异性抗原

5. 同种异型抗原

6. 自身抗原

(1) 隐蔽的自身抗原：正常情况下与血流和免疫系统相对地隔绝，如甲状腺球蛋白、精子等，当有外伤、感染或手术等原因使这些物质进入血流，可引起自身免疫应答。

(2) 修饰的自身抗原，在感染、电离辐射或某些药物等影响下，自身组织的分子结构可以发生改变，成为自身抗原。

7. 肿瘤抗原

三、免疫佐剂

同抗原一起或预先注射到机体，能增强机体对该抗原的免疫应答或改变免疫应答类型的物质，称为免疫佐剂。

四、免疫球蛋白

免疫球蛋白（Immunoglobulin，Ig）是一类由B淋巴细胞分化成的浆细胞合成和分泌的糖蛋白，具有抗体活性或化学结构与抗体相似的球蛋白。它是体液免疫的核心成分，能够特异性识别并结合抗原，发挥中和病原体、激活补体系统、调节免疫应答等功能。

五、补体系统

补体是存在于正常人或动物血清中一组不耐热的球蛋白。是易受外环境影响的物质。补体约占血清球蛋白总量的10%，其含量是相对稳定的。补体本身并不随机体特异性免疫反应的增强而增高，只是在患某种疾病时才出现波动。因此，检测人体血清中补体含量，可作为某些疾病诊断方法之一。

六、变态反应

变态反应（又称超敏反应）是指机体对某些抗原（变应原）产生的异常免疫反应，导致组织损伤或功能紊乱。

（一）分类

1963年Coombs RA和Gell PGH根据反应速度、发病机制和临床特点将变态反应分为4种类型：Ⅰ～Ⅲ型为速发型，Ⅳ为迟发型。Ⅰ型又称过敏性反应或速发型变态反应；Ⅱ型称细胞溶解型或细胞毒型；Ⅲ型为免疫复合物型或血管炎型；Ⅳ型为由T细胞介导的，又称迟发性变态反应。

（二）临床表现

1. Ⅰ型变态反应

（1）全身过敏反应，如过敏性休克。

（2）呼吸道过敏反应，如过敏性鼻炎，支气管哮喘。

（3）皮肤过敏反应，如荨麻疹、湿疹、血管性水肿。

（4）消化道过敏反应，如过敏性胃肠炎。

（5）中枢神经系统反应，如偏头痛、神经血管性头痛。

2. Ⅱ型变态反应

（1）输血反应。

（2）新生儿溶血。

（3）药物性溶血性贫血。

（4）肺出血-肾炎综合征。

（5）甲亢是一种特殊的Ⅱ型变态反应。

3. Ⅲ型变态反应

（1）局部免疫复合物病。

（2）急性全身性免疫复合物病：链球菌感染后肾小球肾炎等。

4. Ⅳ型变态反应

（1）传染性变态反应：结核病、梅毒等。

（2）其他：器官移植的排斥反应、接种疫苗后的脑脊髓炎等。

七、免疫遗传学和器官移植

21世纪初，HLA抗原的发现和组织配型的深入研究，器官移植工作发展较快。HLA是在第6号染色体上，一个大的基因区的部分基因产物。在同胞儿中用基因型配对所作的交换皮肤移植物比较成功，而缺乏相同表面抗原的同胞儿之间的皮肤，则很快彼此排斥。

八、免疫缺陷病

免疫缺陷病（Immunodeficiency Disease）是一类因免疫系统功能缺陷或障碍导致的疾病。根据病因可分为原发性（先天性）免疫缺陷病和继发性（获得性）免疫缺陷病两大类。

反复感染是免疫缺乏患者的重要特征。几乎所有的免疫缺乏症者感染的发病率都较高。而且感染常常是持续性、反复性的，不能被通常所用的抗生素控制。且存在一些特殊表现，如儿童生长发育迟缓，罹患恶性肿瘤（淋巴瘤）等。

九、细菌感染的免疫学

细菌感染通常可分为两大类：①细菌基本上停留在宿主细胞外，称细胞外感染；②细菌在大部分时间均停留在细胞内，称细胞内感染。

抗感染免疫传统上分为先天性免疫和获得性免疫两大类。

在通常情况下，机体于感染后均可对侵入的病原菌或其代谢产物产生免疫反应，包括体液免疫（产生抗体）和细胞免疫（形成致敏 T 细胞），或以其中一种为主。

抗感染获得性免疫的保护功能可归纳为三个方面：①可以使初次感染康复；②可以抵抗再次感染；③可以防止潜伏感染的发作。这些保护作用在某些感染中由体液免疫发挥，在另外一些感染中则由细胞免疫发挥，这取决于细菌的致病机制。

（一）体液免疫的保护作用

感染时，细菌分泌的某些产物（例如外毒素和胞外酶）具有抗原性，这些成分是以游离分子出现的。此外细菌的菌体尚可具有 20～30 种互不相同的抗原成分，其中一些与致病性或毒力密切有关。机体对每一抗原所形成的抗体，可能包括所有的免疫球蛋白的类或亚类，通常免疫球蛋白 M（immunoglobulin M，IgM）抗体最先产生。IgM 抗体能固定补体，所以能产生细菌溶解和调理吞噬作用。免疫球蛋白 G（immunoglobulin G，IgG）抗体随后产生，产量最多，能对毒性产物起中和作用，还可以起沉淀作用和补体结合作用。

1. 抗毒素对毒素的中和作用

抗毒素与毒素直接结合，可以通过空间阻碍毒素不能吸附到敏感的宿主细胞（受体）上，或者使毒素生物学（酶）活性部位被封闭，从而使毒素不能发生毒性作用。

2. 抗体对细菌繁殖的抑制作用

抗体本身直接与细菌结合，一般对细菌的活力只有微弱的影响。如果抗体的结合能抑制细菌的重要酶系统或代谢途径，则可能抑制细菌的生长。

3. 抗体对细菌吸附作用的抑制

病原菌对黏膜上皮细胞的吸附是造成感染的先决条件。黏膜表面的抗体，在防止病原菌对黏膜的侵犯上具有重要的作用。在黏膜表面起作用的抗体主要是分泌型免疫球蛋白 A（secretory immunoglobulin A，secretory IgA）。

4. 抗体和补体对细菌的溶解作用

补体诱导细菌溶解，是补体在细菌表面发生一系列活化作用（连锁反应）的结果。补体的活化，只有发生在细菌的表面或非常接近细菌表面的部位。

5. 抗体和补体对吞噬作用的调理

补体和抗体单独都能对适当的靶细菌起调理作用，但两者的联合作用效应更强大。这种调理作用的机制可能如下。

（1）通过免疫球蛋白 Fc 段的结合起调理作用。

（2）通过补体成分 3 的结合起调理作用。

(3) 通过免疫粘连起调理作用。

(4) 通过结合在巨噬细胞上的嗜细胞抗体起调理作用。

(5) 通过防止细菌产物的封闭活性起调理作用。

(6) 增强细胞内的杀菌作用。

(二) 细胞免疫的保护作用

抗感染细胞免疫主要包括细胞毒性 T 淋巴细胞(cytotoxic T lymphocyte, CTL)对靶抗原直接作用产生的免疫效应和迟发型超敏反应性 T 淋巴细胞(delayed type hypersensitivity T lymphocyte, DTH T lymphocyte)释放的可溶性物质(即淋巴因子)通过巨噬细胞产生的免疫效应。

(三) 抗不同类型细菌性感染的免疫特性

各种细菌性感染固然有其本身的特点,但从主要的致病机制上考虑,可分为 3 种类型:①急性毒血症;②急性侵袭性感染;③慢性细胞内感染。

在急性侵袭性感染中,保护性免疫的机制主要是防止细菌生长,这就要求产生的抗体是针对细菌的辅助致病因子,发挥免疫调理作用。

慢性细胞内感染主要指结核病、麻风病和布氏菌病。由于这些病原菌主要在巨噬细胞内存活和生长,体液免疫难以产生清除作用,但致敏 T 细胞释放的淋巴因子却能增强巨噬细胞的杀菌能力。

(马 莎)

第五节 疮疡与微生物

一、微生物与生物膜

皮肤环境存在着各种微生物,几乎所有的开放性伤口都会受到微生物污染,或发生微生物定殖。尽管早期研究就提供了有关生物膜的证据和概念,但直到 2008 年才证明了伤口中有生物膜的存在。只要为细菌繁殖提供有利条件,随着细菌繁殖、数量增多,生物膜会逐步形成并成熟。生物膜被认为是细菌菌落存在的自然形式。

生物膜的特征之一是由多糖、蛋白质、细胞外脱氧核糖核酸(deoxyribonucleic acid, DNA)和支持交联的金属离子(如钙、镁和铁)等组成,然而,这些物质可能不会直接转化为伤口内的生物膜。它反映了微生物为适应环境,主动利用周围物质形成生物膜而保护自身的特性。

生物膜在慢性伤口中广泛存在,研究显示,80% 的慢性伤口有生物膜,相比之下,只有 6% 的急性伤口有生物膜。尽管伤口生物膜导致许多临床问题,但目前对于其在伤口内的发展和机制的了解仍然不足。总的趋势是,随着伤口暴露时间延迟,被污染的机会增多,伤口发现生物膜的可能性增加。同时,慢性伤口是各种原因导致的愈合能力不足,其抵抗感染的能力下降,也可能是生物膜发现率高的原因之一。

目前,尚不清楚生物膜凝聚是发生在微生物进入伤口环境之前还是之后。一些研究已经发现,健康皮肤和急性表皮伤口上存在细菌聚集体,这表明,至少在某些临床情况下,生物膜可能在进入伤口之前已经形成。需要开展更多研究来证实和充分理解这一机制。较大的可能是两种情况都存在,即成熟生物膜可以污染开放伤口;孤立的细菌也可以在伤口中逐渐形成生物膜。

二、微生物与感染

当微生物增殖到一定程度时,就会引起宿主局部和 / 或全身炎症反应,损伤组织,导致伤口感染。微生物在伤口内繁殖,会产生一系列酶、外毒素、内毒素等,突破宿主防御系统的拦截,导致局部组织损伤并阻碍伤口愈合。微生物数量越多，生物膜越成熟，这种破坏作用就越强。通常情况下，宿主防御会抑制微生物繁殖，除非宿主的免疫系统受损或因一系列机制被微生物规避。慢性伤口感染表现为过度且持久的炎症反应，胶原合成和上皮形成延迟以及组织损伤。因此，可能需要进行干预，以协助宿主防御系统清除入侵微生物，抑制生物膜形成。

国际伤口感染协会（International Wound Infection Institute，IWII）总结了伤口微生物存在的各个阶段，并制订了伤口感染序贯分期（IWII-wound infection continuum，IWII-WIC），该分期囊括了伤口不同感染阶段的特征与表现，如图 3-1 所示。从污染、定殖、局部感染（隐性和显性）、播散性感染至全身感染，严重程度不断增加。

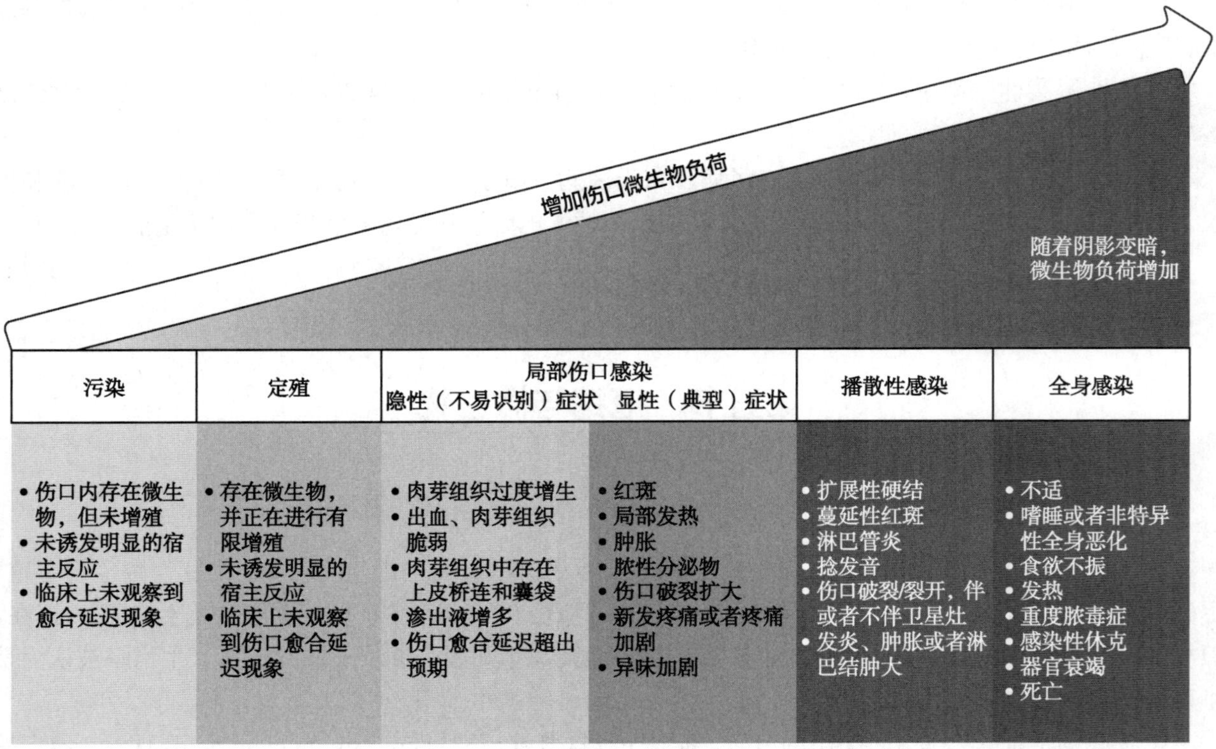

图 3-1 伤口感染序贯分期

三、伤口生物膜的存在部位及识别

伤口生物膜可存在于腐肉、碎屑、坏死组织和深部组织及伤口敷料中。与在体外观察到的细胞外基质相比，尚不清楚微生物体内基质成分以及源于宿主的成分区别。微生物除了以聚集体和单个细胞的形式存在于伤口表面外，还存在于伤口床深处的细胞外基质中。这表明现有对伤口进行微生物采样的方法并不全面，特别是厌氧细菌，因为伤口拭子只能采集表面微生物，而腐肉、组织活检也只能代表伤口采样的一小部分。

早期理论曾认为，肉眼观察伤口的外观可以确定生物膜的存在，如创面存在腐肉或一些黏稠、油光的表面物质。但当前的科学研究已经证明，肉眼观察到的可见变化并非生物膜存在的决定性指标，很多看似健康的伤口，实际上却含有生物膜。目前，通过伤口采样确定是否存在生物膜或微生物方面，尚未形成权威标准。许多情况下，可能没有必要确定伤口内是否存在生物膜。但是，伤口中存在的微生物种类可能具有临床意义，并为治疗策略提供有价值的参考。

如果伤口难以愈合且对标准治疗方案（例如伤口卫生技术）没有反应，则应假设生物膜内存在耐药性微生物。有研究总结了伤口中潜在生物膜的指示标准：①适当抗生素治疗失败；②适当的抗微生物疗法治疗效果不佳；③停止抗生素治疗后再次出现愈合迟缓；④尽管有最佳伤口处理和健康支持，愈合仍然迟缓；⑤伤口渗出增多；⑥周围皮肤红肿；⑦无肉芽生长或炎性肉芽组织；⑧全身感染症状。

四、清除生物膜的意义和方法

临床实践中确实发现，微生物和生物膜的存在会导致愈合停滞，并且将其去除后能明显改善伤口愈合进程。但是，慢性伤口发生发展存在潜在的环境因素和疾病因素，微生物和生物膜不是导致伤口发生的唯一原因，必须全面考虑到影响愈合的因素，如感染、组织活力、愈合环境、全身状况等，才可实现伤口愈合。生物膜对抗菌治疗的耐受性较强，成熟生物膜可以抵抗宿主免疫清除，使抗生素、消毒剂无法发挥作用。越来越多临床医生和科研证据表明，清创是减少伤口内生物膜的必要手段。证据表明，生物膜可以深深地存在于腐肉、碎屑、坏死组织和其他组织的细胞外基质中，这为通过快速清创方法去除失活组织减少生物膜的做法提供了理论依据。近年来逐渐普及使用的表面活性剂，能够裂解残留的生物膜，从而有利于消毒剂杀菌；能够减少细菌定殖，从而减少污染机会。表面活性剂的应用为控制生物膜提供了新工具。2019 年，伤口卫生技术概念被提出，此理论将急慢性伤口处理流程整合为清洁、清创、重塑、覆盖，并进行详细阐述，为如何有效清除生物膜、规范合理伤口护理提供了标准流程。

五、疮疡微生物的类别

疮疡包含一切皮肤软组织感染（Skin and soft tissue infection，SSTI），SSTI 在医院感染中非常常见，占 13.43%，仅次于呼吸道感染和泌尿道感染。在引起 SSTI 的病原体中，革兰氏阳性菌是最常见的，约占 56%，革兰氏阴性菌约占 33%，其他病原体约占 11%。在革兰氏阳性菌中，金黄色葡萄球菌引发的 SSTI 最常见，约占 38.2%，其次是粪肠球菌（6.7%），凝固酶阴性葡萄球菌（4.6%），无乳链球菌（3.6%），屎肠球菌 2.2%，以及化脓性链球菌（0.5%）。另一项由伤口中心主导开展的多中心研究，同样发现金黄色葡萄球菌是检测到的最普遍的细菌种类，在研究纳入的 350 例患者中，58% 患者的伤口中存在金黄色葡萄球菌。

在不同类型的 SSTI 中，金黄色葡萄球菌均是最常见的致病，如表 3-2 所示。金黄色葡萄球菌侵袭力强，且耐甲氧西林金黄色葡萄球菌（Methicillin-resistant Staphylococcus aureus，MRSA）多见，研究显示在金黄色葡萄球菌所致的 SSTI 中约有 73.21% 为 MRSA 感染，因 MRSA 伤口感染入住加强监护病房的患者死亡率高达 26.7%，需要引起足够重视。

表 3-2　皮肤软组织感染常见类型及常见致病菌

常见类型	常见致病菌
脓疱疮	金黄色葡萄球菌、乙型溶血性链球菌
脓肿	金黄色葡萄球菌等多种微生物
疖，痈	金黄色葡萄球菌
丹毒	链球菌属
常见蜂窝织炎	金黄色葡萄球菌、乙型溶血性链球菌
与注射吸毒相关的蜂窝织炎	金黄色葡萄球菌
因淡水浸渍损伤相关的蜂窝织炎	嗜水气单胞菌
因盐水浸渍损伤相关的蜂窝织炎	创伤弧菌
因水产养殖场损伤相关的蜂窝织炎	海豚链球菌
因人咬伤的蜂窝织炎	人类口腔菌群

续表

常见类型	常见致病菌
因动物咬伤的蜂窝织炎	出血败血性巴斯德菌
粒缺患者的坏疽性深脓疱	铜绿假单胞菌，G- 杆菌
手术部位感染 - 清洁手术①	葡萄球菌属
手术部位感染 - 清洁，清洁污染，污染手术②	厌氧菌、肠球菌属、G- 杆菌、葡萄球菌属，链球菌属
合并感染的压疮	多种微生物
坏死性筋膜炎	金黄色葡萄球菌、乙型溶血性链球菌等多种微生物
肌坏死	产气荚膜梭菌

注：①包括躯干和四肢，但不包括腋窝和会阴；②包括腋窝和会阴、肠道、阴道。

（李云峰　张 龙）

第六节　疮疡与组织工程

“偎脓长肉”是传统的疮疡愈伤法则，也是外用中药治愈外伤性感染疮疡和感染性开放性骨折的根本原因。“偎脓长肉”一词最早出自明代申斗垣著《外科启玄》一书。指出“肌肉未生，……故将太乙膏等贴之则偎脓长肉，风邪不能侵，内当补托里，使其气血和畅，精神复旧”。提出选用补托之法，通调气血，可托毒外出，使之正气内存，邪不可干。扶助正气方可抵抗外邪指明了免疫功能在修复疮疡中的重要地位。

临床研究发现，在骨折后裸露的感染创面，外敷生肌膏等外用中药，创面出现大量的脓液，随着脓液的逐渐增多，脓液变黄而黏稠，创面肉芽组织变红活。随后裸骨表面滋生出“骨的肉芽岛”（分裂旺盛的成纤维细胞），在软组织表面长出皮岛（新生的上皮细胞）。继而骨的肉芽岛和皮岛各自连接完成了骨与软组织同步快速修复，而且创面瘢痕组织松软。一般认为，在炎症反应中脓主要由坏死组织腐败、白细胞和细菌碎片等所组成。脓是感染恶化的象征。然而，脓又是外用中药偎脓长肉作用最主要的特征。偎脓长肉何以能长肉？创面组织何以能与细菌共生？抗感染何以能不致损？加速组织修复又何以能不过度？这种自稳机制是偎脓长肉作用的焦点。

在基础研究方面，外用中药的抗感染作用机制与西药和抗生素不同，外用中药不能直接发挥抑菌作用，也不能明显降低细菌毒力，而在于提高以巨噬细胞活性为主的免疫功能。外用中药是良好的免疫促进剂，它促使创面产生大量的有益脓。这种脓与西医所指的脓有本质的不同，是一种来自局部微血管的营养液，富含大量的免疫活性细胞和免疫活性因子。脓液中的重要成分纤维连接蛋白（Fibronectin，FN）在加速感染创面修复中的作用机制，证明外源 FN 可启动内源 FN 的合成和分泌，调节一氧化氮释放，促进炎细胞和修复细胞的有丝分裂，指导炎细胞定向趋化，促进成纤维细胞增殖和Ⅰ、Ⅲ型胶原基因表达，进而加速感染创面的修复过程。

创面修复是炎细胞和修复细胞、基质、细胞因子共同参与的一个极其复杂的生理过程。细胞、基质、细胞因子构成创面修复的三大网络系统，它们相互协同，拮抗和反馈作用维持机体内环境的稳定，推动创面修复的生理进程。当受到全身或局部因素影响时，如机体营养状态、免疫功能、糖尿病、放射损伤及局部出血、感染等均可使创面内环境失衡，导致创面难愈。在这一过程中，细胞因子网络起决定作用，人们试图以补加细胞因子方法来加速创面修复过程。创面修复关键因子如：血小板源性生长因子（platelet-derived growth factor，PDGF）、转化生长因子 -β（transforming growth factor-β，TGF-β）、碱性成纤维细胞生长因子（basic fibroblast growth factor，bFGF）、FN 等均可提高炎细胞和修复细胞的趋化性、合成和分泌、增殖和分化作用。各种细胞因子在不同的条件下作用各不相同。同一种细胞因子可来自多种细胞，在不同条件下细胞因子可有双向作用，对同一种疾病的发生也可由多种细胞因子参与，而一种细胞因子可在参与多种病生理过程中起作用。可以肯定创面修复细胞因子网络中任何一种细胞因子的缺失或过度均会造成内环境失衡，导致修复异常。

机体内环境的稳定由免疫系统和内分泌系统共同维持，从机体受到创伤袭击开始直到愈合，整个病理过程的发生和发展都与免疫系统密切相关。外用中药生肌膏启动的偎脓长肉所产之脓，是微血管通透性增加这一主动过程的产物，其中包含大量活性细胞、纤维连接蛋白、血纤维蛋白、胶原、血小板、一氧化氮、免疫活性物质（细胞因子等）。蛋白芯片分析结果也显示，bFGF、转化生长因子 -β1（transforming growth factor-β1，TGF-β1）、胰岛素样生长因子 1（Insulin-like growth factor 1，IGF-1）等含量远超正常渗出液水平。

生肌膏治疗感染性开放创面具有显著的优势，如抗感染，偎脓长肉，皮岛的形成等。创面皮岛来源的研究证明，创面中央出现散在的皮岛是局部表皮细胞被种植的结果。外用中药抗感染作用与西药和抗生素不同，不直接抑菌而在于提高以巨噬细胞活性为主的免疫功能。偎脓长肉实质研究证明，创面之脓液与西医所指的脓的有本质的不同，是来自局部微血管的营养液，富含大量的活性因子和免疫活性细胞，构成内环境平衡与稳定的网络体系，进而局部的抗感染和创伤修复。纤维连接蛋白是创面脓液中的重要活性物质，与创面修复密切相关，可促进成纤维细胞增殖和Ⅰ、Ⅲ胶原表达，从而加速创面修复过程。表皮细胞种植对感染创面修复作用，取患者自体皮肤分离表皮细胞在异体真皮作支架，划痕，种植表皮细胞，外敷生肌膏，可形成皮肤结构，加速创面修复速度。

（张 杨）

第七节 伤口愈合过程

一、伤口愈合

根据伤口损伤程度及有无感染，伤后愈合可分为一期愈合和二期愈合两种类型。损伤后，伤口顺利愈合，瘢痕组织很少，为一期愈合；经伤口收缩和肉芽组织增生而达到愈合，瘢痕组织较多，愈合时间较长，有时影响生理功能，为二期愈合，又称瘢痕愈合。

1. 一期愈合

见于组织缺损少、创缘整齐、无感染、经黏合或缝合后创面对合严密的伤口。这种伤口血凝块少，炎症反应轻，24～48 小时再生的表皮细胞可将伤口覆盖。第 3 天，肉芽组织从伤口边缘长出并很快将伤口填满。第 5～7 天，伤口两侧出现胶原纤维连接，切口达到临床愈合标准，但肉芽组织中的毛细血管和成纤维细胞仍继续增生，胶原纤维不断积累，伤口张力不断增强，伤口可呈鲜红色，甚至可高出皮肤表面。随着水肿消退，浸润的炎细胞减少，毛细血管因构型改建而数量下降，第 2 周瘢痕开始“变白”。一个月后，覆盖伤口的表皮结构已基本正常，纤维结缔组织仍富含细胞，胶原组织不断增多，伤口张力强度持续增加，直至第 3 个月伤口的抗拉力强度达到巅峰，在此之前，愈合的伤口仍有裂开的可能性。

2. 二期愈合

见于组织缺损较大、创缘不整、哆开、无法整齐对合或伴有感染的伤口。这种伤口愈合与一期愈合有明显不同：①由于坏死组织多，或感染，局部组织继发损伤及炎症反应重。只有等感染被控制，坏死组织被清除后，伤口的修复即再生才能开始；②伤口大，伤口收缩明显，需要更多的肉芽组织长入将伤口填平；③愈合的时间较长，形成的瘢痕较大。

二、伤口愈合的过程与机制

伤口愈合包括4个基本过程，即止血、炎症、增生、重塑。

1. 止血

是伤口愈合的第一个阶段，它在血管损伤后即刻发生。这个过程包括三个步骤：血管收缩、初级止血和次级止血。在这个过程中起关键作用的是细胞成分血小板和基质成分纤维蛋白原。

在损伤发生后，血管迅速收缩以减少破裂的微血管出血，这主要是通过血管平滑肌的反射性收缩实现的。调控血管收缩的物质包括损伤内皮细胞释放的内皮素，循环血液中的儿茶酚胺类物质如肾上腺素、去甲肾上腺素以及血小板分泌的血小板源性生长因子（platelet-derived growth factor，PDGF）等。然而，最初的反射性收缩仅暂时减少出血。随着伤口部位缺氧和酸中毒，血管平滑肌被动舒张，导致出血再次发生。接下来，初级止血和次级止血同时进行且在机制上相互交织。初级止血涉及血小板活化及血小板黏集堆形成。内皮细胞损伤后，内皮下的细胞外基质（extracellular matrix，ECM；主要成分是胶原）暴露，血管性血友病因子（von Willebrand factor，vWF）将血小板表面受体与胶原纤维连接起来，促进血小板与血管壁的黏附。黏附后，血小板被激活，构象发生变化，并释放出包含生物活性分子的α颗粒和致密颗粒，从而促进血小板黏集成堆。次级止血指的是随着内、外源性凝血过程被激活、凝血酶产生，可溶性纤维蛋白原转化为不溶性的纤维蛋白丝，构成纤维蛋白网。血小板黏集堆和纤维蛋白网共同形成血栓达到长期止血的目的。一旦形成了足够的血凝块，凝血过程就会被关闭，以防止过度血栓形成。其中，血管内皮细胞分泌的前列环素（prostaglandin I2，PGI2）抑制血小板聚集，抗凝血酶Ⅲ（antithrombin Ⅲ，AT-Ⅲ）抑制凝血酶，活化的蛋白C降解凝血因子Ⅴ和Ⅶ。

2. 炎症

炎症反应是机体防止伤口局部病原微生物入侵的防御反应，由坏死的细胞和受损的组织释放的损伤相关分子模式（damage-associated molecular pattern，DAMP）以及细菌成分的病原体相关分子模式（pathogen-associated molecular pattern，PAMP）所激发。炎症阶段的特点包括：①中性粒细胞、巨噬细胞、肥大细胞和T细胞在内的炎症细胞的浸润；②炎症介质的积累，如细胞因子、趋化因子和脂质素；③细胞外基质降解酶如基质金属蛋白酶和胶原酶的释放，导致局部肿胀、发热和疼痛。

中性粒细胞是最早到达伤口局部的炎细胞。中性粒细胞在趋化因子如白介素-1（interleukin-1，IL-1）、肿瘤坏死因子-α（tumor necrosis factor-α，TNF-α）和细菌内毒素［如脂多糖（lipopolysaccharide，LPS）］的趋化作用下到达炎症局部，并通过其表面的受体如Toll样受体、G蛋白偶联受体、调理素受体及细胞因子受体识别坏死组织或病原微生物而被激活，然后通过吞噬作用和释放活性氧类（reactive oxygen species，ROS）物、抗菌肽、类花生酸和蛋白水解酶来清除坏死组织和病原体。它们还通过细胞外陷阱（即DNA网状结构，该结构被抗菌肽和细胞毒性组蛋白覆盖）来捕捉和杀死病原体。在没有感染的情况下，伤口中的中性粒细胞在受伤后几天内就会下降。大多数中性粒细胞可伴随纤维素瘢痕的脱落而被排出伤口，而其他则通过巨噬细胞的吞噬作用被清除。

循环血液中的单核细胞进入伤口组织并分化为巨噬细胞。通常认为巨噬细胞是在中性粒细胞之后被招募的，与单核细胞趋化蛋白-1（monocyte chemoattractant protein-1，MCP-1）的趋化作用有关。巨噬细胞的功能表型具有多样性和高度可塑性特点，在伤口愈合的炎症调控、增殖和重塑阶段发挥重要作用。传统的二元分类法认为，活化的巨噬细胞分化为经典活化的（炎症性）M1和替代活化的（修复性/调节性）M2巨噬细胞。经典活化的巨噬细胞具有高吞噬性质，并产生大量的促炎细胞因子，如IL-1α、IL-1β、IL-6、TNF和IL-12，延长炎症时程。这些巨噬细胞通过吞噬作用吞噬凋亡的中性粒细胞，并取代中性粒细胞作为局部主要的炎症细胞。炎症后期，巨噬细胞以替代活化型为主，它们产生抗炎细胞因子如IL-10、TGF-α和TGF-β，促进炎症消散，并分泌生长因子如PDGF、VEGF和成纤维细胞生长因子（fibroblast growth factor，FGF）促进组织修复。

巨噬细胞的重要性在选择性消除研究中得到进一步证实。在这些研究中，通过特异性消除 $CD11b^+$ 巨噬细胞，会导致伤口修复延迟和炎症增加。类似地，在愈合早期阶段诱导性地敲低巨噬细胞会导致再上皮化、血管新生和肉芽组织形成延迟，而在愈合中途敲低巨噬细胞则会引起内皮细胞损伤、严重出血和未成熟的肉芽组织。因此，巨噬细胞的集体行为促进了对碎片、病原微生物和促炎细胞的清除，同时刺激修复过程，以实现有效的伤口愈合。

在伤口愈合过程中，皮肤驻留 T 细胞在维持和对局部皮肤炎症的调节中发挥着重要作用。Th17 细胞可以促进中性粒细胞浸润，而高水平的 IL-17A 抑制组织修复。调节性 T 细胞（regulatory T cell，Treg）是炎症的重要调节者，它是 IL-10 的重要来源，消除 Treg 也会显著延迟伤口愈合。肥大细胞在伤口中也发挥作用，通过释放组胺以促进中性粒细胞在炎症早期中的招募。

3. 增生

伤口愈合的增生期特征是表皮细胞、成纤维细胞、巨噬细胞和内皮细胞的广泛激活，以协调伤口闭合、基质沉积和血管生成。

创伤发生 12 小时左右，角质形成细胞就会在局部变化的机械张力、病原体、生长因子和细胞因子的刺激下被激活。这种激活导致伤口边缘的角质形成细胞经历部分上皮 - 间质转化，其中它们获得了更具侵袭性和迁移性的表型。前 - 后极性取代了顶 - 底极性，使领先边缘的角质形成细胞能够发生侧向迁移，以重新形成表皮层，这一过程被称为再上皮化（re-epithelialization）。位于领先细胞之后的角质形成细胞通过蛋白激酶 C α 亚型（Protein Kinase C alpha，PKCα）和促红细胞生成素产生肝细胞受体（Erythropoietin-producing hepatocellular receptor，Eph）介导的连接蛋白亲和力变化调节细胞黏附，使它们能够与迁移的表皮层重新排列。新生表皮层中的角质形成细胞释放基质金属蛋白酶（matrix metalloproteinase，MMP）以帮助它们迁移，同时沉积新的 ECM 蛋白以重构基底膜。毛囊干细胞被诱导增殖，产生的表皮细胞从毛囊中流出，以满足重塑伤口所需的细胞需求。这些细胞在浅表伤口中由受损附属器发芽产生，在全层伤口中则从表皮边缘迁移而来。

增生的成纤维细胞、疏松的结缔组织、新生的血管以及散在的炎症细胞构成肉芽组织。大约从第 3 天开始从伤口底部及边缘长出肉芽组织填平伤口。毛细血管以每日延长 0.1～0.6mm 的速度增长，其方向大都垂直于创面，并呈袢状弯曲。第 5～6 天起，成纤维细胞开始大量增殖并合成新的 ECM 成分，尤其是胶原纤维，同时协同肌成纤维细胞促进伤口收缩。其后约一周内，胶原纤维的生成最为活跃，随后合成速率逐渐减缓。随着胶原纤维不断增多并致密排列，逐渐发生玻璃样变，形成致密而坚韧的瘢痕组织。一般在伤后约 1 个月，瘢痕基本成熟并完全形成。

驻留和间充质来源的成纤维细胞对来自血小板、内皮细胞和巨噬细胞的信号分子环境作出反应，包括 TGF-β、PDGF、表皮生长因子（epidermal growth factor，EGF）、FGF 以及促纤维化生长因子如 IL-1 和 TNF-α。这些信号引导成纤维细胞要么产生胶原纤维促进纤维化，要么分化为肌成纤维细胞，驱动伤口收缩。纤维组织的沉积分为成纤维细胞向损伤部位迁移和增殖以及这些细胞产生的 ECM 蛋白的沉积两个步骤。这些过程由局部产生的细胞因子和生长因子协调，包括 PDGF、FGF-2 和 TGF-β。这些因子的主要来源是炎症细胞，尤其是侵入损伤部位的 M2 巨噬细胞。

在细胞因子和生长因子的作用下，成纤维细胞从伤口边缘进入，并向中心迁移。其中一些细胞可能会分化成为肌成纤维细胞，这些细胞含有平滑肌肌动蛋白并具有增强的收缩活性，通过将伤口边缘向中心牵拉来闭合伤口。活化的成纤维细胞和肌成纤维细胞还增加其合成活动并产生结缔组织蛋白，主要是胶原蛋白，这是成熟瘢痕的主要成分。

TGF-β 是合成和沉积结缔组织蛋白最重要的细胞因子。它由肉芽组织中的大多数细胞产生，包括活化的巨噬细胞。组织中 TGF-β 的水平主要由基因转录之外的方式调节，即通过潜在 TGF-β 的转录后激活、活性分子的分泌速率以及增强或降低 TGF-β 活性的 ECM 因子，特别是整合素来调节。此外，由纤维蛋白组成的微纤维也调节 TGF-β 的生物可用性 TGF-β 刺激成纤维细胞的迁移和增殖，增加胶原蛋白和纤维蛋白的合成，并通过抑制金属蛋白酶来减少 ECM 的降解。TGF-β 不仅在损伤后的瘢痕形成中起作用，还在慢性炎症后肺部、肝脏和肾脏的纤维化发展中起作用。TGF-β 还具有抗炎作用，有助于限制和终止炎症反应。它通过抑制淋巴细胞增殖和其他白细胞的活动来实现这一作用。

新血管的形成是伤口愈合的关键。在胚胎发育过程中，原始血管由中胚层来源的内皮前体细胞形成，称为新生血管形成（neoangiogenesis）。在缺氧的伤口环境中，内皮细胞对 VEGF、FGF、PDGF-B、TGF-β 和血管生成素等促血管生成信号作出反应，从已存在的血管进一步生成新血管的过程。内皮管发生过程中相互融合通连，逐渐形成一个丛状分布的内皮管网，后演变为原始心血管系统，这一过程称为血管生成，血管生成能够让营养物质得以输送和维持氧平衡，从而增强细胞增殖和促进组织再生。

血管新生包括一系列步骤：①原有血管基底膜降解并引起毛细血管芽的形成和细胞迁移；②内皮细胞向组织损伤区域迁移；③位于迁移细胞的前沿（尖端）后面的内皮细胞增殖和发育成熟。后者包括生长停止、形成毛细血管管腔和内皮细胞外侧出现新的细胞成分。在毛细血管外出现周细胞。在较大的血管外出现平滑肌细胞以支撑管腔，维持内皮细胞和周细胞的功能。

血管生成的过程涉及多种信号通路、细胞 - 细胞相互作用、ECM 蛋白和组织酶的共同调控。①生长因子。VEGF，主要是 VEGF-A，刺激内皮细胞的迁移和增殖，从而启动血管生成过程中毛细血管萌发的过程。它通过刺激 NO 的产生来促进血管舒张，并有助于血管管腔的形成。成纤维细胞生长因子（FGF），主要是 FGF-2，刺激内皮细胞的增殖。它们还能促进巨噬细胞和成纤维细胞向受损区域的迁移，并刺激上皮细胞迁移以覆盖表皮伤口。新形成的血管需要通过招募周细胞和平滑肌细胞和结缔组织的沉积来稳定血管。多种生长因子，包括 PDGF 和 TGF-β，可能参与了稳定过程，如 PDGF 招募平滑肌细胞，TGF-β 抑制内皮细胞的增殖和迁移，并增强 ECM 蛋白的产生。②Notch 信号通路。通过与 VEGF 的“交叉对话”，Notch 信号通路调节新血管的芽生和分支，从而确保形成的新血管具有适当的间距，以便有效地为愈合的组织提供血液供应。③ECM 蛋白参与血管生成的过程，主要是通过与内皮细胞的整合素受体的相互作用，并为血管生长提供支架。④ECM 中的酶，特别是基质金属蛋白酶（MMP），降解 ECM 以允许血管管道的重塑和延伸。

新形成的血管由于内皮细胞间的不完全连接以及驱动血管生成的生长因子 VEGF 增加血管通透性而变得通透性增强。因此，在急性炎症反应结束后，愈合的伤口可能会长时间持续出现水肿。

巨噬细胞通过协助血管内皮细胞的行为在血管新生中扮演着重要的角色。它们产生蛋白酶，如 MMP，以降解致密的纤维蛋白网，并产生化学因子如 TNF-α、VEGF 和 TGF-β，以驱动内皮细胞的迁移。巨噬细胞还通过诱导新生血管顶端细胞聚集参与新血管的重塑，并吞噬多余的血管，以防止过度的血管化。

4. 重塑

重塑阶段包括新生血管的消退，以及 ECM 沉积，随后肉芽组织重建为瘢痕组织。成纤维细胞是负责伤口 ECM 重构的主要细胞类型，产生透明质酸、纤维连接蛋白和蛋白聚糖取代最初的纤维蛋白凝块，并在修复后形成成熟的胶原纤维。未受伤成人皮肤的胶原组成约为 80% Ⅰ型胶原和 10% Ⅲ型胶原。相比之下，肉芽组织主要由Ⅲ型胶原组成（大约 30%），只有 10% 的Ⅰ型胶原蛋白。随着愈合的进展，Ⅲ型胶原被Ⅰ型胶原取代，直接增加了瘢痕的抗拉强度。但瘢痕 ECM 的完整性和结构很难完全恢复到未受伤皮肤的状态，瘢痕真皮中的胶原纤维呈平行排列，而在未受伤的皮肤中，胶原纤维呈编织状排列。因此，伤口瘢痕组织的抗拉强度只能恢复到损伤前抗拉强度的 80%。

ECM 中的这些连续变化需要胶原降解和合成保持平衡，这一过程依赖于 MMP 及相应的抑制剂［基质金属蛋白酶组织抑制因子（tissue inhibitor of matrix metalloproteinase，TIMP）］的调控。MMP 由多种细胞类型（成纤维细胞、巨噬细胞、中性粒细胞、滑膜细胞和某些上皮细胞）产生，其合成和分泌受到生长因子、细胞因子和其他因素的调控。它们包括间质胶原酶，切割纤维状胶原（MMP-1、MMP-2 和 MMP-3）；明胶酶（MMP-2 和 MMP-9），降解非纤维性胶原和纤维连接蛋白；以及基质溶素（MMP-3、

MMP-10 和 MMP-11)，降解多种 ECM 成分，包括蛋白聚糖、层粘连蛋白、纤维连接蛋白和非纤维性胶原。MMP 在修复过程中针对 ECM 的特定成分进行降解，这是其重塑的关键步骤。当 MMP 发挥作用重建 ECM 时，基质合成显著减慢。因此，肉芽组织中的Ⅲ型胶原逐渐减少并被Ⅰ型胶原所取代。在 ECM 重构完成之后，间质细胞产生的 TIMP 开始阻断 MMP，停止对 ECM 的进一步降解。TIMP 和 MMP 表达的失衡可能导致异常的 ECM 重构，甚至形成慢性伤口。随着伤口愈合结束，肌成纤维细胞走向凋亡。如果在伤口重塑后，肉芽组织中的细胞不经历凋亡，则会形成增生性瘢痕。

在增生期新形成的血管由于缺乏紧密的细胞连接，或者只有稀疏的周细胞覆盖，血管壁通透性高，并呈分支状。在重塑过程中，新生血管会经历修剪，以生成稳定且血液供应充足的血管，这些血管恢复稳态，并形成静止的内皮细胞。研究发现，血管修剪与内皮细胞凋亡和上皮再生有关。

三、氧与伤口愈合

伤口愈合的每个阶段都需要氧气。即使急性缺氧能刺激伤口愈合，恢复组织供氧也是必需的，因为慢性缺氧会阻碍愈合过程。

在炎症阶段，细胞活动离不开腺苷三磷酸(adenosine triphosphate，ATP)，氧气参与的线粒体氧化磷酸化是产生 ATP 的主要方式。活性氧自由基(reactive oxygen species，ROS)的作用不仅仅是氧化杀菌；在止血之后发生的局部缺氧会通过增强 ROS 的活性来激活伤口愈合的初始步骤。缺氧还通过诱导血小板、单核细胞源性细胞因子和生长因子的释放来激活血小板和内皮细胞。伤口局部缺氧通过上调葡萄糖代谢、控制血管张力以及促进血管新生来发挥作用。缺氧诱导因子调节伤口局部的氧稳态，而 ROS 诱导细胞因子和化学趋化因子相关受体激活，促进中性粒细胞和巨噬细胞的招募和激活，以及成纤维细胞的激活。同时，这些细胞因子和化学趋化因子能够激活氧依赖的补体系统。

在增殖阶段，缺氧已被证明会增加角质形成细胞的运动性。MMP-1 和 MMP-9 分别是角质形成细胞在Ⅰ型和Ⅳ型胶原上迁移所必需的。缺氧能诱导 MMP 在年轻的角质形成细胞中表达，但未能诱导 MMP 在年老的角质形成细胞中表达。这部分解释了角质形成细胞迁移活性在年老人群中低于年轻人群的原因。

TGF-β 在纤维组织积聚中发挥重要作用，被认为是引起纤维化最重要的生长因子。急性缺氧能增加成纤维细胞的增殖、胶原合成以及 TGF-β mRNA 的表达。胶原蛋白的产生与氧气张力相关，为了使成纤维细胞正确沉积胶原蛋白，氧气张力应该保持在 30～40mmHg(1mmHg = 0.133kPa)。氧气是赖氨酸和脯氨酸羟化的必需物质，而这一羟化过程是胶原蛋白从细胞中释放的步骤，并且胶原蛋白交联形成三螺旋结构也依赖于氧。

表皮角质形成细胞在伤口表面分化、增殖并迁移，以启动伤口的上皮再生过程。伤口损伤会激活应激途径，进而导致某些细胞因子和趋化因子的氧气依赖性释放，如角质形成细胞生长因子(keratinocyte growth factor，KGF)、EGF、PDGF、IGF 以及 TNF 超家族。其中，TNF 是主要的细胞因子，似乎通过自分泌方式刺激伤口边缘和毛囊的表皮细胞，这是一种氧气依赖的过程。同样，细胞还会形成一种结构用于与 ECM 黏附，并合成肌动蛋白用于细胞迁移。对于较大的伤口来说，必须有氧气依赖性的细胞增殖和细胞迁移，伤口才能闭合。

伤口愈合的最后一步是重塑，可持续 2 年。这一阶段中，主要为Ⅲ型的临时胶原被氧依赖性成纤维细胞中产生的Ⅰ型胶原所取代。然后伤口增加了抗拉强度，胶原纤维收缩，使伤口收缩。在胶原蛋白的合成与分解过程中最主要的调控者是 MMP 和 TIMP，这些酶的产生也呈氧依赖性。

氧疗在伤口愈合中表现出积极作用。高氧疗法(hyperbaric oxygen therapy，HBOT)通常是在单人或多人间舱室中进行的，该舱室提供 100% 的氧气，压力为 2 个大气压，能将组织氧气水平提高到空气的 10～20 倍。一种理论认为，HBOT 之所以有效，是因为它与 PDGF 具有协同作用，而 PDGF 需要氧源过氧化氢来发挥作用。另一种氧疗法是局部氧疗法。这种疗法使用封闭环境或塑料袋，将空气中的

100% 氧气转化为局部应用的氧气。局部应用于伤口的 100% 氧气可能会增加 VEGF 的表达，从而诱导血管生成。

（张云莎）

第八节　外用中药治疗皮肤溃疡的机制

外用中药治疗皮肤溃疡或伤口有着宝贵经验。大量临床实践表明，以中药换药伤口愈合快，抗感染力强；创面常出现黏稠脓液，肉芽组织新鲜，愈合后瘢痕挛缩轻。近年来，有一些关于外用中药加速伤口愈合机制研究的报告。

一、关于促进细胞增生、分化的实验研究

（一）促进表皮细胞的增生、分化

中药换药后，创面表皮细胞再生能力增强。组织学观察，镜下可见表皮细胞体积增大，数量增多，细胞间隙扩大，表皮细胞层数多，表皮基底部细胞分裂增生能力强。当创缘的上皮迅速生长时，伤口中央常见有皮岛出现，从而加速了创面的愈合速度。皮岛的光镜、电镜观察，发现皮岛系由幼稚细胞分化成表皮的基底细胞，并逐渐增生、分化而形成的。皮岛的形成可能是创面愈合中表皮再生的另一种方式。

（二）促进肉芽组织增生、分化

应用 5 号去腐生肌散的实验研究表明其创面肉芽干、湿重量均增加，组织学观察其肉芽组织成纤维细胞数量多，排列致密，分裂旺盛，肉芽层增厚，创面细平。以橡皮生肌膏治疗感染性开放骨折的临床病例及动物实验，均可见在裸露的骨干表面长出“骨的肉芽岛”。“骨的肉芽岛”为新生的肉芽组织。中药换药不论是创面的肉芽组织或是“骨的肉芽岛”，镜下可见其中成纤维细胞数量多且分裂旺盛，新生毛细血管亦较多。

（三）促进创面再生血管的形成

中药换药的创面，均可见血运良好，外敷骨炎膏的创面，在手术后 14 天可见新生的毛细血管及小动脉、小静脉。应用橡皮生肌膏治疗感染性开放骨折，其创面毛细血管及毛细淋巴管亦较多，管腔扩大。因为外用中药促进创面再生血管的形成，故创面皮肤覆盖早，创面收缩。愈合后的新生表皮，其表皮层较厚，表皮细胞体积较大，细胞间隙宽，毛囊及皮脂腺发达，皮下组织的胶原纤维较松散，不聚集成粗大的纤维束。中药换药的瘢痕组织由于具有以上特点，故松软，弹性好。这些结构特点与临床上应用中药后的瘢痕较平整，很少发生挛缩的疗效相符。

二、关于细胞免疫、组织化学等方面的实验研究

中药换药抗感染力强是大量临床病例及动物实验所证实的，外用中药抗感染作用的机制值得深入探讨。

中药换药特点之一，即在创面肉芽生长旺盛时，其黄稠无味之脓液分泌随之增多，感染也得到基本控制，伤口愈合快；反之，伤口不易愈合。这与中医“拔毒生肌”“偎脓长肉”“脓少清稀口不敛”之说相符。实验研究发现，中药换药所渗出的脓液中，溶菌酶含量高，巨噬细胞数量多，而且吞噬功能活跃，说明外用中药调动了机体的防御系统，从而加强了抗感染力。外用中药促进了创面的渗出，渗出是机体对发炎的一种病理反应，渗出的液体不仅能稀释毒素，促进循环，而且含有各种抗体、补体、纤维素及杀菌物质，这些都是局部消炎、组织重建的重要条件。

为了深入研究外用药橡皮生肌膏的抗感染作用机制，开展了橡皮生肌膏对巨噬细胞功能影响的实验研究。一系列的实验表明橡皮生肌膏的抗感染作用是与它对巨噬细胞的激活，加强趋化性，抑制移

动及使其吞噬作用增强有关。由于巨噬细胞聚集，停留在抗原入侵部位，并在此发挥强而有力的吞噬作用及局部免疫作用。大量资料证明，巨噬细胞吞噬作用，趋化性及移动抑制等作用的许多方面均与细胞表面受体功能有关。膜受体在调整巨噬细胞的免疫生物学功能中发挥重要作用。为此研究了橡皮生肌膏对玫瑰花结形成率和酵母菌 -C3b 花结形成率，实验结果表明橡皮生肌膏对巨噬细胞膜 Fc 及 C3b 受体有明显的增强作用。

如意金黄膏、生肌玉红膏、黄连膏等外用中药同样具有活化巨噬细胞，提高巨噬细胞吞噬作用，活化的巨噬细胞还出现定向趋化移动。这些外用中药对巨噬细胞 Fc 受体亦有激活作用。

以上一系列的实验研究表明外用中药均是良好的免疫增强剂。

丹参当归大黄合剂治疗火器伤表明该药能防止伤口感染，促进伤口愈合。应用间接免疫荧光染色检查，见到有荧光反应阳性 B 细胞，认为是由于药物的作用，促使受到抗原刺激后的 B 细胞加速转变为能合成各种免疫球蛋白的浆细胞，增加局部抗体浓度，增强吞噬细胞清除伤口坏死组织的能力。

用组织化学实验方法观察骨炎膏在加速创面修复过程中的作用，肉芽组织内琥珀酸脱氢酶含量显著增加，说明骨炎膏能促使肉芽组织的细胞分泌功能旺盛。

三、关于创面 pH 的研究

有坏死组织的伤口，在愈合过程中，是由碱（pH 约为 8）变酸（pH 约为 5.8）再变为中性或弱碱性。伤口酸性时，酸性蛋白酶的水解作用增强，加速了坏死组织液化和脱落；伤口变为中性或弱碱性利于肉芽组织生长。

研究证明，使用生肌玉红膏或橡皮生肌膏换药，可使伤口 pH 变化进程加快，这可能是临床应用这类药物之所以能促进伤口愈合因素之一。

（张 杨）

第九节　疡科内治法常用中药药理概述

疡科内治法，作为中医传统治疗领域的重要组成部分，始终秉持着从整体观念出发的治疗理念。这一治疗理念旨在根据疾病发展的不同阶段，采取相应的治疗措施，以实现疾病的治愈或缓解。在疡科疾病的形成过程中，大致可以观察到明显的三个阶段：初起（肿疡）、成脓（脓疡）、溃后（溃疡）。针对这三个阶段，内治法提出了消、托、补三个总的治疗原则。

消法针对初起阶段，通过消散药物使肿疡消退，具体方法包括解表、通里等，需根据病情和体质选择。托法用于成脓阶段，旨在扶助正气、托毒外出，包括透托法和补托法。透托法适用于脓疡未溃，补托法则适用于脓疡已溃但正气不足。补法主要适用于溃后阶段，通过补气养血等恢复气血，促进疮口愈合。具体方法包括补气养血、健脾和胃、补养肝肾等。

这三个治疗原则相互关联，构成疡科内治法的基本框架。具体应用时，需根据病情和体质确定。根据消托补治则，疡科内治法常用的中药大体可以分为清热解毒、活血化瘀、补益等几类，现分别介绍如下。

一、清热解毒药的作用机制

清热解毒药，是指以清解里热为主要作用的药物，用于治疗由热毒引起的各种疾病。这类药物通常性味苦寒，具有清热、凉血、解毒的功效，主要应用于治疗各种热毒证，能够清除体内的热邪和毒邪，缓解或消除由热毒引起的症状。常见的清热解毒中药包括金银花、连翘、穿心莲、大青叶、板蓝根、蒲公英、紫花地丁、野菊花等。疮疡是指痈、疽、疔、疮等疾病，通常由热毒或湿热内蕴引起。在治疗疮疡方面，清热解毒药展现出显著的疗效。清热解毒药能够清除体内的热毒，减轻炎症，促进创面愈合，有效治疗疮疡。清热解毒药治疗疮疡的机制主要包括以下几个方面。

（一）解热作用

疮疡的病因病机主要是火毒、热毒所致，治疗方法主要是清热泻火、凉血解毒。治疗疮疡时，主要采用“消、托、补”三种治疗策略，根据疮疡不同阶段选择相应的方法。初期采用“消”法，中期采用“托”法，后期采用“补”法。在治疗过程中，特别注重“消、托”策略，并且同时关注局部和全身治疗；注重微观治疗，同时考虑宏观因素。常用的清热解毒中药有金银花、野菊花、蒲公英、紫花地丁、天葵子、生黄芪、玄参、生甘草等。在疮疡初期多采用“消”法治疗，可以清利湿热，具有较好的去火毒功效。当疮疡脓毒严重感染或扩散至全身时，可能引发全身性炎症反应，导致发热，此时清热解毒药可通过中和、降解内毒素，或抑制内热原的产生，发挥解热作用，从而缓解疮疡脓毒症状。

（二）抗炎作用

清热解毒药常常具有抗炎效果，可以降低毛细血管通透性并抑制炎性渗出，对炎症各个阶段均有一定程度的抑制作用。例如金银花、穿心莲、蒲公英、紫花地丁、野菊花、重楼、鱼腥草等中药，均展现出抗炎功效。穿心莲提取物中的穿心莲内酯能有效降低脓毒症大鼠血清中的炎症因子含量；在正常对照组大鼠肺组织中未观察到明显的病理变化，而模型对照组大鼠则表现为大量炎性细胞浸润等病理学改变；与之相比，使用了穿心莲内酯中剂量、大剂量组的大鼠，其肺组织病理学状况得到改善，心肺组织中高迁移率组蛋白质 1、Toll 样受体 4（Toll like receptors，TLR-4）以及 p-NF-κB、p65 等蛋白的表达水平下调，有效减缓脓毒症引起的炎症反应和心肺损伤。

（三）抗病原微生物作用

病原微生物，如细菌和病毒，是导致各种感染和炎症性疾病的主要原因。许多清热解毒药，如连翘、金银花、蒲公英、紫花地丁、野菊花、鱼腥草、败酱草、射干等，具有抗菌和抗病毒功效。连翘作为清热解毒药物之一，含有多种化学成分，如木脂素类、苯乙醇苷类、黄酮类、萜类、挥发油类、酚酸类等，具有广谱抗菌作用，对革兰氏阳性菌、革兰氏阴性菌均有抑制作用；连翘苷、连翘酯苷、连翘酸、苯乙醇苷类、黄酮类、木脂素类、水提取物、醇提取物等对甲型流行性感冒病毒、呼吸道合胞病毒、冠状病毒、传染病支气管炎病毒等多种病毒均有抑制作用。金银花有广谱抗菌、抗病毒等药理作用，抗菌实验显示其对金黄色葡萄球菌有一定的抑制作用。黄连中含有小檗碱等多种生物碱成分，对葡萄球菌等多种致病菌表现出明显的抗菌效果，同时具有抑制急性炎症反应的能力。清热活血方（黄连、黄芩、黄柏、栀子、白芷、白芍、当归、川芎、姜黄、甘草）能有效减轻骨科手术后感染患者创面疼痛，改善创面感染情况，促进创面愈合，提高临床治疗效果，其机制可能涉及调节炎性因子和生长因子水平等。

（四）调节免疫功能

一些具有清热解毒功效的药物可以提升机体免疫功能。根据中医理论，疮疡脓肿通常被视为热邪或湿热邪气侵袭人体所引起，导致患者免疫功能下降。一些清热解毒中药不仅能减轻或消除脓肿，还可以提高免疫力。例如金银花、穿心莲、大青叶、板蓝根、蒲公英、紫花地丁、漏芦、土茯苓等药材，均具有调节免疫系统，增强机体免疫力的作用。金银花能促进单核巨噬细胞的吞噬活性，增强细胞免疫及体液免疫等。清热解毒方（黄芪、赤芍、牡丹皮各 10g，白花蛇舌草、黄柏、蒲公英、黄芩各 15g，金银花 20g），对肛周脓肿患者有较好疗效，其治疗作用与调节肠道菌群紊乱状态、提高机体免疫功能有关。

二、活血化瘀药的作用机制

活血化瘀药是治疗瘀血证的药物，以通利血脉、促进血行、祛除瘀血为主要功效，又称为活血祛瘀药。活血化瘀药主要用于治疗因血瘀引起的各种疾病，具有促进血液循环、消散瘀血、缓解疼痛的功效。其中活血化瘀作用显著的中药，又被称为破血药或逐瘀药。活血化瘀药在疮疡治疗中扮演重要角色。中医认为气滞血瘀、郁阻经络，是多数疮疡疾患发病的病理基础，因此，活血化瘀药在疮疡内治中应用相当广泛。疮疡常常伴随着局部血液循环不畅和瘀血的形成，导致疼痛、肿胀和愈合缓慢。活血化瘀药通过改善血液循环、消散瘀血，能够有效缓解这些症状，促进疮疡的愈合。常用中药有川芎、丹参、红花、益母草、桃仁、乳香、没药、土鳖虫、马钱子、莪术、三棱等，可外用中药包括红花、乳香、没药、姜黄、降香、儿茶等。活血化瘀药在疮疡治疗中的作用与机制主要有以下几方面。

（一）改善微循环

活血化瘀药有助于改善微血流和微血管状态，促进血液循环。丹参、桃仁、川芎等中药显示出不同程度的微循环改善作用。丹参具有活血化瘀等功效，对脓毒症患者的微循环有改善作用，其含有的丹参酮可以扩张小动脉、降低血液黏度、增加红细胞变形能力和携氧能力、降低血小板的聚集率，从而改善微循环。此外，丹参酮ⅡA 还能够舒张肠系膜微动脉，改善血液流动状态，修复微循环。郁金及其挥发油、姜黄素类成分可以改善血液微循环、降低血液黏度、舒张血管。

（二）改善血液流变学

血液循环的改善对于促进健康至关重要。一些活血化瘀药物，如赤芍、丹参、川芎、益母草和蒲黄等，已被证实能有效降低血液黏度，促进血液流动，减少血液凝结。研究表明，甘草三参汤能够抑制给药后微血管管径的缩小、促进血液流速的恢复，促使微循环障碍消除和功能恢复，改善小鼠血瘀证的症状。此外，三七中的三七总皂苷也有一定的活血与改善血流异常的作用。另外，研究表明，乳香中的β-乳香酸能够显著改善血瘀证小鼠的血液流变学异常，表现出保护血管内皮功能的特性。

（三）改善血流动力学

活血化瘀中药可改善心输出量与冠脉血流量，从而促进血液循环、改善血流动力学。丹参、川芎、益母草、桃仁、水蛭、莪术、延胡索等，能有效扩张外周血管，增加冠脉血流量，降低血管阻力，并提升组织器官的血流量。丹参中的丹酚酸 B 可以扩张冠状动脉、增加冠脉血流量，研究表明其与红花配制的丹红注射液还可以改善动脉血流速度，降低血管阻力。川芎、桃仁、红花等药物也具有改善血流异常的作用。

（四）抗血栓

活血化瘀药具有抗血栓形成作用，其机制包括抑制血小板活化、聚集和黏附、延长凝血时间、提高纤溶系统活性等。益母草、红花、桃仁可降低血液黏度；银杏叶、莪术抑制血小板聚集、抗血栓形成。丹参、川芎、黄芪、葛根、赤芍、三七组成的水煎剂能调节大鼠血浆内皮素和血栓素 A2 水平，提高内皮型一氧化氮合酶（endothelial nitric oxide synthase，eNOS）水平和血清前列环素水平，具有明显的抗血栓形成作用。三七、红花以及龙血竭也显示出抗血栓作用。血必净注射液由红花、赤芍、川芎、丹参组成，具有活血化瘀、疏通经络、溃散毒邪的作用，有助于改善患者微循环并恢复凝血与纤溶的动态平衡。

（五）修复受损血管内皮细胞

血管内皮细胞是一种单层扁平细胞，位于血流和血管壁组织之间，其功能包括维持血液正常流动和调节血管内外物质交换，在创伤修复、血管生成等生理病理过程中扮演重要角色。赤芍提取物通过降低内皮素水平，增加 eNOS 的表达，从而保护血管内皮细胞。川芎和丹参中的有效成分，如川芎嗪和丹参酮ⅡA，可通过清除氧自由基、抑制炎性因子释放等机制发挥保护血管内皮细胞作用。此外，一些复方，如血府逐瘀汤、当归补血汤、桃红四物汤，以及中成药（丹蒌片、丹红注射液等）等具有修复和保护血管内皮细胞的作用。

三、补益药的作用机制

补益药是指一类能够有助于补充和增强人体的正气，提高机体的抗病能力，促进健康和康复的中药，也被称为补虚药或补养药。这类中药主要用于治疗因正气不足而导致的各种虚弱症状，比如气虚、血虚、阴虚、阳虚等。部分补虚药能够提高机体的适应性，增强机体对各种有害刺激的抵抗能力，调节病理过程，恢复机体的正常功能。在疮疡治疗的后期阶段，通常会使用补益药以补虚化瘀。补益类中药能够通过激活机体的非特异性免疫防御功能和特异性免疫功能，提高机体的免疫力。常见的补益中药包括人参、黄芪、当归、山药、枸杞子、党参、甘草、黄芪、熟地黄、百合、麦冬、阿胶、鹿茸等。补益类中药在疮疡治疗中的作用及机制主要有以下几个方面。

（一）调节免疫功能

疮疡引起的脓毒症可能会导致机体的免疫功能受到抑制，而补益元气有助于增强机体的免疫防御，进而改善脓毒症患者的免疫抑制。人参、枸杞、鹿茸、黄芪等补益中药被证实具有免疫调节功效。已有实验证实，人参总皂苷可以改善脓毒症大鼠的肺功能，显著提高大鼠的免疫球蛋白水平，降低成纤维细胞生长因子的表达水平，提升大鼠的免疫功能。党参、太子参、白术、当归、大枣、刺五加、沙棘、鹿茸、冬虫夏草等补益药均能增强免疫功能。绞股蓝皂苷和多糖可以增强非特异性免疫、细胞免疫和体液免疫。人参皂苷 Rg3 具有逆转免疫抑制的作用，可提高荷瘤小鼠的 NK 细胞等细胞的活性，改善荷瘤小鼠特异性抗肿瘤免疫反应，延长小鼠生存时间。

（二）影响中枢神经系统

补益类中药对神经系统有一定的影响。人参、刺五加等中药可以平衡中枢神经系统的兴奋和抑制过程，改善神经活动。研究发现，对脓毒症患者注射参麦注射液，可提高治疗效果，降低血清乳酸、神经元特异性烯醇化酶、S100β 蛋白水平，从而减轻脑损伤，有利于中枢神经系统功能恢复正常。这些药物在调节神经系统功能方面具有重要意义。

（三）调节内分泌系统

一些补益中药可调节下丘脑 - 垂体 - 甲状腺轴的功能，有助于促进甲状腺功能减退动物模型中甲状腺腺体的增生，增加甲状腺激素的合成与分泌。党参、刺五加等补益药能够刺激下丘脑和垂体，促进促肾上腺皮质激素（adrenocorticotropic hormone，ACTH）的释放，表现出对肾上腺皮质内分泌轴的兴奋作用。肉苁蓉具有激活肾上腺、释放皮质激素的作用，而麦冬则能够增强垂体肾上腺皮质系统的功能。

（四）对物质代谢的影响

物质代谢的目的在于维持组织和细胞结构的稳定，并提供能量以支持代谢过程。多种补益中药对机体代谢产生影响，可促进蛋白质和核酸的合成，增加人体血液中白蛋白和球蛋白的水平。人参和黄芪具有调节能量代谢的作用，可激活腺苷酸激酶，从而促进三磷酸腺苷的分解，为身体组织和细胞提供所需的能量。黄芪多糖有助于促进核糖核酸（ribonucleic acid，RNA）和蛋白质的合成，增加细胞质核糖体数量，提高血清白蛋白浓度，促进细胞生长。黄芪水煎液可提高亮氨酸在小鼠血清和肝脏蛋白质中的渗透速率，促进血清和肝脏蛋白质的合成，促进体外培养干细胞的蛋白质和 RNA 合成。

（五）提供或补充微量元素

一些补益药物富含微量元素。微量元素在人体内的含量虽微不足道，但却具有显著的生理功能。例如，龟甲富含锌、铜；何首乌中铁、锌和锰含量较高；党参则含有丰富的铁和锰。微量元素与疮疡治疗密切相关，一些微量元素不仅可以增强机体免疫力，还影响或参与伤口区域胶原的合成和聚合过程。微量元素如铁、锰、铜和锌是氨基酸羟化酶、赖氨酸氧化酶和胶原酶活性的重要因子。锌缺乏会显著降低伤口上皮增生和伤口张力强度，而铁是成熟的成纤维细胞合成胶原纤维的重要辅助因子，胶原的分泌也受铁的影响。铜和锰都参与胶原的聚合过程，对胶原强度的增加具有重要影响。微量元素的缺乏，尤其是铁和铜的缺乏，可能导致患者伤口愈合不良，甚至使已经愈合的伤口再次发生断裂。

（郭远强）

参考文献

[1] 李竞．中国疡科大全 [M]．天津：天津科学技术出版社，1992.

[2] JAMES G A，SWOGGER E，WOLCOTT R，et al. Biofilms in chronic wounds[J]. Wound Repair Regen，2008，16（1）：37-44.

[3] KIRKETERP-MØLLER K, STEWART P S, BJARNSHOLT T. The zone model: A conceptual model for understanding the microenvironment of chronic wound infection [J]. Wound Repair Regen, 2020, 28(5): 593-599.

[4] SWANSON T, OUSEY K, HAESLER E, et al. IWII Wound Infection in Clinical Practice consensus document: 2022 update [J]. J Wound Care, 2022, 31(Sup12): S10-S21.

[5] MURPHY C, ATKIN L, DISSEMOND J, et al. Defying hard-to-heal wounds with an early antibiofilm intervention strategy: 'wound hygiene' [J]. J Wound Care, 2019, 28(12): 818-822.

[6] ESPOSITO S, DE SIMONE G, PAN A, et al. Epidemiology and Microbiology of Skin and Soft Tissue Infections: Preliminary Results of a National Registry [J]. J Chemother, 2019, 31(1): 9-14.

[7] SERENA T E, BOWLER P G, SCHULTZ G S, et al. Are Semi-Quantitative Clinical Cultures Inadequate? Comparison to Quantitative Analysis of 1053 Bacterial Isolates from 350 Wounds [J]. Diagnostics(Basel), 2021, 11(7): 1239.

[8] HOLL J, KOWALEWSKI C, ZIMEK Z, et al. Chronic Diabetic Wounds and Their Treatment with Skin Substitutes[J]. Cells, 2021, 10(3): 655.

[9] WILKINSON H N, HARDMAN M J. Wound healing: cellular mechanisms and pathological outcomes[J]. Open Biol, 2020, 10(9): 200-223.

[10] RODRIGUES M, KOSARIC N, BONHAM C A, et al. Wound Healing: A Cellular Perspective[J]. Physiol Rev, 2019, 99(1): 665-706.

[11] 沈映君. 中药药理学 [M]. 2 版. 北京：人民卫生出版社，2011.

[12] 陆茵，彭代银. 中药药理学 [M]. 3 版. 北京：人民卫生出版社，2022.1

[13] 彭成，彭代银，朱华，等. 中药药理学 [M]. 北京：中国医药科技出版社，2018.

[14] 徐宏喜，汪宁，李华，等. 中药药理学 [M]. 上海：上海科学技术出版社，2019.

[15] 钟赣生，杨柏灿，毛晓健，等. 中药学 [M]. 北京：中国中医药出版社，2021.

[16] 潘祥龙，郝二伟，谢金玲，等. 活血化瘀中药调节血瘀证的分子机制研究进展 [J]. 中国实验方剂学杂志，2018，24(24)：227-234.

[17] 李星辰，尹丽燕，蔡红，等. 温郁金化学成分、药理作用、临床应用的研究进展及其质量标志物的预测分析 [J]. 中国中药杂志，2023，48(20)：5419-5437.

[18] 高樱，杨龙飞，翟阳，等. 具有活血化瘀功效的中药药理作用及机制研究进展 [J]. 中华中医药杂志，2018，33(11)：5053-5056.

[19] 朱志会，李玉文，尚沛津，等. β- 乳香酸对血瘀证大鼠血液流变学和血管内皮功能的影响 [J]. 现代生物医学进展，2017，17(20)：3806-3810.

[20] 刘耀晨，张铁军，郭海彪，等. 三七的研究进展及其质量标志物预测分析 [J]. 中草药，2021，52(9)：2733-2745.

[21] 程海波，沈政洁，孙东东，等. 抗肿瘤中药对肿瘤微环境的干预作用评述 [J]. 中医杂志，2014，55(15)：1343-1346.

[22] 念兴涛，晏豆豆，李偲，等. 从方证相应理论浅析以"疮疡"论治精浊的用药情况 [J]. 基层中医药，2024，3(5)：74-81.

[23] 屈媛，王婷，付慧婕，等. 丹参有效成分及药理作用研究进展 [J]. 辽宁中医药大学学报，2024，26(9)：172-176.

[24] 景奉堂，李峰，张天屹，等. 连翘的化学成分与生物活性的最新研究进展 [J]. 中药材，2023，46(1)：242-251.

[25] 俞巧，李静，徐元雯，等. 活血化瘀法治疗脓毒症的研究进展 [J]. 实用中医内科杂志，2024，38(9)：75-77.

[26] 张朝晖，徐强. 李竞教授祛腐生肌理论在疮疡诊治中的应用 [J]. 湖南中医杂志，2011，27(5)：30-31.

[27] 徐强，张朝晖，马静，等. 筋之血化与化腐再生法治疗糖尿病足初探 [J]. 南京中医药大学学报，2014，30(1)：8-10.

[28] 刘现周，张朝晖，朱朝军. 论"煨"脓长肉与"偎"脓长肉 [J]. 上海中医药大学学报，2017，31(1)：7-8.

[29] 朱朝军，马静，张朝晖，等. 慢性创面煨脓长肉过程中的"药疮交互作用"[J]. 时珍国医国药，2016，27(3)：663-664.

第四章
疡科基本技能

第一节　疡科特色技能

疡科特色技能内容包括药膏摊涂、散剂调制、药捻搓制、疮面换药、拖线、砭镰等。

一、药膏摊涂

通过药膏外敷，使药物直达病所，对肿疡起到消肿定痛，对溃疡起到提脓祛腐、生肌收口的治疗目的。

（一）操作流程

1. 根据疮面面积，用压舌板刮取适量药膏，均匀地平摊于无菌纱布上，厚薄适中。

2. 肿疡药膏宜厚贴，压舌板平贴于无菌纱布上进行摊制，范围应超过肿势范围，要求厚而均匀。

3. 溃疡药膏宜薄贴，压舌板与无菌纱布之间呈 90° 夹角进行摊制，范围应覆盖整个溃疡面，要求平、薄、透。

（二）操作注意事项

1. 注意摊制药膏的厚薄，肿疡宜厚贴，溃疡宜薄贴。

2. 溃疡腐肉未脱，新肉未生之际，宜选用红油膏；溃疡腐肉已净，疮口不敛者，宜选用白玉膏；局部结块，红肿热痛，宜选用金黄膏。

3. 操作过程中，双手不宜接触到药膏，以避免污染。

4. 蜂蜜、饴糖作赋形剂，夏天宜冷藏。

二、散剂调制

散剂疗法是用一种或数种药物的干燥粉末，按处方剂量规定，均匀混合后内服或外用，以治疗疾病的一种方法。

操作流程

散剂一般轧为粗末即可，可分为粉碎、过筛、混合等步骤。

1. 粉碎

药物的粉碎，为散剂的重要操作步骤之一。即将药物按处方要求分别进行加工炮制，干燥后，根据药物性质进行粉碎，其粉碎操作又分如下几种。

（1）共研法：一般药粉如无特殊胶质、黏性或挥发性者，可用共研法，如烫火散等即用此法。

（2）分研法：凡处方中含香气浓郁的药物（如麝香、冰片等），或贵重药物，须采用分研法。如锡类散、珍珠散等即用此法。

（3）掺研法：凡处方中含有油脂较多的药物（如胡麻子），或颗粒较小的药物（如车前子），均须将此类药物先行研碎，再与其他药物细末掺和均匀。

（4）配研法：有研细和使药物混合均匀的双重意义，如安宫牛黄散等即用此法。

（5）串研法：凡处方中含有黏性较强的药物（如地黄等药）时，可将处方中其他药物预先粉碎，取部分粉末与黏性药物串研，使成碎块或颗粒，低温干燥后，再共轧成粉。

2. 过筛

药物粉碎后，粉粒大小不同，必须通过筛，使粗粉与细粉分离，以得到大小均匀的药粉。根据临床及制药的要求，散剂药粉的粗细有以下要求。

(1) 煮散以能通过2～3号药筛，成为粗末即可。

(2) 一般内服散，以能通过80～100目细筛，成药粉为准。

3. 混合

混合也是制备散剂的重要过程，混合的均匀程度，可直接影响疗效和外观。对含有毒性药物的散剂，尤为重要。

(1) 过筛混合：适用于处方中无分研药物的粗料散剂，如牵正散等。

(2) 套色混合：适用于处方中含有细料的散剂，如安宫牛黄散等。

三、药捻搓制

药捻大多采用桑皮纸，也可应用丝棉纸或拷贝纸等。按临床实际需要，将纸裁成宽窄长短适度，搓成大小长短不同线形药线备用。是借着药物及物理作用，插入溃疡疮孔中，引导脓水外流；同时利用药线之绞形，能使坏死组织附着于药线而使之外出的治疗方法。此外，尚能探查疮孔之深浅长短，以及有无死骨之存在。适用于溃疡疮口过小，脓水不易排出者；或已成瘘管、窦道者。

操作流程

1. 裁剪桑皮纸

裁剪的桑皮纸边缘需整齐，长宽符合以下要求。

(1) 1号药捻需长×宽为：28cm×7cm的桑皮纸。

(2) 2号药捻需长×宽为：20cm×6cm的桑皮纸。

(3) 3号药捻需长×宽为：14cm×4cm的桑皮纸。

(4) 4号药捻需长×宽为：10cm×3cm的桑皮纸。

(5) 5号药捻需长×宽为：7cm×2cm的桑皮纸。

2. 搓制药捻

将裁剪好的桑皮纸向同一个方向搓捻，形成紧实的线状后，在中点处对折，一手捏紧对折点，另一手将纸的两端继续向同一个方向搓捻，直至形成一个螺旋状线形的纸线，尾部留出2cm不搓，形成燕尾状。搓制药捻过程中，用力均匀，双手配合，向同一个方向搓捻，使纸的两端呈紧实螺旋状环绕，搓制好的药捻需坚挺、有韧性，长度符合以下要求。

(1) 1号药捻长度为：12cm。

(2) 2号药捻长度为：8cm。

(3) 3号药捻长度为：6cm。

(4) 4号药捻长度为：4cm。

(5) 5号药捻长度为：3cm。

四、疮面换药

(一) 操作要点

1. 患者取合适体位，暴露换药部位，垫治疗巾。

2. 先用手揭去外层敷料，按无菌操作持镊，将内层敷料揭去。

3. 观察切口情况或疮面脓性分泌物形质、色泽、气味及量的多少、腐肉组织的量及附着情况、肉芽组织色泽及其与上皮组织生长情况、疮面周围情况等。

4. 常规消毒

无菌切口，用 75% 乙醇（或聚维酮碘）棉球先消毒切口部位，再由内向外在伤口周围消毒 2～3 次，消毒范围应大于敷料覆盖的范围。感染疮面，先用生理盐水或 1∶5 000 呋喃西林溶液棉球拭净疮面周围皮肤上的分泌物，后用 75% 乙醇（或聚维酮碘）棉球先消毒疮面周围皮肤，其范围应距离伤口边缘 5cm 以上，再由外向内作圆圈状向心性消毒 2～3 次，直至伤口边缘，后用生理盐水或 1∶5 000 呋喃西林溶液棉球轻轻拭净疮面。

5. 外用掺药

均匀薄撒在疮面上，再将已摊涂好药膏（薄贴，厚度＜1mm）的纱布覆盖疮面，胶布固定或包扎。

（二）注意事项

1. 严格无菌操作技术

应先换清洁的伤口，如Ⅰ类切口或拆线等，再换感染疮面，再换特异性感染疮面，并应每次洗手，以减少交叉感染机会。应准备两把无齿镊，还可准备止血钳、剪刀等。两把镊子互相交接换药材料，其一始终只与无菌消毒盘接触，夹持无菌棉球和敷料，另一夹持接触伤口的敷料、沾染伤口分泌物的敷料，不应再接触其他部位，须置于专用的弯盘或碗内。

2. 揭除敷料时，如疮面与里层敷料粘连难脱者，宜用生理盐水浸湿敷料，再轻揭取，以减少患者疼痛，避免损伤肉芽组织和新生上皮及引起创口出血。

五、清创术

（一）操作要点

1. 患者取合适体位，充分暴露患处。

2. 常规消毒，必要时做局部浸润麻醉。

3. 去掉覆盖伤口的纱布，以生理盐水冲洗伤口，用消毒镊子或小纱布球轻轻除去伤口内的污物、血凝块和异物。

4. 用镊子或血管钳钳取已松动的坏死组织，用手术剪刀或手术刀去除已失活坏死组织，至红色肉芽组织暴露。如有深部病灶，应适当扩大疮口，保持引流通畅。

5. 用生理盐水冲洗。

6. 检查有无活动性出血。

7. 用九一丹薄撒疮面，金黄膏贴敷，加压包扎固定。

（二）注意事项

1. 清创时既要彻底清除已失去活力的组织，又要尽量保留有活性的组织。

2. 清创时探明病灶范围，不遗留死腔。

3. 注意观察伤肢血运、伤口包扎松紧是否合适、伤口有无出血等。

4. 抬高患肢，以利循环，减轻局部肿胀。注意保持有利于引流的体位。

附：探针清创术

探针操作的目的是利用棉絮的纤维将窦道内的细小颗粒及纤维状坏死物质吸附引出。操作时先以镊子撕取少许棉絮置于窦道周围，不可过多。以单手呈执笔式持探针中部，探针圆头顶住棉絮顺窦道方向顺时针旋转，不必向深部用力。只要旋转得当，探针会卷着棉絮自然进入。待探针无法继续深入时，将其取出，不可硬捅，否则会损伤肉芽组织，影响伤口愈合。将棉絮取下，再按前法反复操作。

六、切开法

切开法就是运用手术刀进行脓肿切开的一种手术方法。以使脓液排出，从而达到疮疡毒随脓泄，肿消痛止，逐渐向愈的目的。

（一）适应证

一切外疡，已成脓者。

（二）操作要点

使用刀法之前，应当辨清脓成的程度、脓的深浅、患部的经络位置情况，然后决定切开与否。

1. 选择有利时机

当肿疡成脓之后，且脓肿中央也有透脓点（即脓腔中央最软的一点）而到了脓熟阶段。

2. 切开位置

应尽量选择在脓肿稍低的部位。

3. 切开方向

一般宜循经直开，刀头向上；乳房部宜放射状切开；面部脓肿宜与皮肤的自然纹理方向一致；手指脓肿，宜从侧方切开；关节区附近的脓肿切开，切口应尽量避免越过关节；关节区一般实行横切口，或“Z”字形切口。

4. 切开深浅

以得脓为度。如脓腔较浅的，或疮疡生于皮肉较薄的头、颈、胁肋、腹壁等处，必须浅开；如脓腔较深的，或者疮疡生于皮肉较厚的臀、臂等部位，可稍深。

5. 切口大小

应视脓肿范围大小，以及病变部位的肌肉厚薄而决定的。凡是脓肿范围大，肌肉丰厚而脓腔较深的，切口宜大；如脓肿范围较小，肉薄而脓腔较浅的，切口宜小，以脓流通畅为度。

（三）操作法

手术时一般以右手握刀，刀锋向外，拇食两指夹住刀口要进刀的尺寸，其余三指握住刀柄，并把刀柄的末端顶在鱼际上 1/3 处，同时左手拇食两指按捺在所要进刀部位的两侧，进刀时，刀口一般宜向上，在脓点部位向内直刺，深入脓腔即止。

（四）注意事项

1. 在关节、筋脉部位，宜谨慎切开；血瘤、岩肿等证，不宜开刀；如患者过于体弱，应先内服调补药物，然后开刀；凡颜面疔疮，尤其在鼻唇部位，应忌早期切开。

2. 切开后，由脓自流，切忌用力挤压。

3. 手术操作过程中，注意严格消毒，操作切忌粗暴；进刀时刀头要求向上挑起。同时预防刀晕发生。

七、脓肿切开引流术

（一）操作要点

1. 患者取合适体位，暴露脓肿部位。常规皮肤消毒，铺巾后麻醉。

2. 浅部的脓肿可用 1% 利多卡因溶液沿切口作局部浸润麻醉。较大、较深的及多发性脓肿可采用其他麻醉。

3. 选择切口，在波动感最明显处，切口范围要够大，并要位于最低处。

4. 浅部脓肿的切开，可用尖刀刺入脓腔，然后向两端扩大切口。脓液排出后，视脓腔的大小而放入药线或填入纱布引流。如脓腔较大时须用手指探入脓腔，如发现有腔膈时应予分开，并根据情况把切口作必要的扩大或增加对位切口，使引流通畅。

5. 深部脓肿的切开，须按组织解剖层次，逐层切开，逐层止血，达到脓腔壁时，用血管钳插入脓腔后，把血管钳分开，放出脓液，再用手指探查脓腔，根据脓腔的大小及方向再扩大切口，使引流通畅，清除脓液及坏死组织之后，脓腔塞入药线或填入纱布引流。脓腔较大者，应置入有侧孔的胶管引流或双套管引流等。

6. 外用掺药均匀薄撒在疮面上，再将已摊涂好药膏的纱布覆盖疮面，胶布固定或包扎。

（二）注意事项

1. 脓肿切开前必须诊断明确，有怀疑者应先行穿刺，证实有脓之后再作切开。

2. 切口选择以便于引流为原则，选择脓腔最低点或最薄处进刀，切口范围要够大，不超过脓腔范围。肌肉丰厚处的深部脓肿，切口宜大，以免引流不畅。切开的深浅应根据脓腔的范围及深度而定。以得脓为度，让脓液自行排出，切忌用力挤压，以防感染扩散。切开时避免切过脓壁而达正常组织。

3. 浅部脓肿可沿皮纹方向切开；深部脓肿的切口应尽量避开大血管及神经，并与其平行；关节附近的脓肿切开，切口尽量避免越过关节，若在关节处切开时，应作横行切口，防止切口愈合后瘢痕对关节活动产生影响。

4. 纱条应均匀地填塞进脓腔内，不可过紧。如有明显出血时可填塞稍紧些。并用绷带加压包扎。

5. 注意术后出血，一般1～2天后更换敷料，清点引流纱布数量，以免遗留于腔内。

八、洞式排脓

（一）适应证

适应于任何类型的脓肿（包括甲沟炎、化脓性指头炎、手间隙感染、肛旁脓肿以及结核性淋巴结炎已液化或有继发感染已出现波动者等）。

（二）操作步骤

患者不需特殊准备，常规消毒皮肤后，在波动明显处（选择排出脓液较方便的途径）皮内浸润麻醉，然后用空针自准备切口处进行穿刺抽脓。当抽到脓液以后，慢慢退出针头，随退随吸，待不能抽出脓液时，在皮下组织内的针头长度即等于脓肿的深度，亦即脓肿壁的厚度，可作为切开时的参考。然后以锐利尖刀在穿刺点做一圆洞形切口（要把脓肿壁切除一块圆柱状组织），一般直径可在0.5～1.5cm。原则上深的较大脓肿切口宜大些。深部脓肿或手部的脓肿只切开皮肤，然后用止血钳行钝性分离，以免损伤神经、肌腱或较大血管。此时脓液多能顺利流出。可稍加挤压，促使脓液外排，但切忌用力。待脓液大部排出后，将直径3～6mm之五五丹纸捻插入切口内，其深度以进入脓腔（或略深）即可。外用生肌玉红膏敷料包扎。

九、引流法

引流法是在脓肿切开或自行溃破后，运用药线、导管或扩创等使脓液畅流，腐脱新生，防止毒邪扩散，促使溃疡早日愈合的一种治法。包括药线引流、导管引流和扩创引流等。

（一）药线引流

药线大多采用桑皮纸制成，也可应用丝棉纸或拷贝纸等。按临床实际需要，将纸裁成宽窄长短适度，搓成大小长短不同线形药线备用。药线引流又称药线疗法、药捻疗法、纸捻疗法，是借着药物及物理作用，插入溃疡疮孔中，引导脓水外流；同时利用药线之绞形，能使坏死组织附着于药线而使之外出的治疗方法。此外，尚能探查疮孔之深浅长短，以及有无死骨之存在。

1. 适应证

溃疡疮口过小，脓水不易排出者；或已成瘘管、窦道者。

2. 操作法

有外粘药物法和内裹药物法。外粘药物法，目前多将搓成的纸线，蘸含有升丹成分的药物插入疮口，因有提脓去腐的作用，故适用于溃疡疮口过深过小，脓水不易排出者。内裹药物法，是将药物预先放在纸内，裹好搓成线状备用。内裹药物，多用白降丹、枯痔散等，因其具有腐蚀化管的作用，故适用于溃疡已成瘘管或窦道者。

3. 注意事项

药线插入疮口中，应留出一小部分在疮口之外，并应将留出的药线末端向疮口侧方或下方折放，再以膏药或油膏盖贴固定。如脓水已尽，流出淡黄色黏稠液体时，即使脓腔尚深，也不可再插药线。

（二）导管引流

导管引流是将导管插入管腔中，引导脓水外流的治疗方法。目前在体表脓肿已很少采用，大多应用于腹腔手术后，且导管均改用塑胶管或橡胶管（导尿管）以替代铜制导管。

1. 适应证

附骨疽、流痰、流注等脓腔较深、脓液不易畅流者。

2. 操作法

将消毒后的导管轻轻插入疮口，达到底部后，再稍退出一些即可。当管腔中已有脓液排出时，即用胶带固定导管，外盖厚层纱布，放置数日（纱布可每日更换），当脓液减少后，改用药线引流。

3. 注意事项

导管的放置应放在疮口较低的一端，以使脓液畅流。导管必须固定，以防滑脱或落入疮口内。管腔如被腐肉阻塞，可松动引流管或轻轻冲洗，以保持引流通畅。

（三）扩创引流

扩创引流是用手术的方法扩大切口，以利脓腔引流的治疗方法。

1. 适应证

如痈、有头疽、溃疡有袋脓，经其他引流、垫棉法等无效者；瘰疬漏管形成；脂瘤继发感染化脓时。

2. 操作法

在消毒局麻下，对脓腔范围较小者，只需用手术刀将疮口上下延伸，如脓腔范围较大者，则用剪刀作十字形扩创。瘰疬之溃疡，除扩创外，并需将空腔之皮肤一并修剪，使疮面全面暴露；有头疽之袋脓，除作十字形扩创外，切忌将空腔之皮肤修剪；脂瘤继发感染化脓的扩创，需将疮面两侧皮肤稍作修剪，并用刮匙将豆渣样物质及囊壁一并刮清。

3. 注意事项

扩创后，需用消毒棉花按疮口之大小，蘸上八二丹、七三丹嵌塞疮口以祛腐，并加压固定，以防止出血，以后按一般溃疡处理。

（四）封闭抽吸

封闭抽吸是利用生物半透膜使开放创面封闭，使用专用负压机产生一定的负压，通过引流管和敷料作用于清创后的创面。

1. 操作步骤

（1）患处给予 75% 的专用乙醇对创缘皮肤进行擦拭，对皮肤与皮脂进行仔细的清洁处理。

（2）根据患者创面的大小，选择与创面大小相当，且含有引流管的负压引流材料聚乙烯醇泡沫，并进行修剪，使其与创面完全接触，避免在粘贴生物膜时导致泡沫出现移动情况，之后采用医用透明性敷料对创面进行封闭。

（3）从聚乙烯醇泡沫敷料中将引流管引出，要注意引流管周是否出现漏气情况，并将其与壁式中心的负压吸引装置进行连接，将负压调整为 150～300mmHg。

2. 注意事项

（1）密切观察中心负压源是否异常，各接头处半透膜粘贴是否漏气，引流管内液体柱是否流动。

（2）翻身时不能牵扯、压迫、折叠引流管。避免按压敷料，否则吸附的液体会被挤压到周围皮肤上，导致半透膜粘贴不牢。

十、拖线法

拖线法是用球头银丝探针导引，到达管腔基底部，以粗丝线或纱条贯穿于瘘管、窦道管腔中，将祛腐药物掺于丝线上，通过拖拉引流，排净脓腐，从而达到治疗瘘管、窦道的一种治疗方法。

（一）适应证

各种难愈性窦瘘类疾病，如包括各种先天性发育异常形成窦瘘，皮肤感染性疾病、糖尿病性坏疽、浆细胞性乳腺炎、复杂性肛瘘及各种手术后形成的窦道、瘘管，对邻近心、肝、脑、肺等重要脏器，颅骨、胸骨等骨骼、肌肉以及血管而行手术扩创风险大的病灶尤其适用。

（二）操作法

1. 常规麻醉，局部常规消毒。以银质球头探针自外口处探入，探明内口的位置后，将银质球头探针从内口穿出，贯通内外口，如无明显内口者，可在管腔基底部作辅助切口。以刮匙清除管道内的褐色坏死组织及虚浮的肉芽组织。将6～10股医用丝线（国产7号）引入管腔内，两端打结，使之呈圆环状，并保持松弛状态，以来回能自由拖动为度。检查手术区无出血点后，常规包扎固定。

2. 术后疮面处理

手术次日起每日换药，1日1次。换药时拭净溃口、管腔及丝线上的腐肉组织，先用0.9%生理盐水灌注冲洗，用干燥的棉球吸干管道及疮面的分泌物，将提脓祛腐药物九一丹撒在丝线上，拖动丝线，将丹药引入管道蚀管脱腐并引流。

3. 拖线时间

一般为2～3周，后根据局部管腔腐肉组织脱落状况、肉芽组织色泽及脓液性状，采用分批撤线法撤除丝线，配合垫棉法，至疮面愈合。

（三）注意事项

1. 应根据管壁的大小、厚薄及坏死组织的多少等，采用纱条或多股丝线的拖线技术。

2. 换药时，必须注意将祛腐药物撒在丝线上及祛除疮口及拖线周围的脓腐，保持引流畅通，必要时作辅助切口实施拖线法，可配合用生理盐水或呋喃西林溶液灌注冲洗。

3. 拖线一般保留1～2周，以局部分泌物转纯清，无脓腐污秽，脓液涂片培养提示无细菌生长为度。

4. 可一次性撤除或分批撤除拖线，拖线拆除后，应垫棉压迫7～10天，当均匀压迫整个管道空腔，并用绷带扎紧，以封闭管腔。管腔闭合后，仍应继续垫棉加压一段时间，以巩固疗效。

十一、挑治法

挑治法是在人体的腧穴、敏感点或一定区域内，用三棱针挑破皮肤、皮下组织，挑断部分皮内纤维，通过刺激皮肤经络，使脏腑得到调理的一种治疗方法。

（一）适应证

内痔出血、肛裂、脱肛、肛门瘙痒、颈部多发性疖肿等。

（二）操作法

常用的方法选点挑治、区域挑治和截根疗法三种。

1. 选点挑治

适用于颈部多发性疖肿。在背部上起第七颈椎，下至第五腰椎，旁及两侧腋后线范围内，寻找疾病反应点。反应点多为棕色、灰白色、暗灰色等，按之不退色，小米粒大小的丘疹。

2. 区域挑治

适用于内痔出血、肛裂、脱肛、肛门瘙痒等。在腰椎两侧旁开1～1.5寸的纵线上任选一点挑治，尤其在第二腰椎到第三腰椎之间旁开1～1.5寸的纵线上。

3. 截根疗法

取大椎下四横指处，在此处上下左右1cm范围内寻找反应点或敏感点。挑治前局部常规消毒，用小号三棱针刺入皮下至浅筋膜层，挑断黄白色纤维数根。挑毕，以消毒纱布敷盖。一次不愈，可于2～3周后再行挑治，部位可以另选。

（三）注意事项

1. 注意无菌操作，挑治后一般 3 天内禁止洗澡，防止感染，挑治后当日应注意休息，不吃刺激性食物。

2. 对孕妇，有严重心脏病，出血性疾病及身体过度虚弱者禁用本法。

十二、溻渍法

溻是将饱含药液的纱布或棉絮湿敷患处，渍是将患处浸泡在药液中。溻渍法是通过湿敷、淋洗、浸泡对患处的物理作用，以及不同药物对患部的药效作用，而达到治疗目的的一种方法。

（一）适应证

阳证疮疡初起，溃后；半阴半阳证及阴证疮疡；美容、保健等。

（二）操作法

常用方法有溻法和浸渍法。

1. 溻法

用 6～8 层纱布浸透药液，轻拧至不滴水，湿敷患处。①冷溻是待药液凉后湿敷患处，30 分钟更换 1 次，适用于阳证疮疡初起，溃后脓水较多者；②热溻是待药液煎成后，趁热湿敷患处，稍凉即换，适用于脓液较少的阳证溃疡，半阴半阳证和阴证疮疡；③罨敷是在冷或热溻的同时，外用油纸或塑料薄膜包扎，可减缓药液挥发，延长药效。

2. 浸渍法

包括淋洗、冲洗、浸泡等。①淋洗多用于溃疡脓水较多，发生在躯干部者；②冲洗适用于腔隙间感染，如窦道、瘘管等；③浸泡适用于疮疡生于手、足部及会阴部患者，亦可用于皮肤病全身性沐浴，以及药浴美容，浸足保健防病等。

3. 溻渍药物

用 2%～10% 黄柏溶液或二黄煎冷溻，有清热解毒的作用，适用于疮疡热毒炽盛，皮肤焮红或糜烂，或溃疡脓水较多，疮口难敛者；葱归溻肿汤热溻，有疏导腠理，调通血脉的作用，适用于痈疽初肿之时；苦参汤祛风除湿、杀虫止痒，可洗涤尖锐湿疣、白疕等；五倍子汤有消肿止痛，收敛止血的作用，煎汤坐浴，适用于内、外痔肿痛及脱肛等；鹅掌风浸泡方有疏通气血，杀虫止痒的作用，加醋同煎，待温，每日浸泡 1～2 小时，连续 7 天，适用于鹅掌风；香樟木有调和营卫，祛风止痒之功，煎汤沐浴，适用于瘾疹；桑皮柏叶汤沐头，能润泽头发，增添光泽，治发鬓枯黄；鲜芦荟汁、鲜柠檬汁敷面，可润肌白面，美容除皱；热水浸浴全身或浸足可发汗排毒，疏通经络，行气活血，保健防病。若配合按摩穴位，效果更佳。

（三）注意事项

1. 用溻法时，药液应新鲜，溻敷范围应稍大于疮面。
2. 热溻、罨敷的温度宜在 45～60℃。
3. 淋洗、冲洗时，用过的药液不可再用。
4. 局部浸泡一般每日 1～2 次，每次 15～30 分钟。
5. 全身药浴可每日 1 次，每次 30～60 分钟，冬季应保暖，夏季宜避风凉。

十三、熏洗疗法

熏洗疗法是利用药物煎汤，趁热在患处进行熏蒸、淋洗的治疗方法（一般先用药汤蒸气熏，待药液温时再洗）。

（一）适应证

各种外科疾病。

（二）操作法

根据病症先选定用药处方，根据熏洗部位准备好熏洗盆（脸盆或塑料桶）、毛巾、布单。将煎好的药物趁热倾入熏洗盆中，暴露熏洗部位，根据熏洗部位安排患者体位，患者先把病灶局部置于盆口上熏疗，上覆布单不使热气外泄。待药液不烫手时，把患部浸于药液中洗浴。熏洗完毕后用干毛巾轻轻擦干局部，注意避风。

（三）注意事项

1. 熏洗时温度适中，掌握好患部与盛药液器皿的距离，以免烫伤。

2. 熏洗时注意观察患者反应，如有不适，应即停止。熏洗的药液组成、时间等因人、因病而异。

十四、针灸法

针灸法包括针法与灸法。外科多种疾病均可配合针刺治疗而提高临床疗效。灸法是用药物在患处燃烧，借着药力、火力的温暖作用，达到温阳祛寒、活血散瘀、疏通经络、拔引蓄毒的治疗方法。

（一）适应证

1. 针刺

适用于瘰疬、乳痈、乳癖、湿疮、瘾疹、蛇串疮、脱疽、内痔术后疼痛、排尿困难等。

2. 灸法

适用于肿疡初起坚肿，特别是阴寒毒邪凝滞筋骨，而正气虚弱，难以起发，不能托毒外达者；或溃疡久不愈合，脓水稀薄，肌肉僵化，新肉生长迟缓者。

（二）操作法

1. 针刺的操作法

一般采取病变远离部位取穴，手法大多应用泻法，不同疾病取穴各异。

2. 灸的操作法

(1) 明灸：单纯用艾绒作艾炷置皮肤施灸，此法因有灼痛，并容易引起皮肤发生水疱，所以比较少用。

(2) 隔灸：捣药成饼，或切药成片（如豆豉、附子等作饼，或姜、蒜等切片），上置艾炷，于疮上灸之。

(3) 雷火神针灸：用艾绒配伍其他药物，做成药条，隔纸燃灸。适用于风寒湿邪侵袭经络痹痛之证，取其香窜经络，祛风除湿。

(4) 豆豉饼灸，隔姜、蒜灸等：适用于疮疡初起毒邪壅滞之证，取其辛香之气，行气散邪。

(5) 附子饼灸：适用于气血俱虚、风邪寒湿凝滞筋骨之证，取其温经散寒、调气行血。

(6) 至于灸炷的大小，壮数的多少，须视疮形的大小及疮口的深浅而定，总之务必使药力达到病所，以痛者灸至不痛、不痛者灸至觉痛为止。

（三）注意事项

1. 凡针刺一般不宜直接刺于病变部位。

2. 疔疮等实热阳证，不宜灸之。

3. 头面、颈项、手指等慎用灸法。

4. 针灸的同时，根据病情应与内治、外治等法共同施治。

十五、药筒拔法

药筒拔法是采用一定的药物与竹筒若干个同煎，趁热迅速扣于疮上，借助药筒吸取脓液毒水，具有宣通气血、拔毒泄热的作用，从而达到脓毒自出、毒尽疮愈目的的治疗方法。目前多以拔火罐方法代替。

（一）适应证

有头疽坚硬散漫不收，脓毒不得外出；或脓疡已溃，疮口狭小，脓稠难出，有袋脓者；或毒蛇咬伤，肿势迅速蔓延，毒水不出者；或反复发作的流火等。

（二）操作法

1. 先用鲜菖蒲、羌活、紫苏、蕲艾叶、白芷、甘草各 15g，连须葱 60g，以清水 10 碗煎数十滚备用；次用鲜嫩竹数段，每段长约 10cm，径口约 4cm，一头留节，刮去青皮留白，厚约 0.3cm，靠节钻一小孔，以杉木条塞紧，放前药水内煮数十滚（药筒浮起用物压住），如疮口小可用拔火罐筒。

2. 将药水锅放在病床前，取筒倒去药水，趁热急对疮口合上，按紧，自然吸住，待片刻药筒已凉（约 5～10 分钟），拔去杉木塞，其筒自落。

3. 视其需要和病体强弱，每天可拔 1～2 筒或 3～5 筒。如其坚肿不消，或肿势继续扩散，脓毒依然不能外出者，翌日可以再次吸拔，如此连用数天。如应用于丹毒，患部消毒后，先用砭镰法放血，再用药筒拔吸，待拔吸处血液自然凝固后，用纱布包扎，常应用于复发性丹毒已形成象皮腿者。目前因操作不便，多以拔火罐方法代替。

（三）注意事项

1. 必须验其筒内拔出的脓血，若红黄稠厚者预后较好；纯是败浆稀水，气秽黑绿者预后较差。

2. 操作时须避开大血管，以免出血不止。

十六、滴灌疗法

滴灌疗法是借着药物作用及液体特性，将药液缓慢注入管腔，促使腐脱肌生，管腔闭合的外治方法。

（一）适应证

管腔分支较多，管道狭长或走向弯曲，管道狭长或外端狭小或内端膨大成腔的窦道，药线无法引流到位，又不宜作扩创者。

（二）操作法

1. 滴注法

常规消毒，用球头银丝探针探明窦道走向，将一次性输液器去除过滤器，剪去输液针头，一端插入装有药液的输液瓶内，另一端缓缓插入窦道底部，打开输液开关，以 60 滴 /min 的滴速将药液注入，每日 1 次。

2. 灌注法

常规消毒，用球头银丝探针探明窦道走向，将一次性输液器去除过滤器，剪去输液针头，一端与装有药液的注射器相接，另一端缓缓插入窦道底部，缓慢将药液注入，每日 1 次。

3. 滴注、灌注结束后，窦道外端留输液器 3cm 或内置药捻引流，用橡皮膏固定，外敷油膏。

（三）注意事项

1. 探查管道时宜耐心细致，动作轻柔，切忌用暴力。一次性输液器一端插入窦道时，手法宜轻柔，切勿用力，使探针插入正常组织内，形成假性管道。随着窦道的渐渐变浅，应及时缩短一次性输液器长度，使窦道基底部肉芽充分快速生长。

2. 滴灌的药液剂量、时间、速度等因人、因病而异，保持引流通畅。

3. 注意疮面卫生，如疮面渗出较多时，宜勤换药，预防疮周湿疮的形成。

4. 根据情况与切开扩创、拖线、药线引流、垫棉绷缚等方法配合应用。

5. 对年高、体虚患者宜配合辨证内治。

十七、箍围疗法

箍围疗法古称敷贴，箍围药是处方药的药粉和各种相应的液体调制成的糊剂，敷于局部，以其箍集围聚、收束疮毒的作用，用于肿疡初起，促其消散；毒已结聚者，能促使疮形缩小，趋于局限，达到早日成脓和破溃；破溃后余肿未消者，可消其余肿，截其余毒的制剂。《医学源流论》曰：“外科之法，最重外治，而外治之中，尤重围药。”说明箍围药在临床上应用是很普遍的。

（一）适应证

疮疡肿势散漫不聚，而无集中之硬块者。

（二）操作法

1．金黄散、玉露散，药性寒凉，功能清热消肿，散瘀化痰，适用于红、肿、热、痛的一切阳证。金黄散对肿而有结块者，尤其对急性炎症控制后形成慢性迁延性炎症时更为适宜；玉露散对焮红、灼热、漫肿无块，如锁喉痈、丹毒、毒虫咬伤等病效果更佳。

2．回阳玉龙膏，药性温热，功能温经活血，散寒化痰，适用于不红不热的一切阴证。

3．冲和膏，药性平和，功能行气疏风、活血定痛、散结消肿，适用于肿而不高，痛而不甚，微热微红，介于阴阳之间的半阴半阳证。

4．箍围药的调制法

以醋调的，取其散瘀解毒；以酒调的，取其助行药力；以葱、姜、韭、蒜捣汁调的，取其辛香散邪；以菊花汁、丝瓜叶汁、金银花露调的，取其清凉解毒，而其中丝瓜叶汁调玉露散治疗暑疖疖肿效果明显；以鸡子清调的，取其缓和刺激；以油类调的，取其润泽肌肤。如上述液体取用困难时，可用冷茶叶加蜂蜜水少许调制。总之，阳证多用菊花汁、金银花露或冷茶汁调制，半阴半阳证多用葱、姜、韭捣汁或用蜂蜜调制，阴证多用醋、酒调敷。

（三）注意事项

1．保持敷药的湿润。

2．敷贴应超过肿势范围。疮疡初起时，宜敷满整个病变部位；假使毒已结聚，或溃后余肿未消，宜敷于患处四周。

3．阳证不能使用热性药敷贴，阴证不能用寒性药敷贴。

十八、偎脓湿润法

偎脓湿润法是指一种运用外用中草药膏，经皮肤和疮面对药物的吸收作用，使创口脓液渗出增多，并保持疮面湿润，创造一个适宜在不同阶段局部疮面达到愈合的实际需求和条件的环境，以利于坏死组织的脱落，并促进肉芽组织和上皮组织的新生，加速疮面愈合的治疗方法。偎脓湿润法分偎脓祛腐及偎脓生肌两种。

（一）适应证

各种溃疡。

（二）操作法

1．偎脓祛腐

溃疡腐肉组织未尽，尤其是疮面牢固覆盖较多黑色、干性坏死组织或焦痂，宜用油膏，或油性制剂外用，促使局部脓液分泌增多，干性坏死组织或焦痂软化，出现溶解、脱落，促使疮面基底部暴露。

2．偎脓生肌

疮面腐尽肌生阶段，疮面渗出液少，呈干性，肉芽组织及上皮组织生长缓慢，宜用油膏或油性制剂外用，促进肉芽组织及上皮组织新生。

（三）注意事项

1．保持疮面湿润度：偎脓祛腐时油膏宜厚敷（4mm），偎脓生肌时油膏宜薄贴（1mm）。

2．注意观察疮面局部分泌物及腐肉组织的变化。

十九、蚕食疗法

蚕食疗法是运用手术器械分期分批清除坏死组织的治疗方法。因其如蚕吞吃桑叶一样逐步进行，故称之为蚕食疗法。

(一)适应证

各种溃疡,腐肉组织难脱落者。

(二)操作法

局部常规消毒。用镊子或血管钳钳取已松动的坏死组织,用手术剪刀或手术刀去除失活或游离组织,至红色肉芽组织暴露。

(三)注意事项

1. 当在感染控制,坏死组织与健康组织边界清楚的基础上,应分期分批进行,以不出血或稍有出血,无明显疼痛为度。

2. 一般远端的先除,近端的后除;疏松的先除,牢固的后除;坏死的软组织先除,腐骨后除,并尽量保护尚未完全坏死的筋膜及肌腱组织。

二十、火针烙法

烙法是应用针和烙器在火上加热后,进行手术操作的一种方法。烙法分两种,一种是火针烙法,另一种是烙铁烙法。

火针烙法,古称燔针焠刺。是指将针具烧红后烫烙病变部位,以达到消散、排脓、止血,去除赘生物等目的的一种治疗方法。常用的有平头、尖头、带刃等粗、细不同的多种铁针。用于消散的,多选用尖头铁针,用于引流可选用平头或带刃铁针。

(一)适应证

甲下瘀血,四肢深部脓疡、疖、痈、赘疣、息肉以及创伤出血等。

(二)操作法

外伤引起的指甲下瘀血,可施"开窗术"治疗。选用平头粗细适当的铁针,烧红后点穿指甲,迅速放出瘀血,患指疼痛即刻缓解,一般不会引起指甲与甲床分离;四肢深部脓疡,可用平头或带刃粗针,灼红后刺入脓疡中心部位。出针时,针具向下斜掩,使疮口开大。一烙不透,可以多烙,烙后应放入药线引流;疖、痈脓疡表浅者,平头粗针烙后,针具直出或斜出,脓汁自流,亦可轻轻挤出脓汁,不必放入药线;赘疣、息肉患者,切除病灶后,用烙法可烫治病根;创伤出血患者,平头粗细适中的铁针烧红后灼之,即刻止血。

(三)注意事项

1. 治疗时应避开患者的视线;烙时,火针应避开大血管及神经;胸肋、腰、腹等部位不可深烙;头部、手、足筋骨关节处,血瘤、岩肿等病禁用。

2. 年老体弱、大病之后的患者以及孕妇等不宜用火针。

二十一、结扎法

结扎法又名缠扎法。它是利用线的张力,通过结扎,促使患部经络阻塞,气血不通,结扎上部的病变组织失去营养而致逐渐坏死脱落,从而达到治疗目的的疗法。还可用于结扎止血。

(一)适应证

瘤、赘疣、痔、脱疽等病,以及脉络断裂引起出血之症。

(二)操作法

凡头大蒂小的赘疣、痔核等,可在根部以双套结扣住扎紧。凡头小蒂大的痔核,可以缝针贯穿它的根部,再用8字式结扎法,两线交叉扎紧。如截除脱疽坏死的趾、指,可在其上端预先用丝线缠绕十余转,渐渐紧扎。如脉络断裂,可先找到断裂的络头,再用缝针引线贯穿出血底部,然后系紧打结。结扎所使用的线的种类有普通丝线、药制丝线、纸裹药线等,目前多采用较粗的普通丝线或医用缝合线。

(三)注意事项

1. 癌、血管瘤禁用。

2. 如内痔用缝针穿线，不可穿过患处的肌层，以免化脓。

3. 扎线应扎紧，否则不能达到完全脱落的目的；扎线未脱，应俟其自然脱落，不要硬拉，以防出血。

二十二、垫棉法

垫棉法是用棉花或纱布折叠成块以衬垫疮部的一种辅助疗法，它的作用是借着加压的力量，能使溃疡的脓液不致下坠而潴留，或使过大的溃疡空腔皮肤与新肉得以黏合而达到愈合的目的。

（一）适应证

1. 溃疡脓出不畅有袋脓现象者。

2. 疮孔窦道形成脓水不易排尽者。

3. 溃疡脓腐已尽，新肉已生，而皮肤与肌肉一时不能黏合者。

（二）操作法

有袋脓现象者，使用时将棉花或纱布衬垫在疮口下方空隙处，并用绷带绷住；对窦道深而脓水不易排尽者，用棉垫压迫整个窦道空腔，并用绷带扎紧；溃疡空腔的皮肤与新肉一时不能黏合者，使用时可将棉垫按空腔的范围，稍微放大，满垫在疮口之上，再用阔带绷紧。不同部位，在垫棉后并采用不同的绷带予以加压固定，如项部用四头带，腹壁用多头带，会阴部用丁字带，腋部、腘部用三角巾包扎，小范围的用胶带加压固定。

（三）注意事项

1. 局部红肿热痛化脓者禁用。

2. 如运用垫棉法无效，则宜采取扩创引流手术。

3. 在腋部、腘部的脓疡，应早日加用垫棉法。

二十三、熏法

熏法是用药物燃烧后，取其烟气上熏，借着药力与热力的作用，使腠理疏通，气血流畅而达到治疗目的的治法。包括神灯照法、桑柴火烘法、烟熏法等。

（一）适应证

肿疡、溃疡均可适用。

（二）操作法

1. 神灯照法

活血消肿、解毒止痛，适用于痈疽轻证；未成者自消，已成脓者自溃，不腐者即腐。

2. 桑柴火烘法

助阳通络、消肿散坚、化腐、生肌、止痛，适用于疮疡坚而不溃、溃而不腐、新肉不生、疼痛不止之证。

3. 烟熏法

杀虫止痒，适用于干燥而无滋水的各种顽固性皮肤病。

（三）注意事项

1. 预防皮肤烧伤。

2. 室内烟雾弥漫时，适当调节空气流通。

二十四、熨法

熨法是把药物加酒、醋炒热，布包熨摩患处的治疗方法。

（一）适应证

风寒湿痰凝滞筋骨肌肉等证，以及乳痈的初起或回乳。

（二）操作法

熨风散药末，取赤皮葱连须240g，捣烂后与药末和匀，醋拌炒热，布包熨患处，稍冷即换，有温经祛寒、散风止痛之功，适用于附骨疽、流痰皮色不变、筋骨酸痛；青盐适量，炒热布包熨患处，每日1次，每次20分钟，治腰肌劳损；又如取芒硝80g，置布袋中，覆于乳房部，再把热水袋置于布袋上待其溶化吸收，有消肿回乳之功，适用于乳痈初起或哺乳期的回乳。

（三）注意事项

1. 同熏法

操作过程中，医生要经常检查熨物的温度是否适宜，熨包是否破漏，患者的皮肤有否烫伤等，如有不良反应，应立即停止治疗。

2. 一般阳证肿疡慎用。

二十五、涂擦疗法

涂擦法是将药物制成洗剂或酊剂、油剂、软膏等剂型，涂擦于患处的治疗方法。

（一）适应证

各种皮肤疾病。

（二）操作法

涂擦法所用的药物剂型有多种。适应用于急性、过敏性皮肤病无渗液或渗液较少者，以及酒渣鼻、粉刺等。

1. 酊剂

适用于疮疡未溃及鹅掌风、灰指甲、白屑风、手足癣、体癣、神经性皮炎等皮肤病。

2. 油剂

适用于亚急性皮肤病见有糜烂、鳞屑、脓疱等皮损，以及湿敷间歇期。

3. 软膏

适用于无明显渗液之溃疡；一切慢性皮肤病见有结痂、皲裂、苔藓样变等皮损；急性炎症结痂期。

（三）注意事项

1. 混悬液涂擦前必须充分和匀。涂药次数依据病情、药物而定。涂药不宜过厚、过多，以防毛孔闭塞。

2. 涂药后观察局部皮肤，如有丘疹或局部肿胀、奇痒等过敏现象，停止用药，对症处理。

3. 面部、阴部皮肤慎用刺激性强的药物。

二十六、封包疗法

封包疗法是在涂搽外用药物之后用敷料和塑料薄膜进行密封包扎，以增加药物在局部对皮肤的渗透，减少挥发，延长作用时间，从而起更好的治疗效果的治疗方法。

（一）适应证

寻常型银屑病（牛皮癣）、慢性湿疹等慢性肥厚皮肤病；角化增生性皮肤病；疣状增生性皮肤病。

（二）操作法

在患处均匀涂抹膏药后，再用塑料保鲜膜进行密封包扎。

（三）注意事项

1. 药膏须均匀涂抹，厚度约为3～5mm。塑料保鲜膜包扎必须保证密封。

2. 封包时间应根据皮损面积、厚薄、药物等决定；局部有水疱、渗出、糜烂时，禁用。

3. 对封包药物过敏者禁用。

（张朝晖　阙华发　沈义婷）

第二节　外科基本技术操作

外科手术是通过各种基本操作完成的，基本操作直接影响手术的效果。良好的手术基本操作可以减轻患者的痛苦，外科医师必须重视。外科基本技术操作内容包括切开、止血、结扎、剥离、缝合。

一、切开与显露

手术时术野的充分显露，可以清楚显示病变的性质、范围及局部解剖层次，使操作便利，防止手术副损伤，是手术顺利进行的关键。深部手术显露更为重要，显露不充分，不但增加操作困难，延长手术时间，还有可能损伤重要器官结构、大出血或其严重并发症。最佳的显露，需要注意以下因素。

1. 体位的选择

合适的体位有助于术野的良好显露。需要根据手术路径、病变部位、手术性质及需要，选择合适的体位。

2. 切口的选择

手术切口即手术路径，根据病变部位和性质来选定，理想的手术切口应符合下列要求。

(1) 接近病变部位，充分显露术野，方便操作，且便于延长或扩大。

(2) 尽量减少组织损伤，减少出血，缩短切开及缝合时间，减轻炎症反应及瘢痕形成。

(3) 适应局部解剖和生理特点，利于切口的愈合，减少难看的瘢痕，最大程度地恢复功能。

3. 切开

通常情况，切开通过手术刀，通过机械作用使皮肤等组织分裂。也可以使用电刀，通过高频电流的热力作用使组织气化，同时具有凝固止血的效果，适用于较大切口、肌肉层和微血管丰富的切开，节省手术时间。激光刀近年也逐渐在临床上开始使用。切开时要注意以下事项。

(1) 术前确定切口的位置、形态和长度，应提前在体表做好标记。

(2) 切开前要固定皮肤，切开时手术刀刃面应与皮面垂直，皮肤、皮下组织要一次性切开。

(3) 皮肤切开后，深部组织要逐层切开，肌层可沿肌纤维方向钝性分离。

(4) 切开胸腹膜时要防止损伤深部组织和器官。

4. 分离

分离的熟练程度与否，与组织的损伤程度、出血多少、手术时间长短等密切相关，直接影响手术效果。分离方法有锐性和钝性两种。根据局部解剖和病理改变而选择，实际操作中是两种方法相结合使用，达到显露、游离和切除等目的。锐性分离是利用手术刀或剪刀的切割作用，对组织损伤少，操作时必须要在直视下进行，动作要精细准确；钝性分离常用于比较疏松的组织，使用血管钳、刀柄、手指、剥离子等达到推离作用，分开组织，遇到较多的血管、神经等，钝性分离容易发觉，避免损伤。实际操作时须注意以下两点。

(1) 要熟悉局部解剖及认清病变组织性质，根据术中情况结合使用锐性与钝性分离。在解剖剥离时须清楚相邻关系，避免重要组织和器官损伤，避免发生意外。

(2) 手术操作轻柔细致准确，处理疏松的粘连时自然分离，显露解剖间隙。对于炎症等原因造成正常解剖界限不清楚的病例，需要更加耐心细致。

二、止血

手术中还可能遇到各种出血情况，包括原发性出血，如术前创伤，手术切开和分离后的渗血、意外的血管损伤等；反应性出血，如创面、脏器表面、吻合口因术后血压升高引起的出血，或血管结扎线结松脱导致的出血；继发性出血，感染侵蚀创面或邻近血管引起的出血。所以手术医师应当熟悉各种止血的方法，术前做好充分的器械用品准备，手术中可以迅速彻底的止血，减少失血量，使手术野清楚便于操作。因此，手术医师应熟悉各种止血方法。

1. 压迫止血法

压迫止血是手术中最常用的止血法。用纱布压迫多数小出血点可达止血目的，从而减少了用血管钳止血带来的损伤，同时还减少了结扎线给伤口带来的异物刺激。止血时应将纱布向下轻压，固定原处 1～5 分钟，然后垂直方向移去。加热促进凝血。较广泛的渗血可用温热盐水纱布压迫止血。盐水温度 50～60℃，压迫 3 分钟以上，轻轻取出纱布。止血还可用纱布填塞法，适用于其他各种止血法不能奏效的情况。干纱布或者凡士林纱布因充分填塞处避免遗留空腔，保持一定的压力。过早取出可能再度出血，过晚取出可引起较重的感染。纱布取出时要做好处理再次出血的准备。

2. 结扎止血法

结扎止血有单纯结扎和缝合结扎两种。

对较大血管应在切断之前进行结扎。其方法是将血管分离清楚后，用两把止血钳夹住血管，于钳间将血管切断，然后分别结扎血管断端。对手术中发生的意外大出血，应先用纱布或手指暂时压迫止血，用吸引器清除局部血液，查清出血部位和性质，酌情选用单纯结扎或缝合结扎止血，切忌盲目乱夹，以防引起新的损伤和更多的出血。

3. 电凝止血法

通过高频电流，使组织接触点产热，致血液凝固而达到止血目的。

4. 局部药物止血法

常用的止血剂有明胶海绵、纤维蛋白泡沫体、纤维蛋白胶、硬化剂、中草药止血粉等。

手术部位应用肾上腺素使血管收缩，可减少组织切开后的出血，但宜慎用。

5. 血管阻断

止血带可暂时阻断血流，在手术中临时制止大出血或预防出血，一般用于肢体手术。但阻断血流的结果会使组织缺氧，故需掌握阻断时间。

6. 血管修补法

血管的线形裂伤可予以缝合。血管完全断裂，挫伤等应游离其远近两端，修剪受伤的管壁。如对合无明显的张力可直接行端对端吻合。如果缺损较大，可用自体静脉或人造血管行血管移植。

7. 其他

激光止血、超声刀、氩气刀、微波、介入球囊阻断、覆膜支架、弹簧圈等。

三、缝合

缝合是封闭创伤、修复组织缺损及吻合重建，保证良好愈合的基本条件。近年来，有器械钉合、黏合剂、无创伤口缝合器等方法代替一部分缝合，手工缝合仍是最常用的方法。

组织缝合的原则是自深而浅，按层次进行严密而正确的对合，以求达到一期愈合。

（一）缝合的要求

1. 缝合切口两侧组织时，缝线所包括的组织应是等量对称并对合整齐。

2. 组织缝合后不留死腔。

3. 缝线的选择要适当。如缝合材料的种类、缝线的粗细等。

4. 缝合时应注意针距和边距（进针处与切口边缘间的距离）。做结的松紧要适度。皮肤的缝合一般行间断缝合。

（二）缝合材料

理想的缝合材料应具有以下条件。

1. 能保持一定的张力强度，直至组织愈合。

2. 对组织的异物反应宜轻且无毒性，无过敏，无致癌性。

3. 易消毒且经灭菌后不变质。

4. 使用时便于操作，结扎后不易松脱。

5. 价格低廉。缝合材料一般分不可吸收性和可吸收性两大类。

（1）肠线：分普通肠线和铬制肠线两种。前者在组织内经 72 小时失去张力作用，7～10 天被组织吸收。铬制肠线在组织内保持作用时间较长约 120 小时，2～3 周后方被组织吸收。

（2）丝线和棉线：丝线为外科手术中最常用的缝合结扎材料，可用于出血点的结扎和血管、皮肤、肌肉筋膜，肌腱、神经、消化道的缝合。

（3）金属丝：为合金制成，张力强度最大，常用对骨骼的固定和张力较大时的减张缝合。

（4）合成纤维：有不吸收性和吸收性两种。

1）不吸收性合成纤维：如尼龙、锦纶、涤纶、普罗纶等。其特点是张力强度大，组织反应轻微，能制成直径很小的细线，可用于显微外科。对沾染伤口影响很小。其缺点是质地稍硬，打结后易滑而松脱，故结扎时需增加扣数。

2）吸收性合成纤维：其与铬制肠线比较优点是组织反应较轻，吸收时间较长，在体内水解后产生羟基乙酸有抑菌作用，故缝线本身适应于有菌环境。

（三）缝合方法

缝合方法有多种方式。但基本上可分为：单纯缝合、内翻缝合和外翻缝合 3 类。各类缝合方法又可分为间断缝合和连续缝合两种。良好的缝合宜达下列要求：①使组织对合后能保持一定的张力强度；②使组织顺利愈合；③愈合后不影响功能。

在缝线结扎内的组织都会发生缺血，加之缝线的刺激而引起局部炎症反应。为此缝线的骑跨组织应尽量少，残留在组织内的线头应尽量短。

1. 单纯间断缝合法

缝合的组织层次是筋膜、肌膜、腱膜、浅筋膜和皮肤。每缝合一针做一个结，各结互不连接（图 4-1）。

2. 连续缝合

从切口一端开始，先缝一针作结，不剪断，并将缝线连续缝合，直至切口另一端再作结（图 4-1）。

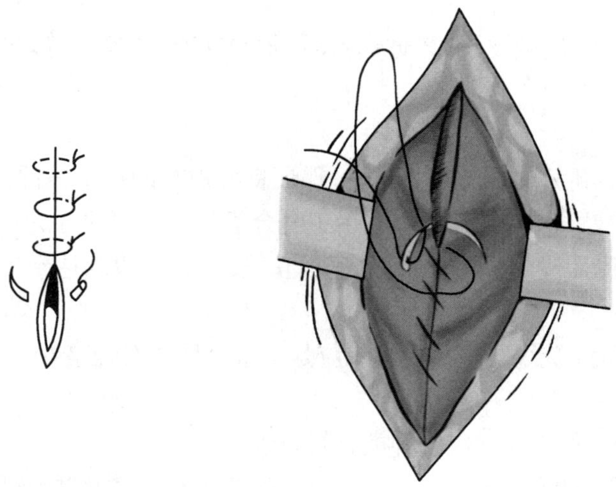

图 4-1　缝合法

A. 单纯间断缝合法　B. 连续缝合法

3. "8"字形缝合法

缝线斜着交叉缝合，呈"8"字形，具有2针的缝合效力，常用于张力较大的组织缝合，如腱膜（图4-2）。

4. 减张缝合法

用粗丝线或金属线等张力较强的缝线将多层组织一并缝合，为了避免缝线对皮肤的切割作用，应加用胶管于皮肤和缝线之间（图4-3）。此法应用于患者一般情况较差，切口张力较大，为保证伤口良好的愈合和预防伤口裂开而采用。其缺点是影响组织层次的对合，故不宜作为常规使用。

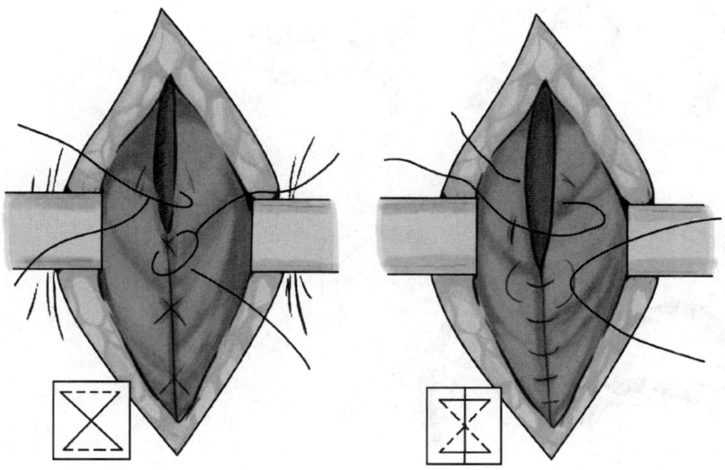

图4-2 "8"字形缝合法

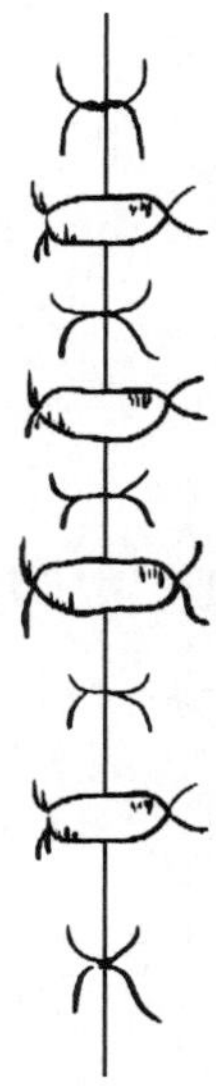

图4-3 减张缝合法

（四）缝合注意事项

1. 无论采用何种缝线，应尽可能地减少缝线用量。

2. 增加缝合后切口抗张力的方法，是增加缝合密度而不是增粗缝线。

3. 缝合皮肤的切口时，正确方法是由伤口一侧垂直将针刺入，等距离地从另侧垂直穿出。结扎时以将皮切口创缘对拢为度，不宜过紧或过松。缝合边距一般为0.5cm，缝合针距一般为1cm。正确与不正确的切口缝合（图4-4）。

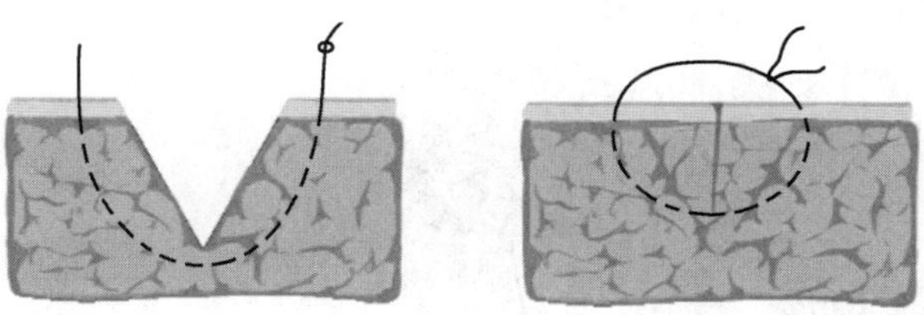

A

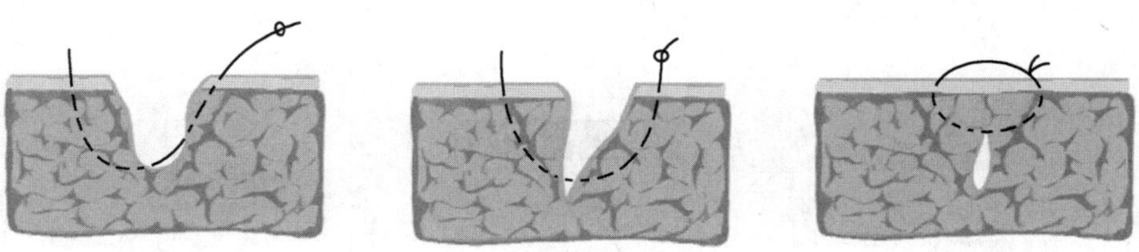

B

图4-4 正确与不正确的切口缝合法

A. 正确的切口缝合法 B. 不正确的切口缝合法

四、打结与拆线

(一)打结

打结是一项很重要的基本操作技术。对打结的要求是正确、迅速。

结的种类有方结、外科结、三重结、假结和滑结(图 4-5)。假结和滑结易于松开滑脱,不宜于手术中应用。

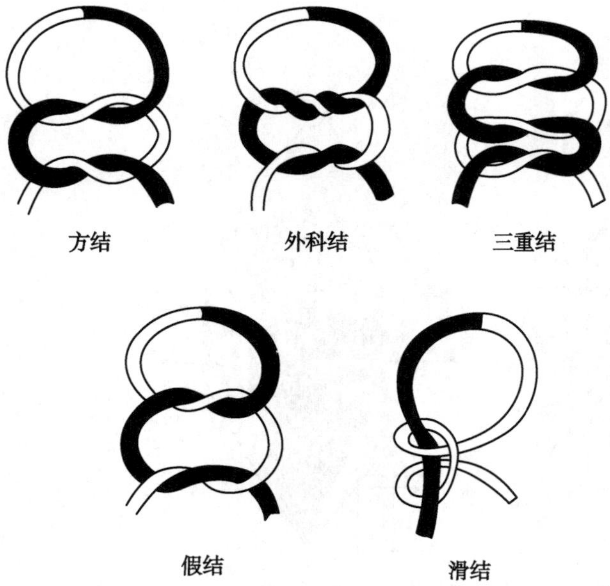

图 4-5 结的种类

1. 单手打结(图 4-6)

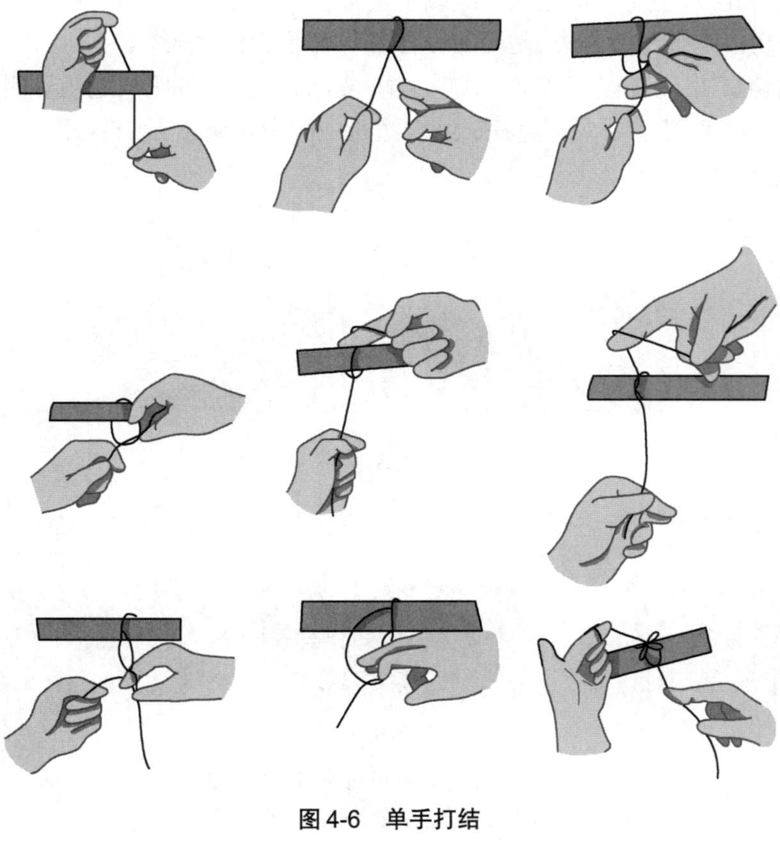

图 4-6 单手打结

此法简便、迅速，需要的线也较短，临床应用最多。

2. 双手打结（图 4-7）

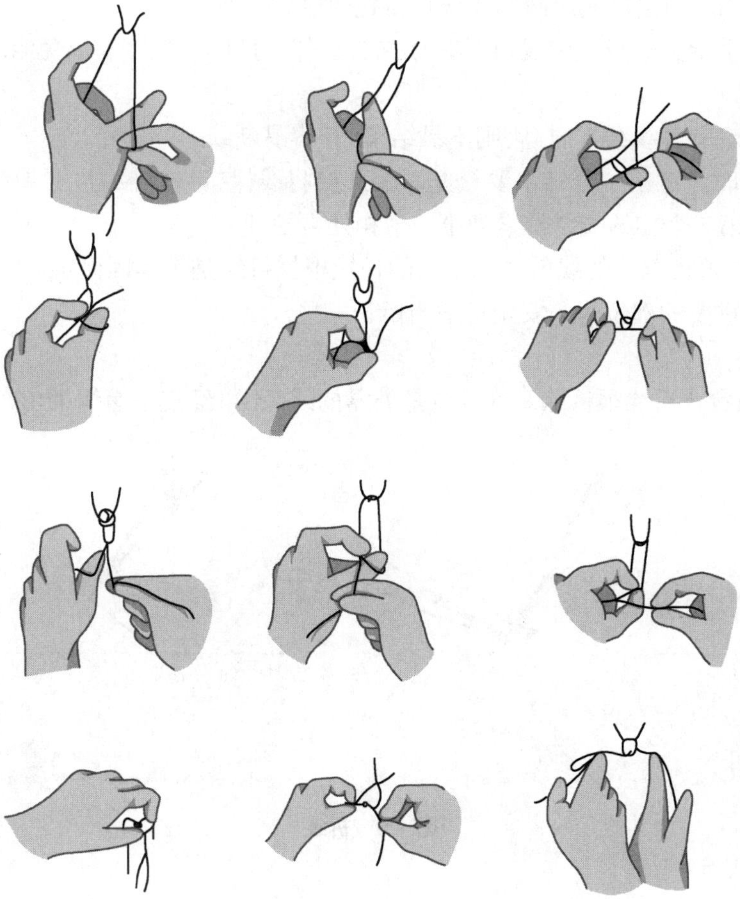

图 4-7 双手打结

方法较繁，但较为牢固，适用于深部组织的结扎，同时作第二个结时第一个结不易松开。

3. 止血钳打结（图 4-8）

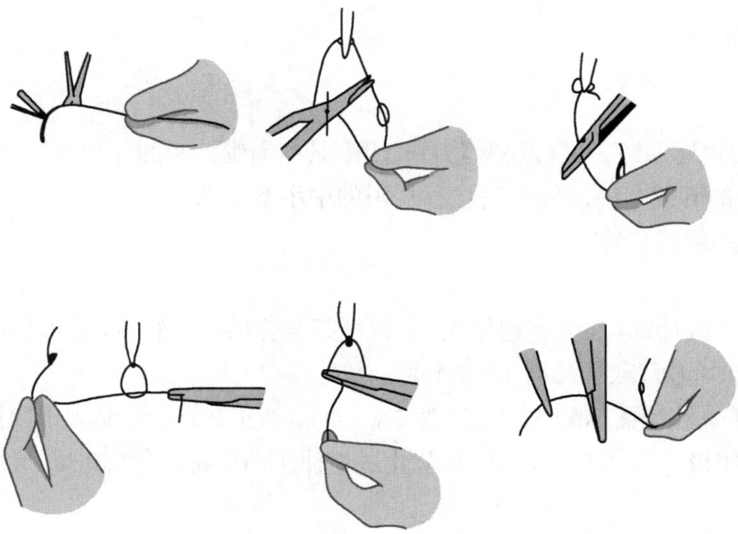

图 4-8 止血钳打结法

用于线头过短，颜面小手术或深部打结用手做结较困难时。

4. 打结注意事项

（1）要严肃认真，一丝不苟，有时因为一个出血点结扎不牢，就有可能使手术失败，甚至患者发生危险。重要血管常需用三重结，或用两根线分别结扎两道。

（2）做结时宜用手指尖拿线及引线，保持一定拉力。但力量不宜过大，以免组织或线扯断。力量过小也不行，结会松开。

（3）拉线的方向应顺着线结方向，否则不易结牢，且容易断线。

（4）做第二个结时注意第一个结不要松开。因此要将线保持一定拉力，必要时由助手用止血钳轻轻夹住第一个结，待第二个扣的线结拉紧到第一个扣处再松开。

（5）打结完毕后，须将多余的线剪去。线头的长短根据打结是否牢固而定。一般留 1～2mm，肠线需要留出 3～4mm。重要的部位为了安全可适当留长一些。

（二）拆线

皮肤缝线待组织愈合后均须拆除。其要点是外露的线，不可经皮下组织抽出，如图 4-9 所示。

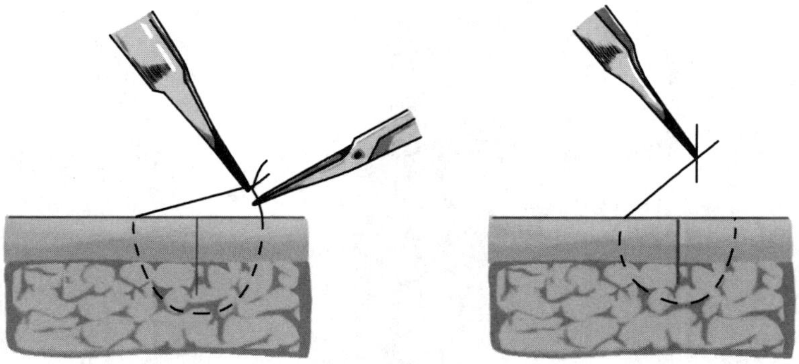

图 4-9 拆线

（李大勇 吴振国）

第三节 麻 醉

一、局部麻醉

（一）适应证

局部麻醉（又称为"局麻"）是通过局麻药暂时阻断某些周围神经的冲动传导，致这些神经支配的相应区域产生麻醉效果的麻醉方法，适用于表浅、局限的中小型手术。

（二）疮疡常用的局麻药物

1. 利多卡因

（1）利多卡因为中效局麻药，具有起效快、穿透性强与弥散广的特点，其毒性随药物浓度的提高而增大。局限性是作用时间短，仅能维持 1～2 小时。

（2）临床应用：①黏膜表面麻醉常用浓度为 2%～4%。②1.5%～2% 利多卡因溶液常用于硬膜外阻滞，临床上成人一次用极量为 400mg，目的是防止过量使用而中毒。③0.25%～1% 利多卡因溶液常用于局部浸润麻醉。

2. 罗哌卡因

（1）罗哌卡因是一新型长效酰胺类局麻药，其临床作用虽与布比卡因类似，但具有如下优点：①药理学特性对神经感觉纤维阻滞优于运动纤维，使其运动与感觉阻滞分离程度显著，除用于各种神经阻滞外，更适合于术后镇痛治疗与分娩镇痛，可提高妇产科手术患者麻醉与分娩镇痛的安全性。②罗哌卡因对中枢神经系统与心脏的毒性较布比卡因小，即使中毒心脏复苏的成功率也高。③具有血管收缩作用，临床用药可无须加用肾上腺素。④罗哌卡因高浓度（0.75%～1%）使用能同时阻滞感觉与运动神经，是有效的区域手术麻醉药。

（2）临床应用罗哌卡因适用于各种神经阻滞与硬膜外阻滞，常用浓度为 0.5%～1%。

（3）提示不良反应与布比卡因相似，偶有低血压、恶心、呕吐、心动过缓、感觉异常，但极少发生心脏毒性反应。罗哌卡因作用时间长，通常 4～6 小时，是临床最常用的阻滞麻醉药。

（三）局麻药的不良反应与防治

局麻药临床应用不当很容易引起相关不良反应，乃至中毒。

1. 毒性反应

所用局麻药浓度或剂量过大、注药速度过快、药液误入血管内或注入血管丰富部位而致吸收过快，以及患者体质差，药物在体内转化降解减慢而蓄积，均可使血液中局麻药浓度超过机体耐受力而出现一系列中毒症状。其轻重程度顺序为：口唇或舌体麻木、头晕、耳鸣、视物模糊、言语不清、语无伦次、精神错乱、意识丧失、惊厥、呼吸停止与发绀，以及血压下降、心律失常等，严重者直接心搏骤停。

2. 过敏反应

过敏反应属抗体抗原反应。如以前用同种局麻药未发生反应，再次接触时用量不大即迅速出现相关症状，如荨麻疹、呼吸道黏膜水肿、支气管痉挛、呼吸困难、发绀、过敏性休克等。通常临床上酯类局麻药引起的变态反应远较酰胺类多见，同类局麻药因结构相似可能出现交叉性变态反应。

3. 高敏反应

高敏反应指极少数患者应用很小剂量局麻药即出现毒性反应，其高敏反应一旦发生，表现较为迅猛、强烈，有时甚至危及生命。

4. 局麻药物不良反应的预防

（1）了解有无局麻药过敏史，对有过敏史者换用无过敏史药物。如对酯类局麻药过敏者，可改用酰胺类。

（2）局麻药用量应按常规实施，避免过量使用。如手术预计较大，局麻药物可能不足时，应评估其他麻醉方式。

（3）若病情许可，局麻药在无禁忌情况下应加入所需肾上腺素，以减慢吸收速度与延长麻醉时效。

（4）注射局麻药前先回抽查看有无血液回流。

（5）备好相关抢救药品与呼吸支持设施。

5. 局麻药物不良反应的处理

（1）发生局麻药中毒首先给予面罩纯氧吸入或给予呼吸支持，以防止与避免机体重要器官（脑、心、肾等）的缺氧。

（2）局麻药中毒一般常用拮抗药为地西泮、咪达唑仑或硫喷妥钠，其特点是针对惊厥有较好的脑保护与逆转作用，且对机体正常生理功能干扰轻微。

（3）开放静脉通路输液，以维持血流动力学稳定，应用相关药物控制心律失常。

（4）若患者出现荨麻疹、呼吸道黏膜水肿、支气管痉挛与过敏性休克，除给予皮质激素治疗外，还应采取相关措施对症处理。当患者发生严重呼吸困难或呼吸停止，应即刻实施气管内插管或建立其他人工呼吸道（如喉罩等）予以呼吸支持，心脏停搏者应快速实施心肺复苏。

（四）局部麻醉方法和临床应用

1. 表面麻醉

表面麻醉指局麻药直接与黏膜接触后，穿透黏膜作用于神经末梢而产生局麻作用。用于伤口表面时，需要较长作用时间，通常涂抹后 30 分钟，再开始清创等操作。常用药物为 2%～4% 利多卡因。因弥散范围有限，对于较大范围或较深操作，可能麻醉无效。

2. 局部浸润麻醉

局部浸润麻醉指将局麻药注入手术区域的组织内，阻滞神经末梢而达到麻醉作用。

常用药物：0.25%～1% 利多卡因。可加入少量肾上腺素，浓度可达 1∶40 万。

注射技巧：如用量较大，可能超过一次限量时，要降低药液浓度。每次注药前都要回抽，以免误注入血管内；或边注射边推进穿刺针。

肿胀麻醉：通过注入组织内的药液容积在组织内形成张力，以便借水压作用能与神经末梢广泛接触，从而增强麻醉效果。

3. 区域阻滞麻醉

区域阻滞麻醉指将局麻药注入手术区域的周围及底部，以阻滞进入手术区的神经支和神经末梢而达到麻醉作用。皮下小囊肿切除，浅表小肿块活检，乳腺、舌、阴茎、带蒂肿瘤的手术。

常用药物：0.25%～1% 利多卡因。

注射技巧：将局麻药注射于待切除组织的周围、基底或根部。在伤口周围可能有纤维化后的瘢痕组织，注射局麻药物时，阻力很大，即使注入药物，因不能弥散，麻醉效果也会很差，因此，注射时需选择邻近伤口的组织疏松部位。

4. 神经阻滞麻醉

神经阻滞指将局麻药注射于神经干、神经丛、神经节的周围，阻滞其冲动传导，使受该神经支配的区域产生麻醉作用。

常用神经阻滞有指（趾）神经干阻滞，踝周阻滞，胫神经、腓总神经阻滞，坐骨神经、股神经阻滞，臂丛神经阻滞，颈丛阻滞，肋间神经阻滞等；以及诊疗用的星状神经节和腰交感神经节阻滞等。伤口常见部位，如足趾、足、下肢手术都可以通过不同神经的阻滞麻醉来实施。

（1）指（或趾）神经阻滞：针头在指（趾）根背内侧插入，穿过真皮后，针尖轻轻顶住骨皮质，注射 1%～2% 利多卡因 0.5～1ml。退针但不出真皮，向前滑过指（趾）骨至掌侧皮下，同样轻轻触及骨质，注射 1%～2% 利多卡因 0.5～1ml。手指外侧如法注射。指（趾）神经阻滞的局麻药内不可加肾上腺素，指（趾）根部阻滞时注药量不能太多，以免引起血管收缩或受压而致组织缺血、坏死。

（2）踝周神经阻滞：是足部手术的常用麻醉方式，通常在踝周对腓深神经、胫神经进行麻醉，可由术者实施。麻醉后，需要等待 10～20 分钟，确认起效。必要时，可以配合腓肠神经、隐神经、腓浅神经阻滞及区域阻滞麻醉来增强效果。

（3）其他神经阻滞

1）颈神经丛阻滞：颈部手术的麻醉，颈部肿瘤或神经性疼痛治疗。如伤口在颈部，因担心感染扩散，通常无法实施颈神经阻滞。

2）臂丛神经阻滞：肌间沟阻滞法适应于肩部和上臂的手术，对前臂及尺侧阻滞效果稍差。锁骨上阻滞法适应于上臂、前臂及手掌部手术。腋路阻滞法适应于前臂和手掌部手术。

3）坐骨神经、股神经、胫神经、腓总神经阻滞：均用于下肢手术。

上述麻醉方式均由麻醉科实施。

二、椎管内麻醉

椎管内麻醉是一种常用的神经阻滞麻醉方式，根据局麻药注入腔隙的不同，分别称为蛛网膜下腔阻滞（脊髓麻醉）和硬膜外阻滞。

（一）蛛网膜下腔阻滞

蛛网膜下腔阻滞适用于下腹部、盆腔、下肢、肛门及会阴部手术。

常用的脊髓麻醉药物有普鲁卡因、丁卡因、布比卡因、利多卡因。因手术时的体位和手术用时不同，可选择不同种类的脊髓麻醉药物。

麻醉术前需禁食水，皮肤清洁，患者全身状况能配合麻醉。

禁忌证：不能合作，穿刺部位有感染灶，有出凝血功能障碍，腰椎有畸形，有中枢神经系统疾病和颅内压升高，严重低血容量。

因麻醉术后需去枕平卧、禁食水 4～6 小时，确认状态良好后，再开始进食活动，因此，仅能住院患者实施。

（二）硬膜外腔阻滞

常用于腹部、腰部、盆腔及下肢的手术，不仅不受手术时间的限制，而且可用于术后镇痛；也可用于颈部、上肢及胸壁的手术。

常用药物：含 1∶20 万肾上腺素的 2% 普鲁卡因、1.5% 利多卡因或 0.5% 布比卡因。

禁忌证：不能合作，穿刺部位有感染灶，有出凝血功能障碍，腰椎有畸形，有中枢神经系统疾病和颅内压升高，严重低血容量。

（三）骶管阻滞麻醉

主要适用于肛门、直肠和会阴部手术。

常用药物：含 1∶20 万肾上腺素的 2% 普鲁卡因、1.5% 利多卡因或 0.5% 布比卡因。

并发症：骶管内有丰富的静脉丛，容易导致局麻药毒性反应。如果穿刺针过深，进入硬膜囊内，则药液进入蛛网膜下腔，发生全脊麻。术后尿潴留也较常见。

三、氯胺酮全身麻醉

（一）适用条件

氯胺酮全身麻醉多用于小儿，适用于手术时间不长，多在 1 小时之内完成，与传统全麻药不同，这种麻醉方式可以使得患儿麻醉后呼吸道张力得以保持，相对比较安全，与此同时，术中仍要持续监测脉搏 - 血氧饱和度，以预防缺氧发生。

（二）具体实施方法

1. 首剂以肌内注射给药，1 岁以内 8～10mg/kg，1 岁以上可适当减少，配合适量局麻，可获 45 分钟左右的有效麻醉时间，注意给药后开放踝部静脉通路，可滴注葡萄糖，通过此通路可追加氯胺酮。如首剂药物麻醉时间不够，可改为静脉给药 1～2mg/kg，每次可再维持约十几分钟，如静脉给药失败，可继续肌内注射给药，追加剂量为首剂量的 1/3～1/2，两次氯胺酮注射间隔时间在 15 分钟以上，总用量很少超过 200mg。

2. 常规给予氧气吸入，持续监测脉搏 - 血氧饱和度，注意有无呼吸抑制，术前严格禁食，避免误吸发生，个别患儿可能氯胺酮麻醉无效，可换一个批号的药品再用一次，如仍然无效，须改用其他麻醉方式。

（陈 领　张 龙）

第四节　皮肤移植

一、游离皮肤移植分类

皮肤移植是伤口修复的常用方式，通过将供皮区的适当厚度皮肤移植到完成准备的伤口并存活，实现快速覆盖伤口，并能一定程度恢复皮肤耐磨、发汗等功能，并为植皮区未覆盖伤口提供表皮生发中心，促进上皮快速向肉芽组织表面爬行，在1～3周内，完成伤口修复。

根据供皮区的取皮厚度，游离皮肤移植分为断层皮片（刃厚、薄中厚、一般中厚、厚中厚）、全厚皮片及含真皮下血管网皮片移植术。

（一）断层皮片

1. 刃厚皮片

刃厚皮片最薄，切取层次包括表皮及真皮乳头层，皮片厚度在0.2～0.25mm，在各种创面上易成活，但后期收缩性大，色泽改变明显，主要用于肉芽创面、大面积烧伤及撕脱伤皮肤缺损的覆盖，也可选择性用于鼻腔、外耳道、口腔内衬的修复。

2. 中厚皮片

中厚皮片切取层次包括表皮及部分真皮，包括薄中厚、一般中厚，厚中厚皮片，薄中厚皮片厚度在0.3～0.4mm，一般中厚皮片厚度在0.5～0.6mm，厚中厚皮片厚度在0.7～0.78mm，因全身各部位皮肤厚度不同，种族差异，皮肤厚度有所差异，因此前述厚度是相对的值。中厚皮片存活较易，在收缩性、色泽改变等方面近似全厚皮片，在临床中广泛应用。

（二）全厚皮片

全厚皮片包括表皮及真皮全层，不同部位厚度不一，平均1mm，移植存活尚较易，质地、收缩性、色泽等方面改变不明显，是理想的皮肤移植材料，但皮源有限，存活率较刃厚皮及中厚皮片低，主要用于修复面部及功能部位的皮肤缺损。

（三）含真皮下血管网皮片

含真皮下血管网皮片包含表皮、真皮全层及真皮下血管网，不同部位厚度不一，移植存活较难，但质地、色泽好，收缩少，用于修复面部及功能部位的皮肤缺损。

二、游离皮肤移植手术

（一）术前准备

供区选择：身体各部位皮肤的颜色、纹理、厚度、血供及毛发生长不同，供区选择时尽量选择与受区接近的部位，与此同时需要考虑供区取皮尽量在隐蔽处，减少供区取皮瘢痕对外观的影响。

受区创面准备非常重要，直接影响术后移植皮片的成活。受区创面特别是肉芽创面，需要控制创面感染，待表面肉芽新鲜，渗出物较少时，可进行皮片移植，皮片移植前还需刮除表面不健康肉芽，减少表面细菌负荷。

（二）断层皮片取皮术

取皮前注意于取皮区皮下注射含有利多卡因、肾上腺素、生理盐水的肿胀液，可有效减少取皮过程中的渗血，取皮后迅速表面覆盖油纱布、泡沫敷料等，无菌敷料包扎适度加压止血。

1. 徒手取皮

徒手取皮适用于断层皮片的切取。将薄刃刀片与皮肤面呈20°～30°角，做拉锯式切削供区取得皮片，对技术要求较高，不易取得较宽较均匀的皮片。通常仅在取皮量较小且要求较低时使用。

2. 器械取皮

滚轴式取皮刀在临床应用广泛，切取方便，可切取头皮、四肢、躯干的刃厚及中厚皮片，其操作需要掌握刀刃与皮面的角度及手所施加的压力，对技术有一定要求，可取得较宽、较均匀的皮片。

鼓式取皮机将皮肤用胶水粘贴固定于金属鼓面，刀片在预先调节好的厚度水平尽量贴近鼓面，拉锯和旋转相结合切取皮片。鼓式取皮机适用于取皮区较平坦、面积较大的区域，比如后背部皮片的切取，取皮术手施加的力度适中，避免取皮片超出鼓的边缘或取不到理想皮片面积。

电动取皮机用微型电动机带刀片，气动取皮机是用高压氮气带动刀片切取皮片。切取皮片厚度可调节，取皮大小厚度都较均匀，操作方便，容易掌握。

3. 断层皮片植皮术

（1）创面止血：对活动性出血点应尽可能仔细止血，可电凝止血、结扎止血或温盐水纱布压迫止血。若受区广泛渗血，无法有效止血，则延迟植皮，创面适度加压包扎，取下皮片可在无菌操作保护下置于冷藏保存，待受区渗血控制后再行植皮。对于渗液较多的特别是肉芽创面，通常在皮片上打孔，方便渗出液通过皮片上的空隙渗出，防止皮下积液，提高皮片成活率。

（2）皮片固定：慢性伤口常用负压封闭引流装置固定移植皮肤，既能充分引流，又实现了紧密贴合伤口床的目标。通常负压源采用持续模式，压力限制在 100～125mmHg 水平。方法较传统的缝合固定包扎要简单易行。也可间断缝合，从皮片缘向创缘缝合，在皮片边缘 3～5mm 处进针，穿过创缘皮下，从皮肤出针打结，注意保持皮片与受区创面充分贴合，特别是创面边缘处创面低于伤口边缘的地方。之后传统包扎固定，尤其是活动部位。

4. 全厚皮片移植术

（1）全厚皮片取皮

1）徒手取皮：适用于创面需皮量不大的创面，根据创面大小，于供皮区设计梭形切口，顺真皮及皮下脂肪间直接切剥取下，如见创面基底呈白色纤维结构的网格状，而皮片上又不带皮下脂肪组织，即为最佳层次。此法切取快，基本不需要修剪，供区缝合时需切除皮下组织，适度游离伤口两侧皮下即可顺利闭合伤口。

2）取皮机取皮：可用于胸部等较大全厚皮片的切取，但切取后，供皮区无法直接缝合，需断层皮片覆盖。

（2）全厚皮片植皮：全厚皮片植皮步骤同断层皮片植皮。但因皮片越厚，存活能力越差，仅在伤口组织活力良好，且为功能部位，有必要全厚皮肤时，才会采用。

5. 含真皮下血管网皮片移植

（1）取皮：根据创面大小，于供皮区设计梭形切口，将皮肤、皮下脂肪一并切取，供区直接闭合或局部皮瓣转移修复。将切取的皮肤皮下脂肪面朝上，仔细修剪脂肪组织，去除脂肪层，保留真皮下血管网。

（2）植皮：创面彻底清创，感染完全控制，止血充分，皮片与创面完全贴合，皮片边缘与创缘间断缝合，皮片张力适度，包扎压力适当，局部制动，包扎固定时间较长，首次更换敷料宜在 14 天后。

三、游离皮肤移植的成活

游离皮肤移植需要血管重新建立，包括血浆营养期和血管再生与血液循环的建立。

（一）血浆营养期

当游离皮肤移植到受区创面时，开始吸收受区血浆样渗液，在最初的 48 小时内，在毛细血管作用下，这些流体在游离移植的皮肤毛细血管内皮空间包含着一些红细胞，进而一个纤维网在游离移植的皮肤和受区之间形成，使得游离皮肤产生内源性固定。

（二）血管再生与血液循环的建立

在游离皮肤移植的 48 小时后，血管芽在游离皮肤与受区活跃生长，术后 5 天内，受区内的血管芽长入移植皮肤，与此同时，受区血管和游离皮肤内血管直接吻合形成新的血管网，游离皮肤完成了血管化及新淋巴管的重建。

由于伤口病因不同，组织活力状态各异，同样是植皮后血液循环重建，所需时间却可能显著延迟。在完成植皮 7 天后，拆除负压封闭装置，需继续伤口换药，预防感染，恢复组织活力，促进修复。

四、游离皮肤移植的远期变化

（一）游离皮肤移植的收缩性

游离皮肤的收缩包括回缩和晚期收缩。通常与伤口自身修复过程中的回缩也有关系，不全是植皮引起。越早闭合伤口，移植越完整的皮肤，回缩程度越轻。

游离皮肤回缩与游离皮肤内所含弹力纤维总量有关。皮片越厚，包含的弹性纤维越多，回缩性越大，通过对游离皮肤拉张，可恢复到原有面积，所以术中通过对游离皮肤进行有效固定，完成游离皮肤的拉张，进而完全覆盖创面。

游离皮肤的晚期收缩的主要原因是受区创面的收缩。首先，游离皮肤越厚，晚期收缩倾向越小，全厚皮片几乎无晚期收缩征象；其次，受区质地越坚硬，游离皮肤收缩越小；最后，游离皮肤的完全成活可减少创面收缩。

总之，游离皮肤收缩开始于植皮后的 10 天到术后 6 个月，游离皮肤移植后的收缩力对创面产生持续的牵拉，用模具、夹板或弹力绷带加压包扎，可减少游离皮肤的收缩。

（二）游离皮肤移植后的色泽

人体全身各部位皮肤颜色不同，取皮区与受区越接近，移植后的皮肤色泽越接近于周围皮肤；其次，相同取皮区的刃厚皮片比中厚皮片色泽更深；另外，避免游离移植的皮肤阳光直射，在户外时定时涂抹防晒霜，有助于防止游离皮肤色素沉着，磨削术也可减轻游离皮肤的色素沉着；对于退色的游离皮肤，则可通过一定波长的紫外线照射来改善。

（三）游离皮肤移植后的附属器结构

皮肤附属器包括毛囊、皮脂腺、汗腺等，与游离皮肤一起移植成活的皮肤附属器可继续发挥相应功能，如游离皮肤移植时未包含上述皮肤附属器，则不能再生，缺失相应功能。因此只有全厚皮片移植后，才能保留生长毛发、分泌皮脂和汗液的功能。

（四）游离皮肤移植后的感觉

游离皮肤移植后，神经末梢可从创缘和创面长入，并随机分布，游离皮肤移植恢复后，痛觉、触觉、热觉、冷觉与受区相一致，植皮后 3 周感觉开始出现，起初有痛觉过敏，但数月后可恢复正常，1 年半到 2 年后恢复到最佳状态。

（五）游离皮肤移植后的生长发育与对受区的影响

游离皮肤收缩停止后，其生长发育与整个机体表面积的增长率一致，但各个部位增长的程度不一样，张力是影响生长发育的重要因素，游离皮肤的增长率比瘢痕高。如游离皮肤移植于骨膜表面，则游离皮肤本身发育受限制，与此同时，会影响骨的发育。

五、皮肤移植失败的原因及防治

游离皮肤移植失败的原因是在移植后的 24～48 小时内未能顺利过渡到血管化，当出现皮下积液、皮下异物、皮片滑动时，都会阻碍游离皮肤血管化的过程，导致游离皮肤移植失败。为了提高皮肤移植成功率，可通过以下几点进行防治。

（一）受区准备充分及受区创面充分止血

首先，受区创面特别是肉芽创面，需要控制创面感染，如果受区肉芽不新鲜，感染控制不佳，则创面渗出物较多，容易形成皮下积液，阻碍游离皮肤血管化，导致皮肤移植失败；其次，如受区创面如未能充分止血，游离皮肤移植后容易形成皮下血肿、血清肿，也会影响皮片与伤口床的贴合，阻碍游离皮肤血管化，导致皮肤移植失败。所以对于肉芽创面的游离皮肤移植，可提前在移植的皮片上打孔，然后植入创面妥善固定，皮下的少许渗液可通过这些小孔达到通畅引流的目的，有利于移植皮片与伤口床的紧密贴合与血管化。如慢性创面，肉芽组织质量不佳，可常规采用邮票植皮方式。

皮片移植受皮区基底血供差，影响游离皮肤血管化。如在无骨膜的骨皮质和软骨上或在无腱鞘的肌腱上，血供不良，移植的皮片均不能生长。

患者全身状况很差，营养不良，如严重贫血或低蛋白血症等是植皮失败的另一原因。故术前的整体全面的检查和准备是不可忽视的。

（二）感染的防治

大多数游离皮肤移植后感染发生于手术 24 小时以后，可能出现低热、局部异味、疼痛加剧、疮周红肿加重等。当出现感染征象后，除了全身使用抗生素，更要重视局部创面的外科处理，包括清除表面坏死组织及表面生物膜、加强局部通畅引流、抗菌敷料的使用等。

（三）受区术后拆包

对于用打包包扎法固定的无菌植皮区，如不考虑肉芽创面渗液过多或存在活动性出血及感染征象，可在术后拆包与拆线同时完成，一般头颈部拆线为术后 8～10 天，四肢、躯干部的植皮区拆线为 14 天，全厚皮片及含真皮下血管网皮肤移植后可进一步延长 2 天左右拆线，过早更换敷料可能造成皮片滑动，影响移植皮片的成活。在拆包打开敷料时可于表面用生理盐水充分浸湿后，缓慢轻柔移除表面敷料，不能强硬撕拉扰动内层敷料与创面的黏着。

如采用负压封闭引流技术固定，术中需使用防粘连措施，术后才能顺利拆除。通常 7 天就拆除装置，改为伤口换药。

（陈 领　张 龙）

| 参考文献 |

[1] 王炜. 整形外科学 [M]. 浙江：浙江科学技术出版社，1999.

[2] 朱洪荫. 中国医学百科全书整形外科学分册 [M]. 上海：上海科学技术出版社，1986.

[3] 汪良能，高学书. 整形外科学 [M]. 北京：人民卫生出版社，1989.

[4] 张涤生. 张涤生整复外科学 [M]. 上海：上海科学技术出版社，2002.

[5] 杨之骏. 异体皮与自体皮混合移植烧伤治疗 [M]. 2 版. 上海：上海科学技术出版社，1985.

第五章 痔科常用疗法

第一节 痔科常用理疗

应用自然界和人工的各种物理因素作用于机体，而达到治疗和预防疾病的方法，称为物理康复疗法或物理疗法，简称理疗。

我国早在《黄帝内经》一书中即有关于针灸、按摩、角法（拔罐）、导引（医疗体育）、水疗等治疗或预防疾病的记载。清朝《理瀹骈文》一书中对各种物理疗法的实际应用有详细的记载，如利用日晒、熏、熨、敷及用水疗、泥疗、蜡疗等方法，目前仍广泛应用。近百多年来，随着科学的发展，光疗、电疗、磁疗已广泛应用于各科临床，也为疮疡疾病增加了新的治疗手段。

实践证明，理疗在痔科领域可以单独应用，也可配合其他药物或手术应用，如使用得当，则能减少患者痛苦，缩短病程，疗效肯定，很少有副作用，所以深受广大医患欢迎。

现代物理治疗中，应用的物理因素种类很多，如声、光、电、磁、热、机械及放射能等。下面仅将痔科常用的几种理疗简介如下。

一、光疗

（一）红外线

红外线的作用主要是热，在透过 10mm 深组织后所余无几。在作用到人体组织后，可使局部小动脉和毛细血管扩张。照射部位附近的组织也有充血和血流加速的反应，能使细胞吞噬功能加强，局部新陈代谢旺盛，细胞氧化过程加快，因此在炎症的急性期不宜使用。否则可使炎症反应加剧，疼痛更重。而适用于亚急性和慢性炎症，可以消除静脉内淤血，为组织提供营养，使细胞增生加快，有利于炎症的消退和治愈。

红外线照射有全身照射和局部照射两种。照射剂量可根据皮肤温度和患者的感觉来调节灯的距离和照射时间。患者应感到有舒适的温热感，如出现烧灼感时，证明照射过量。全身照射一般每次 15～30 分钟，局部照射一般每次 20～40 分钟，每天 1～2 次。

1. 治疗范围及方法

（1）开放的伤口（包括烧伤）在感染已被控制，肉芽组织已有增生时可进行局部照射，每天 1 次，每次 15～20 分钟，随着分泌物减少，可隔日治疗 1 次。

（2）劳损：劳损是运动系统过度负荷所致，也可以说是一种慢性、反复积累的微细损伤、可行局部照射，每天 1 次，每次 15～30 分钟，15～20 次为一疗程。

（3）局部血肿：如血肿较大时，可先穿刺抽吸或切开排出积血后加压包扎，同时配合局部照射以促进血肿吸收。每天 1 次，每次 20 分钟，每日 1～2 次。

2. 注意事项

对肢体血液循环障碍者宜慎用或不用，因易引起烧伤和由于局部代谢增加而氧供更感不足发生坏死；陈旧性瘢痕，也因血管很少，照射后容易发生水疱，也应注意。

（二）紫外线

紫外线具有光化学作用，能促进皮肤表层维生素D的产生，有较强的杀菌作用，还能增加机体的免疫功能，使血液中吞噬细胞活性增加。具有消炎、镇痛和促进细胞再生过程，加速创口愈合。

治疗开始前，应测定生物剂量，以便估计机体对紫外线的感受性，据此而确定适当的剂量。最好在机体最敏感的部位进行。有时也可在一批健康人身上测出平均生物剂量（不少于15人）。同一机体的不同部位对紫外线的敏感度也不一致，躯干部位较四肢敏感，四肢内侧比外侧敏感，不同病种和不同病程也应选用不同剂量。为达到止痛的目的，应选用超红斑量照射，以使在大脑皮质内产生新的强烈的兴奋灶，抑制过去的优势灶，才能减轻疼痛，剂量渐增的全身照射，可提高机体的免疫力；局部多次照射，具有脱敏作用，但剂量小时反而使机体更加敏感。

1. 治疗范围及方法

（1）疖、痈：可采用红斑量照射，如范围较大，中心部位超红斑量，周围皮肤红斑量照射，照射野要超过病灶至健康皮肤外2～5cm。每日1次。

（2）丹毒及蜂窝织炎：在理疗中应首选紫外线照射。采用红斑量或中心重叠照射，每天1次，直至感染完全控制。

（3）切口感染：在早期急性阶段，伤口表面用超红斑量紫外线照射，伤口周围皮肤用红斑量紫外线照射。每日1次。当感染已被控制，肉芽组织已经生长，可减小剂量，每日或隔日1次。

2. 注意事项

治疗过程中，不需照射的部位须用治疗巾遮盖好，重复照射时面积维持在第一次照射的范围。为保护眼睛，工作人员和患者均应戴墨镜。在应用紫外线照射的同时，应根据病情，积极配合手术、药物等综合疗法，以期缩短疗程，减少合并症的发生。

（三）特定电磁波谱

特定电磁波谱辐射近年来已被广泛用于临床并取得较好疗效，具有生物效应、热效应、信息及调整机体微量元素等综合作用。能调整机体代谢、促进血液循环、镇痛、消炎、加快组织修复、提高免疫功能等作用。

1. 治疗范围及方法

（1）急性化脓性感染，如疖、痈、蜂窝织炎、伤口感染等，照射距离为30～40cm，每日1次，每次20分钟。

（2）皮肤病，如带状疱疹、湿疹、皮肤癣、外阴白斑等。照射距离20～30cm，儿童为40cm，每日1次，每次20～30分钟。

2. 注意事项

面部照射时，应注意保护眼睛。

（四）强脉冲光

强脉冲光（intensive pulsed light，IPL）或称脉冲强光，是以一种强度很高的光源经过聚焦和滤过后形成的一种宽谱光，由强光源（如氙灯）发出的光源首先经聚光镜聚焦发出，波长多为500～1 200nm。强脉冲光的特点是作用范围广、辐射时扩散度较大。具有改善色素、促胶原增加、纤维组织增生、血管消退等作用。

1. 治疗范围及方法

IPL治疗适应证包括血管瘤、毛细血管扩张、鲜红斑痣、酒渣鼻等血管性病变。

（1）使用参数：采用M22型第五代IPL治疗仪，波长为515～1 200nm，有6种滤波片（波长分别为515nm、560nm、590nm、615nm、640nm、695nm），多种滤波段满足多种适应证需求；脉冲数1～3个，脉冲宽度范围0.003～0.02秒，脉冲延迟0.005～0.15秒，能量密度10～35J/cm^2，光斑面积15mm×35mm，冷却方式为连续接触式。参数选择根据患者年龄、性别、毛细血管扩张程度和皮肤类型进行评估后设定。

(2) 使用方法：治疗前患者经洗面奶洁面后拍照留存，一次性手术帽遮盖头发，患者仰卧位，双层纱布或护目镜遮盖眼睛，治疗部位均匀涂抹医用耦合剂，厚度为2～3mm。第一次治疗选用低能量进行光斑试验，并根据患者毛细血管扩张程度及皮肤种类选择合适的治疗参数，将治疗头竖直贴紧皮肤表面并对损伤皮肤做匀速扫描，光斑无重叠现象，对损伤较重的区域要反复扫描。每次时长20～30分钟。疗程结束后用冷水洗净面部凝胶并给予面膜冷敷15～20分钟，疗程间隔期21～30天，3～5次为1个疗程。

2. 注意事项

术后应注意防晒。

(五) 碳素光治疗

碳素光波长300～10 000nm，包含红外线、可视光、紫外线、磁脉冲、微波、弱激光等10万余种与太阳光全光谱一致的综合光。碳素光的大部分热能被传递到深层组织和更远的地方，增强辐射强度，提高对皮肤和皮下组织的渗透能力，扩大了人体有效共振吸收光谱范围。碳素光疗法可以调节机体免疫，促进局部血液循环，加速炎症吸收，杀灭多种微生物，促进创面愈合。

1. 治疗范围及方法

皮肤糜烂、溃疡、伤口感染、带状疱疹、炎性外痔、下肢闭塞性脉管炎、术后疼痛、肌肉关节劳损等。

(1) 开放伤口：无菌生理盐水清洗创面后，将碳素光治疗机窗口对准皮损处，以皮损为中心，距离30～40cm，做区域覆盖性照射。每次照射30分钟，1次/d。

(2) 闭合性区域：以痛点为中心，距患部40cm左右局部照射，每个部位照射20分钟，每日一次，15次为一疗程。

2. 注意事项

(1) 光线过敏者不能使用。

(2) 严格控制光照时间、距离、温度、面积等因素，避免烧伤。

二、电疗

包括直流电疗，直流电离子导入，中频、高频电疗法，共鸣火花电疗法，超短波疗法，微波疗法等。

(一) 直流电疗法

使用较低电压(约50～80V)的直流电流，通过机体以治疗疾病的方法，即直流电疗法。目前单纯应用直流电流的已较少。

直流电对机体具有复杂的化学和生理学影响。因其能改变细胞膜的渗透性，从而引起充血，增强血液循环，促进病理炎症产物的排出，所以能够消散炎症。阳极并有脱水作用，可在有水肿和渗出物时，用阳极疗法；对于慢性炎症和久不愈合的溃疡，可用阴极治疗。阴极还有软化瘢痕和促进骨折愈合的作用。

治疗范围和方法

(1) 化脓性感染，如淋巴管炎、淋巴结炎、慢性乳腺炎等。

(2) 皮肤瘢痕和慢性增生性皮肤病。

(3) 电流强度以衬垫面积计算，一般成人可用0.05～0.2mA/cm^2，小儿用0.02～0.08mA/cm^2。每日或隔日1次，每次15～25分钟，一般15～20次为一个疗程。

(二) 直流电离子导入疗法

利用直流电场的作用，使药物离子经过皮肤或黏膜进入人体，达到治疗疾病的目的，称为直流电离子导入疗法。是利用直流电场(或低频脉冲电场)作用和电荷同性相斥，异性相吸的特性，使无机化合物或有机化合物药物离子、带电胶体微粒进入人体。如药物带正电荷，则将药液浸湿滤纸或绒布置于正极衬垫之下，反之则置于负极衬垫之下。药物导入人体的主要途径是皮肤汗腺管开口。导入机体的离子数量与药液的浓度、pH 以及电流强度有关。药物进入汗腺管后，较长时间停留在皮肤表层，以后逐渐从此处进入血流或淋巴流；有些立即进入淋巴流或血流而被带到全身。

在水溶液中能离解为带电部分的药物，或在水溶液中能成为胶体微粒带电状态的药物，原则上都可以用于直流电导入。有些药物在水中溶解度小，而在乙醇中溶解度大，也可使用以乙醇溶解配制的药液来进行离子导入。中草药直流电离子导入不仅丰富了离子导入的治疗范围，也提高了疗效，但在使用前必须先确定中药的有效成分和导入极性。由于中草药的有效成分未能提纯，不能配成纯品的水溶液，因此中草药导入药液配制有以下几种：①用提纯的药物有效成分配制成水溶液；②中草药酊剂；③中草药煎剂过滤后配制药液；④中草药煎剂直接作导入用；⑤中药糊剂。

治疗范围和方法

直接电离子导入疗法，治疗范围十分广泛，几乎对疮疡疾患的肿疡、脓疡、溃疡诸阶段都有治疗作用。

（1）急性化脓性感染初期（肿疡），包括疖、痈、丹毒、蜂窝织炎、乳腺炎、淋巴结炎等。可采用抗生素、中草药（以清热解毒药为主）。每天 1 次，每次 20 分钟。

（2）静脉曲张，血栓性静脉炎等可用胰蛋白酶、纤维蛋白溶酶、氯化钴等以及活血化瘀中草药进行离子导入，每天 1 次，每次 20 分钟。

（3）化脓创口、溃疡、瘘管等除可用抗生素外还可用硫酸锌、透明质酸酶等进行离子导入。每天 1 次，每次 20 分钟。

（三）共鸣火花电疗法

当长波电流作用于机体局部时，其减幅脉冲的高频率振荡、静放电或火花放电、离子化的氧化氮、臭氧等必然作用于机体，从而引起机体多方面的反应，这些反应就是这种电流应用于治疗的主要基础。可以降低感觉神经和自主神经纤维的兴奋性，故具有镇痛及止痒作用；又可改变血管神经的功能状态，使血管在短暂时间收缩以后扩张，引起主动性充血，可使局部血液循环得到改善，促进组织新陈代谢。

1. 治疗范围和方法

根据病变部位不同，采取相应的治疗手段，如对体腔治疗时，可用适当的电极插入手柄，慢慢插入体腔；在对伤口（或溃疡）进行治疗时，需先清洁伤口，再用皮肤电极在伤口周围 7～10cm 的皮肤上、伤口面上和伤口的相应脊髓节段的皮肤上进行治疗。

（1）外痔：用环形电极或小球形电极，放在外痔上或在外痔上移动，每天 1 次，每次 5～10 分钟，小电流，10～15 次为一疗程。

（2）伤口（或溃疡）、冻伤：每天 1 次，每次 6～12 分钟。

2. 注意事项

治疗过程中，患者不可触摸其他接地金属，其他人也不能触及患者，以免产生放电。

（四）超短波电疗法

超短波电疗法是应用超高频电流进行治疗的方法。当超短波电场作用于机体时，首先是直接处于电场内的全部组织发生反应，随着远处组织也出现反应。在局部组织中出现血管扩张、代谢增强、网状内皮系统功能活跃。因此具有抗菌、消炎、镇痛、提高机体免疫功能、促进坏死组织与健康组织分离的作用。

1. 治疗范围和方法

（1）急性化脓性感染，如疖、痈、丹毒、乳腺炎等：可按炎症面积大小，用适当电极放于两侧，用无热量～微热量；化脓或排脓后用温热量。每日或隔日 1 次，每次 10～15 分钟。

（2）冻伤：用无热量～微热量，每日 1 次，每次 10～15 分钟。

（3）前列腺炎：一个电极放于肛门内，另一个放在耻骨联合上部。用无热量～微热量，每日 1 次，每次 10～15 分钟，4～5 次后可改为隔 1～2 日 1 次，10～15 次为一疗程。

2. 注意事项

治疗时，注意把治疗部位的金属物取掉，患者不必脱衣裸露患部。皮肤出汗或局部知觉迟钝时易致烧伤，应特别注意。

（五）微波疗法

微波是波长为 1mm～1m、频率为 300MHz～300GHz 的一种高频电磁波。其治疗作用与短波、超短波和一些温热疗法相似，其主要作用均为热。具有消炎、止痛、改善局部血液循环，增加新陈代谢，从而增强局部的防御能力。此外还具有非热效应的治疗作用。

1. 治疗范围和方法

有距离辐射法（治疗时，辐射器与人体表面有一定的距离），接触辐射法和隔沙辐射法 3 种。可根据病情选用其中的一种。

（1）急性化脓性感染，如疖、痈、蜂窝织炎等，剂量 20～40W（无热感），每日 1 次，每次 5～10 分钟，3～6 日为一疗程。

（2）慢性炎症，剂量 50～80W（有热感），每日 1 次，每次 8～12 分钟，疗程也适当延长。

2. 注意事项

治疗时应注意保护眼睛和男性生殖器，可用铝板遮盖。

（六）中频电疗法

应用频率为 1 000～100 000Hz 的脉冲电流治疗疾病的方法，称为中频电疗法。临床常用的有干扰电疗法、调制中频电疗和等幅正弦中频（音频）电疗法三种。近年来，随着计算机技术的应用，已有电脑中频电疗机、电脑肌力治疗机问世，并应用于临床。目前临床上已用低频电流调制中频电流，使中频电流的幅度随低频电流的频率发生变化。等幅中频电流与由低频调制的中频电流由于调制电流的频率不同而有不同的生理效应，具有镇痛、抗炎、促进血液循环、锻炼骨骼肌、软化瘢痕和松解粘连的作用。

中频电流是正弦交流电，无电解作用，可以克服机体组织电阻，而达到较大的作用深度。中频电流对皮肤感觉神经刺激引起的是一种舒适的振动感（大强度时者有不适的束缚感），这种刺激不会引起痛纤维的兴奋。因此中频电流作用时可以使用较大的电流强度来引起深部肌肉强烈地收缩，但不致引起电极下的烧灼刺痛感。

1. 治疗范围和方法

化脓性感染、皮下或深部脓肿、溃疡、皮肤瘢痕等。

由于参数改变无规律性，不需要经常改变电流波形，亦可克服组织的适应性。用弱剂量的小电流强度即 $<1\text{mA/cm}^2$ 的电流可以消除末梢神经疾患的疼痛，并有抗炎作用。用中剂量的中等电流强度即 $1\sim2\text{mA/cm}^2$ 电流，双相对称波可减轻组织水肿，消散炎性浸润块，促进组织再生、修复，加速伤口愈合。

2. 注意事项

在创口早期频繁治疗，可使炎性渗出，肿胀加重，故一般在 24～48 小时内不予应用。

三、其他理疗

包括超声波、磁疗、蜡疗、水疗等。

（一）超声波

超声波的定义是频率高于 20 000Hz、超过人听觉上限的声波。其基本作用是机械作用，即超声传播过程中介质质点交替的压缩与伸张构成的压力变化，其他还有热作用等以及继发的许多物理或化学的变化。从而使局部温度升高、血液循环加快、代谢旺盛、组织软化、pH 变化、化学反应过程加速和酶系统功能影响等等。这些变化必然对局部组织的功能状态产生影响，而且同时影响远离器官。

1. 治疗范围和方法

（1）急性化脓性感染，如疖、痈、乳腺炎、手部感染等：可采用 $0.6\sim1\text{W/cm}^2$，每日 1 次，每次 5～10

分钟，根据病情可5～10天为一疗程。

(2) 血栓闭塞性脉管炎：沿动脉经路，以强度0.3～0.5W/cm^2接触移动，每日1次，或每周2～3次，每次5～8分钟，5～10次为一疗程。

(3) 软组织挫伤：作用于病损局部，移动法用0.2～0.8W/cm^2，每日或隔日1次，每次3～5分钟，5～12次为一疗程。

(4) 荨麻疹及瘙痒症：采用800～1 000kHz频率作用于相应神经节段的脊旁，用移动法，强度0.6～0.8W/cm^2，每次5～10分钟，5～12次为一疗程。

2. 注意事项

注意应加偶合剂，声头放置治疗局部密切接触皮肤，或作小范围摩擦。患者如有痛感，证明剂量过大，须适当减少剂量。

（二）磁疗法

应用磁场作用于人体穴位或患处的方法即磁疗法，简称磁疗。具有消炎、镇静、镇痛和消肿作用。其作用机制比较复杂，一般认为有以下几种：①磁疗法多数用于穴位而产生疗效，当磁场刺激穴位或患病部位时，通过经络和神经影响人体的功能；②在外加磁场作用下，影响了电子传递速度和传递方向，从而抵消病理因素对电磁过程的干扰而达到治疗目的；③在磁场作用下，Na^+、K^+、Cl^-等带电离子的活动能力加强，改变了膜电位，增强细胞膜的通透性，促进细胞膜内、外物质的交换，合成与分解等生物化学反应；④磁场可使胆碱酯酶、胰蛋白酶等活性增加，影响细胞质的RNA代谢过程，使机体的生理平衡得到恢复；⑤当机体受到磁场作用后，可产生微电流，刺激神经末梢，影响神经功能，也可能有调整体内生物电流的作用。

根据磁场种类可分为静磁法与动磁法。静磁法是将磁片贴敷于人体穴位或病变部位，利用磁片产生的恒定磁场治疗疾病；动磁法是将高磁场强度的磁体安置在一个动力机械上，使磁片随之转动而产生脉动磁场或交变磁场，或用铁芯线圈，通以交流电或直流电而产生交变磁场或脉动磁场。

1. 治疗范围和方法

(1) 扭挫伤：一般在患区痛点贴敷磁片，磁场强度为0.05～0.2T，根据患区大小选用面积不同的磁片，一般可采取持续贴敷，也可连续贴敷2～4天后，休息1天，或选取损伤附近的穴位进行贴敷。若采用其他磁疗方法，如旋转磁场（旋磁法）、电磁按摩法等，须视具体情况，把每次治疗时间定为10～20分钟，每日1次。

(2) 肛门疾患：包括肛旁脓肿，炎性外痔等，可采用磁场强度为0.03～0.1T的小磁片4～12片，贴敷患区周围和长强、会阴等穴位上，持续贴敷，也可采用旋磁法，机头对准患处，每次治疗15～20分钟。

(3) 前列腺炎：采用磁场强度0.1～0.15T的小磁片贴敷在关元、中极、三阴交，配穴会阴、足三里、次髎等，持续贴敷；也可采用旋磁法，选穴同上，每次20～30分钟。

(4) 慢性溃疡：用生理盐水清洗溃疡面，消毒周围皮肤后，在溃疡面上放一层纱布或塑料薄膜，其上放置乙醇擦拭过的磁片，再用胶布固定包扎。也可采用旋转磁疗机对准溃疡面，每日1次，每次15～25分钟。

(5) 血栓性静脉炎：在炎症血管的两端及中部贴敷磁片2～4块，如果病变血管太长可分段治疗，或用长条状磁体，磁场强度为0.1～0.2T；或用旋转磁疗机分点治疗，每个点5～10分钟。

2. 注意事项

目前磁疗尚无绝对禁忌，但对体质极度衰弱或孕妇的下腹部慎用。

（三）石蜡疗法

石蜡疗法是指利用加热熔化的石蜡作为温热的介质，将热能传至机体，达到治疗作用的方法。是以石蜡的温热、机械和其他各种因素综合作用于机体，以引起局部和全身反应而达到治疗目的。用于治疗炎症初期或新鲜闭合性软组织挫伤时，能防止组织内淋巴液和血液的渗出，减轻组织水肿并促进渗出液的吸收；又可使局部毛细血管扩张，血流量增加，血流加快，有助于炎症的消退和组织的再生；同时对神经系统有调整作用，还可使血白细胞数量增加。

1. 治疗范围和方法

(1) 急性挫伤或捩伤：可采用刷蜡法，即用平毛刷沾加热到 55～65℃的石蜡，迅速而均匀地涂于患处几薄层，再用浸有 60～65℃石蜡纱布等保护，外面再以蜡纸或油布盖好，包上床单或毛毯保温。每日或隔日 1 次，每次 30～60 分钟，5～10 次为一疗程。也可直接采用石蜡绷带法或喷雾法等。

(2) 慢性溃疡(包括营养性溃疡)：可采用喷雾法或把石蜡加热到 100℃，经 15 分钟消毒后冷却到 60～65℃，用汤匙或消毒纱布将石蜡滴在已清除脓液、痂皮或分泌物的创面上，厚约 1.5～2cm。最后用胶布盖好，再包以床单或棉被保温。每日或隔日 1 次，每次 30～60 分钟或更长。

2. 注意事项

厌氧菌感染的伤口或急性脓肿应慎用石蜡疗法。

（李兰青）

第二节　激光在疡科中的应用

激光是 20 世纪 60 年代发展起来的一门技术，用激光治疗疾病的方法称为激光疗法。

一、激光对机体的效应

(一) 热效应

激光被组织吸收后，将光能转换成生物组织热能，可使组织温度上升。不同种类的激光器，其能量不同以及治疗的组织结构不同而可产生不同的升温效应。当温度上升到超出细胞的耐受程度时，可以使细胞死亡或毁灭。根据原理不同，又可分为剥脱性和非剥脱性两大类。

1. 剥脱性激光能将病变或老化的表皮和部分真皮组织剥离，并诱导表皮和真皮再生和重塑，达到祛斑、祛皱、嫩肤等治疗目的。剥脱性激光治疗适用于对皮肤组织表面的各种赘生物如瘤、痣、疣等以及老化皮肤的磨削、穿孔或切除。

2. 非剥脱性激光依据选择性光热效应理论，利用人体组织某些色素在病变组织和正常组织中含量的差异，选择合适的激光波长以使这种差异体现在对激光能量的吸收上，从而进一步体现在组织温升和热损伤上以达到特定的医疗目的，使激光治疗告别粗放性、非选择性而进入精确性、选择性时代。非剥脱性激光适用于纹身、血管类、色素类、光老化等皮肤疾病的治疗。

3. 局灶性光热效应的理论，指出用特定的一类激光产生一组可达到一定深度但不伴有周围组织损伤的显微热损伤灶，若皮肤组织的热损伤面积足够小，周围存在正常组织足够多，激光损伤区易迅速愈合而无瘢痕形成；残存的正常组织在修复过程中起着“桥梁”作用。因而又故名点阵激光。

(二) 生化效应

激光在物质分子吸收时，可激活分子本质离解，而引起一系列的生化反应。这是光针穴位照射治疗疾病的基础。其作用机制主要表现在五个方面：光致异构化作用、光合成作用、光解离作用和光敏化作用，激光的生物刺激作用也属于光化学效应。光化学效应在医学领域应用最广泛的是光敏化作用，其中最具代表性的是光动力疗法(photodynamic therapy，PDT)。

(三) 光机械效应

当激光束聚焦后照射组织，在很小面积里激光能量密度很高，形成一次光压，组织吸收激光后表面蒸发、膨胀以及引起由液相转为气相的相变，甚至使固体气化，从而使细胞内和组织内的压强急剧升高形成二次压强。由激光导致的生物细胞的压强变化可以改变生物细胞、组织的形状，使得生物细胞、组织内部或之间产生机械力，从而对生物细胞、组织产生巨大的影响。目前激光的光机械效应已经成功用于治疗皮肤的血管和色素性病变。

（四）光调作用

光调作用是光生物调节作用的简称，指利用激光、发光二极管或其他光源，通过非光热作用来调节细胞的活性。光是波长较短的电磁波，激光是强光，因此激光就是强的电磁波。激光束的光点，会产生电磁场使组织电离，对细胞则有损害。

从机体的反应来看，随着激光功率密度的不同，激光有刺激、镇痛、止痒、消炎、消肿、止血、抗氧化和促进上皮细胞生长的作用，还有能使组织损伤、凝固坏死、蒸发、碳化及气化等的功能。

二、临床上常用的激光器及其主要性能

（一）二氧化碳激光器

此是目前应用最广泛的一种激光器，为肉眼不能见的红外光，属于远红外激光。根据应用时其输出功率的大小，可有使组织烧灼、凝固、碳化、气化及照射的功能。

（二）氦氖激光器

其输出功率小，为毫瓦级，对组织有较深的穿透性，其主要作用为热效应和光化效应。对常见的各种皮肤、黏膜溃疡，疗效显著。还可加速血管生长，因而促使上皮新生变快，肉芽组织增压加速。

（三）氮分子激光器

为紫外线激光，主要作用是光化学效应，能激发一些酶的活性。临床适用于急性或慢性炎症及皮肤黏膜溃疡。还能增强抗体的非特异性免疫功能。

（四）钇铝石槽石激光器

此种激光器主要有热效应作用，其功能与二氧化碳激光近似。但穿透性比二氧化碳激光深，止血效果好。具有颜色吸收特性，故对颜色较深的组织进行手术或治疗效果佳。也可通过组织染色增加其激光的吸收能力。应用时，较灵活方便。临床上常用的激光类型见表 5-1。

表 5-1 临床上常用的激光类型

类型	工作物质	波长 /mm	光束类型	脉冲能量或功率	发射角 / mrad	主要用途
固体激光器	红宝石（Ruby）	0.894 3（红）	脉冲	0.3～1 008J	1～15	凝固、切割、气化、照射
	钕玻璃（Nb）	1.06（近红外）	脉冲	1～1 500J	5～20	照射、气化
	钇铝石榴石（Nd:YAG）	1.06（近红外）	脉冲或连续波	1～100W	1～5	切割、凝固、气化、照射
气体激光器	氩离子（Ar^+）	0.530 8（绿） 0.568 2（绿黄） 0.647 1（红）	连续波	1～10W	1～0.1	烧灼、凝固、气化、照射
	二氧化碳（CO_2）	10.6（红外）	连续波	1～200W	1～10	烧灼、凝固、气化、照射
	氦氖（He-Ne）	0.632 8（红）	连续波或脉冲	1～50mW	1～0.1	照射、光针灸、全息诊断、医学研究
	氮分子（N_2）	0.337 1（紫外）	单脉冲	1～8mJ	1～5	照射
半导体激光器	光纤	0.810、0.940、1.470（红外）	连续脉冲	1～200W	1	光凝

三、激光治疗的选择

（一）急性蜂窝织炎

1. 采用4～6mW的He-Ne激光行痛点照射，每点照射10～15分钟。距离50～100cm，每日1次，10～15次为一个疗程。

2. 应用18W的CO_2激光器，照距60～80cm，以被照部位有温热感为宜。每日1次。每次照射1～2个痛区或穴位，每次8～15分钟，10～12次为一个疗程。

（二）丹毒

用低功率He-Ne激光照射穴位，照距0.5～1cm。病在头面部者，可取合谷、曲池、足三里、阿是穴；病在下肢者，取阿是穴、血海、阴陵泉、委中、足三里。每天照射2次，每穴5分钟。

（三）甲沟炎

采用输出功率5mW的He-Ne激光，扩光束照射局部病灶，距离50cm；原光束照射痛点，距离5cm，光斑直径3mm，光斑与受照部位垂直。每天照射1次，每次10～20分钟，10～12次为一疗程。急性期一般照射4～7次即可治愈。

（四）急性乳腺炎

1. 使用2mW的He-Ne激光针灸仪，以激光束通过光导纤维直接照射皮肤穴位，常分两组：第一组，取膻中、乳根、肩并、少泽、足三里及阿是穴；第二组，取膻中、乳根、梁丘、合谷、阿是、足三里。每天照射两次，每次每穴3～5分钟。以上两组穴位交替使用，照射期间一般均停用药物治疗。

2. 用5mW的He-Ne激光直接照射，照距50cm。先找出患部中心点，再围绕红肿周边取3～4个点照射并加乳根穴，每点照射5分钟，首日2次，以后每日1次。

3. 用15W的CO_2激光照射腹中和阿是穴。照距100～150cm，光斑直径6cm，以局部有温热感为宜。每日1次，每穴照射5分钟，10次为一疗程。

（五）一般性血栓性浅静脉炎

采用输出功率30mW的He-Ne激光器。照射部位功率密度为0.47W/cm^2，散焦照射病区，病情严重、病损区大则采用照射病区与循经取穴相结合的方法。穴位分4组：膀胱经的委中、承筋；胆经的阳陵泉、阳交；阳明经的上巨虚、解溪；脾经的阴陵泉、三阴交。每天选两组穴位交替照射，每穴4～8分钟，每日1次，15次为一个疗程。

（六）注射感染

用输出功率20W的CO_2激光器，扩光束照射炎性肿块，距离150～180cm，光斑直径7cm，每天照射1次，每次10分钟，10次为一疗程。

（七）疖肿

用功率密度25mW/cm^2的He-Ne激光器，原光束（照距0.5cm）或光纤传输直接照射穴位。常取穴位；病在头面部取阿是、灵台、曲池；胸部取阿是、曲池及耳穴的胸、内分泌；脐部取阿是、血海穴；腰部取阿是、委中穴；足背部取阿是、三阴交穴。每天照射1～2次，每次每穴5分钟（阿是穴5～10分钟），10次为一疗程。

（八）阑尾周围脓肿及阑尾包块

采用功率密度250mW/cm^2的CO_2激光器，照射部位为穴区或阿是穴，照距180cm左右，每次照射10分钟。CO_2激光照射适应于血瘀重，痛有定处，且拒按者。还可用3mW的He-Ne激光针灸仪，以光纤传输激光，光束直接对准穴位照射或取包块周边围刺法（即在脓肿或包块的周围对称的四点照射）每穴（或点）照射2～5分钟。常用的穴位有：腹结、府舍、外陵、天枢、足三里、阑尾、痞根及阿是穴等。耳穴为大小肠之间、交感、神门、阑尾及皮质下。根据病情CO_2激光和He-Ne激光可单独使用或两种激光配合使用。例如，阑尾包块大，痛甚，且病程较长者，可用CO_2激光照射痞根，同时用He-Ne激光照射阑尾穴及在包块周边行围刺法；耳穴取交感、神门及大小肠之间。又如肠间脓肿且痛者，可取天枢配大肠俞（俞募配穴）再配耳穴皮质下。每日照射1次，10～12次为一个疗程。

本法适用于基本无热象的阑尾周围脓肿或肠间脓肿的患者，均需经超声检查基本无液平者，如有脓液，待穿刺排脓后方可施以激光治疗。

（九）耳郭假囊肿

1. 常规消毒，穿刺囊腔抽出积液后，用功率密度25mW/cm^{2}的He-Ne激光照射囊肿，或用功率密度300mW/cm^{2}的CO_2激光扩束照射囊肿。每日1次，每次10～15分钟，7次为一疗程、病情轻者，一个疗程后基本痊愈；病情重者，需三个疗程。

2. 常规消毒，囊肿表面浸润麻醉，将CO_2激光聚焦后在囊肿最突出处打2～3个直径为0.5～1mm的孔，深达囊腔，使囊液外溢，排空后，每日用He-Ne激光照射患处10分钟，7次为一个疗程。

（十）黏液腺囊肿

1. 应用光纤末端输出功率1～3W的Ar^+激光器。对囊肿＜0.5cm×0.5cm的病程较短的患者，采用光凝固法治疗，即光纤端输出功率为0.5～0.7W，光斑直径约0.1～0.5cm，光照时间3～10秒，对囊肿进行不遗漏的光凝，使半透明的囊肿光凝至乳白或灰白色为止。对囊肿＞0.5cm×0.5cm的多次复发或手术切除后复发的患者，采用气化法治疗，即光纤端输出功率为1～2 W，光斑直径约0.2cm，对突出体表的黏膜及囊壁部分气化，使黏液流出，并行囊肿范围照射。然后用输出能量0.3～0.6mJ的N_2激光器，重复频率2～4次/s，扩束照射病变部位，每日或隔日1次，每次10分钟，10次为一疗程。

2. 使用13～18W的CO_2激光器，局部用75%乙醇消毒后，行局麻，待患者痛觉消失后，将CO_2激光刀对准囊肿，进行烧灼，直至局部皱缩呈灰白色，术后创面涂以2%龙胆紫，愈合时间约7～10天。

3. 应用光纤末端输出功率10～15W/cm^{2}的Nd：YAG激光器。局麻下根据囊肿大小，激光在囊壁上击穿一个或数个小孔排出囊内黏液，然后，再用Nd：YAG激光凝固囊肿，直至整个囊肿瘪陷。外观呈焦褐色为止。术后3天左右，囊肿渐渐坏死脱落，直至完全消失。

（十一）一般皮肤清溃疡

1. 应用输出功率15～20W的CO_2激光器，在治疗前先清洁溃疡面，然后将CO_2激光散焦照射患部，直到有温热舒适感为宜（温度在40～45℃），每日照射1次，每次5～10分钟，10～12次为一疗程，疗程后休息3～5天。

2. 采用输出功率5mW的He-Ne激光，在治疗前先清洁溃疡面，然后用He-Ne激光原光束照射溃疡面几个点或以扫描方式照射，每天1次，每次15～20分钟，10次为一疗程。

3. 用上述的CO_2激光和He-Ne激光交替疗法，一般先用CO_2激光照射治疗，待溃疡面清洁后，可改用He-Ne激光照射治疗，每天1次，每次各10分钟。

（十二）黏膜溃疡

1. 口腔黏膜溃疡

采用8mW的He-Ne激光器，对溃疡面、痛点或穴位进行照射，可选合谷、列缺、大椎、足三里、三阴交等穴。距离10～30cm。每点或每穴照射3～5分钟，每天1次，10次为一疗程；或用激光能量为0.2～0.6mJ的N_2激光器，治疗时光斑直径为0.5cm，重复频率为4～6次/s。以聚焦或稍离开焦点处的光束对病变区进行分点照射，隔日1次，每次10分钟，10次为一个疗程。

2. 鼻中隔黏膜溃疡（或糜烂）

应用1～3mW的He-Ne激光，经光导纤维传输激光，直接照射溃疡面（距离0.5～1cm）及穴位（双迎香和双上迎香），每日1次，每次15～20分钟，10次为一疗程。照射期间同时给予复方薄荷滴鼻剂，以避免局部干燥结痂。

3. 外阴溃疡

用功率密度10mW/cm^{2}的He-Ne激光直接照射溃疡面，距离50cm，以扫描或选点进行治疗，每天1

次，每点照射 5 分钟，扫描每次 10～15 分钟，10～15 次为一个疗程；或用功率密度为 300～500mW/cm^2 的 CO_2 激光，扩束后温度达 40～45℃为宜，距离约 150cm，直接照射溃疡面，每日 1 次，每次 10 分钟，10 次为一个疗程。

4. 阴茎头部溃疡

多因固定性药疹、包皮阴茎头炎和液氮冷冻治疗生殖器疣后引起。应用输出功率 5mW 的 He-Ne 激光，距离 30～50cm，光斑直径 1～1.5cm，直接照射病灶局部，每天 1 次，每次 10～15 分钟。一般照射 3～4 次即可见其周围有明显的上皮新生，7 次左右即可痊愈。

（十三）下肢慢性溃疡

1. 用输出功率 3mW 的 He-Ne 激光针灸仪，距离 70cm，分区照射患处。同时进行穴位照射，常取足三里、三阴交，每日 1 次，每穴 5 分钟，阿是穴 10～15 分钟，10 次为一疗程，每个疗程后休息 3～7 天。

2. 穿通支静脉溃疡闭合术

半导体激光仪功率设定为 12W，连续脉冲模式。局部麻醉浸润，超声引导下探查反流穿通支，套管针穿刺至反流血管段或血管壁后引导光纤行多点激光微创光凝治疗，光纤功率设置为 6～14W，每个脉冲时间为 1s，间隔 1s，行走速度 0.5cm/s。术后 6 小时下床活动，患肢弹力绷带加压包扎 3 天，穿循序压力弹力袜 3 个月以上。

（十四）外伤感染

1. 采用输出功率 3mW 的 He-Ne 激光器，距离 30cm 照射患处，每日 1 次，每次 10～20 分钟。

2. 用低功率的 He-Ne 激光针灸仪，原光束距离 2～5cm。照射穴位：上肢取曲池、手三里、上廉、孔最；下肢取承间、飞扬、外丘、阿是穴。每日照射 1 次。每穴 3～5 分钟，10 次为一个疗程，每疗程间隔 3～5 天。

（十五）肉芽过长

可用 Ar+ 激光，输出功率 1～2W；Nd：YAG 激光，输出功率 10～20W；CO_2 激光，输出功率 50W。常规消毒、麻醉后，对病损小而浅者，用 Ar^+ 激光照射至肉芽组织发白、凝固、坏死；对病损较大者可用 Nd：YAG 激光照射使肉芽组织凝固、坏死；亦可用 CO_2 激光对肉芽组织进行烧灼，直到基底部为止，用生理盐水纱布轻轻擦去碳化组织，术毕创面涂 2% 龙胆紫溶液。

（十六）糖尿病坏疽

采用 9mW 的 He-Ne 激光器，扩光束照射破溃面，照距 40～50cm，照前用生理盐水清洗创面。然后用 He-Ne 激光垂直照射，如病灶面积较大，可分区照射，每区 10 分钟，每日 1 次，15 次为一疗程。

（十七）窦道

1. 窦道内照射法

用光纤末端输出功率 25mW/cm^2 的 He-Ne 激光。取 3% 过氧化氢溶液冲洗窦道，至流出液体变清为止。将传输激光的光纤末端套入一根经过消毒的一端封闭的毛细玻璃管中，然后将毛细玻璃管沿窦道插入，再由内而外地分段照射。每部位照射 5～10 分钟，每日 1 次，10 次为一疗程。激光照射期间用药、换药等治疗照常。

2. 窦道外照射法

这种方法适用于窦道与体表所成角度较小的病例。采用 CO_2 激光扩束后功率密度 500mW/cm^2 及光纤末端功率密度 25mW/cm^2 的 He-Ne 激光。取 3% 的过氧化氢溶液清洁窦道后，用探针先确定窦道的方向与范围，之后，用 CO_2 激光照射窦道外表面（距离 130cm）5 分钟后，再用 He-Ne 激光循窦道在体表的相应位置（照距 2cm）分段照射。每日 1 次，每段照射 5 分钟，10 次为一疗程。若窦道较长则可分次照射。照射后常规放置引流，分泌物变清减少后再停止冲洗，逐步除去引流。

3. 窦道内凝固法

此法适用于先天性窦道或者是经上述方法治疗效果不佳者。用 3% 过氧化氢溶液冲洗窦道后，把经过消毒的传输 Nd∶YAG 激光的光导纤维插入窦道内，在依次退出时，利用 Nd∶YAG 激光从光纤输出后的散焦光束，对窦道内壁的炎性肉芽组织进行凝固破坏，然后再酌情按上述两种治法进行处理。

（十八）内痔

1. CO_2 激光切割法（Ⅱ、Ⅲ期内痔）

采用 CO_2 激光刀头功率 15～20W 进行切割治疗。患者取侧卧位或膝胸卧位，用 1∶200 苯扎溴铵或 2% 氯己定作肛门周围常规消毒，麻醉后，使肛门括约肌充分松弛。用苯扎溴铵或氯己定清洗肛管，然后让患者作排便动作使痔核暴露，用组织钳提起欲切痔核，再用长弯止血钳夹住痔核基底部，钳下围以盐水纱布条保护周围组织，将激光刀头对准切割部位，于钳上 0.1cm 移行切割痔核，对基底部的痔核残端面，调小功率进行碳化或气化，形成平整的凝固创面。缓慢移开血管钳，无渗血后，可用同法切除其他痔核。术毕以局部紫草油或凡士林纱条塞入肛门。创面于 3 周左右可愈合。

2. Nd∶YAG 激光凝固法

本法适用于Ⅱ、Ⅲ期内痔及部分混合痔患者。术前准备同上述方法。注射麻药后适当扩肛，嘱患者作排便动作，痔核即会脱出。应用 Nd∶YAG 激光凝固之。光凝时，可见痔核发白、收缩，但切勿凝至灰黑色，以免损伤过深。对充血较剧或黏膜有糜烂的痔核，因直接光凝容易使痔核穿破出血，所以用组织钳提起痔核，以血管钳钳夹痔核基底部后再行光凝。术后处理同上。光凝后，创面约在 4 周内愈合。

3. He-Ne 激光照射法

应用输出功率 20mW 的 He-Ne 激光对准病灶进行照射，距离 30～50cm，即将内痔暴露在光斑处。身体呈侧卧，屈膝位。每日照射 1 次，每次 15～20 分钟，10 次为一个疗程。还可照射穴位，以理气散瘀和止血祛痛为主。选督脉和足太阳经穴为主。常取命门、肾俞、次髎、长强、会阴、承山、飞阳、委中、承扶和承筋等，每次取 3～4 穴，每日 1 次，每穴 3～5 分钟。

（十九）血栓外痔

采用 2mW 的 He-Ne 激光器，原光束直接照射病变部位，照距 10～20cm，每日 1 次，每次照射 20 分钟。

（二十）慢性溃疡性结肠炎

1. 穴位照射法

应用输出功率 15mW 的 He-Ne 激光器，以光导纤维传输激光，将光纤的末端直接对准穴位进行照射。体穴以天枢、气海为主穴，大肠俞、脾俞、足三里为配穴。耳穴取大肠、脾、腹、神门、内分泌及皮质下。根据病情酌选体穴或耳穴，每日 1 次，每次每穴 3 分钟，20 次为一个疗程。双侧穴位交替使用。

2. 局部照射法

采用功率密度 300～500mW/cm^2 的 CO_2 激光进行局部照射，此种疗法适应于中医辨证属虚寒型患者。CO_2 激光扩束照射（距离 130cm）下腹部及腰骶部，每日 1 次，每部位照射 10 分钟，20 次为一个疗程。

3. 肠腔内照射法

患者先作乙状结肠镜检查、从肠镜的刻度上记录下结肠黏膜充血、水肿或溃疡的部位之后，开始每周 1～3 次的治疗。患者取侧卧位屈膝、插入乙状结肠镜，抽出管芯，把传输 He-Ne 激光的光导纤维的末端套入一个一端封闭的、有一定长度的玻璃管内，将玻璃管从肠镜腔内送入结肠腔、按记录的位置，发送 He-Ne 激光照射肠黏膜，由里向外退出，分段照射，每段照射 5 分钟，每周照射 2 次，10 次为一个疗程，连续照射两个疗程后停照 10 天，予以复查。

（二十一）肛瘘

应用 30W 的 CO_2 激光，患者清洁灌肠后，取侧卧位，常规消毒及局麻后，寻找肛瘘内口，用探针由外口至内口穿出，探针两侧用盐水纱布敷盖。将输出激光聚焦，切割皮肤、皮下组织、瘘管，将瘘管壁彻底切除，修整创面，使呈内小外大的“A”形状，用凡士林纱布填压，塔形纱布固定。局部保持清洁，每天用 1∶5 000 苯扎溴铵溶液坐浴 1～2 次。常规换药。

（二十二）肛裂

1. 急性肛裂

可用输出功率 15mW 的 He-Ne 激光，并用光纤传输激光。选取一只略粗于光纤的远端是半球形的封闭玻璃管，插入灯管后轻轻压向肛裂，使肛裂创面能较好地暴露后，将 He-Ne 激光的光纤末端置入玻璃管内，对肛裂进行照射。每日 1 次，每次 15～20 分钟，10 次为一疗程。局部照射的同时可配合穴位治疗，即将光纤末端直接照射穴位，常取的穴位有三阴交、长强、承山、腰俞等。每天 1 次，每次每穴照射 5 分钟，双侧穴位可交替使用。

2. 慢性肛裂

采用输出功率 30W 的 CO_2 激光器。常规消毒、麻醉后，暴露肛裂，用 CO_2 激光气化肛裂及周围的瘢痕组织和肛裂近端的肛隐窝；切除哨兵痔及可能有的肥大的肛乳头，再把创面深部显露的栉膜带及肛门内括约肌的下缘上浅下深地切开约 2cm，使肛门松弛可进入两指，创面覆盖凡士林纱布，术后保持排便通畅，便后坐浴；或应用功率密度为 25～50W/cm^2 的 Nd∶YAG 激光器。暴露肛裂后，激光对肛裂进行烧灼，至肛裂及周围的瘢痕组织收缩并呈灰白色即可。创面约经 3～4 周愈合。

（二十三）冻疮

采用输出功率 7mW 的 He-Ne 激光，经光导纤维传输照射患部，距离 50cm，每日 1 次，每次 10～15 分钟。除患部已形成溃疡，需在照射后加盖凡士林纱布外，一般照后均不作处理。同时照射穴位，主穴为阿是穴，配穴选取，以患在何处而定。患在手背者取后溪；患在足跟者取昆仑；患在耳郭者取外关。每日 1 次，主穴照射 5～10 分钟，配穴 3 分钟。8 次为一疗程。患有大血疱或水疱者，先抽出疱液再照射，照射后用干纱布包扎。

（李兰青）

第三节　疡科简易疗法

一、针灸疗法

针法与灸法常相提并论，统称针灸。针与灸虽方法不同，但各有其适应证。在疡科方面，以往多采用灸法，但近年来，针法远较灸法应用广泛。

（一）针法

针法是用某些不同的针具，刺入身体某些部位（穴位）而达治病目的的一种方法。因使用的针具、刺激部位及方法的不同，临床又分体针、耳针、皮肤针、赤医针等疗法。

1. 体针疗法

体针疗法是用毫针通过刺激身体一定的穴位。以调节人体脏腑、气血功能，激发人体的抗病能力，达到治疗疾病目的的一种方法。

（1）治疗范围：在疡科广泛用于治疗疼痛性、瘙痒性疾患，如各种感染、损伤性疼痛、风湿痛、瘙痒性皮肤病等。

（2）治疗方法

1）针具：毫针。

2）部位：按照发病部位与经络的关系，根据“经脉所过，主治所及”的原则进行取穴治疗。

3）操作：消毒皮肤及针具后，直刺入皮下组织，进行提插或捻转，以达到酸、麻、胀、痛（得气）等感觉。一般实证，热证多用泻法（强刺激）；虚证、寒证多用补法（弱刺激）。慢性病多用平补平泻手法。

(3) 注意事项

1) 患者要取舒适体位，不宜站立针刺。

2) 过饥过饱、极度疲劳、精神紧张者不宜针刺。

3) 感染部位不宜进针，以防感染扩散。

4) 晕针者应禁用针刺治疗。

2. 耳针疗法

人体各个脏器及身体各部位，在耳郭上都有一定的代表区，这些区域按照一定的顺序有规律地分布在耳郭上，当人体某一部分发生病变时，往往会在相应耳郭区域出现压痛、电位降低，或伴有形态与色泽的改变。在这些耳郭反应区给予一定的刺激，可以治疗相应的躯体或内脏的疾病。

耳针疗法就是在耳郭穴位上用针刺或其他方法刺激以防治疾病的方法。具有治疗范围广、副作用小、操作简便、疗效迅速以及费用低廉等优点。通过刺激某些敏感穴位，可调节皮质的兴奋与抑制，以达到止痛、消炎、止痒、抗过敏等作用。

(1) 治疗范围：因其止痛效果较好，常用于各种疼痛，如神经痛、外伤性疼痛、急腹症的疼痛等，亦可用于治疗慢性瘙痒性皮肤病。

(2) 治疗方法

1) 针具：常用短的毫针、皮内针及蝌蚪针。

2) 取穴：明确诊断后，在耳郭与疾病的相应部位探查压痛点。探查方法可用毫针针柄的钝端或圆头玻璃棒、火柴头等在耳郭上按压，当压到痛点时，即是需要针刺的部位。

3) 操作：局部消毒后，将毫针或皮内针刺入痛点，深度以不穿透耳部为原则。一般留针 20～30 分钟，慢性病可留针 1～2 小时，也可用埋针法，用橡皮膏固定，留针 3～5 天。

此外还可用爪(甲)切、按摩、按压(以火柴棍、针柄、圆端玻璃棒等进行)等方法代替针刺。

(3) 注意事项

1) 过度疲劳和衰弱的患者必须针刺时，最好平卧。

2) 耳郭冻伤和有炎症时应禁针，以防炎症扩散。

3. 皮肤针疗法

用皮肤针叩打浅表皮肤，治疗某些疾病的方法，叫皮肤针疗法。该疗法刺激限于皮肤，所以又叫“皮刺疗法”。根据使用的针具又称为“梅花针疗法”“七星针疗法”等。此法操作简便。其作用主要是畅通局部气血，促进炎症消退，并有安抚、止痒、生发等作用。

(1) 治疗范围：主要适用于慢性瘙痒性皮肤病，如局限性神经性皮炎、慢性湿疹、瘙痒症，也可用于治疗斑秃、白癜风等。

(2) 治疗方法

1) 针具：用皮肤针或自制七星针。

2) 叩打部位：可直接叩打皮损表面，如斑秃的脱发部位；或根据经络学说的理论和辨证论治的原则，按病证所属的脏腑经络取穴；或用拇指由尾骶部向上沿脊椎及其两侧推挤皮肤，寻找皮下结节或束状硬块，然后在这些部位进行叩打。

3) 操作：术者手持针柄，用腕关节的灵活弹力(肘、臂不动)叩打，以使局部有轻微点状出血为度。每日或隔日 1 次，10～15 次为一疗程，疗程间休息 5～10 天，也可在叩打后涂搽软膏或封贴硬膏。

(3) 注意事项

1) 急性传染病、皮肤烧伤及溃疡者勿用皮肤针治疗。

2) 打刺时针尖接触皮肤要平稳，不能斜刺、刨刺或打刺不匀。

4. 赤医针疗法

赤医针疗法是近年医务工作者在针刺疗法的基础上发展和创造出来的一种新疗法。有镇静、抗过敏、消炎、解痉、镇痛等作用。

(1) 治疗范围：适用于一些皮肤急性化脓性感染（如急性淋巴管炎、丹毒、疖、痈、急性乳腺炎等）。因此法能起到消炎止痛作用，也可治疗外伤性疼痛和过敏性皮肤病。

(2) 治疗方法

1) 针具：赤医针为不锈钢粗针，直径 0.9～1.0mm、针体长 5～7cm。

2) 取穴：首先选定主穴。找到两肩胛冈内缘最高点间的棘突（相当于胸椎第 3 棘突），向下再数 3 个棘突（相当于胸椎第 6 棘突），此穴即在这个棘突的上缘（相当于胸椎第 5、6 棘突间）。

3) 操作：患者端坐，屈肘，两手交叉放在对侧前臂上，两肩自然下垂，头尽量前低，使背部皮肤绷紧，借以充分暴露椎体之棘突，便于取穴。在找好赤医主穴后，消毒皮肤，左手示指固定在胸椎第 6 棘突上缘，右手持针自主穴上垂直刺入，继之以 30° 角向下斜行刺入皮肤组织，再将针柄略压低，使针尖紧贴皮下沿棘突向下慢慢捻针进 1.5～2 寸，用橡皮膏固定针柄。同法用另一根针刺入赤医辅穴 1 穴（在主穴、上一个棘突的上缘），一般留针 20～40 分钟，每日 1 次，10 次为一疗程。

(3) 注意事项

1) 进针宜快，深浅适宜。过浅刺入困难，过深进入棘突间可造成疼痛，影响疗效。

2) 孕妇、重度心脏病、脊椎结核患者，慎用或不用。

（二）灸法

1. 温灸

温灸是以热作用于穴位或患部而达治病目的的方法。供灸用的基本材料是艾绒，用艾绒制成艾炷或艾条；点燃后用其灼烤体表穴位或患部，使局部产生温热或轻度灼痛的刺激，以调整气血功能，提高机体抗病能力，从而达到治疗目的。

(1) 治疗范围

1) 疮疡初起坚肿尚未化脓者。

2) 疮疡溃后脓水清稀，血运欠佳，久不收敛者。

3) 风湿性疾病关节疼痛者。

4) 神经性皮炎，慢性湿疹等慢性瘙痒性皮肤病。

(2) 治疗方法

1) 艾炷灸：拿一小团艾绒放在桌上，用拇、食、中三指捏成上尖下平周圆的圆锥体，即成艾炷。将艾炷置于应灸穴位上，用火点燃上端，待患者呼烫时，移去燃烧的艾炷，再换新艾炷点燃。一个艾炷，习惯用语叫“一壮”。一般穴位可灸 3～7 壮。也可在艾炷与皮肤之间垫置生姜片、蒜片或食盐等物，称“隔灸”。

2) 艾条灸：将艾条一端点燃，于穴位上距离皮肤约 3～5cm，使患者有温热感或灼感而不致烫伤即可。一般可灸 3～10 分钟，以灸局部皮色潮红为度。

3) 温针灸：在针刺留针时，将艾绒捏缠于针柄上燃烧，使热力通过针身而达到穴位。施灸时除按针刺法选穴外，在治疗疮疡时还可在疮头上直接施灸，这是中国古代外科中最常用的方法。针灸两法可结合运用，或先针而后灸，或先灸而后针，临床可灵活掌握。

(3) 注意事项

1) 凡属实热阳证疮疡及头面、颈项部疮疡慎用或不用灸法。

2) 已化脓者不宜用灸法。

2. 冷灸

冷灸是用某些刺激性药物作用于局部（或穴位），使局部组织产生炎症、充血、发疱等反应，以达到治疗目的。

(1) 治疗范围：慢性皮肤病，如银屑病、慢性湿疹、神经性皮炎、白癜风等。

(2) 治疗方法：常用药物有大蒜、白芥子、蓖麻子、斑蝥等。将药物研成粉末，用醋或水或植物油等调成膏敷于患处，或将药物制成酊剂涂于患处，也可直接捣成泥状，如大蒜泥等，敷于患处。

（3）注意事项

1）急性炎症性皮肤病禁用。

2）引起发疱者，相当于Ⅱ度烧、烫伤，因此敷药面积不宜过大，一般不要超过体表面积的10%，若病损广泛可分步进行治疗。

二、挑治疗法

挑治疗法又称“挑针疗法”“截根疗法”等。用于治疗痔疮者又称“挑痔疗法”，是指用针挑破皮肤出血或挑断人体特定部位的皮下纤维组织来治疗疾病的一种方法，特点是操作简便，经济而有效。

本法在古代属于“刺络”的范畴。清代《理瀹骈文》有关于挑胸背红点治诸痧症、挑胸前红丝治内外缠喉风的记载。用本法治疗外科疾病在民间流传很广。一般认为有疏通经络、调理气血和脏腑功能的作用，从而达到治疗疾病的目的。

（一）治疗范围

肛门疾患（如内痔出血、肛门湿疹、肛门瘙痒等）、皮肤化脓性感染（如多发性毛囊炎、疖病、痤疮、瘰疬等）以及眼结膜炎、麦粒肿等感染性疾患。

（二）治疗方法

针具常用三棱针、医用缝针等。

1. 部位

在选择治疗部位时可采取以下方法。

（1）选点法：即选用在体表有关部位上出现的疹点。这些疹点多出现在背部，从背部第七颈椎至第五腰椎两侧直至腋后线的范围内，状似丘疹，稍突起于表皮，似大头针帽大小，多为灰白、暗红、棕褐、浅红色，压之不退色。其具体部位又可因病而异，如痔疮点常见于腰骶部及上唇系带处；针眼（麦粒肿）点多在肩胛区内；瘰疬（淋巴结结核）点多在两肩胛下角以上，脊柱两侧。且常与病位左右交叉出现。

（2）选穴法：是选用与各种病位有关的穴位。如痔疮选用长强、大肠俞、小肠俞、命门、上髎、次髎、中髎、下髎；麦粒肿选用大椎穴旁开五分处；瘰疬选用肩井、肺俞等。

（3）选区域法：是在与疾病有关的一定区域选点挑治。如治疗肛门疾患，在下腰部近脊椎处挑治，一般可在第3腰椎至第2骶椎之间，左右旁开1～1.5寸的纵行线上任选一点；治疗颈后多发性毛囊炎、多发性疖肿、面部痤疮等病，可在背部中线旁开1.5～3寸的两侧纵行线上，进行挑治。

2. 操作

治疗时一般让患者反坐在靠背椅上，两手扶于靠背架上，暴露背部，便于操作。对体弱患者宜采取卧位，防止虚脱。先局部常规消毒，用三棱针等针具挑破皮肤，进而将下面的纤维挑断。挑毕以消毒纱布敷盖。一次不愈，可于2～3日后再行挑治，部位可另选。

治疗颈后多发性毛囊炎及疖肿、痤疮等病，可在背部中线旁开1.5～3寸的两侧纵行线上，由大椎穴平齐处开始每隔1寸左右挑刺皮肤一下，并挤出血。用消毒棉球擦净，两侧一般可各选10针左右，每周挑1～3次，4周为一疗程。

（三）注意事项

1. 注意无菌操作，术后嘱患者在挑治部位保持清洁，防止感染。
2. 挑治后有的患者有疲劳感，应注意休息，避免重体力劳动。
3. 对孕妇、严重心脏病、出血性疾病及身体过度虚弱的患者应慎用，以免发生意外。

三、砭镰法

砭镰法又名砭法，是用三棱针、刀锋或磁片在疮疡患处浅刺出血，以达到肿消痛减目的的治疗方法。

（一）治疗范围

一般用于急性感染，如丹毒、急性淋巴管炎。也可用于外伤性瘀血疼痛。

（二）治疗方法

1. 针具

三棱针、尖手术刀片、破磁片等。

2. 部位

选在急性感染出现红肿热痛，尚未化脓的部位，或外伤性瘀血疼痛处。

3. 操作

针具与被刺部位常规消毒后，用三棱针尖、刀锋或磁片尖锋直刺皮肤，并按一定的规律移动击刺多点，以患部微微出血为度。若无上述器具，以毫针浅刺（约 0.3～0.6cm），用手挤捏针孔周围，微令出血，亦可同样取效。刺毕用消毒棉球按压针孔。

（三）注意事项

1. 注意无菌操作，以防感染。

2. 击刺时宜轻、宜浅、宜快、出血不宜过多（微令出而或数滴为宜）。

3. 应避开较大血管。对慢性阴证、虚证及有出血倾向者禁用。

四、火针疗法

火针疗法又称火针烙法，也称燔针淬刺，是一种古老的传统方法。《黄帝内经》中有“刺燔针取痹”的记载。唐代《备急千金要方》中正式提出火针之名，载有治疗痈疽“当头以火针刺入四分即瘥”的方法。该书“用针略例篇”则提出火针排脓的方法。“九漏篇”中还记载了用火针治疗瘰疬，谓“诸漏结核未破者，火针使著结核中，无不瘥者”。明代《外科正宗》对火针治疗瘰疬痰核的操作方法，也有详尽的描述。

现代临床常用火针排脓及火针消肿两种方法。

（一）火针排脓法

火针排脓法是用火针刺破脓腔，达到引流目的的一种方法，可代替开刀，又可防止出血，排脓畅快，操作简便，易于推广。

1. 治疗范围

适用于脓肿形成者，以此代替手术切开引流。

2. 治疗方法

（1）针具：粗针形如细筷，用铁或铜制成，长约 20cm，针头尖细而圆，如结绒线针样，针柄较粗，或圆或方，亦可用 8 或 9 号长约 15cm 之粗钢针，或以骨科克氏针代用。近年来又有使用电火针应用于临床者，更为方便。

（2）部位：化脓性感染已成脓者，选择在波动最明显处，或可见脓汁最清楚处。

（3）操作：常规消毒皮肤，局部浸润麻醉，部分患者脓肿壁薄者可不必麻醉，在波动明显处穿刺抽得脓汁并了解到脓肿壁之厚度以后，右手持火针柄，在酒精灯上或炉火中烧红。左手用镊子夹持火针以掌握深浅（如脓肿壁厚 1cm，镊子夹持部位距尖端 1.5～2cm，若距离尖端太近，不能刺透，太远恐刺入太深，伤及健康组织）。一般可垂直刺入脓腔，迅速拔出火针，脓汁随即流出。对较深的脓肿，可采用较粗之火针，或在刺入后略停片刻。针后轻轻挤压，排出脓汁，然后贴以拔毒膏或外盖涂有生肌玉红膏的敷料。

3. 注意事项

（1）进针深浅要准确，手法要轻快利落。针刺入后，要迅速出针，时间不可过长，以免过多损伤正常组织。

（2）对手及颜面、关节等处宜慎用，特别是脓肿较小者最好不用，因易烫伤健康组织。

（二）火针消肿法

是用火针刺入肿块，以达到消肿目的的一种方法。该法有活血、消肿、止痛等作用。

1. 治疗范围

常用于治疗慢性淋巴结炎及结核性淋巴结炎，肿硬未成脓者。

2. 治疗方法

（1）针具：可选用20～22号针或缝衣针，柄端可缠绕棉线以利夹持牢固。

（2）部位：可选在肿块的中央刺入。

（3）操作：烧红后，以左手拇、示指固定刺点周围皮肤，右手持针迅速刺入，针尖达到肿块中心部，立即出针，然后以消毒棉球轻按针孔，无菌纱布敷盖，或敷以有消肿治疗作用的药膏促进消肿。

3. 注意事项

切勿刺深，以防损伤正常组织，并注意避开血管肌腱等，以免发生不良后果。

五、拔罐疗法

拔罐疗法古称角法，因当时所用工具为兽角而得名。以后工具不断改进，现在是利用杯罐吸附于一定部位，使其产生瘀血现象而治疗某些疾病的一种方法。拔罐可活跃血液循环，有祛风散寒，活血止痛的作用。是民间常用的简易疗法。

（一）火罐疗法

火罐疗法在民间颇受欢迎，有“扎针拔罐，病去一半”的说法，常用于疼痛性疾病，具有操作简便、疗效快的特点。

1. 治疗范围

因拔罐止痛效果好，故疡科常用于治疗风湿痛、腰背酸痛、肌肉劳损、关节痛、坐骨神经痛等。

2. 治疗方法

（1）器具：常用有陶罐、铜罐、铁罐、玻璃罐，其中以玻璃罐、陶罐最常用。

（2）部位：拔罐部位多选在痛点或其附近穴位上，皮肤要平坦，肌肉比较丰满，并洗净擦干。

（3）操作：患者取舒适体位、注意避风保暖。罐内滴入少量乙醇或白酒（或用碎纸条）点燃，至火焰最旺时，迅速将罐口向下扣于皮肤上，此时火罐即紧紧吸附于所拔部位。为了避免烧伤皮肤，操作时可用镊子夹95%乙醇棉球，点燃后，进入罐内绕一围拿出。随即迅速将火罐罩在应拔部位上。一般留罐10～15分钟。取去火罐时，先用手指按压火罐边缘皮肤，使空气进入罐内，即可无痛松脱，取下火罐。

为了增大拔罐的作用面积，还可采取“推罐法”，即在皮肤上涂一些凡士林或其他油类，然后点火拔罐，并在局部上下推拉火罐使其移动，在罐下可出现一条带形血晕，以增强疗效。

此外还有在局部先刺破出血，再行拔罐的方法。但注意不要刺破较大血管，以免引起不良后果。

3. 注意事项

（1）皮肤有溃疡、破损处不宜拔罐，孕妇慎用。

（2）注意不要烧伤皮肤。

（二）水罐疗法

水罐疗法是根据火罐的治病原理发明的一种新方法。它利用火罐的负压作用，又增加了药物或温水的作用。

1. 治疗范围

同针刺及火罐的适应证。

2. 治疗方法

（1）器具：用青霉素或链霉素小瓶，将瓶底去掉磨平备用。

（2）部位：同火罐或针刺法取穴。

(3) 操作：在选用的罐内装入配制好的药液或温水约半瓶，紧紧地盖在选定的治疗点上，用注射器将针头从小瓶的橡皮盖中间刺入瓶中，抽出部分空气，使瓶内产生负压，瓶底口即吸紧皮肤，留罐20分钟左右。

3. 注意事项

(1) 瓶底去掉后，边缘周围必须平滑无缺口，以防刺破皮肤。

(2) 所用药液应具有刺激性，如辣椒液等。

(三) 药筒拔法

药筒拔法是用一定的药物，与竹筒若干同煎，趁热急合伤口或疮口上，以吸取毒液或脓汁的方法。

1. 治疗范围

一般用于化脓性感染脓出不畅者，或蛇虫咬伤，肿势迅速扩散毒液不出者，也有用于反复发作的丹毒等症。

2. 治疗方法

(1) 器具：用鲜青竹数段，每段长10cm左右，口径应大于创口。一头带节，刮去青皮留白，厚约0.3cm，靠节端钻一小孔，以杉木条塞紧备用。

(2) 部位：疖、疮溃口及蛇虫咬伤处。

(3) 操作：先用鲜石菖蒲、羌活、独活、紫苏、白芷、甘草各15g，连须葱90g，用清水10碗煎数十滚，将制备之竹筒放入药液中煮数十滚。将药水锅移放在患者床前，取筒倒净药水，趁热急对疮口合上；按紧自然吸住，待片刻药筒已凉（约5～10分钟），拔去杉木塞，其筒自落。若治复发性丹毒，可于患部用苯扎溴铵消毒后，先用砭镰法放血，再用药筒拔吸，后用纱布包扎。

3. 注意事项

同火罐疗法。

六、溻渍疗法

溻是将饱含药液的纱布或棉花湿敷患处；渍是将患处浸泡于药液当中，两法合称之溻渍法。

从现有文献来看，溻法首见于《肘后备急方》，后多有发展。此法相当于现代所用的湿敷疗法。溻渍法具有疏通气血、消肿散结、止痛止痒等作用。溻渍法大体概括为冷溻、热溻、罨敷、浸渍等几种方法。

(一) 冷溻

相当于开放性冷湿敷。

1. 治疗范围

适用于急性化脓性感染初期尚未化脓者及急性渗出性皮肤病。

2. 治疗方法

以6～8层纱布浸泡在新鲜凉药液中，待完全浸透后取出，轻挤至不滴药液，敷于患处，10～20分钟更换一次，每次冷溻1～2小时。

3. 注意事项

(1) 器具应注意清洁消毒。敷料以质地细软纱布为好，不要用粗硬吸水性差的敷料。

(2) 湿溻范围可略大于患处，敷料应保持湿度。

(二) 热溻

相当于开放性热湿敷。

1. 治疗范围

适用于慢性化脓性感染及慢性无渗出性皮肤病。

2. 治疗方法

同冷溻，但药液需加热。趁热湿敷患处，稍凉即换。

3. 注意事项

药液温度适宜，防止烫伤皮肤。

（三）罨敷

相当于闭合性湿敷，亦分冷罨和热罨。

1. 治疗范围

同冷溻法或热溻法。

2. 治疗方法

根据病情选用冷药液或热药液，以 6～8 层纱布浸于药液中，浸透取出，轻拧至不滴药液，敷于患处，外加一层油纸（或玻璃纸、塑料薄膜），用绷带包扎。每 2 小时更换一次湿纱布。

3. 注意事项

（1）同冷溻及热溻法。

（2）罨敷时间不宜超过 72 小时，否则皮肤易发生浸渍糜烂现象。

（四）浸渍

浸渍是将患处直接置药液中。浸、渍基本一致，所不同的是渍比浸的时间更长。此两种方法一般只适用于四肢。

治疗范围及注意事项与溻法相同。

七、熏洗疗法

熏洗疗法是将药物置于锅或盆中加水煮沸后熏洗患处的一种方法。具有舒筋活血，消肿止痛等作用。

（一）治疗范围

常用于跌打损伤，关节肿痛、肛门疾患及某些慢性皮肤病。

（二）治疗方法

将药物煮后，先用热气熏蒸患处，待水温稍减后，用药液浸洗患处。每日 2 次；每次 15～30 分钟。

（三）注意事项

1. 注意水温不宜太热，避免烫伤。
2. 冬季注意保温，避风寒。

八、热烘疗法

热烘疗法是将药物涂敷或撒布于患处后，再配合加热烘烤，通过热力的作用使药物渗透入肌肤，同时借助温热刺激疏通经络、调和气血、祛风散寒、除湿止痒，以达到治疗疾病目的的一种疗法。

（一）治疗范围

适用于慢性炎症及癣病、慢性湿疹、神经性皮炎、皲裂等慢性瘙痒性皮肤病。

（二）治疗方法

依据病情，选择适当的药膏，操作时涂于患部，要薄匀，然后用火烤或电吹风吹烘患部。每日 1 次，每次 20 分钟，视皮肤病变部位大小可适当增减时间。

（三）注意事项

1. 此疗法不宜用于急性炎症性皮肤疾患。
2. 注意患者对热烘的耐受程度，防止引起皮肤烧伤。

九、熨烫疗法

熨烫疗法是借助药力和热力直接作用于患处，促使局部血运改善、达到消炎止痛的一种外治疗法。

早在《史记》中就有熨烫的记载。其后历代对药熨方法治疗外伤科疾病的记述颇多。

（一）治疗范围

熨法在疡科范畴中的应用比较广泛，不论肿疡、溃疡、跌打损伤、肌肉劳损。风湿性关节疼痛及皮肤病等都可适用。

（二）治疗方法

1. 将药物粉碎，炒热后装入布袋内，放置患处，借药力和温热刺激达到治疗的目的。

2. 将药粉碎，装入布袋，放置患处，用熨斗熨药袋，使其温热。

3. 将砖、瓦烤热，布包后热熨患处；或用瓦罐内装炒热之药，熨敷患处。

（三）注意事项

1. 注意不要烫伤局部。

2. 急性化脓性感染及急性皮肤病不宜用。

十、划耳疗法

划耳疗法是割划耳部皮肤，并少量放血的一种方法。能调动人体抗病能力，以达疾病治愈的目的。

（一）治疗范围

适用于某些皮肤病，如银屑病、脂溢性皮炎、神经性皮炎、斑秃、白癜风等。

（二）治疗方法

1. 划对耳轮下脚部

常规消毒局部，用消毒手术刀片或锋利磁片，在对耳轮下脚部划破皮肤约 2～3mm 长，放血数滴，盖以消毒棉球。胶布固定。每周划耳 1 次，5～10 次为一疗程。两耳可交替进行或同时进行。

2. 划耳背静脉

在耳背部寻找静脉，常规消毒后，用手术刀片或锋利磁片与静脉呈垂直方向切开皮肤，挤血数滴，然后用棉球蘸石碱粉末或胡椒末紧压于切口上，胶布固定。每日或隔日 1 次，可单侧或双侧划耳，5～10 次为一疗程。

（三）注意事项

1. 需无菌操作，防止感染。

2. 体质虚弱、贫血或有出血倾向者，不宜使用。

十一、穴位注射疗法

穴位注射疗法是一种将药液注入穴位内以达到治疗目的的方法。本疗法的作用是既利用针刺的刺激作用，又利用药物的治疗作用，二者协同以增强疗效。

（一）治疗范围

同针刺疗法。

（二）治疗方法

1. 穴位选择

同针刺疗法取穴。

2. 常用药物

有中草药注射液、普鲁卡因、维生素 B 注射液、抗组胺制剂、注射用水等。

3. 操作

根据病情选好药物和穴位，用一般注射器配细长针头，将药液吸入（药物用量一般为常用剂量的 1/10～1/2）。皮肤常规消毒后，对准穴位快速刺入皮下，再缓缓进针达到适当深度，行小幅度提插、不捻转，使针刺局部有明显针感（酸、麻、胀）后，再回抽一下无回血时，将药液徐缓注入。可每日或隔日 1

次，5～10 次为一疗程，疗程间休息 5～7 天。

（三）注意事项

1. 注意严格无菌操作。

2. 使用致敏药物时如青霉素等，宜先作皮肤试验。以防过敏反应。

3. 穴位宜轮换使用。

十二、穴位埋线疗法

穴位埋线疗法是以医用羊肠线埋植在有关的经络穴位中，以起到持续刺激的作用，来治疗疾病的一种疗法。

（一）治疗范围

同针刺疗法。

（二）治疗方法

1. 针具

用穿刺针或医用三角缝针、羊肠线等。

2. 取穴

同针刺疗法取穴。

3. 操作

常用有两种埋线方法。

（1）用穿刺针埋线法：选择穴位后，常规消毒。将消毒过的羊肠线，按所需长度剪取一段，放置在穿刺针管内的前端，后接针芯。用左手拇、示指绷紧或捏起进针部位皮肤，右手持针快速穿过皮肤，将针送到所需深度，待出现针感反应后，边推针芯，边退针管，把羊肠线留植在穴位内，针孔处涂以乙醇，盖上消毒纱布，胶布固定。

（2）用三角缝针埋线法：把消毒过的羊肠线穿入弯三角缝针，在距离穴位约 1cm 处进针；穿过皮下组织，至穴位另一端约 1cm 处出针，剪去露在皮肤外两端的线头，提起皮肤使线头完全埋在皮下。针孔穴涂以乙醇，盖上消毒纱布，胶布固定。

（三）注意事项

1. 操作要轻，避免折针。操作中注意消毒，手术后 5 天内，局部不要沾水，以防感染。

2. 埋线深度以皮下组织与肌肉之间为宜，肌肉丰满的穴位可以深入肌肉深层。羊肠线头不能暴露在皮肤外面，以防感染。

3. 埋线次数，一般为 2～3 次，症状控制以后，还须继续数次以巩固疗效。埋线每次 1～2 穴为宜，两次埋线间隔时间，一般为 20～30 天。

4. 肺结核活动期、严重心脏病，妊娠期一般不宜作埋线疗法。

十三、爆灯火疗法

爆灯火疗法又称灯火灸法，是以灯芯草蘸麻油点燃，施灸于所选定的穴位或部位的一种灸法，民间叫打灯火。早在《本草纲目》中即有记载，清代的许多著作中也多有记述。因其操作简便、经济、取效快，故在民间流传较广。

（一）治疗范围

适用于流行性腮腺炎、扁桃体炎、头部疔肿、带状疱疹及湿疹等。

（二）治疗方法

1. 器具

术前备好灯心草、香油（也可用豆油、桐油、花生油等植物油）、酒精灯（或蜡灯）、火柴等物。先将灯心草用开水浸泡后晒干备用，也可用桑皮纸卷成直径 0.3cm 的实心纸条代替灯心草。

2. 部位

根据不同疾病选择不同部位。

(1) 流行性腮腺炎取角孙穴，耳根穴、光彩、颊车、压痛点（第 7 胸椎棘突处寻找）、少商、阳溪。耳穴取“腮腺刺激点”（位于肾与小肠穴中点），治疗时取 1～2 穴即可。

(2) 扁桃体炎：取角孙、少商、合谷、风池。治疗时取 1～2 穴。

(3) 头部疖肿：取背部约当第 3～4 胸椎处、耳后肿大的淋巴结或疖肿中心。治疗时选取 1～2 穴。

3. 操作

在选定穴位上常规消毒，取灯心草将其一端没入油中约 1cm，用棉纸吸去灯心草外面的浮油（以防油滴下烫伤皮肤），捏住灯芯草上 1/3 处，将蘸油的一端点燃后，迅速灸及穴位，要作到似接触非接触为宜。此时发出“叭”的爆声，火随之亦灭，再用棉纸将穴位之油吸净。

此外，也有用线香或火柴点燃代替灯芯草者，即点燃线香或火柴，迅速刺向所选刺激点，燃火即灭，在穴位处仅留下一个黑点。

4. 注意事项

术后注意清洁，或涂以消炎软膏防止感染。

十四、挂线疗法

挂线疗法是用普通丝线或药制丝线或橡皮筋线等，利用“挂线”的紧箍力，阻滞气血、经络，使局部组织坏死，挂开瘘管或窦道的治疗方法。在我国首载于距现在 400 余年的《古今医统大全》：“上用草探一孔，引线系肠外，坠铅锤悬，取速效。”挂线疗法的主要功效有蚀管、祛腐、提脓、生肌等。

（一）治疗范围

适用于高位瘘管、窦道不宜或不愿采取手术切开者。

（二）治疗方法

1. 材料

缝合线、尼龙线、橡皮筋、药线、自动电缆式锁扣、硅胶线和纱布条等。

2. 部位

肛瘘或者瘘道患处。

(1) 肛瘘低位切开高位旷置术：低位切开高位旷置术适用于内口在肛窦处且瘘道不与直肠相通的高位肛瘘。借助探针探得内口，自外口缓慢剥离瘘管至齿状线上括约肌间瘘道，外括约肌深层以上瘘管则去除坏死组织，使之引流通畅，行倒“V”形创口旷置引流，于肛缘切口及内口间引入橡皮筋作松浮线引流。

(2) 高位肛周脓肿挂线法：常规局部消毒、麻醉，于脓肿波动最为显著的局部取放射状切口，随后彻底清除脓液，以探针从切口探查感染的主要通道，并于后方取一深至括约肌的放射状切口，随后以橡皮筋挂线结扎。

(3) 拖线法：在常规消毒、麻醉下，可采取低位辅助切口，以银丝球头探针探查后，将 4 号丝线 4～6 股或纱条贯通管腔，每天搽八二丹或九一丹于拖线上，将拖线来回拖拉数次，使祛腐丹药拖入管道内，10～14 天后拆除拖线，加垫棉法 7～10 天，管腔即可愈合。

3. 注意事项

(1) 在药线从疮外插入疮底后应轻轻向上提 0.2～0.3cm，切勿直抵疮底，以免渐渐加深窦道。

(2) 应用丝线挂线，应每 2～3 天紧线 1 次；用橡皮筋挂线一般紧线 1 次即可。

十五、结扎法

结扎法是利用线的张力，通过结扎阻断患部血运，使病变组织缺血坏死、萎缩、脱落，从而达到治疗目的。

（一）治疗范围

瘤、赘疣、痔、息肉等赘生物。

（二）治疗方法

操作方法：局部消毒，用镊子提起赘生物，然后用消毒丝线尽量靠近病变根部扎紧。数日后不萎缩，可进行第2次结扎。若赘生物较大，可取2%利多卡因针剂注射到根部局部麻醉，可减轻患者疼痛，然后用缝针贯穿其根部，再用8字式结扎法或采用“四”字形结扎。结扎后，每天用0.5%聚维酮碘涂擦3次，防止感染。8～15天自然脱落。

（三）注意事项

1. 结扎线宜收紧。

2. 扎线未脱，应俟其自然脱落，不宜硬拉，以防损害皮肤出血、感染。

十六、垫棉法

垫棉法在中医古籍中又有垫棉、绑缚、绷缚、裹帘等不同的称谓。是指用消毒过的棉球、棉垫或者纱布折叠成块，压在疮口上面或者附近以达到排出分泌物、加速愈合等治疗目的的方法。

（一）治疗范围

本法适用创面腐肉已尽，周围组织有窦腔者，尤其是复杂性肛瘘、乳痈、糖尿病坏疽等。

（二）治疗方法

反复冲洗、常规消毒创面，可选取适当药物撒布创面，无菌纱布覆盖，用多层纱布或棉垫均匀垫放在创面需加压处，呈半球形，用大块纱布覆盖，纱布绷带加压包扎。在项部加用四头带，腹部加用腹带，会阴部加用丁字带。

（三）注意事项

需留意创面虚实，创面虚处厚垫，创面实处薄垫，及时调整，务必保证绷缚压力均衡，使皮肉充分贴合，起到加速愈合的效果。

十七、灌洗疗法

（一）治疗范围

适用于管道狭长或走向弯曲，或外端狭小或内端膨大成腔的窦道，药线无法引流到位，又不宜做扩创者。

（二）治疗方法

将创面置入1根或2根带侧孔的头皮针、输液器等作为灌洗管道。去针头端，将管壁剪出多个侧孔，侧孔范围根据伤口范围而定，将带侧孔的灌洗管置入深层创腔内或脱套皮肤软组织下方，根据患者创面辨证，选取中药、生理盐水、抗菌药物灌洗治疗，反复冲洗约10～15次/d。

（三）注意事项

换药及时去除坏死组织，创面按要求留置纱条进行引流，冲洗压力不可过大。

十八、负压封闭引流（VSD）

负压封闭引流（Vacuum Sealing Drainage，VSD）技术是一种通过覆盖生物材料及薄膜形成负压密闭腔隙，外接引流管吸引创面引流物的医疗技术。达到吸除腔隙、创面的分泌物及坏死组织，促进局部血液循环，有利于肉芽组织均匀整齐生长，加快伤口愈合的目的。VSD 常与临床其他治疗技术配合应用，如 VSD 联合创面灌洗、氧疗、自体血小板、生长因子、皮肤持续牵张等技术可针对不同适应证需求提供更为个性化、精准化的治疗。

（一）治疗范围

创面处理的基本出发点是保持创面清洁、湿润、适度压力、良好的周围环境及具有控制感染的有效措施。VSD 在很大程度上满足了上述要求，适用于骨科、糖尿病足、压疮、植皮术后、烧伤创面及各种难愈性创面。

（二）治疗方法

全面清洁创面，以创面范围为依据，剪裁 VSD 敷料，确保敷料大小与创面符合，加强对气泡形成的关注，禁止气泡的出现。敷料要与创面充分接触，并缝合固定。使用 75% 乙醇擦拭皮肤，然后利用聚氨酯薄膜实施全部封闭，连接负压吸引装置与 VSD 敷料硅胶管，调整负压值 125～450mmHg。完成连接后，如果 VSD 敷料发生塌陷现象，说明具有良好的封闭性，且引流效果明显，吸引期间，仔细观察引流状况，判断是否存在大量新鲜血液被吸引、阻塞等，负压引流治疗创面发生肉芽后，可继续治疗，接受 7～14 天治疗。

（三）注意事项

每日观察创面负压是否漏气，漏气需更换装置；观察创面是否增生，如有增生即可移除负压引流装置，如有其他异常情况，需立即停止负压引流治疗。

十九、敷贴疗法

外用药物敷贴病变部位、穴位，通过经络传导和皮肤渗透吸收治疗本病，它避免了胃肠道及肝的首过作用。由于药物敷贴患病部位或穴位后，不间断地向病变组织、血液及淋巴液释放，从而保持均衡的药物浓度以便更好地发挥活血化瘀、通络散结、去腐生肌的治疗作用。

（一）治疗范围

压疮、臁疮、皮肤急性化脓性疾病、皮下结节、瘢痕疙瘩、疼痛，呼吸系统、免疫系统等疾病。

（二）治疗方法

1. 开放性创面

疮面常规消毒、清创，以橡皮生肌膏、玉红膏、冲和膏、紫草膏、金黄膏等药膏厚涂于棉垫上，保证药物均匀覆盖创面，超过创缘 2mm 为宜，将棉垫周围压实，不留空腔，不漏气，外敷纱布或弹力绷带加压缠缚，每 2 天 1 次，连用 5 天。

2. 穴位敷贴

（1）穴贴制作：制备药物粉末将鲜生姜榨汁加入药末中，并适量加水调成稠糊状，要求做到不流、不散。然后用手将药糊加工成直径 $1cm^2$ 左右的药饼。

（2）选穴：以阿是穴（痛点）为主，根据不同疼痛部位选择相应的穴位，根据脏腑辨证，选取脏腑对应腧穴配穴。

（3）操作：用胶布将药饼固定于所选穴位上，胶布直径大于药饼约 0.8cm。穴位交替使用，每次根据反应贴 4～6 贴，同一穴位再次敷贴需局部刺激症状消失后方可进行，7 天为一疗程。

三伏贴 / 三九贴于每年三伏天的入伏 / 入九后给予中药贴敷治疗，依次取双穴，每天 1 次，连用 3 天后，休息两周后再用 3 天，共 12 次。

（三）注意事项

1. 如果用药时出现皮肤过敏、起泡，可对症处理，严重时停止治疗。

2. 注意保暖和防水，避免穴位敷贴湿润后脱落。

（李兰青）

| 参考文献 |

[1] 赵辨. 临床皮肤病学 [M]. 2 版. 南京：江苏科学技术出版社，1989.

[2] 顾伯华. 实用中医外科学 [M]. 上海：上海科学技术出版社，1985.

[3] 黄斓，张少军. 垫棉法溯源 [J]. 中医文献杂志，2021，39（2）：35-37.

[4] 高永昌，刘团霞. 垫棉法拾遗 [J]. 中医临床研究，2013，5（10）：96-96.

[5] 阙华发，张臻，王云飞，等. 下肢静脉曲张性溃疡的中医治疗策略 [J]. 北京中医药，2016，35（10）：925-927.

[6] 宋佶芳，夏蕾，杨镇洲. 穴位敷贴法治疗癌性疼痛的疗效及不良反应观察 [J]. 重庆医学，2013，42（30）：3714-3715.

[7] 李西林，沈红艺，徐莲英. 中药穴位敷贴透皮给药的研究概况 [J]. 上海中医药杂志，2001，35（1）：47-49.

第六章 疡科常用药物

第一节　疡科常用外用药制备

一、散剂

将各种不同的药物研成粉末，根据制方规律，并按其不同的作用配伍成方，用时掺布于膏药或油膏上，或直接掺布于病变部位，谓之散剂，也称掺药、粉剂。散剂的种类很多，治疗外科疾患时应用范围很广，不论肿疡和溃疡等均可应用。其他如皮肤病、肛门病等也同样可以施用。由于疾病的性质和发展阶段不同，应用时要根据具体情况选择用药，可掺布于膏药、油膏上，或直接掺布于疮面上，或黏附在纸捻上插入疮口内，或将药粉时时扑于病变部位，以达到消肿散毒、提脓祛腐、腐蚀平胬、生肌收口、定痛止血、收涩止痒、清热解毒等目的。

散剂配制时应研极细，研至无声为度。植物类药品宜另研过筛；矿物类药品宜水飞；麝香、樟脑、冰片、朱砂粉、牛黄等贵重香料药品宜另研后再与其他药物和匀，制成散剂方可应用，否则用于肿疡药性不易渗透，用于溃疡容易引起疼痛。有香料的药粉最好以瓷瓶贮藏，塞紧瓶盖，以免香气走散。近年来经过剂型的改革，将药粉与水溶液相混合制成洗剂，或将药物浸泡于乙醇溶液中制成酊剂，便于患者应用。

（一）消散药

将具有渗透和消散作用的药粉掺布于膏药或油膏上，贴于患处，可以直接发挥药力，使疮疡蕴结之毒移深居浅，肿消毒散。

适应证：适用于肿疡初起而肿势局限、尚未成脓者。

用法：阳毒内消散、红灵丹具有活血止痛、消肿化痰之功，适用于一切阳证；阴毒内消散、桂麝散、黑退消有温经活血、破坚化痰、散风逐寒之功，适用于一切阴证。

注意点：若病变部肿势不局限者，选用箍围药较宜。

（二）提脓祛腐药

具有提脓祛腐的作用，能使疮疡内蓄之脓毒早日排出，腐肉迅速脱落。一切外疡在溃破之初应选用提脓祛腐药；若脓水不能外出，则攻蚀越深，且腐肉不去则新肉难生，不仅增加患者的痛苦，而且影响疮口的愈合，甚至造成病情恶化而危及生命。因此，提脓祛腐是处理溃疡早期的一种基本方法。

适应证：凡溃疡初期，脓栓未溶，腐肉未脱，或脓水不净、新肉未生的阶段，均宜使用。

用法：提脓祛腐的主药是升丹，升丹以其配制原料种类多少的不同而有小升丹和大升丹之分。小升丹又称“三仙丹”，其配制的处方中只有水银、火硝和明矾三种原料；大升丹的配制处方除上述三种药品外，尚有皂矾、朱砂、雄黄及铅等。升药又可依其炼制所得成品的颜色而分为“红升”和“黄升”两种。两者的物理性质、化学成分、药理作用和临床用法等大同小异。升丹是中医外科中常用的一种药品，现代科学研究证明，升丹化学成分主要为汞化合物如氧化汞、硝酸汞等，红升丹中还含有氧化铅，其中汞化合物有毒，有杀菌消毒作用。药理研究证实，汞离子能和病菌呼吸酶中的硫氢基结合，使之固定而失去原有活力，终致病原菌不能呼吸而趋于死亡；硝酸汞是可溶性盐类，加水分解而成酸性溶液，对人体组织有缓和的腐蚀作用，可使与药物接触的病变组织蛋白质凝固坏死，逐渐与健康组织分离而脱落，具有“祛腐”作用。目前采用的是小升丹，临床使用时若疮口大者可掺于疮口上，疮口小者可黏附在药线上插入，亦可掺于膏药、油膏上盖贴。升丹因药性太猛，须加赋形药使用，常用的有九一丹、八二丹、七三丹、五五丹等。在腐肉已脱、脓水已少的情况下，更宜减少升丹含量。此外，尚有不含升丹的提脓祛腐药，如黑虎丹，可用于对升丹过敏者。

九一丹外用后机体对氧化汞的吸收与用药部位、疮面的脓腐附着情况、疮面血供情况、疮面面积密切相关，在一定时间、一定剂量范围内外用比较安全。肾功能衰竭者应禁用。

注意点：升丹属有毒刺激性药品，凡对升丹过敏者应禁用；对大面积疮面应慎用，以防过多地吸收而发生汞中毒。若病变在眼部、唇部附近者，也应禁用，以免强烈的腐蚀有损容貌。此外，升丹放置陈久使用可使药性缓和，从而减轻疼痛。升丹为汞制剂，宜用黑瓶贮藏，以免氧化变质。

（三）腐蚀药与平胬药

又称追蚀药，具有腐蚀组织的作用，掺布患处能使疮疡不正常的组织得以腐蚀枯落。平胬药具有平复胬肉的作用，能使疮口增生的胬肉回缩。

适应证：凡肿疡在脓成未溃时；痔疮、瘰疬、赘疣、息肉等病；疮疡破溃以后，疮口太小，引流不畅时；疮口僵硬，胬肉突出，胬肉不脱等妨碍收口时均可使用。

用法：由于腐蚀平胬成方的药物组成不同，药性作用有强弱之分，因此在临床上应根据其适应证而分别使用。如白降丹，适用于溃疡疮口太小，脓腐难去者，可用桑皮纸或丝绵纸做成裹药，插于疮口，使疮口开大，脓腐易出；还可用于赘疣，点之可以腐蚀枯落；另有以米糊做条，用于瘰疬，则能起攻溃拔核的作用。枯痔散一般用于痔疮，将此药涂敷于痔核表面，能使其焦枯脱落。三品一条枪插入患处能腐蚀漏管，也可以蚀去内痔，攻溃瘰疬。平胬丹适用于疮面胬肉突出者，掺药其上能使胬肉平复。

注意点：腐蚀药一般含有汞、砒霜成分，因汞、砒霜的腐蚀力较其他药物大，在应用时必须谨慎。尤其在头面、指、趾等肉薄近骨之处，不宜使用过烈的腐蚀药物。即使需要应用，必须加赋形药减低其药力，以免伤及周围正常组织，待腐蚀目的达到，即应改用其他提脓祛腐或生肌收口药。不要长期、过量地使用，以免引起汞中毒。对汞、砒霜过敏者则应禁用。

（四）祛腐生肌药

具有提脓祛腐、解毒活血、生肌收敛的作用，掺敷在疮面上能改善溃疡局部血液循环，促使脓腐液化脱落，促进新肉生长。

适应证：溃疡日久，腐肉难脱，新肉不生；或腐肉已脱，新肉不长，久不收口者。

用法：取药粉适量，直接掺布在疮面上；或制成药捻，插入疮口内。回阳玉龙散用于溃疡属阴证，腐肉难脱，肉芽暗红，或腐肉已脱，肉芽灰白，新肉不长者，具有温阳活血、祛腐生肌之功。月白珍珠散、拔毒生肌散用于溃疡阳证，其中月白珍珠散用于腐肉脱而未尽，新肉不生，久不收口者，有清热解毒、祛腐生肌之功；拔毒生肌散用于腐肉未脱，常流毒水，疮口下陷，久不生肌者，有拔毒生肌之功。回阳生肌散用于溃疡虚证，脓水清稀，久不收口者。

注意点：祛腐生肌药用于慢性溃疡比较适宜，使用时应根据溃疡阴阳属性辨证选药。若全身情况较差，气血虚衰者，还应配合内治法，以促进溃疡愈合。

（五）生肌收口药

具有解毒、收敛、促进新肉生长的作用，掺敷疮面能使疮口加速愈合。疮疡溃后，当脓水将尽，或腐脱新生时，若仅靠机体的修复能力来长肉收口则较为缓慢，因此生肌收口也是处理溃疡的一种基本方法。

适应证：凡溃疡腐肉已脱、脓水将尽时均可使用。

用法：常用的生肌收口药如生肌散、八宝丹等，不论阴证、阳证，均可掺布于疮面上应用。

注意点：脓毒未清、腐肉未净时，若早用生肌收口药，则不仅无益，反增溃烂，延缓治愈，甚至引起迫毒内攻之变；若已成漏管，即使用之勉强收口，仍可复溃，此时须配以手术治疗，方能达到治愈目的；若溃疡肉色灰淡而少红活，新肉生长缓慢，则宜配合内服药补养和食物营养，内外兼施，以助新生；若臁疮日久难敛，则宜配以绑腿缠缚，改善局部的血液循环。

（六）止血药

具有收涩凝血的作用，掺敷于出血之处，外用纱布包扎固定，可以促使创口血液凝固，达到止血的目的。

适应证：适用于溃疡或创伤出血，属于小络损伤而出血者。

用法：桃花散适用于溃疡出血；如圣金刀散适用于创伤性出血；云南白药对于溃疡出血、创伤性出血均可使用。其他如三七粉调成糊状涂敷患部，也有止血作用。

注意点：若大出血时，必须配合手术与内治等方法急救，以免因出血不止而引起晕厥。

（七）清热收涩药

具有清热收涩止痒的作用，掺扑于皮肤病糜烂渗液不多的皮损处，达到消肿、干燥、止痒的目的。

适应证：急性或亚急性皮炎而渗液不多者均可使用。

用法：青黛散清热止痒的作用较强，用于皮肤病大片潮红丘疹而无渗液者；三石散收涩生肌作用较好，用于皮肤糜烂、稍有渗液而无红热之时，可直接干扑于皮损处，或先涂上一层油剂后再扑三石散，外加包扎。

注意点：一般不用于表皮糜烂、渗液较多的皮损处，用后反使渗液不能流出，容易导致自身过敏性皮炎；亦不宜用于毛发生长的部位，因药粉不能直接掺扑于皮损处，同时粉末与毛发易黏结成团，必须用时可剃去毛发再扑药粉。

二、酊剂

将各种不同的药物浸泡于乙醇溶液内，最后倾取其药液，即为酊剂。

适应证：一般用于疮疡未溃及皮肤病等。

用法：红灵酒有活血、消肿、止痛之功，用于冻疮、脱疽未溃之时；10% 土槿皮酊、复方土槿皮酊有杀虫止痒之功，适用于鹅掌风、灰指甲、脚湿气等；白屑风酊有祛风、杀虫、止痒之功，适用于面游风。

注意点：一般酊剂有刺激性，所以凡疮疡破溃后或皮肤病有糜烂者均应禁用。酊剂应盛于遮光密闭容器中，充装宜满，并在阴凉处保存。

三、膏药

膏药古代称薄贴，现称硬膏。膏药是按配方用若干药物浸于植物油中煎熬，去渣存油，加入黄丹再煎，利用黄丹在高热下发生物理变化凝结而成的制剂；也有不用煎熬，经捣烂后再用竹签将药肉摊在纸或布上而成的膏药制剂。目前通过剂型改革，有些已制成胶布型膏药。膏药总的作用是因其富有黏性，敷贴患处能固定患部，使患部减少活动；保护溃疡疮面，可以避免外来刺激或毒邪感染；膏药使用前需加温软化，趁热敷贴患部，使患部得到较长时间的热疗，可改善局部血液循环，增加抗病能力；依据所选药物的功用不同，对肿疡可起到消肿定痛的作用，对溃疡可起到提脓祛腐、生肌收口的作用。

适应证：一切外科疾病初起、成脓、溃后各个阶段均可应用。

用法：由于膏药方剂的组成不同，运用的药物有温凉之异，所以在应用时就有各种不同的适应证。如太乙膏、千捶膏均可用于红肿热痛明显之阳证疮疡，为肿疡、溃疡的通用方，初起贴之能消，已成贴之能溃，溃后贴之能祛腐。太乙膏性偏清凉，功能消肿、清火、解毒、生肌；千捶膏性偏寒凉，功能消肿、解毒、提脓、祛腐、止痛；阳和解凝膏性偏温热，功能温经和阳、祛风散寒、调气活血、化痰通络，用于疮形不红不热、漫肿无头之阴证疮疡未溃者；咬头膏具有腐蚀性，功能蚀破疮头，适用于肿疡脓成，不能自破，以及患者不愿接受手术切开排脓者。此外，膏药摊制的形式有厚薄之分，在具体运用上也各有所宜。如薄型的膏药多适用于溃疡，宜于勤换；厚型的膏药多适用于肿疡，宜于少换，一般3～5天调换1次。

注意点：疮疡使用膏药后有时可能引起皮肤焮红，或起丘疹，或发生水疱，瘙痒异常，甚则溃烂等现象。这是因为皮肤过敏形成膏药风（接触性皮炎）；或溃疡脓水过多，由于膏药不能吸收脓水，淹及疮口，浸淫皮肤，从而引起湿疮。凡见此等情况，可以改用油膏或其他药物。此外，膏药不可去之过早，否则疮面不慎受伤易引发再次感染，复致溃腐；或使疮面形成红色瘢痕，不易消退，有损美观。

四、油膏

油膏是将药物与油类煎熬或捣匀成膏的制剂，现称软膏。目前，油膏的基质有猪脂、羊脂、松脂、麻油、黄蜡、白蜡及凡士林等。在应用上，其优点有柔软、滑润、无板硬黏着不舒的感觉，尤其对病灶的凹陷折缝处，或大面积的溃疡，使用油膏更为适宜，故近代常用油膏来代替膏药。

适应证：适用于肿疡、溃疡，皮肤病糜烂结痂渗液不多者，以及肛门病等。

用法：由于油膏方剂的组成不同，在具体运用时应针对疾病的性质和发病阶段，根据病情辨证选药。如肿疡期可选用金黄膏、玉露膏、冲和膏、回阳玉龙膏等。金黄膏、玉露膏有清热解毒、消肿止痛、散瘀化痰的作用，适用于疮疡阳证。金黄膏长于除湿化痰，对肿而有结块，尤其是急性炎症控制后形成的慢性迁延性炎症更为适宜；玉露膏性偏寒凉，对焮红灼热明显、肿势散漫者效果较佳。冲和膏有活血止痛、疏风祛寒、消肿软坚的作用，适用于半阴半阳证，尤其是急性炎症控制后形成的慢性迁延性炎症更为适宜。回阳玉龙膏有温经散寒、活血化瘀的作用，适用于阴证。溃疡期可选用生肌玉红膏，红油膏、生肌白玉膏。生肌玉红膏功能活血祛腐、解毒止痛、润肤生肌收口，适用于一切溃疡腐肉未脱、新肉未生之时，或日久不能收口者；红油膏功能防腐生肌，适用于一切溃疡；生肌白玉膏功能润肤生肌收敛，适用于溃疡腐肉已净、疮口不敛者，以及乳头皲裂、肛裂等病。此外，疯油膏功能润燥杀虫止痒，适用于银屑病、慢性湿疮、皲裂等；青黛散油膏功能收湿止痒、清热解毒，适用于蛇串疮及急、慢性湿疮等皮肤焮红痒痛、渗液不多之症，亦可用于痄腮及对各种油膏过敏者；消痔膏、黄连膏功能消痔退肿止痛，适用于内痔脱出、赘皮外痔、血栓外痔等出血、水肿、疼痛之症。

注意点：凡皮肤湿烂，疮口腐肉已尽者，摊贴油膏应薄而勤换，以免脓水浸淫皮肤，不易干燥。目前调制油膏大多应用凡士林，凡士林系矿物油，也可刺激皮肤引起皮炎，如见此等现象应改用植物油或动物油；若对药物过敏者，则改用其他药。油膏用于溃疡腐肉已脱、新肉生长之时，摊贴宜薄，若敷之过厚则使肉芽生长过剩而影响疮口愈合。

（曹烨民　赵　诚）

第二节　疡科常用中药

一、解表药

（一）辛温解表药

辛温解表药，又称发散风寒药，性味多辛温。

1. 麻黄

辛、微苦，温。入肺、膀胱经。

解表发汗，宣肺平喘，利水消肿。《外科证治全生集》中阳和汤治一切阴疽，方中用麻黄、白芥子以助姜、桂散寒化痰。药理学研究表明麻黄碱有拟肾上腺素能神经作用。用量3～9g，水煎服。体虚而自汗、盗汗者忌用。

2. 桂枝

辛，甘，温。入肺、心、膀胱经。

发汗解肌，温通经脉，助阳化气。故用于治痹证。桂枝加当归汤（经验方）治冻疮有效，治疗周围血管疾患，如血栓闭塞性脉管炎（脱疽）、雷诺病等常用之。用量3～9g，水煎服。温热病及阴虚阳盛者禁服。

3. 荆芥

辛，温。入肺、肝经。

散风解表，宣毒透疹，散瘀止血。因其轻扬疏散，又能治血分风热，故疮疡初起可用之，如荆防败毒散，本药还有解热和对某些致病菌（如金黄色葡萄球菌、白喉棒状杆菌）有较强的抗菌作用。用3～9g，水煎服。

4. 防风

辛、甘，微温。入膀胱、肝、脾经。

散风解毒，胜湿止痛，除风止痛，为治风之要药。不论风寒、风热皆可配伍使用。如玉真散中用之以助主药疏散经络风邪。本药还有解热、抗炎、镇痛及抗菌（如金黄色葡萄球菌、铜绿假单胞菌）作用。一般用3～9g，水煎服。

5. 白芷

辛，温。入胃、大肠、肺经。

祛风解表，消肿止痛，排脓生肌，为治疗疮疡常用药。对毒蛇咬伤引起的中枢神经系统抑制有治疗作用。实验证明白芷有抗菌（大肠杆菌、变形杆菌、铜绿假单胞菌、伤寒沙门菌以及人型结核分枝杆菌）作用。用量3～9g，水煎服。

（二）辛凉解表药

辛凉解表药，又称发散风热药，性味多属辛苦寒凉。

1. 薄荷

辛，凉。入肺、肝经。

疏散风热，消炎镇痛，健胃祛风，止痒。故疮疡初起可用之。如荆防败毒散，本药含挥发油，可提取薄荷脑，配伍他药（清凉油）外用可治蚊虫叮伤。用量3～6g，入煎剂要后下。

2. 牛蒡子

辛、苦，微寒。入肺、胃经。

疏风散热，解毒。用于上焦风热、头面焮肿、咽喉肿痛、便秘等症。如普济消毒饮用于头面痈疮肿痛、腮腺炎、急性扁桃体炎、淋巴结炎。本品煎剂对肺炎球菌等有较显著的抗菌作用。用量3～10g，水煎服。

3. 蝉蜕

甘，寒。入肺、肝经。

解热，镇静，镇痉。用于肺热声音嘶哑，并能息风定惊，如治破伤风的五虎追风汤。动物实验初步证明具有神经阻断作用和镇静作用。常用量3～9g，治破伤风加大量10～30g，水煎服。

4. 野菊花

辛、苦，微寒。入肺、肝经。

清热解毒。降压。①用于治疗疔疮肿毒可以单味应用或配伍金银花、蒲公英、紫花地丁等，②用于治疗高血压，可配伍决明子、夏枯草水煎服。本品对金黄色葡萄球菌、白喉棒状杆菌等有抑制作用。此外还能对抗肾上腺素，扩张外周血管和抑制血管运动中枢。用量3～10g，鲜品30g，水煎服。

二、清热药

（一）清热泻火药

清热泻火药主要功效是清气分实热。本类药物具有“寒凉折火”的性能，西医学认为其大致具有消炎、抗菌、解热、镇静的作用。

1. 石膏

辛、甘。大寒。入肺、胃经。

清热泻火，解渴除烦，为治温热病要药。主要用于治疗肺炎、乙型脑炎、流行性脑脊髓膜炎、流行性感冒出现的高热、烦渴、大汗、脉洪大等症，还可用于治疗产褥感染及胃火牙痛。生石膏粉外用可治疗火油烫伤；煅石膏粉外敷可治疗湿疹。

由于石膏质重，量须重用，量小无效，一般用量10～30g，水煎服。

2. 知母

苦，寒。入肺、胃、肾经。

解热、抗菌、镇静、祛痰，主要用于温热病时的气分实热或骨蒸发热，与他药配伍还可治疗口腔炎及消渴病。外用可以治紫斑和过敏性皮疹，其法以知母加醋磨汁，搽患处，可促进退疹。用量3～6g，水煎服。

3. 栀子

苦，寒。入心，肝、肺、胃、三焦经。

解热、退黄、止血、抗菌、镇静、降压。用于治疗湿热黄疸，烧伤感染，咯血、鼻衄多种病症。外用治疗跌打扭伤。以生栀子研末，用面粉，蛋清调匀，湿敷肿处。此外还可治疗痔疮热痛，用黑栀子研末，以凡士林调匀后，局部涂抹，可以止痛。体外试验对志贺菌属、金黄色葡萄球菌、铜绿假单胞菌等有抑制作用。用量3～10g，水煎服。

4. 夏枯草

苦、辛，寒。入肝、胆经。

利尿、抗菌、降压、抗肿瘤。主要用于清热、散结。治疗瘰疬（颈部慢性淋巴结炎，淋巴结结核）和瘿瘤（单纯性甲状腺肿）用单味夏枯草，或配何首乌、玄参、生牡蛎，水煎服，淋巴结结核可常服夏枯草膏。此外对小儿夏季常患疖疮（暑疖）可用本药加生地黄煮汤服。近年来该药在治疗甲状腺癌和纵隔肿瘤有一定效果。体外试验对志贺菌属、铜绿假单胞菌、葡萄球菌、溶血性链球菌等有抑制作用。经初步试验证实能抑制动物某些移植性肿瘤生长。用量6～30g，水煎服。

5. 寒水石

辛、咸，大寒。入肺、胃经。

解热、消炎。因含硫酸镁故可泻下治便秘，其作用与石膏类似，外用治水火烫伤，配炉甘石、石膏等。用其粉末撒于创面，可止痛和减少创面渗出。用量3～30g，水煎服。

（二）清热凉血药

清热凉血药主要是用来治疗血热证的。即温热病热入血分，出现皮肤斑疹、吐、衄、便血等并发症，以及由血热妄行而引起的其他急性出血。

1. 生地黄

甘、苦，寒。入心、肝、肾经。

止血、强心、降血糖。主要用于温热性疾病、血热而致的出血。如痔疮出血可配槐角、地榆（凉血地黄汤），还可用于治疗阴虚内热、血热所致的皮肤病，如荨麻疹、湿疹、银屑病等。如血热所致的疖肿，可用生地黄30g，夏枯草10g，水煎服。此外该药还可治疗糖尿病，风湿性关节炎、类风湿性关节炎。用量3～30g，水煎服。

2. 玄参

苦、咸，微寒。入肾、肺经。

滋阴增液、消炎解毒。用于治疗温热病，虚火上炎所致的咽喉肿痛、肺热咳嗽、瘰疬（颈淋巴结结核）。如玄参配牡蛎、贝母还可用于治血栓闭塞性脉管炎，（玄参能扩张血管，改善局部血液循环）配金银花、当归、甘草，如四妙勇安汤。对晚期患者趾发绀、开始溃烂尤为适宜。用量3～10g，治瘰疬、脉管炎重用至30～100g，水煎服。

3. 牡丹皮

苦、辛，微寒。入心、肝、肾经。

清泻肝火、凉血消瘀。用于治疗肠痈（急性阑尾炎），方如大黄牡丹汤。跌打瘀血作痛者在理血方剂内加本品及赤芍、延胡索等，以凉血祛瘀止痛。体外试验本品对伤寒沙门菌、大肠杆菌、金黄色葡萄球菌、溶血性链球菌、肺炎球菌有较强的抗菌作用，对白喉棒状杆菌也有抑制作用。用量3～10g，水煎服。

4. 紫草

甘，寒。入心、肝经。

解毒、透疹，为透发痘疹要药。外用紫草油（将紫草溶于植物油中而得）治疗湿疹和阴道炎。紫草素对流行性感冒病毒有抑制作用。用量3～10g，水煎服。

5. 犀角（现用水牛角代）

苦、酸、咸，寒。入心、肝、胃经。

清热泻火，定惊止血。用于热性传染病邪入血分出现斑疹及出血证候。以及血小板减少性紫癜，方如犀角地黄汤。常用的犀黄丸还可治疗瘰疬（淋巴结结核）、乳腺囊性增生病、乳腺癌、多发性脓肿、骨髓炎、肺脓疡等。现多以水牛角代替，用量0.2～1g，宜锉末或磨汁冲服。

（三）清热燥湿药

本类药主要治疗湿热证，如下痢泄泻、尿涩尿痛、黄疸、疮疖痈肿等。

1. 黄芩

苦，寒。入肺、大小肠、脾、胆经。

清肺泻火。在外科上常配合其他同类药物治疗痈肿疔毒。如黄连解毒汤本品有效成分为黄芩素，体外试验对志贺菌属、伤寒沙门菌、铜绿假单胞菌、葡萄球菌、溶血性链球菌、肺炎球菌等有较强的抗菌作用。此外对甲型流行性感病毒PR8有抑制作用。用量3～10g，水煎服。

2. 黄连

苦，寒。入心、胃、肝、胆、大肠经。

清热解毒泻心火。用于治疗疮疖痈肿、口舌生疮、目赤脸肿，可配伍金银花、蒲公英等。本品含黄连素为广谱抗菌药，对志贺菌属作用最强，对金黄色葡萄球菌、肺炎球菌、脑膜炎球菌、白喉棒状杆菌、链球菌、人型结核分枝杆菌有较显著的抑菌作用，此外对钩端螺旋体也有较强的抗菌作用，对多种流行性感冒病毒有抑制作用。用量3～10g，水煎服。

3. 黄柏

清下焦湿热。用于湿热下注而成的足痿（感染性周围神经炎，脊髓神经根炎）如二妙散（苍术、黄柏），用于治皮肤湿热（疮疖湿疹）可配苦参、荆芥、紫苏叶等内服兼外洗或湿敷。也可用黄柏粉3g配青黛粉2g，石膏粉30g，用麻油调后搽治湿疹。本品体外试验对葡萄球菌抑制作用最强，对志贺菌属、白喉棒状杆菌、肺炎球菌、脑膜炎球菌也有较强杀菌作用。用量3～10g，水煎服。

4. 龙胆草

苦，寒。入肝、胆经。

清热泻火，主要作用于肝胆实火引起的目赤、耳聋耳肿，如急性结膜炎（加菊花、蒺藜、夏枯草）；中耳炎（加知母、黄柏、蒲公英、紫花地丁），鼻前庭及外耳道疖肿（加黄连解毒汤），肝胆湿热内蕴所致带状疱疹可用龙胆泻肝汤加乳香、没药，还可用于肝经湿热下注之阴痒阴肿等。用量3～6g。水煎服。

5. 苦参

苦，寒。入心、脾、大肠、肾经。

清热燥湿。主要用于治疗湿疹、疮疖、阴道瘙痒、皮肤病（以外用为主）。可单用苦参30g煎汤外洗，或配合其他药，如皮肤止痒方（苦参10g，百部15g，川花椒3g，雄黄2g，硼砂2g）煎水外洗；还可用此药配枯矾等制成软膏，或配樟脑等制成酊剂治疗皮肤癣。本品含苦参碱，体外试验本品对多种皮肤真菌有不同程度抑制作用。一般用量3～10g，外用加大剂量，多用于洗方或配丸散剂。

6. 秦皮

苦、涩，寒。入肝、胆、大肠经。

清热止痢。主要用于治疗菌痢，配合苦参外用可治疗皮肤病（湿疹、皮癣等）。用量3～10g，水煎服。

（四）清热解毒药

本类药物适用于治疗感染性疾病所致的发热和伴随的病理改变，如各种化脓性感染、痢疾和部分病毒性传染病（痄腮等）。

1. 金银花

甘，寒。入肺、心，胃经。

清热解毒。为治疗疮疡和外感热病的常用药。此外对皮肤湿疹、疥癣等也有一定治疗作用。体外试验证明本品为较强的广谱抗菌药，对金黄色葡萄球菌、溶血性链球菌、志贺菌属、伤寒沙门菌、脑膜炎球菌、肺炎球菌等均有抑菌作用。对结核分枝杆菌也有一定的抑菌作用。用量10～30g，水煎服。

2. 连翘

苦，微寒。入心、小肠经。

清热解毒。为治疗热病和疮疡常用药物。本品有效成分为连翘酚。对金黄色葡萄球菌和志贺菌属效力最强，对溶血性链球菌、肺炎球菌、伤寒沙门菌等也有较强的抗菌作用，对结核分枝杆菌的生长也有显著抑制作用。外用治疮疡（如连翘双黄膏，由连翘、黄柏、黄芩、五味子各10g，冰片1.5g组成，共研细末，加凡士林100g调成软膏）疗效肯定。用量3～10g，水煎服。

3. 大青叶

苦、咸，大寒。入心、胃经。

解毒退热。主要治疗病毒感染，如流行性腮腺炎等，还可用以治疗流行性脑脊髓膜炎和扁桃体炎等。用治疮疡常配伍金银花、连翘等。用量15～30g，水煎服。

（附青黛）青黛，为大青叶加工制成，含靛蓝等，体外试验对金黄色葡萄球菌有抑制作用。一般作散剂外用。由于青黛难溶于水，故不作煎剂，可入丸散或冲服，用量1.5～3g。

4. 板蓝根

苦，寒。入心、胃经。

清热凉血解毒。本品为广谱抗菌药，对多种革兰氏阴性与阳性细菌均有抗菌作用，并能抗病毒。对丹毒、流行性腮腺炎等均有较好疗效。用量10～30g，水煎服。

5. 蒲公英

苦、甘，寒。入肝、胃经。

清热解毒。为治疗乳痈及疔疮的重要药物。如乳痈初起局部红肿坚实，脓尚未成时用之。外用鲜蒲公英60～100g，洗净捣烂外敷患处，治疗疔疮，常用方如五味消毒饮，即本品加紫花地丁、野菊花、金银花、天葵子，其疗效肯定。已证实蒲公英对金黄色葡萄球菌有较强的抑菌作用。此外，蒲公英对多种皮肤真菌也有不同程度的抑制作用。用量10～30g，水煎服。

6. 紫花地丁

苦、辛，寒。入心、肝经。

清热。消肿解毒。为治疗疔疮痈肿常用药。体外试验研究发现紫花地丁对志贺菌属、金黄色葡萄球菌、肺炎球菌、皮肤真菌有抑制作用。用量10～30g，水煎服。

7. 败酱草

辛、苦，微寒。入胃、大肠、肝经。

清热、祛瘀、排脓。如治疗急性阑尾炎的薏苡附子败酱散。还用于治疗其他内痈，如肺痈。体外试验对金黄色葡萄球菌、链球菌有较强的杀菌作用。用量10～30g，水煎服。

8. 鱼腥草

辛，微寒。入肺、肾、膀胱经。

清湿热、解毒消痈。与千金苇茎汤合用治肺脓肿和大叶性肺炎疗效较佳。还用于痈疮肿毒及毒蛇咬伤。治痔肿痛可煎汤外洗。体外试验对金黄色葡萄球菌有十分强烈的抑制作用。用量10～30g，水煎服，但不宜久煎。

9. 穿心莲

苦，寒。入肺、胃、大肠、膀胱经。

清热解毒。用于治疗疮疖肿毒、外伤感染及毒蛇咬伤。本品体外抑菌作用不明显，但水煎剂在体外能提高人外周血白细胞吞噬金黄色葡萄球菌的能力。用量10～15g，水煎服。

10. 白鲜皮

苦，寒。入脾、胃、膀胱、小肠经。

祛风胜湿、清热解毒。主要治疗由风热湿毒所致的皮肤病如湿疹、荨麻疹，方如双白祛风汤，亦可用本品配地肤子、蛇床子等煎水洗患处。本品对多种表皮癣菌有抑制作用。用量3～10g，水煎服，外用适量。

11. 土茯苓

甘、淡，平。入肝、胃经。

解毒利尿。主要用于治疗反复发作的慢性疮疡，可配伍金银花、连翘、蒲公英。也可用于治疗慢性湿疹和其他慢性皮肤病，如银屑病等常配伍生地黄、赤芍、地肤子。用量15～30g，水煎服。

12. 马勃

辛，平。入肺经。

清肺利咽、解热止血。主要治疗咽喉肿痛（急性扁桃体炎、急性咽炎），方如马豆汤。外用局部可止血、可治冻疮，以马勃粉（或块）外敷。用量3～6g，水煎服（包煎）。

13. 山豆根

苦，寒。入心、肺、胃经。

清热利咽。治咽喉肿痛属实热者配伍玄参10g、桔梗3g、射干3g、牛蒡子3g、生甘草3g。山豆根粉局部外用对宫颈炎、口腔炎有消炎作用。用量3～10g，水煎服。

14. 重楼

微苦，凉，有小毒。入肝经。

清热解毒、化痰散结。主治疖痈、蜂窝织炎、急性淋巴结炎等。本品以醋磨汁局部外用治一切疮毒初起。重楼对金黄色葡萄球菌、溶血性链球菌、脑膜炎球菌、志贺菌属等有抗菌作用。用量3～10g，水煎服。

三、利水渗湿药

利水渗湿药的功效主要是利尿和渗除水湿。

1. 薏苡仁

甘、淡，微寒。入脾、胃、肾经。

利尿消肿、祛湿排脓。用于治疗肠痈，如薏苡附子败酱散治肺痈，如千金苇茎汤。与三妙散合用治疗下肢深静脉瓣膜功能不全或大隐静脉曲张所致的下肢水肿和慢性丹毒。还可治疗湿热痹痛、皮肤扁平疣。本品以生用为主，一般用量10～30g，水煎服。

2. 冬瓜仁

甘，微寒。入肺，胃，大肠、小肠经。

清热除湿、排脓祛痰。常用以治疗内痈如肺痈、肠痈等。用量10～15g，水煎服。

3. 地肤子

辛、苦，寒。入膀胱经。

清湿热。可作为利尿辅助剂，用于治疗各种湿疹、痒疹，配伍蛇床子、苦参等煎洗患部。用量3～10g，水煎服。

4. 赤小豆

甘、酸，平。入心、小肠经。

清热利湿、解毒排脓。用于疮疡兼湿者或痈肿初起有红、肿、热、痛症者，研末醋调外敷。用量30～120g，水煎服。

四、温里祛寒药

此类药具有回阳救逆、温经散寒的作用。

1. 附子

辛，大热。有毒。通行十二经。

回阳救逆、散寒止痛。①治亡阳厥逆，如休克时用附子汤；②外用治阴疽，如阳和解凝膏。用量3～12g，水煎服。不论生用或熟用，必须久煎（1小时以上），以减轻其毒性。

2. 干姜

辛，热。入脾、胃、肺经。

温中散寒。外用治阴疽，如回阳玉龙膏。用量1.5～6g，水煎服或研末冲服。

3. 肉桂

辛、甘，大热。入肝、肾、心、脾、胃经。

温中散寒补阳。用于治阴疽如骨关节结核、慢性骨髓炎等，其他如脱疽属阳虚寒凝者，如阳和汤。用量0.5～6g，水煎服或研末冲服。

五、芳香化湿药

此类药具有化湿运脾功效，主要用于湿滞中焦而引起消化系统和全身症状。

1. 藿香

辛，微温。入脾、胃、肺经。

解暑化湿止呕。为夏令治疗暑湿常用药。也可外用洗治小儿痱子毒。暑湿流注湿邪偏盛者用藿香正气散加金银花、滑石等。用量3～10g，水煎服，不宜久煎，夏令可用鲜品。

2. 苍术

辛、苦，温。入脾、胃经。

祛湿健胃。疡科多用治疗湿热下注，如下肢静脉曲张和深静脉血栓形成，如四妙丸。用量3～10g，水煎服。

六、泻下药

依泻下作用的不同，分为攻下药、润下药两类。

（一）攻下药

1. 大黄

苦、寒。入胃、大肠、脾、肝、心包经。

属攻下药，能通便泻热逐瘀。主要用于疮疡实证，有便秘腹胀拒按之症，如内疏黄连汤。治疗跌仆损伤、血瘀作痛。或用于实热所致的痈肿疔疮、牙龈肿痛。用于凉血止血、血不归经，如痔疮便血，可用大黄3～10g炒黑，水煎服。大黄研末可外用治疗阳证初起疮疡和下肢慢性溃疡。本品体外试验对葡萄球菌、链球菌、白喉棒状杆菌、伤寒沙门菌、肺炎球菌、志贺菌属均有不同程度的抑菌作用。用量3～10g，水煎服，久煎则泻下作用减弱。

2. 芒硝

咸、苦，寒。入胃、大肠经。

润燥软坚。治疗急性喉炎配伍冰片、硼砂研末吹喷患部。外用芒硝粉敷乳房治乳汁郁积，兼有局部回乳作用。用量3～10g，冲服。若需加强泻下作用，可用至10～15g。

（二）润下药

1. 火麻仁

甘、平。入脾、胃、大肠经。

润燥、滑肠、通淋、活血。主要用于血虚津亏、肠燥便秘、热淋、风痹、疥疮。用量10～15g，水煎服或入丸散，外用捣敷或榨油涂。

2. 郁李仁

辛、苦、甘、平。归脾、大肠、小肠经。

润燥滑肠，下气，利水。用于津枯肠燥、食积气滞、腹胀便秘、水肿、脚气、小便不利。用于水肿、小便不利者，可与桑白皮、陈皮等利水退肿药和行气药同用。用量3～9g，水煎服或入丸剂。

七、芳香开窍药

此类药多为辛香走窜之品、具有挥发性，能兴奋中枢神经系统，抗惊厥而止痉。多用于治疗闭症。

1. 麝香

辛，温。通行十二经。

开窍、活血。主要用作中枢神经兴奋药。用于消肿散结，治跌打损伤、癥瘕，亦可治痈疽肿毒，方如七厘散、醒消丸。用量0.03～0.1g，多入丸散剂。

2. 冰片

辛、苦，微寒。入心、肝经。

芳香开窍、散热止痛。外用清热消肿止痛，治耳鼻喉及口腔某些化脓性疾患，取其抗菌消炎作用。用于治疗咽喉肿痛、小儿鹅口疮、中耳炎、外耳道炎等疾病时常配硼砂、朱砂等，方如冰硼散。用量0.15～0.3g，入丸散剂。

八、息风镇惊药

此类药物主要用于脑腑病变，如肝肾阳虚、肝阳上亢高热、血虚所致的“肝风内动”，热极生风和血虚生风造成的诸症。

1. 白蒺藜

辛、苦，微温。入肝、肺经。

疏肝息风、行瘀消滞。为治眼科常用药，适用于风热引起的角膜炎，或急性结膜炎，治风热所致的皮肤发痒和皮疹，如荨麻疹、神经性皮炎、某些类型的慢性湿疹，方如蒺藜消风饮。用量6～12g，水煎服。

2. 玳瑁

甘，寒。入心、肝经。

潜阳息风、清热解毒。外用解痘毒和治药物过敏引起的皮疹，可用冷开水磨玳瑁局部外涂，有透热止痒作用，也可配清热药内服。用量10～15g，入丸散剂，亦可单用，宜用水先煎，也可用冷开水磨汁饮服或锉末冲服。

3. 地龙

咸，寒。入肝、肾、肺经。

清热镇惊、通络止痉、定喘。取活地龙数条洗净，置容器中，加适量白糖，待地龙液化后外用或干地龙研末掺用治疗下肢慢性溃疡；用于治疗跌打损伤及蛇咬伤。用量3～10g，水煎服。

4. 全蝎

甘、辛，平，有毒。入肝经。

祛风止痉、解毒散结。治破伤风，如五虎追风散；治疮疡肿毒、瘰疬结核、痄腮等。一般用量1～6g，水煎服，或入丸散。

5. 蜈蚣

辛，温，有毒。入肝经。

息风镇惊、解毒散结。外用治疮疡、瘰疬、蛇虫咬伤。用量3～5g，水煎服。

6. 僵蚕

咸、辛，平。入肝、肺经。

祛风热、化痰散结。用于瘰疬痰核可化痰散结。常与贝母、夏枯草配伍治疗乳腺炎、流行性腮腺炎、淋巴结炎等疮疡痈肿。本品对金黄色葡萄球菌、大肠杆菌有抑制作用。用量3～10g，水煎服。

九、化痰药

此类药物主要用于化痰。化痰药主要用于痰多咳嗽，以及与“痰”有关的瘿瘤瘰疬、阴疽流注等症。

1. 浙贝母

苦，寒。入心、肺经。

开泄肺气、除热散结。治瘰疬；治痈肿、乳腺炎。一般用量10～15g，水煎服。

2. 瓜蒌仁

甘，寒。入肺、胃、大肠经。

清热化痰、利气通便。治疗痈肿，如肺痈（肺脓疡）咳吐脓血，配蒲公英、金银花、连翘治急性乳腺炎；润肠通便，用于肠燥便结或习惯性便秘，本品与枳实同服有缓泻作用；治疗胸痹。用量6～18g，水煎服。

3. 天花粉

甘、微苦、酸，微寒。入肺、胃经。

解热润燥、排脓消肿、生津止渴。治肿疡属于阳证者，常配伍皂角刺、金银花，方如仙方活命饮。用量3～12g，水煎服。

4. 海浮石

咸，寒。入肺经。

清肺热、化老痰、消积块。用于治瘰疬、瘿瘤。用量10～15g，水煎服或入丸散剂。

5. 海蛤壳

咸，寒，入肺，肾经。

清热利咽、化痰散结。治瘿瘤。用量3～10g，以入丸散剂为主。

6. 昆布

咸，寒。入肝、胃、肾经。

软坚散结、清热消痰。主要用于治疗瘿瘤，治慢性颈淋巴结炎常配伍夏枯草、牡蛎、柴胡等药。用量6～10g，水煎服。

7. 海藻

苦、咸，寒。入肝、胃、肾经。

清热、消痰软坚、治瘿瘤，其作用和适应证与昆布相同。用量15～30g，水煎服。

8. 半夏

辛，温，有毒。入脾、胃经。

为治疗呕吐、痰饮常用药。外用生半夏捣烂敷疮疡肿毒，对神经末梢似有麻痹作用，能止痛。此外，用生半夏与醋磨汁外用可治癣。半夏有小毒，多炙用。一般用量10～12g，水煎服。

9. 天南星

苦、辛，温，有毒。入肺、肝、脾经。

祛风解痉、燥湿化痰。外用生南星敷治痈肿（阴疽较适宜）疼痛、跌打损伤。治风湿性关节炎之肿痛，可用生天南星、老姜、生石菖蒲各适量，捣烂敷患处。又治口角流涎，用生南星末调醋敷足心涌泉穴处。用量3～6g，水煎服。

10. 白芥子

辛，温。入肺经。

利气豁痰、消肿止痛。外用治风湿性关节炎、神经痛等。研末醋调局部外敷，如出现刺痛时，即应停止外敷，以免刺激太甚而致皮肤发泡或造成溃疡。如治跌打损伤疼痛，可与龙眼叶共捣烂调黄酒外敷。用量3～6g，水煎服，外用适量。

十、理气药

主要用于治疗气滞引起的胸背彻痛，适用于脾胃气滞，肝郁气滞或肺气壅滞所出现的证候。

1. 青皮

苦、辛，温。入肝、胆经。

健胃、行气、化滞。用于治疗胸胁胀痛，属肝胃不和引起者，方如七味调气汤，如属跌打外伤引起的胸胁痛则配赤芍、肉桂、枳壳；用于治疗乳痈、乳房结核，可用青皮配金银花、蒲公英、浙贝母等有消痈散结作用。用量3～6g，水煎服。

2. 川楝子

苦，寒。入肝、胃、小肠、膀胱经。

行气止痛、驱虫，为治疗各种热性腹痛的常用药。用于治疗疝痛，如睾丸鞘膜积液、附睾炎、小肠疝气等引起的局部疼痛，方如导气汤；用于治疗头癣，川楝子单味烤黄研末与等量猪油拌成油膏外擦患处，有抑制癣菌作用。用量3～12g，水煎服。

3. 荔枝核

甘，温。入肝、肾经。

行气散寒止痛。主要用于疝气、睾丸肿痛，方如茴香橘核丸。用量10～15g，水煎服。

十一、理血药

凡能治疗血分疾病的药物称为理血药，主要适用于出血、瘀血、血虚表现的一系列病证。

1. 三七

甘、微苦，温。入肝、胃经。

三七为止血化瘀要药。治跌打内伤或外伤出血，有血瘀肿痛者尤为适宜，能祛瘀止血、消肿止痛，内服可以研末，米汤或白开水送服或用酒送服。外用可配伍煅龙骨、五倍子各15g，共研细末敷于患处，用量：粉剂可用0.5～3g，大量可用至4～6g，均作冲剂服；煎剂可用3～10g，水煎服。

2. 白及

苦、甘、涩，微寒。入肺、肝、胃经。

补肺、止血、消肿、生肌、敛疮，白及为止血要药。外用治疗外伤出血，鲜品捣烂或研粉敷患处，压迫止血，但对较大血管断裂时止血效果不满意；与皂角刺共研细末，水或蜜调敷患处治疮疡；治肛裂，白及与石膏粉制成白及膏涂肛裂上；白及粉用麻油调成糊状外搽，治疗皮肤皲裂。用量6～15g。水煎服或入丸散外用粉末适量，敷患处。

3. 地榆

苦、酸，微寒。入肝、胃、大肠经。

地榆是治便血、烧伤常用药。治痔疮出血，如槐榆煎。用于烧伤创面，方如地榆外敷剂（地榆、漆大姑、黄柏等分研末，另加少许冰片搅匀，再加花生油制成20%糊剂，加热煮沸后外用）。一般用量6～35g，单味大剂有时用至30～60g，水煎服。

4. 侧柏叶

苦、涩，微寒。入肺、肝、大肠经。

清热凉血。外用治疗烧伤以侧柏炭研成细末，过筛后用熬沸的豆油或香油调成软膏，适用于中小面积1°～2°的烧伤。用量3～12g，水煎服。

5. 丹参

苦，微寒。入心、肝经。

活血祛瘀、清热除烦。治疗血栓闭塞性脉管炎，方如活血通脉汤。用量：祛瘀活血一般用6～15g，大剂量用15～30g，治血栓闭塞性脉管炎重用30～60g，水煎服。

6. 泽兰

苦、辛，微温。入肝、脾经。

活血通经、利尿消肿。治跌打损伤，内服和外用均可，常配姜皮、姜黄、金银花藤等外洗，或用单味鲜泽兰捣烂外敷。用量3～10g，水煎服。

7. 赤芍

苦，微寒。入肝经。

活血镇痛。治跌打瘀肿、疼痛，配乳香、没药、桃仁、归尾等；用于治疗脑震荡后遗症之瘀血头痛，配川芎、白芷、当归、羌活等。用量6～15g，水煎服。

8. 桃仁

苦、甘，平。入心、肝、大肠经。

破血行瘀、润燥滑肠。治跌打损伤而致的瘀血滞留作痛，一般配红花、当归、桑枝、赤芍。如属伤后瘀血内蓄而有热结便秘、胁腹疼痛，则可用复元活血汤。外敷治瘀肿，可用桃仁配栀子，大黄等共研末，用生葱汁、生姜汁调匀外敷患处。若便秘由跌打损伤后“蓄血”引起腹满胀痛、谵语烦渴，可用桃仁承气汤；用于治肠痈和肺痈，作为辅助用药。用量3～10g，水煎服。

9. 红花

辛，温。入心、肝经。

破瘀活血、通经。治跌打损伤效力比桃仁强，对挫伤、捩伤的皮下青紫肿痛，可用红花油或红花酒（用乙醇浸成红花酊或用米酒煎煮）外擦。对内伤瘀血可配苏木、当归、赤芍等，有助于消肿止痛，方如跌打活血汤。一般用量3～10g，水煎服。

10. 乳香

辛、苦，温。入心、肝、脾经。

活血止痛。用于血瘀疼痛，如跌打损伤，或血脉瘀滞而致的四肢疼痛如血栓闭塞性脉管炎，可用四妙勇安汤加乳香、没药。用于治疗痈疽初起肿痛，脓尚未成熟者，方如醒消丸，外用促进伤口愈合，如因外伤或感染而发生患部破溃，伤口久不愈合时，可用乳香末敷贴或用乳香煎油外搽，又可配没药末，撒敷伤口。用量3～10g，水煎服。

11. 没药

苦、辛，平。入肝经。

活血散瘀镇痛。临床应用基本上与乳香相同，且两者常同用。用量3～12g，水煎服。孕妇慎用。

12. 王不留行

甘、苦，平。入肝、胃经。

催乳、通经、消肿。治乳痈初起，常与蒲公英、白芷等同用。用量10～30g，水煎服。

13. 刘寄奴

苦，温。入心、脾经。

活血通经、消肿止痛。治跌打损伤、瘀血作痛，用于金疮出血，可研末掺敷；用于大小便下血。用量6～10g，水煎服。

14. 自然铜

辛，平。入肝经。

散血止痛、接骨续筋。凡跌打损伤、患处肿痛，皆可使用，尤适用于折伤血瘀作痛。本品有促进骨折愈合的作用。用量3～6g，入丸散剂，不宜入煎剂。

15. 血竭

微甘、咸，平。入心、肝经。

止血止痛、活血生肌。用于溃疡、疮面久不愈合，常与乳香、没药等同用，用于鼻衄、齿衄、刀伤出血，可与蒲黄等份为末，敷患处。用量1～1.5g。入丸散剂，不入煎剂。

16. 水蛭

咸、苦，平，有毒。入肝经。

破血逐瘀。用于跌打损伤，内有瘀血、蓄血，可用水蛭末（或煅存性）配三七、麝香等，用酒或温水送服。用量一般3～6g，水煎服，入丸散0.3～0.6g。

17. 土鳖虫

咸，寒，有小毒。入肝经。

破血逐瘀、续筋接骨。用于跌打损伤、筋断骨折，可与自然铜、乳香、没药等同用。用量6～12g，水煎服，入丸散1.2～1.8g。

18. 苏木

甘、咸、辛，平。入心、肝、脾经。

活血祛瘀、消肿痛。用于跌打损伤、瘀肿疼痛，常与乳香、没药、红花、血竭等同用，方如八厘散。用量3～10g，水煎服。

十二、补养药

补养药也称补益药，是用以治疗各种虚弱证候的一类药物。虚证有气虚、血虚、阴虚、阳虚之分，而补养药根据其性能也大致分为补气、养血、滋阴、助阳四类。

（一）补气药

1. 人参

甘、微苦，微温。入脾、肺经。

滋补强壮、大补元气、宁神益智、益气生津，能治疗气虚体弱、精神疲乏、短气少食，或中气下陷、久泄脱肛，方如补中益气汤；提高机体适应性，增强机体对各种不良刺激的非特异性抵抗力，促进生理功能恢复正常；能提高网状内皮系统的功能，促进溃疡愈合，方如八珍汤；治疗因大失血或其他原因所致之虚脱，如独参汤；对四肢逆冷（如脓毒症休克，心源性休克等）出现自汗亡阳者，可用参附汤；用治消渴，现已证实本品有降低血糖作用；提高造血功能，可使红细胞、血红蛋白和白细胞增加，白细胞中以大单核细胞增加较多；用量3～10g，大剂量可用至30g，水煎服。

2. 黄芪

甘，温。入脾、肺经。

补气升阳、固表止汗、托毒排脓、利水消肿。用于脾气虚弱或中气下陷所引起的内脏下垂；治疗“久败”痈肿，溃后久不敛口，或脓成难溃，或疮形平塌、根盘散漫，用本品补气托毒，方如内托黄芪散、托里透脓汤。用量一般10～15g，亦可用至30～60g。疡科多生用，有谓生者微凉，乃疡科圣药。

3. 甘草

甘，平。入十二经。

调和药性、补脾益气、清热解毒。作为缓和及调补要药。调和药性，在复方中作为佐使药使用，以缓和药物作用的猛烈和刺激性。如麻黄汤用甘草缓和麻黄发散、调胃承气汤用甘草缓和大黄泻下；健脾益气，多用炙甘草，清热解毒，用生甘草，治疮痈肿毒，尤其咽喉疼痛、口疮、乳痈、初起症状不剧时，可单用生甘草一味，也可配其他清热解毒药，如甘草桔梗汤治疗咽炎、肺脓肿，如湿疹和面部痤疮可用甘草10g，金银花30g，水煎服；用于解毒，为解毒要药，前人用的各种解毒方剂，总离不开甘草，可单味煎服，或配绿豆等煎汤服。一般用量3～10g，大剂量可用至30～60g，甚至120g，水煎服。

（二）补阳药

主要用于阳虚，包括肾阳虚、脾阳虚、心阳虚等，但主要是用于补肾阳。

1. 补骨脂

辛、苦、涩，温。入肾、脾经。

补肾暖脾、固精缩尿。治肾虚久泻（五更泻），方如四神丸；治肾虚腰痛，常配伍核桃仁同用，治白癜风，可用补骨脂30g加入95%乙醇100ml，1周后取浸液擦患处，可促使患处局部色素增生，斑块缩小。用量3～10g，水煎服。

2. 续断

苦、辛、甘，微温。入肝、肾经。

补肝肾、续筋骨、活血、安胎。用治肾虚寒湿型腰腿疼痛，表现为足膝无力或筋骨拘挛，方如续断丸；治跌打损伤所致的腰膝或四肢肿痛，一般在跌打方剂内加入此药能加强镇痛作用。用量6～12g，水煎服。

3. 骨碎补

苦，温。入肝、肾经。

补肾镇痛、活血壮筋。治肾虚牙痛、齿龈出血，该药有增强体质作用，可配济生肾气丸同服，如齿龈红肿充血疼痛可用该药配地骨皮、石斛各12g，甘草3g，水煎服。如齿槽脓肿，甚至溢脓则配玄参、露蜂房；治跌打损伤，尤其肌肉、韧带挨伤和闭合性骨折，取其活血镇痛作用，方如接骨散，能加速骨折愈合。一般用量3～10g，大剂量可用至30g，水煎服。

（三）补血药

主要用于治疗血虚证。如兼气虚宜配用补气药，兼阴虚配以养阴药等。

1. 当归

甘、辛、苦，温。入肝、心、脾经。

补血、行血、润肠、调经，为妇科要药，主要用于调经。用于治疗肢体瘀血，尤其跌打损伤和血管疾患引起的瘀血或血流不畅，肿胀作痛，当归有逐瘀作用，故跌打损伤方剂和治血栓闭塞性脉管炎方剂中常用当归；用于治疗腹痛，对气血瘀滞而兼虚寒的腹痛较适宜，方如当归建中汤，偏于瘀滞用当归芍药散加味，用于治疗慢性痈疡，取其活血、补血、止痛作用，常配黄芪、金银花等。常用量10～12g，水煎服。

2. 熟地黄

甘，微温。入心、肝、肾经。

滋阴补肾、补血调经。治血虚、崩漏，方如四物汤；治潮热盗汗、消渴。用量15～30g。本品性滋腻，易于助湿碍胃，影响消化功能，故宜注意用量，或于处方中伍以砂仁等芳香健胃之品，可防止其碍胃之弊。

3. 何首乌

苦、甘、涩，微温。入肝、肾经。

补肝肾、益精血、通便治疮。用于瘰疬、痈肿，症见阴虚者；用于血虚津亏、肠燥便秘；治血虚风疹可与生地黄、当归、蝉蜕、白蒺藜等配合，如治疮癣瘙痒，可与艾叶共煎汤外洗，用治肝肾不足、血虚阴亏、心悸失眠、腰膝酸软、崩带遗精等症。用量9～15g，水煎服。通便治疮宜生用。

4. 白芍

苦、酸，微寒。入肝、脾经。

补血敛阴、柔肝止痛、养阴平肝。用于血虚、崩漏等症。用量10～15g，水煎服。

5. 阿胶

甘，平。入肝、肺、肾经。

补血止血、滋阴润燥。用于吐血、咯血、崩漏；用于阴虚血亏，或因血虚不能养筋所致的痉厥、抽搐。方如大定风珠，用量3～9g，烊化兑服。

（四）补阴药

补阴药又称养阴药或滋阴药，具有养阴、增液、润燥等作用。但补阴药性多甘寒滋腻，凡脾肾阳虚、中气不足、痰饮湿浊者慎用。

1. 沙参

甘，微苦、微寒。入肺、胃经。

润肺止咳、养胃生津、除虚热。治热病后阴虚津少，方如益胃汤治皮肤瘙痒，尤其秋冬季，天气转凉后皮肤干燥引起的瘙痒，常配麦冬、玉竹等。可通过清润肺气而润泽皮肤，减轻瘙痒。用量6～15g，水煎服。

2. 桑寄生

苦、甘，平。入肝、肾经。

滋补肝肾。治风湿痹痛，适用于风湿性关节炎，风湿性肌炎而有腰膝酸软，痛痹和其他血虚表现者。方如独活寄生汤，治皮肤干燥症（肌肤甲错）。由于血虚血滞而不能营养肌肤，以致皮肤枯燥，每次用桑寄生30～60g，加鸡蛋1个和砂糖适量，水煎服。用量10～60g，水煎服。

3. 龟甲

咸、甘，平。入肾、心、肝经。

解热镇静、强健筋骨、凉血补血，常用于滋阴。凡血虚阴虚之证皆可用之。治慢性疮疡，久不愈合，配皂角刺、白头翁等药。或配土茯苓熬胶即为龟苓胶。用量10～30g（打碎先煎），水煎服。

4. 鳖甲

咸，寒。入肝、脾经。

益阴除热、破血、软坚散结。用于疮疡久不愈合，配黄芪、龙骨、牡蛎、栀子、防风，有强壮收敛作用。用量10～30g，打碎先煎，水煎服。孕妇慎用。

十三、固涩药

固涩药又称收涩药。所谓"散而收之""涩能固脱"，即指收涩的药物，这类药物大多具有酸、涩的性味，有收敛固涩的作用，可以治久泄脱肛、遗尿、崩漏等症。

1. 五味子

酸，温。入肺、心、肾经。

镇咳祛痰、收敛固涩。治久痢而属肾虚者，常配补骨脂，方如四神丸；治汗出过多而致血气耗散、体倦神疲，常与麦冬、党参配伍，方如生脉散。治过敏性瘙痒性皮肤病，用北五味子 10g，浸入 80% 乙醇 100ml，水冲服，对荨麻疹、血管神经性水肿等有较好效果。用量 1.5～10g，水煎服。

2. 乌梅

酸、涩，平。入肺、脾、大肠经。

收敛固涩、止血止痢。用于止痢，方如乌梅丸；用于安蛔止痛，对于蛔虫引起的腹痛，如治胆道蛔虫症，常用乌梅丸；用于止血，不仅能治便血，对子宫出血表现血虚有口干渴者，亦宜用乌梅炭配当归、阿胶、白芍等；外用乌梅膏治胼胝、鸡眼，先局部用热水泡软剪去老皮，然后涂药。纱布包扎，24 小时换药 1 次。用量 3～15g，睡前服。

3. 五倍子

酸、咸，寒。入肺、胃、大肠经。

敛肺降火、涩肠止泻、止血、收湿敛疮。主治便血痔血、外伤出血、痈肿疮毒、皮肤湿烂。用于保护胃肠黏膜，内服治胃和十二指肠溃疡病，方如五倍子汤，用于止血尤多用于妇科子宫功能性出血或月经过多，在治疗方剂内加入五倍子、龙骨、牡蛎止血作用较强；用于治疗脱肛，常用五倍子 10g，黄芪 15g，升麻 6g，水煎服，配合外用熏洗（五倍子、明矾各 15g，水煎，趁热熏洗 20 分钟左右）；外用治瘢痕疙瘩，如黑布药膏。此外五倍子煎汤局部熏洗对皮炎、疥癣等有一定疗效。（实验证实，本品水煎液对金黄色葡萄球菌、肺炎球菌、溶血性链球菌、铜绿假单胞菌等均有抑制作用）。此外，五倍子蜜拌后铜勺炒，打散后醋调外敷，治疗颈痈、背痈，疗效满意。内服：煎汤，3～10g；研末，1.5～6g，或入丸散。外用：适量，煎汤熏洗；研末撒或调敷。

4. 海螵蛸

咸、涩，微温。入肝、肾经。

收敛、制酸止血。用于制酸止痛。治胃和十二指肠溃疡，方如乌贝散；用于止泻，治久虚泻痢，配伍其他止泻药同用；外用海螵蛸粉可作止血剂，亦可以本品与冰片共研细点眼治目翳。用量 3～12g，水煎服。

5. 刺猬皮

苦、涩，平。入肾、胃、大肠经。

疏风散瘀、收敛止痛。为治疗痔漏常用药，治痔疮出血，如猬皮汤。用量 3～3.5g，多煅成末入丸散剂或和其他汤药冲服。

（曹烨民　赵　诚）

第三节　疡科常用中成药

一、肿疡（消法）常用中成药

（一）一粒珠（经验方）

1. 药物组成

麝香、乳香、没药、牛黄、雄黄、珍珠、蟾酥、朱砂、冰片。

2. 功能主治

活血消肿解毒。用于痈疽疮疖、乳癌乳痈、红肿疼痛，初起未溃者可消，脓成者可速溃。

3. 用法用量

口服，一次 1.5g，一日 1 次。

4. 注意

孕妇忌服。

（二）二妙丸（《丹溪心法》）

1. 药物组成

苍术、黄柏。

2. 功能主治

清热燥湿。用于湿热下注所致的肛门肿痛、足膝红肿、下肢丹毒、臁疮、湿疹等。

3. 用法用量

口服，每日 2 次，每次 9g，散剂用冷开水或麻油、蜜水调敷患处。

4. 注意

无湿热者不宜用之。

（三）七厘散（《良方集腋》）

1. 药物组成

血竭、儿茶、红花、乳香、没药、当归、朱砂、麝香、冰片。

2. 功能主治

散血活血、消肿止痛。用于跌打损伤、瘀血作痛、扭伤、挫伤和切割伤。

3. 用法用量

口服，一次 1.5g，外敷伤口酌用。

4. 注意

孕妇忌服。

（四）九分散（《急救应验良方》）

1. 药物组成

麻黄、乳香、没药、马钱子。

2. 功能主治

舒筋活血、化瘀止痛。用于跌打损伤、扭伤、挫伤、瘀血作痛。

3. 用法用量

口服，一次 2.5g，一日 1 次。外用，挫伤青肿未溃者，以酒调敷。

4. 注意

孕妇及高血压、心肾疾病患者忌服。本品含剧毒药，不可多服，服后避风。破伤出血者，不可外敷。

（五）三妙丸（《医学正传》）

1. 药物组成

苍术、黄柏、牛膝。

2. 功能主治

清热燥湿。用于肢血栓性静脉炎、下肢溃疡等症，属于湿热内盛者。

3. 用法用量

口服，每次 9g，一日 2 次。

4. 注意

虚寒证，无湿热者不宜用。

（六）小金丹（《外科证治全生集》）

1. 药物组成

白胶香、五灵脂、地龙、草乌、当归、木鳖子、乳香、没药、京墨、麝香。

2. 功能主治

解毒消肿、活血止痛。用于阴疽、瘰疬、乳癖初起皮色不变，肿硬作痛。

3. 用法用量

口服，每次1.5g，一日2次。

4. 注意

孕妇忌服。

（七）小儿牛黄散（经验方）

1. 药物组成

珍珠、牛黄、麝香、冰片、浙贝母。

2. 功能主治

清热化痰、镇惊解毒。用于小儿肺热痰盛、咽喉肿痛、口疮牙疳、头面生疮、皮肤溃烂、周身发热等症。

3. 用法用量

用水、奶汁或糖水调服。一次0.5～1g，婴儿酌减，一日3次。

（八）上清丸（《北京市中药成方选集》）

1. 药物组成

大黄、黄芩、黄柏、栀子、白芷、菊花、荆芥、薄荷、川芎、桔梗、连翘、防风。

2. 功能主治

散风清热、解毒通便。用于上焦热盛、头晕耳鸣、眼鼻发干、口舌生疮、牙齿肿痛、二便不畅、小便赤黄。

3. 用法用量

口服，每次1～2丸，一日2次。

4. 注意

孕妇忌服。

（九）三黄宝蜡丸（《医宗金鉴》）

1. 药物组成

藤黄、刘寄奴、血竭、当归、乳香、琥珀、麝香、天竺黄、儿茶、红大戟、芒硝、水银、雄黄。

2. 功能主治

消肿止痛、活血散瘀。用于跌打损伤、瘀血不消、闪腰岔气、疼痛难忍。

3. 用法用量

口服，一次1丸，一日2次，黄酒或水炖化温服。

4. 注意

孕妇忌服。

（十）牛黄解毒片（《证治准绳》）

1. 药物组成

石膏、大黄、雄黄、桔梗、牛黄、冰片、黄芩、甘草。

2. 功能主治

清热解毒。用于温热病咽喉肿痛、牙龈肿痛、口舌生疮、目赤肿痛。

3. 用法用量

口服，一次2片，一日2次。

4. 注意

孕妇忌服。

（十一）六神丸（雷氏方录《汤头歌诀详解》）

1. 药物组成

牛黄、珍珠、雄黄、麝香、蟾酥、冰片。

2. 功能主治

清热解毒、消肿止痛。用于时疫白喉、咽喉肿痛、单双乳蛾、喉风喉痛。也可用于口疮、痈肿、疔疮和无名肿毒等症。

3. 用法用量

含服，一次 10 粒，一日 1～2 次，小儿酌减，或外用以水调敷患处。

4. 注意

孕妇忌服。

（十二）内消瘰疬片（《疡医大全》）

1. 药物组成

夏枯草、玄参、青盐、海藻、贝母、薄荷、天花粉、海蛤粉、白蔹、连翘、熟大黄、生甘草、生地黄、桔梗、枳壳、当归、硝石。

2. 功能主治

化痰消坚、散结止痛。主治瘰疬。

3. 用法用量

口服，一次 4～8 片，一日 2～3 次。

（十三）五海丸（《古今医鉴》）

1. 药物组成

昆布、海藻、贝母、木香、海螵蛸、蛤壳。

2. 功能主治

化痰软坚、破瘀消核。用于瘰疬、瘿瘤等症。

3. 用法用量

口服，一次 1～2 丸，一日 2 次。

4. 注意

孕妇遵医嘱用。

（十四）牛黄上清丸（《医学入门》）

1. 药物组成

大黄、黄芩、黄柏、栀子、生石膏、牛黄、冰片、白芷、菊花、荆芥穗、薄荷、川芎、桔梗、连翘。

2. 功能主治

清火散风、解热润便。用于内脏实热所致的头眩耳鸣、暴发火眼、口舌生疮、咽喉肿痛、牙痛、大便燥结、身热口渴等上焦风火热毒之症。

3. 用法用量

口服，每次服 1 丸（每丸 6g 重），每日早晚各服 1 次。

4. 注意

孕妇忌服。

（十五）化毒丹（《疡医大全》）

1. 药物组成

生地黄、桔梗、芒硝、赤芍、青黛、金银花、玄参、连翘、牛蒡子。

2. 功能主治

清热解毒。用于小儿热毒实火、口舌生疮、牙根出血、颈颊赤肿、周身常生疮疖、疹后余毒不净。

3. 用法用量

口服，每次 1 丸，一日 2 次。

4. 注意

疹后泻痢禁服。

（十六）牛黄化毒片（《中华人民共和国药典》）

1. 药物组成

牛黄、金银花、乳香、白芷。

2. 功能主治

解毒消肿、散结止痛。用于疮疡、乳痈、疔疮、红肿疼痛等症。

3. 用法用量

口服，每次 8 片，小儿酌减，一日 3 次。

4. 注意

孕妇应遵医嘱服用。

（十七）牛黄解毒丸（《保婴撮要》）

1. 药物组成

牛黄、大黄、黄芩、石膏、桔梗、冰片、雄黄、甘草。

2. 功能主治

清热解毒。用于温热病之咽喉肿痛、牙痛、耳痛、口鼻生疮、眼热赤肿。

3. 用法用量

口服，一次 1 丸，一日 2 次。

4. 注意

孕妇忌服。

（十八）牛黄噙化丸[《全国中药成药处方集》（天津方）]

1. 药物组成

牛黄、绿豆、柿霜、黄连、冰片。

2. 功能主治

清热解毒、消肿止痛。用于热毒所致的咽喉肿痛、燥咳声哑、口干作渴以及扁桃体炎、咽炎等症。

3. 用法用量

口服或噙化，一次 1 丸，亦可随时噙化。

（十九）天津感冒片（经验方）

1. 药物组成

羚羊角粉、连翘、桔梗、薄荷、竹叶、荆芥穗、豆豉、甘草、牛蒡子、金银花。

2. 功能主治

清热散风、解表退热。适用于流行性感冒发冷或发热、四肢酸懒、头痛咳嗽、咽喉肿痛、瘟毒发颐、两腮赤肿。

3. 用法用量

口服，每次服 5 片，日服 2～3 次，温开水送服，儿童酌减。

（二十）四季三黄片（《中华人民共和国药典》）

1. 药物组成

大黄、黄芩、黄柏、栀子。

2. 功能主治

清热解毒、消肿止痛。用于疮疡阳证，局部红肿热痛明显者。

3. 用法用量

口服，一次4片，一日2～3次。

4. 注意

孕妇忌服。

（二十一）龙胆泻肝片（《医方集解》）

1. 药物组成

龙胆草、黄芩、栀子、生地黄、泽泻、车前子、木通、当归、柴胡、甘草。

2. 功能主治

泻肝胆湿热、实火。用于湿疹、丹毒、足癣继发感染、接触性皮炎、蛇串疮、肝脓肿、肛周脓肿及急腹症里热证者。

3. 用法用量

口服，片剂一次4～6片，丸剂一次9g，一日1～2次。

4. 注意

孕妇遵医嘱服用。

（二十二）防风通圣丸（《宣明论方》）

1. 药物组成

甘草、石膏、黄芩、桔梗、防风、川芎、当归、白芍、大黄、薄荷、麻黄、连翘、芒硝、荆芥穗、白术、栀子。

2. 功能主治

解表通里、清热解毒。用于外感内热、表里俱实、恶寒壮热、头痛咽干、大便秘结、小便黄赤、疮疡初起、湿疹瘙痒、肠风痔瘘。

3. 用法用量

口服，一次6g，一日1～2次。

4. 注意

孕妇忌服。

（二十三）安宫牛黄丸（《温病条辨》）

1. 药物组成

黄连、郁金、黄芩、栀子、犀角（现用水牛角浓缩粉代替）、牛黄、朱砂、雄黄、珍珠、麝香、冰片。

2. 功能主治

清热解毒、镇惊开窍。用于温病热入心包引起的高热昏迷、惊厥烦躁及脑炎、脑膜炎、中毒性脑病、脑出血、败血症；疔疮走黄及疮疡所致的神昏谵语以及痉厥之热盛者。

3. 用法用量

口服，一次1丸，小儿3岁以内一次1/4丸，3～6岁一次1/2丸，或遵医嘱，一日1次。

4. 注意

孕妇遵医嘱服用。

（二十四）导赤片（《小儿药证直诀》）

1. 药物组成

大黄、滑石、生地黄、栀子、甘草、关木通、茯苓。

2. 功能主治

清热利便。用于胃肠积热、口舌生疮、咽喉肿痛、牙根出血、腮颊肿痛、暴发火眼、大便不利、小便赤黄。

3. 用法用量

口服，一次4片，一日2次，周岁以内酌减。

（二十五）连翘败毒片（丸）（《北京市中药成方选集》）

1. 药物组成

桔梗、白芷、天花粉、大黄、紫花地丁、玄参、连翘、浙贝母、栀子、蝉蜕、防风、赤芍、木通、甘草、黄芩、金银花、蒲公英、白鲜皮。

2. 功能主治

清热解毒、消肿止痛。用于疮疡未溃或已溃、丹毒、湿疹等症。

3. 用法用量

口服，一次4片，一日2次。

4. 注意

孕妇慎用。

（二十六）板蓝根干糖浆（《中药制剂手册》）

1. 药物组成

板蓝根。

2. 功能主治

清热解毒、凉血消肿。适用于扁桃体炎、流行性腮腺炎，还可预防和治疗小儿麻疹。

3. 用法用量

成人每次服半包，儿童每次服1/4包，每4小时服1次，温开水冲服。

（二十七）穿心莲消炎片（经验方）

1. 药物组成

穿心莲叶。

2. 功能主治

清热消炎解毒。用于热毒疮疖、外伤感染等症。

3. 用法用量

口服，一次4～6片，一日3次。

（二十八）夏枯草膏（《医宗金鉴》）

1. 药物组成

夏枯草。

2. 功能主治

清肝火、化瘀止痛。用于瘰疬、目赤肿痛、乳痈、腮腺炎等。

3. 用法用量

口服，一次15g，一日2次。

（二十九）栀子金花丸（《河间六书》）

1. 药物组成

黄芩、大黄、天花粉、金银花、栀子、黄柏、知母、黄连。

2. 功能主治

清热、降火、解毒。用于口舌生疮、牙痛、咽痛、目赤、鼻衄、便秘。

3. 用法用量

口服，一次9g，一日1次。

4. 注意

孕妇慎服。

（三十）消炎解毒丸[《全国中药成药处方集》（沙市方）]

1. 药物组成

蒲公英、金银花、连翘、防风、甘草。

2. 功能主治

清热解毒、凉血消炎。用于疮疡热毒、红肿疼痛、妇女乳疮、小儿疮疖。

3. 用法用量

口服，一次20粒，一日2次。小儿酌减。

（三十一）梅花点舌丹（《疡医大全》）

1. 药物组成

硼砂、沉香、乳香、白梅花、朱砂、牛黄、熊胆、麝香、葶苈子、血竭、没药、雄黄、冰片、蟾酥、珍珠。

2. 功能主治

消肿、解毒、止痛。用于疔毒恶疮、痈疽发背、乳痈乳癌、初起红肿、疼痛心烦。

3. 用法用量

口服，一次3粒，一日2次；外用，醋化开涂患处。

4. 注意

孕妇慎用。

（三十二）蒲地蓝消炎片（《中华人民共和国药典》）

1. 药物组成

黄芩、蒲公英、紫花地丁、板蓝根。

2. 功能主治

清热解毒、抗炎消肿。用于疖肿、腮腺炎、咽炎、淋巴结炎、扁桃体炎等急性化脓性感染。

3. 用法用量

口服，一次5～8片，小儿酌减，一日4次。

二、溃疡（补法）常用中成药

（一）十全大补丸（《太平惠民和剂局方》）

1. 药物组成

熟地黄、当归、白芍、党参、黄芪、白术、茯苓、甘草、川芎、肉桂。

2. 功能主治

温补气血。用于疮疡患者气血虚弱、溃疡脓液清稀、偏于虚寒证者。

3. 用法用量

口服，一次1丸，一日2～3次。

4. 注意

气血充实的疮疡患者禁服。

（二）人参养荣丸（《太平惠民和剂局方》）

1. 药物组成

人参、黄芪、茯苓、白术、甘草、当归、白芍、熟地黄、肉桂、陈皮、五味子、远志、生姜、大枣。

2. 功能主治

补气养血、健脾通脉、益智宁神。用于心脾不足、气血两亏及脾肾阳虚所致惊悸健忘、便溏腹泻以及贫血、溃疡不收口等症。

3. 用法用量

每次服1丸，日服2次。

4. 注意

气血充实的疮疡患者禁服。

（三）六味地黄丸（《小儿药证直诀》）

1. 药物组成

熟地黄、山茱萸、山药、泽泻、牡丹皮、茯苓。

2. 功能主治

补肾水、降虚火。用于肾阴亏损、消渴、腰膝酸软的治疗，亦可用于治疗红斑狼疮。

3. 用法用量

口服，一次1丸，一日2～3次。

（四）补中益气丸（《脾胃论》）

1. 药物组成

黄芪、党参、甘草、白术、陈皮、当归、升麻、柴胡。

2. 功能主治

治疗中气不足、气虚下陷所致少气懒言、脱肛、慢性肠炎、久泄久痢、崩漏久不愈、子宫脱垂、乳糜尿、胃下垂等。

3. 用法用量

口服，一次1丸，一日2次。温开水送下，姜枣汤、淡盐水送服更宜。

三、其他常用中成药

（一）十灰散（《十药神书》）

1. 药物组成

大黄、大蓟、栀子、荷叶、棕榈、茜草、白茅根、牡丹皮、侧柏叶（均炒炭存性）。

2. 功能主治

清热、凉血、涩血、止血。用于各种出血症。如劳伤暴怒吐血、咯血、呕血、衄血、便血等血热妄行之出血。

3. 用法用量

口服，一次9g，一日2～3次。

（二）大黄䗪虫丸（《金匮要略》）

1. 药物组成

大黄、桃仁、苦杏仁、黄芩、干漆、干地黄、赤芍、甘草、水蛭、蛴螬、土鳖虫、虻虫。

2. 功能主治

破血通经。主治妇女经闭、血瘀成块、腹胀腹痛、积聚癥瘕等症。

3. 用法用量

口服，每次1丸，一日2次。

4. 注意

孕妇及血虚无瘀者勿服用。

（三）止红肠辟丸（《中华人民共和国药典》）

1. 药物组成

黄连、黄芩、栀子、地榆炭、生地黄炭、侧柏炭、槐花、荆芥穗、乌梅、升麻、当归、白芍、阿胶。

2. 功能主治

升提收敛、清热凉血、止血。用于痔疮日久便血以及便血痔脱出者。亦可用于肛瘘、肛门肿痛、大便出血等症。

3. 用法用量

口服，一次1丸，一日2次。

（四）止痛紫金丸（《中华人民共和国药典》）

1. 药物组成

丁香、血竭、当归、熟大黄、红花、儿茶、木香、骨碎补、土鳖虫、乳香、没药、赤芍、甘草、自然铜。

2. 功能主治

舒筋活血、消瘀止痛。用于闪腰岔气，或瘀血作痛、筋骨疼痛、腰疼腿疼。

3. 用法用量

口服，一次1丸，一日2次。

4. 注意

孕妇忌服。

（五）加味逍遥丸（《太平惠民和剂局方》）

1. 药物组成

柴胡、当归、白芍、牡丹皮、白术、茯苓、栀子、薄荷、甘草。

2. 功能主治

疏肝解郁、调和气血、退热调经。用于乳癖、失荣、瘰疬、粉刺、油风等属于肝气郁结者；亦可用于阴虚体弱、烦热潮热、月经不调、心烦口渴、食欲不振、气郁不舒等症。

3. 用法用量

口服，一次9g，一日1～2次。

（六）耳聋丸（《北京市中药成方选集》）

1. 药物组成

龙胆草、黄芩、生地黄、泽泻、关木通、栀子、当归、石菖蒲、甘草、羚羊角。

2. 功能主治

清肝胆实热、通窍利湿。用于耳聋耳鸣、耳内生脓等症。

3. 用法用量

口服，一次1丸，一日2次。

（七）芎菊上清丸[《全国中药成药处方集》（禹县方）]

1. 药物组成

黄柏、川芎、菊花、大黄、桔梗、黄芩、防风、栀子、滑石、荆芥、甘草、薄荷。

2. 功能主治

消炎解毒、清火散风。用于上焦风热、暴发火眼等症。

3. 用法用量

口服，一次6g，一日2次。

（八）脉管炎片（复春片）（《天津市药品标准》）

1. 药物组成

乳香、没药、郁金。

2. 功能主治

活血化瘀、通经活络、改善血液循环。适用于血栓闭塞性脉管炎、闭塞性动脉硬化、硬皮病。

3. 用法用量

口服，一次4～8片，一日3次。

4. 注意

经期减量，孕妇及肺结核患者遵医嘱服用。

（九）凉膈丸（《圣济总录》）

1. 药物组成

大黄、连翘、石膏、黄芩、栀子、芒硝、薄荷、甘草、淡竹叶。

2. 功能主治

消炎解热、清火凉膈。用于上焦热盛、咽喉不利、牙齿疼痛等症。

3. 用法用量

口服，一次 6g，一日 1 次。

4. 注意

孕妇忌服。

（十）健步虎潜丸（《伤科补要》）

1. 药物组成

木瓜、牛膝、黄芪、龟甲、独活、黄柏、菟丝子、茯苓、杜仲。

2. 功能主治

祛风散寒、除湿通络。用于四肢疼痛、筋骨痿软、腰酸腿疼。

3. 用法用量

口服，一次 1 丸，一日 2 次。

（十一）脏连丸（《证治准绳》）

1. 药物组成

槐角、槐花、地榆炭、荆芥穗、当归、阿胶、生地黄、赤芍、黄连、黄芩。

2. 功能主治

清热止血。用于肠热便血、肛门灼热、坠痛、痔疮坠肿。

3. 用法用量

口服，一次 1 丸，每日 2 次。

（十二）清宁丸[《全国中药成药处方集》（南昌方）]

1. 药物组成

大黄、法半夏、白术、香附、厚朴、陈皮、车前草、槐枝、桑枝、绿豆、黑豆、麦芽、黄芩。

2. 功能主治

清理肠胃、泻热润便。用于饮食停滞、腹肋膨胀、口燥舌干、咽喉不利、目赤、牙齿肿痛等症。

3. 用法用量

口服，一次 1 丸，一日 1 次。

4. 注意

孕妇遵医嘱服用。

（十三）清肺抑火丸（《寿世保元》）

1. 药物组成

黄芩、黄柏、大黄、苦参。

2. 功能主治

清肺止咳、降火生津。主治肺热咽喉肿痛、口鼻生疮、牙齿疼痛、牙根出血等症。

3. 用法用量

口服，一次 1 丸，一日 2 次。

4. 注意

风寒咳嗽及孕妇忌服。

(十四)清瘟解毒丸(《真方汇录》)

1. 药物组成

竹叶、黄芩、大青叶、葛根、玄参、羌活、柴胡、防风、赤芍、甘草。

2. 功能主治

清瘟解表、发汗退热。适用于身热畏寒、四肢酸痛、骨节疼痛、痄腮肿痛等症。

3. 用法用量

口服,一次1丸,一日2次。

(十五)黄连上清片(《万病回春》)

1. 药物组成

大黄、黄芩、黄连、黄柏、栀子、石膏、川芎、菊花、荆芥穗油、薄荷冰。

2. 功能主治

清火散风、通便解热。用于牙根肿痛、口舌生疮、咽喉红肿、暴发火眼、大便燥结等症。

3. 用法用量

口服,一次4片,一日2次。

4. 注意

孕妇忌服。

(十六)银翘解毒片(《温病条辨》)

1. 药物组成

金银花、连翘、桔梗、豆豉、竹叶、甘草、牛蒡子、荆芥穗油。

2. 功能主治

辛凉解表、清热解毒。适用于咽喉疼痛、瘟毒发颐、两腮赤肿。

3. 用法用量

口服,一次4～8片,一日2～3次。

(十七)清热消炎片(经验方)

1. 药物组成

蒲公英。

2. 功能主治

清热解毒消炎。用于疮疡阳证初期。

3. 用法用量

口服,每次8片,每日3次。

(十八)痔漏便血丸(《内外验方秘传》)

1. 药物组成

槐花、黄芩、槐角、生地黄、蜂房、玄参、地榆、金银花、熟大黄、蜗牛、胡黄连、黄连。

2. 功能主治

清火润肠、消炎止痛。用于痔疮、脱肛便血、肿痛难忍。

3. 用法用量

口服,一次6g,一日1～2次。

4. 注意

孕妇忌服。

(十九)槐角丸(《太平惠民和剂局方》)

1. 药物组成

槐角、黄芩、槐花、大黄、赤芍、枳壳、生地黄、地榆炭、荆芥穗、当归、防风、红花。

2. 功能主治

消肿解毒、清热止血。用于痔漏下血、肛门肿痛、肠热便燥、大便带血。

3. 用法用量

口服，一次 1 丸，一日 2 次。

4. 注意

孕妇遵医嘱服用。

（二十）醒消丸（《外科证治全生集》）

1. 药物组成

乳香、雄黄、没药、麝香。

2. 功能主治

解毒活血、消肿止痛。用于各种疮疖、痈毒初起，红肿疼痛。

3. 用法用量

口服，一次 9g，一日 1 次。

4. 注意

孕妇忌服。

（二十一）紫雪散（《外科正宗》）

1. 药物组成

芒硝、磁石、寒水石、玄参、甘草、沉香、朱砂、羚羊角、硝石、滑石、石膏、升麻、木香、丁香、水牛角浓缩粉、麝香。

2. 功能主治

清热解毒、止痉通便。用于急性热病、高热不退、烦躁、神昏谵语、痉厥、毒热斑疹、尿赤便结。

3. 用法用量

口服，一次 1.5～3g，一日 2 次，小儿周岁一次 0.3g，每增 1 岁递增 0.3g，一日 1 次；5 岁以上儿童酌情服用。

四、外用中成药

（一）天津痔疮膏（经验方）

1. 药物组成

黄连、川芎、血竭、乳香、没药、金银花。

2. 功能主治

消炎解毒、化瘀止痛、收敛止血。用于初期内痔、肛裂、肛周炎，混合痔等。

3. 用法用量

外敷，便后洗净，将药膏挤入肛门内。一日 1 次。

（二）六一散（《宣明论方》）

1. 药物组成

滑石、甘草。

2. 功能主治

清暑利湿。用于暑湿泄泻、防治痱毒。

3. 用法用量

内服，每次 6～9g，每日 1～2 次。用凉开水适量。将药频频倒入，搅匀后便可服用。外用，浴后涂擦痱子好发部位。

（三）生肌散（《外科正宗》）

1. 药物组成

血竭、龙骨、乳香、没药、赤石脂、海螵蛸、冰片。

2. 功能主治

化腐生肌、解毒止痛。用于诸般疮疖、溃脓流水、肌肉不生、久不收口。

3. 用法用量

外用，根据创面大小，将适量药粉干敷患处，再贴敷膏剂。

4. 注意

外用剂，不可内服。

（四）如意金黄散（《外科正宗》）

1. 药物组成

天花粉、姜黄、黄柏、大黄、白芷、陈皮、天南星、苍术、甘草。

2. 功能主治

清热除湿、散瘀化痰、止痛消肿。用于疮疡阳证，痈、疽、疔、疖、丹毒等局部红肿热痛者。

3. 用法用量

外用，取适量药粉，用葱捣汁、酒、油、蜜、菊花露、金银花露、丝瓜叶捣汁、浓茶等调敷患处。

4. 注意

外用剂，不可内服。

（五）红灵丹（《齐氏医案》）

1. 药物组成

雄黄、乳香、煅硼砂、青礞石、没药、冰片、火硝、朱砂、麝香。

2. 功能主治

活血止痛、消坚化痰。用于痈疽未溃及初、中期阴茎癌。

3. 用法用量

掺膏药或油膏上，敷贴患处。

（六）朱砂膏（《普济方》）

1. 药物组成

铅粉、松香、铅丹、黄蜡、朱砂、银朱。

2. 功能主治

解毒去湿。用于疮疖破溃、流脓流水、湿气臁疮，或肿或疼。

3. 用法用量

温热软化贴敷患处。

（七）阳和解凝膏（《外科全生集》）

1. 药物组成

鲜牛蒡草、鲜凤仙、川芎、附子、白蔹、桂枝、白及、大黄、当归、地龙、川乌、草乌、僵蚕、赤芍、白芷、香橼、荆芥、陈皮、续断、防风、五灵脂、苏合香、肉桂、没药、乳香、木香、麝香。

2. 功能主治

温经和阳、行气活血、祛风散寒、化痰通络、消肿止痛。用于疮疡阴证、乳癖、阴疽、瘰疬及寒湿痹痛等。

3. 用法用量

外用，温热软化后贴敷患处。

4. 注意

阳证疮疡禁用。

（八）冰硼散（《外科正宗》）

1. 药物组成

硼砂、玄明粉、冰片。

2. 功能主治

消炎止痛。用于牙龈肿痛、牙缝出血、口舌生疮、咽喉肿痛。

3. 用法用量

外用，牙疼涂擦患处，咽喉肿痛吹于患处，勿咽下，日吹数次。

4. 注意

忌烟、酒、辛辣食物。

（九）京万红软膏（《中华人民共和国药典》）

1. 药物组成

地榆、地黄、当归、桃仁、黄连、木鳖子、罂粟壳、血余炭、棕榈、半边莲、土鳖虫、白蔹、黄柏、紫草、金银花、红花、大黄、苦参、五倍子、槐米、木瓜、苍术、白芷、赤芍、黄芩、胡黄连、川芎、栀子、乌梅、冰片、血竭、乳香、没药。

2. 功能主治

活血解毒、消肿止痛、去腐生肌。适用于因蒸汽、沸水、烈火、滚油、钢水或化学物质作用于身体或放射线及电灼等所致的烧伤、烫伤。

3. 用法用量

对于一般烧伤，经清洗创面后可直接敷药薄层或一层含药纱布，如无感染可不换药，直至痊愈。

（十）拔毒膏[《全国中药成药处方集》（沈阳方）]

1. 药物组成

金银花、连翘、大黄、桔梗、生地黄、栀子、黄柏、黄芩、赤芍、当归、川芎、白芷、白蔹、木鳖子、蓖麻子、玄参、苍术、蜈蚣、樟脑、乳香、没药、儿茶、轻粉、红升丹、血竭。

2. 功能主治

活血、消肿、止痛。用于疮疖初起、红肿热痛或已溃烂者。

3. 用法用量

温热软化贴患处，每隔1～3日换药1次。

（十一）珍珠散（经验方）

1. 药物组成

白石脂、炉甘石、龙骨、乳香、海螵蛸、白贝齿、铅粉、轻粉、冰片、珍珠。

2. 功能主治

提毒消肿、生肌长肉。用于流脓流水、疮疖痈疡溃烂、新肉不生、久不收口。

3. 用法用量

外用，将药敷于患处。

（十二）珠黄散（《太平惠民和剂局方》）

1. 药物组成

珍珠、牛黄。

2. 功能主治

清热解毒、消炎止痛。用于咽喉红肿、牙痛溃烂、口舌生疮等症。

3. 用法用量

将此散少许吹入咽喉患处。

4. 注意

忌烟酒、辛辣食物。

(十三)橡皮生肌膏(《疡科纲要》)

1. 药物组成

轻粉、锌粉、血竭、降香、密陀僧、龙骨、冰片,黄蜡、白蜡、麻油。

2. 功能主治

去腐生肌、消炎长皮。用于压疮、烧伤及大面积创面感染的后期治疗。

3. 用法用量

摊于脱脂棉上敷患处适量。

4. 注意

局部腐物未尽,新肉未生处禁用。

(十四)提毒散(《北京市中药成方选集》)

1. 药物组成

石膏(煅)、红升丹、冰片。

2. 功能主治

化腐生肌。用于疮疡已溃、脓腐未尽,或溃疡久不收口。

3. 用法用量

外用,局部撒用或制成药捻。

4. 注意

外用制剂,不可内服。

(十五)解毒消炎膏(《中药制剂手册》)

1. 药物组成

黄芩、连翘、天南星、白芷、冰片、薄荷冰、冬青油。

2. 功能主治

清热解毒、消肿、镇痛。用于各种疖痈、乳腺炎、静脉炎及其他皮肤化脓性疾患未溃时用。

3. 用法用量

贴于患处,每日更换 1 次。

4. 注意

皮肤如有过敏现象,可停用。

(曹烨民 赵 诚)

第四节 疡科常用抗菌药物

一、疡科抗菌药物应用指征

在疡科领域,抗菌药物除了包括抗生素,还包括局部抗菌剂(有时称为皮肤消毒剂)。

抗生素为在低浓度下能选择性地抑制或杀死他种微生物或肿瘤细胞的微生物次级代谢产物和采用化学或生物学等方法制得的衍生物与结构修饰物,在处理伤口感染方面有一定的作用。但实践证明,抗生素不能代替伤口卫生技术,且使用不当还会带来毒副反应及增加耐药性。因此在使用时必须有明确的指征。

在“疮疡与微生物”章节我们列举了国际伤口感染协会总结的伤口感染序贯分期 IWII-WIC 及对应

的伤口表现。在伤口污染、定殖阶段，由于致病原负荷低（小于 105cfu/ml），且主要存在于伤口表面，不推荐使用抗生素；局部感染阶段，通过合理的伤口卫生技术即可控制创面感染，不推荐使用抗生素，但如观察到伤口突然表现为肉芽颜色变暗、伤口扩大、周围组织红肿等，则提示伤口进入播散感染，应口服或静脉使用敏感抗生素；在播散感染、全身感染阶段，应积极使用敏感抗生素，使感染局限。同时，抗菌药物也有预防应用指征，即当组织活力因手术、外伤、糖尿病等因素显著下降，有继发感染可能时，预防应用抗生素至组织活力恢复，具备抗感染能力时停药。最常见的应用情况就是无菌手术伤口的 24 小时内预防使用抗生素。

局部抗菌剂是用于活组织（包括开放性伤口）表面的有杀菌、抑菌能力的低毒性物质。根据制剂的类型和浓度，局部抗菌剂对细菌、真菌、寄生虫和 / 或病毒具有破坏性或生物杀灭作用。局部抗菌剂具有多效抗菌作用，产生细菌耐药性的风险较低。因此，局部抗菌剂有可能在控制伤口微生物负荷方面发挥重要作用，同时限制抗生素暴露，进一步降低产生抗生素耐药性的风险。局部抗菌剂的制剂可包括液体、凝胶、粉糊剂或敷料，疡科所使用的油膏、纱条亦带有不同程度的局部抗菌作用。

二、抗菌药物的选用依据

局部抗菌剂无选择性，可能具有细胞毒性。这意味着它们可能杀死参与伤口修复的皮肤和组织细胞（如中性粒细胞、巨噬细胞、角质形成细胞和成纤维细胞），从而破坏愈合过程。细胞毒性可能取决于剂量和暴露持续时间。新一代抗菌剂通常具有较低的细胞毒性或无细胞毒性，因此有更广泛的应用场景。使用能够持续释放抗菌剂的产品十分重要，其浓度应足够低，尽量减少毒性，但仍能破坏或抑制微生物生长。一些经典的抗菌剂，包括碘酊、乙醇、过氧化氢溶液、次氯酸钠和氯己定，可能会损伤组织，因此不再建议将它们用于开放性伤口。有限的临床证据表明，使用低毒性局部抗菌剂在预防和处理伤口感染方面发挥着重要作用。目前，临床对局部抗菌剂的选用依据主要是速效杀菌、低细胞毒性、能辅助裂解生物膜、能抑制细菌定植或生物膜形成。

抗生素以细菌细胞内的特定部位为靶点，而对人体细胞的影响最小，因此通常具有较低的毒性。因此才有经静脉或口服给药进入循环的机会。局部或全身给药后通过循环系统到达伤口部位，主要针对伤口播散感染和全身感染。局部制剂可能包括凝胶、乳膏等敷料。

由于抗生素种类众多，造成伤口感染的病因、累及范围和深度、急慢性伤口、细菌的敏感性、抗生素能否到达感染部位等因素均影响抗生素的使用决策。因此，无论初始的经验用药，还是有药敏结果后的选择性用药，都有较复杂的决策过程。主要选择依据的是国际热病指南。此外，疮疡感染严重时不仅导致周围组织坏死，还可以危及生命。当明确符合播散感染及全身感染表现时，需及时、充分启动抗生素。保证感染被有效压制，之后采取降阶梯原则，减少限制级、特殊级抗生素的长期应用；同时避免因抗生素应用不及时、不正确而带来的更广泛组织破坏。

由于皮肤软组织感染（Skin and soft tissue infection，SSTI）常见的病原菌，以金黄色葡萄球菌最为多见。基于这个结论，多个国际协会在制定指南时均考虑了伤口是否有 MRSA 感染、是否坏死、是否化脓的风险来选择不同类别的抗生素。如 2022 年世界急诊外科学联合欧洲外科感染学会共识推荐，对于切口 SSTI，当出现全身性炎症反应，应选经验性广谱抗生素治疗，覆盖革兰氏阳性球菌和 / 或预期菌群；对于皮下脓肿、丹毒及蜂窝织炎，应首选抗革兰氏阳性菌治疗；对于简单脓肿、疖，应切开引流为主，不建议抗生素干预；对于复杂性脓肿，应经验性广谱抗生素辅助治疗，同时要覆盖革兰氏阳性、阴性及厌氧菌；对于烧伤、咬伤或压疮，应以冲洗、清创为主，无感染症状时不建议预防性使用抗生素；对于 MRSA SSTI 应口服或静脉注射利奈唑胺等抗生素，当患者临床症状稳定时应转口服，治疗周期至少 7 天，并根据患者临床反应个体化治疗；对于坏死性 SSTI，抗生素治疗应迅速且积极，以阻止炎症过程的快速进展，初始经验治疗应同时覆盖 MRSA 和革兰氏阴性杆菌，同时倡导多学科管理。初始抗菌药物治疗失败会显著增加 SSTI 患者的死亡风险，需要医务人员引起足够重视。

使用含有低剂量抗生素的局部抗生素可能会引发耐药性。局部抗生素的使用一直存在争议。一项荟萃分析比较了局部抗生素和抗菌剂在预防简单伤口感染方面的作用，发现使用局部抗生素的感染风险相对较低，但二者在绝对风险降低方面没有显著差异。另一项荟萃分析发现，局部抗生素在减少糖尿病足伤口破溃方面的疗效缺乏高质量证据。鉴于全球对抗生素耐药性的担忧，经验丰富的临床医生只有在非常特殊的情况下，才应考虑在感染伤口中使用局部抗生素进行伤口处理。应用种类也通常局限在多黏菌素、两性霉素、万古霉素、庆大霉素等。

全身抗生素种类繁多，不同类别的抗生素其抗菌谱差异较大，及时早期确定伤口感染的致病原，对于选择全身抗生素至关重要。即便是广谱抗生素，其对革兰氏阳性菌或革兰氏阴性菌的抗菌能力差异较大。因此，需要尽快确定引起伤口感染进展的主要致病原，来使用更具针对性的窄谱抗生素，保证疗效的同时降低抗生素耐药的发生率。通常针对性治疗革兰氏阳性菌或革兰氏阴性菌的抗生素是不同的，而当抗生素对两类菌都有效时，就称为广谱抗生素。除了根据细菌敏感性选择具体抗生素外，还可以根据临床可行性，性价比等因素，选择相对便宜且副作用小，方便输注的抗生素。如果病情允许，尽量口服。但当感染严重，进展过快时，静脉抗生素作为首选。

虽然细菌鉴定结果是选择抗生素的重要依据，但是感染是临床诊断，是根据伤口临床表现就可以确定的，当有明确感染征象，符合播散感染或全身感染时，就有抗生素应用指征，就要经验性选择抗生素，而不能等细菌培养结果。

在重症感染时，有细菌培养结果后，有可能被鉴定的微生物只是混合感染的一部分。如果同样是革兰氏阳性菌或革兰氏阴性菌，都被相同敏感抗生素覆盖，通常感染就得到控制了。但如果是不同类型菌感染，而仅选择了窄谱抗生素，就有可能覆盖不全，而造成重症感染继续恶化。因此，在伤口重症感染时，通常经验性用药是选择广谱抗生素的。

目前临床广泛应用的伤口微生物检测方法是涂片染色法 + 培养法，取样目标分为组织和渗液。组织穿刺活检虽然可能会提供深部组织感染致病原的信息，但损伤大，患者不易接受，并可能将表层致病原带入深层。腐肉及肉芽组织亦带有表层到深层的致病原，且取材简单，痛感轻微，容易被患者接受。伤口渗液根据拭子取样方法分为直接蘸取脓液的渗液法，在相对清洁区域挤压组织获得组织渗液的 Levine 法，和用拭子在伤口床画“Z”字形的 Z 字法。虽然有研究认为组织穿刺活检因其可以留取伤口深部组织的样本，理论上采集到的细菌更接近于致病菌，因此是取样的金标准；有的研究认为 Levine 法无损伤、取材简单，其涂片与培养结果与组织穿刺活检无显著差异，可以替代组织穿刺活检。有的研究认为利用免疫荧光图像辅助指导细菌采样部位，可以较传统采样标准明显提高灵敏度。但这些方法都像是大海捞针，忽视了伤口发生发展过程中微生物菌群类别的动态变化，因这些方法所得出的培养结果存在以点带面、以偏概全的问题。另外，体外病原微生物鉴定的培养环境与伤口床环境不完全相同，并不适合每类细菌的生长，所带来的菌群筛选问题是不能忽视的。同时，体外培养周期长，至少需要 48 小时，不能及时指导临床抗生素应用，不能改变目前慢伤领域首诊经验性使用抗生素的现状。因此，涂片染色与培养法的临床价值一直饱受质疑。

微生物检测技术在近几年发展迅速。有的在现有培养法基础上叠加免疫荧光或 DNA 探针技术，通过计算机自动识别判断微生物类别，可以同时处理大量样本，但仍然受培养时间影响，不能较快速地得出结论，也不能识别耐药性；有的技术将培养物进行电离，将得到的蛋白质质谱与数据库对比得出结论，检测速度快，甚至可以不经过培养，但只适合单个病原体的检测，也难以检测耐药性和毒力。聚合酶链反应法（polymerase chain reaction，PCR）是一种快速高效的检测方法，可以设计具有指示耐药性和毒力基因序列的引物，具有花费少、速度快的特点，但受限于微生物的种类，只能对指定的少数微生物进行检测。微生物宏基因检测（metagenomic next-generation sequencing，mNGS）依托二代测序技术和生信分析，可以实现 24 小时内结果回报，临床意义大幅提升，但需要去除人类基因的影响，对生信分析人员的经验和生信分析样本库的丰富程度要求高；同时，与培养法不同，mNGS 只能通过生信判断出样本内含有多少菌株，却不能判断区别哪些基因属于活菌，哪些基因属于死菌，这使医务人员无法辨别发现的细菌是既往感染的遗迹，还是当前感染的原因。因此，在确定急慢性伤口致病菌方面仍然具有挑战性。

三、影响抗菌药物效果的因素

传统观点认为影响抗菌药物效果的因素主要有细菌对抗生素的敏感性、体内分布的血药浓度、药物的给药方式、目标区域血液灌注、人体血浆蛋白水平等等。除此之外，临床工作中影响抗菌药物效果还有两大医源性因素值得注意。

第一个方面，局部抗菌剂的使用不规范。由于碘酊、乙醇对创面具有明确抑制生长的作用，聚维酮碘溶液是目前首选的伤口局部抗菌剂，研究显示聚维酮碘溶液发挥最大效能需要至少 90 秒，如果在伤口清洁过程中聚维酮碘溶液在皮肤上停留的时间过短，抗菌效果就会打折；随着沾满局部抗菌剂的棉球或纱布与皮肤的接触，这些棉球或纱布变为带菌状态，如果用清洁过创面的棉球或纱布再去清洁周围皮肤，在局部抗菌剂完全发挥效能前，会造成致病原的播散，因此对于污染伤口，伤口卫生技术的错误实施会影响局部抗菌剂的效果，需要严格按照局部抗菌剂的起效时间，并使用规范的伤口卫生技术，才能保证伤口清洁的效果。

第二个方面，抗生素选择不当或停药时间不当，也是影响抗生素抗菌效果的常见因素。例如在皮肤软组织感染缺乏病原学证据下经验性给予革兰氏阴性菌窄谱抗生素治疗，却不联合抗革兰氏阳性菌抗生素。此外，除正确选择、及时应用抗生素外，正确停止使用抗生素同样重要。不该停用抗生素时，提前停用，导致伤口感染复燃，会使病程延长，并经常因上次停用的抗生素出现耐药而被迫升级抗生素。还有在抗生素输注过程中，没有按照规定频次执行，过于密集，擅自减少等，都会影响抗生素疗效。在明确是感染性伤口时，及时、准确、足疗程应用抗生素，并有效配合伤口局部治疗，是非常重要的。

四、抗生素的联用指征

感染创面联合应用抗生素非常常见。临床主要有两种情况：①重症感染，常规广谱抗生素覆盖担心不足，需要确定敏感抗生素覆盖菌群。因此，分别选择针对革兰氏阳性菌或革兰氏阴性菌的敏感抗生素联合应用，来保障抗感染治疗的及时、有效。②出现泛耐药或全耐药菌，对多数常用抗生素耐药，即使有少数敏感抗生素，或者临床没有，或副作用无法耐受，或价格过于昂贵无法承受，都被迫选择中介或部分耐药抗生素联合应用，来控制感染。

五、常见疡科抗生素及作用机制

克林霉素对 A、B 族链球菌和金黄色葡萄球菌均有抑制作用，可用于治疗社区获得性 MRSA，但克林霉素耐药已非常常见。甲氧苄啶 - 磺胺甲噁唑、多西环素和米诺环素对社区获得性 MRSA 有效，但它们对 A、B 族链球菌无效。如果需要同时覆盖链球菌和金黄色葡萄球菌，口服治疗的单药选择有克林霉素、利奈唑胺或康替唑胺，亦可选择甲氧苄啶 - 磺胺甲噁唑或多西环素联合 β- 内酰胺类药物。

糖肽过去一直是治疗复杂革兰氏阳性球菌的首选抗生素，可以抑制细菌细胞壁合成，从而起到杀菌的效果。尽管人们越来越担心频繁使用万古霉素所引发的耐药性，但幸运的是至今耐万古霉素金黄色葡萄球菌、万古霉素中间体金黄色葡萄球菌，及异质性万古霉素中间体金黄色葡萄球菌仍然罕见，但最低抑菌浓度（minimal inhibitory concentration，MIC）已经不断上升。当 MIC≥1.5mg/ml 时，肾功能不全或 MRSA 感染患者应避免使用万古霉素，推荐利奈唑胺治疗。同时，万古霉素其血药浓度与年龄、肝肾功能、外周水肿程度显著相关，因此使用时需密切监测血药浓度，控制谷浓度在 15～20mg/L，避免治疗不达标，或更高的谷浓度导致急性肾损伤（acute kidney injury，AKI）发生。

利奈唑胺已被认为是复杂 SSTI 的首选药物。它是一种亲脂性、噁唑烷酮类药物，口服制剂具有非常高的生物利用度，可以抑制细菌蛋白质合成，对革兰氏阳性球菌特别是 MRSA 效果良好。相当多的研究表明利奈唑胺在治疗 SSTI 方面，无论临床治愈率与微生物学治愈率均显著优于万古霉素，且不良事件发生率与万古霉素类似。达托霉素在皮肤和软组织中具有很好的浓度，可以快速杀灭包括 MRSA 在内的革兰氏阳性菌。与万古霉素相比，利奈唑胺在软组织分布浓度高，杀菌效率更高，因此，在两者都可以选择的情况下，菌血症首选万古霉素，伤口软组织感染，首选利奈唑胺。但是，连续 3 周以上使用利奈唑胺，可能出现骨髓抑制，血小板减少，需充分重视。

SSTI 的治疗疗程因人而异。对于浅表感染、无相关共病、无 MRSA 风险的患者，一般治疗疗程小于 7 天，要在 48 小时评估疗效，对于无应答的患者要及时升阶梯治疗；对于坏死性感染，存在植入性假体，免疫功能低下，合并糖尿病，或存在 MRSA 风险的患者，疗程常大于 7 天，需要在 48～72 小时评估疗效，当抗生素降阶梯时要考虑临床反应。

必须要注意的是，抗生素的使用不能替代清创引流手术的作用。多个指南共识针对坏死性软组织感染（necrotizing soft tissue infection，NSTI）均认为，及时必要的清创引流至关重要。大量研究显示，及时的清创引流会明显降低患者的死亡率。

外用中药在伤口抗感染中，能发挥独特的作用。伤口感染并非简单的病原微生物入侵，同时必然伴有组织自身的活力下降，无法抵抗微生物定植、播散，此消彼长的时候，感染发生。除了局部消毒剂改善伤口局部环境，抗菌药物杀灭组织内微生物外，利用中药改善组织活力，使伤口床组织具备抗感染能力，重建组织的抗感染平衡，能够更加有效地治疗伤口感染。

（李云峰　张　龙）

参考文献

[1] 陈红风. 中医外科学 [M]. 5 版. 北京：中国中医药出版社，2021.

[2] 陆德铭，陆金根. 实用中医外科学 [M]. 2 版. 上海：上海科学技术出版社，2010.

[3] 国家药典委员会. 中华人民共和国药典 [M]. 北京：中国医药科技出版社，2020.

[4] 刘万里，黄子慧. 中西医结合疮疡病诊疗学 [M]. 北京：中国中医药出版社，2020.

[5] 姜玉峰，曹烨民，付小兵. 传统医药在创面治疗中的应用 [M]. 郑州：郑州大学出版社，2019.

[6] 杨博华. 实用周围血管疾病中西医结合诊断治疗学 [M]. 北京：人民卫生出版社，2018.

[7] 李宗瑜，蒋琪霞，曹烨民. 创面修复科专科护士分册 [M]. 郑州：郑州大学出版社，2021.

[8] DUMVILLE J C，LIPSKY B A，HOEY C，et al. Topical antimicrobial agents for treating foot ulcers in people with diabetes [J]. Cochrane Database Syst Rev，2017，6(6)：Cd011038.

[9] LINEAWEAVER W，HOWARD R，SOUCY D，et al. Topical antimicrobial toxicity [J]. Arch Surg，1985，120(3)：267-270.

[10] ESPOSITO S，DE SIMONE G，PAN A，et al. Epidemiology and Microbiology of Skin and Soft Tissue Infections：Preliminary Results of a National Registry [J]. J Chemother，2019，31(1)：9-14.

[11] SARTELLI M，COCCOLINI F，KLUGER Y，et al. WSES/GAIS/WSIS/SIS-E/AAST global clinical pathways for patients with skin and soft tissue infections [J]. World J Emerg Surg，2022，17(1)：1-23.

[12] STEVENS D L，BISNO A L，CHAMBERS H F，et al. Practice guidelines for the diagnosis and management of skin and soft tissue infections：2014 update by the infectious diseases society of America [J]. Clin Infect Dis，2014，59(2)：e10-e52.

[13] EDELSBERG J，BERGER A，WEBER D J，et al. Clinical and economic consequences of failure of initial antibiotic therapy for hospitalized patients with complicated skin and skin-structure infections [J]. Infect Control Hosp Epidemiol，2008，29(2)：160-169.

[14] TONG Q J，HAMMER K D，JOHNSON E M，et al. A systematic review and meta-analysis on the use of prophylactic topical antibiotics for the prevention of uncomplicated wound infections [J]. Infect Drug Resist，2018，11：417-425.

[15] LIU C，PONSERO A J，ARMSTRONG D G，et al. The dynamic wound microbiome [J]. BMC Med，2020，18(1)：358.

[16] CHRISTOPHER Z K，TRAN C P，VERNON B L，et al. What Is the Duration of Irrigation? An In Vitro Study of the Minimum Exposure Time to Eradicate Bacteria With Irrigation Solutions [J]. J Arthroplasty，2022，37(2)：385-389.

第七章
疡科辨证论治

辨，即分析、辨认；证，既不是病名，又不是症状，也不同于西医的“综合征”，而是对疾病过程中的病因（邪）、病位、病机以及邪正斗争消长的总概括，其内涵有时还包括诊断和治法以及处方、遣药等。

辨证的程序是首先通过四诊（望、闻、问、切），全面了解患者病史以及整体和局部情况，并连贯起来思索、归纳以探求疾病的属性，病变的部位，病势的轻重和机体反应的强弱，从而作出判断，为临床诊断和治疗提供依据。因此说四诊所取得的材料是辨证正确与否的前提。

第一节　四　诊

一、望诊

通过视觉对患者的精神状态、意识情况以及面色、形体、姿态和患者排泄物、伤口分泌物的性状，色泽等进行有目的的观察，从而获得有关疾病情况的诊断方法，谓之望诊。

（一）望神

神，指精神、意识。患者表现精神好，意识清楚者病情轻；反之，精神萎靡、意识模糊甚至昏迷者病危重；久病者精神抑郁。

（二）望色

色，指面色、肤色和疮色。健康人的面色红润而有光泽。面色潮红多为发热；两颧红多系阴虚火旺；肤色苍白枯涩为气血虚；萎黄多属脾胃虚；发绀为肺气壅塞或宗气不继。疮色红赤者属热、属阳；白者属寒、属阴；灰黑者为死肌；青紫色为瘀血。

（三）望形

形，指形体和疮形。包括发育是否正常，形体胖瘦以及营养状况。一般胖者多痰湿，瘦人多痨瘵；若大肉已脱为脾败（恶病质）。疮形肿而高突者属阳、属实；疮形平塌根盘散漫者属阴、属虚。

（四）望态

态，指姿态。颈痈（脑疽）患者项必强，转侧困难；血栓闭塞性脉管炎（脱疽）患者常取坐位而以手抱患足；急性乳房炎（乳痈）患者多用前臂拥乳而行；破伤风患者呈“苦笑”面容，并有角弓反张现象。

（五）望舌

在正常情况下，舌上皮细胞每3天更新1次，因此细胞代谢障碍容易在舌上反映出来。

1. 望舌色

舌色的变化与舌的血液循环状况有关，正常人的舌色为淡红、润泽。淡白舌多属气血不足，主寒证、虚证，常与贫血及舌组织水肿有关；舌红属里、实、热证，或阴虚火旺，系舌毛细血管扩张血流增加所致；绛舌是热入营血，阴津耗伤的表现，主热盛，乃与舌组织毛细血管极度充血并与血液浓缩，血量增加有关；青紫舌与静脉淤血或缺氧有关。

2. 望舌体

舌色淡、体胖嫩、舌边有齿痕者，多属虚证、寒证。因血浆蛋白减少，舌组织水肿所致；舌红而肿胀者，见于感染性疾病中毒症状严重；舌体瘦小而薄，色淡，多为气血不足；色红绛而干属阴虚热盛，津液耗伤；舌干瘦无津，色暗红者，为气血亏损，病情较重，乃因失水和唾液分泌减少，或高热舌面液体蒸发过快所致。

3. 望舌苔

舌苔是由于丝状乳头及其末梢分化而成的角化树和填塞在角化树分枝之间的脱落角化上皮、唾液、细菌、霉菌、食物碎屑，渗出的白细胞等组成。正常人舌苔薄白匀净，光润有泽，不干不湿，不滑不燥。

（1）白苔：一般讲，白苔的产生是因为舌面上皮细胞营养障碍而产生异常代谢，导致舌乳头增生等因素引起。临床上凡见白苔，说明邪在卫分，病较轻浅。

（2）黄苔：其形成主要是由于丝状乳头增生，角化增剧，舌的局灶性炎症渗出以及产色细菌的存在所致。临床上属实证、热证，色愈黄表示热邪越重。

（3）黑苔：是因丝状乳头增生较甚，出现棕黑色角化细胞及黑色霉菌滋生所致。多与高热脱水有关。临床见之多属里证，常表示病情严重。

二、闻诊

（一）闻语声

语无伦次，烦躁多言，声音高亢者，系疮疡热毒炽盛之候，属实热；呻吟呼号多因疮疡热毒较重有剧烈疼痛的表现。

（二）闻呼吸

患者气粗喘急，张口抬肩，鼻翼扇动，多因疽毒内陷，毒邪传肺之险证；气息低微乃正气不足。

（三）闻痰涕

如痰味腥臭，多系肺痈；鼻流臭涕，可能是鼻渊。

（四）闻脓液

脓液腥臭难闻，病深在里，多损及筋骨，或为晚期癌瘤溃烂；脓液略带腥味而无异臭者，邪浅病轻。

三、问诊

疮疡疾患，虽多有形可见，但对于发病原因、患病日期、治疗经过及疾病发展过程中之自觉症状，如发热、疼痛等都与辨证有密切关系，均应详细询问。

（一）问寒热

疮疡起病较急，如有恶寒发热，多兼表证；但热不恶寒为邪已入气分；寒热往来为邪在少阳；发热持续不减，肿痛与日俱增为酿脓之兆；若疮疡已溃，寒热仍不退，多因引流不畅，邪无出路，或流注走窜，走黄内陷；午后潮热者多属阴虚内热；畏寒肢冷属阳虚；手足厥冷，不恶寒反恶热，烦渴喜冷饮为真热假寒；身热面赤，喜热饮，欲盖被着衣者，真寒假热。

（二）问出汗

盗汗（指睡时不自觉出汗）属阴虚，痨病多见；自汗（为醒时安静的情况下不热而汗自出）属卫阳不足，脓疡溃后脓水大泄后常见；汗出热不退多系酿脓；汗出如油，气息急促者，须防虚脱。

（三）问饮食

饮食知味，食量不减者病轻，预后佳；病久而不思饮食者属胃气将绝，预后不良。

（四）问二便

大便秘结，伴有苔黄燥为热结于肠胃；无热，排便无力属肺气虚；直肠脱垂或晚期内痔患者排便时间多延长，便鲜血多系肛门直肠疾患；柏油样便属上消化道出血；兼有里急后重，便脓血者属热痢；若久痢便腥臭者警惕肠癌。婴幼儿便鲜血多由直肠息肉引起。

发热尿色黄，量少为毒热炽盛；尿呈橘黄色为黄疸；血尿色殷红或如洗肉汤色，常由血热妄行引起。还应注意服用某些药物后尿色可能出现异常。

（五）问病因

手足疔疮多因外伤引起，疔疮受挤压或碰撞后出现高热者，须防“走黄”，臀部红肿应查问有无注射药物史；项强、口噤、角弓反张，应询问近日有无破伤。

（六）问旧病

询问有无慢性疾患或传染性疾病接触史。

（七）问月经

疮疡内服药物一般多为行气、活血、通络之品，这些有碍于妊娠和月经，故应用时注意。

四、切诊

（一）切脉

脉象是由脉搏之速率、节律、强度、位置和形态组成，它与心搏排血量，心瓣膜功能，血压高低，血管内血的质和量以及末梢血管的功能状态有关。

1. 阳脉

肿疡见阳脉为正气未虚，溃疡见阳脉为邪未去。浮、数、滑、洪、实、弦属阳脉。

（1）浮脉：轻触即得，重按乃无。肿疡见之为风邪在表，溃疡见之为正虚邪恋。浮脉的形成，可能与心搏排血量增加，血管弹性阻力降低有关。

（2）数脉：一息六至，主热。洪数为酿脓，数而无力为气血不足。

（3）滑脉：往来流利，主痰饮或宿食。滑脉为心搏血量正常或稍高，血管弹性阻力正常，血流通畅，速度较快。

（4）洪脉：来盛去衰，主热盛。虚证见之为危候。可能与心搏排血量增加，周围血管扩张，收缩压高、舒张压低，脉压大，血流增快有关。

（5）实脉：脉来有力，主实热、积滞。可能与心搏排血量增加、血管的弹性阻力正常或稍高有关，脉压正常。

（6）弦脉：如按弓弦，主痛、主肝郁。可能是心搏排血量与血管阻力均增加，与动脉硬化有关。

2. 阴脉

肿疡见阴脉为气血虚衰，溃疡见阴脉为邪去正虚。沉、迟、涩、结代属阴脉。

（1）沉脉：与浮脉相反，重按始得。肿疡见之为邪气郁闭，溃疡见之为毒尚存于内。可能与心搏血量降低或正常，周围血管收缩，血管弹性阻力增加有关。

（2）迟脉：一息三至，主寒。迟而无力为虚寒。

（3）涩脉：与滑脉相反，往来艰难，主血少伤津或血瘀。可能与迷走神经兴奋，心律减慢，心搏排血量减少，周围血管收缩等因素有关。

（4）结代脉：为节律不齐，有间歇。主郁，血瘀阻经络或气血不足。

（二）触诊

皮肤灼热，拒按，喜凉为热证、实证。发凉、喜热、喜按为虚证、寒证。

结块坚硬如石，推之不移，且表面高低不平多为癌肿，软如绵者多系流痰。

（马　静）

第二节 辨 证

临床上通过对病史的询问和体格检查，有时还要借助实验室和其他辅助检查，较全面地掌握病情，再经过科学地综合分析，最后辨清病因（外感、内伤）、病所（在上在下，居深居浅）、病态（阴、阳、虚、实），审明病机，确定诊断，这就是辨证过程。在辨证的基础上立法、处方、用药，即所谓论治（施治）。因此可以说辨证是论治的基础，论治是辨证的目的。

辨证论治是中医理论联系实际，指导临床的重要内容，是各科都要遵循的原则，疡科也不能例外。

一、八纲辨证

八纲包括阴、阳、表、里、寒、热、虚、实，是中医在长期临床实践中概括出来的八组（四对）证候。

（一）阴阳辨证

阴阳为八纲中之总纲。阴证包括里、虚、寒证；阳证包括表、实、热证。阴阳辨证要点见表 7-1。

表 7-1 阴阳辨证要点

证型	主要症状	舌苔	脉象
阴证	不发热，畏寒喜暖，倦怠无力，呼吸微弱，语声低微	舌质胖嫩，色淡，苔薄白	沉细无力，不足之脉
阳证	发热，喜冷，烦躁不安，呼吸气粗，语声有力，烦渴，便秘，尿短赤	舌质红绛，苔黄燥	浮、数、洪、有余之脉

（二）表里辨证

表里辨证要点见表 7-2。

表 7-2 表里辨证要点

证型		主要症状	舌苔	脉象
表证	表寒	头痛，身痛，恶寒重，发热轻，无汗	苔薄白	浮紧
	表热	头痛，身痛，发热重，恶寒轻	苔薄白，舌尖红	浮数
	表虚	自汗，恶风	舌质淡	浮缓
	表实	恶寒，发热，无汗	苔薄白	浮紧
里证	里寒	恶寒，脉冷，喜暖，腹痛，泄泻	苔薄白	沉迟
	里热	烦躁，口渴，发热，尿黄	舌质红，苔黄燥	沉数
	里虚	食少，气弱懒言，倦怠无力	舌质淡，苔白	沉弱
	里实	腹胀，腹痛，拒按，便燥，多汗或谵语	舌红，苔黄厚	沉实

（三）虚实辨证

虚实辨证要点见表 7-3。

表 7-3 虚实辨证要点

病机	主要症状	舌苔	脉象
阳虚	动则气短，少气懒言，畏寒肢冷，自汗，内脏脱垂	舌质胖嫩	虚弱
阴虚	心悸，失眠，盗汗，咽干，午后潮热	舌质萎瘦，舌尖红	细涩

（四）寒热辨证

寒热辨证要点见表 7-4。

表 7-4 寒热辨证要点

证型	主要症状	舌苔	脉象
寒证	怕冷，手足凉，口不渴，喜热饮，便溏，尿清长	舌质淡，苔薄白	沉迟
热证	发热，恶热，口渴，喜冷饮，尿短赤，便燥，面色红	舌质红，苔黄燥	洪数

二、卫气营血辨证

卫气营血辨证要点见表 7-5。

表 7-5 卫气营血辨证要点

类型	主要症状	舌苔	脉象
卫分	发热，微恶寒，头痛，咳嗽，口微渴	苔薄白	浮数
气分	发热，不恶寒，反恶热，大汗，口渴，便秘，尿黄	舌质红，苔黄	洪数
营分	口干不渴，高热夜甚，躁扰不安或谵语，或斑疹隐隐	舌红绛，无苔	细数
血分	神昏谵语，发红，疼痛，抽搐，皮肤瘀斑	舌质深绛，无苔	细数

三、六经辨证

六经辨证要点见表 7-6。

表 7-6 六经辨证要点

六经病类型	主要症状	脉象
太阳经	发热，恶寒，头项强痛	浮
阳明经	身热，不恶寒，反恶热，自汗，口渴	洪大
少阳经	口苦，咽干，目眩，寒热往来，胸胁苦满，默默不欲食，心烦喜呕	弦
太阴经	腹满而吐，食不下，自利，时腹自痛	缓弱
少阴经	但欲寐	微细
厥阴经	四肢厥冷，寒热交错，呕哕，口渴咽干，吐衄	微

四、局部辨证

疮疡疾患多见外证，所以局部辨证占据重要位置。

（一）辨阴证、阳证

“疡科辨证，首重阴阳”。因为只有辨清证之属阴属阳，治疗上才不致发生原则错误，对预后的判断也有了依据。其二证之鉴别如表 7-7。

从阴证、阳证鉴别表中可看出，在通常的情况下，凡属于急性化脓性感染者多属阳证，如疖、疔、痈等。属于慢性化脓性感染多属阴证，如寒性脓肿、慢性窦道等，亚急性炎症多属于半阴半阳证。但阴证、阳证是可以互相转化的（如前述）。

表 7-7 疮疡阳证、阴证的鉴别要点

	阳证	阴证
起病	急	缓
病期	短	长
病位	浅	深
肿形	高突、局限	平塌、散漫
肿硬	略硬	硬如石或软如绵
皮色	红	紫暗或不变
皮温	热	不热或微热
疼痛	剧烈而拒按	不痛或隐痛
脓汁	黄稠，有光泽	稀或杂有败絮状物

（二）辨脓

凡肿疡觉热而有跳痛如鸡啄为酿脓；中央高突，皮色亮红或有表皮剥落，按之有波动感为脓已成，轻按则痛者脓浅，重按始痛者脓深；按之速起者脓稀，缓起者脓稠；必要时穿刺或进行超声检查。

从脓的性状可以判断预后：①脓色黄而稠且略带光泽，为气血充实。溃后数日渐变为淡黄脂水（如浆）且量日减者预后佳（多为金黄色葡萄球菌感染）；②脓中杂有紫血块者为血络受伤（血肿感染）易治；③脓似粉浆污水，夹有败絮状物，属流痰（寒性脓疡），疮口难敛；④脓为污浊秽水，味恶臭者（损及筋骨），难治；⑤脓汁由稀变稠，渐呈淡黄脂水，伤口向愈。反之日久脓汁由稠变稀为气血已伤，一时难敛。

（三）辨肉芽组织

“腐去肌生”“肌（即肉芽组织）平皮长”是开放性感染伤口愈合的两个阶段。就是说坏死组织脱净是伤口（溃疡）愈合的前提，肉芽组织填平伤口缺损又是上皮细胞生长的必要条件。因为创面肉芽组织低凹或过高都不利于上皮细胞的生长与表皮的成活，所以要辨清肉芽组织情况。

1. 肉芽色殷红，润泽，肉芽坚实，颗粒较小而均匀、平整，触之易出血，分泌物如血浆，为气血充实，较易治愈。

2. 肉芽色淡红或苍白，肉芽水肿，颗粒大且凹凸不平。触之质较软，分泌物稀薄，属气血不足。

3. 肉芽色紫暗（或紫灰）颗粒不明显，不易出血，分泌物少而稀，属血瘀。

4. 创面明显凹陷。创缘四周皮肤角化、增厚呈堤状，肉芽苍老、晦暗，多系慢性溃疡，或患肢感觉减退甚或消失，角化范围较大，状如胼胝，称胼胝性溃疡，乃神经营养障碍所致，治愈困难。

5. 若术后伤口感染形成窦道，其伤口中可见水肿性肉芽，多因伤口深处有异物（如线结）存留。非手术后形成的窦道（包括慢性骨髓炎等）伤口若见水肿肉芽时，可能是引流不畅，内有异物或死骨。

6. 化脓性指头炎（蛇头疔）切开引流术后，如痛不减，肿不消，并见紫暗色水肿肉芽露出伤口外，多提示引流欠佳或指骨已坏死。

7. 若创面肉芽苍白板亮，如同镜面（或光滑如新鲜动物肾脏），系气血枯竭，预后不良。

8. 创口周围组织坚实，呈环状隆起（如火山口），肉芽鲜红易出血，有臭味，为破溃之癌瘤。

五、辨善恶、吉凶、顺逆

善、吉、顺为佳象；恶、凶、逆为恶兆。据此可以判断预后。

（一）五善

1. 心善

精神爽快，言语清亮，舌润不渴，寝寐安宁。

2. 肝善

身体轻便，不怒不惊，指甲红润，二便通利。

3. 脾善

唇色滋润，饮食知味，脓黄而稠，大便调和。

4. 肺善

声音响亮，不喘不咳，呼吸均匀，皮肤润泽。

5. 肾善

并无潮热，口和齿润，小便清长，夜卧安静。

（二）七恶

1. 心恶

神志昏惚，心烦舌燥，疮色紫黑，言语呢喃。

2. 肝恶

身体强直，目难正视，疮流血水，惊悸时作。

3. 脾恶

形容消瘦，疮陷脓臭，不思饮食，纳药呕吐。

4. 肺恶

皮肤枯槁，痰多音喑，呼吸喘急，鼻翼煽动。

5. 肾恶

时渴引饮，面容黧黑，咽喉干燥，阴囊内缩。

6. 脏腑将竭

身体浮肿，呕吐呃逆，肠鸣泄泻，口糜满布。

7. 阳脱

疮陷色暗，时流污水，汗出肢冷，嗜卧语低。

（三）顺证

1. 初起

由小渐大，疮形高突，焮赤疼痛，根脚收束。

2. 已成

顶高根收，皮薄光亮，易脓易腐。

3. 溃后

脓液稠厚黄白，色鲜不臭，腐肉易脱，肿消痛减。

4. 收口

疮面红活鲜润，新肉易生，疮口易敛，知觉正常。

（四）逆证

1. 初起

形如黍米，疮顶平塌，根脚散漫，不痛不热。

2. 已成

肿硬紫暗，不脓不腐，疮顶软陷。

3. 溃后

皮烂肉坚无脓，时流血水，肿痛不减。

4. 收口

脓水清稀，腐肉虽脱，新肉不生，色败臭秽，疮口经久难敛，疮面不知痛痒。

吉凶顺逆是综合全身及局部表现来判断病情之轻重，预后之好坏，可以归纳如下：①精神状态，神志清楚，神态安详，不怒不惊，不烦不躁为佳兆。反之，神志昏迷，精神错乱，易怒易惊，烦躁不安为恶兆；②语言情况，声音洪亮，语言清楚有序为佳兆。语声低微，言语重复，答非所问为恶兆；③呼吸状况，呼吸均匀平稳，不咳不喘为佳兆。呼吸喘急多痰，鼻翼扇动，呼多吸少为恶兆；④血液循环情况，唇色滋润，皮肤及甲床红润，四肢温暖为佳兆。唇色发绀，皮肤甲床青紫或苍白，四肢厥冷为恶兆；⑤饮食情况，饮食知味，食量不减为佳兆。不思饮食或食入即吐，或呃逆不止为恶兆；⑥皮肤及黏膜，皮肤润泽，不涩不肿，弹力正常为佳兆。反之肤色枯槁，粗涩浮肿，或汗出如油，皮肤湿冷为恶兆；⑦二便情况，小便清长，大便和调为佳兆。小便赤短或无尿或失禁，肠鸣泄泻为恶兆；⑧神经系统情况，身轻体健，动作自如，视物清楚，反应灵敏为佳兆。颈项强直，肌肉拘急或抽搐，两眼上吊或直视为恶兆。

六、辨病因

“辨证求因”“审因施治”都说明中医病因学说在临床工作中有很高的实用价值。同样，西医学也十分注意病因治疗，尤其是疮疡疾病大多与致病微生物感染有关，在治疗上又普遍使用了抗菌药物。因此在治疗前如能辨明致病微生物的种类和药敏情况，会给临床医生提供重要的线索。中医把病因归纳为内因、外因、不内外因。

（一）内因

内因（即七情），是指人的精神状态，情志思维活动。包括喜、怒、忧、思、悲、恐、惊。七情是人体对外界客观事物的不同反映，在一般情况下，是属于人的正常精神活动。但是如果某些精神刺激过于强烈，或某些情志活动持续时间过久，超出了人体生理上所能适应的范围，就可能导致疾病的发生。或者由于七情影响，引起了机体正气不足（抗病力低下），外邪得以乘虚而入，从而发生疾病。不同的过度精神刺激和情志变化对人体可产生不同的结果。如怒则气上，喜则气缓，思（忧）则气结，悲则气消，恐（惊）则气下；又有喜伤心，怒伤肝，忧思伤脾，悲伤肺，惊恐伤肾之说。如乳痈（急性乳房炎）之发病常与情志活动有关。从经络循行中可知乳头属肝经，乳房属胃经。因怒而伤肝，可引起肝气郁结，阻塞经络，并可进一步波及乳络，不通则痛，又郁久化热而发病。或忧思伤脾，脾运化失司，导致湿热蕴于脾胃，也可发为乳痈。

又如瘰疬（结核性淋巴结炎），也常因忧思伤脾，郁怒伤肝，痰湿留阻于经络（少阳经多见）而发病。可见不同的情志变化可以对人体有不同的影响。

（二）外因

外因（即六淫），指一切外感病的致病因素，包括风、寒、暑、湿、燥、火，即所谓六气。按六气乃是自然界的气候变化。淫者过也，气候的变化超过人体所能适应的范围而引起疾病。六淫之邪各有特性，分述如下。

1. 风

风性轻扬，善游走，多变，好发于上部和肌表，故头面疾患多兼风。如痄腮（流行性腮腺炎）系外感风热引起，故多见于春季，起病急，常先发自一侧耳下，很快肿起，并迅速见于对侧。且发热重，恶寒轻，恶风头痛，脉滑数，舌质红，苔由白转黄。

2. 寒

寒性收引凝聚，痛有定处，得暖则缓，皮肤不红不热，如脱疽（血栓闭塞性脉管炎），寒带发病率高。患者常有严寒涉水或受冻史。寒邪引起肢体（下肢多见）气血运行不畅，郁阻经络，致使阳气不能达于四末，故患肢寒凉麻木，怕冷喜暖。病再进可出现疼痛彻心，夜间尤剧，影响睡眠。更重则肢端因失于气血濡养发生坏疽。

3. 暑

盛夏酷暑，易伤元气，耗津液。又暑多兼湿，如暑湿流注（转移性脓肿），乃暑湿余毒流注于四肢或躯干游于经脉而发病。初起有发热，全身酸楚疼痛，胸闷纳呆，渴不欲饮。患处漫肿，皮色不变，苔白腻，脉濡数。

4. 湿

湿性重浊黏腻，呆滞，病情缠绵。在上则头重鼻塞，在下则足跗浮肿，破流脂水。如臁疮（下肢慢性溃疡）即为湿热下注，瘀血凝于经脉而发。发病前常见有青筋暴露，患肢渐有浮肿。继之瘙痒，破流脂水，终至溃烂，脓水淋漓不断，臭秽难闻。

5. 燥

燥邪易伤津劫液，故有唇干舌燥，消渴引饮。如肛裂，多因阴虚内热或肠燥便结，血热妄行。便时带鲜血，肛门灼痛。

6. 火

六淫之邪皆可化火。风热化火多见于头面，如大头瘟（颜面丹毒）；肝胆经湿热化火，好发于腰间，如缠腰火丹（带状疱疹）；湿热化火好发于下肢，如流火（下肢丹毒）。丹毒起病急骤，患处鲜红，界限清楚，焮热灼痛，迅速向四周扩展。伴有壮热口渴，舌质红，苔黄腻，脉数。

当然，六淫之邪能否致病还要看机体抗病能力（正气）的强弱。如正气虚衰则易发病，所谓“邪之所凑，其气必虚”；反之正气充实，可能不致发病，“正气存内，邪不可干”即此意，即使发病其症必轻而易愈。

六淫致病，常具季节性，如春季多风病，夏季多暑病，长夏暑病多夹湿，秋季多燥病，冬季多寒病。六淫之邪可以单独作用于机体，也可两种以上共同作用于机体而发病。同时六淫之邪在发病过程中又可因机体抗病力之强弱，治疗之正误而有所转化和变异。

此外，疫疠也是外来的致病因素之一。但与六淫之邪不同。是一种具有传染性，病情相似，病情较重，常伴随天灾人祸而至的疾患，如干旱、洪涝、战乱等，且常与地域有关。

（三）不内外因

不内外因包括一些理化性致病因素以及饮食不节、劳倦。虫兽所伤等，这些致病因素不属于内因和外因，故称之为不内外因。这些致病因素可以直接损害机体，引起肌肤损伤，或产生瘀血、溃烂。若治不得法更易遭受外邪侵袭。使病情加重或变得更为复杂。

饮食不节指恣食膏粱厚味、醇酒、肥鲜炙煿或辛辣刺激之品，可使脾胃受伤，滋味过度，使荣气不从，运化失司，痰湿内生，化热生火，疾病随之而起。

犬、狼等动物咬伤或虫、蛇所伤则视致伤原因和情况，如毒蛇、蝎、蜈蚣等各自的邪毒不同，发病当然有异。

中医学所述病因中的内因系指七情而言，事实上机体抗病力低下（正气不足）才算是真正内因。而七情也应属外因范畴，因此把七情称为内伤，六淫称为外感似更妥切，不内外因称为理化或其他因素。

（四）辨致病微生物

1. 葡萄球菌

革兰氏染色阳性，自然界存在很广。致病力甚强，因能产生血浆凝固酶，故感染的特点是局限性组织坏死，能引起全身化脓性感染，还可能引起转移性脓肿。表皮葡萄球菌较少致病，但可引起人造瓣膜、人造血管等置换术后的感染，值得注意。葡萄球菌容易对抗生素产生耐药性。

2. 链球菌

革兰氏染色阳性。存在于口、鼻、咽和肠道内。链球菌的种类很多，其中常见的致病菌是溶血性链球菌、绿色链球菌和粪链球菌（肠球菌）；此外，某些厌氧链球菌和微量嗜氧链球菌也能致病。

溶血性链球菌的致病力强，因能产生多种酶溶解细胞间质、纤维蛋白等，故其感染容易扩散，化脓时脓液较稀呈淡红色。它是急性蜂窝织炎、丹毒、淋巴管炎等的主要致病菌，也易引起败血症。

绿色链球菌是某些胆道感染和亚急性心内膜炎的致病菌。粪链球菌则是肠道或阑尾穿孔引起急性腹膜炎的多种致病菌之一，又常引起泌尿道感染。

厌氧链球菌和微嗜氧链球菌可引起特殊类型的蜂窝织炎，脓肿和伤口感染。

3. 大肠杆菌

革兰氏染色阴性。大量存在于肠道内，起一定的生理作用（如糖酵解、维生素 K 合成，构成正常肠道菌群）。单独的致病力并不大，但常和其他致病菌一起造成多菌种感染，如阑尾脓肿、急性胆囊炎、尿路感染等。脓液质稠，因常与类杆菌、粪链球菌等一起造成混合感染故脓液可有恶臭成粪臭。

4. 铜绿假单胞菌

革兰氏染色阴性。常存在于肠道内和皮肤上。对大多数抗菌药物不敏感、为创面、伤口继发感染的重要致病菌，如大面积烧伤创面脓毒症常由此所致。铜绿假单胞菌感染伤口的脓液呈绿色，带甜腥臭味，很难愈合。

5. 变形杆菌

革兰氏染色阴性。存在于肠道和前尿道，为尿路感染、急性腹膜炎和大面积烧伤多菌种感染的致病菌之一。变形杆菌对大多数抗菌药物有耐药性。故在抗菌药物治疗后，原来的多菌种感染可以变为单纯的变形杆菌感染。

6. 克雷伯菌、沙雷菌

革兰氏染色阴性。存在于肠道内。常为医院内感染致病菌之一，可与葡萄球菌、大肠杆菌或铜绿假单胞菌等一起造成多菌种感染。

7. 类杆菌

革兰氏染色阴性的专性厌氧菌。存在于口腔、胃肠道和外生殖道，而以结肠内的数量最多。常和其他需氧菌和厌氧菌一起造成腹腔感染，可引起其他部位的脓肿、化脓性血栓性静脉炎和败血症等。此类菌参与的化脓灶脓液有恶臭。

8. 疮疡的其他致病微生物

（1）细菌：如结核分枝杆菌（为慢性感染的常见致病菌）、破伤风梭菌、引起气性坏疽的梭状芽孢杆菌、引起性病的淋球菌等。

（2）真菌、病毒及原虫：真菌，如白念珠菌、放线菌、孢子丝菌、隐球菌等；病毒如狂犬病毒，巨细胞病毒、流行性腮腺炎病毒等；原虫如溶组织阿米巴均可成为疮疡的特殊感染病原。

以上致病微生物所致的疮疡疾患，一般归为特异性感染，而有别于化脓性感染。

（五）疮疡发生在人体方面的原因

上列致病微生物存在于自然界、人体体表和不少通于外界的器官内，在正常情况下并不造成疾病，而是由于人体在发生下述改变时，才使致病菌能够侵入和生长繁殖。

1. 因皮肤或黏膜的屏障作用缺损

各种创伤、烧伤、冻伤、手术、注射、导管置入等，如果带有致病菌就可能引起感染。

2. 因体内抗感染能力低下

对抗致病菌的中性粒细胞、单核巨噬细胞、细胞和体液的免疫等，在重症创伤（包括大手术）、烧伤或某些疾病（如白血病、糖尿病、肝硬化等）的病程中受抑制或降低；在使用肾上腺皮质激素、放射线等治疗过程中受到抑制，也容易发生感染。免疫功能降低还可能由先天性缺陷所致（获得性免疫缺陷综合征）可继发严重的感染。

可以看出在发病过程中，中医强调内因（正气）的作用。疮疡疾患的发生发展，是正气与邪气斗争的过程。西医同样认为疮疡疾患的发生和发展也是人体抗感染能力与致病微生物的抗争结果所决定的。

七、辨病机

病机是指疾病在发展过程中的阶段性病理变化，可作为施治的依据。

中医认为由于外感六淫或内伤七情以及理化等致病因素（任何致病因素均可谓之邪）单独或相兼

杂作用于机体，往往是由于正气相对虚衰，而邪气乘虚而入，或饮食不节，脾胃受损，劳倦所伤，六淫之邪乘虚侵入。病邪引起脏腑功能失调，气血循行紊乱，则导致局部气滞血凝，郁阻经络。《黄帝内经》所谓"营气不从，逆于肉理，乃生痈肿"即此意。说明局部气血凝滞是疮疡发生的病理基础。经脉被凝滞的气血阻塞，"不通则痛"。又云："营卫稽留于经脉之中，则血泣而不行，不行则卫气从之而不通，壅遏而不得行，故热。大热不止，热胜则肉腐，肉腐则为脓。"若正盛邪实，起病多急骤，热象显著；反之，脏腑本虚，或痰湿内生，阴邪为患，起病较缓，其热象不著。脓成之后终将自溃或手术排脓，脓出后肿消痛减。进而腐去肌生，肌平皮长，最后上皮覆盖创面，气血又恢复运行而愈。或由于正衰血虚，邪毒炽盛，或因失治误治，毒邪走散（走黄）或内陷，常危及性命，也可出现正虚邪恋，病情缠绵，经久不愈。

临证时，常因病因不同，时令有别，体质及病位各异，脏腑有虚有实，机体抗病能力有强有弱，邪气（致病因素）有盛有衰，以及病期久暂，故在临床上出现错综复杂的见症，疮疡的病因、病机见图 7-1。

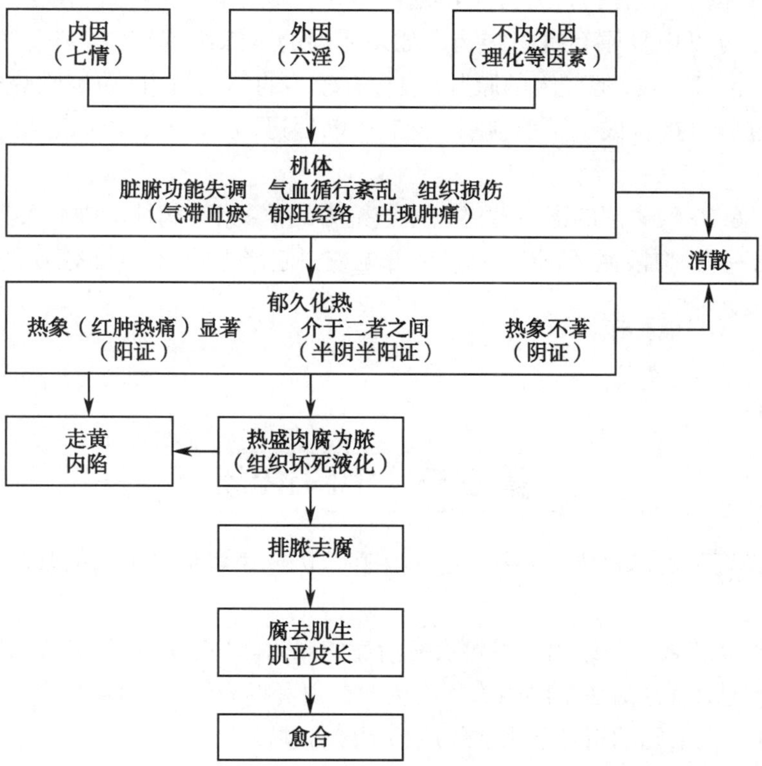

图 7-1　疮疡的病因、病机

西医认为因致病微生物种类不同，可有不同病理变化，如化脓性细菌感染，当致病菌侵入机体后，局部可出现充血、间质水肿、细胞变质、坏死等急性炎症变化。

致病菌（及其毒素）进入组织，可促使某些血管活性物质（如组胺、缓激肽、前列腺素等）释出，毛细血管和微静脉淤血和扩张，血管通透性增高，血浆迅速渗出到间质引起水肿。同时致病菌促使补体发生一系列变化，所产生的某些因子（补体裂解产物）能促使白细胞先黏附于局部血管内皮，继而游移至血管外，白细胞中的中性粒细胞和大单核细胞（至血管外成为巨噬细胞）能趋向致病菌，并且吞噬和杀灭致病菌。巨噬细胞还能加强淋巴细胞的免疫作用和清除细菌残体、坏死组织等微颗粒。淋巴细胞中一部分能杀伤致病菌，另一部分能产生抗体（免疫球蛋白），后者又能辅助中性粒细胞对抗致病菌。另一方面，侵入组织的致病菌会生长繁殖，产生多种毒素和酶，杀伤人体细胞和破坏组织。同时还可能使微循环内发生微血栓，加以间质水肿也可能阻碍局部血液循环，使白细胞的防御作用被削弱。因此，当一次有大量致病菌沾染后，人体组织受损害的程度就可能很严重。而且，毒素或细菌可进入全身血流，可能引发毒血症、败血症等。

（1）影响感染的演变因素有：①致病菌的种类、菌株和数量、繁殖速度。各种细菌的毒素和酶不同，损害作用有强弱。而数量与损害作用强弱呈正相关。繁殖速度与其环境条件相关，例如在多菌种感染中需氧菌和厌氧菌可能相互提供生长条件，又如经过清创的伤口内破伤风梭菌就不易繁殖。②局部组织损害和血液循环状况。例如，有大块组织损伤或坏死组织，异物存留，死腔，血肿等不能较好地发挥白细胞等和药物的抗感染作用，使感染难以制止。③全身状态。平素体健者，有较强的抗感染能力，慢性疾病如糖尿病、肝硬化、慢性尿毒症、白血病、系统性红斑狼疮等，或严重烧伤、创伤、休克等都会削弱抗感染能力。④治疗措施对感染的演变起着重要作用。例如，使用抗生素不合理，可能促使细菌耐药或耐药菌株代替原有菌株，又可能引起二重感染。

（2）急性感染发生后，致病菌的损害作用和人体的防御能力两方面都可能变化消长，所以可能有不同的病程和结局。

1）感染病变局限化：当人体抵抗力占优势，感染便可局限化。如果致病菌被消除，受损的细胞不多，局部炎症就会消退，可以恢复原有组织结构。如果受损的组织细胞较多，则会形成脓肿。小的脓肿在细菌完全消灭后，也可吸收，但较大的脓肿，因含有较多的坏死组织、白细胞等难以吸收，且常含存活的致病菌，须经过破溃排脓或手术引流后，炎症逐渐消退，病灶内长出肉芽组织，最终形成瘢痕而愈合。

2）感染病变扩展：在致病菌的毒力超过人体抵抗力的情况下，病灶的细菌及其毒素可迅速向四周扩展，并可进入淋巴系统、血液循环，转移到其他部位或引起严重的全身性感染，甚至并发感染性休克、多系统器官功能衰竭。

（马 静）

第三节 疡科论治

论治是指在辨清证型的基础上，立法、处方、用药。因此说辨证是论治的基础，论治是辨证的最终目的。

中医学在长期临床实践中总结出一些对疾病治疗的规律，即治疗原则，简称治则，作为立法、处方、用药的依据。它与治法不同，治法是以四诊所收集的客观资料为依据，对疾病全面分析，综合而确定出证型，针对不同的证型在治则的指导下采取相应的治疗方法。

一、治则

（一）扶正

是运用药物，加强营养，功能锻炼等各种治疗方法以扶助正气，增强体质，提高机体抗病力，从而达到祛除病邪，恢复健康的目的。适宜于正气虚弱为主要矛盾的患者，包括补气、养血、助阳、滋阴等。

（二）祛邪

指运用药物或手术、手法等祛除病邪从而达到治愈疾病的目的。适于以邪盛为主要矛盾的患者。包括发汗、解表、通里攻下、清热解毒、活血化瘀、化痰软坚、消导等。

（三）攻补兼施

适于邪实正虚，如考虑正虚而只注意扶正，结果会使邪留滞不去；反之若只考虑邪实而恣意攻伐，又必将导致正气更虚。在这种情况下可以根据邪正矛盾双方的具体情况，在扶正的同时又要祛邪，谓之攻补兼施。可先攻后补，或先补后攻，或同时既补又攻。但应以扶正不留邪，祛邪不伤正为原则。

（四）急则治标，缓则治本

标本是个相对的概念，也是一种主次的关系。从正邪来说，正气是本，邪气是标，从新病（继发）旧病(原发)来说，新病是标，旧病是本；从病因与症状来说，症状是标，病因是本。急则治标，缓则治本，就是在治病时抓主要矛盾或矛盾的主要方面。如在疾病发展过程中，如果邪气变为主要矛盾或矛盾的主要方面，则应以治标为先。反之应以治本为主。在某些情况下也可标本同治。

二、治法

(一) 内治法

疮疡的内治法与内科大方脉相同，对一些轻证，单用外治即可，对重证患者应给予内治，原则上是疮疡初起宜“消”，脓成要“托”，溃后当“补”。

1. 消法

是指促进肿疡消散的方法。一般而言，疮疡发病的病理基础是气滞血瘀或痰湿凝聚，致使经络阻隔，出现肿痛(肿疡)。若郁久邪从热化、热毒蕴结，为阳证；反之如脏腑本虚，不能从热化或痰湿内生，为阴证。故消法在阳证中以行气活血，清热解毒，化瘀消肿为主要治法；兼表证者解表，里实者通里。在阴证中以温通经脉，理湿祛痰为主要治法；兼气血虚衰时补益气血。半阴半阳证者，应视脏腑虚实，阴阳盛衰等具体征象辨证施治。

2. 托法

是在脓疡阶段(酿脓或脓成)出现正虚毒盛，给予补气养血的药物以扶助正气，托毒外出，防其内陷；或脓疡已成但难溃者，可在补益气血的同时加以透脓之品。

3. 补法

疮疡溃后，脓血大泄，耗伤气血，此际邪已去，正已虚，故脓水清稀，肉芽生长缓慢，疮口难敛，故治以补气补血或健脾养胃；兼肝肾不足者，滋补肝肾。此外，应注意营养之摄取，不要盲目受“忌口”的限制。

关于忌口，明·陈实功著《外科正宗》指出：“饮食者，人之所赖以生养，必要适其时而食之。如人之病中肿痛时，自然痛伤胃气，诸味不喜；直待溃后，脓毒一出，胃气便回，方欲思食，彼时但所喜者，便可与之，以接补脾胃。如所思之物不与，此为逆其胃气，而反致不能食也，切要不可太过。惟忌者，生冷伤脾，硬物难化，肥腻滑肠，故禁之，余随便用也。”此为经验之谈，可作为临床工作中参考。

上面原则上介绍了疮疡三大治法的一般规律，但在临床实践中，往往由于情况复杂，必须经过四诊合参，全面分析、归纳，辨清病因，审因论治；辨明病机(阶段性病理变化)，分期施治；察知病所(居深居浅，在脏在腑)，最后确定病性(属阴属阳)，然后立法、处方、用药，方不致在治疗上犯虚虚实实之戒。

4. 辨清致病微生物

只有辨清致病微生物，才能正确使用抗生素。抗生素的使用是治疗疮疡疾患的有效手段，但也存在着毒性反应、过敏反应、二重感染、细菌耐药性等等问题，故不能滥用，否则不仅造成浪费，而且影响患者健康，甚至危及生命。临床上可根据不同致病菌产生的典型症状来作出初步诊断，并作为使用抗生素的依据。但是，对一些较重的病例必须进一步明确致病菌种或菌株以及药敏情况。因此应该在未使用抗生素以前根据具体情况采取标本(如血液、体液、骨髓、脓液或分泌物等)送细菌学检查，在治疗过程中还应视情况反复送检，以作为必要时更换抗生素时的参考。

(二) 外治法

外治法是与内治法相对而言，一般是指用药物或手术、手法直接作用于病损部位或体表的某部以达到治疗目的的方法。在临床运用上同样需要辨证施治，也就是说必须在辨清病因、病位、病机以及兼证之有无，并结合患者全身情况适当选择外治方法。否则不仅会影响疗效，有时还会给患者带来新的病痛或其他不良后果。

中医外治方法很多，在疡科领域更占有非常重要的地位。如《医学源流论》中记有：“外科之法，最重外治。”使用得当，常可收立竿见影之效。对一些轻浅之证，单用外治即可治愈，一些凶险重证，在内治的同时常需配合外治，方能移深居浅，化险为夷乃至起死回生。

疡科外治方法很多，如药物外敷，包括膏药、油膏、散剂等，其他如淋洗、湿敷、熏洗、擦、熨、烘、熥、发疱、点药、针、灸、烙、药筒、拔罐、结扎、切开、挂线、掺药、吹药、药捻（线）等。本节只结合疮疡分期对有关常用外治法概述如下。

1. 肿疡的外治法

(1) 阳证：临床上多以药物外敷法为常用，使用的药物常具有行气活血、清热解毒、消肿止痛为主，如芙蓉膏、如意金黄散、玉露膏等；其他如太乙膏、千捶膏、阳毒内消散等都可选用；也可用具有清热解毒、活血化瘀之汤剂进行淋洗或溻敷。

(2) 阴证：可用温经通络、散寒化痰的回阳玉龙膏或阳和解凝膏、阴毒内消散外敷；也可用温经散寒、化痰通络的汤剂煎洗或溻敷，如升麻溻肿汤；其他还可采取附子饼等灸法。

(3) 半阴半阳证：可用散瘀消肿、行气活血的冲和膏；也可用具有同样活血化瘀、消肿的汤剂淋洗或溻敷。

肿疡其他外治法在有关章节还将叙述。

2. 脓疡的外治法

脓疡的外治法主要是以切开（或烙、点药）的方法来达到排除脓腐的目的。这点在中、西医治法上是一致的。如西医主张一旦脓肿形成，应即施行切开引流术。《灵枢》已记有："……故其已成脓血者，其惟砭石铍锋之所取也。"《外科精义》也指出："夫痈疽既作，毒热聚攻，蚀其膏膜肌肉腐烂，若不针烙，毒气无从而解，脓瘀无从而泄。过时不烙，反攻其内，内既消败，欲望其生，岂可得乎？"可以看出两者的意见基本上是一致的。关于排脓的时机，西医主张一旦脓肿形成，出现波动，或穿刺抽得脓液，即应作切开引流术，以免组织继续破坏。同时又强调在感染尚未形成脓肿和局限化以前，不宜在炎性浸润的硬块上切开，以免感染扩散。中医也同样主张适时排脓。如《外科精义》有"然忌太早，亦忌稍迟"的说法。但是具体到临床实际工作中，如何掌握排脓的时机？何谓适时？怎样才算局限化？判断起来有时也深费斟酌。

关于如何掌握开刀（排脓）时机，应该是当患者中毒症状严重（如高热、头痛、身痛、厌食等症状明显），局部疼痛剧烈难忍，或疑有全身化脓性感染可能时，只要用注射器抽得脓汁，即可及时排脓。否则应等到脓肿中央部分隆起，皮色赤红，出现明显波动或有表皮剥落时再行排脓。《外科正宗》所说："若脓生而用针，则气血反泄，脓反难成。"则是反对过早切开。但是对一些特殊部位的急性感染，如化脓性指头炎（蛇头疔），指或趾的化脓性腱鞘炎（蛇腹疔），以及颈深部的急性蜂窝织炎（锁喉痈）等，则不能等到感染已局限化或可见明显波动及积脓时再切开排脓，而应及早进行。

关于排脓口，西医强调切口要"够大"，切口应有足够长度，并切在低位，以利引流。一般来说，"够大"的切口其长度应等于脓肿的直径，必要时还要作辅助切口。但是《疡科心得集》中也记有："至于用刀手法，刀口勿嫌阔大，取脓易尽而已。"但是，在缺乏满意麻醉的当时，作"够大"的切口是有困难的。

从1962年开始，李竞试用"洞式切口"结合中药捻引流来治疗急性脓肿，取得了很好的疗效。

此后，在广泛采用洞式切口的同时，又采用火针烙法治疗急性脓肿，疗效亦很满意。

对一些脓肿壁很薄而又不能合作的儿童，可用水晶膏点蚀；对由于疖疮形成的脓肿，在坏死中心（脓栓）插入拔疔条，均可达到较理想的"洞式排脓口"的目的。

附：洞式切口及溃疡外治法的具体步骤

（一）洞式切口

1. 适应范围

本法适用于任何类型的脓肿（包括甲沟炎、化脓性指头炎、手掌间隙感染、肛旁脓肿以及需排脓的结核性淋巴结炎等）。

2. 具体步骤

患者不需特殊准备，常规消毒皮肤后。在波动明显处局部浸润麻醉。然后用注射器自中心进行穿刺抽脓，在抽得脓汁后慢慢退出针头，随退随吸，待不能继续抽出脓汁时，注意在皮内的针头长度（约等于脓肿的深度）可作为切开时的参考。随后用锐利之尖刀在穿刺点周围作一圆洞形切口，一般直径可在 0.5～1.5cm。原则上是深而大的脓肿切口宜大些，浅而较小的脓肿可小些；已经熟透（脓肿内坏死组织完全液化为脓者）的切口可小些，未熟透的脓肿切口宜大些。对于手、足部的脓肿，只切开皮肤，然后用止血钳钝性分离直抵脓腔，以免损伤较大血管、肌腱和神经。切开脓肿后，脓汁多能顺利流出，可稍加挤按促使脓汁外排，但切忌用力。最后将直径 2～4mm 之五五丹纸捻插入切口内，其深度以进入脓腔（或略深）即可，如无药捻也可置入胶管代替。外面包以涂有生肌玉红膏的纱布包扎。

对于脓肿切开后是否要用手指探查，并将脓腔内纤维隔分开的问题，李竞指出，已坏死的纤维隔可自行液化成脓，若为正常组织则不宜扰动，否则将破坏防御屏障，增加毒素或细菌进入血液循环的机会，有可能造成不良后果。

3. 换药

如脓汁量多，每天可换药 2～3 次，否则每天换药 1 次即可。换药时揭除敷料，取出药捻（或胶管），挤出脓汁。如切口周围皮肤红肿明显消退并出现褶皱时，可稍用力挤按，以排出脓汁。最后再置入药捻（或胶管）。当脓汁量已很少且呈血浆样时，脓腔明显缩小或已基本闭合，只遗有圆洞样创口，可改用九一丹纸捻或去腐生肌散 4 号棉捻，轻轻填入伤口内，若为胶管可逐日剪短，仍包以生肌玉红膏纱布。此后可隔日换药 1 次，直至愈合。

若有袋脓（因体位关系，脓汁蓄聚于较低位置不易排出），可在蓄脓处加用棉花或纱布垫自下向上或由外向里加压包扎，促使脓腔闭合。当脓肿为不规则形状或呈多房时，其脓汁难以排净，一般在连续换药 5～7 天以上，仍有较多量之脓汁时，可在蓄脓较多波动明显处再作一个洞式切口。术后同前换药，多能很快愈合。

4. 火针排脓的具体方法及步骤

（1）适应范围：基本上同洞式切口，但对颜面、手、足等处的一些脓肿，特别是体积小而深者应慎用或不用。

（2）具体方法及步骤：也与洞式切口法基本相同，只是以烧红的火针刺入脓腔代替切开。脓出后可轻轻挤出脓汁，不需放入药捻或胶管，只以生肌玉红膏摊在纱布上覆盖包扎。或以膏药（薄贴）封住伤口。

（3）换药：方法亦同洞式切口法，只是不放入药捻或胶管，每次换药时尽量把脓汁挤净，用生肌玉红膏纱布包扎即可，直至愈合。

5. 其他方法

（1）如因疖或毛囊炎等引起的脓肿，位置浅表，体积也较小。这时可自疖或毛囊炎的坏死中心（脓栓）插入拔疔条，直抵脓腔。经 24 小时后将脓栓及拔疔条（已软化）取出，遂可形成小的圆洞式引流口，脓液可顺利排出。用生肌玉红膏纱布包扎，每日换药一次，数日内可愈。

（2）较浅的脓肿，中央明显高突，接近破溃时，可不必切开或烙开，尤其是儿童颌下急性淋巴结炎形成的脓肿，在不能合作时，可取绿豆大小一块水晶膏，置于高突处中心，用薄贴盖住。一般数小时或更长时间，皮肤被蚀成小洞，脓汁流出后继续换药治疗，常很快治愈。

西医采取“够大”切口治疗急性脓肿，目的是通畅排脓。但是其切口呈线形，排脓有时会并不通畅。原因是切开的皮肤向两侧裂开，但皮下组织却向切口膂出（脓肿越深越明显），使切口又趋于闭合。为了避免切口两侧创面接触而彼此愈合，又必须填入引流物。习惯是用生理盐水纱布或凡士林纱布，这样凡士林纱布将作为一个塞子堵住切口；盐水纱布在被脓血浸透以后，表面部分水分蒸发形成凝痂，也堵塞了脓汁的出路。有时为了压迫止血，引流物填塞过紧，将切口堵死，下次换药时，引流物（特别是盐水纱布）将与创面黏着，勉强取下时又将造成新的损伤，加之生理盐水棉球拭脓，脓汁很难拭干净。换药终了又必须再填入引流物，这样不仅使脓腔内脓汁排出受阻，新生的肉芽组织也难以充填缺损，且切开创面又将招致新的感染。

采取火针或洞式切口排脓法，基本上减少或避免了线形切开的一些缺点。洞式排脓口虽小，但不易闭合，故可保证脓汁畅通地排出。其之所以不易闭合，可能与洞式创口的四壁呈凸曲面，外力作用到凸曲面的一点时会产生分力，分力可以互相抵消有关。在切开的创口内虽有可能因组织肿胀而闭塞，但由于放置了中药捻或胶管，亦保证了排脓通畅。

（二）溃疡的外治法

溃疡（包括西医称谓的伤口和溃疡），在疡科临床中是经常遇到的，如处理及时，治疗得当常能很快愈合，否则将会迁延时日或转为慢性，可经久不愈。

换药是治疗溃疡的主要手段。下面分别介绍西医和中医的换药方法及原则。

西医换药原则和方法：换药也称更换敷料。因为在同一环境中可能有多数患者接受换药治疗，因此，为了避免伤口之间的交互感染，就必须严格遵守无菌原则。换药工作应该在换药室进行，如在病房换药则应在晨间清扫、整理床铺完毕后过一段时间再进行。

1. 西医具体换药方法

（1）先用手揭下伤口外层敷料，再用无菌镊子取下伤口内层敷料，均放入弯盘内。两把换药镊子中有一把必须保持相对无菌，不可乱用。

（2）伤口周围有脓污时，用干棉球拭净，再用 75% 乙醇或 1‰ 苯扎溴铵棉球进行消毒。

（3）创面脓汁多时，先用干棉球蘸除，再用 1‰ 苯扎溴铵棉球轻轻蘸净分泌物，切忌用力反复擦拭。有腔者可用过氧化氢溶液等冲洗。

（4）检查伤口，可用镊子（最好夹 1 小棉球）或探针探查伤口深浅，四周有无潜腔，伤口内有无异物（如线结）或坏死筋膜以及死骨等，触及死骨时可感知粗糙的骨面；如已脱离时可有漂浮感。但切忌粗暴，否则不仅可给创面肉芽组织造成损伤，有时还可能造成假道，把感染带到深部的组织内。

（5）如为胰瘘、肠瘘（特别是高位者）、胆瘘的分泌液，刺激性很强，可引起皮肤糜烂，故伤口周围最好涂以 10% 氧化锌软膏或 20% 鞣酸软膏以保护皮肤，也可涂防水胶类物质以隔绝消化液对皮肤的侵蚀。

（6）根据伤口的具体情况，选用凡士林纱布或盐水纱布以及雷弗奴尔等抗菌药物纱布敷盖。对较深的伤口，可适当填塞，但不能塞得过多过紧，否则妨碍分泌物流出，影响伤口愈合。

（7）最后以无菌纱布或纱布覆盖好，包扎固定。脏敷料不回收，应焚毁，尤其是特异性感染的伤口和传染性强的伤口（如铜绿假单胞菌）更需注意。

2. 中医具体换药方法

辨证论治是中医药学的基本特点，不论内治、外治都必须遵循此原则。采用换药方法治疗皮肤溃疡当然也不能例外。临床上应辨清坏死组织多少，肉芽之有无，健康与否时，分别使用去腐力强或弱的去腐类药和生肌类药。基于此，李竞团队拟定了一组去腐生肌散，配合生肌玉红膏、橡皮生肌膏辨证施治。

去腐生肌散 1 号：红升丹 60g，轻粉 15g，乳香、没药各 4.5g，血竭 4.5g，冰片 1.5g，共研极细。

去腐生肌散 2 号：红升丹 60g，轻粉 9g，乳香、没药各 9g，血竭 9g，儿茶 9g，煅石膏 15g，冰片 1.5g 共研极细。

去腐生肌散 3 号：红升丹 60g，轻粉 9g，乳香、没药各 30g，血竭 15g，儿茶 9g，煅龙骨 30g，煅石膏 30g，珍珠母 30g，冰片 3g，共研极细。

去腐生肌散 4 号：红升丹 30g，乳香、没药各 30g，象皮 18g，煅龙骨 45g，珍珠母 15g，血竭 30g，儿茶 30g，海螵蛸 30g，轻粉 9g，煅石膏 30g，冰片 1.5g，共研极细。

去腐生肌散 5 号：珍珠母 9g，象皮 6g，血余 6g，炉甘石 9g，血竭 6g，儿茶 6g，煅石膏 30g，冰片 0.3g，共研极细。

去腐生肌散 1～4 号都是以具有去腐提毒，生肌长肉的红升丹为主药；以轻粉杀虫祛痰，乳香、没药、血竭行气活血定痛，儿茶、煅石膏、煅龙骨等收湿止血敛疮，珍珠母益阴生肌等为辅助药；冰片透窍为引。

去腐生肌散 5 号是以珍珠母、象皮生肌长皮为主药；以血余益阴生肌，炉甘石、煅石膏、儿茶、血竭收湿、活血、敛疮为辅助药；冰片为引。

红升丹的含量在去腐生肌散 1 号中约 70%，2 号中约 50%，3 号中约 30%，4 号中约 10%。因此 1 号的去腐力量最大，2、3、4 号递减。所以具体应用时是：当脓腐量多难脱时用 1 号，脓腐渐减改用 2 号或 3 号，一旦脓腐基本脱净时改用 4 号，肉芽新鲜并可见创口周围有上皮生长时改用 5 号。

在应用 1、2、3、4 号去腐生肌散时，伤口外面以生肌玉红膏摊在纱布或脱脂棉上包扎，在使用 5 号时，以橡皮生肌膏摊在纱布上包扎。

具体换药方法如下。

（1）浅平伤口，换药时先揭除敷料。用干脱脂棉（不用乙醇棉球）擦净伤口周围，然后再蘸去伤口内分泌物。检视伤口，如伤口内坏死组织多而不易去除时，可撒用去腐生肌散 1～2 号（不必撒用过多，以在伤口表面薄薄覆盖一层即可），然后用涂有玉红膏的纱布盖好，粘膏固定。玉红膏的范围不要涂得太大，每 1～3 天换药一次。待坏死组织大部分清除时，就改用去腐生肌散 3 号，外面仍包以生肌玉红膏。坏死组织脱净时，改用去腐生肌散 4 号，当肉芽已明显长出改用去腐生肌散 5 号，外面包以橡皮生肌膏。

（2）深在的伤口，若伤口小而深时，揭除敷料以后，同样用脱脂棉擦拭伤口周围，然后用特制探针卷少量棉花擦净深处的分泌物（进出探针时，要始终保持一个方向捻转），最后取适当大小的一片棉花置于伤口处，将去腐生肌散撒在棉花片上，用探针随捻随送进伤口内（要求棉花片包裹在探针上，去腐生肌散包在棉花中央），探针要送到伤口深处顶端。取出探针时，向相反方向捻转。则棉花已形成一个药捻而脱离探针，轻轻抽出探针，棉捻则留置在伤口内，外面用玉红膏纱布包扎粘牢。深在伤口同样是按照伤口内坏死组织多少和伤口腔径的大小来选择用药。如伤口内坏死组织多，伤口腔径又小而引流不畅时，用小号去腐生肌散；随着伤口变大，引流情况改善，以及坏死组织的减少，逐步改用较大号的去腐生肌散；当坏死组织已脱净，肉芽健康时，可用去腐生肌散 4 号棉捻，并且每天要浅放一点，以期肉芽组织从深部逐渐填满伤口，终至愈合。若在换药时，见到伤口内肉芽水肿，并有向伤口外凸出的倾向时，往往是揭示着伤口内有异物存留，或者引流不畅。须设法取出异物或继续用小号去腐生肌散以畅通引流。用药后，个别患者可出现皮炎，渗液增多，这时可外敷湿毒散，如果仍无效则应改用其他方法换药，或换用其他药物。

（3）较大创面的处理：如皮肤缺损较多，创面较大时，只等待上皮自行覆盖则病程势必延长；或因时间拖得太久，而出现瘢痕组织增多，肉芽苍老，上皮生长迟缓或终至停止，必将形成慢性溃疡。故应及时给予植皮。

1）植皮时间：当坏死组织脱净的创面上，肉芽生长新鲜，并接近长平时，伤口边缘已有新生之上皮向伤口内展伸，伤口内分泌物呈血浆样，此时为植皮之良好时机。

2）植皮方法：多采取点状皮片移植，术前不需特殊准备，和平时换药一样揭除敷料后，用脱脂棉擦净伤口内外的分泌物。供皮区用 75% 乙醇消毒，局部浸润麻醉，用针尖将皮肤挑起，然后用锐利之手术刀（或备皮刀片）切取直径约 0.2cm 的表皮皮片，随即置于创面的肉芽上（皮片间距可稀可密，一般在 0.5～1cm 左右），最后将涂好橡皮生肌膏的纱布（或脱脂棉块）覆盖于创面上，包扎固定。植皮后可隔日换药（如分泌物较多也可次日换药），换药方法同样是在揭除敷料后，用脱脂棉轻轻蘸去分泌物，再用橡皮生肌膏纱布覆盖（也可以撒用去腐生肌散 4 号或 5 号）。皮片如已成活，可在植皮 4～5 天后，首先见到皮片周围肉芽组织色变殷红，且较附近肉芽组织下陷，状如药敏试验时的“抑菌环”。此后皮片逐渐扩大，形成皮岛，当皮岛相互融合时，伤口即已愈合（图 7-2～图 7-6）。若创面肉芽过长，高出皮肤平面时，可以用平胬丹敷在肉芽上，也可用剪刀剪平或硝酸银棒蚀除，因为只有在肉芽组织与皮肤持平时，上皮才会顺利生长。

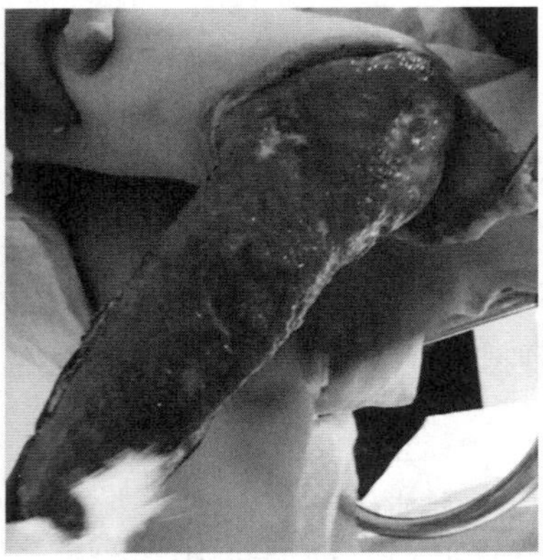

图 7-2　24 岁女性车祸外伤导致的创面

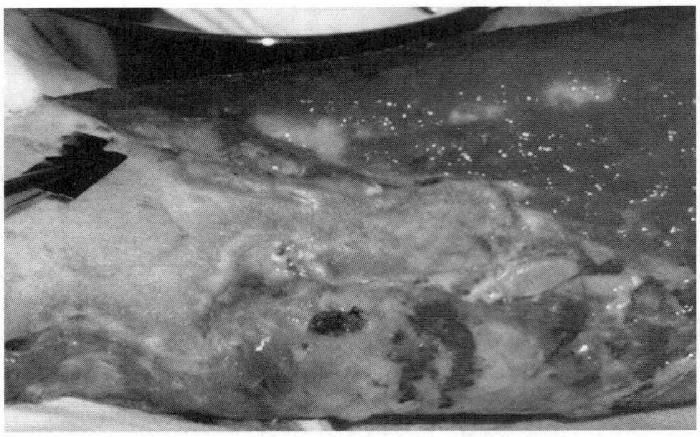

图 7-3　取皮

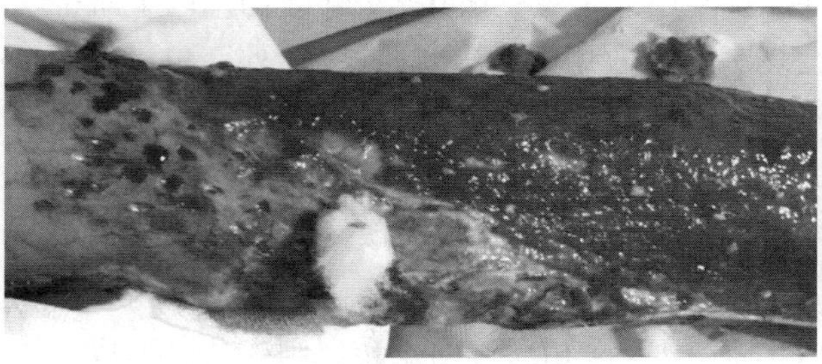

图 7-4　点状植皮区

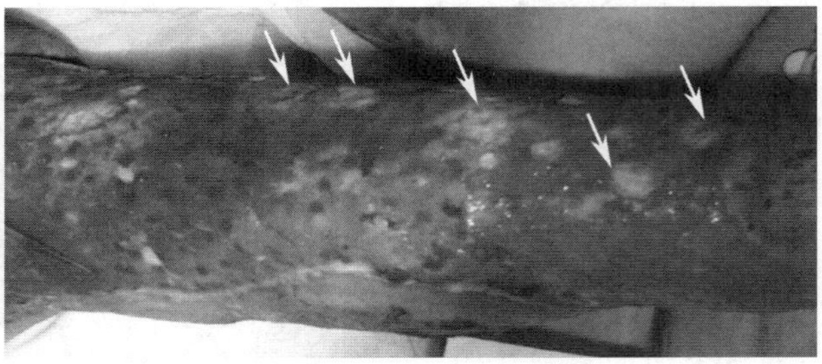

图 7-5　抑菌环形成

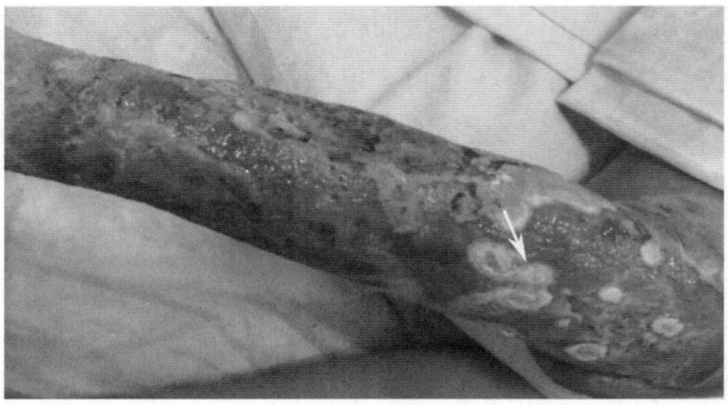

图 7-6　皮岛融合

治疗皮肤溃疡（包括感染伤口）的外用中药，种类繁多，但只要掌握“腐去肌生”这一规律，熟悉去腐生肌散使用方法及原则，在了解所用药物的成分和作用（如红升丹和相类似的去腐类药物的含量以及珍珠母、血余等生肌长皮的药物含量）以后，就可以依据伤口腐肉多少，肉芽组织有无，健康与否而正确使用。

按去腐生肌法辨证使用去腐生肌散等治疗皮肤溃疡，在一般情况下不需要全身应用抗生素。如在换药过程中发现伤口局部出现红、肿、热、痛等炎症征象或伴有全身中毒症状时，首先应检查伤口，观察是否遗有潜在脓腔或引流不畅。当改善引流后，炎症便会很快消退。

（马 静）

参考文献

[1]　李竞．中国疡科大全 [M]．天津：天津科学技术出版社，1992.

[2]　李竞．疮疡外治法 [M]．北京：中国医药科技出版社，1998.

第八章
疮疡疾病护理

疮疡疾病护理是运用中医学理论基础，根据患者不同的证型和体质开展针对性的护理，对治疗疾病，提高患者健康水平，改善生活质量起到重要作用。

《黄帝内经》以“整体观念”“天人相应”的思想，奠定了中医学的理论基础。中医的学术理论是以阴阳五行、脏象学说、经络学说为基础架构，以此阐述人的生理、病理现象。中医整体观和辨证施护是疮疡护理的基本特点。人体是以脏腑经络为核心的统一的整体，即整体护理观念；辨证施护要求应用望、闻、问、切四诊，以及八纲（阴、阳、表、里、寒、热、虚、实）为架构辨别疾病，建立治疗原则，同时采用多种方法，全面收集患者的临床资料、症状、体征，确定其发病的病因、部位、性质，以及正邪之间的关系，并加以概括、判断。除辨识外表症状，也要认清经络、脏腑部位，才能确定正确的治疗及护理方法。

伤口的处理在古代就为疡科诊治范围，中医外科多用“疮面”指慢性创面。随着人口老龄化、慢性病发病率增加，压力性损伤、糖尿病足、动脉闭塞症、静脉性溃疡、免疫性溃疡等慢性疑难伤口的发病率在持续增高。此类伤口发病机制复杂、治疗难度大、治疗周期长、费用高，严重影响人民群众身心健康和生活质量，而疮疡疾病是人类面对的非常复杂的科学，需要不断分析阻碍伤口愈合的病因，运用正确的治疗手段，持之以恒地为组织再生创造良好条件，才能最终完成伤口治疗。

第一节　疮疡疾病的评估

评估在疮疡疾病护理路径中占有举足轻重的作用，也是伤口管理的必要条件。实施护理措施需遵从科学系统的路径管理，通过全面、系统、规范的评估，能够为治疗护理方案的制定以及计划实施提供有力依据并直接关系到预后。

一、整体评估

（一）病例资料采集

主要包括患者的基本信息，如年龄、性别、婚姻状况、文化程度等，以及相关信息的采集，如日常生活习惯（嗜好、饮食、睡眠、运动模式、大小便）、社会支持（家庭照护、经济条件、从事职业、社会背景）；依从性（患者及家属配合度、就医便捷性、纠纷风险）；教育（对疾病的认知、理解、掌握程度）；民族及宗教信仰问题。

（二）病史资料的采集

准确详细的病史采集有助于明确病因。常通过问诊患者、家人及相关陪护人员，咨询其他医疗从业者，以及通过查看病历三种方式收集。一般采取倾听、观察和提问的方式进行。采集过程需重视患者主诉描述的完整性，观察分析其真实性。重点收集症状、健康史、现病史、既往史资料。

1. 症状

辨识患者外表症状，通过对患者既往病史的回顾主诉，了解发病时间，引发伤口症状的原因或可疑原因。

2. 健康史

患者当前健康信息和其家庭成员的健康数据。是否患有急性或慢性疾病，或其他相关伤害。

3. 现病史

患者重要脏器功能及免疫情况，包括目前血糖、凝血系统功能、免疫系统功能、血管功能有无动脉供血不足及静脉功能不全表现，是否存在神经功能障碍、代谢性疾病，目前机体炎症水平、营养状况、心理精神状况有无焦虑、抑郁、躯体功能障碍等；特殊用药史等。

4. 既往史

既往治疗史（用药情况、手术史）、过敏史（药物、食物、其他）、婚育史、家族史（是否有遗传性疾病）、特殊接触史（如动植物、生物化学等特殊物质）。

（三）查体

是明确病因，确定诊断和实施治疗方案的重要依据。

1. 全身查体

重点为生命体征情况，意识状态，机体活动能力，是否存在恶病质，以及心、脑、肝、肾等重要脏器状态。

2. 专科查体

涉及内容广泛，不同疾病病因不同会存在相关特异性表现，需启动专科检查。如临床常见的下肢血管检查包括：动脉触诊（足背动脉、胫后动脉、腘动脉、股动脉）、肢体抬高试验、足背静脉充盈试验、指压试验、皮温测量、踝肱指数（ankle brachial index，ABI）检查、经皮氧分压测量；足底神经功能检查包括：10g 尼龙丝检查、半音叉定量、病理征等；下肢水肿的查体包括：水肿的位置确定，如在足背、内（外）踝、胫骨前方、小（大）腿后方、臀部、腰部、背部或其他特殊位置或体位最低点；水肿的程度、是否对称、是否存在可凹性水肿、有无皮肤增厚、橘皮征表现。一些特殊疾病导致伤口常伴有特异性表现，如系统性硬化症的患者常见雷诺现象、皮肤紧绷及变硬、张口度变小的“面具脸”；坏疽性脓皮病患者伤口疼痛明显，伤口边缘有紫红色硬块；青斑样血管炎患者的皮肤网状青斑、萎缩白斑、灶性坏死、疼痛性溃疡等特征，均有助于临床诊断。

3. 中医查体与评估

中医查体主要应用望、闻、问、切四法。望诊的内容主要包括望神、望色、望形态、望头面五官、望皮肤、望二阴、望舌和望排泄物等。闻诊是利用听觉和嗅觉，听声音嗅气味来诊查疾病的方法。问诊是通过对患者或陪诊者进行有目的询问，了解疾病的起始、发展及治疗经过、现在症状和其他相关情况以诊查疾病的方法。切诊是运用手和指端的触觉，对患者体表的一定部位进行触、摸、按、压、叩，从而了解病情的诊断方法，包括切脉和按诊两部分。

八纲辨证是中医学特有的评估内容。八纲，就是表、里、寒、热、虚、实、阴、阳。根据望、闻、问、切四诊收集资料，运用八纲进行分析综合评估，从而辨别病变部位的深浅，疾病性质的寒热，邪正斗争的盛衰，病证类别的阴阳。八纲辨证能够归纳和概括所有疾病的基本特点。疡科疾病最显著的特点在于局部病灶，重点为局部症状，但也需从整体观念出发，主要为局部与全身辨证相结合，外在表现与内在脏腑相结合。综合辨证，才能抓住主要致病因素，为治疗提供可靠依据。

（四）辅助检查

是临床必不可少的项目，包括常规生化检查及影像学检查项目。

1. 常规生化检查

血常规、尿常规、肝肾功能、血糖（餐前、餐后）、糖化血红蛋白、电解质、血脂、C 反应蛋白、红细胞沉降率、降钙素原（PCT）、出凝血时间、甲状腺功能等；传染专项、免疫指标[抗核抗体（antinuclear antibody，ANA）、抗可溶性抗原抗体（anti-extractable nuclear antigen antibody）、抗中性粒细胞胞质抗体（antineutrophil cytoplasmic antibody，ANCA）]等；遗传疾病基因检测；微生物细菌学检查：细菌涂片、细菌培养（定性、定量）、细菌基因检测（宏基因）等。

2. 影像检查

X线检查、计算机体层成像(computed tomography, CT)、CT血管成像(computed tomography angiography, CTA)、数字减影血管造影(digital subtraction angiography, DSA)、磁共振血管成像(magnetic resonance angiography, MRA)、放射性核素骨三相显像、下肢核素血流灌注检查等,均有助于临床诊断;除此之外还有双下肢动静脉超声、颈动脉超声、心电图、动态心电图、超声心动图;必要时行病理检查。

二、局部评估

局部评估包括对伤口特征的综合评估,但不只限于开放的伤口。准确评估是促进伤口愈合的关键。评估的同时要重视资料收集和记录,也是临床医疗活动安全更好的保障,同时为科研数据统计提供依据。

(一)伤口的部位

伤口的部位常以人体解剖部位进行描述,比如头部、腹部、胫骨前、足跟处等。临床上各种不同类型的伤口好发于身体的不同部位,如压力性损伤好发于骨突或受压部位,静脉性溃疡好发于小腿内侧及足踝上方,动脉性溃疡好发于肢体末端等。准确的伤口解剖位置的描述能为伤口的病因诊断提供依据。

(二)伤口的大小

伤口的大小是评价伤口愈合进展情况的重要依据,包括长、宽、深度的测量。长度为沿身体纵轴方向进行测量,宽度沿纵轴垂直方向测量,深度以伤口最深部为底部垂直于皮肤表面测量。测量工具需选用无菌材料如棉签、镊子、探针等。电子设备进行扫描测量还未在临床上批量应用。伤口测量需保证一致性及连续性。

(三)伤口基底的情况

伤口床是否有腐肉、黑痂等坏死组织覆盖,有无骨、肌肉、肌腱、脂肪组织暴露,是否有植入物或异物存留,肉芽组织是健康、感染、炎性、老化、水肿哪种状态。组织感染表现常是影响伤口愈合的关键指标之一,可以通过肉芽组织的颜色、形态、出血、疼痛,以及表面覆盖的易碎组织、腐肉、焦痂等进行判断。

(四)伤口边缘及周围皮肤情况

伤口边缘情况能提供如受伤原因及伤口持续时间等重要信息,如出现瘢痕或增生,可能是影响伤口经久不愈的原因。对伤口周围皮肤进行评估,有助于了解伤口病因及组织损伤范围。重点评估伤口周围皮肤是否存有苍白、红肿、水肿、发绀、瘀斑、硬化、硬结、浸渍、色素沉着、湿疹、皮炎、脱屑等临床表现。间生态组织范围可以明确病变波及范围。

(五)渗出液

伤口渗液量的变化是伤口愈合趋势的重要信息。需要观察渗出液的量、性质、气味。

1. 渗出液的量:无渗出是指24小时更换敷料干燥;少量渗出是指渗出液沾湿敷料在25%以下;中量渗出是指渗出液沾湿敷料在25%～75%;大量渗出是指渗出液沾湿敷料在75%～100%;同时也要考虑敷料本身的吸收性能。

2. 渗出液的性质:浆液性渗液主要成分是蛋白,为清亮液体;血性渗出液主要成分为红细胞呈红色;浆液血性渗出液是浆液和血液的混合,外观常呈红色或粉红色,显微镜下可见红细胞及清澈组织液;脓性渗出液在显微镜下可见白细胞以及微生物,随着不同的微生物感染可出现不同的颜色,如绿色表示伤口可能遭到铜绿假单胞菌感染。

(六)伤口气味

当伤口合并感染时,伤口床上的坏死组织和细菌大量繁殖会产生不同程度的异味。如铜绿假单胞菌感染伤口伴有腥臭味;金黄色葡萄球菌、大肠埃希菌感染伤口伴有粪臭味;革兰氏阴性菌感染伴有腐臭味;还有一些创面合并混合性感染常伴特殊气味。

（七）伤口分期

可分为感染进展期、坏死稳定期、肉芽生长期、上皮爬行期；伤口分期不同，采取的处理措施不同。

1. 感染进展期

常表现为感染加重，伤口持续扩大，伴有新发坏死，病程往往进展迅速，情况持续恶化。

2. 坏死稳定期

播散感染得到了初步控制，不再出现新发坏死，间生态组织范围缩小，坏死组织与健康组织开始分界。全身情况达到最低点后开始好转，逐渐具备完全去除坏死组织条件。但此时随时有再感染的风险。

3. 肉芽生长期

坏死组织已经全部去除，肉芽组织开始生长直至覆盖全部创面。肉芽组织质量直接影响伤口愈合的速度。

4. 上皮爬行期

通常与肉芽生长期同时存在、重叠发生。肉芽组织的质量决定上皮爬行的能力。爬皮愈合是伤口真正愈合的标志。

（八）慢性伤口的常见类型

主要分为溃疡、窦道、瘘管、潜行、空洞。由于伤口已经呈现慢性化表现，一般无全身症状。初始病因可以多种多样，但因感染、组织活力差、愈合环境不良等阻碍愈合因素未能及时纠正，使伤口迁延不愈而逐渐形成。各类慢性伤口类型有其自身特点，采取有针对性的措施，可以获得事半功倍的效果。

1. 溃疡

各种原因所导致的皮肤或黏膜组织的局限性缺损，可以累及缺损深方组织，常合并慢性感染。

2. 窦道

深部无生机组织以炎症的形式通过最薄弱组织形成的通向体表的引流通道，但不与空腔脏器相通。

3. 瘘管

与空腔脏器相通的可导致内容物丢失的异常体表或体内通道。

4. 潜行

溃疡周围皮肤与其支撑组织间由于感染等原因发生连接中断，而出现的隐匿贴合状态。

5. 空洞

各种原因导致的深部组织缺失诱发的残存空间。

（九）伤口分泌物培养

感染是影响伤口愈合的主要因素之一。早期发现伤口感染及时干预，对促进伤口愈合具有重要意义。分泌物培养是标准检查手段，一般在使用抗感染药物之前应用，采样前需用生理盐水清洗伤口，后用无菌纱布蘸干，采用十点法的“之”字采样。还可以取伤口床上坏死组织、脓肿腔穿刺抽取深部脓液进行培养。采集标本后需尽快送检。

（十）伤口疼痛评估

疼痛是由体内外伤害性刺激引起的一种复杂心理生物学过程。外伤、炎症、缺血等均能引起组织损伤，从而释放引起疼痛的内源性化学物质，这些物质统称为致痛物质。疼痛会导致伤口愈合时间延长，影响患者生活质量。根据疼痛持续时间可分为急性疼痛和慢性疼痛。根据病原学可分为伤害性疼痛、神经性疼痛、缺血性疼痛、混合型疼痛。疼痛性质可分为灼痛、胀痛、刺痛等不同表现。疼痛不仅给患者带来躯体不适，对精神心理还有重大影响，可直接影响生活质量。一般需要评估和记录疼痛强度、位置、发作及持续时间，疼痛有无变化，加强或减弱。临床可采用多种评估工具。

1. 视觉模拟评分量表（VAS）

用一条长约 10cm 的游动标尺，一面标有 10 个刻度，两端分别为“0”分端和“10”分端，0 分表示无痛，10 分代表难以忍受的最剧烈的疼痛。患者在标尺上标记出最能代表其疼痛强度的点，测量 0 到标出点的距离即为疼痛强度评分值。VAS 是目前临床使用最多的一种疼痛强度评价方法，简单、有效、操作性强。

2. 数字评价量表（NRS）

该量表将疼痛程度用 0～10 这 11 个数字表示。0 分表示无痛，1～3 分为轻度疼痛，4～6 分为中度疼痛，7～10 分为重度疼痛。

3. 面部表情量表（FPS-R）

用 6 种面部表情从微笑到悲伤最后至哭泣来表达疼痛的程度。

4. 语言评价量表（VRS）

根据患者主诉将疼痛分为四级。0 级：无痛；Ⅰ级（轻度）：有疼痛但可忍受，生活正常，睡眠无干扰；Ⅱ级（中度）：疼痛明显，不能忍受，要求服用镇痛药物，睡眠受干扰；Ⅲ级（重度）：疼痛剧烈，不能忍受，需用镇痛药物，睡眠受严重干扰并有自主神经紊乱和被动体位等现象。该量表更适用于文化程度低，对抽象概念理解有困难的患者。

（郭玉妍　张　龙）

第二节　疮面护理

一、伤口卫生技术

伤口卫生技术不单纯是一种基于证据的技术，更重要的是伤口卫生理念和无菌观念的建立，以及一整套整体解决方案的实施。

（一）清洁

包括清洁伤口床，清除已死亡的组织、碎片和生物膜，清洁伤口周围皮肤，去除死皮和硬痂，并进行消毒。

清洁是伤口卫生技术的第一步，也是清创前的准备工作。伤口清洁的范围如果过小，甚至无菌敷料覆盖的区域消毒不到位，在伤口渗液被敷料吸收的情况下，没有被消毒区域的病原微生物会在有水的环境中繁殖，从而使敷料成为细菌繁殖的温床。良好的伤口卫生技术有助于减少伤口内细菌数量，控制感染，更快促进伤口愈合。除了生物膜外，伤口周围皮肤上还可能含有脂类、角化细胞碎片、皮脂和含有少量电解质、乳酸、尿素和氨的汗液，这为微生物增殖和生物膜的形成创造了理想的环境。在做好伤口床的准备同时清洁伤口周围一定范围的皮肤，清除更多的污染源以避免交叉感染。清洁剂和清洁技术的选择应基于临床评估，建议使用专门适当工具及溶液清洗，使用方法得当，注重有效性，同时避免使用有毒或太强的药物。

1. 伤口清洁溶液

（1）生理盐水：0.9% 生理盐水是临床最常用的伤口清洁溶液。因其经济实惠、与机体等渗，同时对组织无有害影响，而被临床广泛使用。需注意，生理盐水无抗菌性，大剂量、长时间的采用生理盐水冲洗伤口，可导致体内氯离子的增加。

（2）清水：未经灭菌处理的普通自来水或饮用水，通常在院前急救中会采用清水冲洗伤口，对一些意外创伤如烧烫伤、重度污染伤口，可用清水先清洗部分污染物降低感染。

（3）软皂液：软皂液是由软皂 200g 加蒸馏水至 1 000ml 配制而成的清洁溶液，主要用于动物咬伤的紧急处理。

2. 伤口消毒溶液

（1）聚维酮碘：是碘与聚乙烯吡咯烷酮（polyvinyl pyrrolidone，PVP）的络合物，属中效消毒剂。具有速效、低毒，对皮肤黏膜无刺激性，稳定性好的特点。需注意，对成纤维细胞和白细胞有毒性，皮肤易着色，碘过敏者禁用。

（2）表面活性剂：表面活性剂的应用是里程碑式的进步，可以更高效地破除生物膜，达到伤口卫生技术的目标。临床常用有阳离子表面活性剂、阴离子表面活性剂、两性离子表面活性剂、非离子表面活性剂等表面活性剂，均对不同感染伤口有良好杀菌作用。慢性伤口生物膜的覆盖是顽固伤口感染的关键，同时伤口及周围皮肤都载有大量的微生物负荷，不去除生物膜，感染难以控制。表面活性剂可以有效去除细菌生物膜，目前在临床上已被广泛使用。

（3）呋喃西林溶液：能干扰细菌氧化酶系统而发挥抑菌或杀菌作用，多用于革兰氏阳性菌及阴性细菌引起的感染性疾病。

（4）过氧化氢溶液：释放出的氧气产生气泡效应可辅助创面碎片的机械清理，对厌氧菌具有杀菌效果。需注意对成纤维细胞具有毒性，可溶解血块造成出血，有造成气栓及气肿的风险。

（二）清创

每次更换敷料时都应及时清除坏死组织、腐烂、碎屑和生物膜，从而使伤口床处于能使伤口工具发挥最佳功效的状态。

清创是伤口卫生的重要组成部分，是去除生物膜的关键性方法。通过清创从伤口或其周围组织除去坏死的或无活性的组织及外来的异物，直到暴露出健康的组织，为伤口愈合营造良好环境。清创同时可以用于探查坏死组织深度、范围，为确定下一步治疗策略提供依据。

清创引流时机的把握以及风险的防控极为重要。清创的范围和深度必须正确选择时机，比如对于感染进展期，清创是为了引流通畅和减菌，帮助控制播散感染。不能过度彻底清创，否则将损失大量可修复组织。坏死稳定期可采取传统中药来恢复周围间生态组织活力再彻底清创，则可迎来伤口的快速生长。对于出血性疾病、正在接受抗凝治疗的患者、有无法忍受或无法预防疼痛的患者，应谨慎选择清创术。对肢体灌注不良，如动脉闭塞症、免疫性疾病如坏疽性脓皮病、系统性硬化症、癌性伤口等创面清创时，更须谨慎行事。临床常用的清创方法有如下几种。

1. 机械性清创

又称物理清创，适用于各类伤口。一般采用擦拭及冲洗方法。可清除少量坏死组织，但容易伤害健康的肉芽组织或上皮组织，引起患者疼痛。

2. 外科清创

用外科手段彻底清除坏死组织。可快速清除坏死组织并减少细菌负担，是最快速、有效的清创方法。同时也存在对活组织造成损害的风险，较易出血及引起疼痛，对操作者技能水平要求较高。有出血倾向，应用抗凝血药物，免疫功能低下，全身情况差的患者不宜应用。

3. 自溶性清创

利用封闭性或半封闭性的敷料，维持伤口处于湿润的环境，让身体本身产生酵素，将创面上无活性的坏死组织水化、溶解破坏，从而达到清创的目的。适用于年纪大，抵抗力差患者。无痛，但速度较慢。感染性或有较深空腔的伤口不宜使用。

4. 酶学清创

将酶制剂用于伤口床表面，如胰蛋白酶，糜蛋白酶，菠萝蛋白酶等，并保持湿润环境，一般用于黑痂及黄色坏死组织的清除。

5. 生物清创

采用蛆虫进行生物清创，将培养的无菌蛆虫放置在伤口内，利用其吞食坏死组织碎屑和腐肉，同时还能促进肉芽组织的生长。伤口接近身体空腔、内部器官或较大血管不能应用。有些患者在心理上无法接受此方式。

6. 超声清创

通过超声波的空化效应形成高速微射流，将失去活力的组织和异物从伤口床上去除，降低生物复合，去除细菌和生物膜，具有无痛深层清创作用。也可探入窦道、腔洞、潜行进行伤口清创。同时超声波能激活成纤维细胞，促进纤维蛋白层的合成，改善伤口环境。

清创同时需做好充分引流，可裁剪成合适规格形状的引流条，同时固定于引流口，避免滑落到伤口内。引流载体需要有充足的传递性能，选择时需充分评估感染情况，感染越重，引流液的性质越黏稠；伤口面积越小、越深，坏死组织越多等，均会影响引流效果。

（三）边缘重塑与肉芽组织同步

去除可能隐匿有生物膜的坏死、结痂和/或突出的伤口边缘，确保皮肤边缘与伤口床对齐，促进上皮生长和伤口收缩。

修整伤口边缘是伤口卫生技术的重要组成部分。清除卷曲或向下卷曲的组织、干燥硬痂状或角化过度的组织，促进健康组织的再生。空间结构也是影响愈合的条件之一，通过对肉芽组织的修整可以有效促进愈合，消灭死腔、减少细菌生物膜滋生场所、组织进入同步生长最佳状态。重塑主要针对健康组织，应用在肉芽生长期、上皮爬行期可以更高效完成愈合目标。

（四）覆盖

使用含抗生物膜和/或杀菌剂的敷料处理残余生物膜，同时防止或延迟生物膜的再生。

抗菌敷料是预防生物膜再形成策略的一部分，使用预防感染和细菌重新定植的敷料，防止和抑制生物膜的重新形成。同时有效管理渗液，因其会促进生物膜扩散，损害细胞增殖和伤口愈合，同时做好周围皮肤保护、避免医源性损伤。覆盖物注意裁剪及放置技巧，做到有效引流，包括体位引流。不同病因引发的感染也会导致不同风险结局，如糖尿病足的患者血糖增高是诱发感染的风险，需同时控制血糖。下肢水肿、缺血是下肢伤口感染的诱发风险，需改善水肿及缺血症状。要加强病因对症治疗和护理，必要时辅助全身抗感染治疗。评估工作贯穿治疗始终，要特别重视患者全身情况。感染控制的同时需改善组织活力，否则无法从根本上去除生物膜，树立伤口卫生技术是在解决伤口根本原因和患者共病的同时完成的理念。

二、中医治疗原则

中国著名中西医结合疮疡病学家、中西医结合疮疡病学奠基人李竞指出，疮疡疾病的分期可因脏腑虚实、邪之所异，发病部位等分为瘀滞期、化热期、酿脓期、脓成期、溃破期、收口期共六期。慢性伤口愈合的规律为“腐去肌生”“肌平皮长”。“腐去肌生”指任何皮肤溃疡在坏死组织上不会有可见肉芽组织，一旦坏死组织脱落，肉芽组织将很快从疮面上长出来并逐渐填满缺损。“去腐”需依附“生肌”所产生的充足气血，“生肌”则依附于“去腐”时机、程度、范围的精确把握。两者相互依附，互相互转化，互为因果。“肌平皮长”指在肉芽组织与疮周皮肤持平时，最有利于上皮组织生长、爬行，此时上皮组织生长最快，肉芽组织低凹或高凸都不利于上皮生长。疮面处理可以采取“去腐生肌”“箍围护场”“给邪出路”“偎脓长肉”的综合处理方法。根据不同疮面的具体情况，采取不同的去腐生肌的方法，同时应用箍围药物达到清热除湿，消肿止痛、散瘀化痰的功效。要选择好清创时机，及时切开引流并保持引流通畅。顽固性溃疡也可采用手术治疗。

三、治疗工具的应用

（一）中医药治疗

1. 内服药物

从历代医家长期临床经验所得，根据患者的四诊八纲辨证从而用药。一般见于各疾病的治疗方剂中，同时内服方剂各有针对症状及用药时机。方剂中药物有其功能、归经、性味。药物性味一般以“四气五味”为主要内容，“四气”为寒、热、温、凉；“五味”为辛、甘、酸、苦、咸。临床用药是根据患者症状表征及药物反应不同调整，还需考虑患者年龄、症状、体质等在药量进行调整。中药治疗一般采用口服方剂，温经散寒，益气养阴。

2. 中药外治疗法

外用中药有消肿止痛、箍围束毒、活血化瘀、温经通络、去腐生肌、止痒镇痛等作用。历经两千余年的发展，在疮疡疾病的治疗中起到重要的作用。中药促进疮面愈合的主要机制包括：加速毛细血管再生，促进血液循环；促进成纤维细胞和上皮细胞增殖；激活、趋化巨噬细胞，调节创面免疫功能；促进成纤维细胞增殖与合成，提高纤维蛋白结合含量；调节生长因子分泌。中药可制成膏剂、粉剂、水剂、酊剂、油剂等剂型，涂抹于纱布外敷于患处。用时需注意如下几点。

(1) 每次使用前应充分清洁皮肤，避免药物残留。用时需注意伤口卫生，符合无菌操作，预防感染。换药时动作轻柔。

(2) 中药外敷，药物涂抹应均匀，应以完全覆盖伤口为原则，有些药膏需要加热才能充分发挥药效。

(3) 特殊部位不宜贴敷，如妊娠期妇女的脐部，腰部，骶尾部和某些敏感穴位，如合谷、三阴交等处，以免局部刺激引起流产。

(4) 敷贴刺激性强的药物时间不宜过长，以免引起皮肤过敏及损伤。皮肤已有红肿及溃烂时不宜敷贴药膏，以免发生化脓性感染。

(5) 敷贴后局部出现色素沉着、潮红、微痒、轻度水疱等反应属正常，无须处理，如出现烧灼或针刺样剧痛、发红等过敏现象暂停使用。

因中药可以提高机体的免疫功能，促进疮面渗出，渗出的液体不仅能稀释毒素促进循环，而且有各种抗体补体纤维素及杀菌物质，对控制感染非常有效。外用中药后，创面分泌物增多，实际上是调动了机体的免疫功能，使感染得到了有效的控制。当渗出液少时可选用油膏内外敷，渗出液多时选用药液湿敷，疮面较大时主张内外兼治，感染时可联合抗生素治疗；当感染有加重痕迹，红肿热痛和脓量增加时，首先考虑引流通畅，邪的出路是否受阻，当改善引流后，炎症很快被控制，这样不仅节约了药品，减轻患者经济负担，也减少了药物的毒副反应及耐药菌株的出现。当疮面无渗出，肉芽组织生长良好者，可适当延长换药间隔时间。中药外治也可同时应用西医治疗技术，中西医结合发挥最大功效。

3. 中医辅助治疗技术

中医治疗疾病的应用手段，除了内服、外用药之外，还有艾灸法、刀针砭石法、耳穴疗法、中药熏蒸泡洗等技术。可以温经散寒、补中益气、活血通络、调整脏腑气血功能，促进机体阴阳平衡。同时可以镇静止痛、调节睡眠、调控血糖，减轻创面局部水肿，改善血液循环以促进创面愈合，可以用作疮疡疾病的辅助治疗。

（二）敷料的种类与作用

几千年前人类已经开始使用天然材料用于伤口治疗。西医认为，人体本身有一定的修复能力，伤口愈合并不需要药物干预，但在感染情况下则需要药物的协助，因此强调无菌保护，基于这种认识发明了很多新型敷料。20 世纪 60 年代，西方开始研制各类新型敷料。目前临床常用敷料种类很多，随着科学技术的发展仍然不断有新型产品出现。各类敷料因成分、结构、功能不同，可针对性应用于伤口不同治疗阶段，也可以联合应用。

1. 传统敷料

由天然植物纤维或动物毛类物质构成，如纱布、合成纤维纱布，塑料膜性不粘纱布，湿润性不粘纱布。

2. 新型功能性敷料

利用敷料的特性，营造一个湿性愈合环境，可以增加细胞生长及移行速度，加速伤口愈合，并可防止痂皮形成。

(1) 薄膜类敷料：可以是单一材料的薄膜，也可在生物医学薄膜上涂上压敏胶制成。如聚乙烯、聚氨酯、硅氧烷弹性体等。可透气，细菌及水分不能通过，对伤口有屏障作用。不能用于感染伤口，有粘连性，移除时容易损伤周围皮肤。

（2）水胶体敷料：由聚合的基材和粘连在基材上的水胶体混合物构成。主要成分为明胶、果胶、羧甲基纤维素钠混合形成。可以保持创面湿润、创造一个低氧、微酸的环境，具有自溶性清创的作用，还可消肿、减轻疼痛。吸收渗液有限，可加重感染。

（3）水凝胶类敷料：由水和不溶于水的聚合物组成，含水量高。可促进自溶性清创，减轻疼痛，有利于肉芽生长和上皮移行。

（4）海绵类敷料：又称泡沫敷料，常见为聚氨酯泡沫和聚乙烯醇泡沫。有快速和强大的渗出液吸收能力，可减少伤口浸渍，同时具有减压和预防作用。

（5）藻酸盐类敷料：从天然海藻植物里提炼出来的天然纤维（多聚糖）敷料，能吸收相当于自身重量17～20倍的渗液，当伤口渗液接触时，可形成一种柔软的凝胶，保持一个湿润有效的愈合环境。还可促进血液凝固，用于填塞腔隙，促进肉芽生长。干燥伤口不宜使用。

（6）亲水性纤维敷料：主要成分为羧甲基纤维素钠，具有高吸收性，可以吸收并锁住渗液，形成凝胶，提供伤口湿润愈合环境。在深腔内伤口使用，可避免死腔的形成，减少细菌滋生，防止伤口粘连造成疼痛。

3. 生物活性敷料

因其强大的生物活性，可以快速加快创面愈合，近来已广泛被临床使用。如壳聚糖敷料、胶原敷料、多糖敷料、生长因子等。

4. 其他敷料

（1）银离子敷料：一种新型的广谱抗菌敷料，可在伤口床上持续释放银离子，抑制微生物增长，促进伤口愈合。一般具有强效、广谱、持久抗菌的作用，可广泛应用于各类感染伤口。银过敏者禁用。

（2）高渗盐敷料：由吸收性聚酯纤维和28%的氯化钠组成。可提供高渗环境，有利于减轻水肿，清除坏死组织。不适用于干痂伤口，需24小时更换，不建议长期使用。

（3）交互式敷料：由多层敷料组成，第一、四层为疏水的人造纤维组织材料层，不粘伤口，第二、三层敷料内层为超吸收性聚丙烯酸酯，具有吸收分泌物和清洁伤口的作用，需用复方氯化钠注射液激活。

（三）负压封闭引流技术（VSD）

负压封闭引流技术，可适用于各类创面，包括急、慢性皮肤软组织缺损创面、感染创面，血管性创面，植皮创面以及各种难治性创面的治疗。主要由填充材料、封闭半透膜、引流管路，以及负压装置组成。作用机制：可以及时清除渗液、脓液，抑制细菌的繁殖和扩散；形成密闭湿润的环境，改善创面的血供，促进肉芽组织的增殖。一般情况下可以维持有效引流5～7天之后拔除或更换。安装完毕注意保护引流系统，不要随意调整参数，避免管路牵拉或打折、维持透明膜的完整覆盖以免影响引流效果。如引流不畅，可检查是否有漏气或堵塞现象；如果有新鲜血液流出，应立即停止负压工作并彻底止血；如患者感觉疼痛，有异味，有感染的可能性，需尽快拆除装置；同时注意皮肤清洁、避免毛囊感染、皮肤红肿等；拆除时，手法需轻柔以避免造成皮肤损伤。

（四）光疗

光疗是一种以光化学作用为机制的治疗方法。光疗可使线粒体的过氧化氢酶活性增加，增加细胞的新陈代谢，使糖原含量增加，蛋白合成增加，腺苷三磷酸分解增加，从而加强细胞的新生，促进创面和溃疡的愈合，同时也增加白细胞的吞噬作用，提高机体的免疫功能。促进局部细胞修复、减轻局部反应，改善血液循环，消除肿胀。可用于各类急慢性伤口的治疗。临床常用有红光、蓝光、黄光、短波紫外线等。

（五）氧疗

临床常采用高压氧或局部微氧治疗。可以使伤口组织内的氧气浓度增加而加速伤口的愈合，同时因为血管收缩对组织具有消除水肿的作用，还能增进细胞功能，活化成纤维细胞，促进微血管新生，使伤口肉芽组织增生，同时增加白细胞的抑菌和杀菌功能来抑制感染。

（六）压力治疗

压力治疗是治疗下肢静脉性溃疡最有效的方法。临床常采用短延展绷带和长延展绷带、压力袜、压力治疗仪治疗。通过挤压静脉，使其内部瓣膜加强闭合，促进静脉回流，减少静脉及毛细血管充血现象，以减少下肢组织的肿胀，促进伤口愈合。压力治疗是静脉性溃疡治疗的重要手段，保守性治疗患者需长期应用，需加强患者的健康教育。应用压力治疗前需做好皮肤护理，选择合适的压力装置，操作人员需经过专业训练，压力治疗后需要密切观察患者足部末梢的温度、血运、有无疼痛、麻木等感觉。压力袜需在专业人员的指导下选择并穿戴。

（郭玉妍　张　龙）

第三节　疮疡疾病的整体护理

中医学的理论体系是在中国古代哲学思想的影响下，经过长期临床实践产生并发展起来的，它的基本特点是整体观念和辨证论治。整体观念认为任何事物都是一个整体，事物内部的各个部分都互相联系、不可分割，事物与事物之间也有密切的联系。人是一个有机的整体，人与外环境也具有整体性，外环境包括自然环境和社会环境两方面。疮疡疾病主张内外兼治，所以整体观念、辨证施护也是促进疮面愈合的关键。

一、基础疾病护理

很多疮疡疾病是由一些基础疾病如脑梗死、痴呆、痛风、肿瘤等引发，严重者会继发恶病质状况。临床需要联合应用多种专科技术及药物，控制好原发病，同时做好对症护理。

二、控制血糖

按时监测血糖；饮食结构合理、按时定量进食、限制高糖、碳水化合物、脂肪、胆固醇的摄入，适量补充蛋白质、膳食纤维；及时调整降糖用药；规律运动；定期自我检查，提高患者自我管理能力，预防并发症。

三、饮食营养

营养在伤口愈合过程中起着关键作用，在有利于组织再生和修复的生理环境中，伤口愈合会更快更好。人体营养素如蛋白质、氨基酸、维生素 A、维生素 C、维生素 E、微量营养素（锌、铁、铜、硒）等缺乏都会影响伤口愈合。需重视教育和鼓励最佳营养补充。

从中医角度讲，五味对应五脏，酸入肝、苦入心、甘入脾、辛入肺、咸入肾，五脏各主其味，对相应脏腑产生滋养作用。五味也与木、火、土、金、水五行一一对应。肝属木，金克木，喜酸，忌辛辣；心属火，水克火，喜苦，忌咸；脾属土，木克土，喜甘，忌酸；肺属金，火克金，喜辣，忌苦；肾属水，土克水，喜咸，忌甘。同时，少食可以补养对应的内脏，多食反而有害。

促进伤口愈合的食物如花胶食疗可滋阴、固肾、培精；黑豆性平味甘，有润肠补血的功能；猪蹄含有丰富的锌可增强成纤维细胞的功能，补充胶原蛋白能促进伤口愈合；黑木耳富含铁等矿物元素，同时含有丰富的锌，是天然的微量元素食材；番茄中番茄籽周围的黄色胶状物质可以抑制血液中血小板的凝结，防止血栓形成，有利于阻断创面的进行性加深，此外还富含维生素 C、番茄红素、胡萝卜素等抗氧化成分，对伤口愈合有利；公元前 3000 年埃及人就用蜂蜜直接外敷皮肤伤口，西方国家将蜂蜜制成创面用药沿用至今，具有消炎、止痛、止血、减轻水肿、促进伤口愈合的作用，民间也有服用蜂蜜促进伤口愈合的记载。此外疮疡疾病还可以多食用于补气食物如山药、板栗、糯米等；滋阴食物如香蕉、梨子、黑芝麻、小麦、豆浆等；补血食物如乌鸡、龙眼、菠菜、红豆、红糖等；通经活络食物如牛肉、凤爪、猪蹄、丝瓜、莲藕、绿豆等；润肠通便食物如香蕉、蜂蜜等。戒烟酒。

四、情志护理

中医学认为精神情志活动，与人体的生理、病理变化密切相关，情志波动能使疾病恶化，气血和平有利于恢复健康。喜则气和志达，营卫通利，正气旺盛；避免情绪焦虑，肝气郁结，导致气机不畅不利于疾病恢复。采用说理、开导法，引导患者戒除不良心理因素，多与患者沟通了解其心理状态，及时给予心理指导，鼓励家属多陪伴患者，给予心理支持，鼓励病友间多交流，提高认知增强信心。平时做到心情舒畅、同时避免外界环境不良刺激。有条件患者还可以采用五音疗法，五音疗法是以中医传统理论为基础，运用宫、商、角、徵、羽五种不同音调的乐曲防治疾病的一种方法，音乐可起到宣导、疏通的作用，可有效改善患者的精神症状、心理状态，提升治疗信心。

五、疼痛管理

护理要点首先要去除疼痛的原因，如控制感染、解除压力、改善缺血等症状。伤口处理中的疼痛，要及时控制和去除渗出物。处理伤口时，动作轻柔、注意保暖、不要过长时间暴露伤口，避免反复刺激伤口。必要时可提前给镇痛药物，快速吸收达到镇痛作用。其他还包括针刺穴位注射止痛、选择不粘连伤口的敷料、心理干预、分散注意力等。还要充分了解患者的疼痛事件，及其辨别真伪和背景的水平，有些长期镇痛的患者有可能对疗效夸大的药物存在寻求行为。

六、皮肤护理

保持皮肤清洁干燥，勿用含乙醇润滑剂，以免使皮肤更加干燥，避免搔抓及用力摩擦等加重皮肤损害；局部瘙痒者可以用清热利湿，收敛药物或止痒洗剂，外涂如紫草油、青黛散或青黛膏以收敛止痒；减少皮肤浸渍；皮肤发生破溃时，及时到医院就诊。合理选择皮肤和伤口护理产品；重视足部护理，注意患肢保暖，选择合适的鞋袜，防止外伤或挤压，用温水清洗足部，促进气血运行，避免烫伤，每日检查脚趾之间有无水疱及破溃，足底有无胼胝等。

七、康复锻炼

锻炼身体能增强体质，可以促使血脉流通，气机调畅、保护人体正气，提高抗病能力。可以练习五禽戏、太极拳、八段锦、易筋经等多种健身方法。有些患者因为久坐久卧而发生伤口，有些因为伤口久坐久卧而加重病情，同时引发静脉血栓、坠积性肺炎、肌肉萎缩、关节僵直、水肿等后遗症。尽可能增加活动或者被动功能锻炼如踝泵运动等。方案的制定需在专业人员指导下进行，应当科学有效、循序渐进，同时避免运动损伤。

八、健康教育

健康教育在疮疡疾病的预防具有极其重要的作用。未病先防是在疾病发病前采取行之有效的预防措施，充分调动人体的主观能动性，提高机体的抗病能力，同时主动适应客观环境，防止疾病发生。生活中要尽量避免不良刺激，适度运动，饮食有节，起居有常，劳逸结合，日常养成定时排便习惯，同时注意个人卫生，有基础疾病做好定期监测，注意安全防止意外损伤发生。健康教育可以采取多种形式，同时也要因人而异制定个体化的教育方案，以便于患者理解掌握。

（郭玉妍　张　龙）

参考文献

[1] 于博芮. 最新伤口护理学 [M]. 北京：人民军医出版社，2008.

[2] 胡爱玲，郑美春，李伟娟. 现代伤口与肠造口临床护理实践 [M]. 北京：中国协和医科大学出版社，2010.

[3] 宁宁，廖灯彬，刘春娟. 临床伤口护理 [M]. 北京：科学出版社，2013.

[4] 魏力. 伤口护理实践快速成长书册 [M]. 北京：人民卫生出版社，2019.

[5] 阮瑞霞. 创面的护理 [M]. 郑州：郑州大学出版社，2019.

[6] 张虹，孙涛. 中医药学概述 [M]. 2 版. 北京：中国医药科技出版社，2019.

[7] 王新昌. 中医学基础 [M]. 北京：中国医药科技出版社，2023.

[8] MURPHY C，BANASIEWICZ T，DUTEILLE F，et al. A proactive healing strategy for tackling biofilm-based surgical site complications：Wound Hygiene Surgical[J]. J Wound Care，2024，33：S1-S30.

各论

第九章 皮及皮下感染

第一节 疖

疖是肌肤浅表部位的急性化脓性疾病，其范围较小。该病临床特点为色红、灼热、疼痛，突起根浅，肿势局限，范围通常小于 3cm。疖易于形成脓肿，易于溃破，且愈合较快（图 9-1）。

【病因】

疖多由外感诸邪化火引起，特别是暑湿热毒，或心经火毒炽盛，壅于肌肤。如《外科精义》云："热发于皮肤之间，是以浮肿根小，至大不过二三寸者，疖也。"

病原菌主要为金黄色葡萄球菌或白色葡萄球菌。由于职业关系经常接触油污等刺激性物质，或皮肤不洁，气候湿热，汗出遇冷出现痱子，或患有瘙痒性皮肤病，时常搔抓、摩擦，细菌侵入而发病。一些患有慢性疾患如糖尿病、贫血、免疫功能低下的患者，更容易发病。

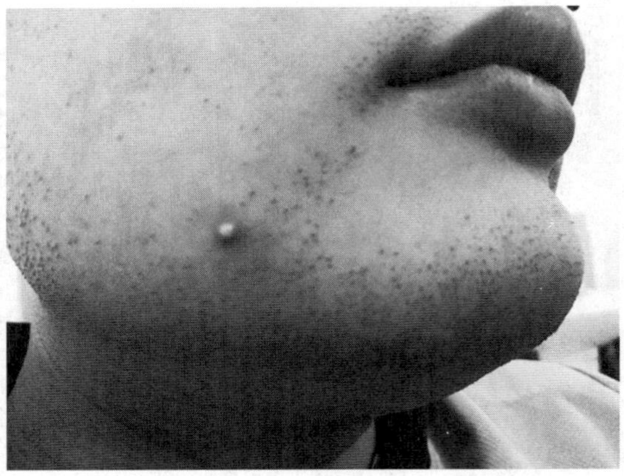

图 9-1 面部疖（有头）

【症状及诊断】

疖在人体各部位均可发生，但主要好发于头面、颈项、背部及臀部等区域。疖在四季均有可能出现，但夏秋季更为常见。疖初起时呈现为小红丘疹样损害，可能伴有轻微的痒痛感。随着病情的发展，疖的红肿范围逐渐扩大，疼痛感也逐渐加重。当疖出现跳痛（搏动性疼痛）时，通常是疖已化脓的征兆。一般来说，疖的直径较小，很少超过 3～5cm。然而，生长在臀部及大腿后侧的疖，坐位时挤压患处，可能导致炎症范围扩大，偶尔直径可达到 10cm 左右。

全身症状大多轻微，但个别病情较重者会有不同程度的恶寒、发热、头痛、厌食、全身不适等症状，同时血白细胞增多。脓肿形成通常在 2～4 日内，脓肿顶端中央会出现黄绿色脓栓，这是坏死的中心。2～3 日后，脓栓会脱落，脓汁流出，颜色为稠黄色，可能混有血液。脓汁流出后，肿胀会逐渐消退，疼痛也会减轻，直至痊愈。治愈后，局部可能会留下瘢痕或轻度色素沉着。

根据症状表现，诊断过程并不复杂。当病灶深植于面部时，即可诊断为疖疮。若疾病在全身各处频繁发生，一处痊愈后另一处又起，历时数月甚至经年不愈，即可诊断为疖病。在暑季，当小儿因痱子失治而引发疾病时，即可诊断为痱子毒。若脓液无法顺利排出，并沿着头皮下扩散，即可诊断为蝼蛄疖或鳝拱头。当病变局限于毛囊时，即可诊断为毛囊炎。若毛囊炎仅发生于颈后发际处，并反复发作，即可诊断为发际疮。当病变形成密集的硬结性小块，与发缘平行，触之坚硬，压之有脓汁溢出，且可见数根头发从一处皮肤穿出时，即可诊断为硬结性毛囊炎。而当毛囊炎发生在胡须部位时，即可诊断为须疮。

【鉴别诊断】

1. 皮脂腺囊肿感染

发病前局部即有无痛性结节（皮脂腺囊肿）存在，仔细辨认时，在突起中央常可见一黑点，乃皮脂腺开口处。溃后脓汁中夹杂有粉渣样物，有时略带臭味，较难治愈，常反复发炎。

2. 化脓性汗腺炎

多见于腋窝、会阴及肛门周围等处有顶泌汗腺分布的部位，初起为一小硬结，逐渐扩大，红肿加重。多伴有全身中毒症状，最终可形成脓肿，自溃或经引流后痊愈，留有瘢痕，反复发炎者可形成慢性窦道。

3. 痈

红肿范围远远大于疖，全身中毒症状严重，溃后有多个脓头。

【治疗】

1. 一般疗法

在日常生活中，应保持适当的休息，多饮水，多吃蔬菜，选择清淡的食物，并尽量少吃油腻及刺激性食物。若疼痛较重，可适当服用止痛剂以缓解疼痛。

2. 辨证施治

疖系阳证，症状轻而易愈，故多不需内治。当病情较重或发生在颜面，口、鼻周围，伴有全身症状时，应酌情给予内服中药。

（1）化热期：因疖系火毒之邪郁阻肌肤引起气滞血瘀化热而成。故治以行气活血、清热解毒，消肿。常用方剂为仙方活命饮。生于颜面根深者（疔疮），全身中毒症状明显又有“走黄”（引起全身化脓性感染）可能时，可给五味消毒饮以清火解毒。

（2）酿脓期：局部出现跳痛，伴有明显热毒症状时可给黄连解毒汤，如气虚体衰，化脓迟缓，可给补气托毒透脓之剂，如托里消毒散。

（3）溃破期：绝大部分患者随着脓汁外泄，局部肿消痛减，全身症状很快消失，故多不需用药；如遇体质虚弱，气血明显不足时，应酌情给予补气养血之剂，如八珍汤。

（4）疖病，多因内有湿热，外感风邪，治宜祛风利湿、清热解毒，常用方剂为防风通圣散，体虚的患者可服五味消毒饮加生黄芪、当归。

（5）小儿暑疖，治宜清暑利湿、解毒。如清暑汤加藿香、佩兰、荷叶、六一散等，或服五福化毒丸。

3. 抗菌药物

一般情况下不需使用任何抗菌药物，但病情较重或发于颜面时可给抗菌药物，如磺胺嘧啶或红霉素等。

4. 外治

初起在化热期及酿脓期可外敷如意金黄散或芙蓉膏，也可贴拔毒膏；已有脓头时，可用拔疖条自脓栓中心插入，或用探针蘸石炭酸由脓栓处刺入，旋即拔出，也可点敷五妙水仙膏，都可加速脓栓腐脱。有较大脓肿形成，上述方法引流不佳时，可采用火针烙开或做一洞式切口排脓。

5. 其他

如赤医针（见疡科简易疗法）。

【预防】

1. 保持皮肤清洁，勤洗澡、换衣，并保持室内通风和采光良好。被褥也需定期清洗和晾晒。这些措施有助于减少皮肤上的细菌，降低疖的发生风险。

2. 饮食宜清淡，少食辛辣、油炸、肥甘厚腻之物。患疖肿时，禁食鱼腥发物，保持大便通畅。

3. 医院应严格执行消毒隔离制度，对有化脓性皮肤病的患者使用过的敷料及其分泌物进行妥善处理，以防止交叉感染和疾病传播。

4. 对疖病患者尽可能查找原因，并给予及时有效的治疗。

5. 炎夏应防止痱子发生，如已发生或已发展成痱子毒时可用痱子毒洗方淋洗。

6. 在疖子未形成脓肿之前，应严格禁止挤压或碰撞，以防止发生“走黄”并发症。尤其在疖子生长在口鼻周围时，更需特别警惕，因为此处疖子有可能引发颅内感染等严重后果。

【临床研究】

巴元明等采用蚤星消肿止血散治疗疖痈，方药组成为重楼、制天南星、拳参等。药材饮片直接粉碎后取适量凡士林调和好备用。使用时直接涂抹于患处，并用无菌纱布盖好，用透气胶布固定，每天敷药一次，每次 6 小时；若脓成溃破必须及时切开排脓，清除腐烂组织，以减少创面渗出，待创面无明显异味并出现新鲜肉芽组织时，再予蚤星消肿止血散敷于患处。

刘银巧自制小蓟膏治疗疖疮，小蓟膏制法：取小蓟全草 500g 加水约 1 500ml 煎 8～10 分钟，滤出药液倒入容器内，再加水约 1 000ml 煎 5～8 分钟，滤出药液后将两次药液混合浓缩成膏状即可，然后装入干净容器中密闭备用。使用时先用 2.5% 碘酊和 75% 乙醇消毒疖肿皮肤，然后取适量小蓟膏涂患处用纱布覆盖包扎，每日换药 1 次，疗程 5～8 天。

于新杰采用拔罐疗法用于疖肿治疗，具体方法：在波动感明显处用尖刀切至脓腔，位置较深者可在局麻下切开，依疖肿大小选择不同口径大小的火罐，使火罐口径盖过红肿范围，以切口为中心，罐内负压使组织突起为佳。约 2～5 分钟取下火罐，擦去拔出的脓血，行切开者放置引流条，纱布覆盖伤口。每日拔 1 次，连续拔 2～3 次之后，隔日换药。

（钮晓红　嵇 辉）

第二节　有头疽（痈）

有头疽同样是化脓性细菌由毛囊或皮脂腺侵入后引起的局限性皮肤急性化脓性感染，但其范围大而深广，病情也重，溃后有多个脓头。本病相当于西医学的痈（图 9-2、图 9-3）。

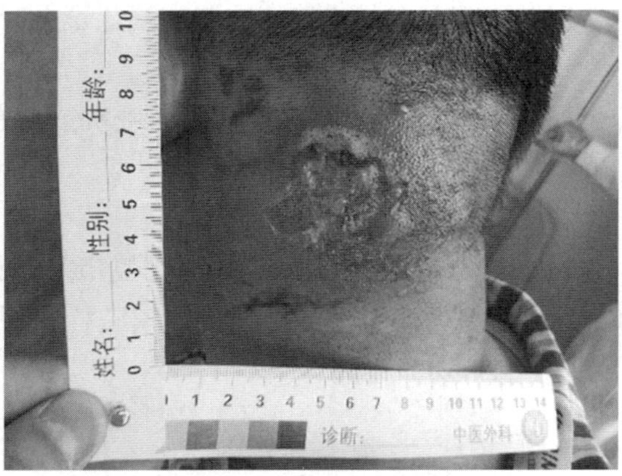

图 9-2　有头疽（颈项部）

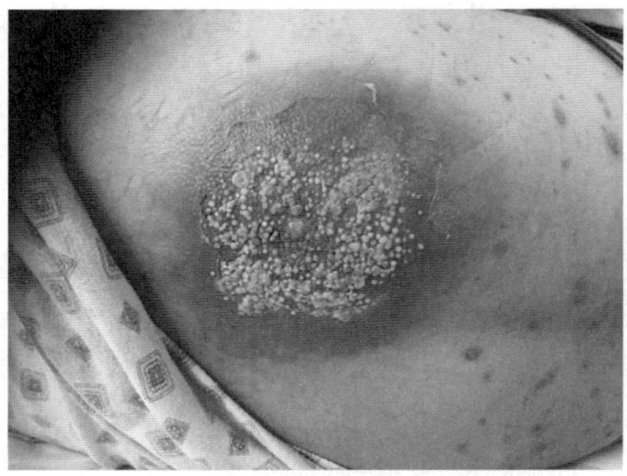

图 9-3　有头疽（背部）

【病因】

本病的发生因外感六淫邪毒、皮肤外伤感染毒邪或过食肥甘厚味，均可能导致营卫不和、气血凝滞、经络壅遏、化火为毒，从而引发痈肿。这些因素均可导致邪毒湿浊留阻肌肤，郁结不散，进一步加剧病情。

病原菌为金黄色葡萄球菌，通过毛囊或皮脂腺侵入皮下组织，引发化脓性感染。由于发生部位皮肤较厚且坚韧，感染从抵抗力较弱的皮下脂肪柱蔓延至皮下组织，并沿着深筋膜向四周扩散，进一步侵犯邻近的多个皮下脂肪柱。最终，感染沿着皮下脂肪柱返回表面，形成溃烂。

【症状及诊断】

在初起时与疖相似，但红肿范围可在 1～2 日内突然扩大，根盘平塌，界限不清。一般约 1 周后自中央开始破溃坏死，逐渐形成多个脓头，故中医称为有头疽。若范围较大，状如莲房或蜂窝，因此又叫莲房发、蜂窝发。全身中毒症状如恶寒、发热、头痛、身痛、厌食等均重，血常规可见白细胞计数升高。局部疼痛可轻可重，个别患者只感到患处沉重酸楚。当皮肤出现较多坏死后，可有大量脓性分泌物渗出，形成局限性脓肿者少见。脓腐脱净后，肉芽组织逐渐填满缺损，上皮覆盖创面而愈，预后遗有较大瘢痕。发生在颈后者可引起头部旋转障碍。

结合病史及症状确定诊断一般不难。生于颈项者又叫"脑疽"，俗名"对口"；生于背部者，按其部位又称"背疽""搭手""发背"等。

有头疽常伴发于糖尿病，故对有头疽的患者，应常规检查尿糖，对可疑病例须查空腹血糖，必要时还应做糖耐量试验以明确诊断。合并消渴证者，易出现"内陷"。

【鉴别诊断】

1. 疖

疖的病损范围小而多呈高突，界限清楚，虽有个别病例其红肿范围较大，但溃后仅有一个脓头（坏死中心）。全身中毒症状也轻。

2. 急性蜂窝织炎

起病急骤，皮色潮红，扩展迅速。有时会出现组织坏死，但不会出现多个脓头，故无莲房之外观。但痈的早期未溃之前，称蜂窝织炎期，应注意识别。

3. 急性脓肿

中医称为脓疡或流注，可由局部化脓性感染引起，转移性脓肿常继发于脓毒血症；注射感染形成的脓肿多伴有注药史。脓肿表浅者可有明显波动感，深在者波动不易查出，但穿刺时可抽出脓汁。必要时可作超声检查。

4. 血管神经性水肿

好发于口唇、肛门周围等皮肤与黏膜交界处。起病甚急，消退亦快。自觉患处瘙痒、灼热或麻木，无全身中毒症状。

【治疗】

1. 一般疗法

基本上与疖相同，但本病全身中毒症状较重，所以宜卧床休息。当合并有糖尿病、水及电解质紊乱、进食不足或明显贫血及营养不良时，应分别情况给予适当处理。

2. 辨证施治

（1）实证：症见恶寒发热，头痛身痛，食欲不振，口干渴，尿短赤，脉数而有力，舌红苔黄燥。局部色红、灼热、漫肿、疼痛较重，多见于化热期及酿脓期。治法宜行气活血，清热散风。常用方剂为仙方活命饮。恶寒重时加荆芥、防风；热毒炽盛加连翘、蒲公英、紫花地丁、栀子；若大便秘结、烦躁，呕哕，舌干渴，喜冷饮，脉沉实有力者，可给内疏黄连汤以通便除里热；若里证已具而表证未除者，给予神授卫生汤以解表通里，或本方去沉香、石决明加蒲公英、紫花地丁、重楼、黄芩、黄连等。本证虽属实，但多系虚中夹实，故在此期间重用生黄芪往往会使疼痛缓解，病情好转。

（2）虚证：多见于年老体弱，或伴发糖尿病（消渴）患者，邪虽炽而正已虚，故发热较轻，痛亦不重。局部平塌、漫肿，界限不清。如见于化热期及酿脓期时，局部皮色紫暗，疮形平塌，根盘散漫，精神萎靡，脉数无力，舌质胖，色淡，属气血虚衰。故治法宜补气养血、托里解毒，常用方剂为托里消毒散。若自觉疼痛剧烈，不能耐受者，乃气虚不能胜毒之故，可给乳香定痛散，以补气养血，行瘀止痛；若热盛伤津，证见口干渴，喜冷饮，舌红苔黄燥，脉细数，治宜养阴生津清热，方用竹叶黄芪汤；若见于溃破期，则腐肉难脱，脓水清稀，脉数而无力，乃气血不足，毒滞难化，治宜托里解毒，常用方剂为托里消毒散；溃后脓血大泄，症见身倦形疲，动则气短，自汗出，脉虚数，舌质胖嫩有齿痕，此乃气血双亏，治宜大补气血，常用方剂为八珍汤或十全大补汤；当溃后因脾胃虚弱，纳呆食少，治宜健脾养胃，常用方剂为胃爱丸；如伴发消渴，症见烦渴，多饮、多尿，舌红苔黄而干，脉虚数，治以养阴清热，常用方剂为竹叶黄芪汤或加减六味地黄汤。

3. 抗菌药物

可给予青霉素、红霉素，如病情较重可联用头孢菌素类或氨基苷类抗生素。

4. 外治

（1）如意金黄散或冲和膏外敷。

（2）金黄膏或千捶膏外敷。不论已溃未溃均可使用。

（3）50% 硫酸镁湿热敷。

（4）切开排脓。在无条件使用外敷中药或经治疗以后感染仍不能控制，或已破溃但引流不佳，全身中毒症状较重时，可考虑手术切开。视情况给予十字、廿字或井字切开，深达筋膜，四边应超过炎症范围，进入健康组织 2cm 左右。切开后将皮瓣翻起，切除从皮下到筋膜的全部坏死组织。手术应轻柔，避免挤压，防止感染扩散。术前应给予足量有效的抗菌药物。手术应在满意的麻醉下完成。

（5）换药。溃后（或切开）即可按去腐生肌原则换药（详见总论）。

（6）赤医针（见疡科简易疗法）。

（7）针刺。发于颈后者针刺取肩井、风池、委中；发于背者针刺取膈俞、委中。

（8）鲜蒲公英 30～60g 加红糖、赤小豆适量捣烂；或鲜马齿苋 30g、青黛 3g 捣烂，加适量蜂蜜调匀，外敷患处。

【临床研究】

张重阳等采用粗火针烙法治疗痈，具体方法：患者俯卧位，引流口选择在脓腔距离体表最薄的部位或最低位，2% 普鲁卡因局部浸润麻醉，10ml 注射器抽出脓液进一步明确诊断和进针的角度及深度，一手固定脓腔，另一手持烧红的粗针头直刺，针头进入脓腔后转动一下拔出。如果组织较厚，粗火针 1 次没有穿入脓腔，可再行穿刺，直至引出脓液为止。用蚊式钳撑开引流口，使脓液充分流出。严禁挤压，防止炎症扩散。如果脓腔较大，用止血钳深入脓腔内找到低位作导向，在脓腔低位用粗火针再烙 1 个或 2 个引流口，创面外敷地榆油纱条，无菌纱布覆盖粘膏固定。术后换药 1 次 /d，用五五丹作成药捻放入脓腔内，待肉芽红活后用橡皮生肌膏纱条外敷，较大的创面后期行自体点状植皮术。

（钮晓红　嵇　辉）

第三节　唇　痈

唇痈是金黄色葡萄球菌为主的微生物通过破坏皮肤屏障，进入多个相邻的毛囊及其所属皮脂腺或汗腺等周围组织发生的急性化脓性感染，常由唇疖发展而来，或由多个疖融合而成。以上唇多见，男性多于女性。由于颜面部位的解剖生理特点，感染容易扩散，尤其是发生在上唇“危险三角区”内的唇痈。如果进行挤压、碰撞或早期切开等不当处理，可能会引起全身化脓性感染或颅内感染等急危重症，影响患者的预后（图 9-4）。

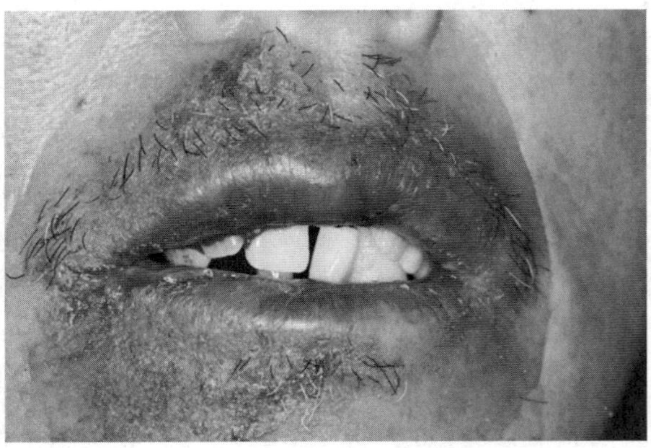

图 9-4　唇痈

【病因】

唇痈一般由金黄色葡萄球菌引起，也可能由其他细菌引起。金黄色葡萄球菌广泛存在于自然界中，受局部和全身因素的影响，当唇周汗多、缺乏皮肤清洁、外伤或昆虫叮咬等情况下唇部皮肤受到损伤时，或糖尿病、免疫低下状态等患者全身免疫状态低时，金黄色葡萄球菌等微生物就有机会从毛囊、汗腺、皮脂腺或经皮肤及黏膜的轻微损伤处侵入皮肤并引发感染。中医认为外感诸邪化火、外伤或毒虫叮咬，邪毒乘机侵入；又脾开窍于口，其荣在唇，脾胃蕴热上蒸于唇，化火发为唇痈（疔）。

【症状及诊断】

唇痈早期主要表现为唇部红肿、疼痛、麻痒、灼热等症状，局部皮肤紧张、发亮、呈现出一片稍隆起的紫红色区，质地坚韧，界限不清，触痛明显，此时可淋巴结肿大、压痛；此时病变范围较小比较容易控制。

随着病情的发展，唇部红肿将更加明显，局部出现增大的炎性硬块，疼痛加剧，触痛和压痛也更加显著，在中央部皮肤出现多个黄白色脓头，逐渐坏死、溶解、并逐渐破溃，排出脓液和坏死组织；患者可因唇部疼痛、肿胀、张口受限等导致进食、言语困难。同时患者可能会出现发热、恶寒、头痛、食欲减退以及白细胞计数、中性粒细胞百分比及C反应蛋白水平升高等表现，愈合较慢。

病情进一步发展则病变范围扩大，局部组织坏死严重；唇部皮肤可出现多个蜂窝状腔洞，甚至出现塌陷等现象。病情较为严重，全身中毒症状明显者可能会出现高热、寒战等严重全身症状，还可能伴发海绵窦静脉炎、脑膜炎、脑脓肿、菌血症、脓毒症、败血症、转移性脓肿以及脓毒症休克和水电解质紊乱，甚至导致死亡。

【鉴别诊断】

1. 唇部疖肿

疖肿是单个毛囊及其周围组织的急性细菌性化脓性炎症，病变范围较小，局部会有红、肿、痛等症状，但不会出现多个脓头。但唇痈常由唇疖发展而来，或由多个疖融合而成。

2. 口周皮炎

口周皮炎多见于年轻女性，表现为口周的红斑、脱屑、丘疹、脓疱等，可能与局部刺激有关，通常不会出现唇部患处灼痛、硬块等症状。

3. 湿疹

湿疹是一种慢性炎症性瘙痒性皮肤病，唇部湿疹可导致唇部皮肤出现红斑、丘疹、水疱等症状，伴有瘙痒和疼痛，但不会有脓头。

4. 接触性皮炎

接触性皮炎是由于接触某些物质后引起的过敏反应，表现为唇部皮肤的红斑、肿胀、丘疹、水疱等症状，可伴有瘙痒和疼痛，但不会有脓头。

【治疗】

1. 一般疗法

在唇痈的初期，可以采取一般治疗措施，如保持充足的休息，减少局部活动，尽量清淡饮食。严禁挤压，挑刺，热敷或用石炭酸、硝酸银烧灼，以防止感染扩散。还应限制唇部活动，进食可用管喂或者鼻饲流食。

2. 辨证施治

(1) 化热期：病初起有恶寒，发热，头痛，纳呆，脉浮数，舌尖红。治宜清热解毒，方用五味消毒饮或神授卫生汤。

(2) 酿脓期：常见壮热口渴，喜冷饮，脉洪数，舌红苔黄。治宜清火解毒，托里护心，方用五味消毒饮合黄连解毒汤，吞服梅花点舌丹。若兼腹胀便秘，宜解毒通里，方用内疏黄连汤。

(3) 溃破期：溃后脓出，肿消痛减，多不需内治，但如余毒未清，津液耗伤。治宜清余热，养阴生津，方用五味消毒饮加生地黄、石斛、沙参等。

(4) 疔疮走黄（全身化脓性感染），邪入营血；症见壮热不退，烦躁或神志不清，或抽搐，痉厥，皮肤瘀斑，舌质红绛，脉细数。治宜清营凉血，方用犀角地黄汤合黄连解毒汤；神昏谵语者加服安宫牛黄丸或紫雪丹。

3. 外用药物

在唇痈的局部可以使用一些外用药物，如高渗盐水外敷，能起到一定的软化和穿破效果。此外，还可以使用夫西地酸乳膏或莫匹罗星软膏等抗菌消炎类药物；或通过中药外敷、中药煎汤含漱等方法，直接作用于唇痈的患处，以达到消肿止痛、促进脓液排出的目的。常用的中药外敷药物包括如意金黄散、消炎散等，中药煎汤含漱则可使用金银花、菊花等中药煎汤含漱。在使用外治法时，需要注意避免对皮肤造成刺激或过敏反应。

4. 切开引流

如果脓肿比较明显，通常需要使用消过毒的工具夹出脓栓，进行脓液引流。同时对脓液进行细菌培养及抗生素敏感试验，精准使用抗菌消炎类的药物，以防止感染扩散。

5. 全身治疗

如果唇痈的病情比较严重，出现高热、畏寒和头痛等全身症状，需要考虑进行全身综合治疗。尤其根据疾病具体阶段、治疗效果、病情发展情况及实验室检查结果合理足量使用抗生素类药物进行治疗。

需要注意的是，在日常生活中，需要注意保持唇部清洁卫生，调整饮食和生活习惯，避免细菌感染的发生，避免用手挤压，以免感染扩散。唇痈的治疗过程需要综合考虑患者的具体情况，采取个性化治疗方案。遵医嘱使用药物，包括外用药物和口服药物，并注意药物的使用方法和剂量、禁忌证等问题，不要随意更改剂量或停药；在治疗期间，要注意休息和饮食，避免刺激性食物；以预防唇痈的严重化和并发症的出现。而唇痈的并发症可能会因个体差异而有所不同，因此在进行诊断和治疗时需要结合患者的具体情况进行综合判断。

（钮晓红　嵇 辉）

第四节　急性淋巴结炎

急性淋巴结炎常继发于化脓性感染病灶，致病菌通过淋巴管侵入所属淋巴结而发病。如头、面和口腔内的感染引起耳后及颈部淋巴结炎（图 9-5），手部感染引起腋窝淋巴结炎，足部感染引起腹股沟淋巴结炎。

【病因】

本病属中医痈的范畴，生于颈部者称颈痈，系风热之邪，蕴而化火，夹痰蕴结于少阳阳明之络所致；或内伤情志，七情郁结，气郁化火，结于少阳脉络；或喜食辛辣等，引动胃火循经上蒸，结于阳明而成；或过食膏粱厚味，脾胃传化失司，生痰生浊，化热化火，邪气留阻肌肤；亦有因乳蛾、口疳、龋齿或头面疖疮等感染毒邪而诱发。

常见的致病菌是金黄色葡萄球菌及溶血性链球菌，致病菌自原发之感染病灶经淋巴管侵入淋巴结而引起的化脓性感染。

【症状及诊断】

常伴发于急性淋巴管炎及明显的原发化脓性感染病灶。起病较急，受累淋巴结肿大，小者如豆，大者如核桃或更大，质硬，界限清楚。初起尚能推移，稍晚期与皮肤及周围组织粘连而固定。有程度不同的疼痛及压痛；酿脓期时呈搏动性疼痛。皮色在早期可无改变，随着病情发展逐渐出现潮红、灼热，约 1 周脓成，中央高突，变软，有

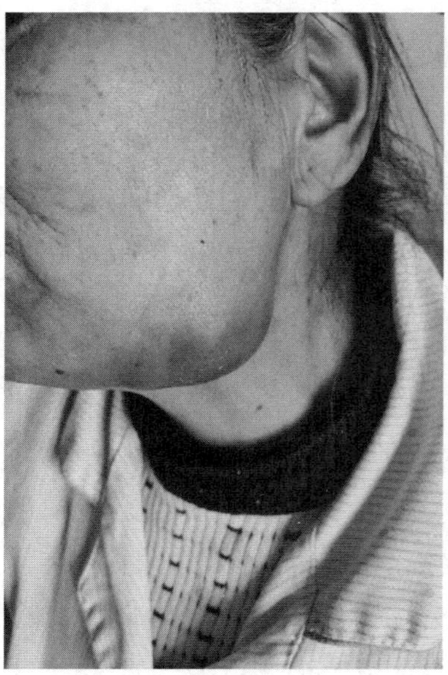

图 9-5　下颌部急性淋巴结炎

波动。全身症状可有恶寒、发热、头身痛、食欲不振等。舌苔由白转黄，脉数，尿少而黄，血常规可见白细胞计数升高。

依据病史及体征诊断不难。

【鉴别诊断】

1. 结核性淋巴结炎

起病较缓，病期较长，疼痛不重。皮色正常，至中后期皮色暗红。部分患者有午后潮热、盗汗。肿大之淋巴结常数个粘连在一起，不易推移。溃后流出稀薄脓汁，夹杂有干酪样物。红细胞沉降率升高，或可找到肺部原发结核病灶。

2. 急性蜂窝织炎

起病急，但局部漫肿，界限不清，范围常较大。口底蜂窝织炎可引起呼吸困难。

3. 流行性腮腺炎

有接触史，多为双侧同时发病。漫肿，无明显局限之硬结，肿形最高点在耳垂直下方。血常规可见白细胞计数正常或略降低，淋巴细胞计数相对增高。

4. 化脓性腮腺炎及颌下腺炎

多见于大手术后，患者体质衰弱，口腔卫生不良者。多为单侧，界限不清，压迫腮腺区时，常可见所属导管有脓性分泌物溢出。

5. 牙周感染

有龋齿或牙周肿痛，与之相应处皮肤红肿，界限不清，不能推动。

6. 传染性单核细胞增多症

肿大之淋巴结无红肿及剧痛，或仅有轻微触痛。多见于颈部，但其他部位淋巴结也可增大，不化脓。血常规可见白细胞计数升高，异型淋巴细胞占比升高，呈泡沫型、不规则型和幼稚型，发生溶血性贫血时红细胞减少，网织红细胞增加，免疫异常可导致粒细胞缺乏或血小板减少。嗜异性凝集试验阳性，大于1∶200。

【治疗】

1. 一般疗法

基本上与疖、痈相同，应及时处理原发病灶，改善症状。

2. 辨证施治

发于颈部者多系风温或风热之邪与痰湿互结，故治以祛风清热，化痰散结。常用方剂为牛蒡解肌汤，发于腋下者乃肝、脾经血凝气滞，郁久化热，治宜疏肝解郁，清热解毒，常用方剂为柴胡清肝汤。

3. 抗菌药物

同痈的治疗。

4. 外治

初起局部可外敷如意金黄散、芙蓉膏，对原发感染灶如手、足部的损伤（往往轻微）已有感染结痂，应及时除去痂皮；有异物存留者，必须取出；若已明显化脓，须设法排出。如淋巴结炎已形成脓肿，须适时切开排脓（详见总论）。

【临床研究】

高金辉等采用中药熏蒸疗法治疗急性淋巴结炎，药物组成：金银花，知母，贝母，天花粉，白及，皂角刺，法半夏，乳香，牡丹皮。使用方法：上述药物制成400ml溶液，放入熏蒸器，调整蒸汽，喷口与皮肤距离25～30cm，对患处直接喷雾30分钟，上午、下午各1次，3天为1个疗程，一般治疗2或3个疗程。

（钮晓红　嵇　辉）

第五节 结核性淋巴结炎

本病是由结核分枝杆菌侵入淋巴结引发的疾病，多见于青春期前后的人群，女性发病率高于男性。好发于颈部，中医称之为“瘰疬”，小者为瘰，大者为疬。是外科临床中较为常见的疾病（图 9-6）。

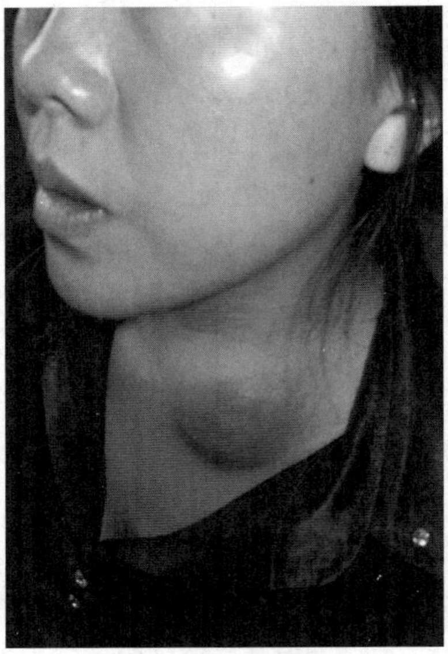

图 9-6 颈部结核性淋巴结炎

【病因】

该病多因患者平素情志抑郁，多愁善感，乃至肝郁脾虚，健运失司，水湿内停，聚而生痰。加之寒热之毒气，结聚于颈腋的脉络而成痰核。若迁延日久，失治误治，郁久化火，外为脓血，溃后难敛。元朝齐德之《外科精义·论瘰疬治法》曰：“其本皆由恚怒气逆，忧思过甚……”“其候多生于颈腋之间，结聚成核。初如豆粒，后若梅李核，累累相连，大小无定。初觉憎寒壮热，咽项强痛，肿结不消者……若肿结深硬，荏苒月日，不能内消者，久必成脓……经久不差，或愈而复发。”瘰疬病机为七情之变、劳逸失度等导致的脏腑气机逆乱。其病多属毒结不化，痰火凝结，症见肿核累累相连。

结核分枝杆菌侵入淋巴结而发病，其主要来源有：①口腔或鼻咽部；②肺或其他部位结核分枝杆菌经血液循环或淋巴循环进入淋巴结。

【症状及诊断】

本病多见于儿童及青少年，多在春季发病，常每年复发。好发于颈部及腋窝。同时或先后有数个淋巴结受累。初起皮色不变，彼此无粘连，故可推动，质中等或稍硬，无明显疼痛。中期多枚肿大淋巴结融合成团，不易推动，有轻压痛。后期形成脓肿，皮色常渐变为暗红，溃后流出稀薄脓汁，夹杂有败絮状（干酪样）物，日久不愈形成窦道。初期大部分患者无明显的全身症状，中后期可有午后低热、乏力、厌食，动则气短，盗汗等阴虚症状，实验室检查可见红细胞沉降率升高。个别患者起病较急，体温略高。

超声检查显示浅表淋巴结中央无回声伴边缘环状低回声、呈串珠样改变、窦道形成应高度怀疑浅表淋巴结结核。超声引导下经皮穿刺及组织活检是明确浅表淋巴结结核诊断最直接简便的手段，慢性肉芽肿性炎伴干酪样坏死是淋巴结结核的典型病理改变；穿刺物或脓液进行结核分枝杆菌病原学检测为浅表淋巴结结核的诊断和鉴别诊断提供可靠的依据；结核感染 T 细胞检测阳性可辅助诊断浅表淋巴结结核。

【鉴别诊断】

1. 急性淋巴结炎

起病急，多有全身中毒症状。局部肿痛，皮肤潮红灼热，压痛明显，常可找到原发急性感染病灶。

2. 慢性淋巴结炎

起病较缓，症状较轻，可有反复发作，多为单发，很少破溃。有时鉴别困难，需穿刺或切取送病理检查始能确诊。

3. 恶性淋巴瘤

本病呈慢性，无痛性和无炎症征象的局限性进行性淋巴结肿大。早期质地尚软，可推动，无压痛，增大迅速时质变坚硬，晚期有恶病质现象出现，中医谓之失荣。对可疑病例应作病理检查。

4. 转移癌

对年龄较大的患者，当发现原因未明的无痛性淋巴结肿大都应引起重视，特别是肿大的淋巴结质地坚硬，不易推移时，应作病理检查，仔细寻找原发病灶，如口腔，鼻咽、喉和肺部。

【治疗】

1. 一般疗法

加强营养，适当休息。

2. 辨证施治

（1）如只见局部硬结，无明显全身症状者，可治以化痰散结，疏肝理气，常用方剂如逍遥散合二陈汤，或给小金丹、内消瘰疬片。

（2）如兼午后低热，夜间盗汗等阴虚症状者，治宜养阴清热，化痰散结。方用清骨散加减，或瘰疬宁胶囊。

（3）若脓已成，迟迟不溃，宜加透托之品，如生黄芪、连翘、白芷、皂角刺等。

（4）若溃后久不收口，兼见气血虚衰时，治宜补气养血，如香贝养荣汤或八珍汤。

3. 抗痨药物

如异烟肼、利福平、乙胺丁醇、吡嗪酰胺片等均可选择使用。保肝药物辅助。

4. 外治

（1）可采用局部中药贴敷法、超声中药透入法、中药熏蒸法、切开引流法、中药灌注法、提脓祛腐法、中药药线引流法、生肌收口法。

（2）针刺疗法（截根疗法）：本法是利用锋利的三棱针刺入一定的穴位，并做反复划拨的一种治疗手法。

1）取穴：肺俞、膈俞、肝俞、胆俞、脾俞，胃俞、肾俞等7对穴位，每次取穴1～2对，轮番使用。

2）操作方法：令患者取低头俯卧式坐位，在背部拟刺穴位常规消毒，以0.5%普鲁卡因局麻。准确取穴，用速刺法将针刺入皮下5～8mm，直达筋膜（有抵抗感），针尖在筋膜上作左右或上下划拨3～5次，以划断少许筋膜纤维为目的。出针后，盖以无菌纱布，粘膏固定。

3）疗程：每日或隔日1次，20次为一疗程。每结束一疗程，休息3～7日，再进行第二疗程。一般需治疗两个疗程。

（3）腐蚀疗法：本法是使用具有腐蚀性药物使病灶坏死脱落的一种方法。操作方法：对未溃者，常规消毒皮肤后，局麻，于病灶中央切开皮肤，然后用棉球蘸白降丹细粉少许置入病灶切口内，经24小时后，局部皮肤隆起呈灰褐色或黑色，改敷生肌玉红膏等，每天换药1次，直至愈合；如已溃破可按去腐生肌原则用白降丹或红升丹药捻蚀除坏死组织，或配合搔刮，加速坏死组织脱落。必要时可在局麻下进行扩创，切除瘢痕组织，清除脓腐，可缩短愈合时间。

【临床研究】

杨春睿等采用中药滋阴降火糊超声电导透入协同西药治疗阴虚火旺证淋巴结结核，药物组成：熟地黄、知母、黄柏、乌梅、肉桂、地骨皮、牡丹皮、制乳香、制没药。方法：将中药贴片（含有滋阴降火糊5g）同仪器治疗头固定于治疗部位，治疗部位选取病灶横径最大处进行治疗，1次/d，30min/次，除去电极后，保存中药贴片贴敷于患处6小时。

许费昀等采用“化痰解凝糊”超声导入联合抗结核化疗治疗30例结节型颈淋巴结结核临床观察，化痰解凝糊（南京市中西医结合医院院内制剂，苏药制：Z04000307），药物组成：僵蚕30g、大黄30g、白芷12g、木香20g、血竭15g、玄参30g、赤芍20g、丹参20g、蜈蚣2g。患者取坐位，将含有化痰解凝糊的贴片同仪器治疗头固定于治疗部位，治疗部位选取颈淋巴结结核患处，如有多个淋巴结结核病灶，选择其中横径最大者进行治疗，每日1次，每次30分钟，除去电极后，用化痰解凝糊贴敷于患处保留5.5小时。

（钮晓红 嵇 辉）

第六节　急性化脓性乳腺炎（乳痈）

急性化脓性乳房炎好发于产褥期，尤其是产后 2～4 周最多见，中医称“外吹乳痈”，妊娠期乳房炎，中医称“内吹乳痈”。非哺乳期妊娠期乳房炎，中医称“不乳儿乳痈”（图 9-7）。

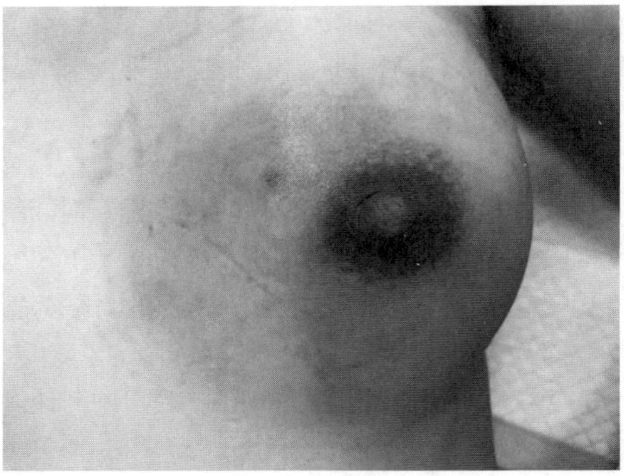

图 9-7　急性化脓性乳腺炎（乳痈）

【病因】

初产妇未能及时哺乳，或哺乳方法不当，或乳汁多而少饮，均可导致乳汁不能及时外泄，排乳不畅，引起乳汁淤积，阻塞乳络，郁久化热，热盛肉腐，酿成乳痈。情志不畅，忧思郁怒，肝气郁结，厥阴之气失于疏泄，乳窍不通；产后饮食不节，喜食膏粱厚味，脾胃运化失司，阳明胃热壅滞，均可使乳络阻塞不畅；肝胃损伤，邪气聚于乳间，壅结发热，气血不通，乳汁蕴结，郁而化热，热盛成脓，形成乳痈。产妇体虚汗出受风，或露胸哺乳而外感风邪；或乳儿含乳而睡，口中热毒之气侵入乳孔，均可使乳络郁滞不通，化热成痈。

致病菌以金黄色葡萄球菌为最常见，经由乳头皮肤皲裂处进入并沿淋巴管或输乳管侵入乳房，也有来自外伤或血液循环者。

临床上产褥期乳房炎患者中有半数以上是因为发现乳房出现肿块及胀痛来就诊的，这些患者又多伴有乳头糜烂（部分患者在体检时乳头糜烂虽不明显，但于每次喂奶开始时，乳头有明显刺痛，说明已有皲裂存在）。少数患者在与乳房肿块相对应的乳管出口处有“白疱”。刺破之后乳汁可顺利排出而乳房肿块亦随之消失。如果郁积的乳汁不能排出，肿块终将出现潮红、焮热、发展为典型的急性乳房炎。因此，有理由设想，乳管梗阻是本病的常见原因，梗阻的原因可以是乳管出口部分由于乳头糜烂引起感染而发炎，炎症波及乳管而使之闭塞，或当糜烂愈合过程中上皮跨越闭塞的乳管出口。当乳管炎症消退，乳汁遂被新生的上皮所阻而呈现“白疱”样外观。乳汁郁积又给细菌的繁殖创造了有利条件，终至发展为乳房炎。

【症状及诊断】

本病诊断一般不难，临床上可分为四期。

1. 郁滞期

病初起乳房出现痛性梭状硬结，以乳头为中心呈辐射状排列。不红不热，无明显全身症状。乳头或乳晕部可有糜烂，或仅有潮红，也有的只于开始授乳时有刺痛。少数患者可见到乳头上有“白疱”。非产褥期的乳房炎多开始时已进入化热期。

2. 化热期

乳房肿块疼痛加重，且渐呈搏动性疼痛（跳痛）。局部皮色潮红、灼热，伴有发热、恶寒、头痛、身痛、厌食或恶心等全身中毒症状。舌质红、苔黄、尿短赤、脉数。

3. 成脓期

局部炎症反应较局限，中央变软，有波动。稍晚期可见到炎区中央高突，表皮有剥落，穿刺可抽出脓汁，体温持续增高或稍降，疼痛也见减轻。部分患者可有荨麻疹发生。病变在乳房下部者有伴发同侧胸、腹壁静脉炎时，可摸到条索状硬结，有压痛，皮色有时发红。

4. 溃破期

手术切开或自溃，脓汁排出，红肿很快消退，全身症状逐渐消失。脓汁尽后，肉芽组织填充缺损，趋于愈合。

少数产褥期乳房炎发病时并无肿块（郁乳），但乳头糜烂较重，起病急骤，全身中毒症状较剧，体温高达 40℃，除有灼性疼痛外乳房无胀痛。检查时可见乳晕潮红，有如“丹毒”样改变，范围可波及乳房皮肤。偶可见自乳头向四周呈放射状辐射的红线（淋巴管炎）。所以可认为是乳晕部的急性丹毒，此类病变不会形成乳房脓肿。

【鉴别诊断】

1. 乳晕腺炎

系乳晕腺感染，病变局限在患病之乳晕腺周围，很少出现全身症状。但乳晕腺炎可引起乳房出现肿块，可能是炎症侵及输乳管而妨碍乳汁排出，进一步也可发展为乳房炎。

2. 乳房结核

较少见。多由邻近结核病灶扩展而来。病程进展缓慢，乳房有硬结，疼痛不重，或可有午后潮热、盗汗等阴虚症状，实验室检查可见红细胞沉降率升高，溃后流出稀薄脓汁及干酪样物。

3. 浆细胞性乳腺炎（乳腺导管扩张症）

多见于 40～50 岁非哺乳的妇女，也可见于青春期。病变在乳晕附近，最终多形成乳晕部瘘管并与乳管出口部相通，该处乳头可见陷窝。常反复发作，多年不愈。

4. 炎性乳癌

常发生在妊娠或哺乳期，乳房迅速增大，有皮肤水肿、发红、发热等炎症征象，而无明显肿块可触及，故极易误诊为乳房炎症，但与炎症相比其起病仍较缓，病期也较长，且病情呈进展性，必要时须作细胞学检查。

有一些急性乳房炎的患者，自发病起就经常用毛巾蘸热水作湿热敷，随着炎症的发展，局部也出现肿胀、水肿、发红，与炎性乳癌极为相似。但当停止湿热敷（或用芒硝粉 250g 装薄布袋内置患处）水肿可较快消退，经有效治疗后炎症好转或形成脓肿，可除外炎性乳癌。

5. 病毒性乳腺炎

多继发于流行性腮腺炎。乳房炎症界限不清，不化脓，血常规提示白细胞计数不高或略低。

【治疗】

1. 一般疗法

注意休息，吃清淡食物，悬吊乳房。痛重可给止痛剂，尽量保障乳汁排出，最好继续喂奶。可用 30%～50% 硫酸镁湿热敷。

2. 辨证施治

（1）郁滞期：此期乃肝气郁闭，乳络不通，气血凝滞。故治以舒肝、通乳、行气活血。常用方剂为橘叶散或乳痈 1 号方。

（2）化热期：此期已化热，热甚为毒，故治以清热解毒，通乳活络。常用方剂为瓜蒌牛蒡汤或乳痈 2 号方。体温超过 39.5℃可给紫雪散 13g，口服。如热已退而乳房硬结不消散者，亦未化脓，可给阳和汤以化痰散结。

（3）脓成期：此期已肉腐为脓，宜排脓。或给透托之剂。常用方剂为透脓散。

（4）溃破期：此期一般不必给内服药，但当出现气血虚衰时可给补气养血之剂，常用方剂为八珍汤。

3. 抗菌药物

基本上同痈。

4. 外治

（1）按摩排乳：乳汁的郁积与产褥期急性乳房炎之发病、治疗及预后均有密切关系，而患病乳房小儿又多不肯吸吮。吸奶器的应用又多不满意(因吸力过小无济于事，吸力过大时乳房前半部拥入吸奶器中，压迫奶管影响乳汁排出)。按摩是一种有效解除乳汁郁积的措施。按摩手法中抓挤乳晕部的按摩方法是比较简单易行，效果确切。具体做法首先检查乳头，注意有无“白疱”，如有则应消毒后给以刺破。按摩开始前先在乳晕附近涂以少量凡士林，然后用手的诸指抓挤乳晕部及乳房前端，目的是把乳管壶腹内的乳汁挤出，当诸指放松后，集合乳管内的乳汁又流入壶腹，如是反复抓挤，乳汁可间断排出。部分肿块可逐渐缩小甚或消失。一般在白天可 2～4 小时按摩 1 次。不仅在郁滞期可进行按摩，同样在化热期、脓成期以至溃破期都可进行按摩，但手法应轻柔，特别是当炎症已波及乳晕部时，尤当注意或改用他法排乳(如吸奶器等)，否则有引起炎症扩散的危险。

(2) 积极治疗乳头糜烂：严重者停止喂奶。用按摩等方法排除乳汁。乳头局部外搽蛋黄油、安息香酸酊，也可用冰硼散、珠黄消疳散等蜜调外搽或次水杨酸铋(油剂)注射剂外搽。

(3) 赤医针：见疡科简易疗法。

(4) 针刺：肝郁为主者取光明、足临泣、太冲、期门等。热毒炽盛者取下廉、足三里，三阴交、少泽、曲池等穴。

(5) 化热期：局部可外敷如意金黄散或芙蓉膏等。

(6) 切开或火针排脓，脓成后应及时引流。

附：

1. 关于奶瘘的治疗

形成奶瘘的原因，可能是切开排脓时误伤正常乳腺的输乳管或因感染引起乳管本身坏死溃破，但所属乳腺组织正常分泌乳汁，故不断从口流出，经久不能闭合而形成，以往治疗常须等待回乳后再进行。可试用较大棉球蘸去腐生肌散 5 号或珍珠散堵住瘘口，加压包扎，多在几天内愈合，如漏出的呈脓性物时，说明感染尚未控制，或尚有脓腔存在，此时须在瘘口内放置药捻以扩大外口，或置入并保留胶管以改善引流，待脓腔闭合，感染已经控制后，再如前压迫治疗。

2. 关于回乳的问题

没有特殊原因不要轻易回乳，更不能发现乳房结块就动员患者停止授乳。即便在急性乳房炎已经发生或脓肿形成都应鼓励继续喂奶，否则会影响泌乳功能，同时也可加重乳汁的郁积，招致感染加重或出现新的感染病灶。回乳的方法很多，可根据具体情况选择：①停止授乳。但当乳房因乳汁郁积而出现较剧的胀痛时，可用吸奶器或按摩方法排出少量乳汁，不要排空(净)。这样乳汁的产生会逐渐减少，终至停止。否则回乳太急有发生急性乳房炎的危险；②少喝水，清淡饮食；③焦麦芽 120g 煎汤代茶饮，每日 1 剂；④50% 硫酸镁 20～30ml 顿服，或玄明粉 5～10g 冲服；⑤已烯雌酚 3～5mg，每日 3 次，口服或雌二醇 4mg，肌内注射，每日 1 次。均连续 3 天；⑥乳房加压包扎；⑦如需局部或一侧乳房回乳(常因一侧乳房感染)，可用薄布缝成布袋，内装捣碎芒硝于睡前敷在乳房上。也可试用面引子(蒸馒头所用发酵好的面)一块，摊成 1～2cm 厚的面饼，贴在乳房上，可减少乳汁。

【预防】

在产前检查时应同时讲解有关乳房卫生及哺乳常识。妊娠末期应鼓励孕妇用 70% 乙醇(或用温开水)擦拭奶头，以增加皮肤弹性和抵抗力，挤出乳管内的脂栓，有乳头下陷或发育不佳时，可经常用手挤出奶头并“提拔揉按”以纠正之。分娩后，产妇应心情舒畅，避免精神紧张，消除不必要的顾虑。喂奶要定时，一般新产儿授乳间隔以 3 小时左右为宜。授乳前清洗奶头，每次喂奶时间不宜过长，更不能让乳儿含着乳头入睡。内衣应常换，保持柔软。当发生喂奶时乳头有刺痛或已有皲裂或糜烂应积极治疗。

【临床研究】

汪永坚等采用扶阳罐循经温刮干预郁滞期乳痈，具体治疗方法：取膀胱经背俞穴，肩井、天宗穴。使用前先将艾绒放入扶阳罐接通电源预热，受术者轻闭双眼，做深慢呼吸以入静，待扶阳罐温度上升至

60℃即进入自动恒温保护状态，通过扶阳罐温灸穴位，温刮经络达到扶正祛邪的目的。

（钮晓红 嵇 辉）

第七节 浆细胞性乳腺炎

浆细胞性乳腺炎是一种以乳腺导管扩张，浆细胞浸润为病变基础的慢性乳腺炎症性疾病，又称乳腺导管扩张症。其临床特点是乳房结块，多以乳头乳晕区大导管为最初发病部位，结块常局限于乳头乳晕部，但也可累及乳房部甚则弥漫全乳。患者常伴有先天性的乳头凹陷，大乳管，甚至各级导管内见大量脂质样分泌物或稠厚乳汁淤积，多伴乳腺导管扩张，部分患者有乳房局部外伤史或乳头乳晕部挤压史。本病可反复发作，迁延难愈，见图9-8。

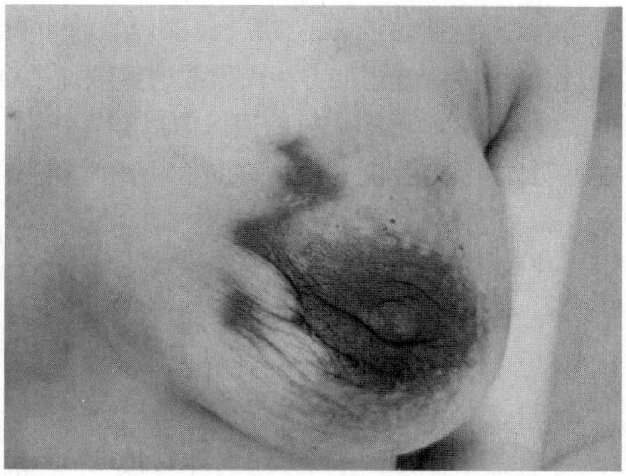

图9-8 浆细胞性乳腺炎

【病因】

中医学认为，本病的发生因先天不足，素有乳头凹陷，复因情志不舒，七情内肝郁气滞，营血不从；或冲任失调、气血运行失畅；或饮食不洁，湿浊内生，脾胃湿浊壅滞，导致气血瘀滞，痰瘀交阻，凝聚成块，郁久化热，蒸酿肉腐而为脓肿，红肿热痛，甚至化脓溃破，溃后成漏；亦可因气郁化火，迫血妄行而见乳头衄血。

西医对本病的病因尚不十分明了，综合起来看大致如下：乳腺导管扩张可能为先天性或由于内分泌的变化（不一定是紊乱）促使导管内分泌较多的皮脂类物质，连同脱落的内皮细胞，充斥于导管内，并刺激管壁使之出现炎症反应和纤维组织增生。因此导管壁变厚，出现硬结，收缩变短，致使该乳管出口处内陷。如病变继续发展，管壁出现坏死、破裂，脂类物质进入导管周围组织，引起组织细胞、淋巴细胞和多数浆细胞浸润，即形成所谓的浆细胞性乳腺炎。若有致病菌继发感染，最终可形成脓肿。经切开或自溃，脓腐排除可以愈合。但是乳管与外界相通，其病灶仍在，当致病菌数量及毒力增加到一定程度或机体抵抗力低下时，会再次发生明显炎症或形成脓肿。如此反复，迁延数月乃至数年，最终形成乳晕部瘘管。

【症状及诊断】

本病多见于中年妇女，特别是生育哺乳后的人群，发病时间距最后一次分娩可能有数年之久。少数情况下，青年未婚少女也可能出现此病。主要症状为乳晕区域出现界限不清的肿块，无法推动，有时表面呈橘皮样，并伴有不同程度的疼痛和触痛。在肿块对应的乳管出口处，可观察到明显的凹陷，严重时可导致整个乳头内陷。同侧腋部淋巴结可能肿大。随着病情的发展，病变部位的皮肤可能出现水肿和潮红。脓肿形成时，中央部分高突并变软，具有波动感。通常全身中毒症状轻微，但治疗过程中若发生切开排脓或自溃，伤口可能难以愈合，或愈合后不久再次出现红肿和化脓现象。如此反复，最终可能在乳晕区域形成慢性瘘管。

追询病史，发病前乳头可有溢液或自乳管挤出皮脂样物，局部可有条索状硬结。

【鉴别诊断】

1. 乳癌

浆细胞性乳腺炎在慢性期有肿块且与皮肤粘连，有时呈橘皮样外观，乳头溢液，凹陷，同侧腋窝淋巴结肿大，须与乳癌鉴别。必要时可行穿刺细胞学检查确诊。

2. 乳晕腺炎

多发生在哺乳期，其发病过程与疖相似，病程短，不会形成瘘管。

3. 乳房结核（乳痨）

多发生于青年女性。病变范围广泛且多位于乳房，溃后其脓液呈稀薄样脂水，杂有干酪样物，溃疡呈潜行性。由于二者在镜下均可见朗汉斯巨细胞，有时易混淆。

4. 慢性纤维性乳腺炎

由于早期炎症治疗不彻底而遗留下的肿块，多不在乳晕部。

【治疗】

1. 辨证施治

（1）急性阶段：局部红肿、疼痛及触痛，可有发热、头痛等全身症状，舌尖红，脉数等。治宜清热解毒，散结消肿。方用仙方活命饮或逍遥散加半枝莲、虎杖，重用蒲公英。

（2）当脓肿已形成可给透脓散以补气托毒、透脓，溃后可酌情给予补气养血之剂，如八珍汤。若红肿不明显，只有肿块，其证偏阴时，可给阳和汤以温经、散结、消肿。

2. 抗菌药物

基本同乳痈。

3. 外治

（1）急性期间，红肿热痛明显，可给如意金黄散、芙蓉膏或玉露膏外敷。

（2）急性期后，遗有肿块不消，不痛不热者可给冲和膏外敷。

（3）脓肿已经形成：可用火针或洞式切开排脓，详见总论。

（4）已形成瘘管：可在局麻下切开全部瘘管（或挂线）。

具体操作：常规消毒皮肤，局部浸润麻醉后，将探针自内陷之乳管口插入，由乳晕部瘘口引出，然后沿探针切开瘘管。探查有无潜在脓腔，如有时须一并扩开。每天按去腐生肌原则换药。

【临床研究】

宋晓耘等采用柴葵清消方配合拖线疗法治疗脓肿期浆细胞性乳腺炎，柴葵清消方组成及用法：柴胡、天葵子、白头翁、芍药、黄芩、半枝莲、紫花地丁、龙葵、茶树根、生山楂、郁金、忍冬藤、蒲公英、土茯苓。水煎300ml，早晚各餐后0.5小时温服。切开引流法：脓成以后做小切口排出脓液，脓液排出后用创腔内拖线，每日换药。拖线疗法：在对患乳脓肿小切口引流的基础上，根据患者内部脓腔情况，通过球头银丝引导，将丝线拖于各创面间。术后每日拖拉丝线换药。

（钮晓红　嵇 辉）

第八节　乳房结核

乳房结核通常继发于全身性结核病，少见原发性。病程缓慢，后期伴虚痨现象，中医称乳痨，溃后脓液稀薄如痰，又名乳痰。多发于20～40岁女性，占乳房疾患约1%。见图9-9。

【病因】

本病多因体质素虚，肺肾阴亏，阴虚火旺，虚火灼津为痰，痰火凝结成核；或情志不畅，肝气郁结化火，耗损阴液，或肝气犯脾，影响脾的运化功能，痰湿内生，痰火凝结，阻滞乳络而成。此外，也可由肺痨、瘰疬等疾病继发而来。

通常由邻近的结核病灶直接蔓延或由结核菌通过血液传播而来。约有12%～16%的肺结核患者同时患有该病，主要是由于淋巴逆行感染所引起。

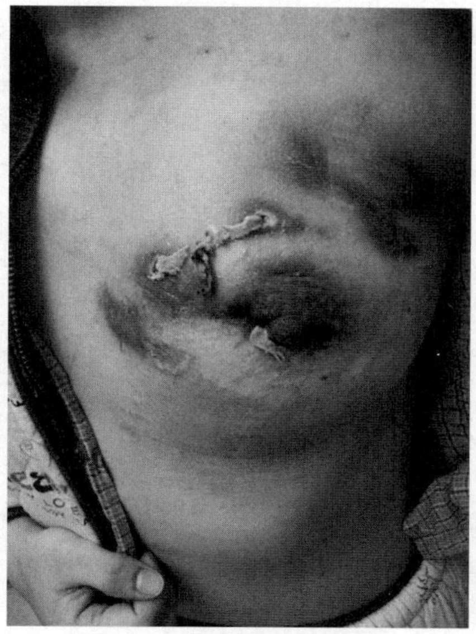

图 9-9　乳房结核

【症状及诊断】

患者多为20～40岁的女性群体，病程发展较为缓慢。在疾病初始阶段，患者患侧乳房内出现结节性肿块，其形态类似于梅李，但边界相对不清，皮肤颜色未发生明显变化。触诊时，患者可能不会感到明显疼痛或仅存在轻微的触痛感。随着病情的进展，肿块逐渐增大，并与周围组织产生一定程度的粘连，使其难以移动。数月后，肿块质地可能发生软化，皮肤开始出现红肿或隐隐作痛的情况，最终形成冷脓肿。脓肿可能自行溃破或经过切开引流后，排出清稀的脓液，其中夹杂着败絮状的物质。如果未能得到及时有效的治疗或误诊误治，可能会形成慢性窦道或溃疡。根据患者的病史和症状表现，病原学及病理学检查可以诊断。对于疾病初期形成的肿块或硬化型结核，需要通过穿刺细胞学检查获得诊断依据。

【鉴别诊断】

1. 乳癌

患者年龄较大，早期肿块多为单侧单发，不化脓，质硬；中期可有橘皮样征；晚期破溃后有菜花样外观。病理检查可确诊。

2. 乳房纤维腺瘤

肿块生长速率较慢，质地坚实，边缘清晰，表面平滑且易于推动。

3. 粉刺性乳痈

常有先天性乳头凹陷，肿块多位于乳晕部位，乳头分泌物为粉刺样并带臭味，溃后疮口与乳头孔相通形成瘘管。

【治疗】

1. 辨证施治

(1) 初期：疏肝理气，化痰散结，如开郁散合消瘰丸或小金丹，夏枯草膏。阴虚盗汗者加麦冬，银柴胡等。

(2) 脓成期：托里透脓以促其早日溃破，方用托里消毒散加减。

(3) 溃后：阴虚有热者，治以养阴清热，如六味地黄丸合清骨散。气血虚者宜调补气血，方用香贝养荣汤加减或人参养荣丸。

2. 抗痨药物

如异烟肼、利福平、乙胺丁醇、吡嗪酰胺片等均可选择使用。保肝药物辅助。

3. 外治

(1) 初期：外敷阳和解凝膏掺桂麝散或黑退消敷贴。

(2) 成脓：切开排脓。

(3) 按去腐生肌原则换药。

(4) 病变局限者：可将患处切除。若范围较大时，也可行乳房单纯切除。对硬化型结核术中最好进行冷冻切片检查，以防误诊，术前后应配合抗痨药物。

4. 一般疗法

(1) 加强营养，忌食鱼腥发物、辛辣刺激之品。增强抵抗力，促进伤口愈合。

(2) 适当休息。

【临床研究】

钮晓红采用中西医结合治疗乳腺结核，内治法：①用内消瘰疬片（南京市中西医结合医院院内制剂)，清热化痰、软坚散结，药物组成有玄参、浙贝母、煅牡蛎、猫爪草、羊乳、地龙、重楼、青皮、夏枯草、昆布、海藻、僵蚕、制乳香、制没药、柴胡、白芍、当归、梓木草等。用法是1次8片，1日2次，口服。②消疬膏(南京市中西医结合医院院内制剂)，补气健脾、化痰散结，药物组成有玄参、浙贝母、煅牡蛎、猫爪草、昆布、海藻、夏枯草、青皮、陈皮、羊乳、党参、茯苓、红枣、白术、山药、莲子。煎水浓缩成膏。用法是1次10ml，1日2次，口服。

外治法：①初期、中期用七味内消散(南京市中西医结合医院院内制剂)行气活血、消肿散结，药物组成：肉桂、公丁香、生南星、樟脑、猪牙皂、白胡椒，研末取药粉15%，凡士林85%(或适量饴糖)调成软膏外敷。用法：1次/d，外敷局部。②后期用自制丹剂祛腐提脓，生肌收口。加味1号丹，祛腐提脓拔管，组成有轻粉、血竭、石膏、红黄升、冰片、20%拔瘰丹(水银、火硝、明矾、皂矾、食盐)，共研极细末，和匀外用。Ⅰ号丹，祛腐提脓生肌，组成即加味1号丹去拔瘰丹。Ⅱ号丹，排脓止血生肌，组成有黄升、血竭、樟脑、九一丹。共研细末，和匀外用。生肌散，生肌收口，组成有水飞制甘石、冰片、熟石膏、水飞珍珠。共研细末，和匀外用。

(钮晓红　嵇 辉)

第九节　急性淋巴管炎

本病常继发于皮肤或黏膜的化脓性感染，病原菌通过原发病灶的淋巴间隙侵入淋巴管，从而引起淋巴管壁及其周围组织的炎症反应。见图9-10。

【病因】

多种原因导致火毒在经络中流窜，进而引发疾病。常见的致病菌为乙型溶血性链球菌，主要来源于化脓性感染病灶。特别是当病变部位存在异物存留或引流不良时，致病菌容易侵入淋巴管，引发疾病。

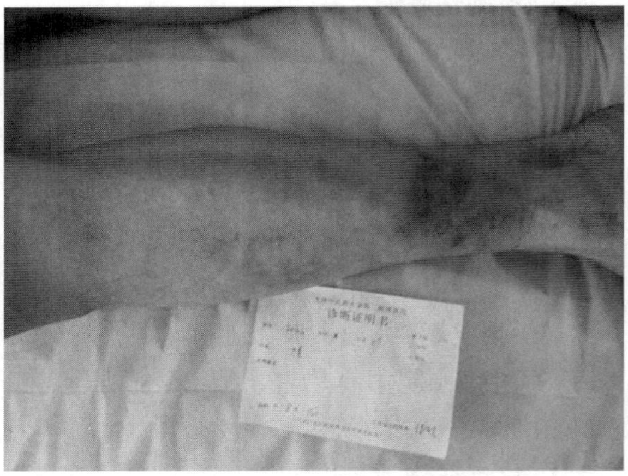

图9-10　急性淋巴管炎

【症状及诊断】

临床分为急性期和慢性期。急性期起病急骤，皮肤上出现自感染灶起始出现界限清楚之红线，稍隆起，并迅速向近心方向延伸，颜色鲜红。例如，手部感染的红线通常经过前臂、肘部，直至腋下；而足部和小腿的感染红线则经由膝盖延伸至腹股沟。红线区域的皮肤温度升高，触摸时感觉略显硬胀，且有压痛感。当受累的淋巴管位置较深时，皮肤表面可能无法观察到红线，但在淋巴管所经路线上仍可感到疼痛及压痛。在极少数情况下，患者在病程晚期于淋巴管位置可能出现节段性的化脓性病灶。部分患者因病灶吸收不良而形成脓肿。受累的淋巴结可能肿大，并伴有疼痛及压痛。此外，多数患者会出现全身症状，如恶寒、发热、头痛以及全身不适。脉象数，舌质红。慢性期全身症状不明显。

【鉴别诊断】

血栓性静脉炎：皮肤红肿多伴随受累之静脉，并沿静脉走行可摸到具有压痛的条索状硬结。受累静脉常于发病前有外伤、静脉注药史或有静脉曲张。

【治疗】

1. 一般疗法

同疖，应强调休息及患肢制动，以减少淋巴回流，减轻中毒症状和减少扩散机会。

2. 辨证施治

(1) 本证因火毒流窜经脉，故治法宜清火解毒，常用方剂为五味消毒饮或黄连解毒汤。

(2) 若机体抗病力低下，火毒炽盛，又不慎挤压、碰撞原发病灶，毒邪走窜入营(走黄)。症见高热、口干、心烦不寐，或神昏谵语，或有恶心呕吐，或见皮肤瘀斑，苔黄或无，舌绛，脉细数。治法宜清营、凉血、解毒，常用方剂为清营汤或犀角地黄汤。

3. 抗菌药物

可给青霉素G以及红霉素等。

4. 外治

(1) 积极处理原发病灶：凡合并急性淋巴管炎的化脓性病灶，范围多较小但引流不畅，或有干痂覆盖。故应及时扩大伤口，改善引流，揭除干痂，改用生肌玉红膏或黄连膏包扎。伤口较深而引流不畅者，可置入药捻(详见总论)。

(2) 三棱针放血：适用于下肢复发性丹毒的治疗。皮肤进行严格消毒后在红线近端开始处进行点刺出血。禁用于赤游丹毒、抱头火丹患者。若流火结毒成脓，建议在坏死部位做小切口引流，并掺入九一丹，外敷红油膏。

【预防】

注意小心保护皮肤，避免造成损伤。若发生损伤，应立即采取措施，避免结痂形成。如有异物嵌入皮肤，务必及时取出。若已发生继发感染，应立即进行适当的治疗，其中最关键的治疗措施是确保引流通畅。

【临床研究】

张年文等采用青敷膏对治疗急性淋巴管炎，组成：大黄、姜黄、黄柏各240g，白及180g，白芷、赤芍、天花粉、青黛、甘草各120g。方法：适量涂于棉纸上外敷于患处，青敷膏涂得不宜过厚、过大，面积一般要求大于肿胀处边缘2cm，涂药厚度约为0.3cm，外面用纱布覆盖，敷药前将局部用温水清洗干净。24小时一换，(换药时局部皮肤清洗干净后外敷)。

吴澎等采用中西医结合治疗下肢丹毒，中药组成：金银花30g，蒲公英、黄柏、知母、浙贝母、天花粉、白及、乳香各12g，皂角刺9g，牡丹皮10g。方法：水煎取药液200ml，与600ml热水共置入中药熏蒸仪，外用熏蒸：患者取坐位，调整蒸汽喷口与皮肤的距离为25～30cm，温度保持在55℃左右。每次1剂，每次30分钟，每天1次，10天1个疗程。每位患者用后一定要用清水冲洗容器，每两周彻底清洗容器一次。

(钮晓红　嵇　辉)

第十节　丹　毒

本病是一种起病急，进展快，局限于皮肤或黏膜网状淋巴管的化脓性感染。病变处皮色潮红，状如涂丹故谓之丹毒。好发于颜面及下肢。发生在下肢的丹毒称为流火；发于胁肋及腰间的称为内发丹毒；发于头面的称为抱头火丹。发于新生儿的称赤游丹毒。见图9-11、图9-12。

【病因】

本病由火邪引起(诸邪皆可化火)。发于头面者兼风；发于腰间者系火邪充斥于肝胆经；发于下肢者多夹湿，为湿热化火。

系溶血性链球菌由损伤的皮肤和黏膜侵入而引起的皮内网状淋巴管炎。

【症状及诊断】

起病急骤，患处出现片状潮红，界限清楚，边缘微微隆起而呈堤状，迅速向四周蔓延扩展，自觉患处有烧灼性疼痛。按之红色消退，手起后很快恢复红色。重者可有水疱出现，很少化脓。少数患者可

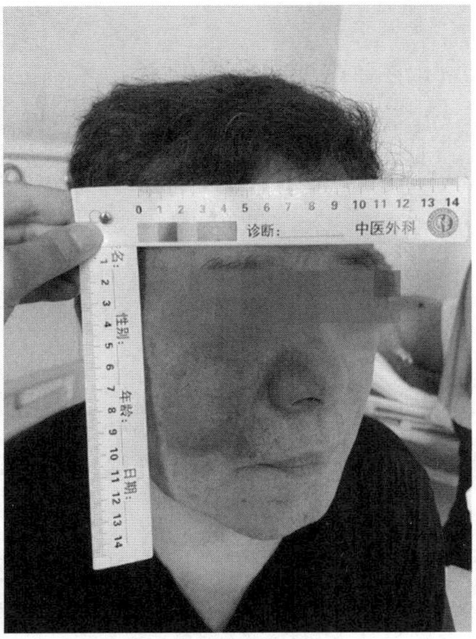

图 9-11　颜面部丹毒

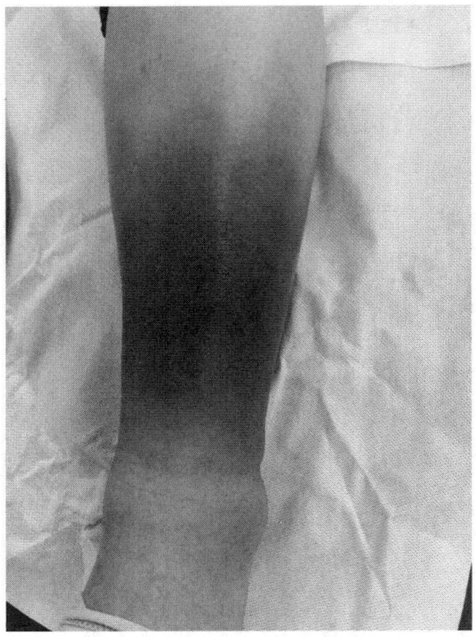

图 9-12　下肢丹毒

出现皮肤片状坏死，以幼儿及年老体弱者容易发生。与急性蜂窝织炎引起的皮肤坏死有时不易区别。发生在眼睑、阴囊等处皮肤比较松弛的部位时，可出现明显肿胀，与急性蜂窝织炎更难区别，故有时可诊断为蜂窝织炎性丹毒。

临床上以下肢多见，常有反复发作史，即慢性复发性丹毒。由于反复发作，淋巴管出现不同程度的梗阻，最后可形成象皮肿，中医谓之大脚风。

本病急性发作时全身中毒症状明显，如恶寒、发热、头痛、身痛、乏力、厌食、血常规检查白细胞计数升高，重者可有意识模糊或谵语，尿短赤，舌质红，苔黄燥，脉洪数。

【鉴别诊断】

1. 接触性皮炎

有接触刺激物史，病变多局限在接触部位。局部以刺痒为重，无全身中毒症状。

2. 急性蜂窝织炎

肿形隆起，界限不清，按之有凹陷。

3. 栓塞性静脉炎

同样好发于下肢，急性期时皮肤可出现潮红，与丹毒症状相似，但在其皮下可摸到索条状硬结。

【治疗】

1. 一般疗法

基本上同疖、痈。急性期应卧床休息，发生于肢体时患肢宜制动。

2. 辨证施治

(1) 发于头面者乃风热化火，治宜疏风、清火、解毒。常用方剂为普济消毒饮。

(2) 发于胸胁及腰部者多系肝火，治宜疏肝、清火、解毒。常用方剂为柴胡清肝汤或龙胆泻肝汤。

(3) 发于下肢者多为湿热化火，治宜清火、解毒、利湿。常用方剂为五神汤合萆薢渗湿汤。如伴发大脚风时，丹毒反复发作。急性期可按上法治之，急性期过后宜清热、利湿、通经、活络。常用方剂为萆薢渗湿汤合三妙散。

3. 抗菌药物

同急性淋巴管炎。

4. 外治

(1) 急性期可外敷如意金黄散、金黄膏或芙蓉膏。

（2）砭镰法。用三棱针点刺病变周围之健康皮肤，以见血为度。

（3）赤医针。见疡科简易疗法。

（4）皮肤有坏死时应及时剪除以利引流，减少毒素吸收，防止坏死扩展。

【预防】

有反复发作者，应找出原因加以解决，如继发于瘙痒性皮肤病及足癣者须彻底治疗。

（阙华发　沈义婷）

第十一节　类丹毒

本病是一种发生于皮肉之间的急性感染性疾病。其临床特点是多发于手部的肿胀性紫红色红斑，向四周缓慢扩散、中心渐退。多发生在与动物接触密切者，如兽医、饲养、屠宰、搬运、捕鱼和有关食品加工的人员，主妇及殡葬人员也偶有发生。因其症状与丹毒相似故名类丹毒，是流行于动物，尤其是流行于猪的一种急性传染病。见图 9-13。

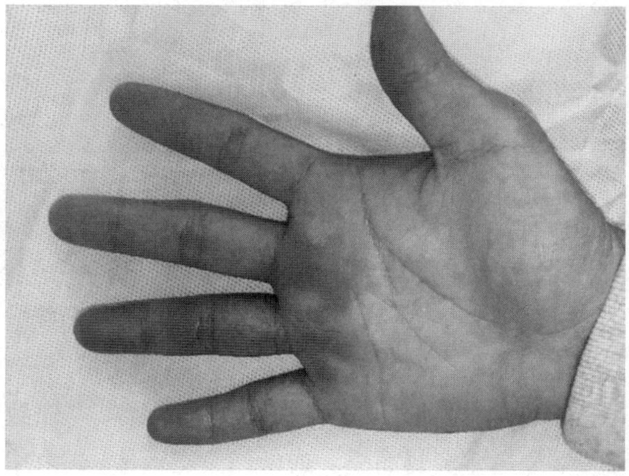

图 9-13　类丹毒

【病因】

本病同丹毒一样乃火邪为患。致病菌是红斑丹丝菌（猪丹毒杆菌）；在自然界分布很广，各种动物（特别是猪）、鸟、鱼类的体表、肠腔都可存在。通过皮肤或黏膜的轻微损伤侵入而发病。

【症状及诊断】

好发于手部，开始局部（常在刺伤的部位）皮肤出现红斑并逐渐扩大，色暗红，界限清楚，边缘稍隆起，重者中央可伴发水疱。病变波及指关节时，患指伸屈受一定限制，痛多不重或兼有痒、麻的感觉。若治不得法，病变常继续扩展，或中央消退而形成环形斑块，或此处消散，他处又有新的红斑出现。所属淋巴结常肿大、疼痛。一般不化脓、不腐溃。可伴有低热、肢体酸楚、沉重、食欲减退等全身症状。一般病例于 3 周内可自愈，但也有经 1～2 个月不愈者。依据病史及症状不难诊断。从病灶直接涂片不易检出细菌，需切除带菌组织进行培养。

【鉴别诊断】

1. 手指部疔疮

发病较急，初起无头，红肿热痛明显，易损筋伤骨，影响手指功能。

2. 丹毒

发于小腿、颜面部。发病前多有皮肤或黏膜破损、足癣等病史，起病急骤，全身症状明显，初起常有突然恶寒、高热、头痛骨楚、溲赤便秘等。继则局部皮肤见片状红疹，迅速蔓延成大片鲜红斑，边界清楚，略高出皮肤表面，压之皮肤红色消退，放手后立即恢复；病情严重者，红斑处可伴发紫癜、瘀点、瘀斑、水疱或血疱，偶有化脓或皮肤坏死。

【治疗】

1. 一般疗法

急性期应减少患指活动。

2. 辨证施治

（1）热毒蕴结证：局部一个疼痛性点状红斑，压痛，呈游走性，逐渐扩大成边缘清楚的紫红色水肿性斑片，周边高起而中心渐消。舌质红，舌苔黄，脉数。治宜清热解毒。常用方剂为五味消毒饮、黄连解毒汤加减。

（2）火毒炽盛证：全身可见大小不等、形色各异的紫红色斑片，或全身泛发紫红色斑片。舌质红，舌苔黄腻，脉洪数。治宜凉血泻火解毒。常用方剂为犀角地黄汤、黄连解毒汤、五味消毒饮加减。

3. 抗菌药物

病情严重者，可选用敏感抗生素治疗，如青霉素类抗生素。

4. 外治

初起可外敷如意金黄散、金黄膏及芙蓉膏。

【预防】

接触猪肉及鱼类等水产品时防止刺破及切伤皮肤；做好肉品加工及水产部门的卫生防疫工作。

【临床研究】

张容采用中药外洗治疗类丹毒，药物组成：生大黄 20g，土茯苓 10g，穿心莲 15g，金钱草 15g，贯仲 10g。制作及用法：上药文火煎，水开后 10～15 分钟，取汁 200ml，洗患处，每次 10～20 分钟，每日 2 次。

（阙华发　沈义婷）

第十二节　急性蜂窝织炎

本病是皮下组织、筋膜下、肌肉层间等疏松结缔组织的一种急性弥漫性化脓性炎症。病变范围广泛，进展迅速，但很少形成局限之脓肿。见图 9-14。

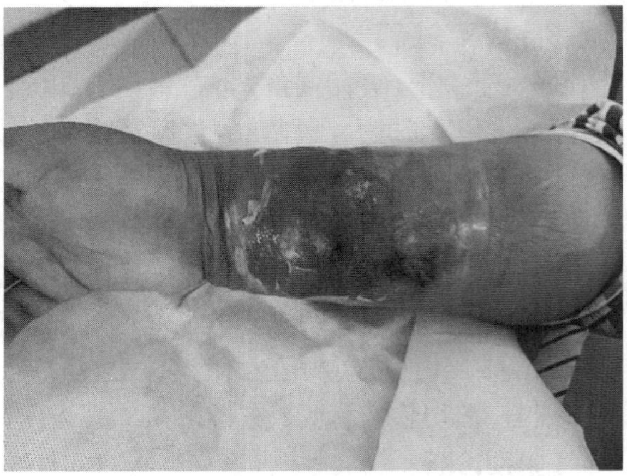

图 9-14　急性蜂窝织炎（前臂）

【病因】

本病多因风温外袭、饮食不节、情志内伤致使气血壅滞、热盛肉腐而成。或外伤染毒而成，或由疖、痈、有头疽向四周蔓延而成，故"痈疽之大者，谓之发"。

致病菌主要是溶血性链球菌，有时金黄色葡萄球菌甚或某些厌氧性或腐败性细菌也可引起本病。化学性物质注入软组织也能引起急性蜂窝织炎。

【症状及诊断】

起病常较急，多合并有全身中毒症状如恶寒、发热、头痛、身痛、纳呆、口干渴、脉数、血常规提示白细胞计数升高等。局部红肿灼热，隆起，界限不清，根盘散漫，触之较正常皮肤组织硬韧，重按皮肤可有凹痕，有压痛。病变位于组织松弛处时肿胀明显而疼痛却较轻，反之组织致密处肿胀较轻但疼痛重。有时由于皮肤及皮下组织血液供应发生障碍，可迅速出现枯黑坏死，很少形成脓肿。发于阴囊时，中医谓之囊痈，此处皮肤松弛，故肿胀十分严重；皮肤坏死者，睾丸可裸露，中医又谓之脱囊。本病发生在颈部者，容易出现呼吸困难和吞咽障碍，如口底部蜂窝织炎（路德维希咽峡炎 Lud - Wig's angina）其感染波及舌下能引起喉头水肿，发生呼吸困难甚至窒息。

中医对发生在口底、颌下、颈部的急性蜂窝织炎称为锁喉痈；发于臀部的急性蜂窝织炎称为臀痈；发于手背部的称为手发背；发于足背部的称为足发背。

【鉴别诊断】

1. 痈

痈初起有时表现为蜂窝织炎样的外观，故又将此阶段称为蜂窝织炎期，但痈溃后有多个脓头。

2. 丹毒

呈片状潮红，周边微隆起如堤状，界限清楚，扩展较快、有时在不断扩展的同时，中央部分炎症消退，只遗有色素沉着。丹毒与蜂窝织炎常常都是链球菌感染引起，所以有时二者病变同时存在，不能截然分开。

3. 血管神经性水肿

好发于口唇、眼睑、肛门周围皮肤与黏膜交界处。其皮色正常或微红、痒及灼热感，起病及消退均快，无全身中毒症状。

4. 深部脓肿

中医称为脓疡或流注，初起皮色正常或微红，在未成脓以前，有时难以区别。如脓已成，可有波动，穿刺抽得脓液可确诊。

5. 气性坏疽

多有外伤或手术史，下肢多见，发病急且重，体温急剧上升，全身中毒症状十分严重。局部疼痛剧烈有胀裂样感觉，一般止痛剂不能奏效。伤口周围高度水肿，绷急，苍白而发亮，并很快变为紫铜色进而呈黑紫色，可出现大小不等的水疱。局部按之可有捻发音。X 线检查可见病变范围的肌群间有气体存在。伤口分泌物做涂片检查可发现革兰氏阳性菌。

【治疗】

1. 一般疗法

基本上同疖、痈，病在肢体时应制动。

2. 辨证施治

（1）本病属实证、热证，属阳，病初起见恶寒发热，恶风头痛，系风寒在表化热而致，治法宜解表、散风寒。常用方剂为荆防败毒散。

（2）若发于头面，多属风热化火，症见恶寒轻，发热重，口渴，舌红，脉数，治宜散风、清热、解毒。常用方剂如牛蒡解肌汤或普济消毒饮。

（3）发于下肢者多兼湿热，治法宜清热、利湿、解毒。常用方剂如萆薢渗湿汤。

（4）若症见口燥咽干，喜冷饮，尿赤量少，舌质红，属热毒炽盛，治法宜清火解毒。常用方剂如黄连解毒汤。兼大便燥结者，乃热邪传里，治法宜解毒通里。常用方剂为内疏黄连汤。

（5）若症见口燥咽干，舌质红绛，脉细数，是邪已入营，烧伤津液，治法宜清营凉血。常用方剂为清营汤。

3. 抗菌药物

基本上同丹毒。

4. 外治

（1）初起可用如意金黄散、金黄膏或芙蓉膏外敷。

（2）如已出现组织坏死，可按去腐生肌原则换药（详见总论）。

（3）脓肿形成时，采用洞式排脓法（见总论）。

（4）若出现大片皮肤坏死，须及时切开或剪除，以利引流，防止毒素大量吸收。

（5）赤医针或针刺委中、尺泽、大椎、曲池。

（6）需要时可输液、输血或血浆，对较重的病儿还可给予白蛋白或丙种球蛋白等。

【预防】

饮食宜清淡，忌食鱼腥、辛辣、炙煿、肥甘厚腻之品，保持大便通畅；患病高热时，卧床休息，初起及成脓期，宜进半流质饮食；积极处理原发病灶；加强劳动保护，及时治疗局部外伤。

（阙华发　沈义婷）

第十三节　坏死性筋膜炎

坏死性筋膜炎，又称富尼埃坏疽，基本病理特征是深筋膜坏死。最初并不累及皮肤，随着感染的进展皮下脂肪至真皮乳头的营养血管栓塞，最终导致皮肤坏死。以往曾称为坏死性丹毒，急性皮肤坏疽。临床上比较少见，故常易误诊而延误治疗，患者往往死于脓毒败血性休克。见图 9-15。

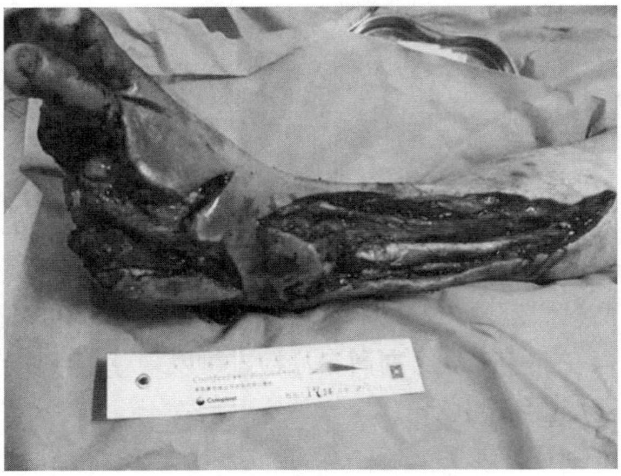

图 9-15　坏死性筋膜炎

【病因】

常因火毒之邪引起。中医认为诸邪皆可化火，如肝经湿热化火好发于会阴部；也有因外伤后毒邪入侵而发病者，多见于体弱久病、气血虚损、卫阳不足者，故极易“内陷”。

本病常由多种细菌特别是需氧菌和厌氧菌的混合感染。常见的致病菌有溶血性链球菌、金黄色葡萄球菌及肠道的细菌，包括大肠杆菌、革兰氏阴性厌氧杆菌和链球菌。往往继发于糖尿病、肝硬化、肾衰竭、肿瘤患者接受化疗或长期使用皮质类激素治疗所致的免疫抑制、白细胞减少等。

【症状及诊断】

本病起病急骤，有发热、恶寒或战栗，病情迅速恶化。患者表情淡漠，反应迟钝，纳呆。病再进可出现脉虚数，血压下降等脓毒症休克的症状。局部表现为初起呈片状潮红，皮温增高，常不易被发觉，有灼性疼痛和触痛，很像急性蜂窝织炎或丹毒。病变继续扩大，数日内随着皮肤营养血管栓塞，皮色由暗红渐变为暗紫或青紫色，可发生大小不等的水疱或血疱，继之皮肤坏死液化，皮下脂肪及筋膜组织发生潜行性坏死，但不会累及肌肉。脓液稀薄，多带有粪臭味。

细菌学检查最好在进展性病变的边缘和血疱中央取材，涂片作革兰氏染色及分别进行需氧菌和厌氧菌的培养，最好同时送血培养。明确致病菌种及药敏情况，为治疗用药提供参考。

诊断的确立可根据临床表现和细菌学检查。但对早期诊断有怀疑者，可取病变组织进行冷冻切片检查。因软组织内有气体存在，故 X 线检查对诊断有帮助。应注意与气性坏疽鉴别，后者病变主要表现是肌肉的广泛坏死。发于阴囊者又叫突发性阴囊坏疽，中医称囊痈，有睾丸外露时又叫脱囊。

【鉴别诊断】

1. 丹毒

主要表现为片状红斑，边界清楚，常伴有淋巴结和淋巴管炎。患者可有发热，但全身症状相对较轻，不具有坏死性筋膜炎的特征性表现。

2. 气性坏疽

主要致病菌为产气荚膜梭菌引起的严重感染，以肌坏死和全身毒性为特点，起病急，进展快。以局部剧痛、水肿、胀气、组织快速坏死、分泌物恶臭为特征的急性感染。细菌分解组织中的肌糖，大量气体充塞组织间隙，导致气肿，挤压软组织，阻碍血液循环，进一步促进肌肉坏死。同时，毒素还可导致血管壁渗透性增加，浆液渗出，形成扩散性水肿，用手触摸肿胀组织“捻发音”。疼痛剧烈，蔓延迅速，最终形成大片组织坏死。

3. 链球菌坏死

是由乙型溶血性链球菌感染引起的皮肤坏死，这种疾病以皮肤坏死为主，不累及筋膜。其早期症状是皮肤红肿，然后变成暗红，出现水疱，内含血性浆液和细菌。皮肤坏死后，会形成干结、类似烧伤的焦痂。

4. 细菌协同性坏死

主要是皮肤坏死，很少累及筋膜。致病菌包括非溶血性链球菌、厌氧菌、金黄色葡萄球菌、变形杆菌和肠杆菌等。患者全身中毒症状轻微，但伤口疼痛剧烈。炎症区中央呈紫红色硬结，周围潮红，中央区坏死后形成溃疡，皮缘潜行，周围有散在的小溃疡。

【治疗】

1. 辨证施治

（1）初起症见恶寒发热，皮肤焮红灼痛，属火毒炽盛，治宜清火解毒。常用方剂为五味消毒饮或黄连解毒汤。

（2）发于会阴部及腰部者乃肝胆经湿热化火。常用方剂为龙胆泻肝汤。

（3）若症见神昏谵语，舌质绛脉数者，乃热入营血。常用方剂为清营汤以清营凉血。

本病常继发于慢性消耗性疾患而气血虚衰，故应酌情佐以补气养血之品。特别在晚期，邪已去，正已衰，会出现短气懒言，自汗盗汗等症状，可给八珍汤以补气养血。当出现四肢厥冷，脉细数时，应酌情给予回阳救逆之剂，如参附汤。

2. 抗菌药物

在药敏结果未回报以前，可选用对需氧菌和厌氧菌均有效的广谱抗生素，甲硝唑对厌氧菌包括脆弱类杆菌有强大的杀菌力，且毒性小，组织渗透性强，应为首选药物，可与头孢菌素及氨基糖苷抗生素联用，以后再根据细菌学检查结果及药敏情况调整用药。

3. 手术

及时切开引流及切除坏死组织。一旦确诊，应立即切除全部坏死组织并将有潜腔的皮肤切开，达到彻底引流。再以 3% 过氧化氢溶液或 0.1%～0.5% 高锰酸钾溶液以及 0.5% 甲硝唑溶液冲洗伤口，最后按去腐生肌法换药治疗（详见总论）。

4. 支持疗法

注意对原发疾患的治疗，如合并糖尿病者应控制血糖，积极纠正水及电解质紊乱。加强营养，补充维生素 B 和维生素 C 等，必要时可给输血。

【预防】

饮食上戒烟、戒酒；发现皮肤有破损时应及时消毒；注意个人卫生，保持居住的环境清洁干燥。

（阙华发　沈义婷）

第十四节　新生儿皮下坏疽

新生儿皮下坏疽比较常见，具有起病急、进展快的特点。因新生儿的免疫功能较差，如未能及时适当治疗常并发败血症、肺化脓症等，死亡率很高。

【病因】

中医文献未见记载。可能由于新生儿脏腑本有蕴热，郁于肌肤，再受较长时间压迫，局部气血运行受阻，湿邪乘机而入，最终化热而发病。

致病菌主要为金黄色葡萄球菌。新生儿皮肤柔嫩，平卧少动，致枕部、肩背和腰骶部等处易于受压受潮，局部抵抗力减低，细菌侵入而发病。

【症状及诊断】

主要表现为发热，哭闹不安，拒食，偶有昏睡者。检查时可见局部皮肤潮红或紫红，肿胀，界限不清。初起触之硬，病变范围迅速扩展，皮下组织出现坏死液化，皮肤随之变软，触之有漂浮感，较少出现明显波动。如失治误治，病变进一步发展，皮色渐变为紫暗，表面可有水疱或血疱，最后坏死变黑。

检查时室内光线要充足，将衣服解开，从上到下仔细观察，尤其注意皮肤受压部位如肩背、腰骶等处皮肤有无上述变化，结合全身症状可以作出诊断。有时需与尿布皮炎鉴别，后者皮肤表现为潮红甚至糜烂，但无硬肿及全身中毒症状。

【鉴别诊断】

1. 尿布疹

尿布疹的皮肤发红，无肿胀。

2. 硬皮病

皮肤有肿硬，不发红，多以双下肢僵硬为主，无感染的全身症状。

3. 丹毒

病区皮肤广泛红斑，边界清楚，稍高出周围皮肤表面，无漂浮感，极少发生于新生儿。

【治疗】

1. 辨证施治

早期可给清火解毒之剂，如五味消毒饮加味；已有皮肤变软，皮下积脓时，给透托之品，如托里透脓散；已溃之后，脓血大泄，宜补气养血，如八珍汤。

2. 抗菌药物

本病多因金黄色葡萄球菌感染，故可选用氨苄西林（或新青Ⅱ号）和庆大霉素联合静脉滴注；亦可用红霉素与庆大霉素联用。待细菌学检查回报后，根据药敏情况进行调整。

3. 外治

一旦确诊，即应早期行切开引流术，以避免炎症继续扩展和减少毒素吸收。一般可顺皮纹作多个小切口，长 1cm，间距 1.5～2.5cm，应切至与正常皮肤交界处。轻轻挤出脓液后，切口内留置橡皮条等引流物，每天换药，至脓液已很少时拔除；或按洞式排脓法原则作多个切口，也可用火针烙开，但切口（或烙开）数目可减少。术后按去腐生肌法换药（见总论）。

4. 支持疗法

加强护理，避免压迫病变部位，防止大小便污染创面。伤口在引流数天以后可用特定电磁波谱灯（普通灯泡）照射，每天 1～2 次，每次 15～20 分钟。此外，注意营养，必要时输液、输血。

【预防】

在生产时一定要注意产房的卫生情况，更要注意对生产用具的消毒，避免感染；供婴儿使用的物品以及婴儿室也要注意时刻保持卫生，一些特殊用具同样需要消毒；保持室内通风，但要避开对流风，以免细菌被婴儿吸入；注意皮肤的清洁，及时给婴儿更换尿布，在婴儿排便后要用温水清洗干净；婴儿的衣物以宽大舒适为主，尿布最好是吸水力好、质地软，避免磨损皮肤；注意避开呼吸道感染的患者，避免带婴儿到人群密集的地方。

（阙华发　沈义婷）

参考文献

[1] 巴元明，丁霑，姚杰. 蚤星消肿止血散治疗疖痈的临床观察 [J]. 中国中医急症，2015，24（9）：1530-1532.

[2] 刘银巧. 小蓟膏治疗疖疮 30 例 [J]. 医药导报，2002，21（11）：715.

[3] 于新杰. 拔罐疗法用于疖肿治疗的体会 [J]. 中医杂志，2010，51：239-240.

[4] 张重阳，胡承晓. 粗火针烙法治疗痈 54 例 [J]. 中国中西医结合外科杂志，2006，12（2）：156-157.

[5] 高金辉，钮晓红. 中药熏蒸疗法治疗急性淋巴结炎 40 例临床观察 [J]. 北京中医药，2013，32（10）：780-781.

[6] 杨春睿，钮晓红. 中药滋阴降火糊超声电导透入协同西药治疗淋巴结结核阴虚火旺证的临床研究 [J]. 中医药导报，2023，29（11）：104-108.

[7] 窦慧，朱珠，钮晓红．瘰疬宁对淋巴结核患者免疫细胞及细胞因子的影响研究——附 102 例临床资料 [J]．江苏中医药，2020，52（8）：33-36.
[8] 钮晓红，黄子慧，杨春睿．瘰疬宁治疗淋巴结核临床研究 [J]．中医学报，2014，29（3）：399.
[9] 许费昀，钮晓红，张莉．“化痰解凝糊”超声导入联合抗结核化疗治疗结节型颈淋巴结核 30 例临床观察 [J]．江苏中医药，2017，49（5）：42-44.
[10] 应语，卞卫和，姚昶，等．疏肝消肿通乳法联合手法排乳治疗外吹乳痈郁滞期的效果观察 [J]．中国医药，2023，18（1）：103-106.
[11] 汪永坚，王舒洁，陈晓洁．扶阳罐循经温刮干预郁滞期乳痈疗效观察 [J]．上海针灸杂志，2018，37（10）：1165-1167.
[12] 宋晓耘，周细秋，刘胜，等．柴葜清消方配合拖线疗法治疗脓肿期浆细胞性乳腺炎临床研究 [J]．辽宁中医药大学学报，2023，25（8）：170-174.
[13] 钮晓红．中西医结合治疗乳腺结核 118 例 [J]．新疆中医药，2000，18（3）：35-37.
[14] 张年文，朱永康．青敷膏对急性淋巴管炎（下肢丹毒）疗效研究 [J]．河北中医药学报，2014，29（2）：45-46.
[15] 钮晓红，陆春红，张晓洁，等．清火解毒法对大鼠下肢丹毒模型的影响 [J]．中华中医药学刊，2014，32（8）：1940-1943.
[16] 吴澎，钮晓红．中西医结合治疗下肢丹毒 26 例临床观察 [J]．吉林中医药，2012，32（10）：1024-1025.
[17] 张容．中药外洗治疗类丹毒（附 51 例分析）[J]．天津中医，1989，6（1）：27.
[18] 闫铁夫．皮肤病临床诊疗与皮肤美容整形（上）[M]．吉林：吉林科学技术出版社，2016.

第十章
手部感染

第一节 概 述

手是劳动器官，又是感觉器官，在生产和生活劳动中极易受到损伤，发生化脓性感染。中医称手部和颜面的化脓性感染为疔，是因为这些部位的感染病变常较深，证险又常易“走黄”（全身化脓性感染）。原发的损伤可能是轻微的（如擦伤、刺伤、切割伤、逆剥等），所以常被忽视，或因条件不具备未能得到及时适当的处理发生感染，若一误再误，感染未被控制，后果往往是严重的，轻者致残，重者丧命。特别在医疗条件较差的农村，这样的结局不是个别的。由感染带来手功能障碍给患者在工作和生活中造成诸多不便。有人把手的轻微损伤所招致的严重感染比喻为“一根火柴可以引起一场灾难性的大火”是较贴切的。因此必须加强安全生产教育，创造良好的生活环境和工作条件，以减少手的损伤。例如：一个设备简陋，安全防范较差的单位，手损伤的发生率就高；工人操作的机床表面光洁度差，毛刺多，造成手损伤和感染的机会就多。因此，在生产劳动中如无特殊情况应戴手套。农民使用的工具把柄要光滑等。在发生手的损伤后应及时救治，即使是轻微的损伤也应如此，这样手感染的发生机会将大大降低。

医生在接诊手部损伤或感染患者时，绝不能以伤口小感染轻而草率从事，必须仔细询问病史，详细进行检查，以明确：①是否为化脓性感染；②病变的程度，如是否已成脓；③病变所在的解剖部位以及感染今后发展的趋势。这样才有可能制订出比较正确的处置原则，采取较合适的治疗方法。

一、手的解剖特点

（一）皮肤

手掌面的皮肤厚而坚韧，角化明显，尤以指端为甚。掌面皮肤汗腺丰富但缺乏皮脂腺，所以手掌不会发生疖肿及皮脂腺囊肿。

（二）皮下组织

掌面的皮下组织异常致密，其纤维组织索与皮肤呈垂直，一端连于真皮层，另一端固定在腱鞘、掌筋膜或骨膜上，形成许多小腔，小腔内为球状脂肪组织。这些垂直的纤维索非常坚韧，缺乏弹性，因此一旦感染化脓，脓汁充斥在各个小腔中，无法向四周扩散而产生较高的压力。尤其是指端感染（如化脓性指头炎），因为有着丰富的感觉神经，所以产生十分剧烈的疼痛，有“十指连心”的说法。同时感染较易于向深部组织蔓延而侵及腱鞘、骨等引起更严重的感染。

（三）掌腱膜

是手部深筋膜的浅层增厚转化形成。近端与腕横韧带相连，并有部分纤维与掌长肌相接。在手掌呈扇形，其纵行纤维到每一手指基底部分为两股（拇指除外），到手指两侧形成手指筋膜，指屈肌腱从此分叉处穿过。其较薄的横行纤维在手指基底处与上述四股纵行纤维相交形成三个指蹼间隙，是手掌、手背、手指三者互通之处，内有疏松的脂肪组织，手掌部的血管、神经、淋巴管均经此进入手指。在掌面有垂直纤维与手掌皮肤紧密相连，在两侧与大、小鱼际深肌膜相连。掌腱膜与皮肤、皮下组织结合为一层坚韧的组织，以保持手掌深部的血管、神经、肌腱使之不易受伤。但发生感染时，脓汁很难穿透掌腱膜到手掌表面，而沿肌腱流到指蹼间隙或手背。因此虽然感染在掌面，而手背的肿胀却更加严重，形成典型的“龟形手”。故经验不足的外科医生往往从背部进行切开排脓。

（四）屈指肌腱和腱鞘

屈指肌腱穿过腕管至手掌，指浅屈肌腱位于浅层。示、中，环及小指的浅、深两肌腱在掌骨头平面共同进入由掌筋膜形成的纤维骨性鞘管。指浅屈肌腱末端分成两束，分别固定在中节指骨基底两侧，指深屈肌腱从其间穿过止于末节指骨基底部。指浅屈肌腱主要屈近侧指间关节。指深屈肌腱主要屈远侧指间关节。拇长屈肌腱经腕管进入拇指，止于末节指骨基底部掌侧。主要作用为屈拇指末节。

每一指的浅、深屈肌腱都在共同的腱鞘内，只拇长屈肌腱是单一的腱鞘。腱鞘分脏层、壁层。脏层从掌面和两侧包绕肌腱，仅在背侧留有间隙，营养血管从此进入，该间隙称为腱系膜。脏层在腱系膜处反折形成壁层，二层间有积液（图 10-1）。由于营养肌腱的血管自腱系膜处进入，所以当腱鞘发生感染时，可以压迫腱系膜阻断血液供应，造成肌腱坏死。

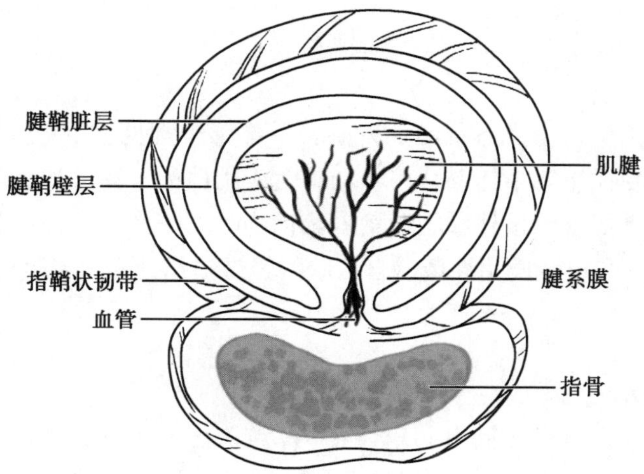

图 10-1　指骨与指鞘状韧带组成骨性纤维性套管

在示、中及环指的指屈肌腱鞘均不与桡侧滑液囊和尺侧滑液囊沟通。

（五）滑液囊

手掌面有尺侧、桡侧两个滑液囊，都起于前臂远端，相当于腕横韧带上方一横指处。桡侧滑液囊只包绕拇长屈肌腱，并在远端与拇屈肌腱鞘相通。尺侧滑液囊包绕其余四指的指屈肌腱，但包绕示、中、环指的指屈肌腱的部分到手掌中部为止，包绕小指的指屈肌腱部分一直向小指延伸并与其屈指肌腱鞘相通。两个滑液囊之间在多数情况下有小孔相通（图 10-2）。因此示、中及环指的指屈肌腱鞘炎多局限在患指，而拇及小指的指屈肌腱鞘炎常很快波及桡侧或尺侧滑液囊。又由于两者多数相通，其感染常互相累及并可进一步发展到拇或小指的指屈肌腱鞘。

（六）掌中间隙和鱼际间隙

1. 掌中间隙

其范围包括桡侧至第三掌骨中央的纵行纤维隔，尺侧至第五掌骨；背侧为骨间筋膜和骨间肌的纤维膜；掌侧为小指、环指的屈指肌腱和其蚓状肌。

2. 鱼际间隙

位于第三掌骨纵行纤维中隔和拇长屈肌腱之间。背侧为坚固的拇收肌筋膜，掌侧为示指的屈指肌腱和其蚓状肌。因此，中指及环指的指屈腱鞘炎易波及掌中间隙，示指的指屈肌腱鞘炎易波及鱼际间隙（图 10-3）。

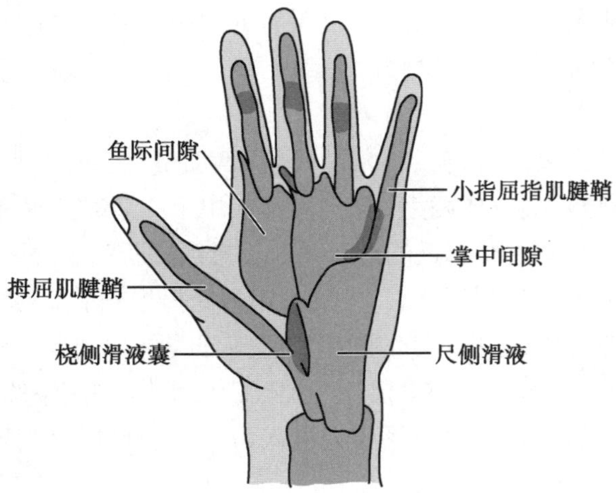

图 10-2 屈指肌腱鞘、滑液囊、手掌间隙示意图

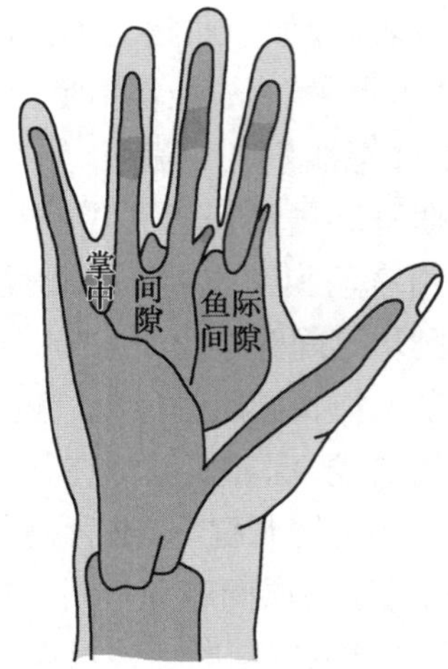

图 10-3 屈指肌腱鞘、滑液囊、手掌间隙示意图

二、病因

手部感染中医统称为疔，皆由火毒郁结而发病。手部感染常见于革兰氏阳性菌，尤其是金黄色葡萄球菌，其次是免疫功能受损患者中的混合菌群和革兰氏阴性菌。渔民和水产工作相关的人可能会感染海洋分枝杆菌，其诊断需要特殊条件和细菌培养。动物和人咬伤往往是口腔菌群引起手部和前臂感染的常见原因，包括厌氧菌和革兰氏阴性菌。自皮肤的轻微损伤处侵入发生感染。

三、治疗原则

（一）抬高和固定患肢

这些原则常被忽视，适当抬高患肢可减轻症状，有利于感染的控制。尤其是一些严重感染的急性阶段和病变在关节及其附近时尤为必要。指掌关节应固定在功能位，这样有利于预后关节功能的恢复，即使关节发生强直，也能保留一定功能。在一般情况下手指关节固定的时间不宜超过 3 星期。

附：

手功能位的固定方法为将腕关节背伸呈 30°；掌指关节及中间指关节屈曲呈 45°；远位指关节呈 30°固定。简言之，即每个关节的功能位角度约等于关节最大伸、屈范围的 1/2。此外，拇指应固定在对掌位，不能与其他四指并排在一条线上。其余四指的指尖均应指向腕部的舟骨结节。

（二）抗菌药物

在较重感染的早期（化热期→酿脓期）应给予足量、有效的抗菌药物或辨证投予清热解毒类中药，有效的控制感染。使用中药的同时可以加根据细菌培养及药敏试验调整抗菌方案。当脓汁已排出后，在换药治疗的过程中，一般可不给任何抗菌药物和清热解毒中药。

（三）手术

1. 一般化脓性感染，最好在脓已成熟后再排脓，但化脓性指头炎、化脓性腱鞘炎、滑囊炎等则不能等待脓肿形成后再排脓，因为感染时形成高压力脓腔，可能因为压迫营养血管而损伤指骨或筋脉，故当患者感到剧烈跳痛或肿胀发硬时即应切开引流。

2. 手术要在充分的麻醉下进行，以阻滞麻醉为宜，忌用局部浸润麻醉。因为局部浸润麻醉不仅在开始注药前已给患者增加了不必要的痛苦，还有使感染扩散的危险，特别是指端的感染应列为禁忌。

3. 无血手术野为手术顺利进行提供了方便，手部腱鞘、滑液囊及深部间隙切开时，可应用止血带以清晰观察局部解剖情况。

4. 指部切口均在侧面近指背处，掌面切口避免与掌纹作垂直交叉（图 10-4、图 10-5），这不仅排脓通畅，换药时患者痛苦也小，引流应充分，但切勿切开未感染的腱鞘或腱膜间隙。

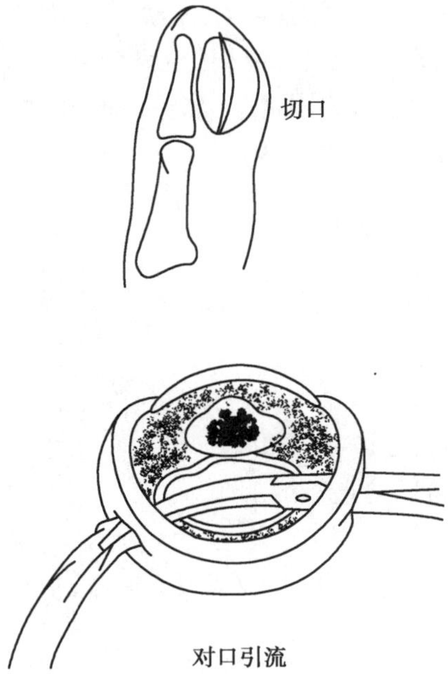

图 10-4　化脓性指头炎切开引流

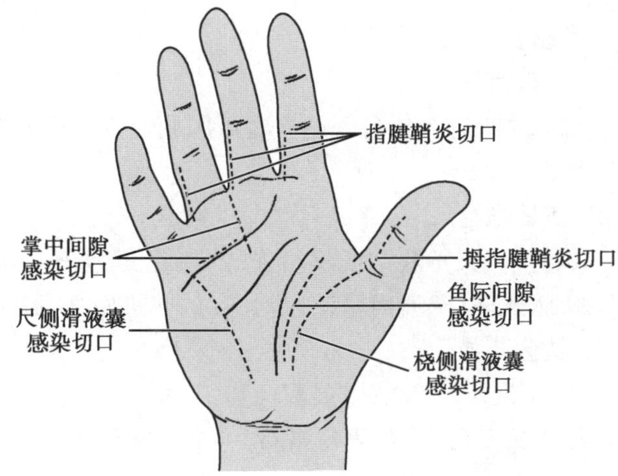

图 10-5　手部感染引流切口

5. 手部使用火针排脓要慎重，因为有可能误伤深部较大血管、神经和肌腱。用手术刀时，只能切开皮肤，深部用止血钳钝性分离直达脓腔。

（李大勇　吴振国）

第二节　甲 沟 炎

甲沟炎在手的化脓性感染中最常见。指甲除远端为游离缘外，其余 3 个边均埋于皮肤皱襞下，两边呈沟状，称为甲沟。该部位感染即为甲沟炎。又因其成脓后，中央出现白点，酷似蛇眼，故中医称为蛇眼疔（图 10-6、图 10-7）。

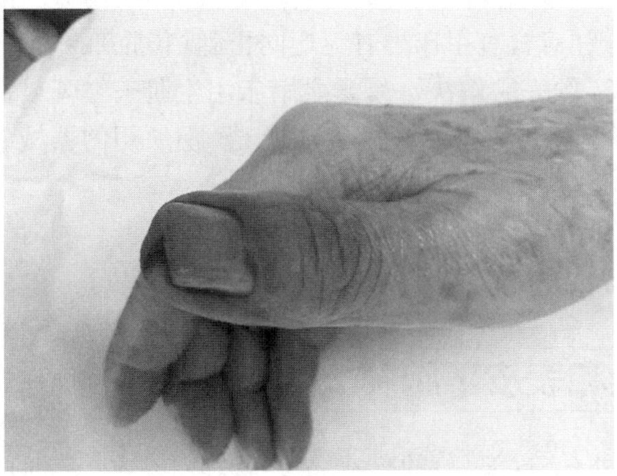

图 10-6　甲沟炎

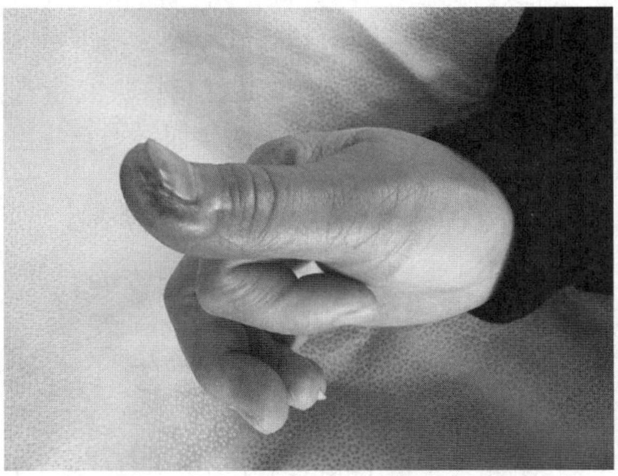

图 10-7　甲沟炎成脓

【症状及诊断】

发病前多有外伤史，多因局部刺伤（如针尖、竹、木、鱼骨等）、甲沟皮肤倒刺撕脱、修剪指甲时损伤皮肤或昆虫咬伤而发病。初起时多局限于指甲一侧边缘的近端，有轻微的红肿疼痛，2～3 天成脓，可在指甲背面透现一点黄色或灰白色，或整个甲身内有脓液。待出脓后即肿退痛除，迅速愈合；严重者脓出不畅，甲下溃空或有胬肉突出，甚至指（趾）甲脱落。若炎症循指甲上皮部（甲根处）蔓延到对侧，叫甲周围炎，中医称转指或沿爪疔。当脓液侵及甲下者谓甲下脓肿，中医又称代指。诊断不难，但同时有多数手指患甲沟炎时，应注意是否合并有糖尿病等全身性疾患或需除外霉菌感染。

【治疗】

1. 一般疗法

抬高患肢，适当休息。站立时可用绷带或三角巾把患肢悬吊在胸前；平卧时可把患手放在枕头上，减轻症状。

2. 辨证施治

（1）初期（火毒凝结证）：治法：清热解毒，方药：五味消毒饮、黄连解毒汤加减。

（2）脓成期（热盛肉腐证）：治法：清热透脓托毒，方药五味消毒饮合透脓散加减。

3. 抗菌药物

一般情况下不需使用抗菌药物，当病情较重，特别是合并有全身中毒症状（发热、头痛、厌食等）时，可给予抗菌药物，如青霉素 G、半合成青霉素、红霉素等。

4. 外治

（1）初期：可给①如意金黄散蜜或茶调外敷；②芙蓉膏外敷；③芙蓉花嫩叶适量捣烂敷患处；④鲜蒲公英或野菊花适量，捣烂敷患处。

（2）脓成期：宜及时排脓。如已侵及甲下，需部分或全部拔除指甲。排脓可采取烙法或切开引流法。

常规消毒皮肤后，指根阻滞麻醉，以烧红的火针（直径 2mm）自可见脓点中央刺入，不能刺入太深，以脓出为准。轻轻挤出脓汁，包以金黄膏或玉露膏。若切开引流时，在麻醉满意后，用尖手术刀在脓点中央纵行切开一约 0.5cm 长的小切口，直抵脓腔，脓出后再剪去切口两侧皮肤少许，轻轻挤出脓汁，最后放入药线或皮条引流。当脓汁已侵及指甲上皮部分时，还必须用尖刀把蓄脓部分皮肤从指甲分离开，放出脓汁，然后同样放入药线或皮条引流。

若感染已波及对侧甲沟部分时，可在对侧脓成后同法排脓。

一旦脓汁已侵及甲下，应拔出蓄脓部分指甲，倘若整个甲下积脓，应全部拔除指甲。在麻醉满意后，先用手术刀沿甲端把指甲与甲床分离，须避免损伤甲床。然后用直止血钳夹住指甲之一侧边缘，并向对侧翻卷指，可顺利拔除。拔下之指甲，应检查是否完整，特别注意近侧游离缘及其两角，否则残留在组织内的小甲片可作为异物遗留而影响愈合，最终形成慢性甲沟炎。若部分拔甲，可用锐利的手术刀自准备拔除部分切开后拔除。指甲拔除后还应注意检查甲床上有无通向指髓（指腹）的窦道。如果有时，多证明伴发有化脓性指头炎或指骨骨髓炎，须一并解决。暴露之甲床用生肌玉红膏或黄连膏摊纱布上包扎。禁用去腐生肌散类药物直接撒布在甲床上。术后换药见总论，但所用的器械应精细轻巧。

（李大勇　吴振国）

第三节　指端感染和表皮下脓肿

指端感染是指手指尖端外伤后引起的指头深筋膜外（真皮部分）的感染，故症状轻而易愈。有时产生较多脓汁沿表皮下扩展，形成表皮下脓肿。见图 10-8。

【症状及诊断】

指端感染范围较小，疼痛亦轻，红肿及压痛多局限在外伤处周围，常缺乏全身症状。脓成后可见皮下有白点。如形成表皮内脓肿，进展很快，常在数小时或一夜间出现水疱样损害，初为浆液性，很快变为脓性，范围有时可占据整个指端，但疼痛不甚重。

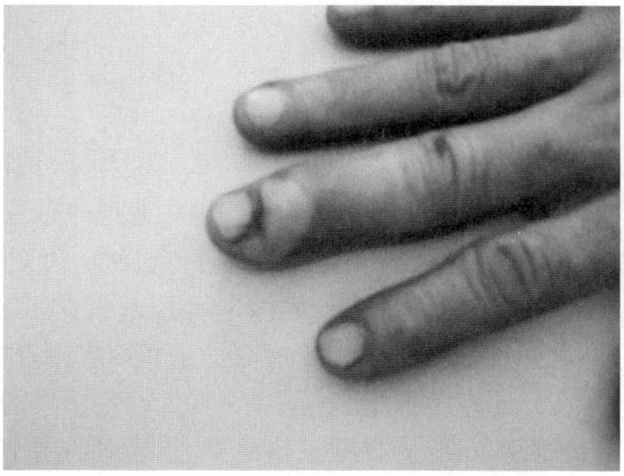

图 10-8 指端表皮下脓肿

【治疗】

治疗方法基本上同甲沟炎。切开排脓切忌过深，否则可使炎症扩散。合并有表皮下脓肿时，可在消毒皮肤后，剪破脓疱，并沿脓疱周围把表皮剪除。注意是否有脓窦与深部相通，呈哑铃状脓肿。如果证实脓汁来自化脓性指头炎或其他感染，应一并治疗。术后换药同前。

（李大勇 吴振国）

第四节 化脓性指头炎

化脓性指头炎是手指末节掌面的皮下组织感染。其肿形状似蛇头，故中医称之为蛇头疔。见图 10-9。

【症状及诊断】

发病前多有外伤史（刺伤多见，特别有异物存留者）。初起指端麻痒而痛，继而刺痛，灼热肿胀，色红不明显，肿势逐渐扩大。中期肿势更大，手指末节呈蛇头状肿胀。酿脓时有剧烈的跳痛，患肢下垂时疼痛更甚，局部触痛明显。10 天左右成脓，此时多伴阵发性啄痛，常影响食欲和睡眠。伴有恶寒发热、头痛、全身不适等症状。后期一般脓出肿退痛止，趋向痊愈。若未及时处理，任其自溃，溃后脓水臭秽，经久不愈，余肿不消，或肉突出者，多是损筋伤骨的征象。原因是这里的感觉神经非常丰富，同时此处的皮肤厚而坚韧，皮下组织质地紧密，由纤维—脂肪组织构成许多与皮肤呈垂直的纤维索，这些纤维索一端止于指骨的骨膜，另一端牢固附着在皮肤真皮层，因此形成许多间隔。此处的深筋膜一端固着在指骨骨膜上，另一端又在远位指关节屈侧处与皮肤相固定。所以一旦发生感染，组织内压力升高，皮肤缺乏弹性，故疼痛剧烈。

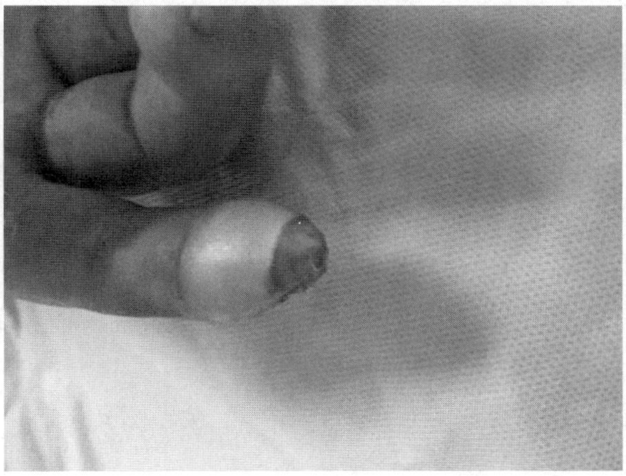

图 10-9 化脓性指头炎

本病如有明显的外伤史以及肿、硬的表现和剧烈的疼痛时，诊断不难。只是在刺伤后，有无化脓性感染，有时不好肯定。不过在单纯刺伤后，局部只有压痛，皮肤弹性基本正常，更不会出现跳痛。当手下垂以后出现胀痛，特别是有明显跳痛时，多半已有化脓性感染存在。当红、肿、热、痛（特别是跳痛）已非常明显，或外形已如蛇头状时诊断容易。

【治疗】

1. 一般疗法

同甲沟炎。

2. 辨证施治

同甲沟炎。

3. 外治

（1）初期：可外敷如意金黄散或芙蓉膏，或用葱白1根，红糖6g共捣烂如泥，摊敷料上包裹患处。

（2）晚期：在临床实际工作中，遇到的患者常为较晚期者，需立即手术。这是因指头解剖特点，不能等待有脓肿形成或有波动感时再排脓。否则由于炎区压力持续增高以及感染细菌的毒素作用，极易使远端指骨的营养动脉发生闭塞，引起指骨坏死而形成指骨骨髓炎，所以应该及早排脓。

1）手术指征：凡由于感染的手指疼痛而影响夜间睡眠时，应给予切开排脓。

2）具体操作及注意事宜：首先确定感染的准确部位，方法是采用圆头探针（或钢笔杆等）寻找压痛最剧烈处，该点既是感染的中心，也往往是刺伤部位。切口就作在这里。但尽量不把切口作在指腹正中。常规消毒皮肤后，指根阻滞麻醉（也可在掌横纹处阻滞）。切口长0.5～1cm，切开皮肤后，可能只有少量脓血溢出，此后进一步用尖刀继续深入沿皮下割断指骨与皮肤间的纤维索，目的在于破坏其密闭的小间隔。但要绝对避免切抵指骨或关节以免感染波及指骨及关节，也不可切至指深屈肌腱抵止处，否则又可引起指屈肌腱鞘炎。一般只作1个切口，为了利于引流和减轻换药时疼痛，可按洞式切口原则，在切口中央剪去切口两边皮肤各一块。如果皮肤已出现坏死或已有可见之明显积脓时，即便位于指腹的掌侧中央附近，也可以把坏死的皮肤切除；或在可见脓点处作一洞式切口（或烙开），直达脓腔，不必再在侧面作切口，切口完成后，轻轻挤出部分脓液，擦净伤口周围，切口内置入药线或皮条，外用生肌玉红膏纱布包扎。术后每天换药1次，轻轻揭除敷料，取出药线或皮条，用眼科小镊子夹持少许干棉花蘸去脓汁，如有坏死组织或脓栓可取出。最后同样放入药线或皮条，仍同前包扎。至坏死组织已脱净，改用生肌散、白玉膏换药，并逐日浅放，直至愈合。

若切开排脓后，肿不消，痛不减，或可见到切口有胬肉（水肿性肉芽）突出，多因引流不畅或合并有指骨骨髓炎。如引流不畅，应扩大伤口，改善引流。如为指骨骨髓炎时，不宜早期手术切除死骨，因为远位指骨的基底部分，血液供应来自关节囊，故很少受累发生坏死，况且在死、活骨未分离前手术弊多利少，切除过少，仍有死骨遗留，切除太多，又极易损伤关节囊和指深屈肌抵止端或其腱鞘，使感染扩散。仍按前法换药，保持引流通畅，一般3～4周死骨脱离，通过引流口用蚊式钳很易取出，伤口很快愈合。

有指骨骨髓炎时，一般在2～3周内X线检查上骨质不会有明显改变，故对诊断帮助不大，但如在换药时闻到臭味或用探针触到粗糙骨面，对确诊骨髓炎有很大价值。

（李大勇　吴振国）

第五节　急性化脓性腱鞘炎

【症状及诊断】

化脓性腱鞘炎的早期诊断，正确治疗对患指功能的保存至关重要。常见于指屈肌腱。致病菌一般是通过刺伤进入腱鞘，尤其是屈指横纹处的刺伤。腱鞘感染以后，迅速沿腱鞘扩展。典型的发病经过是于刺伤后数小时，局部出现明显的疼痛和压痛，并逐渐加重，2天内可波及整个腱鞘，示、中及环指多暂局限在手指掌侧的近端指横纹处，拇及小指可波及手掌的桡及尺侧滑液囊。患指肿胀明显，固定在微屈状态，沿指屈肌腱有明显压痛，而两侧无压痛或仅有轻微压痛。被动伸直患指时引起剧烈疼痛。由于腱鞘内积脓压力增大，促进毒素的吸收，所以多伴有较重的全身中毒症状，如发热、头痛、身痛、脉数，白细胞计数增高等。当脓汁穿破腱鞘，疼痛可突然缓解，但很快会发现炎症范围扩大。示指的化脓性腱鞘炎可引起鱼际间隙感染。中及环指的化脓性腱鞘炎可引起掌中间隙感染。拇指和小指除引起桡和尺侧滑液囊的化脓性感染外，还可穿过腕部到达前臂。中医称本病为蛇腹疔或泥鳅疽。

【治疗】

1. 一般疗法

同甲沟炎。

2. 辨证施治

同甲沟炎。

3. 外治

一经确诊，力争早期切开引流，以减轻腱鞘内的压力，防止或减轻肌腱坏死和感染的扩散。常规消毒皮肤后，远离病灶处阻滞麻醉。切口最好选择在患指桡侧赤白肉际处（即屈指横纹的尽头）。可在中间及近位指节各作一纵切口，分别打开腱鞘，清除脓液。如为发病初期，脓液稀薄时，可自两端各放一细导管，定时冲洗腱鞘并注入抗生素液；严禁使用去腐类或生肌类中药散剂直接接触肌腱或腱鞘，否则可促使其坏死。对示、中及环指也可于患指近端的屈指横纹处作一横切口，并剪除部分皮肤使成洞式，切开腱鞘近侧端，放出脓液，切口置橡皮片引流，外包生肌玉红膏纱布。每天换药时沿肌腱由远端向近心方向轻轻挤出脓液，当脓汁已尽，取出胶皮片，继续换药直至愈合。愈合后应进行理疗及功能练习。

（李大勇　吴振国）

第六节　手掌间隙感染

一、掌中间隙感染

【症状及诊断】

掌中间隙位于手掌之中央略偏尺侧，在中及环指屈指肌的深侧（背侧）。感染往往来自中及环指的化脓性腱鞘感染，或直接受外伤，细菌侵入引起。典型的局部症状是手掌的生理凹陷消失且略隆起，故中医称之为托盘疔。手背的红肿特别明显，状如龟背，致使一些缺乏经验的医生误诊为手背部的感染。中及环指处在微屈状态，被动伸指时疼痛加剧。常合并发热、头痛等全身中毒症状。晚期可在掌横纹平面相当第四掌骨处见到皮下积脓。再晚期脓液可沿蚓状肌进入指蹼间隙或溃破。

二、鱼际间隙感染

【症状及诊断】

鱼际间隙位于手掌桡侧，相当大鱼际部分，示指指屈肌腱的深侧，其感染多来自示指屈肌腱鞘的化脓性感染或直接损伤。局部典型症状是大鱼际及虎口（第一指蹼）处明显肿胀增厚，第 2 掌骨间距变宽，拇及示指微曲相对如半环状。自动或被动伸屈拇及示指时疼痛加剧。有较重的全身中毒症状。中医称为合谷疔。

三、指蹼间隙感染

【症状及诊断】

指蹼间隙是指示指至小指间指蹼处的 3 个较小的间隙，常因相邻的掌指关节处掌侧皮肤茧疱感染引起，也可由直接损伤或附近化脓性感染蔓延而来，掌中间隙的感染晚期脓液可直接窜入造成感染。典型的局部症状是指蹼处红肿，疼痛，一般背侧较掌侧红肿为重。相邻的两指被推向两侧，故间隙增宽，不能合拢。溃后多向背侧穿破，也常伴有轻重不等的全身中毒症状。

【治疗】

1. 一般疗法

同甲沟炎。

2. 辨证施治

同甲沟炎。

3. 外治

（1）局部制动。

（2）早期外敷如意金黄散或芙蓉膏。

（3）切开排脓。当脓已成应及时引流，否则感染有扩散的危险。不宜在炎症尚未局限时过早切开。常规消毒后阻滞麻醉（也可作局部浸润麻醉）或局部静脉麻醉。切口采用洞式切口，切口部位在波动明显或可见脓液最清晰处，如掌中间隙在掌侧第四掌骨处的掌横纹附近；鱼际间隙在虎口中央略偏背侧；指蹼间隙在指蹼背侧（有时靠近掌侧）。切开皮肤后，用直止血钳钝行分开皮下组织直抵脓腔（切忌用刀切割过深，否则易伤及较大血管、神经或肌腱）。放出脓汁，然后置入药线或橡皮片（不宜用纸捻），外包以金黄膏或玉露膏，换药见总论。伤口愈合后配合中药熏洗及理疗，加强功能练习，若脓液清晰可见，也可使用火针烙开，但一定要掌握好深度，以进入脓腔为止。火针烙开的伤口，不需置入药捻。

（李大勇　吴振国）

参考文献

[1] 吴孟超，吴在德. 黄家驷外科学 [M]. 7 版. 北京：人民卫生出版社，2011.

[2] 黄志强，金锡御. 外科手术学 [M]. 3 版. 北京：人民卫生出版社，2012.

[3] 杨勇. 手外科临床思路及手术图解 [M]. 北京：人民卫生出版社，2019.

[4] 陈红风. 中医外科学 [M]. 北京：中国中医药出版社，2021.

[5] 王炜. 整形外科学 [M]. 杭州：浙江科学技术出版社，1999.

[6] 李竞. 中国疡科大全 [M]. 天津：天津科学技术出版社，1992.

第十一章 慢性窦道、瘘管

窦道和瘘管都是狭窄不易愈合的病理管道，其表面被覆上皮或肉芽组织，可发生于机体的任何部位。窦道是通过管道由深部组织通向体表，只有外口而无内口相通的病理性盲管。瘘管借助于管道使体腔与体表相通或使空腔器官互相沟通，其管道两端开口。

一、先天性窦道和瘘管

（一）先天性耳前瘘

【病因】

耳前瘘管的形成与耳郭胚胎发育异常有关。胚胎第 6 周，间叶细胞扩增成 6 个耳丘，第 1～3 耳丘集结于第一鳃弓尾端，第 4～6 耳丘集结于第二鳃弓的头端。耳丘最终增大并融合成耳郭。第 1 耳丘演化成耳屏，第 2 耳丘演化成耳轮脚，第 3 耳丘发育成耳轮的大部分，第 4 耳丘演化成对耳轮，第 5 耳丘形成对耳屏，第 6 耳丘形成耳垂和耳轮的最下端。异常发育的耳丘可能导致耳郭相应部位的大小出现异常，或缺失，或形成瘘管。耳前瘘管的确切胚胎发育依据尚不清楚，可能与以下 3 个因素相关，即第一鳃弓耳丘不完全融合、外耳形成过程时外胚层内折或者第一鳃裂背侧部分闭合缺陷。

【症状及诊断】

先天性耳前瘘管大多数表现为耳轮升支前方的皮肤小凹。外口开口于耳郭周围的皮肤上，多见于耳轮升支前缘，少数可开口于耳轮升支的后上边缘、耳轮脚、耳甲、耳屏及耳垂。耳前瘘管管腔狭小，深浅、长短不一，部分可见分支。窦道位于颞肌筋膜浅层以及腮腺和面神经的外上，通常与耳郭软骨膜连接。瘘管管壁被覆角化过度或角化不全的复层鳞状上皮，具有毛囊、汗腺、皮脂腺等组织，管腔内常有脱落上皮、细菌等混合而成的鳞屑或豆腐渣样物。按照临床表现可分为单纯型、分泌型和感染型。单纯型平时无自觉症状。分泌型是瘘管内皮屑及皮脂腺分泌物堆积导致瘘口经常有白色分泌物，可以引起局部皮肤瘙痒，局部隆起。感染型表现为局部红、肿、痛，瘘口溢脓液；严重者出现周围软组织肿胀，形成脓肿破溃或者肉芽，反复感染经久不愈。诊断可依靠探针、亚甲蓝染色、X 线碘油造影、超声、MRI 等方法。

【治疗】

1. 手术

（1）术前治疗：感染瘘管（炎症静止期除外）术前抗感染治疗 3～5 天，多数选用二代头孢类，部分病例根据分泌物培养结果选用敏感类抗生素。抗感染治疗后仍积脓较多（局部波动感明显）、疼痛剧烈者先行切开排脓或穿刺抽脓，2～3 天后手术。

（2）手术治疗：单纯型耳前瘘管不需要治疗，但是当瘘管长期分泌，或者形成脓肿，需要进行手术切除。手术时机临床上一直遵循传统的治疗理念，即耳前瘘管急性感染时，全身应用抗生素，对已形成脓肿者，应先行切开引流，待感染控制后行手术治疗。经典的瘘管切除方法是在瘘口周围做椭圆形切口，随瘘管窦道追踪到盲端，一并切除。

（3）局部缺损修复：当某些部位（如近外耳道口、耳轮软骨区）缺损较多，缝合张力较大并可能引起变形时，选用简单易行的邻近皮瓣转移修复。

2. 碘酚线埋管治疗

测量瘘管长度及分支：采用眼科 3 号泪道探针插入管内反复探 3 次，探查记录每次深度后取其平均值。探查中如发现有侧支管以同样方法测量其深度和方位，探查后用龙胆紫药水在瘘管投影的皮肤上画线标记。药液选用口腔内的磺酚液或 10% 碘酊液均可，药线选用 4 号黑色缝合线，取双股长度 10cm 左右待用。操作方法：将 3/8 × 50 的缝合圆针锤成直针，磨除针尖，穿上黑线，从瘘管口入针顺管探至盲端，撬起针尖，使此处皮肤凸起，在凸起处用 2% 利多卡因局麻后切一约 2mm 长小口，圆针由此口穿出，将黑线双股埋于瘘管内；然后在入瘘口端外的黑线上涂以碘酚液或 10% 碘酊液一段，使涂药段大致与瘘管长度相等；最后从出口处拉出黑线一段，使涂药段刚好埋入瘘管内，两端线头拴成活结成线圈裸露在外，盖上消毒敷料。

每天按上法涂药后拉出黑线一段，一般 2～4 次痊愈，抽出黑线，治疗完成。在此法治疗期间，如脓肿周围有炎性浸润或属化脓性蜂窝织炎，则因人而异选用抗生素辅助治疗。

3. 拔瘰条的使用

拔瘰条组成：水银、明矾、火硝、食盐、皂矾各 15g。用法：用探针探明瘘管的深浅、方向、分支分布及内口部位，然后沿瘘管方向轻轻放入拔瘰条，尽量插至根部。5～6 天后换药，瘘管壁已被蚀脱，管径扩大至 4～5 倍，换药时应仔细检查有无分支，若有分支则如前法拔管。

拔管一般需 3～4 次，拔至耳的内口，使复层鳞状上皮全部脱落，方可收口痊愈。

（二）先天性耻骨前窦道

【病因】

先天性耻骨前窦道是耻骨前区域皮肤至膀胱前壁、尿道或脐部之间的窦道。包括先天性耻骨前窦道、耻骨前皮样窦道、耻骨下皮样窦道、腹壁下瘘管、阴茎根部瘘管、尿道重复畸形等。病因及胚胎学理论尚不明确，目前存在腹壁闭合异常、变异的尿道背侧重复、尿生殖窦的先天性瘘管、泄殖腔的持续残留、泄殖腔膜残留和脐阴沟等学说。

【症状及诊断】

先天性耻骨前窦道多见于婴幼儿及儿童早期，女性患者较少。主要表现为窦道开口处渗出透明黏液样分泌物，症状加重，常合并部分并发症，如膀胱前脓肿、女性阴蒂假性肥大、阴唇脓肿、前庭大腺囊肿等。目前超声、CT、MRI、窦道造影和排尿性膀胱尿道造影均被用于先天性耻骨前窦道临床诊断。超声是目前首选的检查方法，彩色多普勒超声无增强扫描亦可鉴别瘘管和血管腔，当窦道位于耻骨联合的后方时，窦道并不清晰可见，此时需要窦道造影或 MRI 评估瘘管的远端。

【治疗】

手术

手术治疗是先天性耻骨前窦道较为公认的治疗方法，需要注意的是应做到完整切除窦道，避免复发和并发症。如果处于急性感染期，应积极采取抗生素治疗，局部引流。一旦感染消退，应尽早进行手术。

术后并发症主要包括切除不完整、瘘管复发、术后感染及周围脓肿等。许多病例早期没有进行手术切除，导致局部皮肤感染反复发作，以至于就诊时已出现一定程度的并发症，因此早期干预很有必要。

（三）甲状舌间瘘

【病因】

胚胎期间，第四周时出现甲状腺胚基，胚胎 2.5cm 时，甲状腺胚基形成一带腔的上皮细胞索并逐渐向颈部下降，穿过舌骨的原始组织向下至颈部，形成甲状腺舌管，下端发育成甲状腺。甲状腺舌管在第二个月退化消失，在口腔端残留为舌根部的盲孔。

若甲状腺舌管退化不全并胀大成囊，遂形成甲状舌间囊肿，破溃后变成甲状舌间瘘。

【症状及诊断】

本病多见于幼儿及少年，囊肿未溃之前可见颈部正中线上舌骨下方有一球形肿物，直径约 1～

2cm，表面光滑，常无自觉症状。当舌伸出时肿物向上移动，如用手捏住肿物时，伸舌即感困难，随着年龄的增长。特别是青春期，囊肿的内容物不断蓄积而胀大。直径可达 4～6cm，一旦出现继发感染，可有红、肿、热、痛，最终破溃，经久不愈，或自行闭合后不久又破溃。分泌物为清水样液体，瘘外口可有内陷并向上移位。探针多只能探入 1～2cm，X 线检查有助诊断。

【治疗】

1. 手术切除

不论囊肿或瘘管，均须彻底切除，包括相连的皮肤、皮下组织、筋膜、肌肉组织以及管壁穿越的部分舌骨，直达舌盲孔。术前向瘘管内注入亚甲蓝有助查找有无侧支及膨大的管腔以保证切除彻底。

2. 灌注法

(1) 对甲状舌间瘘的灌注法：注药前不需特殊准备(但当有明显炎症或瘘口流出脓液者可暂缓注射)只需嘱患者含水一口，不要咽下。患者平卧，肩背下垫一薄枕，使头尽量后仰。常规消毒瘘口周围皮肤，按无菌原则操作。用 1～2ml 蓝芯注射器吸 10%～20% 三氯乙酸 1～2ml，接好针尖已磨平的 8 号针头(或在普通针头上接上一段适当粗细的塑料管，长约 5cm)，为了在加压注药时药液不致外溢，可在针头上(或塑料管上)套好一个滴眼瓶上的小胶皮帽，把磨平的针头或塑料管自外口插入瘘管内，深约 1～2cm，移动小胶皮帽使其堵严瘘管外口，随即缓缓注入药液，当患者感到口中有酸涩味时，立即停止注药。拔出针头或塑料管，令患者漱口，把水咽下。瘘管外口用无菌敷料包扎，粘膏固定。

一般在 2 天内，瘘管渗液逐渐减少直至停止，瘘口闭合而愈。如一次注射未愈，可再次注药治疗。

(2) 对甲状舌间囊肿的灌注法：术前不需准备，体位同前，常规消毒皮肤后，穿刺点局部浸润麻醉。选用 18～20 号穿刺针头接好 10～30ml 注射器。穿刺囊肿，尽可能抽净囊内容物，然后缓缓注入 20% 三氯乙酸于囊肿内，然后再吸，再注药，如此反复抽吸及注药数次，最终把多余的药液吸出，则治疗结束。

一般在 3～5 日囊肿则变硬、变小或渐渐消失。

(四) 腮源性窦道或瘘管

【病因】

胚胎期间由于某种原因造成鳃裂发育异常，残余的原始上皮细胞被埋藏于胎头的腹侧，出生后可形成囊肿、窦道或瘘管。

【症状及诊断】

一些病例于初生时即有瘘孔，或于幼年发现耳后或颈侧有无痛性肿物。当继发感染时，可出现红肿热痛等症状，一旦破溃，瘘口时愈时溃，很难治愈。溃破的瘘口如在外耳道内，极易误诊为中耳炎或外耳道疖肿，如在胸锁乳突肌前缘及耳后，又常被误诊为结核性淋巴炎或由之形成的窦道。X 线检查有助诊断。

临床上以第 1、2 鳃裂瘘管多见。第 1 鳃裂瘘管可分 3 型：Ⅰ型即先天性耳前瘘管。瘘管外口多在耳轮脚前方，管道呈盲管状或囊肿。位于耳前皮下，极少与外耳道相通；Ⅱ型瘘管开口多在乳突尖前下方，瘘管管道呈囊肿状，位于乳突部皮下，可与外耳道相通；Ⅲ型瘘管口多在下颌角附近，瘘管管道呈长条状，大多数与外耳道相通。第 2 鳃裂瘘管的外口，多在胸锁乳突肌前缘舌骨水平以下，内口(端)进入扁桃体窝或其邻近处。

【治疗】

1. 中药捻的使用

按总论去腐生肌原则换药。为了有效蚀除管壁组织，开始时可使用红升丹捻。此法有时未能蚀除全部管壁内上皮，故易复发。

2. 三氯乙酸灌注法

治疗前最好行碘油造影以明确是窦道(盲端)还是瘘管(与外耳道或咽腔相通)。如系窦道，可先插入细塑料管用过氧化氢溶液和生理盐水反复冲洗，使管内不存留任何分泌物。(因为皮脂栓或脓栓可覆在管壁上，妨碍药物对上皮细胞的破坏作用，也易致病菌潜藏。）当冲洗出的液体澄清时，可向瘘管（或窦道中）满注 20% 三氯乙酸。一般注入 1～2ml。为了减轻酸对外耳的刺激，可在外耳道内置一蘸有 5% 磷酸氢钠棉捻，术毕取出。

3. 手术

非手术方法不能治愈时，可手术切除瘘管及管道上的上皮组织。术前可注入亚甲蓝。第一鳃裂瘘的Ⅱ、Ⅲ型要注意避免损伤面神经。

二、后天性慢性窦道

窦道形成的主要原因是对较深的感染伤口处理不当，而致引流欠佳，坏死组织不能清除（腐不去则新肉不生）或由于污染的异物存留，感染不能控制，时间一久瘢痕组织大量增生，血液供应会受到影响，致使愈合更加困难。常见的慢性窦道多继发于感染性疮面、压力性疮面（压疮）、医源性损伤等。

（一）继发于感染性创面的慢性窦道

【病因】

造成慢性窦道的常见感染性疮面有糖尿病足溃疡、毛囊闭锁三联征或脓肿等，较深的感染性疮面处理不当，引流不畅，内部残留部分坏死组织或死骨，导致感染持续存在，愈合困难。

【症状及诊断】

感染部位自溃或切开病史，其后伤口一直未愈合或愈后又溃。局部有疮口，常有脓性分泌物流出，时多时少，经久不愈；疮周皮肤可出现潮红、丘疹、糜烂等表现，瘙痒不适；久病疮周皮肤紫暗，疮口胬肉突出；一般无全身症状。用探针可大概了解窦道的深浅及走行方向。X 线检查、B 超或 CT 可明确窦道位置、形态、数量、长度及与周围组织结构关系。分泌物细菌培养及药敏试验能够了解疮面感染菌种并指导用药。

【治疗】

1. 辨证施治

窦瘘形成，多为营卫气血瘀滞，脏腑失调，余毒未清，久治不愈。治疗上早期提脓祛腐、后期生肌敛疮。

2. 外治

（1）换药：目的是观察并判断创面情况，引流坏死组织，减少创面受损及感染。传统换药主要以湿纱条引流为主。在用纱条填塞窦道时，应当注意易残留纱布细屑形成新的异物，造成感染，愈合时底部愈合慢，上部愈合快，形成假性愈合，使窦道复发。

（2）手术：单一无分支的简单窦道常采用保守治疗，窦道形态复杂、感染严重、迁延不愈、深部残留异物或坏死组织难以清除的复杂窦道大多需手术治疗。手术应在窦道形成 3 个月后，此时窦道周围组织急性炎症消退，窦道纤维瘢痕组织完整易于切除。窦道周围多有炎症反应导致组织粘连较重，因此，手术中要操作轻柔，保护周围正常组织，又要彻底切除窦道病变组织，消除感染源，避免复发。复杂的窦道创面切除后，常使用皮瓣移植填充窦道创面缺损。

（3）负压封闭引流：最适合用于复杂伤口，可以任意裁剪适应窦道形态，置入窦道深部，充分填塞接触创面。例如糖尿病足感染。

（4）中药捻的使用：按去腐生肌法使用中药纸捻或棉捻换药治疗。如窦道口小，引流不畅者，用红升丹纸捻或去腐生肌散 1 号棉捻填入窦道内，外面以生肌玉红膏纱布包扎。每日换药 1 次，取出药捻后拭净窦道内脓汁，再同前置入药捻。数日后窦道口变大，引流通畅，脓汁减少，此时可换用五五丹纸捻或去腐生肌散 2～3 号棉捻。又几日后，当基本无脓或脓已呈血浆样时，改用九一丹纸捻或去腐生肌散 4 号棉捻，继续每天换药，但药捻不能放到窦道顶端，而应逐日浅放，以期肉芽组织自窦道基底填满，终至愈合。有时也可配合手术，扩大窦道外口及纡曲的管道。

(5) 置管冲洗法：当窦道较深或有脓腔时，可置入适当粗细的硅胶管或软塑管，通过其对窦道进行冲洗。然后保留导管，以利脓汁排出。冲洗后视具体情况可采用抗生素溶液加 5mg α- 糜蛋白酶自导管注入，封闭导管外口，4～6 小时后打开，可有效地控制感染和加速坏死组织液化及排出，必要时还可在打开导管外口后加以负压抽吸，可加速脓腔及窦道闭合。当脓汁量已很少时，可每天剪短导管。窦道已很浅时，改用去腐生肌散 4 号棉捻换药，直至愈合。

（二）压疮形成的窦道

【病因】

间断或者持续性的压力或剪切力可导致皮肤及其皮下组织发生严重及不可逆性的缺血损伤，使得氧气和营养无法供应至受损区域，同时血液的再灌注又可带来活性氧及细胞因子，由此反复导致组织坏死，引发压疮，形成溃疡。由于压力的持续存在、细菌感染及营养状况欠佳等因素，疮面长期不愈，向深部扩展，形成窦道。见图 11-1。

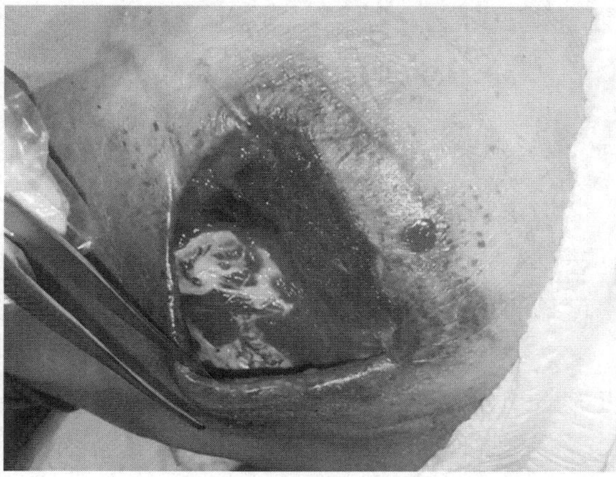

图 11-1　压疮形成的窦道

【症状及诊断】

局部皮肤可见一个或多个微小开口，周围皮肤发红、水肿或苍白，用探针从开口插入，可探及深部管道，方向多呈分支状，开口处可见黄色腐肉或黑色焦痂脱落物，渗出分泌物，气味腐臭味。用探针可大概了解窦道的深浅及走行方向。X 线检查、B 超或 CT、MRI 可明确窦道位置、形态、数量、长度及与周围组织结构关系，明确是否侵及骨膜，引起骨髓炎。分泌物细菌培养及药敏试验能够了解疮面感染菌种并指导用药，需与藏毛窦和肛瘘相鉴别。

【治疗】

1. 翻身：要使压疮痊愈必须避免压疮生成后仍持续躺卧或让患部承受重量、组织的血流减少而使得氧气和营养无法供给到伤口，以及未移除伤口病理产物。护理人员须每 2 小时翻身 1 次，必要时 1 小时翻身 1 次。

2. 营养支持：近期失重、低 BMI、膳食蛋白质摄入量减少、进食困难等营养因素均与压疮预后有关，在治疗时应当重视营养改善。

3. 清创换药：清创是压疮治疗的关键环节，及时清除坏死组织，对后续的创面愈合至关重要。换药能减少疮面受损及感染。

（三）医源性损伤形成的慢性窦道

【病因】

常见的医源性损伤造成的慢性窦道包括手术切口感染及异物植入术后感染。形成窦道的原因是被污染的植入物、疮面引流不畅或有坏死组织未能排出。

【症状及诊断】

有手术及切口感染史，遗有不断流脓的窦道外口，长期不愈，或愈后又溃。窦道外口一般均较小，其直径约为几毫米，有时可见肉芽组织突出，诊断不难。此外应注意除外与脏腔相通的瘘管可能，必要时可作 X 线检查、B 超、CT、MRI 检查以助诊断。见图 11-2、图 11-3。

【治疗】

1. 换药

换药的目的在于引流通畅，控制感染。

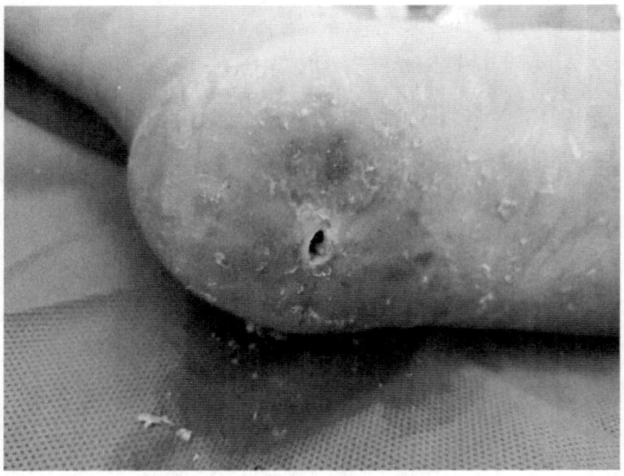

图 11-2　足跟部术后不愈合形成窦道

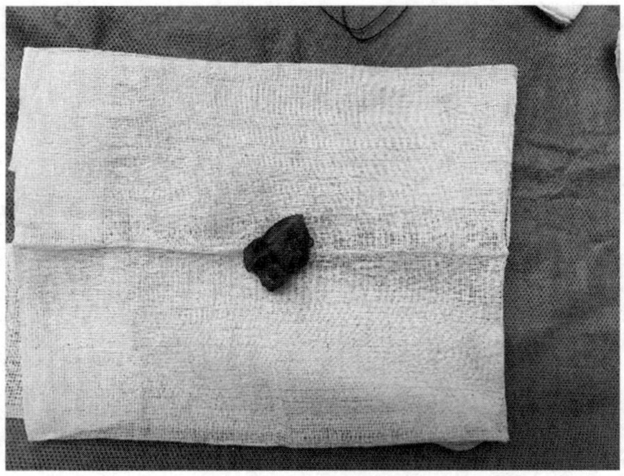

图 11-3　足跟部窦道切除组织(可见缝线残留)

2. 手术

医源性慢性窦道的形成，大部分是因为异物感染，采取手术治疗，即是行扩创或搔刮，主要目的是扩大伤口，改善引流，完全去除植入物。

【预防】

关于医源性窦道的预防，首先是防止切口感染。其措施一般有：①严格无菌操作；②术中应轻柔，止血彻底，切口内不遗留异物或失活组织；③对污染伤口适当放置引流物；④合理使用抗菌药物等。

尽管采取了种种措施，仍很难完全杜绝术后切口感染以及由此而形成的慢性窦道。为此，在术后应密切观察伤口，特别是在术后 2 天内，当患者主诉切口有较剧烈的疼痛，尤其是出现跳痛时或伴有体温升高，白细胞计数增高时，更应仔细检查伤口，注意切口上有无局限的红、肿及伴有触痛的硬结。如果发现上述情况时，说明切口已有感染发生，应毫不犹豫地拆除硬结上及其邻近的皮肤缝线 1～2 针，扩开伤口直达筋膜，如有脓性分泌物或血凝块时应拭净或取出，最后在伤口内放入去腐生肌散 4 号(或九一丹)棉捻，外用涂有生肌玉红膏的纱布覆盖，每天换药 1 次，直至愈合。但在换药过程中，如发现有水肿性肉芽组织(异物反应性肉芽，其纤维长而松软)时，提示着该处的深部缝线结或植入物可能已被污染，应剪断拆除，继续同上换药。如扩开的伤口较大，在换药几天以后，肉芽组织新鲜健康，分泌物已呈血浆样时，可用蝶形粘膏拉拢伤缘两侧皮肤使之对拢整齐，可达到延期愈合。

在发现切口已有感染时，切忌把希望寄托在加大剂量或联合应用抗菌药物上。否则一旦感染未能被控制，而在切口深部形成脓肿(往往波及整个手术中所分离范围)。必然使更多的缝线被污染。这种情况下形成的窦道处理起来更为棘手。

(徐旭英　贾湘隆)

参考文献

[1] 李竞. 中国疡科大全 [M]. 天津：天津科学技术出版社，1992.

[2] 徐旭英，吕培文，吴承东，等. 红纱条配合垫棉法治疗体壁窦道 26 例 [J]. 北京中医，2006，25(2)：93-94.

[3] 陈红风. 中医外科学 [M]. 北京：中国中医药出版社，2021.

第十二章
慢性难愈合溃疡

第一节　下肢静脉性溃疡

下肢静脉性溃疡(venous leg ulcer，VLU)属中医学臁疮范畴，是由持续或慢性静脉功能不全、静脉高压引起的下肢开放性皮肤损伤。是外科一种常见病，多发病。下肢深静脉功能不全除继发浅静脉曲张等症状外，常为单侧性，好发于小腿。其发生率与性别、年龄增长、既往深静脉血栓病史、静脉炎等因素有关。临床上主要表现为患肢的浅静脉曲张，水肿，疼痛，皮肤色素沉着，硬化等。见图 12-1。

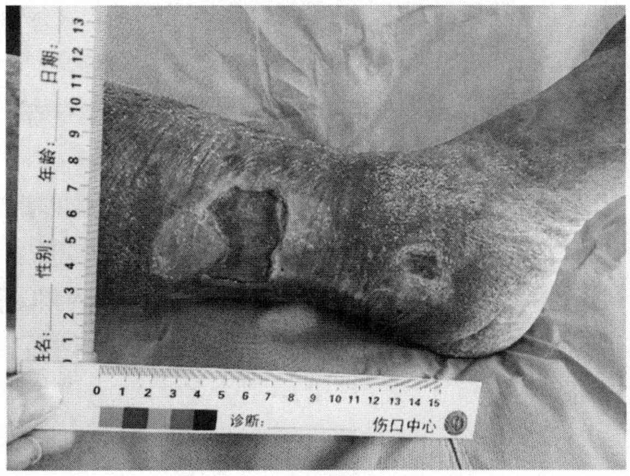

图 12-1　下肢静脉性溃疡

【病因】

中医认为本病病因责之禀赋素亏，正气不足，又因久坐久立或负重过度，以致筋脉弛纵不收，脉络艰涩不畅，血停脉中，瘀血凝集，气血不通，肌肤失于濡养，久而化热生腐，破溃成疮；或小腿局部皮肤破溃，外感邪毒，湿热下注而成。中医学认为，本病属本虚标实，主要涉及肝、脾和肾三脏，气虚血瘀是基本病机，益气活血以消除下肢瘀血是治疗的关键。

西医认为本病作为一种反复发作的慢性疾病，主要发生于足靴区，常因各种疾病导致下肢静脉瓣膜功能不全，由此产生静脉异常反流或静脉受压、阻塞等引起静脉压升高，进而使局部血液循环紊乱和组织吸收障碍，代谢产物蓄积，营养不良，进而出现皮肤的坏死，最终形成溃疡。

【症状及诊断】

继发于下肢静脉功能不全者，早期表现为患侧小腿有“青筋暴露”(静脉曲张)，并逐渐加重，站立过久患肢有沉重感或指压性水肿，继而出现局部溃疡，周缘高起，呈陡隘状不规则，表面有污灰色脓液，肉芽颜色不鲜，易出血，微痛。部分患者可在曲张静脉处反复发生栓塞性静脉炎，表现为皮色潮红、灼痛，可触知索状硬结。皮肤色素沉着逐渐加深并出现刺痒和湿疹样改变，抓破后渗液较多。一些患者常反复发生丹毒，日久可出现患肢增粗，皮肤增厚变硬。一旦破溃很难愈合，或愈后不久又溃，范围不断扩大，遂形成典型的静脉性溃疡。多见于小腿内侧下 1/3 处，周围皮肤萎缩，色暗褐或黑褐。溃疡呈穿凿样，边缘陡峭，肉芽苍老紫暗或苍白，渗出液稀薄，可多可少，带腥秽味。溃疡小者仅数毫米，大者可波及小腿大部。病期较长，短者数月，长者数年或数十年。诊断一般不难。但病期过久，疮面肉芽呈菜花样者须除外癌变。

【鉴别诊断】

1. 动脉疾病性溃疡

多伴发于糖尿病、高血压和动脉硬化。发病多较急，病期短，溃疡易发生在足部，常引起肌腱和骨组织感染坏死，无静脉曲张，皮肤色素沉着轻。

2. 神经营养性溃疡

多伴发于脊髓损伤(外伤性截瘫),脊髓灰质炎后遗症以及颅脑和脊髓的先天畸形。溃疡多发生在足底等负重部位,呈圆形,周围硬如胼胝,故又称胼胝性溃疡。患肢挛缩,感觉减退。

【治疗】

1. 一般疗法

首先应当控制病因及消除危险因素,如避免久站、久坐,间歇性抬高患肢。除此之外,还应加强腓肠肌功能锻炼,提高腓肠肌泵的泵血功能,改善破溃肢体的血流动力学。

(1) 基础治疗:压力治疗作为最重要的保守治疗措施,操作过程方便而有效。通过对小腿施加压力,减少静脉反流、加快静脉回流,从而加强腓肠肌泵的功能以达到减轻局部瘀血和缓解水肿的功效。目前常见的压力治疗措施有弹力袜和间接性充气加压,当两者同时应用时,可极大减少静脉反流,提高溃疡的愈合率。平时尽可能多卧床,垫高患肢。最忌较长时间站立而少走动。

(2) 药物治疗:①增加血管张力药物,如黄酮类制剂等。②改变毛细血管阻力药物,如七叶皂苷等。③改善静脉回流药物。④改善淋巴回流药物,如香豆素。⑤纠正血流动力学异常药物,如巴曲酶、降纤酶等。⑥抗炎药物。溃疡形成,常伴发感染,应及时行病原学检查,合理应用抗生素。⑦镇痛药物。溃疡形成后,常伴患肢的疼痛,影响患者的生活质量,可依具体情况,合理应用镇痛类药物,遵循阶梯治疗原则给药。

(3) 创面修复治疗:①皮肤移植术。某些患者创面形成的时间长,或创面较大,传统的清创换药效果较差,创面恢复情况不理想时,可以行皮肤移植术,加速创面的愈合。②富血小板血浆(Platelet-rich plasma,PRP)治疗。将自体静脉血离心后,取下层血小板浓缩物,注射或喷涂到创面。PRP中富含各种创面修复所需的生长因子,可显著加快创面修复细胞的增殖和分化;可促进局部微血管的生成,增加局部的供血和供氧;PRP中富含的白细胞可控制创面炎症反应。

(4) 手术治疗:下肢静脉性溃疡可通过手术的方式改善下肢的血流动力学,促进静脉回流,手术的术式多样,需根据患者个体情况,合理选择最合适、有效及安全的手术方案。①腔内治疗。创伤较小、安全性高且容易操作。主要包括激光闭合术、射频消融术、硬化剂注射和支架置入等。②开放手术。开放手术主要包括大隐静脉高位结扎剥脱术、小腿交通支静脉结扎术等,因其创伤较大,并发症较多,导致患者接受度不高。同时开放手术难度稍高,对术者的经验和技术有较高要求,临床较为受限。③杂交手术。杂交手术将腔内治疗和传统手术优势相结合的新型治疗手段。杂交手术一方面扩大了腔内治疗的应用范围,同时又减少了开放手术的创伤以及并发症,取长补短,提高了手术的安全性。

2. 辨证施治

可依据病因病机和临床症状分为湿热下注、脾虚湿盛和气虚血瘀三型。①湿热下注证者治以清热利湿,和营解毒,方选二妙丸和五神汤加减;②脾虚湿盛证治以健脾化湿,予补中益气汤和参苓白术散加减;③气虚血瘀证者补气活血,祛瘀生新,予补阳还五汤和四妙汤加减。

3. 外治疗法

《医学源流论》中曾记载:“外科之法,最重外治。”中医外治法治疗臁疮的历史悠久,有得天独厚的优势,贴敷、熏洗、溻渍等特色疗法可以将药物直接接触于患处,可明显减轻患者的疼痛不适感,减轻局部的炎性反应,加速创面愈合。①去腐生肌法进行换药治疗。对于患病时间较短的病例,如能注意卧床休息或加用弹力绷带,多能在短期内治愈。②夹纸膏法。剪两张大于溃疡的油纸,把铅丹、轻粉、儿茶、没药、雄黄、血竭、五倍子炒、银朱、枯矾各等分共研极细,夹于油纸内,四周用糨糊粘封住,再用针把夹药部分一侧的油纸刺多个小孔。用时先把疮口用葱、椒煎汤洗净,拭干,然后把刺有针孔的一面贴在溃疡上,包扎固定,隔3天换药1次。

4. 针灸治疗

针灸疗法治疗臁疮在许多中医古籍中被提及,因其疗效明确,操作简单,安全性高等优点,被广大患者和医务工作者接受。①雷火灸临床疗效确切，值得深入研究和推广；②围针法，通过分析臁疮的病因病机，运用四畔和卫气理论指导放血和针刺，泻湿热，化瘀血，益正气，使局部瘀滞气血得以消散，改善患者症状，加速创面愈合，减少病情复发，取得了良好的效果；③局部针刺放血疗法等。

【预防】

对久站或蹲位工作的职工，应注意活动患肢或走动，开展工间操以改善下肢循环；如发现下肢静脉已有曲张，须查清原因，给予适当治疗，轻者可使用弹力绷带。当下肢溃疡经治疗后愈合或已行过静脉手术者，仍应在患肢包扎弹力绷带或护腿，以防复发。

【临床研究】

吕培文教授认为臁疮病性为本虚标实，病因为内外合邪。认为病机有三。①湿热下注，筋脉瘀毒（阳证），治以清热解毒、利湿通脉。予清热利湿汤化裁：野菊花 10g，蒲公英 20g，防己 10g，土茯苓 30g，木瓜 15g，白茅根 15g，赤芍 15g，牡丹皮 15g，白花蛇舌草 15g，黄柏 10g，苦参 15g，海金沙 30g，生甘草 6g。14 剂，每日 1 剂，水煎，早晚分服。②气滞血瘀，筋脉失荣（阴证），以活血化瘀、荣筋生肌为主要治法。方予活血生肌汤：生黄芪 30g，鸡血藤 30g，赤芍 10g，白芍 10g，首乌藤 15g，丹参 20g，鬼箭羽 15g，川牛膝 20g，郁金 15g，制水蛭 6g，瓜蒌仁 15g。③气血两虚，筋脉阻隔（半阴半阳证，偏于阴证），治以益气养血、托里生肌。方予养荣生肌饮化裁：生黄芪 45g，党参 20g，生白术 20g，当归 10g，赤芍 12g，白芍 12g，山药 15g，熟地黄 10g，鹿角胶 10g，鸡血藤 30g，茯苓皮 30g，桂枝 15g，葶苈子 15g，汉防己 10g。

（徐旭英　贾湘隆）

第二节　痛性溃疡

下肢痛性溃疡（painful leg ulcers，PLU）多指在下肢溃疡的基础上伴有间断或持续性疼痛，是一系列复杂病因导致下肢痛性溃疡的总称，目前对 PLU 尚没有明确定义，仅仅将疼痛作为下肢溃疡的一种伴发症状。见图 12-2。

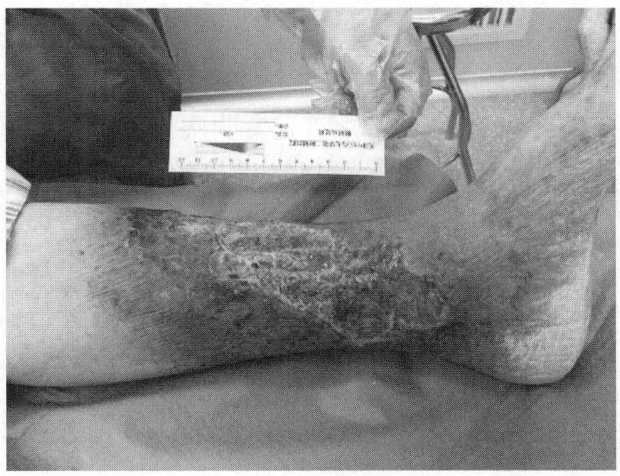

图 12-2　痛性溃疡

【病因】

1. 静脉性溃疡相关 PLU

下肢静脉性溃疡疼痛评估发现，大多数静脉性溃疡相关 PLU 至少存在中度疼痛，疼痛性质多为跳痛、烧灼痛或痒痛，站立时比平卧状态下疼痛加重，间歇性疼痛较特发性疼痛更常见。

2. 糖尿病神经性疼痛相关 PLU

糖尿病患者常合并周围神经病变和不同程度的周围血管病变，加之感染等因素更易发生下肢溃疡进而导致 PLU。

3. 动脉性溃疡相关 PLU

动脉性溃疡相关 PLU 可能与溃疡本身或严重组织缺血性静息痛有关。夜间或下肢抬高时仅部分动脉性溃疡相关 PLU 可出现疼痛加重情况，因此该症状变化缺乏特异性；动脉性溃疡疼痛多为锐痛或局部疼痛。

4. 特殊病因

（1）血管炎相关 PLU：最常见引起 PLU 的血管炎包括类风湿性关节炎、系统性红斑狼疮、结节性多动脉炎和冷球蛋白血症，上述疾病因局部强烈炎性反应导致伤口疼痛明显。PLU 是系统性红斑狼疮的一种罕见并发症，可能是一种继发性免疫复合物介导的血管炎，其伤口典型组织学表现为伴有血管壁纤维蛋白样坏死和明显多形核细胞浸润的白细胞破碎性血管炎。丙型肝炎特发性混合性冷球蛋白血症、乙型肝炎所致结节性多动脉炎均可引起 PLU。

（2）血管栓塞性疾病相关 PLU：常见血管栓塞性疾病包括血栓闭塞性脉管炎、镰状细胞病、胆固醇栓塞、钙化防御、抗磷脂抗体综合征和青斑样血管病。上述疾病可由多种因素导致栓子形成，继而血管栓塞导致局部组织缺血、坏死或破溃，最终形成可伴有中、重度疼痛的 PLU。

（3）坏疽性脓皮病相关 PLU：坏疽性脓皮病是一种典型的中性粒细胞性溃疡，多位于下肢、多发且疼痛明显。开始为触痛结节、斑块或脓疱，可迅速发展成 PLU，其溃疡多为脓性基底伴紫色或红色不规则边界，愈合后形成筛状萎缩瘢痕。

（4）高血压相关 PLU：高血压性溃疡可表现为 PLU，疼痛强度与溃疡大小无关，好发于小腿下 2/3 前外侧，多在血压控制不良时出现。溃疡可深达跟腱，伴或不伴有卫星灶。

（5）类脂质渐进性坏死相关 PLU：类脂质渐进性坏死是一种特发性皮肤栅栏状肉芽肿，常与糖尿病相关，又称糖尿病性类脂质渐进性坏死。多见于女性和糖尿病病史三四年以上者，在糖尿病患者群中其发生率为 0.3%～0.7%。初期为边界清楚的丘疹和结节，进而出现毛细血管扩张，呈中央红棕色至黄棕色的紫红色斑块，通常无症状，约 30% 病灶会出现破溃并伴有间断性疼痛而形成 PLU。

【症状及诊断】

在下肢溃疡的基础上伴有间断或持续性疼痛，可诊断为 PLU。常用的 PLU 疼痛评估工具包括语言等级评定量表（verbal rating scale，VRS）、数字评定量表（numerical rating scale，NRS）和视觉模拟评分表（visual analogue scale，VAS）。NRS 和 VAS 均可通过量化疼痛强度来进行连续测量及参数分析，但不能反映疼痛特点或疼痛类型。简短麦吉尔疼痛问卷 2（short-form MeGil pain questionnaire-2）可从持续疼痛、间歇性疼痛、神经性疼痛和情感描述 4 个方面评估疼痛特点和类型。生活质量问卷（qualify of life questionnaires）、诺丁汉健康量表（Notingham health profile）、医疗结局简短形式问卷调查（medical outcomes shortform-36questionnaire）进一步从幸福指数社会获得感和情绪等方面对疼痛强度进行综合判断。

【治疗】

对于 PLU 的治疗首先要明确病因，然后采取对症治疗与病因治疗、局部治疗与全身治疗相结合的模式。对症治疗主要是缓解伤口疼痛，病因治疗则需要视原发疾病情况选择合适的治疗手段：局部处理即对伤口的管理，全身治疗主要包括抗感染及免疫抑制剂等药物的应用。

1. 疼痛管理

目前尚无单个镇痛药对 PLU 的疗效评价研究，对 PLU 疼痛常采用以患者为导向的多方位治疗以恢复其日常生活能力。轻度疼痛可以用对乙酰氨基酚 / 阿司匹林等抗炎药物治疗；严重疼痛可使用吗啡进行镇痛。

2. 伤口管理

伤口管理主要包括换药和清创，针对 PLU 在进行上述两项操作时更应该注意患者疼痛加重的情况。慢性伤口疼痛可包括 3 种：与潜在疾病相关的持续慢性疼痛，伴随换药的急性复发性疼痛和手术相关的急性偶然疼痛（如清创或感染）。换药期间的全身镇痛可在短时间内达到镇痛效果且不良反应最小，硫酸吗啡片对于剧烈疼痛可起到短效镇痛作用；局部应用七氟醚可起到快速和持久的局部镇痛作用，是一种有效且安全的治疗方法；换药时应用布洛芬泡沫敷料可有效缓解静脉性溃疡的轻、中度疼痛，但疼痛缓解并不能加速伤口愈合。锐性清创不能缓解 PLU 疼痛，在清创时应用利丙双卡因乳膏可减轻患者清创所引起的疼痛。

3. 病因治疗

针对 PLU 不同病因可采取不同治疗方法：针对静脉性溃疡可采取弹力网带（弹力袜）加压治疗，静脉性溃疡早期采用包括静脉内激光、射频消融、超声引导泡沫硬化疗法或机械化学消融等方法可促进溃疡愈合和疼痛缓解，对于不能实施血管重建并伴有严重静息痛患者，可实施腰交感神经切除术，但尚没有证据表明其有助于改善神经性疼痛；下肢溃疡经保守治疗6周内无明显愈合倾向者建议行动脉造影及血管腔内治疗。血管腔内治疗、血管旁路手术、人工血管重建术等血运重建手术对缺血性下肢溃疡效果明显；对于免疫相关疾病如类风湿关节炎患者采用抗肿瘤坏死因子α治疗后伤口愈合率明显增加；系统性红斑狼疮目前多采用糖皮质激素与疾病修正治疗相结合，主要包括利妥昔单抗、依帕珠单抗、阿巴西普等；针对吸烟的血栓闭塞性脉管炎患者目前唯一真正有效的治疗手段是戒烟；乙型肝炎相关结节性多动脉炎主要采用抗病毒治疗；红细胞增多症相关PLU主要采用羟基脲治疗，但羟基脲存在并发下肢溃疡的可能，如出现应停药；高压氧疗可能对类脂质渐进性坏死相关PLU有效；对钙化防御采取手术清创和降低磷酸钙形成的治疗方法有一定作用，但甲状旁腺切除术通常无效；抗磷脂抗体综合征通常采取抗凝治疗，华法林较利伐沙班对于高风险抗磷脂抗体综合征患者预防血栓形成更加有效，血浆置换在必要时也可以作为一种补充治疗措施。

4. 辨证施治

中医关于疼痛的病因病机，常与气滞血瘀、经络不通、气血亏虚、肝肾不足等相关。在结合原发疾病病因的基础上，可依据患者临床症状配伍应用活血理气、舒筋通络、益气补血、滋补肝肾类的中药。

【预防】

对久站或蹲位工作的职工，应注意活动患肢或走动，改善下肢循环；当下肢静脉曲张等病因出现时，须及时治疗，控制疾病进展。

（徐旭英　贾湘隆）

第三节　压　疮

压疮又称压迫性溃疡，中医称席疮。是瘫痪患者或年老体弱患者，长期卧床不起，局部组织受压迫坏死而成。好发于尾骶部，肩胛部及股骨大粗隆等部位。约70%压疮发生在70岁以上的患者。截瘫、偏瘫或昏迷患者发病率尤高。见图12-3。

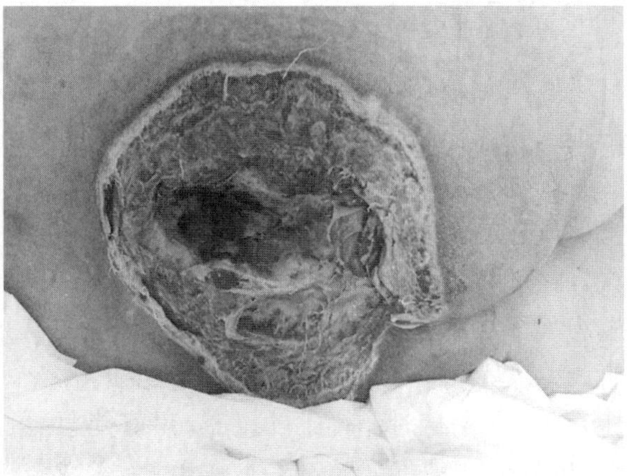

图12-3　压疮

【病因】

久病体虚，气血耗伤，加之长期卧床，肢体废用不遂，气血亦流通不畅，受压部位气血瘀滞，经络阻隔不通，久之肌肤筋脉失于温煦濡养而发，溃腐成疮，甚者出现腐烂坏死。

西医同样认为局部的长时间压迫引起血液循环障碍是发生压疮的根本原因。此外中年以后随着年龄的增加，皮肤和皮下组织的弹性和活力日渐减弱；严重的营养不良可引起脂肪及肌肉组织消瘦和萎缩，使骨骼与皮肤间衬垫作用减弱；血浆蛋白的降低，使受压部位更容易发生组织水肿；有神经损害（如截瘫，偏瘫等），当受压部位感觉减退（或消失）对压力的损害缺乏反应等等，这些都是压疮发生发展的内在因素。促使压疮发生的外在因素除压力外还有造成局部损伤的切变力（剪力）、摩擦、潮湿以及粪尿的污染等。

【症状及诊断】

可疑的深部组织损伤：局部皮肤完整但可出现颜色改变如紫色或褐红色，或导致充血的水疱。与周围组织比较，这些受损区域的软组织可能有疼痛、硬块、有黏糊状的渗出、潮湿、发热或冰冷。临床上习惯把压疮分为四期（或四度）。

1. 一期（瘀血红润期）

皮肤完整，局部皮肤（通常在骨突部位）颜色变红，压之不变色，与邻近组织相比，局部可有疼痛、坚硬、变热等症状。

2. 二期（炎性浸润期）

疼痛、水疱、破皮或小浅坑。部分皮层缺失，表现为一个浅的开放性溃疡，伴有粉红色的创面，无腐肉，也可能表现为一个完整的或破裂的浆液性水疱。

3. 三期（浅度溃疡期）

不规则的深凹，可有潜行、坏死组织及渗液，基本无痛感；全层组织缺失，可见皮下脂肪暴露，但骨头、肌腱、肌肉未外露，有腐肉存在，但组织缺失的深度不明确，可能包含有潜行和隧道。

4. 四期（坏死溃疡期）

全层组织缺失，伴有骨、肌腱或肌肉外露，伤口床的某些部位有腐肉或焦痂，常常有潜行或隧道。

无法分期：全层组织缺失，溃疡底部有腐肉覆盖（黄色、黄褐色、焦色、绿色或褐色），或者伤口床有焦痂附着（黑色、褐色）。

【鉴别诊断】

1. 痈

是一种发生在皮肉之间的急性化脓性疾病，多见于颈部、腋下、脐部、臀部等处，不一定是易受压及摩擦部位。局部红肿，但中间明显隆起，边界不清，持续性胀痛，化脓后啄痛，大多发生坏死、化脓溃烂，很少反复发作。

2. 接触性皮炎

是因皮肤或黏膜接触某些外界物质引起的皮肤急性或慢性炎症反应，有接触刺激物病史，皮损多局限在接触部位，边界清楚，以红斑、肿胀、丘疹、水疱或大疱、糜烂、渗出为主，自觉瘙痒、灼热感，重者疼痛。祛除致敏接触物，经治疗后皮损一般能较快痊愈。

【防治】

1. 一般疗法

应注意补充营养，纠正贫血及水肿；补充维生素，特别是维生素 C 对溃疡愈合有益；根据病情可考虑适当补充全血或血浆，个别患者需要肠道或静脉补充营养；伴有糖尿病者应积极治疗糖尿病。

2. 加强护理

压疮的发生发展都是与长期受压有直接的关系，因此，解除局部压迫是治疗和预防压疮的最好手段。一般认为每两小时至少要解除压迫 5 分钟，方能预防压疮。所以在压疮的防治中，关键就在于鼓励患者多翻身。如不能自己翻身的，应每 2～3 小时让人帮助翻身一次。在翻身时应注意不要拖拉患者，以免因摩擦（或剪力）使皮肤遭到损伤，此外应保持床褥平整，松软，干燥，洁净，对皮肤（主要是受压部位）在翻身时作轻柔的按摩，最好使用滑石粉（或六一散）以减少摩擦，还可用红花酊涂擦受压部位，对防止压疮的发生有一定作用，为了减轻和解除对局部（骨性突起部位）的压迫，国内外医务人员设计了种种翻身床、床垫、坐垫等，在防治压疮中发挥了很好的作用。但也有持不同意见者，认为过度信赖这些器材而放弃了良好的体位与高质量的护理，有时反而造成不良的后果。

3. 局部处理

（1）一期压疮：只要加强护理，及时翻身，注意按摩受伤部位，对受压部位使用气圈或软垫、枕头等将受压部位周围垫起，使之悬空或采取其他体位以解除对该部位压迫，可防止压疮进一步发展。

（2）二期压疮：有水疱时，应在无菌操作下抽出积液；如水疱已呈脓性，应剪去全部表皮，然后涂 2% 龙胆紫并用紫外线照射，使结痂干燥。如发现痂下感染积脓时，应剪除痂皮后用生肌玉红膏换药治疗。

（3）三期、四期压疮：此时已形成溃疡。对已坏死的组织应剪除，或使用蛋白酶制剂（如 α- 糜蛋白酶、菠萝蛋白酶等）以促进坏死组织液化腐脱。然后用生肌玉红膏或橡皮生肌膏按去腐生肌法换药治疗，但在有肌腱、韧带或骨质暴露部位严禁使用去腐生肌散等去腐类药物。需注意有无潜在的腔洞存在，如有可置入棉捻引流，必要时可扩大引流口，有条件时应作细菌培养及药敏试验，以作为必须使用抗菌药物时的参考。对范围较大的压疮还可采取手术方法治疗，包括局部切除、骨隆突切除或旋转皮瓣等，以加速治愈。

4. 辨证施治

压疮患者多因久病体虚，气血耗伤，若局部皮肤色红，轻度肿胀，或色紫暗，破溃，全身衰弱无力，纳差食少。舌质淡，苔白，脉沉细。可辨证为气滞血瘀，肌肤失养，治以益气通络，养血润肤，佐以解毒清热。应根据病情，给予补气养血等治法，如八珍汤、十全大补汤等。伴发于截瘫者可服地黄饮子，偏瘫者服补阳还五汤。如肉腐溃脓，可加白芷、桔梗托毒排脓；腐肉不脱者，加皂角刺。

（1）气滞血瘀证

治法：理气活血、疏经通络。

方药：血府逐瘀汤加减。

常用药：柴胡、枳壳、赤芍、桃仁、红花、当归、川芎、熟地黄、怀牛膝、桔梗、炙甘草等。气虚者，加黄芪、党参；气滞者，加延胡索、香附。

（2）蕴毒腐溃证

治法：益气养阴、利湿托毒。

方药：生脉散、透脓散合萆薢渗湿汤加减。

常用药：麦冬、党参、当归、黄芪、川芎、皂角刺、萆薢、薏苡仁、黄柏、茯苓、牡丹皮、泽泻、滑石、通草等。加减：脓腐较多者，可加金银花、败酱草等。

（3）气血两虚证

治法：益气养血、托毒生肌。

方药：八珍汤加减。

常用药：茯苓、当归、白术、党参、白芍、熟地黄、川芎、黄芪、炙甘草等。加减：余毒未尽者，加夏枯草、金银花、连翘；阴虚内热者，加鳖甲、玄参、地骨皮。

5. 外治疗法

（1）局部红肿者，如意金黄散 30g，化毒散 1.5g，鲜马齿苋捣烂，调成糊状外用。

（2）疮面深、腐肉多者，用京红粉纱条引流，外敷化毒散软膏。

（3）疮面暗淡、塌陷、腐肉不脱者，外用紫色疽疮膏。

（4）肉芽鲜红者，外用珍珠散或生肌散外敷甘乳膏。

6. 针灸治疗

可选用艾条熏灸疮面或电针围刺疮面辅助治疗。

【预防与调护】

1. 加强护理，重在预防。
2. 对长期卧床患者应定时翻身，易受压部位应保持皮肤干燥，床褥平整柔软，或使用气垫床。
3. 发现受压部位皮肤颜色变暗应及时处理。
4. 加强营养，积极治疗全身疾病。

（徐旭英　贯湘隆）

参考文献

[1] 王雨，孟元，辛有清，等. 吕培文臁疮生肌三法辨治下肢静脉性溃疡经验 [J]. 北京中医药，2023，42（3）：285-287.

[2] 靳立强，郭海涛，韩书明，等. 雷火灸联合复方黄柏液治疗下肢静脉性溃疡的疗效观察 [J]. 中医外治杂志，2022，31（1）：38-40.

[3] 刘青武，何秀娟，谭崇赋，等. 吕培文应用“治翻车”协同四藤二红汤治疗慢性皮肤溃疡临床经验 [J]. 北京中医药，2021，40（12）：1344-1347.

[4] 贾连城. 吕培文学术思想总结及应用回阳生肌法治疗阴证皮肤溃疡的临床研究 [D]. 北京：北京中医药大学，2016.

[5] 卢旭亚，徐强，李品川，等. 下肢痛性溃疡诊疗进展 [J]. 中华皮肤科杂志，2019，52（7）：510-514.

[6] 卢旭亚，徐强，李品川，等. 止痛生肌散联合生肌象皮膏对下肢静脉痛性溃疡治疗前后 MMP-1、MMP-2 及相关 TIMPs 的影响 [J]. 中国皮肤性病学杂志，2020，34（4）：449-453.

第十三章
脓　肿

第一节　急性脓肿

急性化脓性感染引起组织坏死、液化形成脓液并积聚在组织或器官内，其外面包裹着一个完整的脓壁者叫急性脓肿。见图 13-1。

【病因】

中医病因病机为邪热郁阻经络，引起气血瘀滞，久而化热，热盛则肉腐而为脓，积聚形成脓肿（脓疡）。脓毒血症伴发的转移性脓肿，中医称之为流痰或流注。

西医认为常见的致病菌为金黄色葡萄球菌。脓肿可原发于急性化脓性感染，或由远处原发感染源的致病菌经血流、淋巴管转移而来。往往是由于炎症组织在细菌产生的毒素或酶的作用下，发生坏死、溶解，形成脓腔，腔内的渗出物、坏死组织、脓细胞和细菌等共同组成脓液。由于脓液中的纤维蛋白形成网状支架才使得病变限制于局部，另脓腔周围充血水肿和白细胞浸润。最终形成的肉芽组织增生为主的脓腔壁。

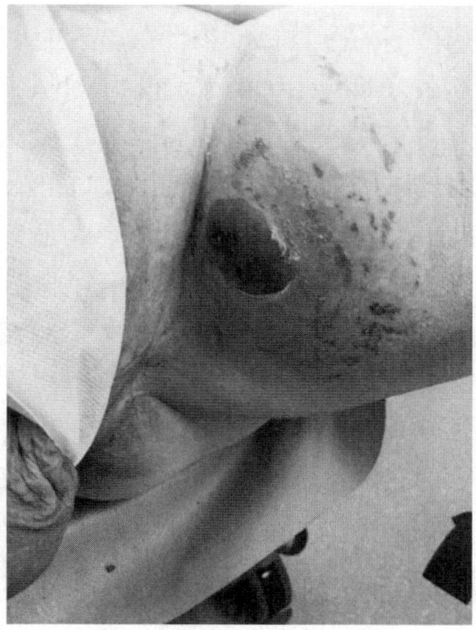

图 13-1　腹股沟急性脓肿

【症状及诊断】

有外伤、注射药物或皮肤黏膜感染史，炎症渐趋局限。浅在的可有红、肿、热、痛等典型表现以及程度不同的全身中毒症状。脓肿形成时中央常先隆起高突，有波动感，穿刺可抽出脓液，再稍晚可有表皮剥落，终至自溃。脓毒血症患者晚期出现的转移性脓肿，常因体质虚衰，局部反应不明显，但全身中毒症状一般均较重。体检时发现波动或穿刺抽出脓液始能确诊。深部脓肿初起呈漫肿，诊断时需要影像学检查。超声检查无创伤，并且可以检测许多软组织脓肿；CT 多数情况下可确诊，但 MRI 更为敏感。

【鉴别诊断】

1. 类风湿关节炎

类风湿关节炎是一种慢性自身免疫性疾病，可能导致关节肿胀和疼痛。与急性脓肿不同，类风湿关节炎通常涉及多个关节，而不仅仅是局部区域。

2. 皮肤脂肪瘤

皮肤脂肪瘤是一种常见的皮肤肿块，通常是良性的。它们一般是无痛的，与急性脓肿的疼痛和炎症症状不同。

3. 脓癣

脓癣主要是由亲动物性皮肤癣菌引发的头皮严重真菌感染。皮损初起为成群的炎性毛囊性丘疹，逐渐融合成隆起的炎性肿块，质地软，表面在毛囊口处形成蜂窝状排脓小孔，可挤出脓液。皮损处毛发松动，易拔出。常伴耳后、颈、枕部淋巴结肿大、疼痛和压痛，继发细菌感染后可形成脓肿。愈后可留有永久性秃发和瘢痕。脓癣可通过真菌镜检和培养协助诊断。

【治疗】

1. 一般疗法

适当休息，加强营养，必要时用镇痛药。

2. 辨证施治

本病属实证、热证，多因火毒为患，故治宜清火解毒，常用方剂为仙方活命饮或黄连解毒汤。兼有便秘，苔黄燥，脉滑数者，治宜解毒通里，方用内疏黄连汤。当脓肿已局限可予透脓散以透脓，促其破溃。溃后因脓血大泄，常出现气血不足，可给补气养血之剂八珍汤。

3. 抗菌药物

全身抗菌药物不是常规用药，可作为辅助治疗，应用条件是：①脓肿位置深（如腹腔内）；②多处脓肿；③有明显的周围蜂窝织炎；④脓肿范围大于 2cm 且没有排出通路。根据感染的部位和疑似感染病原进行经验性抗菌治疗，并根据革兰氏染色、培养和药敏结果指导进一步的抗菌治疗。急性脓肿的致病菌多为金黄色葡萄球菌，故可给耐 β- 内酰胺酶的抗菌药物如一代头孢菌素；耐甲氧西林金黄色葡萄球菌（Methicillin-resistant Staphylococcus aureus，MRSA）引起的患者则应选用相应敏感抗菌药物，首选万古霉素或去甲万古霉素。中度脓肿一般需口服抗生素 5 天，如果感染没有改善，可延长至 10 天；严重的脓肿需联合肠外抗生素（静脉或肌内注射）。

4. 外治

可选用手术引流或经皮穿刺抽吸。

浅表脓肿可通过热疗和口服抗生素缓解，根治通常需要引流。微小脓肿仅需要穿刺引流，清除脓液、坏死组织和碎屑。较大的脓肿（> 5cm），为了阻止脓肿重新形成，可通过填塞纱布或放置引流物来消除开放间隙和死腔。需要纠正导致脓肿形成的诱因，如自然引流途径梗阻或存在假体。深部脓肿可以通过经皮针刺得到引流（通常是在超声或 CT 引导下）。这种方法避免了开放外科引流。如果没有引流，脓液可能经溶蛋白作用降解，形成稀薄的无菌性液体而被重吸收进入血流。不完全重吸收可能遗留囊腔，包裹囊腔的纤维壁可能钙化。

（徐旭英　贾湘隆）

第二节　慢性脓肿

慢性脓肿是一个较长时间内发展的、渐进性的、慢性感染性疾病，表现为慢性感染局部组织形成的脓腔。与急性脓肿不同，慢性脓肿通常发展较缓慢，而且症状可能相对较轻。见图 13-2。

【病因】

多由外感湿热或邪毒内蕴，结于脉络之间，久之发为本病。慢性脓肿通常与细菌、真菌或其他微生物引起的长期存在的感染有关。骨组织、软组织的慢性创伤或外伤，如果未能得到适当治疗和修复，可能会成为慢性脓肿的病因。一些慢性炎症性疾病，如慢性炎症性肠病、类风湿关节炎、盆腔炎等，可能导致组织长期的炎症反应，最终引起脓肿的形成。结核病、恶性肿瘤也可以导致慢性脓肿。

【症状及诊断】

1. 症状和体征

局部可出现肿胀、红肿、疼痛。

2. 实验室检查

白细胞计数、血清 D- 二聚体、C 反应蛋白、红细胞沉降率、降钙素原、红细胞分布宽度、中性粒细胞与淋巴细胞比率、血小板与淋巴细胞比率可升高。

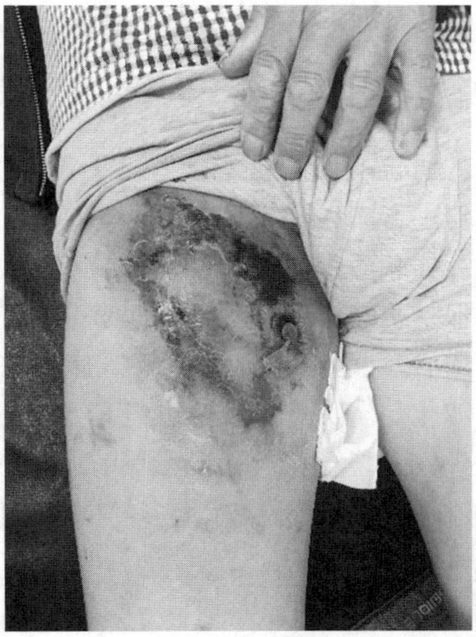

图 13-2 腹股沟慢性脓肿

3. 影像学检查

（1）超声检查：超声检查可以用于评估脓液的存在和脓腔的大小，特别是对于浅表脓肿的检测较为有用。

（2）CT 检查：CT 可以提供更详细的图像，帮助确定脓肿的位置、大小以及是否有相邻组织的受累。

（3）核磁共振（MRI）：MRI 在某些情况下可能被用于评估组织的详细情况，对于深层或复杂结构的脓肿有较好的分辨率。

（4）穿刺和脓液培养：通过穿刺获得脓肿内的脓液样本，进行细菌培养和药敏试验，以确定感染的细菌类型及其对抗生素的敏感性。

【鉴别诊断】

1. 肿瘤

恶性肿瘤在发展的过程中可能形成坏死区域，这些坏死组织也可以表现为慢性脓肿样的病变。因此，肿瘤（尤其是坏死的肿瘤）需要在鉴别诊断中考虑。

2. 慢性淋巴结炎

慢性淋巴结炎可能表现为淋巴结区域的慢性肿胀、硬化和疼痛。与慢性脓肿不同，淋巴结炎通常没有明显的脓液形成。

3. 慢性血管疾病

一些慢性血管疾病，如慢性深静脉血栓、动脉硬化等，也可能引起局部肿胀和疼痛，但不会形成脓腔。

4. 肌肉、骨骼疾病

慢性骨髓炎、骨结核等疾病可能引起骨组织的慢性感染和炎症。慢性脓肿影像检查可见脓腔，可以鉴别。

【治疗】

1. 一般疗法

应卧床休息，吃清淡饮食，补充维生素 C 和维生素 B 等。

2. 辨证施治

本病常因湿热邪毒蕴于脉络，化热生火，故早期治宜清火解毒、凉血散瘀、软坚散结，如黄连解毒汤；内热炽盛，大便燥结者，给内疏黄连汤以通里泻火解毒。中期予扶正托毒，溃后可予补气养血，健脾渗湿，滋养肝肾等治法，提高机体抗感染能力和创伤修复能力。

3. 抗菌药物

经验性地使用广谱抗菌药物抗感染治疗，遵循经验性、广谱、及时和个体化的原则。常用药物有 β-内酰胺类、喹诺酮类、酶抑制剂类联合抗菌药物、克林霉素、庆大霉素。症状较重者宜用大量或联合应用，疑有厌氧菌感染时可加服甲硝唑。抗生素治疗时间为 14 天。

4. 外治

（1）早期可外敷如意金黄散或芙蓉膏，也可进行热敷或理疗。

（2）介入治疗：穿刺抽吸术和穿刺置管引流术。脓肿直径超过 3～4cm 则需进行引流。对于较大、脓液较黏稠的脓肿，置管引流比简单抽吸更有效、彻底，能有效预防脓肿的再形成，且不需要反复抽吸，复发率较低。指南推荐，脓肿直径超过 5cm，置管引流比穿刺抽吸更有效。根据引导方式分为超声引导和 CT 引导，超声是最常用的引导手段。对于超声无法准确引导及定位者可采用 CT 引导。

（3）手术治疗：在局麻或硬膜外麻醉下进行，消毒皮肤后，自波动明显处（或隆起最高点）穿刺，抽得脓汁后，以穿刺点为中心切一口，长 4～5cm，按层分离组织，于波动最明显处再进行穿刺，证实为脓肿后切开小口，脓出后以手指（或止血钳）扩大切口（应向外扩开，避免撕破腹膜）使能容两指即可。用手指或器械在脓腔中探查或扩断间隔是不可取的，也是不必要的，因为这样做不仅可能损伤脓腔后壁的血管，神经，还有使感染扩散的危险，也增加了毒素的吸收。当大部分脓液排出后，置入两根烟卷引流，要求放到脓腔最深处。伤口外面盖以生肌玉红膏纱布或凡士林纱布，再以无菌敷料包扎固定。术后如脓液量很多，可随时更换敷料。48 小时后取出烟卷引流。换用 2 根直径在 1cm 左右的硅胶管，以保持引流通畅。每天通过胶管用灭菌生理盐水冲洗脓腔 1～2 次，冲洗后用干脱脂棉吸净残留水液。最后通过胶管向脓腔内注入广谱抗生素溶液数毫升加 α- 糜蛋白酶 5mg，以利感染的控制和加速脓腐的液化与清除。患者可以经常变换体位以助脓液排出。当脓液量已很少，并且变为血浆样时，每天或隔日剪去胶管 0.5～1cm；伤口浅至 5cm 以内时，拔除胶管，改用去腐生肌散棉捻换药，直至愈合。如换药过程中，脓汁量突然增多，体温再度升高，多半因引流不畅，应设法改善引流。

（徐旭英　贾湘隆）

第三节　肝脓肿

临床上肝脓肿可分为细菌性（化脓性）和阿米巴性两类。中医称肝痈。见图 13-3、图 13-4。

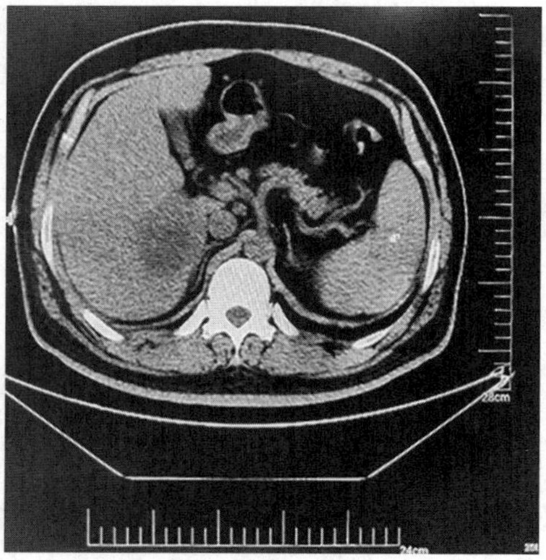

图 13-3　肝脓肿 CT

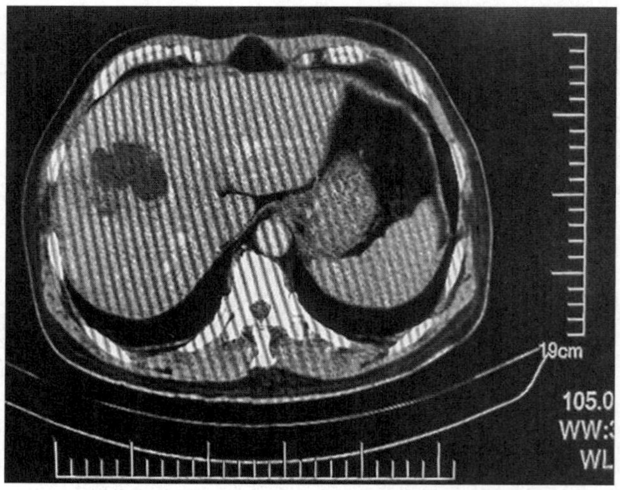

图 13-4　肝脓肿加强 CT

【病因】

中医病因病机：七情内伤，肝失疏泄，引起气郁血凝；或膏粱厚味，生冷伤脾，积湿生痰，壅结肝胆经络，化热发而为痈。或闪挫跌仆，络伤血瘀而成。

细菌性肝脓肿以肝右叶单发为主，主要感染途径有胆道系统感染、门静脉血源性感染、肝动脉血源性感染、腹部创伤、隐源性感染。胆道系统感染及隐源性感染为细菌性肝脓肿的主要感染途径，目前中国大陆地区年发病率约（1.1～5.4）/10 万，最常见的致病菌为肺炎克雷伯菌，大肠埃希菌。糖尿病患者合并肝脓肿时病原菌多考虑为肺炎克雷伯菌，胆道疾病及有腹部手术史的患者患肝脓肿时多考虑大肠埃希菌感染。

阿米巴性肝脓肿多伴发于肠阿米巴病，阿米巴滋养体通过肠壁进入小静脉或淋巴管，进一步侵入肝脏而发病。

【症状及诊断】

1. 细菌性肝脓肿

起病急骤，主要症状是寒战、高热（有时表现为寒热往来）和上腹疼痛。发热呈弛张型或稽留型，伴有大汗。肝区有持续性痛及叩击痛，疼痛可向右肩背放射，深呼吸时加剧，肝脏肿大，沿右肋缘有触痛。部分患者可出现轻度黄疸及肝功能异常。食欲减退，或有恶心呕吐。X线检查可见肝脏肿大和右侧膈肌升高，活动受限。超声检查有助诊断，可测知脓肿大小、数目及在肝内分布，定位准确，在其指导下进行肝穿刺，抽得脓液可确定诊断。脓液送细菌涂片，培养及药敏试验，可确定菌种以作为使用抗生素时参考。

2. 阿米巴性肝脓肿

发病前多有痢疾史，起病较缓慢，症状及体征也较细菌性脓肿轻，发热常在39～40℃，呈弛张热或间歇热。后期脓肿形成时，体温可正常或仅有低热。当继发化脓性感染时，体温可达40℃。粪便中（或乙状镜检查自黏膜溃疡面刮取材料中）可找到阿米巴包囊或滋养体有助诊断；进行B超检查、抗阿米巴诊断性治疗、血清阿米巴抗体检查、巧克力脓液检测能够有效诊断阿米巴肝脓肿。超声检查可见液平，在其指导下行脓肿穿刺抽出果酱样脓汁可确诊，约半数在脓汁中可找到阿米巴滋养体。如怀疑本病又不能确诊者，可进行治疗性诊断，即给予抗阿米巴药物治疗，若临床症状及体征迅速得到改善，诊断即可确立。

【治疗】

1. 细菌性肝脓肿

（1）辨证施治

1）初起表现为恶寒发热（或寒热往来），口苦咽干，胁痛，纳呆等肝火炽盛，故治以消为主辅以透托，清肝泻火，舒肝解郁，方用柴胡清肝汤合仙方活命饮。

2）脓肿已形成，透脓为要，内外兼治辅以消补。以清肝火，排脓为法，方用透脓散加生薏苡仁、败酱草、冬瓜仁；痛重加延胡索、川楝子；热重加金银花，板蓝根；便燥加大黄；若火毒之邪鸱张，陷入营血，症见发热夜间重，心烦不寐，或神昏谵语，舌质红绛。治宜清营泻热，方用清营汤。

3）后期病久气血耗伤，加之胃纳不佳，摄食减少，又脓血外泄，会出现气血双亏，动则气短，自汗，面色无华，治宜补气养血，方用黄芪四君子汤合一贯煎。穿刺后，若引流不畅，持续低热，午后为甚，舌苔白腻，多为少阳湿遏热郁，三焦气机不畅，合用蒿芩清胆汤清利湿热或三仁汤分消走泄；若穿刺损伤肝络，右胁疼痛，舌紫瘀斑，加用复元活血汤。

（2）抗菌药物

对尚未局限的肝脓肿或脓肿较小而多发者，可给大剂量有效抗菌药物，以期控制感染，促使脓肿吸收。经验性抗菌药物治疗首选三代头孢联合甲硝唑，或β-内酰胺类抗生素联合甲硝唑治疗，对于并发脓毒症休克或多脏器功能障碍综合征的患者建议选择碳青霉烯类（如亚胺培南、西司他汀、美罗培南）或广谱青霉素/β-内酰胺酶抑制剂组合，也可使用四代头孢菌素联合甲硝唑。对怀疑导管相关感染的肝脓肿患者，需考虑金黄色葡萄球菌感染可能，治疗方案可加用万古霉素或达托霉素经验性抗菌治疗。

（3）介入治疗

对较大之脓肿，采用非手术疗法治愈困难者，应及时穿刺抽脓或切开排脓，否则脓肿有可能自行破溃，引起更严重后果，使治疗更加困难。经皮肝脓肿穿刺置管引流术因其操作简单低廉，治疗成功率高，已成为肝脓肿治疗的首选方法。手术指征如下：①凝血功能正常，且单纯抗生素治疗效果差或临床症状加重的肝脓肿；②肝脏脓肿病灶液化趋于成熟的患者。在实际临床治疗过程中，对于直径3～5cm的肝脓肿，穿刺抽脓疗效良好。若肝脓肿大小超过5cm，建议行穿刺引流术，并可对脓腔进行持续冲洗。如超过5cm，并且影像学提示脓肿厚壁、脓肿病灶“多房”“分隔”，抗生素及介入治疗效果欠佳时可考虑射频消融干预治疗。当患者炎性指标及临床症状恢复正常，引流后脓腔大小2cm且引流液持续数日低于10ml时即可结束拔除引流管。

可在B超指引下进行穿刺，尽可能抽尽脓液，最后向脓腔内注入抗生素。若经治疗后全身症状很快好转，脓肿日见缩小，可每周重复抽脓2～3次，同样注入抗生素。每次穿刺后，应用腹带加压包扎，并按肝穿护理，密切观察至少6小时。对一些病例可用本法治愈。对较大脓肿有可能或已经溃破而引起急性腹膜炎或脓胸时，应切开排脓，参照脓肿所在部位，选用低位、捷径的引流切口。当用手指（或止血钳）插入脓腔后，脓液流出即可置入（保留）多孔粗胶管，以利脓液外排。不需对脓腔内进行更多的探查或用力分离纤维隔以及过多的冲洗，否则会破坏脓肿壁的防御反应，使感染扩散，甚至有可能引起全身化脓性感染。

（4）手术治疗

腹腔镜手术具有损伤小、对腹腔其他脏器干扰小、术后恢复快、不易出现术后其他系统感染等优势，逐步取代了传统的开腹肝脓肿切开引流及部分肝切除术。其适应证为：①脓肿较大、位置表浅但不易穿刺者，如膈下肝脓肿；②经积极抗菌药物及介入治疗（引流不少于7天）后病情未改善、脓腔未缩小者。但对于不除外癌变的肝脓肿，以及脓肿破溃入胸腹形成胸膜炎、腹膜炎的，脓肿引流物黏稠导致引流管堵塞的、合并其他严重肝胆疾病的，不建议进行腹腔镜手术，此类患者仍建议行开腹脓肿切开或肝部分切除的传统类手术。

（5）支持疗法

对于病情较重，全身情况差，中毒症状明显的患者应注意加强营养，纠正水及电解质紊乱和酸碱平衡，给予维生素B、维生素C及维生素K。必要时可反复少量输新鲜冰冻血浆等。

2. 阿米巴性肝脓肿

（1）辨证施治

基本上同细菌性肝脓肿，急性期可给白头翁汤加减。有报道用二半三白汤治疗阿米巴性肝脓肿合并金黄色葡萄球菌感染可收到很好效果。其处方：半边莲9g，半枝莲15g，白花蛇舌草15g，白花败酱草30g，白花益母草15g，茵陈15g，两面针9g。每日1剂，水煎分两次服。便秘加大黄，痛减去两面针，纳呆加神曲、山楂、麦芽。

（2）抗阿米巴药物

对早期脓肿尚小的病例，单用药物也可治愈。常用药物有：①甲硝唑，成人每次口服0.4～0.5g，1日3次，7～10天为一疗程。本药毒性低，口服方便，儿童、孕妇均适用；②氯喹，成人每次0.5g，每日2次，连服两天后改为0.25g，1日2次，3周为一疗程。本药毒性小，口服后肝内浓度较高，排泄慢；③依米丁，成人每日0.06g，肌内注射，6～10日为一疗程，总量不超过0.6g。本药毒性较大，心脏病，重度贫血，肝肾功能减退及老弱、孕妇、幼婴禁用。

（3）穿刺或手术排脓

在使用抗阿米巴药物治疗的同时，对较大脓肿配合穿刺抽除，一般均可治愈，视具体情况每隔2～5日抽脓1次，当脓量已很少，脓液变稀薄时可停止抽吸。在脓腔内一般不必注入药物，只有在合并化脓性细菌感染时，可在抽脓后注入抗生素。当以上治疗失败时或脓肿已穿破入胸、腹腔时可考虑手术切开排脓。

（4）支持疗法

原则上同细菌性肝脓肿。

【临床研究】

赵亮等采用消托并举治疗细菌性肝脓肿，患者，男，62岁，2019年6月5日初诊：主诉发热20天，加重伴喘憋9天。2019年5月17日无明显诱因下出现寒战高热，体温最高39℃，伴头痛咳嗽，当地医院给予抗感染等治疗。至5月28日病情加重，持续高热，伴腹胀、喘憋、嗜睡，就诊后查胸腹部CT示肝右叶大片状低密度影（约10cm×10cm），其内多发积气，肝左外叶及肝右叶多发低密度影（最大2.7cm×2.1cm），双肺炎症，双侧胸腔积液。血常规示：白细胞计数 33.71 × 10^9/L，中性粒细胞百分比 95.9%，降钙素原 > 100ng/ml，血气分析动脉氧分压 57mmHg，肌酸激酶同工酶 6.94μg/L，人超敏肌钙蛋白 I 0.404μg/L，B 型利钠肽 401ng/L，谷丙转氨酶 879U/L，谷草转氨酶 781U/L，碱性磷酸酶 195U/L，谷氨酰转肽酶 240U/L，肌酐 221μmol/L。收入加强监护病房，西医诊断为肝脓肿，脓毒血症，多器官功能障碍综合征（Ⅰ型呼吸衰竭、急性肝损伤、急性肾损伤、急性心肌损伤），肺部感染，感染中毒性脑病。暂无穿刺指征，给予厄他培南、利奈唑胺、奥硝唑联合抗感染，患者拒绝连续性床旁血液滤过治疗。治疗后仍间断高热、持续烦躁，遂转入中西医结合外科，行 B 超下经皮肝穿刺引流并置管，引出约 10ml 黄稠脓液。刻下症见寒战高热，体温最高 39.2℃，入夜热甚，神疲懒言，嗜睡呼之可应，言语模糊，头痛剧，咳嗽喘促，咳痰、痰色黄夹少量血丝，口渴唇焦，腹部胀满，大便 1 周未排，小便黄赤，舌红苔黄厚腻，脉滑数。中医诊断为肝痈，热盛酿脓伴走黄，治法为清肝托毒、消痈排脓、通腑泻肺。方用柴胡清肝汤、透脓散、清营汤、宣白承气汤、白虎汤加减，药用：柴胡 20g，黄芩 15g，姜半夏 10g，枳实 10g，厚朴 10g，牡丹皮 20g，皂角刺 6g，桃仁 10g，冬瓜仁 30g，生大黄 10g（后下），金银花 30g，连翘 15g，天花粉 30g，黄连 10g，生地黄 15g，玄参 12g，麦冬 12g，赤芍 20g，生石膏 60g（先煎），知母 10g，瓜蒌 20g，杏仁 10g，薏苡仁 30g，桔梗 15g，蒲公英 30g，茵陈 15g，栀子 10g，5 剂水煎取汁 200ml，每日 1 剂，分早晚 2 次口服，另用如意金黄散箍围。

（徐旭英　贾湘隆）

第四节　肺 脓 肿

肺脓肿是肺实质化脓性感染，肺组织坏死液化形成空腔并聚积脓液，中医学称为肺痈。见图 13-5。

【病因】

中医认为其病因为肺脏素有蕴热，复感风热之邪，或痰热内盛，上蒸于肺而致热壅血瘀，结而为痈。热胜则肉腐为脓。

西医认为其危险因素有高龄、牙周病、饮酒、药物滥用、糖尿病、吸烟、昏迷、机械通气、癫痫、神经肌肉疾病、营养不良、糖皮质激素使用、细胞毒性药物和免疫抑制剂治疗、胃食管反流、气道阻塞、败血症等。常见致病菌有葡萄球菌、链球菌、肺炎球菌、梭状杆菌和螺旋体、大肠杆菌和某些厌氧菌等。侵入途径可有以下几种：①经呼吸道吸入；②胸部损伤；③邻近器官感染；④肺外感染性栓子血液循环而来。

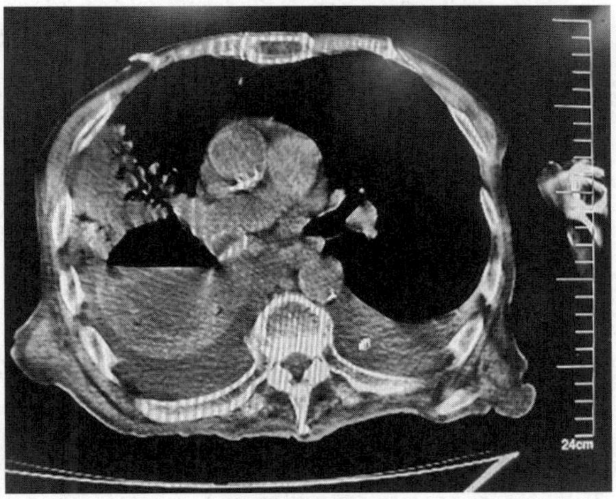

图 13-5　肺脓肿 CT

【症状及诊断】

多数患者发病均较急，开始酿脓阶段有发热恶寒或战栗，咳嗽，胸痛等症状。数日后，脓肿破溃与支气管相通，遂有大量脓痰咳出，味臭，静置后分为三层，即上层为泡沫及黏液，中层为黄色，下层为脓块状坏死组织。此后因脓液得以排出，体温可下降，一般情况也明显改善，常出现动则气短，自汗出，X 线检查早期可见片状阴影；排脓后可见脓腔及液平；如系多发性脓肿可见大小不等的透亮区或多个小液平，邻近胸膜增厚，诊断并不困难，但应注意与肺结核空洞或肺癌坏死形成的癌性空洞相鉴别。

【治疗】

1. 辨证施治

（1）早期：症见高热，咳嗽，胸痛，脉数，舌红，脓肿尚未形成时，属实热证，治以“消”法，如清肺热、解毒、化痰散结。常用方剂为千金苇茎汤加鱼腥草、败酱草、金银花、连翘、黄芩等。热重不恶寒者合白虎汤。

（2）脓肿已溃：咳吐脓痰，全身症状改善。治以排脓祛痰为主。方用桔梗汤加鱼腥草、败酱草等；咯血量多时加牡丹皮、大蓟、小蓟、墨旱莲等，或加三七粉冲服。因病期较久，加以脓血大泄，患者会出现全身乏力，动则气短，自汗，属虚中夹实，故宜酌加补气养血之品，如生黄芪、党参、太子参、西洋参。

（3）气阴两虚，咳嗽及胸痛均已减轻，脓痰已很少时，又常见舌红质干，可用沙参清肺饮加味以补气益阴。

在施治过程中，临床症状虽已明显减轻或基本消失，但不宜立即停药或减量，须待肺部病变大部消散时才能停药或减量。

2. 抗菌药物

吸入性肺脓肿多有厌氧菌感染存在，治疗可选用青霉素、克林霉素和甲硝唑、林可霉素。青霉素对绝大多数厌氧菌敏感，故常用于吸入性肺脓肿。甲硝唑是有效的抗厌氧菌药物，但单独使用时疗效欠佳，据报道，治疗失败率为50%。若使用甲硝唑可与青霉素联用。对于青霉素耐药菌，可采用克林霉素、β- 内酰胺酶类 /β- 内酰胺酶抑制剂、对厌气菌有效的氟喹诺酮类药物。氨苄西林加舒巴坦治疗吸入性肺炎和肺脓肿的耐受性良好，且疗效与克林霉素联合 / 不联合头孢菌素相当。

免疫功能低下的患者多发生放线菌、诺卡氏菌、真菌和结核性脓肿。治疗放线菌肺脓肿通常建议使用青霉素。诺卡菌肺脓肿首选甲氧苄啶 100mg/（kg•d^{-1}）和磺胺甲噁唑 50mg/（kg•d^{-1}），免疫抑制的患者平均疗程为6个月。真菌性和结核性肺脓肿的治疗应结合各真菌对应治疗方案和相关指南进行。

血源性肺脓肿为脓毒血症的并发症，应按脓毒血症治疗。多为金黄色葡萄球菌所致，可选用耐β-内酰胺酶的青霉素或头孢菌素。耐甲氧西林金黄色葡萄球菌（MRSA）感染时，应选用万古霉素、替考拉宁或利奈唑胺。若患者为阿米巴原虫感染，则用甲硝唑治疗。

抗生素治疗的持续时间一般为6～8周，专家建议持续抗生素治疗直至胸片显示肺脓肿消退或存在稳定小病灶。而延长治疗的基本原理是使用更短的抗生素方案存在疾病复发风险。对某些大脓肿的抗生素治疗可长达2～3个月，持续时间根据影像学表现调整，良好治疗反应表现为脓腔缩小。

治疗成功率与患者治疗开始时症状、存在的时间及空洞大小有关。一般初始治疗48～72小时后，病情应有所改善，体温大约7～10天可降至正常，病情缓解。超过此时间的持续发热表明治疗失败，应评估诊断以确定治疗失败的原因，如考虑是否异物或肿瘤引起支气管阻塞、感染耐药菌、分枝杆菌或真菌等。

3. 外科治疗

急性肺脓肿经有效的抗生素治疗，绝大多数可治愈，少数患者疗效不佳，在全身状况和肺功能允许的情况下可考虑外科手术。手术指征：①脓肿直径大于5cm，或慢性肺脓肿经内科治疗3个月以上，脓腔仍不缩小，感染不能控制或反复发作；②并发支气管胸膜瘘或脓胸经抽吸冲洗脓液疗效不佳者；③大咯血经内科治疗无效或危及生命时；④支气管阻塞疑为支气管肺癌致引流不畅的肺脓肿。

4. 加强护理

高烧时应卧床休息，给予物理或药物降温，有利于排出脓痰。如病变在右侧应向左侧卧，病变在左侧，应向右侧卧，使患侧在上以利于引流。如患者能够耐受时，还应采取体位引流，采取膝胸位，臀部尽量抬高，或头、胸探在床下，臀及下肢在床上，都有利于脓痰的排除。只要患者能够接受，可多次施行。由于肺脓肿患者病程相对较长，机体处于负氮平衡状态，宜选用易消化、富含营养的食物。

5. 其他

注意水及电解质紊乱，发现后应及时纠正。加强营养，不要受“忌口”限制，宜少吃辛辣等刺激性食物。肺与大肠相表里，故应保持大便通畅。当有大便秘结时，可给通腑泄热之品或灌肠。注意口腔卫生，经常漱口。有条件时还可通过支气管镜吸出脓痰或注入药物。如已转为慢性，脓肿壁已增厚，脓腔难闭合者，可手术治疗。

预后主要取决于基础病变或继发的病理改变，治疗及时、恰当者，预后良好。巨大肺脓肿（>6cm）、高龄、肿瘤、肺炎克雷伯菌、铜绿假单胞菌或葡萄球菌属感染被认为是肺脓肿预后不良的危险因素。并发症主要为脓胸、脑脓肿、大咯血等。

【临床研究】

患者，女，40岁，因“间断咳嗽、咳痰，伴左侧胁肋作痛2个月余”于2009年4月20日来诊。患者于2009年2月初感寒后出现咳嗽、咯大量白稀痰，鼻塞、流清涕，无明显恶寒发热，患者未予重视，未行诊治。2日后仍有咳嗽、咳痰，痰量转少，痰色转黄，质黏不易咯出，无明显诱因出现左侧胁肋部刺痛，持续不能缓解，因疼痛呼吸浅促、夜不能寐，当夜凌晨突觉发热恶寒，时测体温38.1℃，次日晨就诊于北京市某社区医院，胸部计算机X线检查示左肺上叶空洞伴气液平面，考虑肺脓肿可能性大，予盐酸莫西沙星氯化钠注射液静脉滴注，3日后体温恢复正常，余症状未见明显改善。患者遂于2月8日就诊于北京市某三甲医院，胸部CT平扫提示左肺舌叶薄壁空洞伴气液平面，双肺底多发斑片影，左侧胸腔积液，双侧胸膜增厚。为系统诊疗收入该院住院治疗。住院期间行痰、血培养，支气管镜等相关检查（具体结果未见），临床诊断为肺脓肿，予抗感染、止咳化痰平喘等治疗，患者症状稍有改善后出院。出院后患者每周于该院呼吸科门诊随诊，继以抗感染及对症治疗，症状持续存在，3月10日复查胸部CT示双肺底斑片影基本吸收，左肺舌叶薄壁空洞伴气液平面大致同前。由于内科治疗收效甚微，建议行肺叶切除术，患者因畏于手术风险而拒绝，继而寻求中医治疗。就诊时症见：咳嗽阵作，咯少量黄黏痰，难咯出，时有左侧胁肋作痛，口干，咽干，时感乏力、倦怠，胃纳尚可，眠佳，二便正常。舌质淡红、苔薄微黄，脉象濡滑。中医诊断为“肺痈”，证属痰热蕴肺、气阴耗伤。治以清热化痰、消痈排脓、益气养阴。方药：黄芪30g，冬瓜仁15g，鱼腥草50g，金荞麦30g，薏苡仁30g，瓜蒌20g，紫花地丁20g，百合15g，清半夏10g，川芎15g，天竺黄12g，竹茹10g，蒲公英15g。服药7剂后，舌脉、诸症大致同前，加用西洋参20g以增益气养阴之功。再进汤药14剂，患者咳嗽、咳痰、胁痛均有减轻，5月11日复查胸部CT示左肺舌叶空洞较前缩小，空洞内气液平消失，残留薄壁空洞。患者症状减轻。

6月22日复诊：患者病情平稳，已无明显咳嗽、咳痰，偶有活动后左侧胁肋作痛，口干乏力，纳可，眠安，二便调。舌质淡红、苔薄白，脉濡滑。证属痰热恋肺、瘀阻肺络、气阴两虚。治以清热化痰、活血通络、益气养阴。方药：黄芪30g，金荞麦30g，鱼腥草50g，蒲公英30g，黄精12g，芡实15g，薏苡仁20g，瓜蒌15g，川芎15g，莪术15g，菟丝子12g，竹茹12g，山药15g，紫花地丁20g，太子参20g。以此法加减连续服用2个月余。

9月14日复诊：患者病情平稳，无咳嗽、咳痰，仍偶有左侧胁肋部隐痛，乏力、口干不著，纳眠可，二便调。舌质淡红、苔薄白，脉弦细。证属气阴两虚、余邪未清、痰瘀阻络。治以益气养阴、清热化痰、祛瘀通络。方药：黄芪30g，金荞麦30g，蒲公英30g，连翘15g，川芎20g，北柴胡12g，莪术15g，全蝎5g，甘草15g，沙参20g，麦冬15g，醋香附12g，瓜蒌20g，郁金15g，太子参15g。以此方加减服用1个月余。

2013年10月20日末诊，患者已无明显不适。4年来患者坚持定期前来复诊，病情始终平稳，偶因外感后咳嗽、咳痰，无频繁、反复病情加重。2011年8月16日复查CT示左上肺舌叶遗留一薄壁空洞。患者病程绵长，初起邪毒痰热蕴肺，后期邪气渐去，热势亦消，肺脏受损，肺络留瘀，正气渐虚，气耗津伤，故随着时间推移，渐减清热消痈之药，增益祛瘀通络、益气养阴之品，共奏祛邪扶正之功。

（徐旭英 贾湘隆）

参考文献

[1] 中华医学会，中华医学会杂志社，中华医学会皮肤性病学分会，等. 细菌性毛囊炎、疖、痈基层诊疗指南[J]. 中华全科医师杂志，2023，22(5)：451-455.

[2] 中国医师协会微无创医学专业委员会妇科肿瘤学组，中国医院协会妇产医院分会妇科肿瘤专业学组．前庭大腺囊肿/脓肿治疗中国专家共识 [J]．中国实用妇科与产科杂志，2022，38（9）：907-911.

[3] BRUN J L，CASTAN B，DE BARBEYRAC B，et al. Pelvic inflammatory diseases：Updated French guidelines[J]. J Gynecol Obstet Hum Reprod，2020，49（5）：101714.

[4] DEWITT J，REINING A，ALLSWORTH J E，et al. Tuboovarian abscesses：is size associated with duration of hospitalization & complications? [J]. Obstet Gynecol Int，2010，2010：847041.

[5] KINAY T，UNLUBILGIN E，CIRIK DA，et al. The value of ultrasono-graphic tubo-ovarian abscess morphology in predicting whether patients will require surgical treatment[J]. Int J Gynaecol Obstet，2016，135（1）：77-81.

[6] CHAN G M F，FONG Y F，NG K L. Tubo-ovarian abscesses：epidemiology and predictors for failed response to medical manage-ment in an Asian population[J]. Infect Dis Obstet Gynecol，2019，2019：4161394.

[7] CHU L，MA H，LIANG J，et al. Effectiveness and adverse events of early laparoscopic therapy versus conservative treatment for tu-bo-ovarian or pelvic abscess：a single-center retrospective co- hort study[J]. Gynecol Obstet Invest，2019，84（4）：334-342.

[8] 中国妇幼保健协会放射介入专业委员会，中国医师协会微无创医学专业委员会，中华预防医学会生殖健康分会．盆腔脓肿介入治疗专家共识 [J]．中国实用妇科与产科杂志，2021，37（12）：1214-1219.

[9] DIETRICH C F，LORENTZEN T，APPELBAUM L，et al. EFSUMB Guidelines on Interventional Ultrasound（INVUS），Part Ⅲ-Abdominal Treatment Procedures（Short Version）[J]. Ultraschall Med，2015，37（1）：E31-E32.

[10] ALFAGEME F，WORTSMAN X，CATALANO O，et al. European Federation of Societies for Ultrasound in Medicine and Biology（EFSUMB）Position Statement on Dermatologic Ultrasound[J]. Ultraschall Med，2021，42（1）：39-47.

[11] 赵亮，关溪，白长川，等．"消托并举"论治细菌性肝脓肿 [J]．中国中医基础医学杂志，2022，28（11）：1879-1881.

[12] MIŁEK T，CIOSTEK P. Percutaneous treatment of liver abscess-outcomes[J]. Prz Gastroenterol. 2019，14（2）：129-132.

[13] LUO M，YANG XX，TAN B，et al. Distribution of common pathogens in patients with pyogenic liver abscess in China：a meta-analysis[J]. Eur J Clin Microbiol Infect Dis. 2016，35（10）：1557-1565.

[14] 中华医学会急诊医学分会．细菌性肝脓肿诊治急诊专家共识 [J]．中华急诊医学杂志，2022，31（3）：273-280.

[15] 刘兆玉，畅智慧，王海瑞，等．肝脓肿介入治疗辽宁专家共识（2022）[J]．介入放射学杂志，2022，31（7）：642-650.

[16] 李德强，黄修仁，陈江宁．宁波地区阿米巴肝脓肿的临床诊断及治疗研究 [J]．中国地方病防治杂志，2015，30（1）：80.

[17] 陈荣昌，钟南山，刘又宁，等．呼吸病学 [M]．3 版．北京：人民卫生出版社，2022.

[18] 丁琳娜，赵海珠．肺脓肿患者的 CT 特征及脓胸的危险因素 [J]．吉林医学，2022，43（5）：1323-1326

[19] 国钰妍，佀庆帅，亢秀红，等．李国勤治疗肺脓肿经验 [J]．中医杂志，2014，55（9）：795-797.

[20] 王宗耀，余海滨，马锦地，等．基于现代名老中医经验的肺脓肿常见证候方药规律研究 [J]．中医研究，2017，30（2）：58-62.

第十四章 全身化脓性感染与休克

第一节　全身化脓性感染

全身化脓性感染属中医“走黄”或“内陷”范畴，乃化脓性细菌及毒素由局部病灶侵入血液循环并不断繁殖或产生毒素，从而引起严重的全身感染症状者，称为全身化脓性感染。

【病因】

痈疽患者，由于火毒炽盛或正不胜邪以及疔疮失治、误治，不慎拼压碰撞，致使邪毒流窜，客于营血，扰及脏腑，谓之“走黄”——常指疔疮；“内陷”——常指痈疽。若余邪走窜，滞于肌肤，形成脓肿（常为多发），谓之“流注”。

化脓性细菌及其所释放之毒素侵入血液循环而引起重度的全身中毒症状。常见致病菌有金黄色葡萄球菌、大肠杆菌、铜绿假单胞菌以及溶血性链球菌等。

容易引起全身化脓性感染的因素如下。

1. 营养不良，贫血，血浆蛋白过低，糖尿病，肝硬化，癌症等慢性消耗性疾病以及高龄、早产等。
2. 免疫功能低下，如长期应用肾上腺皮质激素、免疫抑制药物、抗肿瘤药等。
3. 局部病灶处理不当，如脓肿未及时引流，清创不彻底，伤口引流不畅，有异物存留或死腔，或在脓肿引流手术时，操作粗暴，严重破坏了脓肿壁的防御屏障，以及体内长期留置导管等。

【症状及诊断】

全身化脓性感染在临床上常见以下两种类型。

1. 败血症

败血症是指各种致病菌或机会致病菌侵入血液循环中生长繁殖、产生毒素和其他代谢产物所引起的临床综合征。常见致病菌有革兰氏阳性球菌、革兰氏阴性杆菌、厌氧菌和真菌。败血症绝大多数呈急性病程。败血症的临床表现没有特异性。常见症状为发热和寒战，以弛张热和间歇热多见，年老体弱者可体温不升或降低。过度换气导致呼吸性碱中毒。部分患者会有精神状态的改变，早期定向障碍或性格改变，后期感觉迟钝甚至昏迷。恶心，呕吐，腹泻等胃肠道反应亦较常见。严重败血症会发展为休克，血流动力学不稳，急性肾衰竭、急性呼吸窘迫综合征（acute respiratory distress syndrome，ARDS）、弥散性血管内凝血（disseminated intravascular coagulation，DIC）等多脏器功能障碍。

败血症常有原发性感染病灶：①皮肤化脓性感染，如毛囊炎、疖肿（有挤压史）、痈等；②皮肤大面积损伤，如烧伤；③内脏炎症病灶，包括呼吸道、胆道、肠道、泌尿生殖系统感染；④医源性创伤，如与创伤性诊疗相关的穿刺、插管、留置物体、微创手术等操作；⑤其他感染，如开放性创伤、化脓性腹膜炎、化脓性中耳炎、鼻窦炎等。

2. 脓毒症

过去认为，脓毒症是指脓性栓子或感染血栓间歇进入血液循环后，在身体其他部位或器官引起转移性脓肿，中医称为余毒流注。起病也较急，开始也以恶寒或战栗开始，体温很快上升到40～41℃。常呈弛张热型，即每日体温差值在1.5℃以上。全身中毒症状也较重，体质很快衰弱和消瘦，或出现营养性水肿。另外，视转移脓肿发生部位（包括脏器）不同，又可出现相应的各种症状。如肺被侵犯而形成肺脓肿时会咯吐脓痰，有臭味；肝脓肿可致肝脏肿大及压痛，或膈肌升高活动受限；发生在肢体或躯干软组织时，局部呈漫肿。有时脓肿已形成，其皮色仍可正常，只有在触之波动或穿刺排出脓汁方能确诊。血及骨髓培养有时阳性，有时阴性。

脓毒症一词原指“各种化脓性或其他致病微生物，或其毒素存在于血液或组织中”。既往在文献中泛指各种病原微生物引起的感染。但 10 多年来随着全身炎症反应综合征（systemic inflammatory response syndrome，SIRS）概念的提出和认识的加深，脓毒症的概念发生了演变。1985 年，Fisher 观察到 30% 有脓毒症表现的患者，在临床上并未发现明确感染灶，所累及的器官并无细菌感染。在此基础上，Goris 和 Bone 等提出了 SIRS 的概念，指出多系统脏器功能衰竭（mutiple systerms organ failure，MSOF）是 SIRS 引起的，并非直接由细菌及其毒素本身因素所致。与此同时，基础研究发现了一系列细胞因子（TNF-α、IL-1、IL-6 等），并证实它们与 SIRS 及脓毒症有关。至此，炎性介质 -SIRS- 脓毒症 -MSOF 的关系日益清晰。1991 年 8 月，美国危重病医学会和美国胸科医师学会在芝加哥联合召开研讨会，重新定义 SIRS、脓毒症和多器官功能障碍综合征（Multiple Organ Dysfunction Syndrome，MODS）。

新的脓毒症概念是指由感染引起的 SIRS。脓毒症的诊断包括：①首先必须具有感染的确实证据，临床上存在可证实的感染灶，但血培养可以为阳性或阴性；②其余指标则与 SIRS 完全一致。

新的定义赋予脓毒症更深层次的意义：除包含感染及其病原微生物外，还包含了宿主对感染的反应，这更全面地反映了感染时病原微生物和宿主共同介导全身炎症反应的临床过程。2001 年 12 月，在华盛顿召开了由美国危重病医学会、欧洲加强治疗医学会等五个学术团体共同组织的“国际脓毒症定义”的共识会议，会议再次确认脓毒症仍维持 1991 年的定义：即感染引起全身炎症反应。同时会议依据易患因素（predisposition）、感染 / 损伤（infection/insult）、机体反应（response）、器官功能障碍（organ dysfunction）程度等推荐了一个 PIRO 作为脓毒症的“分阶段诊断系统”，从而可以比较客观地反映病情的轻重程度。

【治疗】

1. 一般疗法

卧床休息，给予营养丰富和易于消化的食物，如不能口服或口服不足，应静脉营养支持，以补充热量、水分和蛋白质，纠正电解质代谢失调和酸中毒。同时还应补充各种维生素，特别是维生素 B 和维生素 C。必要时应反复输给鲜血，一般每次 200～400ml，以补充血容量，纠正贫血，增加血浆蛋白含量和免疫力。高热时用针刺和物理降温，最好不用解热镇痛药，以免发汗过多，此外需加强护理，注意口腔卫生。

2. 辨证施治

（1）若症见恶寒战栗，壮热，口渴，大汗出，喜冷饮，脉洪数，舌质红，苔黄燥，系卫气同病。治宜表里双解，方用神授卫生汤。

（2）若症见但热不恶寒，兼有腹胀便秘者，宜清火通里，方用内疏黄连汤。

（3）若火毒炽盛，且由里传入于营分者，症见高热（夜晚重）口反不渴，躁动不安，谵语或斑疹隐隐，舌绛少苔或无苔，治宜清营泄热，如清营汤，或加服紫雪散。

（4）若已入血分，症见高热，神昏谵语，皮肤出现瘀血斑，舌质紫绛无苔，脉细数，治宜凉血解毒，方用犀角地黄汤或加服安宫牛黄丸。

3. 抗菌药物

一般可根据原发感染灶微生物的性质来选用抗菌药物，最好选用抗菌谱较广的抗菌药物或联用；以后再根据治疗效果、病情演变和病原菌培养结果及药敏情况调整抗菌药物的种类。抗生素种类、用量、应用频次、疗程均要达到有效控制感染的目的。一般在体温下降、临床表现好转和局部病灶控制 1～2 周后停药，对继发真菌性败血症，如病情许可应停用原用的广谱抗菌药物或换用有效的窄谱抗生素，同时应用抗真菌的药物。

4. 其他

(1) 局部治疗：目的是处理原发感染灶，务求引流通畅。若因肢体严重感染甚至坏死，经广泛切开仍不能达到满意的引流时，应考虑离断或截肢，以离断感染源，控制感染，挽救生命。

(2) 激素的使用：主要是用肾上腺皮质激素。一是抑制在重症感染时机体过度的炎症反应造成的身体伤害，降低多器官功能衰竭的风险；二是补充应激状态下，糖皮质激素的相对不足。在危重患者中应用有一定效果。但风险是，可能同时抑制了机体的抗感染能力。临床资料表明，超过 50% 的脓毒症休克患者可出现肾上腺功能不足，同时可能伴有皮质醇耐受，甚至出现糖皮质激素抵抗综合征。然而，有关皮质醇替代治疗的问题仍有许多争议。已明确的是，短期内大剂量应用糖皮质激素不能降低脓毒症患者死亡率，还可能有害。现在的观点多趋向于应用小剂量皮质醇进行维持治疗。近期有三个针对脓毒症休克患者应用低剂量皮质醇治疗的临床随机对照试验，较早的两项研究中选取的样本量相对较少，都证实小剂量应用糖皮质激素可有效缩短脓毒症患者对血管收缩剂的需要时间。新近的第三个研究是一项双盲、随机、对照的多中心临床试验，共有 19 个机构的 299 例患者参与了试验。纳入标准包括具有脓毒症休克的临床表现、低血压、需要机械通气支持、促肾上腺皮质激素（ACTH）试验，以及具有器官功能障碍的证据。治疗组每日静脉输入 4×50mg 氢化可的松及 50μg 氟氢可的松，应用 7 天。治疗措施在休克发生 8 小时内实施，两组患者的一般情况及临床特征相似。结果显示，ACTH 试验无反应的患者（229 人）中，治疗组死亡率为 53%，对照组为 63%，并具有统计学意义；但低剂量应用糖皮质激素不能降低 ACTH 试验反应正常患者的死亡率。

(3) 血清和疫苗：常用如丙种球蛋白。有报告用多价疫苗治疗某些病原菌所致的全身化脓性感染，可以提高治愈率。

（赵景会　张 龙）

第二节　休　克

休克在疡科临床中经常遇到。它是多因素引起机体有效血液循环血容量相对不足、微循环障碍、组织血流灌注不足、缺血缺氧、产生大量炎性介质与氧自由基，引起组织细胞损伤、代谢障碍的证候群。由循环障碍诱发的组织细胞氧供给不足和需求增加并产生炎性介质是休克的病理生理特征。因此，纠正循环障碍、恢复对其供氧、促进其有效的利用，重新建立氧的供需平衡和维护正常的细胞功能是治疗休克的关键环节。

休克大致属于中医“厥证”“脱证”“亡阴”和“亡阳”，病因复杂。中医认为人体生理活动中，阴（物质）与阳（功能）之间，必须经常保持着相对的动态平衡。若因损伤、失血、过量出汗、伤津；或火毒之邪鸱张，消阴灼脏，或阴寒过盛，都可引起机体阴阳严重失调，也就是相对的动态平衡（正常生理功能）遭到破坏，气血逆乱，发为“厥证脱证”或“亡阴”“亡阳”，甚者进一步发生“阴阳离决，精气乃绝”。这时生命活动难以维持，必将出现死亡。

休克属于中医学厥脱证范畴，厥与脱为两种不同的表现，厥证多偏实，多因邪气阻闭所致，病机为阴阳失调，气血逆乱，以晕厥不省人事为主症；脱证属虚，一般因脏气衰竭，精血之脱所致。然而，邪盛必然伤正，正衰势必留邪，厥为脱之始，脱为厥之渐，两者常难截然分开，故合并二者为一谈。阴阳失常是厥脱证发病的基本病因病理，是致病的关键。阴平阳秘是生命的根基，无论什么疾病，凡阴阳失去协调平衡，则易导致气血不能贯通，脏腑功能失调，表里之气不相顺接，严重时发生厥脱。气血败乱，气机升降失常是厥脱（休克）发病的病理基础。升降出入是人体生命活动的基本形式，人体只有正常的气机活动，才有生生不息的生命现象，若只升不降，只降不升，或升降失常，均会导致疾病，严重者危及生命。心肾是厥脱疾病发生的主要脏器。休克病变虽涉及五脏六腑，但与手足少阴心肾关系最为密切。因气之根在肾，心主血脉、神明，心肾又通于脑，故多以心肾之病变为主。

总之，厥脱是疾病发展到严重阶段的病变，此时阴阳失调，气机逆乱，病变涉及五脏六腑，与西医学关于休克的认识：循环的紊乱——心功能、血管的变化以及微循环障碍；细胞与器官的损害——多器官功能不全，进而为多器官衰竭等是一致的。

在西医学中，休克一词已使用了两个多世纪，直到20世纪50—60年代，才对休克的血流动力学、微循环、代谢、内分泌方面有了较多的认识。20世纪70年代以来，又对休克时的细胞膜、线粒体，溶酶体进行了深入的研究，取得一定进展，使临床对休克的治疗效果有了明显改善。不过到目前对休克做一准确的定义还十分困难。

休克的分类也不统一，常分为低血容量性休克、感染性休克、心源性休克、神经性休克、过敏性休克，现仅就与疡科有关的休克进行讨论。

附：休克诊断标准（1982年全国危重病会议制订）

1. 有诱发休克的病因。
2. 意识异常。
3. 脉细速 > 100 次 /min 或不能触知。
4. 四肢湿冷，胸骨部位皮肤指压阳性（压后再充盈时间 > 2 秒），皮肤有花纹，黏膜苍白或发绀，尿量 < 30ml/h 或尿闭。
5. 收缩压 < 80mmHg。
6. 脉压 < 20mmHg。
7. 原有高血压者，收缩压较原水平下降 30% 以上。

凡符合上述1及2、3、4项中两项和5、6、7项中一项者，可诊断为休克。

一、脓毒症休克

脓毒症休克也称为感染性休克，是指严重全身感染的患者在给予足够液体复苏仍无法纠正的持续性低血压，常伴有低灌注状态（包括乳酸酸中毒、少尿或急性意识障碍等）或器官功能障碍。而低血压是指收缩压 < 90mmHg 或在无明确造成低血压的原因（如心源性休克、失血性休克等）情况下收缩压下降幅度 > 40mmHg。值得注意的是，某些患者由于应用了影响心肌收缩力的药物或血管收缩剂，在有低灌注状态和器官功能障碍时可以没有低血压，却有少尿，仍应视为感染性休克。

【病因】

1. 病原体

在临床上，可引起感染性休克的细菌种类繁多，但最常见的是由革兰氏阴性杆菌引起的感染，在革兰氏阴性杆菌中以肠科菌属细菌（大肠埃希菌、克雷伯菌、肠杆菌等）最多见。其次为假单胞菌属、不动杆菌菌属。仅次于革兰氏阴性杆菌的是革兰氏阳性球菌感染，其中金黄色葡萄球菌最多见，其次为表皮葡萄球菌和链球菌。革兰氏阴性球菌和真菌感染也可引起。

在引起感染性休克的各种感染中，以肺部感染、胆道感染、外伤或烧伤感染、肠道感染、产褥感染等最为常见。输入污染的血液或液体也可导致感染性休克发生。

2. 宿主因素

当机体的正常保护屏障和防御功能受损，对感染的抵抗力减弱时极容易受病原微生物的侵袭导致休克。多见于创伤外科、烧伤科，气管切开、导尿、应用呼吸机、外周或中心静脉留置导管、动脉内导管等创伤性操作，手术后及大面积烧伤等；原有慢性或危重疾病，如肝硬化、糖尿病、恶性肿瘤、白血病、器官移植，以及长期接受肾上腺皮质激素等免疫抑制剂、抗代谢药物、细胞毒性药物和放射治疗等，本病多见于院内感染者。老年人、婴幼儿、分娩妇女和大手术后体力恢复较差者尤其容易发生。

脓毒症休克与中医文献中所记述的“走黄”和“内陷”范畴中的“火陷”“干陷”等部分内容相似。

一般来说，“走黄”多见于疔疮，如《疡科纲要》中记有“惟有毒火之证，发为疔疮，来势迅疾，易散难聚，则热毒不仅直入血分，且必与心肝二藏有直接关系，所以毒散走黄……必有神志昏迷，肝火横逆见证”。又《疡科心得集》云“毒入于心则昏迷，入于肝则痉厥，入于脾则腹疼胀，入于肺则喘嗽，入于肾则目暗手足冷；入于六腑，亦皆各有变象，兼证多端，七恶叠见”。

“内陷”多见于有头疽（西医谓之痈）《疡科心得集》论之较详，“……犹有三陷变局，谓火陷、干陷、虚陷也。火陷者，气不能引血外腐成脓，火毒反陷入营，渐致神迷，发痉发厥。干陷者，脓腐未透，营卫已伤，根盘紫滞，头顶干枯，渐致神识不爽，有内闭外脱之象”。从上面的记述中可以看出，不论走黄或内陷的晚期，均表现为脓毒症休克征兆。

感染性休克按血流动力学分为暖休克和冷休克。暖休克时患者外周血管扩张、阻力降低，心排血量正常或增高，有血流分布异常和动静脉短路开放增加，细胞代谢障碍和能量生成不足。患者皮肤比较温暖干燥，中医属亡阴范畴。冷休克时患者外周血管收缩，微循环淤滞，大量毛细血管渗出致血容量和心排血量减少。患者皮肤湿冷，中医属亡阳范畴。冷休克、暖休克临床表现鉴别要点见表 14-1。

表 14-1 冷休克、暖休克临床表现鉴别要点

鉴别要点	临床表现	
皮肤	凉湿、汗黏腻	暖，干
体态	蜷卧	平卧
皮色	苍白、紫暗	潮红
神志	淡漠、反应迟钝	烦躁不安
心率	增快	稍增快
脉象	细数、无力或涩	浮数
手背静脉	萎陷	充盈
血压	低	正常或偏低
脉压	<20mmHg	正常
微循环	血流淤滞，有微血栓	血流淤滞不明显
尿量	少或无	正常
心排血量	低	高
周围血管阻力	高	低

【症状及诊断】

1. 感染性休克的分期

（1）休克早期：多数患者有交感神经兴奋症状：患者神志清楚，但烦躁不安、焦虑；血压正常或偏低，脉压变小，心率增快，脉搏尚有力；呼吸深快；面色及皮肤苍白，口唇和甲床轻度发绀，皮肤湿冷；尿量减少。

（2）休克中期：主要表现为低血压和酸中毒，组织器官的灌注受到严重影响；患者烦躁或意识模糊，血压下降至 80mmHg 以下，脉压小于 30mmHg；呼吸浅速；心音低钝，脉搏细速，浅表静脉萎陷，尿量更少或无尿；皮肤湿冷、发绀，可见花斑。

（3）休克晚期：可出现 DIC 和多器官功能衰竭。表现为顽固性低血压或测不到；广泛出血；急性心、肝、肾衰竭；脑功能障碍致昏迷、抽搐、肢体瘫痪。

2. 感染性休克的诊断

感染性休克的诊断应符合以下标准。

（1）临床上有明确感染存在。

（2）有 SIRS。具备以下 2 项或 2 项以上体征时，可诊断 SIRS：①体温 > 38℃或 < 36℃；②心率 > 90 次 /min；③呼吸频率 > 20 次 /min 或 $PaCO_2$ < 32mmHg；④外周血白细胞计数 > 12×10^9 或 < 4×10^9 或未成熟细胞百分比 > 10%。

（3）收缩压 < 90mmHg 或在无明确造成低血压原因（如心源性休克，失血性休克）等情况下收缩压下降幅度超过 40mmHg 至少 1 小时，或血压需要用药物及补液来维持。

（4）有组织灌注不良表现，如少尿（< 30ml/h）> 1h，或有急性神志障碍。

（5）血培养有致病微生物生长。

此外在晚期感染性休克还出现多种并发症，如 DIC、肾功能不全等。

3. 休克的动态观测

在休克发展过程中掌握其病理、生理动态，才能提出有效的抢救措施，因此，必须对患者进行缜密的观测。

（1）感染灶的寻找：通过超声、床旁 X 线检查，急诊 CT 或 MRI、细菌学等检查，确切了解感染灶的部位、大小、性质。往往已经暴露引流的伤口不是休克原因，而是周围隐匿的新播散感染灶。

（2）尿量：尿量是反映肾血液灌注情况的重要指标。尿少通常是休克早期和休克未完全纠正的表现。尿量 < 25ml/h、比重增加者表明仍存在肾血管收缩和供血量不足；血压正常但尿量仍少且比重偏低者，提示有急性肾衰竭可能。当尿量维持在 30ml/h 以上时，则休克已好转。此外，尿路损伤可导致少尿与无尿，判断病情时应予注意鉴别。

（3）血压：通常认为收缩压 < 90mmHg、脉压 < 20mmHg 是休克存在的表现；血压回升、脉压增大则是休克好转的征象。维持稳定的组织灌注压在休克治疗中十分重要。但是，血压并不是反映休克程度的唯一指标，还应兼顾其他的参数进行综合分析。

（4）心电监测：连续心电图观察具有重要意义。休克患者常有心肌缺血缺氧、心率、心律失常，因有感染中毒因素存在，心率 140 次 /min 以上超过 4 小时即可出现心衰。循环动力学的稳定首先有赖于稳定的心功能。

（5）呼吸：可用监测仪连续观察，呼吸频率、幅度深浅直接反映到气体交换、全身组织氧供、代谢等情况；若呼吸频率 > 30 次 /min 以上，有可能为呼吸窘迫综合征，应立即作血气分析，以确定诊断，并改善通气与供氧。

（6）动脉血气分析：动脉血氧分压（arterial partial pressure of oxygen，PaO_2）正常值为 80～100mmHg；动脉血二氧化碳分压（arterial partial pressure of carbon dioxide，$PaCO_2$）正常值为 36～44mmHg。休克时因肺换气不足，体内二氧化碳蓄积致 $PaCO_2$ 明显升高；相反，如患者原来并无肺部疾病，因过度换气可致 $PaCO_2$ 较低；若 $PaCO_2$ 超过 45～50mmHg，常提示肺泡通气功能障碍；PaO_2 低于 60mmHg，吸入纯氧仍无法改善者则可能是 ARDS 的先兆。动脉血 pH 正常为 7.35～7.45。通过监测 pH、碱剩余（base excess，BE）、缓冲碱（buffer base，BB）、标准重碳酸盐（standard bicarbonate，SB）的动态变化有助于了解休克时酸碱平衡的情况。

（7）中心静脉压（central venous pressure，CVP）与肺动脉楔压（pulmonary artery wedge pressure，PAWP）：CVP 反映右心房和腔静脉胸腔段压力。多种因素可影响 CVP，如血容量、静脉血管张力、右心室收缩功能、胸腔和心包腔压力、静脉回心血量等。其正常值为 5～10cmH_2O。如果 CVP < 5cmH_2O，且伴有低血压，则提示血容量不足；CVP > 15cmH_2O 则提示心功能不全、静脉血管床过度收缩或肺循环阻力增加；而 CVP > 20cmH_2O 则表示有充血性心力衰竭可能。CVP 不能直接反映肺静脉、左心房和左心室内压力改变。测定肺动脉压和 PAWP，就可以了解肺静脉、左心房和左心室舒张末期压力。肺动脉压正常为 10～15mmHg，PAWP 正常为 7～15mmHg。PAWP ≥ 30mmHg，提示有肺水肿。当临床上出现 PAWP 升高，而 CVP 正常或较低时，应避免输液过多过快，以免出现肺水肿。

（8）实验室检查：血常规应每日检查一次，尿比重可根据需要随时查，依情况检查超氧化物歧化酶（superoxide dismutase，SOD）、脂质过氧化物（lipid hydroperoxide，LPO）等。

【治疗】

1. 感染灶的处理

及时妥善清除感染灶，减少细菌及其毒素进入血液循环，可以起到釜底抽薪的作用，是防止休克的关键所在。当休克有所稳定，立即切开排脓、清除影响引流的腐肉、充分引流，尤当感染灶内压力较高时（如较大脓肿）更应及早切开引流。手术时最好不要在感染灶内进行更多的探查与扰动，以免不适当的压力驱使细菌及毒素进入血液循环。如脓肿接近体表可切开引流，或用火针（选直径较粗者）烙开即可；深在感染的局灶脓肿，可在B超定位下，行导向穿刺抽脓，或置管引流；如脓汁黏稠或有分隔，建议多点置管引流。特别注意，切开引流的指征是组织液化，切开引流的时机是局部病灶已经或可能成为高压中心，引流的目标是充分减压，引流的范围要做到直达感染累及的最深点，引流时要充分考虑患者的耐受能力，如果患者循环不稳定或存在重要脏器衰竭状况，要暂缓引流或选择多点小切口引流；如患者耐受良好，务必保证引流充分。另外，可以应用中药如意金黄软膏或复方黄柏液箍围护场。待播散感染好转，全身耐受能力提高，周围组织屏障形成，再启动清创，逐步扩大清创范围，达到减菌、改善局部环境、为肉芽组织生长腾挪空间的目的。

2. 抗菌药物

在感染性休克发生时，往往来势汹汹，还没有感染部位细菌培养结果。此时，虽然会经验用药，但一定要及时拿到感染部位样本，完善培养检查并进行病原微生物鉴定。任何新出现的检验、检查，包括病史、用药史等信息都可能对后续抗生素的使用提供更多参考。如果这些信息暂时没有，可以应用广谱抗生素同时覆盖革兰氏阴性菌和革兰氏阳性菌。

根据具体情况，针对特定的患者可能还需要考虑特殊细菌、病毒和真菌的感染风险。例如：当患者存在肺部、软组织、导管相关感染或心内膜炎时，应注意覆盖耐甲氧西林的金黄色葡萄球菌。

《拯救脓毒症运动：2021年脓毒症和脓毒症休克管理国际指南》（简称SSC指南）强烈推荐：对于可能发生脓毒症休克或高度疑诊脓毒症的成人患者，立即使用抗菌药物，以发现后1小时内使用最佳。对于没有休克的可疑脓毒症成人患者，建议尽快筛查，如果仍无法排除感染的可能，须在发现脓毒症征象后3小时内给予抗菌药物。对于疑似脓毒症或脓毒症休克、但未确诊感染的成人患者，推荐继续再次评估和寻找其他病因；如果明确或强烈怀疑其他病因，则停止经验性抗菌药物治疗。

随着抗生素的大量应用，耐药菌越来越多，在经验性抗感染前，需要对致病菌及耐药风险进行评估，可减少因不合理用药带来的治疗失败，也可避免抗菌药物使用过量，从而增加多重耐药风险及治疗费用。2021年SSC指南建议每天评估脓毒症或脓毒症休克患者病情，一旦情况允许及时进行降阶梯治疗，最大限度减少抗菌药物使用数量。经验性治疗时通常采用广谱抗菌药物，一旦明确致病菌及药物敏感情况，根据抗菌药物覆盖情况酌情降阶梯或换用窄谱抗菌药物。对于伤口诱发的重症感染有较大概率是混合感染，但细菌培养不一定都能发现，当抗生素降阶梯或根据培养结果换为窄谱时，需密切观察伤口局部表现及全身感染指标，防止未能有效控制感染而延误病情。如果排除感染，应尽早停止所有抗菌治疗。从目前的研究来看，降阶梯治疗是安全的，且可以节约成本，降低耐药风险，以及减少抗菌药物的不良反应。

3. 液体复苏

液体复苏是治疗脓毒症的关键。2001年River等提出早期目标靶向治疗（Early goal- directed therapy，EGDT）以来，作为脓毒症治疗的基石，EGDT不断被“拯救脓毒症战役”指南推荐。EGDT要求在6h内建立中心静脉置管并进行中心静脉压（Central venous pressure，CVP）监测、液体复苏以及血管活性药、正性肌力药和红细胞输注，最终达到以下目标：①平均动脉压（mean arterial pressure，MAP）≥65mmHg；②CVP 8～12mmHg；③混合静脉血氧饱和度≥0.70或上腔静脉血氧饱和度≥0.65；④尿量≥0.5ml/（kg•h^{-1}）。

复苏目标涉及前负荷、灌注压和氧输送。EGDT 策略使 River 等研究中的感染性休克患者住院病死率降低 16%，28 天病死率降低 15.9%。但在 Pro CESS、ARISE 和 Pro MISe 这三项研究中发现与常规治疗相比，目标导向治疗并未明显降低脓毒症患者的死亡率，目前指南推荐 3 小时内给予 30ml/kg 的液体作为复苏液，但其证据质量低。目前临床主要按照“抢救 - 优化 - 稳定 - 消退”分阶段的液体复苏策略进行液体复苏。脓毒症患者具有显著的个体差异，因此在补液过程中，需根据患者情况进行液体选择、补液量甚至监测方法的个体化治疗。

不同种类的复苏液体对脓毒症休克患者的内环境、微循环、器官功能等有着不同影响，主要分为晶体液和胶体液；晶体液进一步分为平衡液和非平衡液，而胶体液主要包括白蛋白、羟乙基淀粉和右旋糖酐等。对于复苏液体的选择，自 Joachimboldt 的系列研究被质疑后，在临床实践中基本不再应用羟乙基淀粉等人工胶体进行液体治疗。天然胶体如血浆、白蛋白，理论上可以让血管内容量保持更长时间。但脓毒症时毛细血管通透性增加，在疾病本身没有得到控制时，大分子物质向血管外的渗漏可能导致更严重的组织水肿，因此与晶体液相比，在脓毒症休克患者的液体复苏上不具备明显优势。加之天然胶体的成本高，在没有特殊适应证如低蛋白、凝血功能障碍等情况下，对脓毒症休克的复苏，应选用平衡盐溶液等晶体液为主，平衡盐溶液如乳酸林格溶液可以改善危重患者和脓毒症休克患者的预后。

4. 血管活性药物

血管活性药物的早期、正确、合理使用在一定程度上可以显著降低脓毒症或脓毒症休克患者的死亡率。脓毒症血管活性药物主要包括去甲肾上腺素、血管升压素、肾上腺素、多巴酚丁胺、多巴胺和去氧肾上腺素等。

（1）去甲肾上腺素和多巴胺

去甲肾上腺素是一种有效的 α_1 和 β_1 肾上腺素受体激动剂，由于其缩血管作用进而致 MAP 增加，对心率的影响较小。多巴胺对 D_1、D_2 受体以及 α_1 和 β_1 肾上腺素受体的作用呈剂量依赖性。低剂量时［0.5～2.5μg/（kg•min^{-1}）］，多巴胺通过肾脏、内脏、大脑和冠状动脉床的 D1 和 D2 受体活性引起血管舒张；高剂量时［> 5μg/（kg•min^{-1}）］，多巴胺的 α 肾上腺素受体活性占主导地位，导致血管收缩和全身血管阻力增加，其 β_1 肾上腺素受体活性导致剂量相关性心律失常。2012 年及以后的 SSC 指南均推荐去甲肾上腺素作为治疗脓毒症休克的一线首选血管活性药物。多巴胺仅在一些特殊患者（如快速心律失常风险低的患者和绝对或相对心动过缓的患者）中作为去甲肾上腺素的替代血管活性药物；另外，值得一提的是，并不推荐使用低剂量的多巴胺来保护肾脏功能。

（2）血管升压素

血管升压素是一种非特异性 V1、V2 和 V3 受体激动剂，属于内源性肽类激素，产生于下丘脑，由垂体后叶储存和释放。血管升压素缩血管活性机制涉及多因素，主要通过结合血管平滑肌中的 V1 受体，从而恢复血管张力，达到预定的目标 MAP，减少儿茶酚胺的需求。研究表明，血管升压素含量在脓毒症休克早期升高，但大多数患者在休克持续 24～48h 内下降至正常范围。这一发现被称为“相对血管升压素缺乏”，因为在低血压的情况下，血管升压素会升高。虽然去甲肾上腺素在治疗脓毒症及脓毒症休克引起的低血压方面作用显著，但是，达到目标 MAP（≥65mmHg）通常需要较高剂量的去甲肾上腺素，这样会强力收缩血管，从而增加心肌、肠系膜和指部动脉缺血以及心律失常和死亡的风险。2012 年及以后的 SSC 指南均建议，在给予适当的液体复苏及去甲肾上腺素收缩血管仍不能使得 MAP 达到最低标准（65mmHg）时加用血管升压素，而不是一味加大去甲肾上腺素的使用剂量。

（3）肾上腺素

肾上腺素可作为上述两种药物合用“马力”仍不足时的“油门”，既可在前两种药物不能改善持续性低灌注时加码，又可作为独立对抗持续低血压的二线药物。2021 年 SSC 指南推荐，当使用去甲肾上腺素和血管升压素仍无法达到目标 MAP 时，建议添加肾上腺素。但是，肾上腺素使用呈剂量依赖性，且 β_1 肾上腺素受体活性强，β_2 和 α_1 肾上腺素受体活性中等；在低剂量时，主要对 β_1 肾上腺素受体起作用，可加快心率、改善心脏传导，引起心输出量增加和血管阻力降低，从而升高血压；在高剂量时，可致心输出量和全身血管阻力增加，引起心律失常和循环功能受损。肾上腺素的潜在不良反应包括心律失常和内脏循环障碍，其可能通过刺激骨骼肌 β_2 肾上腺素受体增加氧耗及乳酸的产生，使得使用血清乳酸指导复苏具有不确定性。此外，若患者并发过敏性休克，肾上腺素是不可或缺的血管活性药物，需根据患者的病情确定使用剂量及时长。

（4）多巴酚丁胺

多巴酚丁胺是典型的正性肌力药物，当心肌功能受到抑制时可首选多巴酚丁胺来增强心脏收缩以提高心输出量，从而改善 MAP 和器官灌注，而无外周血管阻力的改变。研究表明，单独使用肾上腺素与去甲肾上腺素加用多巴酚丁胺相比，两者治疗脓毒症休克的疗效和安全性无显著差异。2021 年 SSC 指南给出建议，对于脓毒症休克和心功能障碍的成年患者，尽管容量状况和动脉血压足够，但持续低灌注，建议在去甲肾上腺素中加入多巴酚丁胺或单独使用肾上腺素。由于没有任何明确的证据表明多巴酚丁胺效果及安全性均强于肾上腺素，另外，虽然多巴酚丁胺可能对组织灌注的影响有益，但其时机、剂量和对脓毒症休克特定血流动力学特征的结果参数的影响尚未明确，具体的应用方案还需考虑个体差异性。

总之，血管活性药物的早期、正确、合理使用，在一定程度上可以显著降低脓毒症或脓毒症休克的死亡率。在脓毒症血管活性药物选择上，首选去甲肾上腺素，对于去甲肾上腺素及相关剂量难以有效的患者，可加用血管升压素或肾上腺素，对于心动过缓的患者可考虑使用多巴胺。早期单独使用适量的去甲肾上腺素，或联用适量的血管升压素、肾上腺素、多巴酚丁胺，可有效地逆转顽固的低 MAP，从而恢复组织器官有效灌注，同时需强调时机与剂量的重要性。

5. 激素

脓毒症的发病过程包括全身炎症反应综合征（SIRS）及代偿性抗炎反应综合征（CARS），针对性的治疗是抗炎及免疫激活治疗。糖皮质激素目前广泛用于炎症性疾病的治疗，其通过效应分子介导其多重抗炎作用。但目前大量研究表明，糖皮质激素在脓毒症中的具体应用仍存在较大争议。人们普遍认为皮质类固醇可以改善脓毒症相关的并发症，如休克、器官功能障碍等。它们对存活率和继发感染风险的影响是有争议的。1951 年首次提出糖皮质激素对严重感染有治疗作用，20 世纪 50—80 年代初，研究显示，大剂量的使用类固醇激素可显著降低脓毒症休克患者的病死率，故而大剂量的糖皮质激素被应用治疗脓毒症及脓毒症休克，但直至 20 世纪 80 年代末，一项双盲随机对照试验表明使用大剂量糖皮质激素，增加了二重感染的机会，继而增加了严重脓毒症及脓毒症休克患者的病死率。然而，20 世纪 90 年代研究结果显示，应用生理剂量的糖皮质激素，可以改善血流动力学参数，降低死亡率。

目前研究表明小剂量糖皮质激素治疗脓毒症休克的临床疗效较好，且对于患者的血清感染标志物水平也有积极的改善作用。2014 年指南不推荐常规使用糖皮质激素治疗脓毒症休克，然而 2018 年指南指出，在经过充分的液体复苏及血管活性药物治疗后血流动力学仍不稳定的脓毒症休克患者，建议静脉使用氢化可的松，剂量为 200mg/d。

6. 免疫抑制治疗

在脓毒症的发生发展过程中，始终存在着同时导致炎症反应亢进和免疫功能抑制的双重因素。然而，长期以来人们对于严重损伤造成机体免疫功能紊乱的确切机制及其在脓毒症中的作用认识不足，临床上缺乏切实有效的免疫监测和调理措施。2020 年脓毒症免疫抑制诊治专家共识通过临床研究证据，从天然免疫和获得性免疫两个方面阐述了脓毒症免疫障碍机制、监测以及免疫增强的药物治疗，旨在帮助临床医生更深入地认识脓毒症诱导的免疫抑制。共识内容如下。

机体免疫功能紊乱参与了脓毒症的病理过程。天然免疫反应失调机制包括中性粒细胞募集和迁移障碍、MΦ 表型分化及其调控异常、DC 免疫功能抑制、NK 细胞毒性反应和细胞因子生成受损、补体系统过度活化等。脓毒症状态下获得性免疫功能障碍可表现为T细胞数量下降及细胞亚群异常改变、Treg比例增加和抑制活性增强、Th17和Treg平衡失调、B细胞功能受损和免疫球蛋白水平低下等。以WBC或mHLA-DR为导向的G-CSF/GM-CSF治疗可能改善脓毒症患者的预后，但剂量和疗程还需进一步证实。不推荐使用Ig常规治疗脓毒症，对于Ig低的脓毒症患者可考虑使用。胸腺肽α1可能改善免疫抑制的脓毒症患者的免疫功能和预后，但最佳剂量、疗程和适用人群还需高质量的临床研究进一步证实。对于合并SIRS和免疫抑制的患者，可考虑同时采用抗炎和免疫增强的治疗方案，但药物的组合方式、最佳剂量和疗程还需高质量的临床研究进一步证实。

7. 保护脏器措施

常用的有极化液、能量合剂及肌苷、细胞色素丙等。

8. 辨证施治

脓毒症休克在疡科领域常为"走黄""内陷"(火陷、干陷)的晚期阶段(全身化脓感染恶化)可分为如下证型。

(1) 邪入营血：症见高热不退、烦躁不安或神志模糊，肢体尚温而皮肤瘀斑，舌绛少苔、脉细数，乃邪入营血，扰及心包。治宜清营凉血解毒。方用犀角地黄汤合五味消毒饮。有腹胀便秘者，给内疏黄连汤以通里解毒，也可服安宫牛黄丸(可自胃管灌入)。

(2) 邪入脏腑：症见神昏谵语，惊悸抽搐，或呼吸喘急、四肢逆冷、口唇发绀，舌绛紫，少苔，脉细数无力。属热深厥亦深。治宜清心凉血救逆。方用犀角地黄汤合生脉散，若汗出如油、脉微欲绝，乃阳气暴脱，可给予参附汤以回阳固脱。

临床证实，生脉饮、参附汤，四逆饮等口服或静脉滴注，均有升高血压、改善循环与心肌功能的良好作用。

9. 针灸或电针

取穴足三里、合谷。若患者昏迷可针刺涌泉穴。

二、过敏性休克

【病因】

致敏原引起机体特异性反应，导致有效血液循环量锐减及代谢障碍，使机体局部或全身出现一系列的证候群。常见者如青霉素、血制剂、抗毒血清等生物制剂引起。

【症状及诊断】

过敏性休克起病急骤，迅速出现特殊而不可耐受的症状，血压突然下降，憋气或喘急，或大汗淋漓。症状变化多端，一般诊断不难。实验室检查可见嗜酸性粒细胞增高，血清免疫球蛋白E水平增高，皮肤过敏试验阳性。

【治疗】

1. 立即脱离、终止过敏原。

2. 肌内注射0.1%肾上腺素0.3～0.5ml，5～10分钟可重复应用。

3. 地塞米松10～20mg或氢化可的松200～300mg溶于5%～10%葡萄糖溶液250～500ml中静脉滴注或甲泼尼龙80～200mg加入5%葡萄糖注射液500ml中静脉滴注。

4. 补充血容量

先以平衡盐溶液，生理盐水或右旋糖酐40 500～1 000ml静脉滴注，然后酌情给予其他溶液，应注意控制补液速度和补液量以免诱发肺水肿。

5. 升压药

经上述处理后血压仍低者，应给予升压药，多巴胺或间羟胺静脉注射。

6. 有支气管痉挛者用氨茶碱0.25g加入10%葡萄糖溶液中缓慢静脉注射。

7. 针刺人中、十宣、内关等穴。

8. 抗组胺类药物

苯海拉明 50mg；异丙嗪 25～50mg，或氯苯那敏 4～8mg，均宜早用。

9. 严重喉头水肿者，及时做气管切开术。

三、失血性休克

失血性休克常因损失大量全血或血浆，导致有效循环量降低引起。正常成人血量为 70～80ml/kg，失血量达 10%，约为 450ml 时，循环血量尚可代偿维持；若失血量达 20% 时，可出现失血症状及休克；失血量达 40% 时，可引起死亡。损失全血虽不多，但若损失血浆量达 10%～20% 时，亦可引起死亡。伤口出血发生休克的可能性较小，主要是癌性伤口、侵蚀动脉伤口、术后止血不彻底的伤口以及凝血功能障碍者可能引发休克。

【失血量的估计】

1. 轻度失血性休克

血压正常或稍低、四肢无变化或发凉，估计失血量不超过 10%，约 450ml。

2. 中度失血性休克

收缩降低至 80mmHg，口渴、面色苍白、四肢湿冷，估计失血量达 800～1 500ml。

3. 重度失血性休克

血压在 50mmHg 左右，脉微欲绝，心率在 120 次 /min 以上，反应迟钝或意识模糊，面色灰或绀，估计失血量达 40%，约 1 500ml 以上，病情危急。

【治疗】

主要包括补充血容量和积极处理原发病、控制出血两个方面。注意要两方面同时抓紧进行，以免病情继续发展引起器官损害。

1. 补充血容量

可根据血压和脉率的变化来估计失血量。一般认为，若血红蛋白浓度大于 100g/L，不必输血；低于 70g/L，可输浓缩红细胞；在 70～100g/L 时，可根据患者出血是否停止、一般情况、代偿能力和其他重要器官功能来决定是否输红细胞。输入液体的量应根据病因、尿量和血流动力学进行评估，临床上常以血压结合中心静脉压测定指导补液。

在休克纠正过程中应重视纠正酸中毒，适时静脉给予碳酸氢钠。同时要注意电解质紊乱的发生，防止血电解质离子过高或过低，以免引起心律失常、心肌收缩力下降、酸碱平衡难以纠正、细胞水肿和脱水的情况。

2. 止血

在补充血容量同时，如仍有出血，难以维持血容量稳定，休克也不易纠正。若患者对初始的充分补液反应较差，很可能仍有活动性出血，应尽快查明，及时处理。必要时手术探查。

3. 中医药治疗

失血性休克即中医之“血厥”，失血过多，气随血脱，气血虚少不能上充于脑，故发厥脱。气血皆衰，不达四末则手足厥冷。血虚不能上荣则面色苍白，唇甲色淡。汗为心液，血汗同源，脱血者无汗，脱汗者无血，气随血耗，不能固摄卫表，故冷汗不止。心主血，肝藏血，气血两衰时心肝两脏表现突出，如心悸、怔忡、不寐、眼花、目陷、爪甲不荣等。治法宜益气固脱，养血止血。可用人参养荣汤。血脱一旦发生，急宜用独参汤（人参 10～15g）频服以收散亡之气，所谓：“有形之血不能速生，无形之气所当急固”。人参用于固脱，量宜大，如用一般剂量则只能补虚，不能起扶危固脱的作用。一般红参固脱时可用 10～30g，浓煎频饮。

（赵景会　张　龙）

参考文献

[1] 王秀玲，程慧桢，申友喜，等. 常见感染性疾病防治 [M]. 海口：南海出版公司，2007.

[2] 瞿介明，何礼贤，胡必杰. 免疫低下与感染 [M]. 上海：上海科学技术文献出版社，2004.

[3] 姚咏明，盛志勇. 脓毒症防治学 [M]. 北京：科学技术文献出版社，2008.

[4] 邓普珍. 临床休克学 [M]. 上海：上海科学技术出版社，2006.

[5] 陈孝平，汪建平，赵继宗，等，外科学 [M]. 9 版. 北京：人民卫生出版社，2018.

[6] 陈宇，张西京. 脓毒性休克的诊治 [J]. 实用休克杂志（中英文），2022，6（3）：131-136.

[7] 钱建丹，李俊，霍娜，等.《拯救脓毒症运动：2021 年脓毒症和脓毒症休克管理国际指南》感染管理更新要点解读 [J]. 中华传染病杂志，2022，40（7）：385-391.

[8] 李艳秀，曹权. 脓毒症血管活性药物的选择 [J]. 江苏大学学报（医学版），2023，33（2）：107-111.

[9] 孙玉景，吴建华，任建国，等. 糖皮质激素在脓毒症治疗中研究进展 [J]. 中国老年学杂志，2022，42（17）：4365-4369.

[10] 吴健锋，栾樱译，柯路. 脓毒症免疫抑制诊治专家共识 [J]. 中华危重病急救医学，2020，32（11）：1281-1289.

[11] 崔天国，杨冬，冯鹏. 全科医师手册 [M]. 7 版. 郑州：河南科学技术出版社，2018.

[12] 李晓林，李守朝. 临床休克 [M]. 西安：陕西科学技术出版社，1991.

第十五章

疮疡与糖尿病

糖尿病（属中医消渴范畴）患者对化脓性感染的抵抗力低下，所以非常容易发生疮疡，而且病情多较严重，治疗起来也很棘手，预后也较差，反之疮疡患者又往往使糖尿病病情恶化，因此必须提高警惕。

【症状及诊断】

一般而言，凡遇有较重的疮疡患者，如颈痈、背痈，疮形平塌，根盘散漫，或突发性皮肤坏死，肢体坏疽以及手术后切口裂开或反复发生化脓性感染（如疖病）等，都必须无一例外地进行尿、血糖的，以排除是否合并糖尿病。

此外还应进一步询问病史，有无"三多一少"（即多饮、多食、多尿、体重减轻）症状以及有无皮肤及外阴顽固性瘙痒和肢端皮肤感觉障碍等症状。

1. 糖尿病诊断标准

我国目前应用的糖尿病诊断指南是《中国糖尿病防治指南（2024 版）》，该指南于 2024 年 12 月 30 日由中华医学会糖尿病学分会发布。该指南指出，空腹血糖、口服葡萄糖耐量试验（oral glucose tolerance test，OGTT）2h 血糖和糖化血红蛋白（HbA1c）是筛查和诊断糖尿病的主要依据。

（1）具有典型糖尿病症状者，加上随机血糖≥11.1mmol/L，或加上空腹血糖≥7.0mmol/L，或加上 OGTT 2h 血糖≥11.1mmol/L，或加上 HbA1c≥6.5%。

（2）无糖尿病典型症状者，需改日复查确诊（不包括随机血糖）。

2. 实验室检查

（1）尿糖测定：尿糖阳性是诊断糖尿病患者的重要线索，是判断病情轻重依据之一。但应区别以下几种情况，以防误诊。

1）饥饿性糖尿：长时间饥饿后突然大量进食，胰腺分泌功能低下可出现糖尿。

2）食后性糖尿：糖类进入肠道量多，吸收快，血糖升高超过肾糖阈，可出现糖尿。

3）肾性糖尿：因肾小管重吸收功能障碍，肾糖阈低而出现糖尿。部分孕妇肾糖阈降低，血糖虽正常，尿糖可阳性。

4）神经性糖尿：在麻醉、颅骨骨折、脑瘤、脑出血等患者中可有血糖暂时升高，出现糖尿。

5）其他：如大量使用维生素 C、头孢菌素类抗生素、水杨酸类药物时，尿内含有非糖还原物质时可出现假阳性。

（2）24 小时尿糖定量测定：正常参考值为：阴性或＜0.15mg/24h。

（3）血糖测定：测定空腹、随机或 OGTT 2h 血糖值，是诊断与衡量糖尿病程度的重要依据。空腹血糖是指至少 8 小时内无任何热量摄入，正常值为 3.9～6.0mmol/L，OGTT 2h 血糖＜7.8mmol/L 为正常糖耐量。

（4）OGTT：用于可疑糖尿病患者，空腹或餐后血糖高于正常，但未达到诊断标准者。OGTT 应在无摄入任何热量 8 小时后，清晨空腹进行，成人口服 75g 无水葡萄糖，溶于 250～300ml 水中，5～10 分钟内饮完，测定空腹及开始饮葡萄糖水后 2 小时静脉血浆葡萄糖。

（5）糖化血红蛋白：正常人外周血中糖化血红蛋白占血红蛋白总值的 3%～6%，糖尿病患者的病情未控制时其含量高出正常值 2～4 倍，控制后 2 个月左右降至正常或近于正常。故此项测定有助于判断病情的控制情况。

（6）尿酮体测定：糖尿病患者遇有感染、创伤或饮食治疗不当时，脂肪分解加速，氧化障碍血酮升高，从尿排出，尿酮体呈阳性。（送新鲜尿液检查，否则酮体破坏可呈阴性）。其他进食障碍患者，尿酮体亦可出现阳性。

（7）甘油三酯与胆固醇测定：糖尿病患者中较多出现高脂血症和高脂蛋白血症。血脂以甘油三酯升高最显著，其正常值在 150mg/dl 以下，总胆固醇正常值在 250mg/dl 以下，两者值升高表示糖尿病控制不佳，长期持续胆固醇升高，常使动脉粥样化加重。

（8）血酮：＞1.0mmol/L 为高血酮，＞3.0mmol/L 提示可有酸中毒。

【治疗】

治疗方法包括控制生活方式、口服降糖药、胰岛素治疗和中医药治疗。

1. 控制生活方式

改变饮食习惯是控制糖尿病的基本措施，一般成年轻体力劳动者，所需热量为每日每千克体重 126～147kJ，肥胖与卧床者要低些，而瘦弱与劳动强度大者可适当增高热量。其中：①糖类占总热量的 50%～65%，主食以粗粮为好（如小米、玉米），每日约 300～450g，如喜食甜味者，可选用木糖醇类；②蛋白质占总热量的 15%～20%，以瘦肉，植物蛋白为好（如牛肉、大豆），每日每公斤约需 1～2g，约折合瘦肉 200～400g；③脂肪占总热量的 20%～30%。以植物油为好，（如芝麻油），每日每公斤体重 0.5～1g。其他注意事项包括宜多进食维生素、多纤维的新鲜蔬菜。此外还应配合运动治疗和保持病情监测。应依据病情变化，血糖、尿糖、血脂、脂蛋白水平进行调整饮食。

2. 口服降糖药

①磺酰脲类药：适用于新诊断的 2 型糖尿病非肥胖患者、用饮食和运动治疗血糖控制不理想的患者。②双胍类药：作为 2 型糖尿病治疗一线用药，可单用或联合其他药物，与胰岛素联用可减少胰岛素的用量，当磺酰脲类药治疗有效但控制尚不满意时可加用双胍类药。常用双胍类药为二甲双胍，用量为 500～1 500mg/d，分 2～3 次口服，最大剂量一般不超过 2g/d。应用二甲双胍前须检测肾功能。

3. 胰岛素治疗

应用胰岛素的适应范围：①糖尿病酮症酸中毒、乳酸性酸中毒、高血糖高渗性昏迷者；②糖尿病患者大手术前、中、后及较重创伤与妊娠分娩时；③糖尿病并发较重疮疡（如痈、肢体坏疽等）及其他严重感染时；④糖尿病并发神经病变、视网膜炎、肾小球硬化症、心肌梗死者；⑤经糖尿病饮食及口服降糖药治疗病情控制不良时；⑥1 型糖尿病。

4. 中医药治疗

中医称糖尿病为消渴，分为上消、中消、下消。上消又称肺消，乃肺热化燥，以口干渴、多饮为主证。治法宜清热、润燥，养阴生津，用消渴方加减；中消又称胃消，以多食易饥、形体反消瘦为主证，乃胃热伤阴。治法宜清热养阴，用玉泉丸，或用玉女煎方；下消又称肾消，以多尿为主证，兼见口干渴，乃肾阴亏损，脾失运化。治法宜补肾滋阴，方用六味地黄汤加减。

5. 糖尿病在疡科（包括手术期）的处理

（1）糖尿病患者择期术前的准备：良好的术前准备是手术成功的关键。

1）视病情作各脏器功能检查；维持正常水电解质及正氮平衡，调整好饮食与用药，使病情好转、体重稳定增加。

2）术前 1 周每天进主食 250～400g，使肝糖原有一定量的贮备，血糖维持在 7.2～8.9mmol/L，尿糖水平在 −～±，24 小时尿糖测定＜10g/24h。

3）估计术后不能进食者，术前 3 天应停用原服降糖药物及长效胰岛素，改用短效胰岛素。隐性糖尿病者可每日测血糖及早、午、晚餐前及睡前尿糖，± 者可不用胰岛素，尿糖 ++～++++ 者可使用 4～16 单位胰岛素注射液。结肠手术患者术前 3 天应投与新霉素类药物。

4）术前1天应做好抗生素皮试，存在感染因素时，给予一定的预防量，术前不宜过早禁食。

5）术日清早查血糖，以便按血糖计算静脉滴注葡萄糖，代替早餐。术日清早亦可给定量抗生素，使体液达有效浓度，免致感染术中扩散。

（2）术中处理：术中可用哌替啶，不用或少用吗啡，更不宜使用糖皮质激素，否则即或使用胰岛素亦难有效制血糖，宜选用硬膜外或区域性阻滞麻醉，术中每1～2小时宜查血糖一次，力争控制血糖在11.1mmol/L以下，同时也要防止因麻醉而掩盖低血糖惊厥。1型糖尿病患者术前术中均应静脉滴注胰岛素注射液，若同时输血可另开一输血通道维持良好的呼吸通道保证气体交换，有条件者可用气体监测仪监测，严防误吸、缺氧，必要时作血气分析观察。糖尿病患者血管脆性大，宜妥善结扎止血、引流，其组织愈合力差，老年肥胖或体质不良者，宜作减张缝合，以防术口裂开。

（3）术后治疗：糖尿病患者免疫力低下，术后易出现应激反应、脏器功能不良、水电解质紊乱，高血糖不易控制、创口愈合不良、更易并发感染等，均成为术后需要关注的问题。

1）术后应送入监测治疗病房，观察生命体征变化开始每2～3小时查血糖一次，待稳定后每日或依情况检查，每日测4～6次尿糖，但应注意有时尿糖不能反映血糖水平，每日查血钾、钠、氯一次，视情况检查血气分析，记录出入量均为必要。

2）继续使用有效的抗感染药物。

3）肝糖原，可按2～3g葡萄糖加1单位胰岛素注射液比例静脉滴注，但因手术与麻醉可使体内儿茶酚胺增高，胰岛素分泌减少活力下降，故在一定时间胰岛用量应略大，若血糖≥16.6mmol/L时，胰岛素敏感性又低的患者，为不使血糖继续升高，可暂不使用葡萄糖，待其下降后再行使用，而先使用氨基酸、脂肪乳剂、以供给热能及支持治疗。

4）补钾量要大于同类手术患者。

5）保护性治疗，如术后给定量的激化液，选用含最高的支链氨基酸溶液，可提高机体的应激力，减少糖原异生，增加蛋白质的合成，肝功能不良者可加用肌苷。为防止组织细胞损伤，可早期给予氧自由基清除剂如适量的维生素C、谷胱甘肽及维拉帕米（钙通道阻滞剂）等。

6）延长吸氧时间，若血氧分压低于70mmHg时，应加强吸氧和改善肺功能，预防成人窘迫综合征的出现。

7）尽早恢复肠道功能，进糖尿病饮食。

8）逐步减少胰岛素的用量，改为口服降糖药物，以期恢复到术前水平。

6. 对酮症酸中毒的处理

糖尿病患者易在术后、创伤、感染、药物、饮食治疗中断时病情加重，脂肪分解加速，代谢障碍，而产生酮症酸中毒。临床表现有头痛、无力、口渴、食欲减退、恶心、呕吐、腹痛、嗜睡、精神恍惚甚或昏迷。查体可见呼吸深快，有烂苹果臭味，脱水时可觉皮肤干燥，缺乏弹性，舌燥少津，眼窝下陷，血压低，脉虚数。实验室检查：尿糖、尿酮体呈阳性，血酮体水平升高，>1.0mmol/L为高血酮，>3.0mmol/L提示可有酸中毒，血糖升高，一般为16.7～33.3mmol/L，血pH可低于7.3，HCO_3^-可低于15mmol/L，BE可低于5mmol/L，常伴有水电解质紊乱。诊断明确后即抓紧时间进行救治。

（1）控制血糖：尤其血糖高达29.6～33.3mmol/L时，要先给予等渗氯化钠注射液，内加胰岛素静脉滴注。胰岛素用量可按0.1单位/$(kg \cdot h^{-1})$，有抑制脂肪分解和降低血糖的生物效应。如此治疗，每小时可降低血糖4.2～6.1mmol/L；若两小时后血糖降低不明显，可能是患者对胰岛素不敏感，此时胰岛素的用量应再加一倍。若血糖降至13.9mmol/L时，胰岛素可改为4～6小时皮下注射1次，若血糖降至8.9mmol/L时，要减量或停用胰岛素，或给予5%葡萄糖注射液，以防止发生低血糖反应。

（2）纠正电解质失衡

1）血钾在治疗后常显著下降，故在给液的同时要注意补钾，若尿量在每小时40ml以上，可早期每2～3小时补10%氯化钾注射液10～15ml。

2）如患者血钠 > 155mmol/L 时，可给较低的 0.45% 氯化钠注射液，或用低钠的低分子右旋糖酐、羟乙基淀粉代血浆。

3）补磷：因酮症酸中毒患者血磷常降低，从而会使心肌收缩力受抑制，细胞氧合过程减慢，可口服磷酸钾或静脉滴注复方电解质葡萄糖 R2A 注射液，其含糖量低（仅 25g/L），含 HPO_4^{2-} 13mmol/L，Mg^{2+} 2mmol/L。

（3）纠正酸中毒：本症酸中毒主要由酮体中酸性代谢产物引起，经输液和胰岛素治疗后，酮体水平下降，酸中毒可自行纠正，一般不必补碱。但严重酸中毒影响心血管、呼吸和神经系统功能，应给予相应治疗，但补碱不宜过多、过快。补碱指征为血 pH < 7.1，HCO_3^- < 5mmol/L。应采用等渗碳酸氢钠（1.25%～1.4%）溶液，或将 5% 碳酸氢钠 84ml 加注射用水至 300ml 配成 1.4% 等渗溶液，一般仅给 1～2 次。补碱过多过快可产生不利影响，包括脑脊液反常性酸中毒加重、组织缺氧加重、血钾下降和反跳性碱中毒等。

（马 莎）

参考文献

[1] 中华医学会糖尿病学分会. 中国糖尿病防治指南（2024 版）[J]. 中华糖尿病杂志，2025，17（1）：16-139.

[2] EVERT A B，DENNISON M，GARDNER C D，et al. Nutrition therapy for adults with diabetes or prediabetes：a consensus report[J]. Diabetes Care，2019，42（5）：731-754.

[3] JIA W P，XIAO X H，JI Q H，et al. Comparison of thrice-daily premixed insulin（insulin lispro premix）with basal-bolus（insulin glargine once-daily plus thrice-daily prandial insulin lispro）therapy in east Asian patients with type 2 diabetes insufficiently controlled with twice-daily premixed insulin：an open-label，randomised，controlled trial[J]. Lancet Diabetes Endocrinol，2015，3（4）：254-262.

[4] UMPIERREZ G E，DAVIS G M，ELSAYED N A，et al. Hyperglycemic crises in adults with diabetes：a consensus report[J]. Diabetes Care，2024，47（8）：1257-1275.

[5] 中华医学会内分泌学分会. 中国糖尿病血酮监测专家共识 [J]. 中华内分泌代谢杂志，2014，30（3）：177-183.

第十六章

疮疡与骨科疾患

第一节　化脓性骨髓炎

化脓性骨髓炎，是指由化脓性细菌感染骨骼而引起，可累及骨髓、密质骨、松质骨、骨膜及周围软组织的感染性疾病。该病的发作与细菌感染有关。属中医“附骨疽”“咬骨疽”“多骨疽”等范畴。见图 16-1、图 16-2。

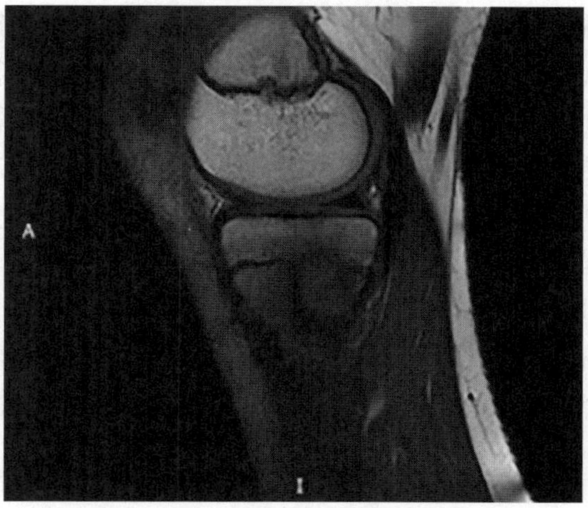

图 16-1　右膝胫骨近端、股骨远端骨髓炎 MR T1

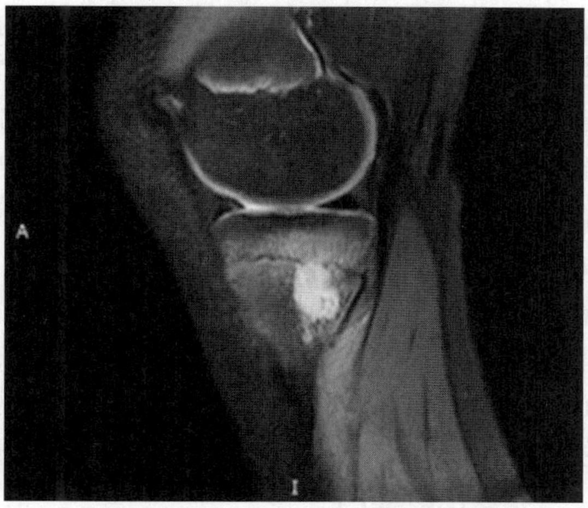

图 16-2　右膝胫骨近端、股骨远端骨髓炎 MR T2

【病因】

中医认为本病多因热毒注骨、创口毒盛或正虚邪侵，引起营卫不和，气滞血瘀，经络阻隔，伤筋损骨，化热而发。近年来本病的致病菌较以往有所变化，最常见的是金黄色葡萄球菌，其次为大肠埃希菌、铜绿假单胞菌和溶血性链球菌，再次是粘质沙雷菌、肺炎克雷伯菌和表皮葡萄球菌等。感染途径有三：①血源性感染：由于远处的感染灶，如疮疖、耳道或咽喉化脓性疾病等细菌经血液循环到达骨组织内，发生骨髓炎，称为血源性骨髓炎；②创伤后感染：细菌由创口侵入骨组织引起骨髓炎，如开放性骨折或骨折术后导致感染，称为创伤性骨髓炎；③邻近病灶感染：感染由邻近感染灶直接蔓延至骨组织，如指端感染，引起指骨髓炎，称为感染性骨髓炎。

急性骨髓炎失治或误治，可因有死骨和包壳、脓腔及窦道形成，转变为慢性骨髓炎。

一、急性血源性骨髓炎

本病好发于 10 岁以下儿童，男性患病率高于女性。多发于四肢长骨干骺端，以胫骨近端及股骨远端最多见，肱骨、桡骨等次之。血源性骨髓炎的病理特点是骨质破坏和新骨形成同时存在。早期以破坏、坏死为主，后期以新骨形成为主。

【病机】

1. 中医学

(1) 热毒注骨：患疔毒、疮疖或咽喉、耳道化脓性疾病以及麻疹、伤寒、猩红热等病后，余毒未尽，热毒深蕴于内，伏结入骨成痈；或六淫邪毒入侵，久而不解，郁而化热；或饮食劳伤，七情内伤，火毒内生，热毒循经脉流注人骨，导致脉络阻塞，气血壅结，热毒内盛，腐骨化脓。

(2) 创口毒盛：开放性损伤，邪毒从创口侵入，深达入骨，阻滞经络，气血瘀滞，久而化热，热盛肉腐，骨成痈；或闭合性损伤，如跌打闪挫等，导致气血凝滞，壅塞经络，积瘀化热，热毒流注筋骨而发病。

(3) 正虚邪侵：明代陈实功《外科正宗》曰："夫附骨疽者，乃阴寒入骨之病也。但人之气血生平壮实，虽遇寒冷则邪不入骨。"正气内虚，毒邪侵袭，正不胜邪，毒邪深窜入骨成疽，发为本病。

2. 西医学

血源性骨髓炎大多数发生在长骨的干骺端，小儿长骨干骺端尚未骨化，干骺端有丰富的毛细血管网，此处血流缓慢，细菌极易停留与繁殖。或因外伤使干骺端毛细血管网破裂出血，局部抵抗力降低，为细菌繁殖提供了条件，易感染；全身性疾病、营养不良等，使全身抵抗力下降；或因身体其他部位有活动性感染病灶，该处的细菌进入血液循环，传播至骨内，在干骺端生长繁殖，形成感染灶。随着病情的继续发展，可出现三种转归：①由于身体抵抗力强、细菌毒力低、治疗及时并正确，感染灶迅速被控制，炎症得以吸收痊愈；②身体抵抗力与细菌毒力相当，炎症局限，形成局限性脓肿；③身体抵抗力弱，细菌毒力强，治疗不及时或不得当，则病灶迅速扩大而形成弥漫性骨髓炎。此时病灶内的脓液首先在骨髓腔内蔓延，再经哈佛系统和伏克曼管达骨膜下，形成骨膜下脓肿。也可先穿破干骺端的骨皮质，达骨膜下，形成骨膜下脓肿，再经哈佛系统和伏克曼管进入骨干骨髓腔。骨膜下脓肿，使骨与骨膜分离，由于骨膜下及髓腔内脓汁增多，压力升高，进一步影响血运，促使骨质坏死，形成死骨。骨膜深层的成骨细胞受炎症刺激形成大量新骨，包绕死骨及其上下活骨段表面，并逐渐增厚，可呈洋葱皮状，称为骨包壳。由于感染继续存在，包壳本身也遭破坏而出现孔洞即为骨瘘管。脓肿内在压力继续增大可穿破骨膜，进入软组织，形成蜂窝织炎或软组织脓肿，然后穿破皮肤，流出体外，形成窦道。此后急性炎症的症状逐渐消退，转入慢性骨髓炎阶段。

【症状及诊断】

1. 全身表现

起病急，持续高热在 39～40℃及以上，寒战，汗出而热不退，伴精神不振、倦怠乏力、纳呆、烦躁不安等，甚至惊厥，神昏谵语，病情严重者可出现恶心呕吐，肝脾大等全身中毒征象，发生脓毒症休克。

2. 局部表现

局部初起红肿不明显，但皮温可增高，有深压痛。随着病情发展，局部剧烈疼痛，可呈搏动性疼痛，患肢呈半屈曲制动状态，呈环状肿胀，皮肤出现潮红，灼热，按之有凹窝。附近肌肉痉挛，骨的干骺端压痛明显。一般讲干骺端压痛及指压性水肿是急性骨髓炎最主要的局部表现。当脓肿穿破到骨膜下，因压力暂时降低，局部疼痛可有所减轻，但局部肿胀加重。如脓肿穿破骨膜形成软组织内脓肿，触之可有波动感，穿刺可抽得脓液。当脓肿穿破皮肤后，脓液流出，形成窦道。

3. 辅助检查

(1) 实验室检查：白细胞、中性粒细胞计数升高，红细胞沉降率升高，C 反应蛋白水平升高，早期血培养多为阳性。

(2) X 线检查：起病 10 天内，骨质无明显改变，仅见软组织肿胀阴影。2 周后可见局部骨质稍有破坏，骨小梁开始紊乱。并有斑点状骨质吸收，髓腔内有透亮区，有骨膜反应，周围软组织肿胀，肌肉间隙模糊。3～4 周以上可见骨膜下反应新生骨，病变进一步发展，局部形成死骨。

(3) CT 检查：有助于对骨盆、足部骨髓炎的诊断，评价骨膜下脓肿、软组织脓肿及对骨破坏的定位。

(4) MRI 检查：敏感性高、特异性强，有助于早期发现感染灶，早期确诊。

（5）核素骨扫描：敏感性高，特异性不强，在发病48小时内即可显示感染病灶的双膦酸盐摄取增加，对早期诊断有一定帮助。疑似骨髓炎患者建议在有症状24小时后检查。

结合病史、临床表现及检查结果，考虑为急性血源性骨髓炎时，可进行穿刺，抽得脓液可确诊，若抽出混浊的渗液或血液需做涂片检查，见有脓细胞或细菌时，即可确诊。抽得的脓液等物应进一步做细菌学检查。

【鉴别诊断】

1. 尤因肉瘤

本病也可引起患者体温上升，白细胞计数升高，X线检查表现为“葱皮”样骨膜反应。但是，尤因肉瘤病变靠近骨干，破坏区广泛，早期产生放射状骨膜反应；全身症状及局部症状不如急性血源性骨髓炎剧烈；活体组织检查找到肿瘤细胞可以确诊。

2. 急性蜂窝织炎

与急性血源性骨髓炎一样都有急性化脓性感染的全身症状和局部红肿热痛表现，但该病全身中毒症状较轻，病灶局限于肢体非干骺端一侧，局部压痛、红肿热痛等表现明显，但无局部深压痛。X线检查也可见骨膜反应。但骨小梁不紊乱，骨质及髓腔无变化。

3. 急性化脓性关节炎

本病早期即有关节内液体积聚，疼痛和压痛均局限于受累关节，关节活动明显受限，关节周围肌肉痉挛，如行关节穿刺可抽出脓性关节液即可明确诊断。

【治疗】

1. 一般疗法

充分休息，抬高患肢。以利减轻肿胀；限制患肢活动，必要时用石膏托固定患肢，防止发生病理性骨折。给予易消化的富于蛋白质和维生素的饮食，对体温高于39℃者，配合使用物理降温。

2. 中医辨证施治

急性血源性骨髓炎，治疗主张内外同治，内治以消、托、补三法为主要治疗原则，根据临床情况，辨证施治；外治以软坚散结、消肿止痛为治则；脓成时应及时行手术治疗。

（1）初期：脓未形成，热毒注骨或创口毒盛，以消法为主。①若症见恶寒发热，肢端病变部位疼痛不剧，舌苔白或微黄，脉浮数或弦数，为热在卫表。治宜清热解毒，软坚散结，方用仙方活命饮合黄连解毒汤加减；②若症见寒战、高热，肢端病变部位肿较剧，舌质红、苔黄腻，脉滑数，为热入气分。治宜清营退热，解毒散结，方用黄连解毒汤合五味消毒饮加减；③若症见高热神昏，肢端病变部位肿痛剧烈，身现出血点，烦躁不安，舌质红、苔少，脉洪数，为热入营血。治宜凉血解毒，方用犀角地黄汤合黄连解毒汤加减。

（2）中期：成脓期，脓成未溃者，以托法为主。症见患肢剧痛或跳痛，环形漫肿，压痛明显，皮温增高，可触及波动感。治宜清热解毒，托里透脓，方用透脓散合黄连解毒汤加减。

（3）后期：脓已溃，正虚邪侵，体质虚弱的，应以补法为主。症见脓肿穿破皮肤形成窦道，疮口流脓，发热、疼痛逐渐缓解，但见形体逐渐消瘦，精神疲惫，食欲缺乏，肢软无力，舌淡、苔少，脉细无力。若溃后脓多稠厚，气味腥臭，为气血尚可，治宜托里透脓，方用托里消毒饮加减；若脓液清稀，量多质薄，为气血亏虚，治宜补益气血，方用八珍汤加减。

3. 西药治疗

（1）抗菌药物：首先选用对金黄色葡萄球菌有效的抗菌药，尽快行细菌培养及药敏试验，获得检测后换用对细菌敏感的抗生素。对危重患者采用静脉或肌内注射，病情稳定后改为口服，金黄色葡萄球菌或革兰氏阴性杆菌引起的感染至少要抗菌药治疗3周，直到体温正常，局部红肿热痛等症状消失，实验室检查显示白细胞和中性粒细胞计数正常，红细胞沉降率和C反应蛋白水平正常或明显降低，可停用抗菌药。

（2）全身支持疗法：输液以纠正脱水、维持水电解质平衡。可少量多次输新鲜血或球蛋白，以提高机体免疫力，注意休息，增加营养，根据需要应用解热镇痛药及镇静药物。

4. 中医外治法

（1）初期：选用金黄散、双柏散等外敷患处。也可用新鲜蒲公英、紫花地丁、犁头草、四季青、马齿苋、野菊花等捣烂外敷。配合患肢制动，可用小夹板外固定或持续皮牵引，以缓解肌肉痉挛，减轻疼痛，防止畸形和病理性骨折。

（2）成脓期：局部继续使用上述药物外敷，患肢制动。穿刺抽脓：宜及早施行，一则有助于诊断，再则可以降低骨膜下脓肿的张力，防止因感染沿骨膜下扩展造成大块骨坏死，穿刺点选择在肿胀明显，压痛剧烈处。

（3）溃脓期：根据疮口大小、脓液稠稀、脓液多少、疮口腐肉情况辨证处理。

1）初溃如脓水较多，可用冰黄液或三黄液冲洗，并根据疮口有无脓腐情况，分别选用九一丹、八二丹等药捻塞入疮口中，外敷生肌膏，每日换药1次。

2）如疮口太小或疮口较硬，腐肉不脱者，可选用白降丹等药捻，插入疮口内，使疮口扩大，脓腐易出。

3）溃后身热不退，局部肿痛，脓出不畅者，多是引流不畅，常须扩大疮口，以利脓毒排出。

4）疮口腐肉已脱，脓水将尽时，选用生肌散、生肌膏换药，促进生肌收口。

5. 手术治疗

诊断一旦明确，用中药及大剂量抗菌药治疗2～3日不能控制症状，或在诊断性穿刺时抽吸到脓液，均可行手术治疗。早期行骨开窗减压引流，排出脓液，引流越早越好，防止炎症扩散及死骨形成，转化成慢性骨髓炎。在干骺端压痛最明显处做切口，显露病变骨，不剥离骨膜，在骨膜外向髓腔钻孔，如有脓液溢出，说明已进入病灶。如髓腔脓液较多，需作“开窗”引流，继续用骨钻在计划凿开皮质骨四周并排钻孔，配合骨凿剔除，暴露髓腔，以充分减压引流。不能用刮匙搔刮髓腔，以免感染扩散，可用纱布填入作为引流物，切口不缝合。患肢用石膏托固定。每日或隔日换药直至愈合。若病灶清除彻底，可在充分清洗后，放两根引流管，近侧细管连接液瓶，持续滴入抗生素溶液每天约2 000～3 000ml。远侧放粗管，头端开几个侧孔，作负压引流，以持续吸引冲洗，可缝合伤口，连续灌注冲洗直至流出液体澄清为止，一般约1～2周后拔管；研究显示，负压封闭引流（vacuum sealing drainage，VSD）与传统置管冲洗相比，VSD引流管发生堵塞及漏气概率较小，治疗期间无须换药，术后护理更为方便，患儿痛苦小。使用病灶开窗清创联合VSD引流的治疗持续时间、手术次数、住院时间和复发率可显著减少。病灶开窗清创联合VSD引流可以减少残留细菌的繁殖并破坏细菌繁殖的微环境，同时为骨缺损的修复创造了相对洁净的微环境，从而提高了骨髓炎的感染控制率。但应注意必须彻底清创，让引流通畅。也可在开窗引流术中置入一串混有万古霉素或庆大霉素的聚甲基丙烯酸甲酯（Polymethyl Methacrylate，PMMA）骨水泥珠链，以填满骨腔为度，但需留出1～2颗链珠置于伤口外，同时置引流条，全层缝合切口。引流条置于伤口最低位，术后4～7天拔除引流条，并开始向外拔珠链，一般2～3天拔1次，每次拔出3～5颗，也可逐日逐颗拔出，一般在2～3周拔光，伤口可逐渐愈合。

【预防】

1. 注意饮食营养，增强机体体质。
2. 及时对化脓性感染疾病治疗，如疖、痈、上呼吸道感染、中耳炎、外伤感染等。
3. 注意锻炼身体，增强身体抵抗力。

二、慢性骨髓炎

慢性骨髓炎多是由于急性骨髓炎失治或治疗不当发展而来，少数病例是病变开始即呈慢性过程，比如由开放性骨折、手术造成，或由于机体免疫力低下、致病菌毒力较低所致。本病病程较长，多因遗有死骨或脓腔以及窦道形成，反复发作，经久不愈。属中医学“附骨疽”范畴。见图16-3、图16-4。

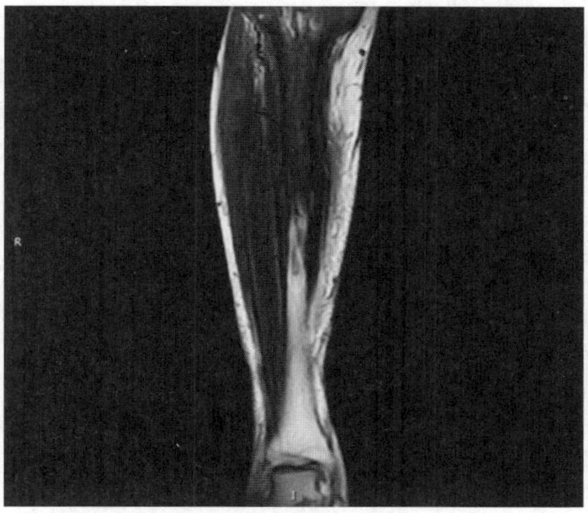

图 16-3 右胫骨前慢性骨髓炎 MR T1

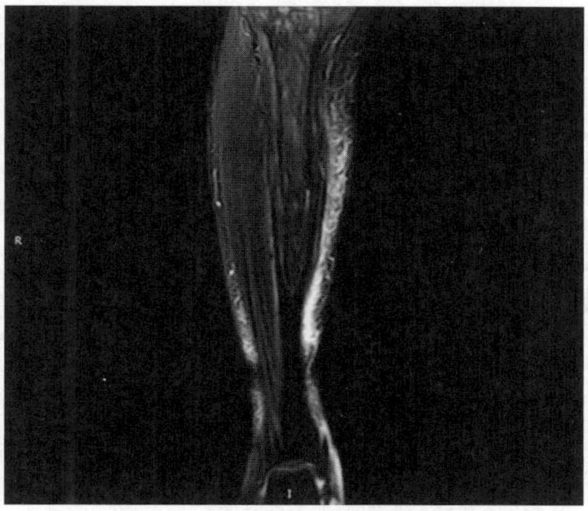

图 16-4 右胫骨前慢性骨髓炎 MR T2

【病机】

慢性骨髓炎的致病因素与急性化脓性骨髓炎相同，大多是由急性化脓性骨髓炎治疗不及时或不彻底而逐渐转变而来。其病机为余毒未尽，正虚邪恋，病性为本虚标实。

病变骨组织的病理演变过程，先是骨组织坏死，死骨、增生、硬化、骨包壳、死腔、脓肿、窦道并存，反复化脓，缠绵难愈。死腔内充满坏死肉芽组织和脓液，死骨浸泡其中，小块死骨可自行排出或溶解吸收，较大死骨不能被吸收，成为异物及细菌的病灶，经久不愈。同时骨膜反复向周围生长形成板层状的骨包壳，包壳内外脓毒可将包壳反复穿孔，形成多个瘘孔，向内与死腔相通，向外与窦道相通，常易引起混合感染。皮肤窦道有时暂时闭合，但因脓液不能排出，死骨、死腔存在，故每当患者正气虚弱炎症又可急性发作，脓液穿破皮肤经窦道口排出后，炎症又可暂时缓解，窦道口闭合，当骨死腔内脓液积聚后可再次穿破，如此反复发作，软组织内纤维瘢痕化，局部血供不良，修复功能差。窦道口周围皮肤色素沉着，极少数病例可发生鳞状上皮癌。

【症状及诊断】

1. 全身表现

炎症静止期全身症状常不明显，可有身体消瘦、面色㿠白、神疲乏力、食欲缺乏等症；急性发作期，则出现恶寒发热、体温升高等急性化脓性骨髓炎表现。

2. 局部表现

患肢长期隐痛、酸痛，时轻时重，局部肢体增粗或有畸形，探针检查，有时可触及粗糙骨面，触及游离骨片有漂浮感，小块死骨可随脓液流出，故中医称为“多骨疽”。触诊可感到患骨增粗，皮下组织增厚、变硬。病变局部红、肿、热、痛及流脓，有压痛、叩击痛。疮口肿痛，见窦道口常有稀薄脓液流出，淋漓不尽，或流出小死骨。窦道口常见肉芽组织增生，周围有色素沉着。急性发作期，患肢红肿、疼痛加剧。

3. 辅助检查

（1）实验室检查：血常规、血液细菌培养及药物敏感试验等检查协助诊断。

（2）X 线检查：表现为骨干不规则增粗、增厚，密度增加，周围有新生骨包壳。髓腔变窄或消失，骨内有大小不等、密度增高的死骨。有 1 个至多个破坏空洞透光区。骨质增生和骨质破坏并存。骨破坏重者可见骨干弯曲变形，甚至发生病理性骨折。小儿可见骨骺被破坏甚至消失。

（3）CT 检查：能清楚地显示空洞、气体、死骨、窦道的位置、范围及周围软组织的变化。

（4）窦道造影：可了解窦道与骨腔及死骨的关系。

结合有急性化脓性骨髓炎或开放性骨折合并感染的病史、临床表现及实验室检查即可确诊。

【鉴别诊断】

骨结核：本病发病缓慢，无急性发作病史，常有潮热、盗汗、身体消瘦等结核病表现。结核脓肿破溃后也形成窦道，流出稀薄的米汤样脓液。X线检查表现以骨破坏为主。细菌学和病理学检查可以确诊。

【治疗】

本病病程较长，长期不愈，导致机体正气虚弱，属虚中夹实，治疗应扶正祛邪，标本同治，单纯扶正或祛邪效果均较差。炎症静止期，部分患者对多种抗菌药耐药，用中医药治疗有良好效果；急性发作期，中医药不能控制炎症时，应选择抗菌药配合治疗。西医学治疗本病的关键在于彻底清除病灶，摘除死骨，清除增生的瘢痕和肉芽组织，消灭死腔，改善局部血液循环，一般须手术治疗。

1. 一般疗法

注意饮食营养和适当的体力活动以增强体质，避免感染和过劳，肢体肿胀时可抬高患肢。

2. 中医辨证施治

（1）急性发作期：宜清热解毒、消肿止痛，用仙方活命饮或五味消毒饮加减，患者久病多虚，可酌加生黄芪、当归等补气养血之品。

（2）炎症静止期：治宜扶正托毒，益气化瘀，方用神功内托散加减，可配服醒消丸、小金片、菊花汤。正气虚弱，气血两亏者，宜用八珍汤、人参养荣汤等加减。

3. 中医外治法

（1）急性发作期：脓肿未破，局部红肿热痛者，用金黄膏、双柏散等外敷。成脓后，即行切开引流。已溃破或切开引流的疮口，用冰黄液或三黄液冲洗，黄连液纱条填塞疮口，外敷生肌膏。

（2）炎症静止期：若皮肤窦道经久不愈，用九一丹或八二丹等药捻插入疮口内，外敷生肌膏。内有死骨难出者，宜用白降丹等药捻插入疮口，腐蚀窦道以使疮口扩大，利于死骨和脓腐排出，死骨松动可用钳子夹取。脓尽后改用生肌散。对于死骨、死腔、窦道并存，脓腐较多时，可用冰黄液灌注引流。

4. 手术

大块死骨，瘘管、窦道长期不愈，经以上治疗无效时，宜施行病灶清除手术，以彻底摘除死骨，清除瘢痕肉芽组织，切除瘘管窦道，消灭死腔，改善局部的血液循环，促进疮口愈合。

（1）手术治疗原则：清除死骨，消灭骨死腔，切除窦道，根治感染源。

（2）手术治疗指征：①有死骨形成；②有骨死腔及流脓，窦道长期不愈。

（3）手术禁忌证：①急性发作期；②有大块死骨但包壳形成不充分。

（4）手术方法

1）病灶清除术。死骨较小，脓腔不大者可清除死骨及坏死组织，将骨腔边缘修整，1期缝合伤口。切口沿窦道壁周围，显露正常软组织，切除窦道壁，开槽进入骨死腔，切勿剥离周围骨膜，以免与骨膜分离的骨密质再发生缺血性坏死。摘除死骨，吸出脓液，刮净坏死组织和肉芽组织，边缘带血管组织通常也要切除。对切除组织标本应进行特殊染色的组织学检查和有氧及厌氧菌培养。如上下骨段髓腔已阻塞，应凿去封闭髓腔的硬化骨，改善血液循环。

2）消灭骨死腔。①碟形切除术：切除瘢痕及窦道，纵行切开骨膜，凿除硬化骨（骨开窗），取出死骨，清除病灶，切除骨腔周边骨质，使其形成一个口大底小的碟形。然后，松松填入凡士林纱条，无菌敷料包扎伤口，肢体用石膏托固定，术后按去腐生肌原则换药治疗。使周围软组织向碟形腔内填充以消灭死腔。②肌瓣填塞：利用邻近肌瓣或带血管蒂的转位肌瓣填塞骨死腔，因肌肉血液循环丰富，与骨腔壁愈合后可改善骨的血供。③抗菌药骨水泥珠链：采用敏感抗菌药骨水泥串珠放在死腔内，随着骨死腔内新鲜肉芽生长填塞死腔的进程中，逐步抽出串珠。④骨段切除术：如腓骨、肋骨骨髓炎可将病骨骨段切除，消灭病灶。

3）闭合伤口。彻底冲洗伤口，争取一期闭合。窦道口切除后，常因皮肤缺损而难以闭合伤口。伤口较大者，应用由湿到干的敷料覆盖，2～3 日更换 1 次，待其下方新鲜肉芽组织生长填平伤口时，再用游离皮片覆盖创面，或者清创术后应用局部肌皮瓣，也可用带蒂皮瓣、肌皮瓣转移或吻合血管的游离皮瓣、肌皮瓣闭合伤口。

4）彻底引流。手术中伤口内置引流管两根，以便术后进行灌洗。

5）术后患肢制动。有病理骨折或清创后骨缺损较大者，可用Ilizarov外固定装置进行骨延长治疗。

6）应用抗菌药。术后全身应用抗菌药，慢性化脓性骨髓炎往往是多种细菌混合感染，应选择针对多数致病菌有效的广谱抗生素。

【临床研究】

王新卫教授认为慢性骨髓炎病机为寒、热、虚、实夹杂，以虚为主，认为正气亏虚为发病之本。因此，对于慢性骨髓炎的治疗以扶正为主，祛邪为辅，以期正胜邪衰，托毒外出。根据病情所处的阶段将慢性骨髓炎分为三个基本证型：热毒蕴结证、正虚邪滞证、肾虚瘀阻证。治疗时紧抓正气亏虚的核心病机，根据病情发展的不同阶段采用内服外用的方法，形成了热毒蕴结证——清热解毒、消肿散结，正虚邪滞证——补益气血、托毒消肿，肾虚瘀阻证——益肾填髓、温通化滞、托里排脓，再辅以中药熏洗控制局部感染、改善局部组织条件，同时根据细菌培养结果针对性使用敏感抗生素；必要时及时进行手术清除感染病灶并重建骨缺损的治疗思路，在临床中取得了显著疗效。

慢性骨髓炎急性发作期可见局部红肿疼痛，波动感明显，窦道内可见脓性分泌物。全身可见寒战、发热，舌红、苔黄、脉滑数，此为一派热毒壅盛之象，治以清热解毒、消肿散结，方选仙方活命饮加减，若发热明显且局部疼痛剧烈，加蒲公英、紫花地丁、野菊花加强清热之功。

慢性骨髓炎日久不愈必耗伤正气，患处时有疼痛、轻肿不红，窦道时愈时溃、脓水清稀，全身偶见低热，四肢倦怠、形体羸瘦。此为气血不足、邪毒留滞，因此以“扶正不留邪，祛邪不伤正”为原则，扶正祛邪并举，正虚甚者使用内补黄芪汤。邪盛者使用托里消毒散。王新卫教授创立了骨炎托毒丸，用于治疗正虚邪滞，方中君药黄芪托毒生肌，臣以党参、熟地、当归三药补益气血，蒲公英、金银花清热解毒、消痈散结，土茯苓、皂角刺、白芷解毒排脓，陈皮、桔梗燥湿化痰，川芎行气止痛，诸药合用有补益气血、托毒消肿、清热利湿之功。

慢性骨髓炎若未得到及时治疗、迁延日久，表现为局部隐痛、得温痛减，漫肿不消，窦道久不收口，周围皮肤色素沉着，骨质萎缩缺损或久不愈合，面色苍白，肢冷畏寒，舌质暗淡，脉沉细或沉迟。王新卫教授认为治宜补肾精与温肾阳并用，温通化滞与补养气血并举，创立了骨炎补髓丸，方中重用熟地、淫羊藿温补肾阳、填精益髓，杜仲、川断、骨碎补滋补肝肾、强壮筋骨，黄芪、党参、当归补益气血，佐以肉桂补火散寒，白芥子温经化滞，山药益气养阴，土茯苓解毒利湿，白芷消肿排脓。

外治方面，针对慢性骨髓炎患者局部红肿疼痛明显的特点，王新卫教授研制了洛阳正骨医院院内制剂骨炎膏，有清热解毒、拔毒生肌之效，可以缓解患者疼痛、肿胀；而对于有明显窦道、皮肤缺损的患者，王新卫教授又创立骨髓炎Ⅰ号、Ⅱ号外洗方，方中黄柏、土茯苓利湿解毒，泻火疗疮，共为君药；紫花地丁、蒲公英消痈散结，苦参、苍术清热燥湿，透骨草解毒止痛，赤芍、红花、川牛膝祛瘀活血。再加生大黄凉血解毒、利湿逐瘀。诸药合用，达到清热燥湿、活血解毒的功效。通过熏洗的手段使热力与药力共同作用于病灶，可以抑制局部细菌生长，促进坏死组织脱落，改善局部皮肤组织条件，既控制了感染，又为下一步的治疗准备了条件。

王新卫教授强调内治与外治相结合，中医与西医相结合，临床中应充分发挥中医长于扶正的优势，同时吸取西医学抗感染方面的优点。通过手术清除顽固病灶并重建组织缺损是最直接的扶正祛邪，依据病情需要分别采取病灶清除植骨术、诱导膜技术、骨搬移术。由于局部血液循环不佳和细菌生物膜的存在，全身应用抗生素效果不佳，亦可以变内治为外治，在局部植入抗生素人工骨控制感染。

附：特殊部位的化脓性骨髓炎

（一）髂骨骨髓炎

是指髂骨的化脓性感染。发病率约占化脓性骨髓炎的6%。

【病因病机】

其感染途径可分为以下几种。

1. 血源性感染

多见于身体其他部位，有原发病灶，如上呼吸道感染，疖，痈，蜂窝织炎，细菌经血运而达髂骨、髂窝部。

2. 淋巴感染

多为会阴部、肛门。患侧下肢外伤感染，细菌经淋巴管回流到髂骨、髂窝部。

髂骨系松质骨，血液供应丰富。感染发生后，很容易扩散到整个髂骨。骨质破坏后，小死骨多被溶解，很少出现大块死骨。但在儿童期，髂骨有 Y 形软骨，限制了感染的扩散，脓肿形成后，可沿肌间隙扩散到髂窝或臀部，有时也可穿破关节囊附着处扩散到髋关节和骶髂关节。

髂骨骨髓炎属于“附骨流毒”的范畴，发于曲阴部，亦可称为“曲阴疽”。如患疖、疮、疔、痈损伤，伤口感染，或产后恶露不尽等，失于诊治或挤压、碰撞，致使毒气走散，深入营血，毒热流注，客于曲阴部筋骨之间，邪毒凝结不散，瘀血停留，致使经络阻塞，气血凝滞，久瘀热甚，腐肉成脓。因其部位深在，开始局部漫肿，而色不变，因为髂部位置较低，血流丰富而缓慢，细菌易停留繁殖生长，产生大量的毒素，灼筋损骨。

总之，本病的发生发展，是人体防御功能与致病因素之间，正邪相搏斗的病理过程。只有在人体防御功能减低的情况下，才容易导致本病的发生。

【症状及诊断】

1. 髂骨骨髓炎起病急，中毒症状严重，如高热不退，昏迷谵语等，或脓毒败血症。局部髂骨及臀部有肿胀及跳痛，沿髂嵴至髂前上棘均有明显压痛，髋关节活动略受限制。如脓肿进入髋关节或骶髂关节者，会出现关节炎所表现的特有症状。在压痛最明显处用粗针头行骨膜下穿刺抽得脓液，有助诊断。晚期，常有窦道形成，位于臀部及腹股沟部，不易愈合。

2. 实验室检查

白细胞计数和中性粒细胞计数增高。

3. X 线检查

典型表现是可见髂骨呈蜂窝状稀疏与致密相间的斑点样化。晚期，可见到骨质破坏后的大小不等的空腔。空腔周围，骨质有硬化现象。有时，见有小块死骨阴影。

4. 结合临床表现、实验室检查、影像学检查，局部穿刺可有脓汁，细菌培养阳性。即可确诊。

【治疗】

原则上与急性血源性骨髓炎相同。如早期辨证使用中药或给予有效抗生素多能愈合。但抗生素应持续使用到急性症状和体征消失。若已形成脓肿，应作切开引流术，彻底切除病变骨。晚期，已经形成髂骨慢性骨髓炎，有窦道者，可按去腐生肌原则换药治疗，必要时手术治疗，将破坏部分做彻底的切除。同时，应尽可能将空腔消除，以利于伤口愈合。合并关节病变者，则按化脓性关节炎处理。

1. 中医辨证治疗

本病系毒热流注而形成的。早期治宜清热解毒，化瘀透脓，方用化瘀透脓散。若在晚期，已经形成慢性骨髓炎，应按慢性骨髓炎辨证分型治疗。

2. 中医外治法

髂骨骨髓炎初起，局部红肿，灼热疼痛，外敷金黄膏。局部有脓液形成，可切开引流，排脓。伤口内用去腐散，外用生肌膏。对局部溃烂，流脓不畅，有死骨，死腔存在，久不收口者可行手术清创，取出死骨，开放伤口，并换药，可用去腐散。对肉芽生长新鲜，脓尽而伤口愈合迟缓者，用生肌散，外敷生肌膏。

（二）脊椎性骨髓炎

脊椎性骨髓炎，是化脓性骨髓炎的一个类型。本病较少见，约占所有骨髓炎的 4%。在成年患者，男性较为多见，儿童较少见。因病灶位置较深，早期症状和体征不典型，容易漏诊。

【病因病机】

感染途径与血源性骨髓炎基本相似，即身体某一部位的疖、痈、疽等原发病灶，经血液循环侵及脊椎。泌尿系统的血液循环与脊椎静脉丛有直接的联系，故在泌尿系下段感染时，易侵及脊椎。脊椎附近的软组织感染，也是诱发脊椎性骨髓炎的一个因素。致病菌多为金黄色葡萄球菌。好发于腰椎，其次为胸椎。病变多侵犯椎体中心松质骨，然后向后侵犯椎管，形成硬膜外脓肿，可产生神经刺激症状和截瘫，甚至穿入硬脊膜腔，发生脊髓炎和脑膜炎。可侵犯周围软组织，形成软组织内脓肿，有少数病例侵犯椎弓。

中医认为本病也属于"附骨流毒"范围。多因疖、痈、疽，或其他湿热毒邪，侵入血分，流于经脉，注入关节，壅聚蕴热，腐筋蚀骨。水湿脓毒集聚骨节则脓肿胀痛，屈伸活动不利。甚至热入心包而出现高热，神昏谵语等脓毒血症。

【症状及诊断】

1. 脊椎性骨髓炎，起病急骤。体温升高，可达39℃以上。全身中毒症状明显，甚至可有神志模糊，乃至昏迷。局部症状有腰背剧痛，脊椎活动受限，棘突局限性压痛，椎旁肌肉痉挛。慢性发病者全身症状不明显，局部疼痛也较轻，常被误诊，有时当脊椎发生畸形后才被发现。脊椎化脓性骨髓炎后期可形成软组织脓肿，穿破后形成窦道；可发生病理性骨折或脱位以及神经根受压和截瘫。

2. 实验室检查

白细胞计数明显增高，中性粒细胞计数增高，红细胞沉降率升高，早期血液培养有细菌生长。

3. X线检查

早期无异常发现或只可见到周围软组织脓肿增厚的阴影，胸椎可见梭形肿胀，腰椎可见腰大肌阴影变化，发病1个月左右始可见椎体骨质疏松，以后有骨破坏，2～3个月出现骨质增生，增生与破坏同时存在，但以增生为主。病变侵犯至椎间盘，椎间盘破坏，椎间隙变窄，椎体硬化，骨桥形成，最后相邻椎体骨性融合。一般无死骨形成。

4. 结合临床表现、实验室检查、影像学检查，棘突局限性压痛，椎旁脓肿，血培养阳性即可诊断。

【鉴别诊断】

1. 脊柱结核

发病缓慢，骨质以破坏为主，常合并寒性脓肿和窦道形成，在有继发化脓性感染时，与慢性脊椎化脓性骨髓炎的鉴别常需经活检才能证实。

2. 强直性脊椎炎

多见于青壮年男性，开始为骶髂关节密度增高。之后脊柱周围韧带广泛而对称性钙化，关节突关节强直，脊柱呈竹节样变，无脓肿和窦道形成。

【治疗】

1. 绝对卧床（木板床）。

2. 急性期全身使用大量抗生素及中医中药辨证施治（同前），治疗需持续1个月以上。

3. 支持疗法。一般情况较差或病情严重者酌情输血输液。

4. 如局部穿刺抽出脓汁应手术治疗。视具体病情可行椎板切除减压术，清除脓液和坏死组织。最后放置引流，以减轻脊髓周围水肿和炎症。

5. 中医外治法（同前）。急性炎症消退，脊椎关节肿硬，活动受限，可用熏洗方剂，散瘀血，消凝聚，健筋通络。

附：局限性骨髓炎

局限性骨髓炎，也称骨脓肿。是慢性骨髓炎的一个类型。在临床上比较常见，常侵犯儿童长骨干骺端，尤以胫骨下端多见。

【病因病机】

常因其他部位的病灶，如咽炎，扁桃体炎，疖、痈、疽等感染，或因外力创伤等。本病多由金黄色葡萄球菌感染引起，致病菌通过血源感染传播。但由于细菌毒力低，患者抵抗力较强，或病后早期治疗不彻底，进入骨干及干骺端，当机体抵抗力下降时，该处细菌大量繁殖生长，形成局部病灶以后，未能向骨膜下或髓腔扩散，形成局限性骨质破坏和骨脓肿。其感染途径与急性血源性骨髓炎大致相似。

病理变化特点是：骨质破坏和坏死，或因此而诱发的修复反应。局限化脓性病灶由局部脓液、周围纤维组织膜围绕和一层硬化骨包壳所构成。骨缺损区，偶尔含有死骨。慢性骨髓炎，可长期被控制在该处，如病灶多数细菌被消灭，即由纤维、肉芽组织充填骨髓腔。但长期存在而不骨化，在抵抗力降低时，可反复发作。

中医认为，本病诱发因素同急性“附骨流毒”。当人体抵抗力下降时，继发于痈、疖、疽，或跌打损伤，余毒未尽，毒热深窜入里，留于筋骨，以致经络气血阻隔凝滞，毒热腐肉蚀骨，蕴郁成脓，称为“附骨脓肿”。若毒力增强，抵抗力下降，热毒炽盛，可弥漫筋骨，溃烂流脓形成窦道，长期不愈。

【症状及诊断】

1. 一般情况下，体温不高，全身症状轻微，局部肿胀亦轻，邻近关节活动不受限。有间歇性或持续性隐痛，行走后加剧。局部也可出现红、肿、热、痛等症状。若溃烂形成慢性窦道时，可长期不愈。

2. X 线检查

在长骨干骺端的中心部位有圆形或椭圆形密度减低的骨质破坏区，边缘较整齐，周围为一层致密的硬化骨质所环绕，有时可在脓肿内见到小死骨片。一般无骨膜反应，也无瘘管形成。追问病史，早期可有急性炎症史，局部肿胀、压痛，用抗生素治疗或休息后，症状减轻。

3. 结合临床表现，压痛最明显处，穿刺有脓液，X 线检查可确定诊断。

【鉴别诊断】

1. 骨结核

常侵犯邻近关节，X 线检查可见虫蚀样广泛骨质破坏，或有死骨形成，骨质增生性改变较少见，关节间隙可变窄。

2. 骨囊肿

一般无炎症表现，X 线检查可见囊性变，囊肿内透明度高，骨质轻度膨胀，无骨质硬化表现。

【治疗】

1. 一般采用手术治疗，用骨凿凿开脓肿壁，敞开脓腔，清除脓液，用刮匙刮除脓腔内炎性肉芽组织，直到正常骨组织，用生理盐水反复冲洗脓腔，置入抗生素，较大骨腔可在清创后植入自体松质骨，缝合伤口，一般愈合良好，为预防病理性骨折，术后 3～4 周内避免负重，并用石膏托固定。

2. 中医辨证治疗

（1）未溃破期：局部疼痛，微肿发热，活动或疲劳时，肿胀疼痛可加重，可有关节疼痛，畏动，或有轻微全身症状，食欲不振，疲乏无力。舌质暗，舌苔薄白。脉弦数。证属禀赋不足，外感毒邪，蕴热阻络，气滞血瘀。治宜清热消肿，活血通络止痛。方用化瘀通络汤。

（2）溃脓期：局部肿胀疼痛，反复发作，痛点局限固定，局部按之波动，或牵引关节疼痛，或溃烂流脓形成窦道，并有全身疲乏无力，低热不退，食欲不振。舌红，苔黄腻。脉滑数。证属积热蕴毒，肉腐成脓。治宜清热解毒、化瘀透脓。方用化瘀通脓汤。

3. 中医外治法

（1）局部红肿疼痛、压痛固定，可外用金黄膏消肿止痛。

（2）若脓已成，或溃烂流脓，应手术清除病灶，疮口换药。外敷生肌膏。

（三）硬化性骨髓炎

本病较少见，病因不明，多是由低毒性细菌引起的骨组织感染，以骨质硬化为主要特征。本病常见于大龄儿童和成年人，多发于股骨、胫骨等长骨干，病程较长，易反复发作。

【病因病机】

本病病因尚不明确。一般认为是由于骨组织遭受低毒性感染，或因患者抵抗力较强，在感染后病变发展受到限制所致。

本病为骨的进行性、广泛性、硬化性炎症。由于炎症反应，髓腔内发生广泛性纤维化，血液循环障碍，使骨内膜下骨组织增生、沉积、钙化，Havers 管阻塞，出现反应性骨内膜新骨形成、髓腔狭窄或闭塞，以及骨外膜增厚、骨皮质呈梭形增生等。本病很少有脓肿、骨死腔和死骨，此与慢性化脓性骨髓炎不同。

中医认为，本病以体虚受邪为主，或外感风寒湿毒，或病后余邪未清，或七情不和，筋骨损伤，邪毒与气血凝滞，搏结于骨，营卫不和，筋骨失养。因病邪毒性较低，不易腐骨化脓，故症见患处坚硬，漫肿隐痛不适，缠绵难愈。

【症状及诊断】

1. 一般情况下，症状表现轻微，一般无明显全身症状，局部表现为患肢逐渐增粗，局部持续胀痛，夜间明显，活动劳累后加重。有时疼痛呈间歇性加剧，局部有明显压痛。周围皮肤、软组织无明显炎症表现。常在机体抵抗力降低时，如感冒、创伤或其他疾病诱发急性发作，局部表现为红肿热痛。病变可反复发作，缠绵难愈。

2. 实验室检查

白细胞计数和中性粒细胞计数正常，红细胞沉降率有轻度升高，血液细菌培养一般为阴性，偶尔可在病灶的脓液或肉芽组织内培养出金黄色葡萄球菌。

3. X 线检查

可见病变处骨皮质呈局限性或弥漫性增生硬化，表现为骨密度增高，骨密质增厚与正常骨无明显界限，骨干呈梭形增粗，无骨膜反应；骨内膜增生，骨髓腔狭窄甚至消失。

4. 结合临床表现，实验室检查，X 线检查可确定诊断。

【鉴别诊断】

1. 尤因肉瘤

该病骨髓腔破坏和膨大，并有葱皮样骨膜反应。

2. 硬化性骨肉瘤

有放射状骨膜增生和肿瘤骨，病变可穿入软组织引起肿块。

【治疗】

1. 一般治疗

急性发作疼痛剧烈者，患肢制动，配合应用抗生素治疗。鼓励患者积极进行肌肉舒缩及未固定肢体的关节伸屈活动，以促进气血运行，防止肌萎缩的发生。

2. 中医辨证治疗

（1）气血瘀滞证：因复感毒邪而急性发作。症见局部红紫肿硬，剧烈钻凿样疼痛，甚至彻夜不眠，舌紫暗、苔黄厚，脉涩或数而无力。证属气血瘀滞证。治宜活血化瘀、清热解毒，方用活血固金汤加减。

（2）阳虚血瘀证：多因久病正虚，正不拒邪，瘀毒内盛，经脉闭阻，骨失濡养而致。症见骨质坚硬或窦道形成，皮肤枯槁，肌肤甲错，或局部变形凹凸不平，肌肉萎缩，紧贴于骨，局部压痛，夜间疼痛加剧，呈钻凿样痛。兼见形寒肢冷，脉细，或有全身不适等症。治宜温阳散寒，通瘀散结，止痛活络，方用阳和汤加减。

（3）肾虚血瘀证：因病久正虚或房劳过度，致肾虚血瘀，骨失濡养。症见患部坚硬如石，局部肿胀不红，微热钝痛，夜间疼痛加剧，皮色紫暗、枯槁，举动艰难，甚至寒热交杂、饮食无味、日渐消瘦，或有窦道，局部肌肉紧贴于骨，压痛明显，舌质紫暗，脉细涩无力。证属病久肾虚，瘀血内阻，治宜补肾健脾，活血祛瘀，通络止痛，方用调瘀肾气汤加减。

3. 中医外治法

局部红肿疼痛处，可外用金黄膏消肿止痛。

4. 手术治疗

局部症状严重或经常急性发作者，可考虑手术治疗。手术不能在急性炎症期进行，以防炎症扩散。手术方法：沿病骨凿一纵行骨槽，勿剥离周围骨膜，使上下髓腔贯通，彻底凿除增生骨皮质，刮除空腔内的慢性肉芽组织和脓液，直至骨出血为止。置引流管行负压引流，然后闭合切口，髓腔内也可置抗生素骨水泥珠链，并用石膏托固定患肢，手术后2周内逐渐抽出抗生素骨水泥，直至伤口完全愈合。

（李云涛）

第二节　创伤性骨髓炎

创伤性骨髓炎主要因骨的开放性骨折或骨科手术后感染形成。由于现代工业、交通日益发达，因事故造成的严重开放性骨折明显增多。创伤性骨髓炎的发病率已超过血源性化脓性骨髓炎而居首位。创伤性骨髓炎的治疗比血源性化脓性骨髓炎更复杂和困难，应该充分认识该病在临床上的重要性。如果治疗不及时，方法不得当，措施不得力，可引起严重后果。创伤性骨髓炎不仅给患者带来更大的病痛，也给治疗造成困难。采用中西医结合方法，以外用中药为主，内外兼治，筋骨并重，其效果较佳。

【病因病机】

创伤性骨髓炎多继发于开放性骨折，开放性骨折一般属高能量骨折，多为粉碎性骨折。常常合并严重软组织损伤，肌腱、血管、神经损伤等。并且同时可能合并有皮肤及骨骼缺损、污染严重等问题。由于各种条件的限制、延误治疗或不当治疗，创伤部位常常发生感染，继而发生骨髓炎、常见的发病部位依次为胫骨、股骨、肱骨。其他外伤，如火器伤、烧伤、四肢软组织损伤、动物咬伤等所继发的创伤性骨髓炎则较少见。

骨折后采用内固定者，若创伤性骨髓炎发生，因固定物浸泡在脓液之中，多发生松动而失去固定作用，并且内固定手术时对骨膜破坏更为严重，因此，骨坏死范围更为广泛，在这种情况下更易形成骨缺损和骨不连。创伤性骨髓炎的严重程度、范围及治疗后果取决于下列因素：创面污染的严重程度，入侵细菌的数量及致病力强弱，局部软组织及骨骼损伤程度，创伤部位血液供应情况，机体抵抗力的强弱，清创是否彻底，治疗措施是否有效及时等。

【症状及诊断】

1. 外伤史

患者有明显外伤史，大多数是开放性骨折，伤势复杂，污染严重。伤后治疗不及时或早期处理方法欠妥当等。

2. 急性期

(1) 临床表现：大多数患者起病在外伤后3～5天，开始为急性感染症状，患者寒战、发热，持续一周左右，并同时出现全身中毒症状。受伤部位疼痛明显加剧，有时出现跳痛。局部有红、肿、发热、压疼等急性炎症表现。伤口有脓性或血性分泌物。软组织内可形成脓肿，局部触诊检查可有波动感，此时局部穿刺常可抽出脓液。未缝合或哆开的伤口中可见骨折断端，裸露骨面呈黑灰色并失去光泽。

(2) 实验室检查：白细胞计数及中性粒细胞百分比增高，红细胞沉降率升高，对分泌物进行细菌学检查可确定致病菌种。

(3) X线检查：可显示骨折断端明显脱钙、疏松，骨密度低于正常。2周后骨破坏和吸收逐渐明显，同时可见轻微的层状骨膜反应。在此期间，看不到骨断端的硬化现象和死骨形成。

3. 慢性期

（1）临床表现：在急性期外伤局部形成脓肿，脓液压力不断增高，脓肿破溃或切开引流后全身和局部的急性炎症表现得以控制，病程进入慢性期，形成窦道。在数月、数年或更长的时间内，窦道不愈，长期有脓性分泌物排出，有时还可排出小块死骨，有时窦道也可暂时愈合，但当患者全身及局部抵抗力下降时可再度急性发作，窦道外口再度破溃，脓液流出。更晚期多见局部瘢痕组织形成，窦道时愈时溃。

（2）实验室检查：白细胞计数及中性粒细胞百分比可正常，窦道分泌物进行细菌培养及药物敏感试验。骨组织活检与骨髓细菌培养是诊断的金标准，需要采取多点取样。分子生物学方法如基因芯片技术、二代测序技术等直接检测细菌核酸水平，对于创伤性骨髓炎的诊断也有重要的意义。

（3）X 线检查：骨质密度增高、硬化、骨小梁不清或可见到死骨，骨折线多已模糊。反应性新骨形成。创伤性骨髓炎反应性新骨形成和骨折愈合时的骨痂形成，在 X 线检查上表现是相似的，因此，新骨的形成并不是诊断创伤性骨髓炎的依据。

创伤性骨髓炎的诊断比较容易，详细追问病史，结合临床表现及 X 线检查，大多数可作出正确的诊断。极少数诊断困难者可借助 CT、MRI、三相骨显像、WBC 显像和 FDG-PET 及窦道造影检查协助诊断。见图 16-5、图 16-6。

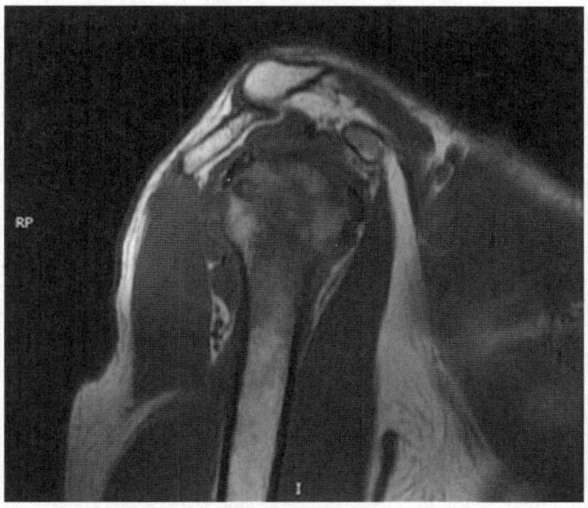

图 16-5 肩部创伤性骨髓炎 MR T1

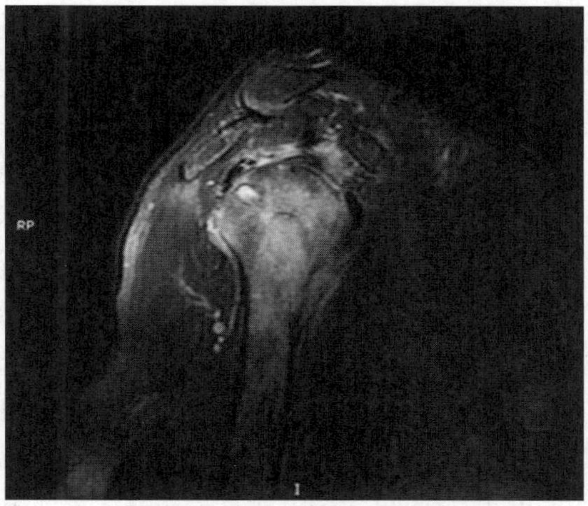

图 16-6 肩部创伤性骨髓炎 MR T2

【治疗】

1. 一般疗法

维持良好的外固定，抬高患肢，给予必要的支持疗法，加强营养，以增强机体抵抗力。

2. 中医辨证施治

（1）急性期：初期多属阳证。见脉洪数，苔黄、口干渴，高热不退。治宜清热解毒，凉血祛瘀，宜服黄连解毒汤或加味败毒汤。中期治宜健脾益气，利湿解毒。方用骨炎汤。

（2）慢性期：后期治宜益气养血，托里解毒，兼接骨续筋。除服补气养血之品外，还应配合通经化瘀、补肾健骨之剂，以加速骨折愈合。

3. 中医外治

早期宜活血解毒消肿。应改善引流、缝合伤口应视情况提早拆除缝线，敞开创口，有脓肿形成者切开引流，可用复方黄柏液冲洗。冲洗后可外敷生肌膏。隔日更换一次。中后期宜活血消肿，拔毒生肌。用祛腐散、生肌散，生肌膏外用换药，隔日 1 次。注意如骨外露或局部筋肉菲薄者，应慎用祛腐散等。在使用生肌膏换药过程中，待死骨层剥脱后，深层骨面也生长肉芽组织。创面愈合后，瘢痕组织上容易发生水疱，可用空针吸出积液，外敷地榆膏稍加压包扎即可。

4. 手术治疗

创伤性骨髓炎需解决两个问题，即治疗骨的感染和治疗骨折不愈合或假关节形成。其中控制感染最重要，骨折不愈合和假关节的治疗，一般只有在控制感染的基础上才会成功。主要包括创面局部处理、骨与软组织的重建与修复等问题。

（1）局部引流：当全身应用抗生素48～72小时后，患者全身及局部症状仍无改善，应及时采取积极措施，敞开引流，拆去缝线，将创口敞开，让脓液排出，用生理盐水反复冲洗脓腔。然后根据感染灶具体情况放置引流管或引流条，及时更换敷料，保持引流通畅。也可以将创口缝线拆除2～3针，将脓液排出，生理盐水冲洗后，放入橡皮引流管，接负压吸引器持续吸引。

（2）闭合性持续冲洗：其治疗效果更为满意。将缝线拆除数针，脓腔内放置两根橡胶管，再将创口缝合。其中一根橡胶管接输液瓶持续滴入生理盐水，另一根为引流管。采用该方法治疗时，要彻底进行病灶清除，消除死腔和潜隐的病灶。但同时也应注意，不要过多地切除骨质。因为，一旦形成骨缺损性假关节，治疗将更加困难。如果有内固定物存留，大多已松动，失去固定作用，应予取出，以利病灶彻底清除。

（3）骨折的处理

骨折不愈合因断端硬化之后可形成假关节，假关节分接触型与缺损型两种。接触型假关节有可能在控制感染后发生延迟愈合，但是，大多数病例需要再次手术治疗。缺损型假关节则必须再次进行手术治疗。正确地选择手术时机甚为重要，是保证手术成功的重要组成部分之一。原则上要求在控制感染后3～6个月进行手术较为稳妥。

手术方法的选择也是成败的关键。主要包括游离骨移植与皮瓣移植、带血管游离腓骨移植技术、Ilizarov技术、Orthofix LRS技术、Masqulet技术等。

1）松质骨移植：慢性外伤性化脓性骨髓炎病变范围比较局限，骨折断端骨硬化范围较小。在病灶彻底清除，骨硬化部分咬除之后，骨缺损在3cm左右者。可采用松质骨移植术。术后，应以坚强可靠的固定作保证。

2）带血管骨移植：带血管骨移植包括了吻合血管的骨移植和带血管蒂的骨转位移植。慢性创伤性骨髓炎病变严重，骨折断端骨破坏及骨硬化范围广，在彻底清除病灶、咬除硬化骨质之后，骨缺损范围在4cm以上者，可采用带血管骨移植。常选用的带血管骨移植有腓骨及髂骨。原则是能采用带血管蒂转位移植者，不选择吻合血管的骨移植，带血管移植血液供应良好，抗感染能力强，所移植的骨块和受骨之间是一个正常的骨折愈合过程，而不存在“爬行替代”过程。因此，骨愈合时间短，有利于关节功能的恢复，发生骨不愈合和延迟愈合者较少。局部无可供带血管蒂转位骨移植时，可选用吻合血管的髂骨或腓骨移植。

3）骨皮瓣移植：骨皮瓣移植也包括吻合血管的骨皮瓣移植和带血管蒂的骨皮瓣转位移植，采用这种治疗方法是用于治疗骨缺损的同时合并有皮肤缺损的病例。

4）Ilizarov技术：该项技术的基本操作是保留骨膜和髓质血管的骨皮质进行截骨，人工构造一个微骨折从而启动骨痂愈合过程，同时采用外固定支架固定患肢，随着时间的推移，在持续稳定的牵张与应力作用下，骨组织与局部软组织得以再生，直至填充缺损。

5）Orthofix LRS技术：该项技术在Ilizarov技术上改良，采用单轨外固定架而非环形外固定架，从而克服了前者存在的环形固定架操作烦琐、体积偏大和不利于患者长期护理与康复训练等缺点。

6）Masqulet技术：该技术的机制为利用假膜诱导新骨再生。手术分为两个阶段：第一阶段即利用骨水泥对骨组织缺如部分进行填充，充分包裹骨折断端以诱导假膜形成；第二阶段即于填充6～8周，将自体松质骨植入由假膜包裹的软组织包壳中，促进骨骼重建。

（4）皮肤缺损的治疗

创伤性骨髓炎同时合并软组织缺损时，可采用局部皮瓣转移修复创面，也可采用带有知名动脉的局部皮瓣或肌皮瓣转位移植修复创面。软组织缺损较大，邻近又无可供选择的带血管蒂皮瓣或肌皮瓣转位修复创面者，可行吻合血管的皮瓣或肌皮瓣移植修复创面。

5. 抗生素的应用

早期应根据细菌培养及药敏试验的结果选用有效抗生素，静脉或肌肉大量给药。

6. 功能锻炼

感染控制后，应鼓励患者主动进行功能锻炼，上肢从握拳开始，下肢从足背伸活动和股四头肌收缩开始，循序渐进，逐渐加大各关节活动幅度，关节处的创口在换药后应固定在功能位，防止关节畸形。下肢骨折在骨折断端有连续性骨痂出现时，应积极扶拐、轻负重下行走，这样即可给予骨折断端纵向挤压，促进骨折愈合。

【临床研究】

王宝泉治疗感染性开放骨折清创后不能缝合创面，外敷橡皮生肌膏（血余 15g，生石膏 30g，生龟甲 25g，生地黄 25g，当归 15g，生炉甘石 50g，蜂蜡 90g，象皮粉 20g，香油 500g），如有窦道可置入降丹类药捻，保持引流通畅。若有裸露骨，只用橡皮生肌膏，骨质上不用降丹类药。若骨不愈合，可在病情稳定时开放植骨。共治疗 127 例，随诊复查 97 例（98 个骨折），复查时间为 6 个月～3 年半，复查时 76 例伤口保持愈合，21 例有小面积表浅溃疡，仅有 5 例截肢，86 例骨折愈合。

（李云涛）

第三节　化脓性关节炎

化脓性关节炎是化脓菌引起的关节感染性疾患，多见于 10 岁以下儿童，男多于女。好发于膝及髋关节，其次为肘、肩、踝关节，多为单一关节发病，少数病例几个关节可同时发病。属中医“关节流注”范畴。见图 16-7、图 16-8。

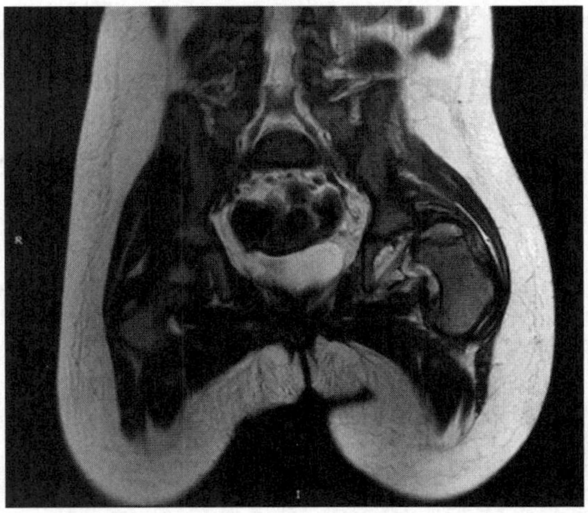

图 16-7　左髋关节化脓性关节炎伴左髋关节脱位 MRI T1

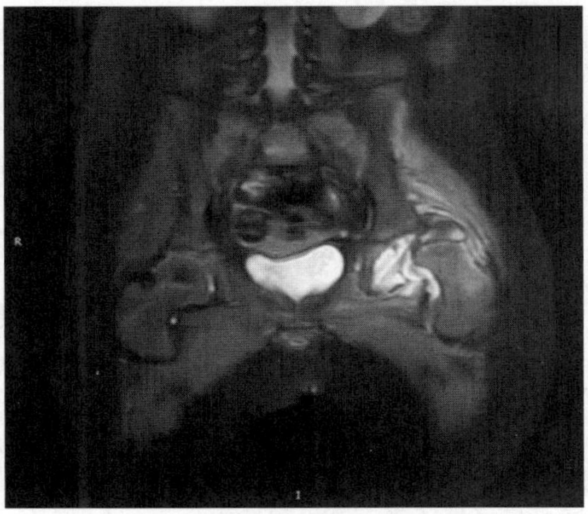

图 16-8　左髋关节化脓性关节炎伴左髋关节脱位 MRI T2

【病因病机】

中医认为本病多因感受暑湿邪毒、余毒流注、瘀血化热所致。

1. 感受暑湿邪毒

腠理不密，夏秋之间为暑湿所伤，继而露卧贪凉，寒邪外束，致暑湿之邪客于经络不得宣泄，郁久化热，流注于关节而发病。

2. 余毒流注

疮疖痈毒或麻疹，上呼吸道感染等病后，伤口感染失于治疗，余毒未尽，走散流注于关节而发病。

3. 瘀血化热

因积劳过度，肢体经脉受损，或跌仆闪挫，瘀血停滞，郁而化热，热毒流注于关节而发病。

本病最常见的致病细菌是金黄色葡萄球菌，其次是乙型溶血性链球菌和革兰氏阴性杆菌。感染途径有：①血源性感染，常因呼吸道感染或皮肤疖肿以及体内的潜在病灶的细菌进入血液，经血液循环至肢体关节，停留在关节滑膜而引起急性感染；②关节部位开放性损伤合并感染；③医源性感染，如局部关节内注射、关节部位的手术等可直接引起关节内感染。

病理上可分为三个阶段：①早期（浆液性渗出期），滑膜肿胀，充血，白细胞浸润，渗出液逐渐增多，呈淡黄色。此期如能控制感染，关节功能可完全恢复；②中期（浆液纤维素性渗出期），炎症继续加剧，滑膜增厚的同时，在其表面形成纤维蛋白斑块，渗出液显混浊或呈絮状。此时，关节软骨尚未受累，治愈后关节有粘连形成，关节功能可部分受损；③晚期（脓性渗出期），滑膜继续肿胀，增厚，表面出现坏死，渗液转为脓性，内含大量细菌及中性粒细胞。死亡的白细胞解体后释放出蛋白分解酶，使关节软骨溶解。关节囊及周围软组织也被波及而形成蜂窝织炎或脓肿。愈合后，关节可出现纤维性或骨性强直。

【症状及诊断】

1. 急性化脓性关节炎

（1）起病急骤，早期表现为受累关节红、肿、热、痛，活动受限，压痛明显，伴全身发热，倦怠，纳差，甚至寒战，高热持续不退，舌苔黄而厚腻，脉洪数，小便短赤，大便秘结。关节内渗出多者，可出现关节腔积液，关节液较正常稍混浊。中期，症状加重，关节多位于屈曲松弛位以减轻疼痛，受累关节周围肌肉呈保护性痉挛，关节间隙波动明显，关节液混浊。若髋关节受累则呈屈曲内收内旋位；若膝关节受累可出现浮髌试验阳性。后期，关节液为脓性或脓血性淡黄色或黄红色较稠厚液，严重者脓液可穿破关节囊，侵犯周围软组织，此时关节疼痛可减轻，而出现受累软组织部红肿热痛，或脓包形成，最终可穿破皮肤形成窦道。中后期受累关节可出现脱位或半脱位，髋、膝关节最易发生。

（2）实验室检查：血常规示白细胞计数及中性粒细胞百分比明显升高，且有明显核左移，红细胞沉降率明显升高。

（3）关节穿刺检查：早期为浆液性液体，有大量白细胞；后期关节液为脓性液体，黏稠，镜检有大量脓细胞。关节液细菌培养多为阳性。

（4）X线检查：早期可见关节肿胀，关节间隙增宽及关节囊扩张影像；中后期关节软骨受累破坏后，可见关节间隙狭窄，关节骨端骨质疏松，或反应性密度增高，并可见关节脱位或半脱位。

2. 慢性化脓性关节炎

（1）由急性化脓性关节炎失治或治疗不当延转而来，或低毒细菌感染所致，表现呈慢性过程。患者呈消耗性病容，全身低热或午后发热，关节轻度疼痛、肿胀，但活动受限多较明显。关节畸形，甚至僵直，或有脱位、半脱位，关节周围皮肤可有窦道，长期不愈，或时愈时发。

（2）实验室检查：血常规示白细胞计数及中性粒细胞百分比可轻度升高，红细胞沉降率多无明显升高。

（3）X线检查：受累关节间隙狭窄或消失，关节骨端破坏，骨质硬化增生，甚至骨小梁通过关节线，关节常位于畸形位或脱位、半脱位。

3. 婴幼儿型化脓性关节炎

（1）髋关节为主要发病部位，由于患儿尚不能独立行走，表达能力低下，多易误诊或漏诊。尤其是在新生儿期，症状多不明显，往往仅表现为躁动不安，无原因啼哭，患肢活动减少及痉挛。凡有感染症状的幼儿在被动活动患侧下肢或压迫髋关节时，有疼痛反应，或会阴、臀部、股部一侧水肿，以及臀皱襞两侧不对称时，都应想到髋关节化脓性感染的可能，应密切观察，必要时应给关节穿刺，抽吸并反复进行，直至确诊为止。

（2）实验室检查：同急性化脓性关节炎。

（3）X线检查：多见关节囊肿胀，骨骺滑脱或病理性关节脱位。

（4）根据病史、症状、体征，结合X线检查及实验室检查即可诊断。必要时可行核素骨扫描、CT、MRI等检查。

【鉴别诊断】

1. 化脓性骨髓炎

红、肿及压痛部位在干骺端，关节活动常不受影响，关节穿刺多无所获，但其发展过程中也可侵入关节形成化脓性关节炎。

2. 风湿性关节炎

关节肿胀多为对称性，有反复发作史，且呈游走性，可有心脏病表现。血清抗“O”阳性，炎症消退后不遗留关节强直和畸形。

3. 外伤后关节血肿

常见于膝关节，有外伤史，无全身中毒症状，关节饱满，穿刺液为积血，可以鉴别。但应注意血肿也可继发化脓感染。

4. 关节结核

一般全身症状较轻，仅表现为低热、盗汗等结核中毒症状，局部无红热现象。病变发展较慢，X线检查可见关节骨端虫蚀样破坏，血白细胞计数不升高，红细胞沉降率明显升高，细菌培养和病理学检查可以确诊。须与慢性化脓性关节炎相鉴别。

【治疗】

本病治疗的目的是控制炎症，恢复关节功能，避免病理性关节脱位及畸形的发生。治疗的原则是早期诊断、早期治疗。早期治疗是治愈感染、保全关节功能的关键。基本治法是消、托、补三法，内治与外治相结合辨证治疗。

1. 一般治疗

注意休息，最好卧床，增加营养，饮食以高蛋白、高维生素、易消化为主。如一般情况差，摄入量不足时，或症状严重，可给支持疗法，且注意纠正脱水及酸中毒等。局部制动，患肢抬高。可采用石膏托，小夹板或皮肤牵引，可减少肢体活动，防止感染进一步扩散；同时可减少肌肉痉挛，减轻疼痛以及防止关节脱位和肢体畸形。

2. 关节穿刺灌洗及切开引流

一般可先做关节穿刺，抽出渗出液或脓液，以生理盐水反复冲洗，至水清后注入青霉素或其他有效抗菌药物，每日1次。穿刺灌洗中应注意防止软组织的继发感染。如脓液过稠，穿刺效果不佳时，应及时切开引流，运用有效抗生素灌洗，缝合皮肤及关节囊前，关节腔内留置2根引流管，以便持续点滴灌注冲洗，而起到积极的治疗作用。

3. 中医辨证施治

（1）早期：全身发热，局部红肿热痛，治宜清消为主，以清热解毒凉血为总则，辨证施治。内服药：因暑湿所致者治宜清热解毒、清暑化湿，方用五味消毒饮加茯苓、薏苡仁、泽泻、赤芍；因余毒流注所致者治宜清热解毒凉血，方用黄连解毒汤合五神汤加赤芍；瘀血化热者治宜清热解毒，和营逐瘀，方用仙方活命饮或仙复汤煎服；高热烦渴者加生石膏、天花粉、知母；邪毒内陷，高热神昏者加水牛角、牛黄，或用犀角地黄汤水煎服。

（2）中期：脓已形成，症见寒战、高热、汗出、口干，病变关节红肿热痛加剧，压痛明显，皮肤潮红，皮温增高，患肢处于半屈曲位，肌肉痉挛，肢体不能活动。治宜托里透脓，利湿解毒。内服药用托里消毒散加黄柏或仙方活命饮合黄连解毒汤加减。

（3）后期：脓肿已溃破，疾病转为慢性，疮口流脓，形成窦道，经久不愈，全身呈慢性消耗面容，治宜益气养血，扶正解毒。内服药：方用托里散加苍术、黄柏。气血虚弱者用八珍汤或十全大补汤。

4. 中医外治

（1）早期：外用药用金黄膏或如意金黄散醋调为糊状敷患处，每日更换一次。

（2）中期：外用药同早期。若切开引流术后，可用祛腐散药捻引流、外敷生肌膏换药，隔日 1 次。注意不可将药物接触关节面。

（3）后期：外用药用三黄液冲洗、引流，隔日一次；如脓液已净，肉芽新鲜，可用生肌散、生肌膏换药，隔日一次。

5. 手术治疗

（1）关节内一旦有脓液形成，应及时做切开引流术。

（2）关节内有坏死组织残留，窦口长期不愈者，可作关节清理术。

（3）畸形、脱位、半脱位患者，在炎症治愈半年至 1 年以后，可作矫形术。

6. 抗生素的应用

早期大量运用有效抗生素，可有效地控制感染。一般首选抗革兰氏阳性菌抗生素或广谱抗生素，如青霉素、头孢菌素等，静脉滴注或肌内注射。应做细菌培养和药敏试验，指导用药。

7. 功能疗法

急性期症状消除后，维持患肢于功能位，防止畸形；应及时进行关节周围肌肉的舒缩活动及适当的关节功能活动，以调畅气机，舒筋活络，可早期应用关节持续被动活动器辅助锻炼，促进疾病的痊愈和关节功能的恢复，但不可过量。

8. 全身支持疗法

（1）高热应给予降温。

（2）抵抗力差者，可少量多次输新鲜同型血，或注射白蛋白或球蛋白制剂。

（3）及时纠正水、电解质、酸碱平衡紊乱。

（李云涛）

第四节　骨与关节结核

骨关节结核是结核分枝杆菌主要经血行引起的继发性骨与关节慢性感染性疾病，多继发于或合并不同类型的肺或消化道结核。骨与关节结核二者关系密切，大多数骨结核可同时累及关节，而关节结核晚期往往又会波及关节的所有成分，包括关节囊、软骨、软骨下骨及骨髓。最常见的发病部位是脊柱，其次是膝关节、髋关节和肘关节，在四肢结核中，关节结核最多，手足短骨干次之，长骨干结核最少。本病好发于儿童及青少年。中医称骨痨或流痰，属虚证及寒证。

【病因】

一般情况，骨关节结核多继发于肺结核，其次是消化道结核、淋巴结结核，或由邻近的结核病灶直接侵袭骨关节。细菌也可长期潜伏，当机体抵抗力低下时再发病。负重和多动的关节发病机会多，可能是这些部位容易遭到慢性损伤而成为发病的诱因。

中医认为先天不足、久病、产后、劳累或伤损之后，正气亏损，腠理空疏，筋骨不健，外邪乘虚而入，循经入里，客于筋骨之间，使气血阴阳失调，津液不能正常输布，凝聚为痰，郁阻经络而发病，故称为流痰。

1. 阳虚痰凝

阳虚致脾不化湿，肺不布津，水湿津液凝聚而生痰，痰浊滞留筋骨，易生本病。

2. 阴虚内热

阴虚不能制阳，虚阳偏盛而化热，虚火耗津，血凝气滞，气机不畅，病邪乘虚而入导致发病。

3. 肝肾亏虚

肝肾亏虚是发生本病之本。肝血亏虚，血不养筋，筋失所荣；肾精不足，精不生髓，骨失所养；儿童先天不足，肾气未充，骨骼稚嫩，易感本病。

【病理】

结核分枝杆菌侵入骨关节后，引起的病理变化可分为渗出期、增殖期、干酪样变性期，三期不能截然分开。病理演变有两种结果：一是病灶可逐渐修复，由纤维化、钙化或骨化，渐趋静止或愈合；二是病灶发展而干酪样物液化，形成脓肿，破坏加重。

根据病理及其发展过程，常分为以下 3 类。

1. 单纯骨结核

（1）松质骨结核：可分为中心型和边缘型两种。此处病变常以骨质浸润和坏死为主。死骨与活骨分离后形成游离死骨或被吸收，残留空洞。

（2）皮质骨结核：常见于四肢短管状骨，病变多自髓腔开始，形成溶骨性破坏和脓液，脓液可沿伏克曼管侵及骨膜下并刺激骨膜形成新生骨。这种现象年龄越小越明显，老年患者由于以溶骨性破坏为主，易发生病理性骨折。

（3）干骺端结核：管状骨的干骺端因具有松质骨和皮质骨两种结构，故其病变既有松质骨结核的特点，如死骨形成，又有皮质骨结核的特点，如新骨形成。

2. 滑膜结核

滑膜感染结核后，充血、水肿、增厚，关节内有浆液性渗出液。继而表面增生，深层有干酪样坏死和小的化脓灶。

3. 全关节结核

可由滑膜结核开始，继而侵犯软骨和软骨下骨板，引起全关节结核；或从骨组织开始，继而发展到软骨下、软骨，穿破关节软骨进入关节腔进而侵犯滑膜，引起全关节结核。最终使关节软骨面完全游离，关节间隙变窄，直至消失。

【症状及诊断】

1. 因本病常继发于其他部位结核病灶，故在发病之前即可出现相关的局部和结核病所特有的全身症状。如在肺者可有咳嗽、吐痰；在回盲部者可有“五更泻”等；或于发病前后有午后潮热，盗汗，颧红，咽干，形体消瘦，食欲不振，贫血，经期妇女可有闭经及经少等症状，实验室检查可见红细胞沉降率升高。

2. 因本病进展缓慢，局部症状开始多不明确，或只感到患病关节酸痛，活动后加重，局部不红，不热。病变继续发展，受累关节逐渐出现肿胀，活动受限。由于相关肌肉萎缩，使四肢关节出现梭形外观，随着病变进一步发展，皮色可出现暗红，皮温增高。如有继发化脓性感染时，会出现局部和全身性急性感染的症状。若已形成积脓，触之有波动感。脓汁量多时，常沿肌间隙向远处转移，逐渐抵达皮下组织，形成寒性脓肿。穿刺可抽出淡黄或黄绿色脓汁，夹杂有干酪样物质，溃后久久不能愈合，形成慢性窦道，关节功能常出现障碍。

3. 实验室检查

患者常有轻度贫血；混合感染时白细胞计数及中性粒细胞比百分比升高；病变活动期红细胞沉降率明显升高，C 反应蛋白水平升高，恢复期和稳定期可正常；结核菌素试验，适用于 5 岁以内没有接种过卡介苗的儿童，若为阳性，表明感染过结核病；结核三项试验（抗结核抗体斑点渗滤法、抗结核抗体层析法、抗结核抗体胶体金法）阳性率高；脓液结核分枝杆菌培养，阳性率为 70% 左右。

4. X 线检查

单纯骨结核，中心型松质骨结核 X 线检查早期可见骨小梁模糊，进而病灶密度稍高，死骨形成，死骨吸收后形成空洞；边缘型松质骨结核，可见骨质缺损，软组织脓肿阴影；骨干部结核，可见骨膜和骨皮质呈增生样改变；干骺端结核，可见兼有松质骨和骨干结核的特点；滑膜结核，可见滑膜肿胀及关节周围骨质疏松，关节间隙增宽；全关节结核，可见软骨下骨质虫蚀样破坏，关节面模糊，关节间隙变窄，可有死骨和脓肿影像或半脱位征。

5. CT或MRI检查对早期明确诊断和定位很有意义。

6. 缘于发病部位和病情不同以及合并症之有无，局部和全身表现还可有所不同。分述于下。

（1）脊柱结核

是最常见的骨结核，多见于儿童和青壮年，腰椎发病率最高，其次为胸椎、颈椎、骶椎。初期临床表现常不典型，往往仅有局部不适，轻度疼痛或乏力等，休息后症状消失。中期方出现局部明显钝痛不适，局限性后突畸形，活动受限。可分为两型：①中心型，病灶起于椎体松质骨，死骨吸收后形成空洞；②边缘型，病变破坏椎体边缘和椎间盘组织，椎体呈楔形破坏，椎间隙变狭窄，形成脓肿，继而形成椎旁脓肿，并沿组织间隙流向远处。寒性脓肿的发现对诊断帮助很大。颈椎结核常发生在咽后壁和颈部两侧；胸椎病变发生在脊柱两侧；胸腰段和腰椎结核多见于两侧腹后壁和髂窝。

X线检查可见椎体呈虫蚀样破坏，成人患者破坏多位于椎体边缘，椎间隙狭窄，甚至消失；而儿童患者破坏则常位于椎体中心，逐渐向四周扩张，早期椎间隙无明显改变，破坏波及椎间隙时方有相应椎间隙狭窄等改变，椎旁可见脓肿阴影。

1）颈椎结核：好发于颈5、6椎体，以局部疼痛、棘突部压痛及叩击痛，活动受限为主要症状。压顶、叩击及扭头看物试验均为阳性。有脓肿形成者，可觉咽后部困胀不适，吞咽时尤为明显。X线检查除共有破坏征外，上颈段结核可见咽后软组织影明显增厚，密度增高；下颈段结核可见食管后软组织影呈弓形增厚，密度增高的脓肿影像。

2）胸椎结核：多发生于下胸或胸腰段，其次为中胸段，上胸段最少见。以胸背疼痛和后限性后突畸形为特征，病椎棘突局限性压痛叩击痛，腰三角、髂窝或病椎局部皮下可有明显脓肿，局部高突，波动明显。X线检查除共有破坏征外，可见椎旁梭形脓肿影像，或腰大肌阴影增宽、膨隆等腰大肌脓肿影像。

3）腰椎结核：发病率最高。以腰痛、局限性角状后突畸形及腰椎活动受限为特征。病椎棘突有局限性压痛、叩击痛，拾物试验及过伸试验阳性。病变可刺激神经根，出现下肢放射痛或麻木无力等症状。髂窝、腰三角及大腿上部可见膨隆、波动明显的脓肿。X线检查共有破坏征。影片上有时显示不出腰椎体中心小的空洞，须在断层摄片时察看。

4）骶尾部结核：极少见。表现为局部疼痛和压痛，典型的起坐痛，很少见畸形。X线检查仅见局部骨质虫蚀样破坏。MRI检查可有骨质破坏，椎间隙变窄，寒性脓肿形成。见图16-9、图16-10。

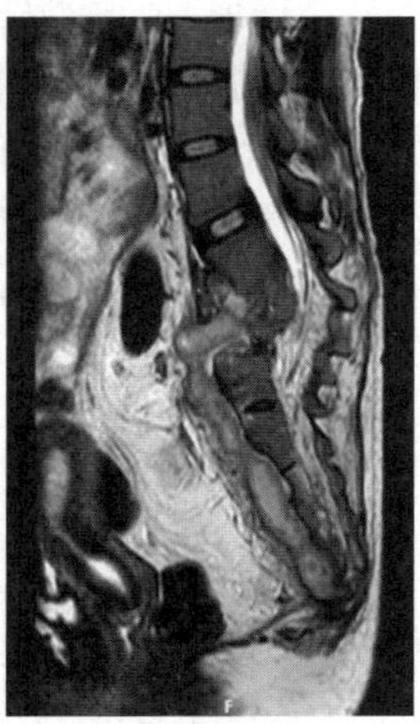

图16-9 骶椎关节结核MR，可见骨质破坏，寒性脓肿形成

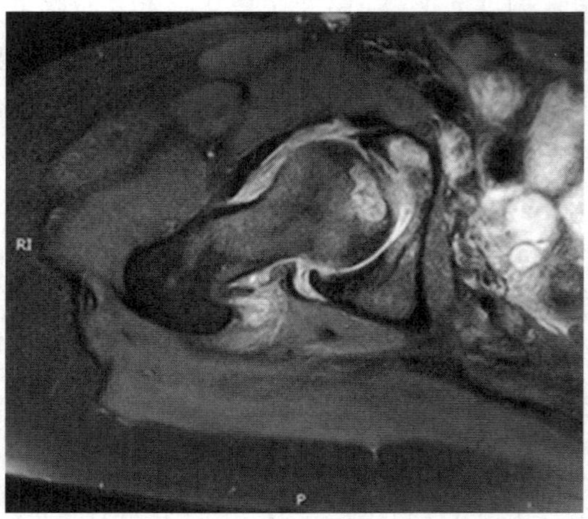

图16-10 髋关节结核MR，右侧髋臼、股骨头、股骨头-颈交界区外缘骨质破坏伴死骨形成

（2）膝关节结核

其发病率仅次于脊柱结核。在四肢关节结核中占首位。单侧多见，多见于儿童和青壮年人。常为全关节结核或单纯滑膜结核，单纯骨结核极罕见。病因同骨关节结核。膝关节滑膜结核表现为滑膜炎症、水肿、充血，结核性肉芽组织；单纯骨结核可形成空洞、死骨和脓肿；晚期全关节结核在软骨和软骨下发生骨质破坏，半月板、交叉韧带也遭破坏，可并发病理性膝关节半脱位或脱位。

本病起病缓慢，全身症状较轻。膝关节滑膜丰富，故滑膜结核最多。其次是起始于股骨下端和胫骨上端的骨结核，偶见于髌骨，腓骨头或胫骨结节。

单纯滑膜结核，其膝关节弥漫性肿胀，浮髌试验阳性，关节穿刺可抽出黄色混浊液体。局部疼痛不重，关节活动受限不多。

单纯骨结核的局部症状更少，仅在病灶处有肿胀和压痛，偶可触到寒性脓肿。

全关节结核早期，可出现明显肿胀，疼痛和关节功能障碍，逐渐出现关节周围肌肉萎缩，关节呈梭形肿胀；晚期症状，活动明显受限，有严重跛行，于膝关节周围出现脓肿，少数见于小腿及腘窝；溃后形成窦道，长期流稀薄脓液；在晚期膝关节呈屈曲性挛缩畸形，甚至发生胫骨上端向后的病理性脱位。

X 线检查：单纯滑膜结核仅可见到骨质疏松及软组织肿胀，往往要通过关节滑液的细菌学检查或切取滑膜活检来确诊；全关节结核可见关节骨端虫蚀样破坏关节间隙狭窄或半脱位。

（3）髋关节结核

占全身骨与关节结核的第三位。多见于 10 岁以下儿童，男多于女。单侧多于双侧。以关节疼痛、跛行、屈曲内收畸形和活动受限为主要症状。患儿开始常仅有消瘦，纳呆，脾气变坏，易哭，流汗，体温略高，实验室检查可见红细胞沉降率升高。由于闭孔神经膝关节支被刺激，往往仅诉说患侧膝部疼痛而就诊，临床上容易造成医者的漏诊与误诊，应引以重视。疼痛之后逐渐加重，并出现保护性肌肉痉挛。常在夜间突然痛醒啼哭（夜啼），此乃因睡眠后髋部肌肉松弛，关节活动所致。

髋关节结核以滑膜结核多见。很少形成脓肿、窦道。单纯骨结核常形成脓肿。破溃后形成窦道。病变发展导致全关节结核，出现病理性脱位或半脱位。关节软骨破坏后导致关节纤维性或骨性强直。儿童患者会导致骨骺破坏。

体格检查：腹股沟部压疼明显，患肢屈曲内收畸形，活动疼痛，关节功能障碍，尤以外展、后伸及旋转活动受限明显，晚期发生屈曲挛缩，轴向叩击痛，托马斯征阳性。当合并病理性脱位时，患侧大转子升高，患肢短缩，患侧髋关节在屈曲内收位时，臀部可摸到脱位的股骨头。患侧股三角或臀部较对侧饱满，有压痛；晚期可出现脓肿或窦道。

X 线检查：单纯滑膜结核，可见闭孔缩小，局部骨质疏松和滑膜肿胀；单纯骨结核则见股骨头骺或干骺端呈虫蚀样破坏，关节间隙轻度狭窄。晚期，可见全关节破坏，关节间隙狭窄，关节向后上脱位或半脱位。

（4）肘关节结核

多为全关节结核。在上肢关节结核中居首位。以肿痛、活动受限及肘关节梭形肿胀、畸形为特征。肘关节结核因关节周围肌肉较少，脓肿极易穿破皮肤形成窦道，故混合感染较多。初起时，关节肿胀常只见于后方，晚期也呈梭形外观，脓肿和窦道常出现在鹰嘴附近，滑囊上或腋窝淋巴结偶见肿大或溃破。

X 线检查：可见关节滑膜肿胀，骨端呈虫蚀样破坏，关节间隙狭窄，严重者可见肘关节脱位。

根据病史、全身症状及各部位结核的典型表现，结合 X 线检查及实验室检查即可诊断。单纯滑膜结核诊断困难者，可做滑膜活检帮助诊断，或用抗结核药物作诊断性治疗，协助诊断。

【鉴别诊断】

1. 急性化脓性关节炎

起病急骤，开始即可有恶寒、高热；患病关节明显肿胀，疼痛及活动障碍。关节穿刺早期可抽出浆液性液体，中期抽出为脓性液体。

2. 色素绒毛结节性滑膜炎

多见于膝关节，后期可见关节骨端呈囊性骨质破坏，关节间隙无明显狭窄，关节液呈棕黄色，不自行溃破，无结核中毒症状，红细胞沉降率无变化。

3. 类风湿性关节炎

既往有关节痛病史，多为对称性多个关节同时发病，血清类风湿因子试验阳性。

4. 慢性骨髓炎

有急性发病史，分泌物为脓性，质稠，后为稀薄液体，但无干酪样物，X线检查为增生性改变。

5. 嗜伊红细胞肉芽肿

须与单纯骨结核相鉴别。常侵犯扁平骨，呈溶骨性破坏，无低热、盗汗等结核症状，无脓肿形成。血中嗜伊红细胞增多，必要时行病理检查可确诊。

【治疗】

1. 一般疗法

鼓励患者增强战胜疾病信心，注意休息，加强营养，保持房间通风透光，以调养正气，调畅气机，提高机体抗病能力。有发热者应给予易消化富于蛋白质和维生素的饮食，严重贫血者可间断少量输血。患肢功能位制动，髋关节可行牵引制动，其余关节可用石膏托固定，局部固定使受累关节活动减少，可防止病变扩散，又能减少疼痛和肿胀，还利于组织修复，但当局部肿痛减轻后可去除固定。

2. 抗痨药物

应坚持联合用药，足够疗程用药，选用异烟肼、对氨基水杨酸钠、利福平、吡嗪酰胺、乙胺丁醇等。定期复查肝、肾功能。

(1) 标准化疗：英国医学研究委员会总结单用药物或用药同时并施行结核病灶清除术治疗脊柱结核。用异烟肼、对氨基水杨酸钠。开始3个月加用链霉素，疗程为1.5年。

(2) 短程化疗：采用异烟肼、利福平两种，开始2～3个月可加用吡嗪酰胺，每日将一日药量一次口服。疗程6个月以上。

3. 中医辨证施治

(1) 阳虚痰凝：为寒痰凝聚，阻于经络，全身症状尚不明显，证属虚寒。故治以散寒化痰，温经通络，常用方剂为阳和汤加减。

(2) 阴虚内热：局部明显肿胀，形体消瘦，午后潮热，咽干盗汗，脉细数，乃阴虚有热，故治以滋阴清热，强筋壮骨，如秦艽鳖甲散或清骨散加减。

(3) 肝肾亏虚：治以补养肝肾，方用左归丸；脓血大泄，久不收口，症见气血双虚。治以补气养血，如十全大补汤或人参养荣汤。

4. 中医外治法

初起可外敷冲和膏均匀地涂在纱垫上，敷患处，2天更换1次。窦道形成，脓出彻底者，可用祛腐散药捻引流换药，隔日1次；收口期用生肌散、生肌膏换药，隔日1次。

5. 穿刺抽脓注入抗痨药物

本法对早期单纯滑膜结核有效。具体方法是常规消毒皮肤后尽量抽除脓液，然后注入异烟肼100～200mg或链霉素0.5～1g，活动关节，使药物均匀分布，每周1～2次。注意：①应在严格无菌条件下进行；②应自健康皮肤部穿刺进皮，沿皮下潜行一段距离后再进入关节腔，以防止形成窦道。

6. 手术

为全关节结核的主要治疗手段之一。应在正规抗痨治疗半个月后方能进行。应该强调对无继发感染的寒性脓肿。不宜轻易作脓肿切开，否则将引起混合感染，给今后手术治疗造成困难。

(1) 滑膜切除术

1) 适应证：①病灶内有较大不易吸收的死骨；②病灶内或附近有不易吸收的较大脓肿；③窦道经

久不愈；④单纯滑膜结核药物治疗无效，或单纯骨结核，有破入关节可能者；⑤早期全关节结核；⑥脊柱结核有脓肿、死骨，窦道，或出现神经症状者。

2）注意事项：①术前及术后应正规抗痨治疗 2～3 周；②术前应改善营养状况及身体条件；③对心肺功能不好者，应先给予内科治疗，待病情能耐受手术时方可进行。

3）手术要求：①病灶清除要彻底、干净；②手术要细致，以免伤及重要器官、血管和神经；③止血要彻底，以免形成血肿，而增加复发机会；④切口内应放置抗痨药物；⑤消灭死腔；⑥术后一般不留置引流，以免窦道形成。

（2）病灶清除术：无明显死骨的单纯骨结核，也可先采用保守治疗。治疗无效或已有明显死骨且有侵入关节危险时，可采取病灶清除术，手术中应彻底清除病灶，对骨空洞大又无混合感染者可同时植骨。术后应及时进行功能锻炼。

（3）关节融合：适用于晚期全关节结核，关节功能无挽救余地者。脊柱结核用内固定，四肢结核选用外固定架。注意事项及要求同上，术后应用坚强的外固定，以保证融合成功。对于脱位和半脱位者，应在病灶清除的同时给予复位。病灶稳定 1 年以上者，可考虑人工关节置换。

【临床研究】

孙跃凯等使用结核膏外敷治疗骨与关节结核窦道 150 例的临床研究，结核膏配制方法如下：线麻油 500g，银珠 10g，樟丹 10g，轻粉 1.5g，蟾酥 1g，蜈蚣 4 条。首先将麻油放入铁锅内熬沸 2 小时，用铁片将蟾酥及蜈蚣放在炉火上焙干研末，先将银珠、樟丹、轻粉放入锅内，15 分钟后再放入蟾酥及蜈蚣，再熬 60 分钟即可，待其冷却成膏瓶装备用。治疗组将结核膏均匀涂抹在敷料上后外敷换药，对照组局部窦道予链霉素、异烟肼、对氨柳酸、利福平换药治疗，结果显示，两组患者中停药 1 年后随访结果，治疗组 150 例中，痊愈 134 例，好转 14 例，无效 2 例，总有效率 98.66%。对照组 147 例中痊愈 49 例，好转 58 例，无效 40 例，总有效率 72.79%。

（李云涛）

参考文献

[1] 化昊天，王新卫，张磊，等．王新卫教授治疗慢性骨髓炎经验 [J]．中国中医骨伤科杂志，2021，29（11）：82-83.

[2] 冯强生，宋月娟，哈小琴，等．333 例骨髓炎患者临床特征和病原菌分析 [J]．实用骨科杂志，2021，27（2）：122-126.

[3] 李杰，白德明，傅刚．儿童急性血源性骨髓炎诊断和治疗的研究进展 [J]．骨科临床与研究杂志，2022，7，（6）：379-383.

[4] 赵文海，詹红生．中医骨伤科学 [M]．2 版．上海：上海科学技术出版社，2020.

[5] 王宝泉．生肌象皮膏在感染性开放骨折中的应用及实验研究 [J]．中医杂志，1981，（1）：24-27.

[6] 郭维淮．洛阳平乐正骨 [M]．北京：人民卫生出版社，2008.

[7] 魏国华，巫宗德，刘亮，等．中西医结合治疗胫腓骨远端开放性骨折急性感染 28 例 [J]．四川中医，2021，39（6）：181-183.

[8] 汤不嚣，朱威宏．创伤后骨髓炎的诊治进展 [J]．中南大学学报，2021，46（11）：1290-1297.

[9] 孙树椿．全国高级卫生专业技术资格考试指导：中医骨伤科学 [M]．北京：人民卫生出版社，2021.

[10] 孙跃凯，韩大钦，芦权伟．结核膏外敷治疗骨与关节结核窦道 150 例临床观察 [J]．中西医结合杂志，1989（12）：751.

第十七章

疮疡与特异性感染

第一节　破伤风

破伤风，是由于破伤风梭菌自伤口侵入以后，生长繁殖并产生毒素，而引起的一种急性特异性感染。其临床特征为局部或全身性肌群发生阵发性痉挛和紧张收缩。

【病因与发病机制】

本病系风毒之邪，由皮肤破损处侵入机体，袭及经络，攻入脏腑而发病。《诸病源候论》有“金疮得风”的记载。

破伤风梭菌是一种专性厌氧菌，广泛存在于土壤和人畜粪便中，对环境有很强的抗力，能耐煮沸。常见的原因包括：①皮肤、黏膜有外伤史或破损史（如动物致伤、注射毒品等药物、分娩或流产等）；②皮肤、黏膜、软组织有细菌感染史（如慢性中耳炎、慢性鼻窦炎、牙周感染、肛周感染等）；③有消化道破损病史（如消化道手术史、消化道穿孔等）。如果伤口外口较小，伤口内有坏死组织、血块充塞或填塞过紧、局部缺血等，就形成了一个适合该菌生长繁殖的缺氧微环境。在缺氧环境中，破伤风梭菌的芽孢发育为增殖体，迅速增殖并产生大量外毒素（痉挛毒素和溶血毒素）。菌体及其外毒素在局部并不引起明显的病理变化，但痉挛毒素通过逆行轴突运输到达脊髓和脑干，并与这些部位的受体不可逆地结合，抑制突触释放抑制性传递介质，脊髓前角细胞和自主神经元的去抑制导致肌张力增高、痛性痉挛和广泛的自主神经不稳定。

【临床表现】

我国已于 2012 年消除了新生儿破伤风，非新生儿（超过 28 天）破伤风的潜伏期多数为 3～21 天，可短至 1 天内，罕见病例可长至半年以上。感染部位越接近中枢神经系统（如头或颈部），潜伏期相对越短，而越远离中枢神经系统（如手或足），潜伏期相对越长。

非新生儿破伤风的临床表现分为三种类型：全身型破伤风、局部型破伤风和头部型破伤风。

1. 全身型破伤风

全身型破伤风是最普遍和最严重的类型。此类患者的主要临床表现为全身肌肉疼痛性痉挛，逐渐发展可出现张口困难、苦笑面容，以致牙关紧闭，进一步加重可表现为颈僵硬、角弓反张、板状腹等。因呼吸肌收缩和 / 或声门、咽肌收缩可分别导致周期性呼吸暂停和 / 或上气道梗阻、吞咽困难。痉挛发作时患者神志清楚。上述发作可因轻微的刺激（如光、声、接触等）而诱发。严重者伴有自主神经过度兴奋的症状，可能在早期表现为易激惹性、躁动、出汗和心动过速。在疾病的晚期阶段，常出现大量出汗、心律失常、不稳定型高血压或低血压及发热。压舌板试验可诱发咬肌反射性痉挛。

2. 局部型破伤风

局部型破伤风较为少见。此类患者主要表现为伤口附近区域的单个肢体或身体某一部位发生强直性和痉挛性肌肉收缩。局部型破伤风可发展为全身型破伤风。

3. 头部型破伤风

头部型破伤风是一种特殊的局部型破伤风。头面部受伤或慢性中耳炎、慢性鼻窦炎的患者可能出现头部型破伤风。此类患者可能出现吞咽困难和脑神经麻痹表现，常伴有牙关紧闭。脑神经麻痹最常见为面神经麻痹，表现为面部表情肌的麻痹，也可因动眼神经、滑车神经、展神经和舌下神经麻痹而出现相应的症状，如眼运动障碍和舌运动障碍。头部型破伤风可发展为全身型破伤风。

【诊断与鉴别诊断】

1. 诊断

非新生儿破伤风的诊断主要依据典型的临床表现，需至少有以下两项表现之一：①牙关紧闭或苦笑面容；②疼痛性肌肉痉挛。外伤史不是诊断的必要条件。

存在破伤风常见病因，或取伤口处分泌物标本直接涂片后镜检、厌氧菌培养、破伤风梭状芽孢杆菌PCR检测阳性，可以协助诊断，但非必须。近期无破伤风人免疫球蛋白（human tetanus immunoglobulin，HTIG）、马破伤风免疫球蛋白[F(ab′)$_2$]/破伤风抗毒素（Tetanus Antitoxin，TAT）注射史的患者，破伤风抗体检测阳性有助于除外非新生儿破伤风的诊断。

对诊断有疑问的病例，可采用压舌板试验，方法为使用压舌板轻触患者咽后部，发生咬肌反射性痉挛，而非正常的反射性恶心为阳性，此检查方法的敏感性（94%）和特异性（100%）均较高。

2. 鉴别诊断

需要与下列疾病相鉴别。

（1）狂犬病：狂犬病患者常有被哺乳动物咬伤病史，常有恐水、恐风、恐声及精神亢奋等症状。非新生儿破伤风患者虽有张口困难或吞咽困难，但无恐水等症状。

（2）流行性脑脊髓膜炎：常在春秋季流行，小儿多见。脑膜炎患者除有颈项强直等症状外，还常有头痛、呕吐、意识障碍等症状，查体可存在病理征，可与非新生儿破伤风相鉴别。脑脊液检查及颅脑磁共振检查可协助鉴别。

（3）癔症：癔症可以出现牙关紧闭和肌肉痉挛。此病既往常有癔症史，有独特的性格特征，常在精神因素诱发下突发张口困难或牙关紧闭。当患者注意力被转移时，肌肉痉挛缓解，可协助鉴别。

（4）癫痫：癫痫发病时多伴有意识障碍，癫痫发作间歇期无肌肉强直表现，而非新生儿破伤风痉挛发作时意识清楚、阵发性痉挛间歇期肌肉仍持续强直。

【预防】

1. 主动免疫

破伤风类毒素（tetanus toxoid containing vaccine，TTCV）皮下注射，首次剂量为0.5ml，4～8周后再注射0.5ml，12个月后再注射0.5ml。以后每隔5～10年再注射0.5ml。如遇外伤再注射0.5ml，在3～7日内产生强有力的抗体，不需再注射破伤风抗毒血清。

2. 被动免疫

既往未全程接种破伤风疫苗（全程接种为至少注射过3剂TTCV）的患者和接种史不明确的患者，如果出现不洁伤口或污染伤口，应肌内注射HTIG进行被动免疫。HTIG难以获得时，应当优先选择F(ab′)$_2$，其次选择TAT。

HTIG用量为250～500IU/次，单次注射，接种部位为大肌肉处（如臀部），接种方式为肌内注射。

F(ab′)$_2$/TAT用量为1 500～3 000IU/次，接种部位为大肌肉处（如臀部），接种方式为肌内注射。因F(ab′)$_2$/TAT作用维持时间仅有10天，对伤口污染严重的患者，应当考虑F(ab′)$_2$/TAT注射后1周再次注射。注射前应当将1 500IUF(ab′)$_2$/TAT用10ml灭菌注射用水稀释后进行皮内试验，皮内试验阴性方可肌内注射。注射F(ab′)$_2$/TAT后，应当观察至少30分钟。如果皮内试验阳性，应当改用HTIG。

【治疗】

治疗要点包括：灭活循环毒素；消除伤口中破伤风梭状芽孢杆菌；控制肌肉痉挛；治疗自主神经功能障碍；气道管理；一般支持性措施和并发症的防治；免疫预防。

1. 灭活循环毒素

破伤风毒素与神经系统会发生不可逆地结合。尚未与神经系统结合的毒素为循环毒素，使用破伤风被动免疫制剂只能中和循环毒素并消除其致病性。

HTIG是首选制剂。诊断为非新生儿破伤风后，应当尽快一次性使用HTIG臀部及其他大块肌肉处多点肌内注射，推荐剂量为3 000～6 000IU。

不能获得HTIG时，可于$F(ab')_2$或TAT皮试阴性后，以10 000～60 000IU一次性多点肌内注射或者以100ml 0.9%氯化钠注射液稀释缓慢输注，时间不低于15分钟。$F(ab')_2$与TAT相比，发生过敏反应的概率低、安全性高。不推荐HTIG、$F(ab')_2$及TAT进行鞘内注射。

2. 消除伤口中破伤风梭状芽孢杆菌

完成灭活循环毒素后，在条件允许下，所有非新生儿破伤风患者均应行伤口清创以清除伤口内的破伤风梭状芽孢杆菌和坏死组织。对于已结痂的伤口可清除结痂，必要时扩大创面及深度。伤口使用3%过氧化氢溶液和生理盐水反复交替冲洗后，视情况予以旷置或充分引流。

抗感染药物首选甲硝唑500mg每日4次或每日3次，口服或静脉给药。青霉素是备选药物，皮试阴性后，200万～400万IU，每4小时或每日4次静脉给药，也可与甲硝唑联合使用，疗程建议为7～10天。如果怀疑存在混合感染，可采用第二代、第三代头孢菌素类抗生素或其他相应抗生素。

3. 控制肌肉痉挛

注意控制病房内的光线和噪声，以避免诱发肌肉痉挛。

镇静剂可用于控制肌肉痉挛，常用苯二氮䓬类（如地西泮）等。地西泮的成人常规起始剂量为10～30mg，按需口服或静脉给药。对于严重病例，可能需要高达500mg的日总剂量。大剂量使用地西泮，要警惕呼吸抑制，必要时使用机械通气支持。静脉用地西泮，可导致乳酸性酸中毒。病情稳定后，地西泮应当逐渐减量至停用，以避免发生停药反应。

当单独使用镇静剂的效果不满意时，如果已使用机械通气，可考虑神经肌肉阻滞剂（如维库溴铵）。维库溴铵初始用量为0.08～0.1mg/kg，维持剂量为每0.5～1.0小时予0.01～0.15mg/kg。使用神经肌肉阻滞剂的患者应密切监护，且一日应当至少停药1次，以便评估患者的状态。

硫酸镁可作为控制肌肉痉挛的辅助用药，不推荐常规使用。

4. 治疗自主神经功能障碍

充分镇静是纠正自律性不稳定的首要前提。

首选阿片类药物（如吗啡）。吗啡可使用0.5～1.0mg/(kg·h^{-1})持续静脉泵点。

硫酸镁也可作为纠正自律性不稳定的辅助用药，不推荐常规使用。

α和β受体阻滞剂可作为纠正自律性不稳定的辅助用药，不推荐常规使用。

当存在低血压时应补充血容量，必要时静脉泵入多巴胺或去甲肾上腺素。

5. 气道管理

气道管理是治疗破伤风的关键措施。

对严重程度为中度及以上的患者，尤其是用药后肌肉痉挛控制不理想的患者，应当考虑尽早行气管切开或气管插管术。气管切开术可更好地进行气管吸引和预防肺部并发症。对早期表现为轻型的患者应密切观察，防止发生咽喉肌痉挛窒息。

6. 一般支持性措施和并发症的防治

支持治疗是非新生儿破伤风的基本治疗。

营养支持优先考虑肠内营养，必要时使用鼻饲营养，但应警惕呕吐、误吸，推荐抬高床头30°～45°。

定期监测水、电解质及酸碱平衡状态并及时纠正。

对于频繁肌肉痉挛患者定期监测肾功能，警惕横纹肌溶解及急性肾衰竭的发生，必要时充分补液并碱化尿液。

推荐留置尿管缓解尿潴留并记录24小时液体出入量。

使用机械通气患者应注意预防呼吸机相关肺炎。

还应当注意预防应激性溃疡、下肢深静脉血栓、长期卧床造成的压力性损伤、坠床、舌咬伤等。

7. 免疫预防

当日在使用 HTIG 或 $F(ab')_2$/TAT 治疗的同时，如果患者既往未完成破伤风类毒素疫苗（TTCV）全程免疫（3 剂及以上）或免疫接种史不详，应按表 17-1 所示（≥6 岁儿童及成人 TTCV 全程免疫接种程序）完成接种。

如果患者既往完成了 TTCV 全程免疫，则此次加强 1 剂 TTCV。

如在使用 HTIG 或 $F(ab')_2$/TAT 治疗的当日无法接种 TTCV，应当 4 周以后开始接种。

表 17-1　≥6 岁儿童及成人 TTCV 全程免疫接种程序

	第 1 剂次	第 2 剂次	第 3 剂次
推荐接种间隔	接种第 0 天	与第 1 剂次间隔 4～8 周	与第 2 剂次间隔 6～12 个月
最小接种间隔		4 周	6 个月

8. 辨证施治

本病因风毒自破伤处袭入经络、脏腑而发病，故治宜祛风解毒、镇痉。常用方剂为玉真散或五虎追风散。如初期兼卫分症状者合银翘散；兼气分症状者合白虎汤；兼阳明里实者合承气汤；风邪犯肺合清气化痰汤。若后期角弓反张，痰多，小便短赤，舌苔黄燥，脉弦紧，用木萸散以祛风解毒镇痉。

（张云莎）

第二节　气性坏疽

气性坏疽（梭菌性肌坏死），中医称之为烂疔，是由产气荚膜梭菌（*C.perfringerns*，*CP*）等所引起的肌坏死，是一种发展迅速，预后差的厌氧菌感染。见图 17-1、图 17-2。

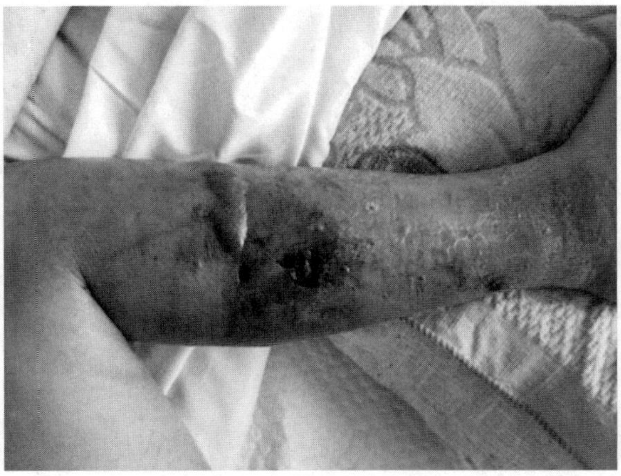

图 17-1　气性坏疽（小腿）

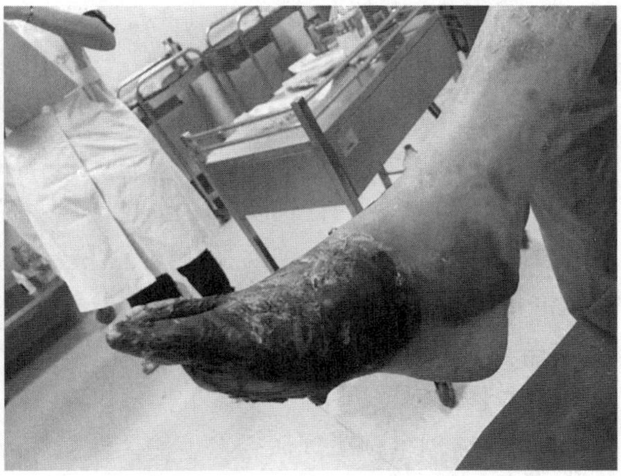

图 17-2　气性坏疽（足部）

【病因与发病机制】

皮肤破损以后，接触潮湿泥土，感染毒气，加之湿热火毒炽盛，蕴蒸肌肤，导致毒滞血凝，热盛肉腐，发为本病。

致病菌主要有产气荚膜梭菌、水肿梭菌、败毒梭菌、梭状梭菌、溶组织梭菌等，多为混合感染。在开放性骨折伴有血管损伤，挤压伤伴有深部肌肉损伤、止血带绑扎过久或石膏包扎过紧，邻近肛周、会阴部位的严重创伤，继发此类感染的概率更高。

产气荚膜梭菌在局部生长繁殖，产生多种外毒素和酶（α 毒素、胶原酶、透明质酸酶、溶纤维酶和脱氧核糖核酸酶等），一方面破坏周围组织的胶原纤维，使感染迅速沿肌束和肌肉群扩散，使肌肉色泽变暗红色，失去弹性；另一方面，这些酶具有强大的糖、蛋白分解作用，产生大量不溶性气体如硫化氢、氮等，在组织间积聚，蛋白分解，使得组织细胞坏死、渗出、水肿明显。积气和水肿使得局部压力骤升，血管受压引起血运障碍，加重组织缺血缺氧，更有利于细菌繁殖，使病情恶化。大量外毒素的吸收可引起严重的毒血症，直接侵犯心、肝、肾等脏器，引起休克、肾功能不全甚至多脏器功能障碍综合征。

【临床表现】

1. 全身表现

主要表现为严重的毒血症状，体温可高达 40℃以上，患者极度虚弱，表情淡漠但神志清楚，面色苍白。呼吸急促、心率增快、进行性贫血，全身症状迅速恶化，晚期可出现溶血性黄疸，外周循环衰竭、多脏器功能障碍综合征。

2. 局部表现

最早的局部症状是受伤部位剧痛，呈胀痛感，一般止痛剂难以缓解。随后伤口周围肿胀，皮肤苍白，紧张发亮，伤口中有大量浆液性血性渗出物，有时可见汽泡冒出。随着病情进展，局部肿胀加剧，静脉回流障碍，皮肤由红变白，再转为暗红、黑紫，表面呈现大理石样斑纹。组织分解、液化、腐败产生硫化氢气体，伤口恶臭，轻压之有捻发音。肌肉病变是梭菌性肌坏死的特点，肌肉失去弹性和收缩力，切割不出血，肌纤维肿胀、发黑。远端肢体苍白，厥冷，水肿，严重者整个肢体坏死。

【诊断与鉴别诊断】

1. 诊断

早期诊断是保存患肢、挽救生命的关键，主要依据是早期的局部表现。早期诊断的 3 大特征如下。

（1）伤口周围触诊有捻发音。

（2）渗液细菌涂片发现粗大的革兰氏阳性杆菌。

（3）X 线检查发现肌群中有气体存在，实验室检查可见血红蛋白水平显著下降，血常规可见白细胞计数不超过 12×10^9/L，血清肌酸激酶水平升高。

确诊依据为厌氧菌培养检测到产气荚膜梭菌、水肿梭菌、败毒梭菌、梭状梭菌或溶组织梭菌等病原菌，或 PCR 方法检测病原菌 DNA 阳性。

2. 鉴别诊断

（1）厌氧菌（包括梭菌性和非梭菌性）性蜂窝织炎：此病发病缓慢，病变主要位于皮下，可引起皮下组织或筋膜坏死，很少有肌肉坏死，全身中毒症状轻。

（2）兼性需氧菌感染：如大肠杆菌等，主要产生可溶性的 CO_2 气体，不易在组织间积聚，无特殊臭味。

（3）厌氧链球菌感染：发病较缓慢，全身症状较轻，局部肿胀不明显，伤口渗出液呈浆液脓性，涂片检查有革兰氏阳性菌。

【预防】

1. 彻底清创是预防创伤后发生梭菌性肌坏死的最可靠方法。对一切开放性创伤，特别是有泥土污染和损伤严重、肌肉坏死者，均应及时进行彻底的清创术，去除一切失活坏死组织和异物。

2. 对疑有梭菌性肌坏死的伤口，可用 3% 过氧化氢等冲洗、湿敷；对已缝合的伤口，应拆线敞开伤口。青霉素在预防梭菌性肌坏死有较好的作用，可根据创伤情况在清创前后应用，但不能代替清创术。

3. 应将患者隔离，患者用过的一切衣物、敷料、器材均应单独收集，进行消毒。煮沸消毒应在 1 小时以上，最好用高压蒸汽灭菌，换下的敷料应行销毁，以防交叉感染。

4. 对梭菌性肌坏死患者进行手术时，应严格按照相关隔离消毒要求处理。

【治疗】

早期诊断和紧急手术是保全患肢，挽救生命的关键。一旦伤口怀疑有梭菌性肌坏死，应尽早敞开伤口，以氧化剂大量清洗。同时尽快明确诊断。一经诊断，应紧急手术。

1. 紧急手术清创

术前应静脉应用青霉素和甲硝唑，输血、纠正水电解质失衡，手术范围应超过表面皮肤显示的范围，病变区作广泛多处切口，彻底清除变色、不收缩、不出血的肌肉，直达色泽红润，能流出鲜血的正常组织并行筋膜切开减压。对于限于某一筋膜的感染，应切除该筋膜腔内的所有肌群。若整个患肢已广泛地感染，应果断截肢。术中应用大量过氧化氢溶液冲洗伤口并湿敷。清创后若感染仍无法控制，应再次清创。病情稳定后，伤口可按去腐生肌原则换药。

2. 应用抗生素

首选青霉素，剂量宜大，每日用量可达 1 000 万～2 000 万单位，同时给予克林霉素等抑制产气荚膜梭菌生长。

3. 高压氧治疗

4. 全身支持治疗

包括少量多次输血，纠正水与电解质代谢失调，给予高蛋白、高热量的营养支持和止痛、镇静、退热等对症处理。

5. 辨证施治

本病以下肢多见，明显肿胀，自觉患肢沉重，渗液较多，又有"水疗"之称谓。均属湿热化火，故治以清热利湿解毒。常用方剂为黄连解毒汤合三妙散或五味消毒饮；如发生走黄，邪毒走窜，客于营血，而有高热头痛，躁扰不宁，继则神昏谵语，舌绛少苔，治以清营凉血解毒，可给清营汤或犀角地黄汤，或加服安宫牛黄丸及紫雪散。合并便秘腹胀时可加生大黄，枳实。若正虚邪衰，湿热留恋，经络不畅，气血不足，主要表现为发热不扬，或潮热，热势缠绵，局部肿痛见轻，脓液减少，治宜养阴益气，利湿解毒，方用顾步汤加薏苡仁、茵陈、赤小豆。

附：梭菌性肌坏死（气性坏疽）等厌氧菌感染手术的处理

一、术前及术中的处理

（一）手术间挂"隔离手术间"牌。

（二）此类手术一般拒绝参观。

（三）凡参与手术人员进入手术间后不得随意出入。

（四）供应护士应设 2 名，分手术间内、外供应。手术间内供应护士的手不得有破口，并应戴橡皮手套，穿隔离衣、裤，穿高筒靴。

（五）手术用物品尽量准备齐全，术中所需物品有手术间外的供应护士递入。

（六）手术间外应具备以下物品

1. 洗手用的 0.1% 过氧乙酸溶液一盆。

2. 手术后更换用的洗手衣、裤子及手术鞋。

3. 包污染敷料用的污衣袋或大单及塑料袋。

4. 封闭门窗用的胶带纸。

5. 过氧乙酸或甲醛溶液、量杯、电炉。

（七）接患者的平车上铺一条包裹患者用的大单。

二、手术后处理

（一）敷料处理方法

1. 纱布、纱垫等小敷料放塑料袋内扎口后用 1 000mg/L 含氯消毒液喷洒后，再外套一黄色塑料袋，外贴红色标记封闭转运、焚烧。

2. 布单等大敷料可用0.5%过氧乙酸浸泡或用干净布单包裹送压力蒸汽灭菌。也可经环氧乙烷灭菌，最彻底的方法是用一次性的敷料，术后焚烧。

（二）器械、吸引器、手套等的处理

1. 1 000mg/L的含氯消毒液浸泡，器械应洗净血迹，打开关节。手套、皮管应灌满溶液，所有物品均应浸于液面以下。

2. 甲醛溶液熏蒸。

3. 环氧乙烷气体灭菌。

4. 压力蒸汽灭菌。

（三）手术鞋处理

浸于0.5%过氧乙酸溶液内消毒或环氧乙烷气体灭菌。

（四）其他处理

1. 镊子罐等物品用布单包裹压力蒸汽灭菌，或环氧乙烷气体灭菌。

2. 手术间墙壁、地面、手术台、托盘、器械桌、坐凳等物品用0.5%过氧乙酸擦拭。

3. 吸引器瓶及地盆内液体应用水加满，配成1 000mg/L含氯消毒溶液浸泡消毒。

4. 送患者用后的手术车推至手术间，用0.5%过氧乙酸擦拭，平车上的被子、单子等进行压力蒸汽灭菌，或环氧乙烷气体灭菌。

5. 切除的组织如坏死肢体等放塑料袋内扎口后用1 000mg/L含氯消毒溶液喷洒后，再外套一黄色塑料袋，外贴红色标记封闭转运、焚烧。

6. 将门窗用纸封闭，手术间空气消毒。用过氧乙酸1g/m^3加热熏蒸，湿度70%～90%，密闭24小时；或用5%过氧乙酸溶液2.5ml/m^3喷雾，湿度为20%～40%；或用甲醛36ml/m^3，加2～6倍水混合，加热熏蒸，湿度不低于75%，密闭24小时以上。

7. 手术人员出手术间时，将隔离衣裤、口罩、帽子、鞋脱于手术间内，过氧乙酸溶液洗手后方可离去。

8. 手术间开封后，通风，彻底打扫手术间卫生，并做空气培养。

（张云莎）

第三节 皮肤炭疽

皮肤炭疽是由炭疽杆菌引起的急性特异性感染。由于接触患有炭疽病的家畜或污染了的皮毛，细菌经皮肤的轻微损伤侵入而发病。如果炭疽杆菌被吸入肺内可引起肺炭疽。食用感染了炭疽的畜肉和奶也可能引起肠道炭疽病。

【病因与发病机制】

炭疽中医又称之为疫疔，乃因疫牛、马，猪、羊之疫毒侵入肌肤，以致气滞血瘀，瘀阻经络，发为本病。

皮肤炭疽是由炭疽杆菌引起的皮肤急性感染。炭疽杆菌在室温干燥环境能活达22年之久，牧场污染后传染性可保持20～30年。多见于畜牧、屠宰、皮革，毛纺等职业工人。本病可在牛、羊等食草动物间流行，皮毛带有病原菌，经皮肤的损伤侵入而发病。

【临床表现】

潜伏期一般为1～5日，也有短至12小时，长至2周者。病变多见于手、前臂、面、颈和下肢等裸露部位皮肤。最初为斑疹或丘疹，次日出现水疱，内含淡黄色液体，周围组织硬而肿胀；第3～4日病变中心呈现出血性坏死，组织稍下陷，周围有成群小水疱，水肿区继续扩大；第5～7日坏死区溃破成浅溃疡，血样渗出物结成硬而黑似炭块状焦痂，痂下有肉芽组织生成；焦痂坏死区直径大小不等，其周围皮肤浸润及水肿范围较大。由于局部末梢神经受损而疼痛不明显，稍有痒感，无脓肿形成。以后随水肿消退，黑痂在1～2周内脱落，逐渐愈合成疤。病程约1～6周。典型皮肤损害表现为具有黑痂的浅溃疡，周边有小水疱，附近组织较为广泛的非凹陷性水肿。起病时多出现发热（38～39℃）、头痛、关节痛、周身不适以及局部淋巴结和脾大等。

少数病例局部无水疱和黑痂形成而呈大块状水肿（即恶性水肿），患处肿胀透明、微红或苍白，扩展迅速，多见于眼睑、颈、大腿及手等组织疏松处。全身中毒症状严重，表现为高热、头痛、恶心、呕吐，若贻误治疗，预后不良。

【诊断与鉴别诊断】

1. 诊断

诊断可从以下四方面考虑。

（1）流行病学资料：在炭疽的诊断中占有重要地位，了解患者职业、工作和生活情况，如与食草动物密切接触的农、牧民及皮毛、皮革加工工人；在疫区生活或可能施放生物武器的环境中停留和接触的可疑物者。需要注意的是，流行病学调查可能无法发现接触史，而在受到生物攻击的情况下，可疑的接触史可能与自然感染完全不同。因而流行病学线索不是诊断的必需条件。

（2）临床表现：典型皮肤炭疽的皮损特点（具有黑痂的浅溃疡，周边有小水疱，附近组织较为广泛的非凹陷性水肿）而无明显疼痛感觉。

（3）临床检验：白细胞计数及中性粒细胞百分比升高，在分泌物、组织液和排泄物等标本中，涂片镜检发现大量、均一的革兰氏阳性粗大的杆菌，为临床诊断最有力的证据。吸入性炭疽时胸部X线表现贫乏，与沉重的临床表现不相称，主要表现为纵隔增宽、胸膜炎症、肋膈角变钝、胸腔积液及胸膜刺激表现等。综合考虑以上三方面因素，可作出本病的临床诊断。

（4）微生物检验：检出具有毒力的炭疽杆菌，或者恢复期血清中针对炭疽杆菌毒素的抗体较急性期血清升高4倍以上，可作出本病的确切诊断。

2. 鉴别诊断

（1）皮肤感染及蜂窝织炎：痈、疖和蜂窝织炎均为局部皮肤感染而有局部红肿热痛，重者亦伴有全身中毒症状，血白细胞计数亦可明显增高。鉴别点：①局部疼痛明显，皮损处无焦痂及周围水肿；而皮肤炭疽局部形成焦痂，周围明显水肿，病灶处呈坏死出血而非化脓性炎症特点，但局部无明显疼痛，此为重要鉴别点；②引起病变之致病菌不同，局部取材做涂片及培养可得不同细菌。

（2）恙虫病：亦可有局部皮肤损害及焦痂，亦伴有发热及头痛等症状。鉴别点：①去过该病疫区，而无病畜接触史；②伴皮疹及肝脾大；③白细胞计数正常；④血清学检查外斐反应变形杆菌凝集试验大于1∶160；⑤恙虫病的焦痂多在皮肤潮湿及较隐蔽处，如会阴、肛门、腋窝等处，皮肤炭疽则多在皮肤裸露处。

【治疗】

1. 辨证施治

（1）初期：本病为疫疔，亦属火毒之邪为患，故治以清火解毒为主，方用五味消毒饮加半枝莲、重楼等。有恶寒发热，应加蟾酥丸。

（2）中期：壮热口渴，舌红苔黄，宜服五味消毒饮合黄连解毒汤。酌加竹叶、石膏、连翘。如有走黄之征，应随症治之。大便秘结者，可给内疏黄连汤以通腑泄热。

2. 抗菌药物

青霉素G，每日240万～320万U，分3～4次肌内注射，疗程7～10天。恶性水肿病例用青霉素G，每次200万～300万U，加入葡萄糖200ml内静脉滴注，一日4次。

青霉素过敏病例，可用氧氟沙星400mg或环丙沙星500mg，每日2次；多西环素0.1g，每日2次；或头孢唑林每次0.5～1g，一日3～4次，肌内或静脉注射。

3. 局部处理

（1）初起可用玉露膏或如意金黄散外敷。

（2）有焦痂时可用白降丹水调点于黑痂处，外用黄连膏纱布包扎。按去腐生肌法换药。局部切忌切开，以防感染扩散。

4. 免疫治疗

因抗生素只对炭疽杆菌有效，而对炭疽毒素无效，故重症病例可在应用抗生素治疗的同时加用抗炭疽血清中和毒素。原则应是早期给予大剂量，第 1 天 2mg/kg，第 2、3 天 1mg/kg，应用 3 天。应用前必须先做过敏试验。

【预防】

1. 控制传染源

本病主要传染源为患病和病死的家畜，病畜的血液、分泌物、排泄物、污染物，这都可以使人直接或间接受到感染，其中病畜血液是最主要的传染源。因此必须严禁剥食病畜，必须将其深埋在偏僻、远离水源、牧场的地方，或立即焚烧。被污染的场所和工具应进行消毒处理。对患者应隔离，患者的排泄物必须用新配制的 20% 漂白粉液或 20% 生石灰乳剂彻底消毒。伤口敷料应焚毁。

2. 消毒与预防接种

病畜污染的草料应焚烧掉，畜圈地面用新配制的 20% 生石灰乳剂消毒。对疫区家畜进行预防注射。对疫区牧民和有关工作人员也可接种人用炭疽减毒活疫苗，每年 1 次。

（张云莎）

参考文献

[1] 王传林，刘斯，陈庆军，等. 非新生儿破伤风诊疗规范 [J]. 中华预防医学杂志，2019，53（12）：1206-1211.

[2] 梭菌性肌坏死（气性坏疽）诊疗专家组. 梭菌性肌坏死（气性坏疽）诊疗意见 [J]. 国际流行病学传染病学杂志，2008，35（3）：145-146.

[3] 炭疽病诊断治疗与处置方案（2005 年版）[J]. 中国农村医学杂志，2008，6（1）：71-74.

第十八章

疮疡与周围血管疾患

第一节　深静脉血栓形成和血栓性浅静脉炎

深静脉血栓形成（Deep Venous Thrombosis，DVT）和血栓性浅静脉炎是临床常见的周围血管疾病，为各种原因导致深、浅静脉出现血栓引发临床症状的疾病。男女均可患病。深静脉血栓形成的临床特点为：肢体突发肿胀、疼痛，肌肉饱满、紧韧等。血栓性浅静脉炎的临床特点为：沿浅静脉走行出现条索样硬结，伴局部红、肿、热、痛。见图 18-1、图 18-2。

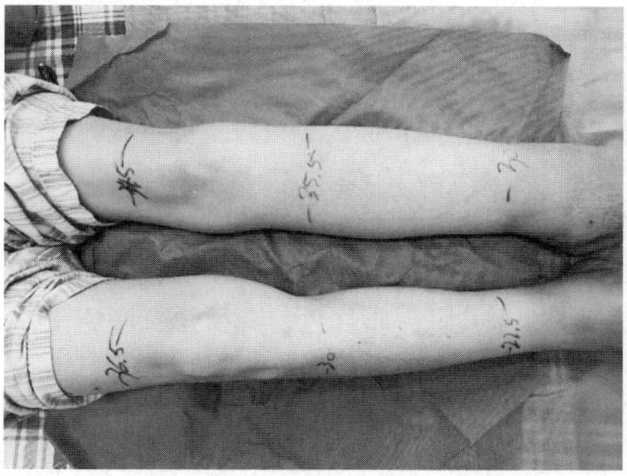

图 18-1　下肢深静脉血栓形成（左侧）

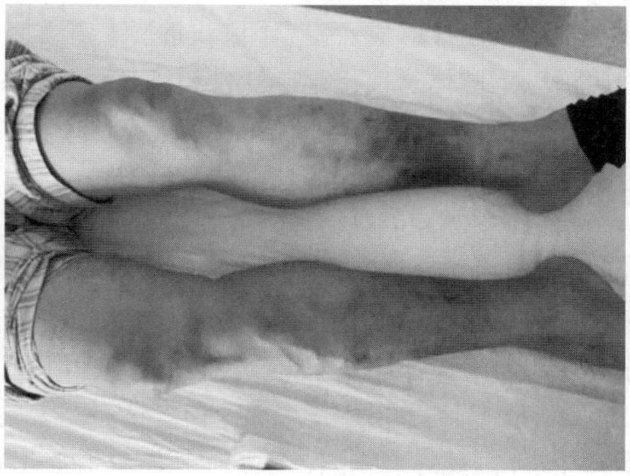

图 18-2　血栓性浅静脉炎（左侧）

【病因】

本病多由于湿热蕴结，或寒湿凝滞，或痰浊瘀阻，或气虚血瘀等，气血运行不畅，阻于脉中所致。张仲景《金匮要略》载，“血不利则为水”，指出瘀血可导致水肿。明代王肯堂著《证治准绳》中记载“一妇产后腰间肿，两腿尤甚，此瘀血滞于经络而然”，瘀血“流注四肢，或注股内，痛如锥刺，或两股肿痛”，与现代妇女产后所患下肢深静脉血栓形成极为相似。张介宾著《景岳全书》中也有关于此类疾病的论述：“产后瘀血流注……气凝血聚为患也。”并提出本病的治疗原则应“行气活血”。清代唐容川著《血证论》，其中提出血瘀疾病的治疗法则，如“……瘀血流注，四肢疼痛肿胀者，宜化去瘀血，消利肿胀”“有瘀血肿痛者宜消瘀血”“瘀血消散则痛肿自除”。

19 世纪威尔啸提出引发静脉血栓形成的三大病因为：①血流滞缓；②血液高凝状态；③静脉壁损伤。以上三种因素往往同时存在，相互作用。导致静脉血栓形成的危险因素包括原发性因素和继发性因素，原发性因素包括：抗凝血酶缺乏、蛋白 C 缺乏、蛋白 S 缺乏等；继发性因素包括：创伤、妊娠、手术、中心静脉置管、下肢静脉功能不全等。

【症状及诊断】

1. 深静脉血栓形成

深静脉血栓形成，多发于创伤、骨折、手术后、分娩等长期卧床的患者，以左下肢为多见。其临床表现，主要是患肢血液回流障碍引起的一系列临床症状和体征，以患肢粗肿、胀痛及浅静脉曲张或扩张为主症。在血栓机化和再通的过程中，深静脉瓣膜遭受损伤而丧失正常功能，导致血液倒流。因此，多遗留下肢深静脉瓣膜功能不全的症状。血液回流障碍的程度与血栓发生的部位、范围有密切关系。不同部位的深静脉血栓形成，临床表现也各有不同。

（1）小腿肌肉静脉丛血栓形成：小腿肌肉静脉丛血栓形成是血栓局限于小腿屈肌静脉窦内。因为小腿肌肉静脉丛血栓形成不影响小腿血液回流，所以临床表现较隐匿，往往被忽视。患者只是感觉小腿后肌群有饱胀感，小腿肌群中可有深压痛，霍夫曼征阳性。若病情进展，可累及小腿主干静脉。

（2）小腿深静脉血栓形成：小腿深静脉血栓形成是指局限在小腿部位的深静脉主干血栓形成，包括腘静脉、胫静脉和腓静脉。其中一部分是由小腿肌肉静脉丛血栓蔓延而致；一部分是突然发病。其临床特点是：突然小腿如物敲击，出现剧痛，行走时症状加重，患肢足部不能着地平踏，踝部明显浮肿，踝周正常凹陷消失。若腘静脉血栓形成，则小腿肿胀明显，腘窝可有压痛。若胫、腓静脉血栓形成，肿胀可仅局限于踝关节周围。

以上两型又称为下肢深静脉血栓形成的周围型。

（3）髂 - 股静脉血栓形成（中央型）：髂 - 股静脉血栓形成是指髂总静脉、髂外静脉、髂内静脉及股总静脉血栓形成的总称。血栓起源于髂 - 股静脉，因髂 - 股静脉为下肢静脉回流唯一的主干通路，所以此类型静脉血栓形成发病急，症状重。患者多表现先有腹股沟区明显胀痛和下肢广泛性疼痛，随后于腹股沟以下肢体迅速出现广泛性粗肿，浅静脉怒张和毛细血管扩张；可伴有发热，体温多在38.5℃以下。患肢肤色稍暗红，皮温略高，股三角区及沿股静脉走行区明显压痛，股内侧可触及长条状肿物。小腿腓肠肌饱满、紧韧、压痛，霍夫曼征阳性。

（4）全下肢深静脉血栓形成（混合型）：全下肢深静脉血栓形成是由周围的静脉血栓向上扩展至髂 - 股静脉，或由髂 - 股静脉血栓向远端静脉蔓延，累及整个下肢深静脉系统，使下肢深静脉完全或几乎完全处于阻塞状态，造成严重的下肢深静脉回流障碍。表现为患肢皮肤呈暗红色，广泛粗肿、胀痛。患肢张力增高但浅静脉扩张不明显，小腿凹陷性浮肿显著，腓肠肌饱满、紧韧，患肢皮肤温度较健侧高。

（5）股青肿：此型比较少见，但病情严重。是由于整个下肢静脉系统广泛血栓形成，同时伴有患侧动脉痉挛，因此疼痛剧烈。下肢呈广泛性肿胀增粗，皮肤绷紧，呈发绀色，可有水疱，皮肤温度降低，足背及胫后动脉搏动消失，可发生休克及患肢坏疽。

根据发病时间，下肢深静脉血栓形成又可分为急性期、亚急性期、慢性期和后遗症期。急性期是指发病14天以内，在此期间，血栓容易脱落导致肺栓塞。亚急性期是指发病15～30天。发病30天以后进入慢性期。下肢深静脉血栓形成后遗症期，也称深静脉血栓形成后综合征，一般指血栓病史超过6个月，深静脉血栓形成再通后，静脉瓣膜破坏，静脉血液呈逆流，导致远端静脉高压和淤血等临床症状。患肢有不同程度的肿胀、沉重疲累感，活动后加重，朝轻暮重；下肢浅静脉曲张，足靴区皮肤色素沉着，湿疹样皮炎，慢性溃疡等。

发生在上肢的深静脉血栓形成较少见，多由于上肢过度外展活动或外伤引起，也偶见于乳癌根治术后，好发于锁骨下静脉及腋静脉，常表现为患肢肿胀、发绀、浅静脉曲张等。

临床诊断中，根据病史及体征，常结合以下辅助检查以明确诊断，如①实验室检查：包括血常规、凝血检查、D- 二聚体等；②超声检查；③静脉造影等。

2. 血栓性浅静脉炎

血栓性浅静脉炎患者，多有病变静脉近期受损伤史，如外伤、感染、输液、穿刺，以及下肢静脉曲张等病史；部分患者有血栓闭塞性脉管炎、癌症以及白塞综合征、系统性红斑狼疮等结缔组织病史。

（1）根据发病不同阶段，可分为急性期和慢性期。

1）急性期：浅静脉出现条索状肿物，患处疼痛，皮肤发红，触之较硬，扪之发热，按压疼痛明显，一般无全身症状，可伴低热。

2）慢性期：患处遗有条索状物，按之如弓弦，可有按压痛，皮肤色素沉着。

（2）根据临床表现，可分为一般性血栓性浅静脉炎和化脓性血栓性浅静脉炎。

1）一般性血栓性浅静脉炎：多见于局部索条状肿物及压痛，皮肤可显潮红或肿胀，约1～2周症状逐渐消退；全身症状一般不明显，偶有轻度体温及白细胞计数升高。

2）化脓性血栓性浅静脉炎：多由留置静脉内的导管时间较长（3天以上）或无菌操作有误，部分患者免疫功能低下容易发生。一般在1周内发病，但也有在拔管1个月后发病者。受累静脉可能无明显炎症表现，只是在发生原因不明的败血症、转移性脓肿或急性细菌性心内膜炎时，才发现起源于化脓性血栓性静脉炎。

（3）根据发病部位及特点可分为肢体血栓性浅静脉炎、胸腹壁血栓性浅静脉炎和游走性血栓性浅静脉炎。

1）肢体血栓性浅静脉炎：是临床最常见的血栓性浅静脉炎。下肢多发生于大、小隐静脉及其属支；上肢多发生于头静脉、贵要静脉及其属支，病变在下肢者多于上肢。常见于下肢静脉曲张后期。一般单纯侵犯一条浅静脉，沿浅静脉出现红、肿、热、痛，可触及硬结节或索条状物，有明显压痛，当浅静脉炎累及周围组织时，可出现片状区域性炎性结节，则为浅静脉周围炎。患处急性炎症消退后，局部遗留硬索状物和皮肤色素沉着。一般全身症状不明显，但伴有静脉周围炎时，可有发热，白细胞计数增高，红细胞沉降率升高等。

2）胸腹壁血栓性浅静脉炎：多为单侧胸腹壁出现一条索状硬物，在一侧前胸腹壁出现针刺样疼痛，活动时加重，伸腰举臂时尤甚，或局部有紧迫感。局部皮下硬性索条状物，可长达15～30cm。一般皮肤红、肿、热感不明显，稍微隆起，扪之有不同程度的触痛，索条状物与皮肤粘连，皮肤浅凹沟征阳性，即用手指压紧硬性索条状物，使皮肤拉紧时，皮肤上可出现一条凹陷性浅沟。一般无明显全身症状。

3）游走性血栓性浅静脉炎：多发于四肢，即浅静脉血栓性炎症呈游走性发作，当一处炎性硬结消失后，其他部位的浅静脉又出现病变，具有游走、间歇、反复发作的特点，可伴有低热，全身不适等。若全身反应较重者，应考虑全身血管炎、结缔组织病、内脏疾病及深静脉病变等。

【鉴别诊断】

1. 原发性下肢深静脉瓣膜功能不全

原发性下肢深静脉瓣膜功能不全是下肢深静脉瓣膜游离缘松弛、下垂，瓣膜不能紧闭对合，使静脉血液向肢体远端倒流，导致深静脉高压和瘀血，并累及交通支静脉瓣膜破坏，而发生的下肢肿胀和浅静脉曲张。多见于长期从事站立工作、体力劳动的人群。发病缓慢，肿胀以小腿为甚。

2. 下肢淋巴水肿

下肢淋巴水肿可因感染、手术、外伤、盆腔肿瘤等引起，亦可无诱因。发病时水肿先从足、踝部，逐渐向上发展。先天性淋巴水肿病变范围一般不超过膝关节；继发性淋巴水肿可蔓延至整个肢体。早期一般无不适感觉或仅有肢体胀感和沉重感。肢体粗肿而硬，皮肤增厚，弹性消失，指压时凹陷性压窝不明显。

3. 急性淋巴管炎

起病较急，发展迅速，或伴有发热，犹如红线一条，色红，疼痛，按之痛甚，但没有索条状硬物，大多在病变附近有感染病灶或皮肤破损，消退很快，患肢不会发生肿胀，不留色素沉着。

【治疗】

1. 辨证施治

（1）湿热下注证：症见患肢明显肿胀，胀痛、压痛明显，皮肤色暗红而热，青筋怒张，按之凹陷；患处浅静脉疼痛、发红、肿胀、灼热，有硬索条状物，压痛明显；伴发热，口渴不欲饮，小便短赤，大便秘结，舌质红，苔黄腻，脉滑数。治宜清热利湿、活血化瘀。方用消栓通脉汤加味。

（2）血瘀湿重证：症见患肢肿胀，活动后加重，痛有定处，皮色暗红；或局部遗留有硬结节或硬索状物，皮肤有色素沉着，青筋怒张；伴舌质暗红，有瘀斑、瘀点，苔白腻，脉沉细或沉涩。治宜活血化瘀、利湿通络。方用茵陈赤小豆汤或消栓通脉汤加减。

（3）脾肾阳虚证：症见患肢肿胀，沉重胀痛，朝轻暮重，伴腰酸畏寒，疲乏无力，不欲饮食；溃疡经久不愈，肉芽色淡，脓水清稀，疮周皮色暗，疮周肿胀等。舌质淡胖，苔薄白，脉沉细。治宜温肾健脾，利湿通络。方用茵陈赤小豆汤加减或参苓白术散加减。

2. 中医外治疗法

（1）冰硝散外敷：主要用于急性期DVT的外治。药物：冰片10g，芒硝2 000g。方法：将冰片、芒硝研为粗末，搅匀，装入缝制有条格的布袋内，均匀地摊平，外敷于患肢并固定。待药袋湿后即将药袋解下，晾干，然后搓揉数次再外敷于患肢上。每用2天后，更换布袋内药物。一般外敷5～7天即可。该药适用于下肢深静脉血栓形成急性期肿痛较重的患者。具有清热利湿，消肿止痛的作用。

（2）大青膏外敷：主要用于急性期血栓性浅静脉炎的外治。药物：大青叶60g，黄柏、大黄、乳香、没药、明矾、樟丹、黄连、芙蓉叶、铜绿、胆矾、五倍子各10g。上药共研为细末，用凡士林调和成膏。方法：摊于消毒纱布上，外敷患处及患处周围，每日或隔日换敷1次。具有清热解毒、消肿止痛作用。

（3）马黄酊涂擦：主要用于急性期血栓性浅静脉炎的外治。药物：黄连、马钱子（打碎）各30g。上药加入75%乙醇300ml内浸泡7d，密封备用。方法：外涂患处，每日3～5次。具有清热解毒、活血消肿的作用。

（4）活血止痛散熏洗：该药适用于深静脉血栓形成或血栓性浅静脉炎慢性期的患者。药物：透骨草、延胡索、当归、姜黄、川花椒、海桐皮、威灵仙、川牛膝、乳香、没药、羌活、白芷、苏木、五加皮、红花、土茯苓各10g。方法：将以上药物用纱布包扎好，加水煎煮后，趁热熏洗或溻渍患肢，每日1～2次，每次20～30分钟。具有活血散瘀，舒筋止痛的作用。应用中药煎汤，趁热熏蒸和浸洗患肢，可扩张血管，改善肢体血液循环，加强血液回流，消除肢体肿胀。

3. 抗凝治疗

抗凝是静脉血栓的基本治疗，可抑制血栓蔓延、利于血栓自溶和管腔再通，降低肺栓塞发生率和病死率。抗凝药物有普通肝素、低分子量肝素、维生素K拮抗剂和新型口服抗凝剂，后者包括直接凝血酶抑制剂、Xa因子抑制剂。

（1）普通肝素：剂量个体差异较大，使用时必须监测凝血功能，一般静脉持续给药。起始剂量为80～100U/kg静脉注射，之后以10～20U/(kg•h^{-1})静脉泵入，以后每4～6小时根据活化部分凝血活酶时间（activated partial thromboplastin time，APTT）再作调整，使其延长至正常对照值的1.5～2.5倍。

（2）低分子量肝素：出血不良反应少，肝素诱导血小板减少症发生率低于普通肝素。临床按体重给药，每次100U/kg，每12小时1次，皮下注射；肾功能不全者慎用。

（3）维生素K拮抗剂：维生素K拮抗剂如华法林，是长期抗凝治疗的主要口服药物，效果评估需监测凝血功能的国际标准化比值（international normalized ratio，INR）。治疗剂量范围窄，个体差异大，药效易受多种食物和药物影响。治疗初始常与低分子量肝素联合使用，建议剂量为2.5～6.0mg/d，2～3天后开始测定INR，当INR稳定在2.0～3.0mg/d、并持续24小时后停低分子量肝素，继续华法林治疗。

（4）新型抗凝剂：近年直接Xa因子抑制剂及直接Ⅱa因子抑制剂逐渐被广泛使用。在国内，利伐沙班已经被批准用于DVT的预防和治疗，该药的33%通过肾脏代谢，轻、中度肾功能不全的患者可以正常使用。单药治疗急性DVT与其标准治疗（低分子量肝素与华法林合用）疗效相当，推荐用法：前三周15mg 2次/d，维持剂量为20mg 1次/d。阿加曲班为静脉用药，分子量小，能进入血栓内部，对血栓中凝血酶抑制能力强于肝素，主要适用于急性期、肝素诱导血小板减少症及存在该风险的患者。

4. 溶栓治疗

（1）尿激酶：对急性期的静脉血栓治疗具有起效快、效果好、过敏反应少的特点。常见的不良反应是出血，溶栓剂量至今无统一标准。

（2）重组组织型纤溶酶原激活剂：溶栓效果好，出血发生率低，可重复使用。新型溶栓药物包括瑞替普酶、替奈普酶等，溶栓效果好、单次给药有效，使用方便，不需调整剂量，且半衰期长。

（3）降纤药物：常用巴曲酶，是单一组分降纤制剂，通过降低血中纤维蛋白原的水平、抑制血栓的形成，治疗静脉血栓的安全性高。

5. 手术治疗

（1）手术取栓：是清除深静脉血栓的有效治疗方法，可迅速解除静脉梗阻。常用 Fogarty 导管经股静脉取出髂静脉血栓，用挤压驱栓或顺行取栓清除股腘静脉血栓。随着介入手段的发展，手术取栓的比例逐渐降低。

1）手术适应证：传统的观点认为，手术取栓的适应证是原发于髂 - 股静脉，病期不超过 48h 者。经过多年的临床观察，趋于一致的意见是，严重髂 - 股静脉血栓溶栓治疗无效或禁忌，特别是合并股青肿可能出现患肢坏疽者。此外，因介入手术或静脉感染导致的脓毒性深静脉血栓也必须列为手术适应证。

2）手术方法：血栓形成始发于髂 - 股静脉，而后延及其远侧者，可用 Fogarty 导管经股总静脉向近侧取尽血栓，然后，用橡皮驱血带及手法按摩等，自足部开始，向股总静脉的切开处，排尽其远侧深静脉主干中的新鲜血凝块，以恢复回流通畅并保持正常的瓣膜功能。近端静脉回血较好并不是成功取栓的标志，因为髂总静脉闭塞时，髂内静脉及分支仍有较多回血，因此，应强调取栓后术中造影的重要性，若髂总静脉回流仍有阻碍，可行血管成形术，并根据具体情况考虑是否放置血管内支架。

（2）导管接触性溶栓（catheter-directed thrombolysis，CDT）：CDT 是将溶栓导管置入静脉血栓内，溶栓药物直接作用于血栓，能显著提高血栓的溶解率，降低深静脉血栓形成后遗症的发生率。

CDT 的入路主要包括以下几种：①顺行入路。顺静脉血流的方向置管，对深静脉瓣膜的损伤小。包括经患侧腘静脉穿刺置管，适用于髂、股静脉血栓形成；经患侧股静脉穿刺置管，只适用于髂静脉血栓形成；经患侧胫后、胫前、小隐、大隐静脉置管，适用于中央型及混合型血栓形成；②逆行入路。逆静脉血流的方向置管，易造成深静脉瓣膜的损伤。包括经对侧股静脉穿刺置管；经颈内静脉穿刺置管。推荐顺行入路置管为首选的方式，具体根据血栓部位、操作者的经验及患者的条件进行选择。如顺行入路失败或无条件时，可考虑逆行入路。

（3）经皮机械性血栓清除术（percutaneous mechanical thrombectomy，PMT）：PMT 主要是采用旋转涡轮或流体动力的原理打碎或抽吸血栓，从而达到迅速清除或减少血栓负荷、解除静脉阻塞的作用。临床资料证实 PMT 安全、有效，与 CDT 联合使用能够减少溶栓药物剂量、缩短住院时间。

（4）合并髂静脉狭窄或闭塞的处理：髂静脉狭窄或闭塞在静脉血栓的发病中起重要作用，在 CDT 或手术取栓后，对髂静脉狭窄可以采用球囊扩张、支架置入等方法予以解除，以利减少血栓复发、提高中远期通畅率、减少深静脉血栓形成后综合征的发生。对于非髂 - 下腔静脉交界处的狭窄或闭塞，支架的置入建议以病变部位为中心，近端不进入下腔静脉。对于髂 - 下腔静脉交界处的病变，控制支架进入下腔静脉的长度（1cm 以内）。

（5）下腔静脉滤器：下腔静脉滤器可以预防和减少肺栓塞的发生，滤器长期置入可导致下腔静脉阻塞、深静脉血栓复发，以及滤器移位、穿孔、断裂等并发症，为减少这些远期并发症，建议首选可回收或临时滤器，待发生肺栓塞的风险过后取出滤器。对单纯抗凝治疗的静脉血栓患者，不推荐常规应用下腔静脉滤器，对于抗凝治疗有禁忌或有并发症，或在充分抗凝治疗的情况下仍发生肺栓塞患者，建议置入下腔静脉滤器。对于下列情况可以考虑置入下腔静脉滤器：①髂、股静脉或下腔静脉内有漂浮血栓的患者；②急性深静脉血栓形成，拟行 CDT、PMT 或手术取栓的患者；③具有急性深静脉血栓形成、肺栓塞高危因素的腹部、盆腔或下肢手术的患者。

（6）曲张静脉切除术：若患者发生血栓性浅静脉炎是由于肢体浅静脉曲张所致，在炎症消退后 3 个月后，可考虑行曲张静脉切除术。

【预防】

1. 静脉内给药尤其是刺激性较强的药物，应注意稀释到安全的浓度；长期静脉输液的穿刺部位宜更换，针头宜细，固定牢靠，防止药液渗漏到血管外。需较长时期保留的静脉导管，应严格无菌操作，定时更换部位，选择优质导管；平时仔细观察，防止化脓性血栓性静脉炎的发生。

2. 凡手术、产后或长期卧床的患者，应鼓励多做下肢活动及深呼吸以促进下肢静脉回流，术后力争早日下地活动。对于术后血液高凝的患者可考虑给予抗凝药物以预防血栓形成。

3. 患者发生深静脉血栓后，在急性期应卧床休息，抬高患肢，避免过度活动、挤压、搬动患肢，防止血栓脱落并发肺栓塞。

4. 对于下肢静脉曲张、下肢血栓性静脉炎慢性期及下肢深静脉血栓形成慢性期的患者，应穿着医疗弹力袜或外缠弹力绷带。通过弹力袜或弹力绷带对深静脉的支持，能够明显改善下肢静脉血流淤积状况，促进静脉血回流，从而能够有效预防下肢深静脉血栓的复发，降低肺栓塞致死的可能性，也可缓解或减轻下肢肿胀、色素沉着等后遗症，延缓病情进展。

【临床研究】

张玉冬等研究观察消栓通脉汤治疗下肢深静脉血栓形成血瘀湿阻证的临床疗效。研究中将 60 例下肢深静脉血栓形成血瘀湿阻证患者随机分为两组，两组均应用溶栓、活血化瘀等基础治疗。治疗组 30 例给予服用消栓通脉汤，对照组 30 例不予服用汤药。治疗 30 天，观察治疗前后两组的疗效和实验室指标的变化。结果显示，两组患者治疗的总有效率均为 100%；但治疗组临床治愈 10 例（33.33%），对照组临床治愈 3 例（10%），两组疗效比较有显著性差异（$P<0.05$）。治疗组在降低 D- 二聚体含量、纤维蛋白原、血小板计数等方面，疗效均优于对照组（$P<0.05$）。

王雁南等用随机对照试验观察四虫片联合利伐沙班对深静脉血栓形成（DVT）慢性期患者的临床疗效。选取 DVT 慢性期患者共计 90 例，随机分为四虫片组和对照组，每组 45 例。对照组予以利伐沙班（20mg/ 次，1 次 /d）口服 1 个月、患肢缠缚弹力绷带或穿弹力袜 3 个月；四虫片组在对照组基础上加服四虫片（3g/ 次，3 次 /d）1 个月。比较两组患者治疗前及治疗 1、3 个月后症状量化评分、静脉再通率、凝血功能、生活质量评分和不良反应。结果显示，与本组治疗前比较，两组患者治疗 1、3 个月后症状量化评分降低、治疗 3 个月后静脉再通率及生活质量评分升高（$P<0.05$）。与对照组同期比较，四虫片组治疗 1、3 个月后症状量化评分降低、生活质量评分升高（$P<0.05$），治疗 3 个月后静脉再通率升高、血清 Fib 水平降低（$P<0.05$）。

（赵亚男）

第二节　血栓闭塞性脉管炎

血栓闭塞性脉管炎（Thromboangiitis Obliterans，TAO）是一种累及血管的炎症性、节段性、反复发作的慢性闭塞性疾病，常累及中小动静脉，与气候寒冷和吸烟有密切关系，属中医“脱疽”病范畴。好发于中、青年男性。轻者常出现肢体发凉、怕冷、间歇性跛行，以及一系列营养障碍性表现；重者患肢持续性疼痛，甚至肢端破溃、坏死。见图 18-3。

【病因】

主要病因为情志内伤，肝肾不足，寒湿之邪郁阻经脉，致使气血不能达于患肢，甚者趾（指）失于濡养、温煦而变紫黑坏死，终至腐脱。瘀血既成，一则瘀血不去新血不生，肢体失养而见皮毛、肌肉、爪甲等营养不良性改变明显；二则瘀久化热，而见瘀热证候；热盛积毒又成热毒证候；病延日久，脓水淋漓，正气愈损又可出现气血两虚证候。早在《灵枢·痈疽》对本病即有记载：“名脱痈，其状赤黑，死不治；不赤黑，不死。不衰，急斩之，不则死矣。”此后，《华佗神医秘传》载：“此症发生于手指或足趾之端，先痒而后痛，甲现黑色，久则溃败，节节脱落。宜用极大生甘草，研成细末，麻油调敷……内服药用，金银花三两　玄参三两　当归二两　甘草一两　水煎服。”不但指出了脱疽症状的演变特点，而且首先提出了其内外药物治法。晋代皇甫谧的《针灸甲乙经》则首先将“脱痈”改为“脱疽”。明代陈实功《外科正宗·脱疽论》载：“夫脱疽者，外腐而内坏也。此因平昔厚味膏粱，熏蒸脏腑；丹石补药，消烁肾水；房劳过度，气竭精伤……凡患此者，多生于手足，故手足乃五脏枝干。疮之初生，形如粟米，头便一点黄泡，其皮犹如煮熟红枣黑气侵漫，相传五指，传遍上至脚面，其疼如汤泼火燃，其形则骨枯筋练，其秽异香难解，其命仙方难活。”此段对脱疽的病因、症状均做了较详细的阐述。

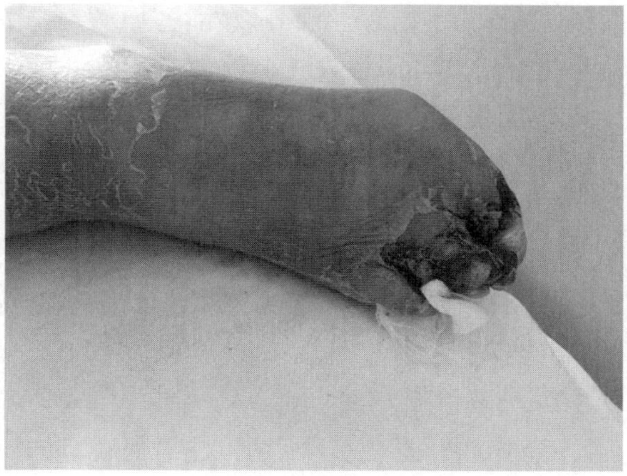

图 18-3　血栓闭塞性脉管炎

西医学方面，本病病因尚未完全明确，可能与多种因素有关，可归纳为两方面：①外源性因素，主要有吸烟、寒冷或潮湿的生活环境、营养不良、损伤和感染；②自身因素，如免疫功能紊乱、高同型半胱氨酸血症、血液高凝状态、性激素和前列腺素失调、遗传因素以及血管神经调节障碍等。其中吸烟与发病的关系尤为密切，吸烟可引起血管痉挛和血液高凝状态，烟草烟雾中的尼古丁可引起血管炎症和内皮功能障碍。据研究，吸烟可以诱导白介素 -33（Interleukin-33，IL-33）介导的免疫应答，导致血管内皮损伤，继发血栓形成。近年来，免疫因素越来越受到重视。研究发现，TAO 患者外周血中辅助性 T 细胞 17（T helper cell 17，Th17）表达频率及活性明显升高，同时白介素 -17（Interleukin-17，IL-17）的含量升高。亦有学者研究发现，TAO 患者 E 选择素 -1、血管细胞黏附分子 -1 及细胞间黏附分子 -1 等细胞因子水平升高。

【症状及诊断】

本病的临床表现根据肢体缺血程度，可分三期。

1. 局部缺血期

患肢麻木、发凉、酸胀，间歇性跛行。检查患肢皮温稍低，皮色较苍白，足背动脉（趺阳脉）搏动减弱，或伴有下肢反复发作游走性血栓性浅静脉炎。

2. 营养障碍期

以上症状加重，疼痛为静息痛，呈持续性，夜间更剧，影响睡眠。检查患肢皮温更低，皮色更显苍白或出现紫斑，皮肤干燥少汗，汗毛脱落。小腿肌肉萎缩，趾甲增厚变形，足背动脉、胫后动脉搏动消失，腘动脉、股动脉搏动可减弱。

3. 组织坏死期

除以上症状加重外，患者日夜屈膝抱足，患趾（指）端发黑，干瘪、坏疽，终至溃烂。

根据坏死范围分为 3 级。

（1）Ⅰ级：坏死局限于足趾或手指。

（2）Ⅱ级：坏死扩延至足背或足底，超过跖趾关节或掌指关节。

（3）Ⅲ级：坏死扩散至踝关节及小腿、手部及腕关节。

根据临床及体检，诊断一般不难。但早期症状尚不典型时，有可能误诊。为了观察肢体缺血的部位、性质和程度，可选用以下辅助检查方法：①血管超声检查；②动脉造影或下肢动脉 CTA 检查：TAO 患者最常见的血管造影特征是闭塞段周围螺旋样侧支血管的形成；③免疫学检查等。

【鉴别诊断】

1. 雷诺病

雷诺病是一种末梢血管舒缩功能紊乱性疾病。大多患于青年女性；手比足部症状明显，常对称性发病；表现为手指（足趾）阵发性苍白 - 发绀 - 潮红 - 复常；患肢动脉搏动正常；仅极少数病例可在后期发生指（趾）端局限性表浅小溃疡或坏疽。

2. 闭塞性动脉硬化

男、女均可发病，年龄多在50岁以上，常伴有高血压病、冠心病、糖尿病等。

3. 糖尿病坏疽

患者合并糖尿病，多伴有三多（多饮、多食、多尿）症状，空腹血糖增高，尿糖阳性等。其并发下肢坏疽时，坏疽发展迅速，可蔓延至足部和小腿，多呈湿性坏疽。

【治疗】

1. 一般治疗

绝对戒烟，避免被动吸烟，注意保暖，防止外伤，穿宽大舒适鞋袜，适当地进行功能锻炼。研究发现，停止吸烟的患者截肢的风险明显下降。

2. 辨证施治

（1）脉络寒凝证：证见肢体发凉、怕冷、疼痛；肢端皮色苍白，冰凉，遇冷则重；舌质淡，舌苔薄白，脉象沉迟、弦细。治宜温经散寒、通络祛瘀。方用阳和汤加减。

（2）脉络血瘀证：证见肢体发凉、麻痛，色苍白或紫暗；肢端持续性固定性疼痛，夜间尤甚；肢端皮肤紫红，青紫，瘀斑，瘀点；肢端皮肤干燥脱屑，光薄无泽，爪甲毛发生长不良，舌质暗，苔腻，脉弦或濡。治宜活血通络祛瘀。方用血府逐瘀汤加减，或桃红四物汤加减。

（3）湿热下注证：患肢溃烂或坏死，脓水淋漓，腐肉不鲜，患足疼痛明显，夜间痛甚，疮周皮色暗红，疮周肿胀，伴有口渴喜饮，大便燥结，小便短赤。舌质红，苔黄燥，脉数。治宜清热利湿，化瘀通络。方用四妙勇安汤加减。

（4）热毒伤阴证：患肢干黑坏死，疼痛剧烈，渐见肢节坏死，自行脱落，久不收口，皮肤干燥，汗毛脱落，趾（指）甲变形，肌肉萎缩，伴口干欲饮，大便燥结，小便短赤等；舌质红，苔黄，脉弦数。治宜清热解毒、养阴通络。方用顾步汤加减。

（5）气阴两虚证：趾（指）坏死破溃久不愈合，肉芽淡而不鲜，脓液少而清稀，皮肤干燥、脱屑、光薄、皲裂，汗毛脱落，肌肉萎缩，同时形体消瘦，面色无华，口渴不欲饮，五心烦热；舌质淡尖红，少苔，脉细无力。治宜益气养阴，活血通络。方用黄芪鳖甲汤加减。

3. 中医外治疗法

（1）脉络寒凝证：可用红灵酒适量外涂；或用回阳玉龙油膏或阴毒内消散外敷患部；或用附子、干姜、吴茱萸等分研粉，蜜调，敷于患肢涌泉穴，若发生药疹即应停用；或用中药水煎熏洗（如独活、桂枝、威灵仙、川芎、透骨草、艾叶等），若熏洗后疼痛加重则应停用。以上各法均有温经散寒、活血通络的功效。

（2）脉络血瘀证：可用红灵酒外涂或用冲和膏外敷患部；或用中药水煎熏洗（如当归、乳香、没药、川芎、桂枝、透骨草、威灵仙、伸筋草等），若熏洗后疼痛加重者应停用。

（3）湿热下注证或脉络热毒证：可用中药水煎液外洗或溻渍（如蒲公英、马齿苋、龙胆草、黄柏、千里光、赤芍等）创面及疮周红肿区（干性坏疽禁用）。干性坏疽则用乙醇棉球消毒疮周后，用消毒干纱布包扎，保持干燥。

4. 抗血小板、扩血管及改善循环等药物治疗

如阿司匹林、西洛他唑、贝前列素钠、罂粟碱注射液等。研究发现西洛他唑可显著降低TAO患者血浆细胞间黏附分子 -1（intercellular adhesion molecule-1，ICAM-1）、血管细胞黏附分子 -1（vascular cell adhesion molecule-1，VCAM-1）及炎症因子的表达。西洛他唑联合阿司匹林可显著降低TAO患者血清炎症因子MMP-2、MMP-9的水平。前列环素类药物可有助于溃疡愈合和缓解疼痛。

5. 手术治疗

（1）腰交感神经切除术：腰交感神经节切除术（手术切除或药物切除）使下肢动脉血管产生失交感

效应，能降低患肢血管张力，扩张血管，缓解动脉痉挛，促进侧支循环，降低截肢平面。

（2）动脉血栓内膜剥脱术、动脉旁路移植术或介入手术：动脉血栓内膜剥除术及动脉旁路移植术（自体或人工血管）用于动脉主干较局限的血管闭塞，同时具有远端流出道（胫前动脉、胫后动脉或腓动脉至少有一支通畅）者。利用人工或自体血管，在闭塞血管的两端搭桥，通过旁路途径使血液向远端灌注，从而改善远端组织的缺血，适用于远端有靶血管的患者。

（3）大网膜移植术：按照大网膜血管的分布情况，在保证大网膜正常的血液循环下，剪裁、修剪大网膜，并转移至患肢小腿，利用大网膜具有丰富的动静脉血管和淋巴管，易与周围组织建立侧支循环的特点，改善缺血部位的血液循环。

（4）胫骨横向骨搬移技术：是在张力 - 应力法则的基础上发展而来的一种术式，通过持续缓慢的骨牵引激发细胞的增殖，促进微循环网重建，促进局部微循环改善，缓解疼痛。

（5）动静脉转流术：又称静脉动脉化手术，通过手术方式形成动静脉瘘，将闭塞动脉近心端血液引入远端原位静脉，继而为肢体远端提供血液循环，改善缺血部位的血液供应和营养状态，治疗缺血性疾病。适用于股动脉闭塞、下肢深静脉通畅的患者。

（6）血管腔内射频消融术：通过局部的射频加热阻断交感神经的缩血管作用来改变血管的舒张，使血管通畅，具有微创、可重复和便捷等优点，可有效缓解肢体缺血，不会引起自主神经紊乱。

（7）清创术：脉管炎后期，溃疡和坏疽的处理非常重要。正确掌握清创时机甚为关键。对脉管炎的患者不要急于清创，应在循环初步得到改善的基础上进行，否则容易出现清创后坏疽发展的情况。如为干性坏疽，可用乙醇涂搽暴露，等待血液循环改善，分界清楚，以鲸吞法治疗；如果是湿性坏疽或痂下积脓者，应充分引流，并用蚕食法，分次清除坏死组织。清创术后创口用药要慎重，切勿用腐蚀性、刺激性药品，以防创面扩大。换药时应细致耐心，动作轻柔，避免粗暴，防止患肢的疼痛加重。

6. 其他治疗

（1）干细胞移植：通过注射干细胞促进血管新生，改善局部循环，增加侧支循环的建立，并有助于溃疡愈合，环境静息痛。适用于无法行介入治疗或旁路手术及无法耐受者、保守治疗无效者、动脉栓塞位置较低者及手术禁忌证者。

（2）针刺疗法：取合谷、内关、曲池、足三里、血海、解溪、三阴交、阳陵泉、复溜等穴，每次取 2～4 穴，每日或隔日 1 次，每次 30 分钟。

【预防】

根据中医对脱疽病的认识：虚是本，邪是标，瘀是变，损是果。《诸病源候论·疽候》谓："疽者，五脏不调所生也。"故防治本病必须从调整五脏功能入手，平时注意调饮食，慎起居，节房事，避外伤。

1. 绝对戒烟

患本病者绝大多数有长期大量吸烟习惯，在治疗过程中，能严格戒烟者，病情可相对减轻，否则病情加重。已戒了烟又复吸烟者，复发机会增多。因此，规劝患者严格戒烟，是防止复发的重要因素。

2. 调理饮食

急性期饮食宜清淡，忌辛辣、燥热之品。缓解期适当进补，但忌食发物。辨证属寒凝血瘀的患者，可适当选用山楂、桂圆、鸭、生姜等；辨证属瘀血化热或热毒者可选用绿豆、薏米、西瓜、梨等；辨证属气血两虚者宜食用营养丰富易消化的食品如牛奶、鸡蛋、瘦肉、大枣等。此外平时可多食富含维生素 C 的食品，有改善血液循环的作用。

3. 注重防护

恰当的防护措施十分重要。要避免感受寒湿，冬天尤应该注意肢体保暖。外伤是诱发本病的常见因素，要尽量避免。鞋需适宜，不能太窄；修剪指（趾）甲需小心，泡洗要注意防止烫伤。严重缺血者不宜行热疗，以免增加组织耗氧量，加重缺血。

4. 适当锻炼

本病也同时要坚持适度锻炼，如骑自行车、散步、慢跑、上楼等体育锻炼。坚持肢体位置锻炼有利于改善血管舒缩功能，适用于寒凝证和血瘀证患者。具体方法是患者平卧，抬高患肢45°，保持1～2分钟，然后双足下垂于床沿2～5分钟再放置水平位2分钟，并作足部旋转、伸屈活动数次，休息2分钟，如此反复运动5回，每日3～5次。坏死溃烂期禁用此法。

5. 精神调护

本病病程较长，患者长期处于疼痛的折磨之中，痛苦较大，同时忧心丧失肢体而致残，精神负担较重，自卑、失望、烦躁经常困扰患者。应注意以积极态度引导患者树立信心，配合治疗。

【临床研究】

黄倩等观察四妙勇安汤加减治疗血栓闭塞性脉管炎的临床疗效和优势。将50例血栓闭塞性脉管炎患者随机分为治疗组和对照组，每组25例。对照组给予扩血管、抗凝、抗炎、降纤等常规西药治疗，同时溃疡者给予创面换药治疗。治疗组在对照组的基础上给予四妙勇安汤加减治疗，疗程14天。观察两组患者治疗前后最大行走距离和踝肱指数（ABI）的变化情况以及患肢疼痛、发凉和创面的改善情况。结果显示，治疗14天后，治疗组的总有效率高于对照组（96% vs 64%），组间比较治疗组的疗效明显优于对照组（$P<0.05$）；治疗后，两组患者的最大行走距离和踝肱指数均较治疗前明显改善（$P<0.05$），且治疗组的改善作用明显优于对照组（$P<0.05$）；治疗后两组患者的患肢疼痛、发凉、麻木和创面情况均较治疗前改善（$P<0.05$），且治疗组的改善作用均明显优于对照组（$P<0.05$）。

寿怡等观察当归四逆汤加味联合西药治疗血栓闭塞性脉管炎（TAO）患者的临床疗效。将90例TAO脉络寒凝证患者按随机数字表法分为观察组和对照组各45例，两组患者均给予阿司匹林肠溶片、盐酸尼卡地平片、前列地尔注射液治疗，疼痛难以忍受者服用布洛芬片。观察组加予当归四逆汤加味内服。两组疗程均为3个月。治疗前、治疗3个月后评定肢体发凉、肢体麻木、间歇性跛行、肢体颜色和静息痛5项主要症状、体征评分，评价踝肱指数（ABI），记录间歇性跛行距离。比较两组的临床疗效。结果显示治疗后观察组临床疗效优于对照组（$P<0.05$）。两组间歇性跛行距离均较治疗前增加（$P<0.01$），踝肱指数（ABI）均升高（$P<0.01$）。观察组间歇性跛行距离多于对照组（$P<0.01$），ABI高于对照组（$P<0.01$）。两组肢体发凉、肢体麻木、间歇性跛行、肢体颜色及静息痛评分均较治疗前降低（$P<0.01$），观察组上述5项评分均低于对照组（$P<0.01$）。

（赵亚男）

第三节　下肢闭塞性动脉硬化

下肢闭塞性动脉硬化（Arteriosclerosis obliterans，ASO）是一种由于动脉硬化造成的下肢供血动脉内膜增厚、管腔狭窄或闭塞，病变肢体血液供应不足，引起下肢间歇性跛行、皮温降低、疼痛，甚至发生溃疡或坏死等临床表现的慢性进展性疾病，属中医“脱疽”病范畴。多发生于40岁以上男性。本病是全身性动脉粥样硬化在肢体的局部表现，常并发冠心病、高血压、脑梗死等。见图18-4。

【病因】

ASO在中医学中属“脱疽”范畴。中医学认为本病多是由脏腑功能衰退、饮食不节、情志内伤，加之感受寒邪、邪毒（吸烟）等而发病。人到中老年后，脏腑功能渐退。气血不足、推动血液无力、则血流不畅。饮食不节、过食膏粱厚味，恣饮醇酒，损伤脾胃、水湿不化、痰浊内生、瘀阻脉络。外感寒邪、长期吸烟，寒凝脉络。气血不得通达四肢，肢体怕冷、发凉、沉重、麻木等。末端失于温养、肢体不得温煦、瘀久化热、热盛肉腐、红肿溃烂，热毒炽盛，散入营血。总之，脉络瘀阻为标、气血虚弱为本的本虚标实之证是本病的主要病机。如《灵枢·营卫生会》曰：“老者之气血衰……气道涩。”人年老脏腑功能渐退，心气不足，则无力推动血液；肝失疏泄，则血流不畅；肺气不足，则气难以敷布，脾失健运，精微不化，痰浊内生；肾气不足，脏腑无以温煦，寒湿中生。以上均导致气血运行紊乱，痰浊、瘀血阻滞脉络。《疡科心得集》言："脱疽者……此由膏粱厚味，醇酒炙煿，积毒所致。"认为过食膏粱厚味，恣饮醇酒，可以损伤脾胃，而致胃不降浊，脾不化湿，水湿不化，变生痰浊，痰湿内蕴，瘀阻脉络，故出现肢体怕冷、发凉、沉重、麻木等。

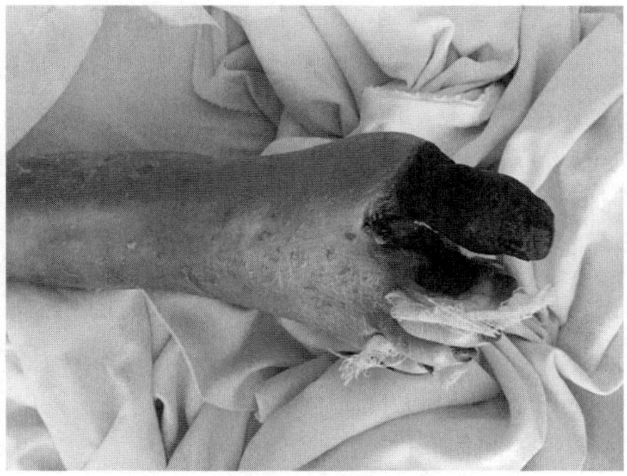

图 18-4　下肢闭塞性动脉硬化

西医学方面，ASO 的主要病因是动脉粥样硬化。发病率随年龄增长而上升，70 岁以上人群的发病率在 15%～20%。男性发病率略高于女性。其中吸烟、糖尿病、高血压、高脂血症、高同型半胱氨酸血症、慢性肾功能不全等均为高危因素。研究发现，吸烟和 ASO 的发生明显相关，吸烟可以减少运动试验时的间歇性跛行距离，增加外周动脉缺血、心肌梗死、卒中和死亡的危险程度。糖尿病使本病发生率增加 2～4 倍，糖尿病患者糖化血红蛋白每增加 1%，相应 ASO 风险增加 26%。高血压是 ASO 的主要危险因素之一，其中收缩期血压相关性更高。高同型半胱氨酸血症是动脉粥样硬化的独立危险因素。

【症状及诊断】

本病多见于中老年男性患者，常合并高血压病、高脂血症和冠心病等病史。多数患者表现为缓慢起病。大部分早期患者没有典型的肢体缺血症状，有时仅表现为下肢轻度麻木不适等，或于寒冷季节出现下肢凉、麻、间歇性跛行等症状，此后肢体缺血症状逐渐加重，其临床表现与动脉阻塞的部位、程度，以及受累血管的多少有关。常表现为慢性肢体动脉缺血的表现，如肢体怕冷、发凉、麻木、间歇性跛行、疼痛，皮肤苍白、紫暗、营养障碍，溃疡或坏疽，肢体动脉搏动减弱或消失。

1. 间歇性跛行

间歇性跛行是下肢 ASO 的主要临床表现之一，是一种由运动诱发的症状，指下肢运动后产生的疲乏、疼痛或痉挛，常发生在小腿后方，导致行走受限，短时间休息后（常少于 10 分钟）疼痛和不适感可缓解；再次运动后症状又出现。跛行距离可以提示缺血的程度。下肢动脉供血不足往往会导致下肢肌群缺血性疼痛，症状在运动过程中尤为明显，即出现间歇性跛行，通常表现为小腿疼痛。当血管病变位于近心端时（如主髂动脉闭塞、髂内或股深动脉病变），间歇性跛行也可发生于大腿或臀部，即臀肌跛行。症状的严重程度从轻度到重度不等，可严重影响患者的生活质量，部分患者因其他病变导致日常活动受限时症状可不典型。

2. 静息痛

下肢严重缺血时可出现不同程度的静息痛，是指患肢在静息状态下即出现的持续性疼痛，是下肢 ASO 引起肢体严重缺血的主要临床表现之一，预示肢体存在近期缺血坏死风险，已有组织坏疽者往往伴有严重静息痛。可根据疼痛持续的时间、影响睡眠的程度和应用镇痛药物的量来判断静息痛的程度。如合并感染时，疼痛会在原有的基础上明显加重。

3. 急性下肢缺血

下肢 ASO 的起病过程一般较缓慢，但当其合并急性血栓形成或动脉栓塞时，肢体动脉灌注突然迅速减少，可出现急性缺血。急性肢体缺血的典型表现为"5P"症状，即疼痛（Pain）、苍白（Pallor）、无脉（Pulselessness）、麻痹（Paralysis）和感觉异常（Paresthesia），也有将冰冷（Poikilothermia）作为第六个"P"。症状的严重程度常常取决于血管闭塞的位置和侧支代偿的情况。

4. 溃疡和坏疽

由于动脉闭塞病变影响皮肤血液循环，以致组织缺氧而形成溃疡或坏疽。组织坏死常首先在肢体的最远端出现。溃疡和坏疽往往继发于机械性损伤或局部感染，是增加了局部组织代谢需求的后果。如无继发感染，坏疽区因液体蒸发和吸收，形成干性坏疽，如并发感染则形成湿性坏疽，坏死组织受细菌作用而崩解、化脓，有恶臭。

下肢 ASO 的主要诊断标准如下：①年龄 > 40 岁；②有吸烟、糖尿病、高血压、高脂血症等高危因素；③有下肢 ASO 的临床表现；④缺血肢体远端动脉搏动减弱或消失；⑤ABI≤0.9；⑥彩色多普勒超声、CTA、MRA 和 DSA 等影像学检查显示相应动脉的狭窄或闭塞等病变。符合上述诊断标准前 4 条可以做出下肢 ASO 的临床诊断。

【鉴别诊断】

1. 血栓闭塞性脉管炎

好发于中、青年男性，多有严重吸烟史，常伴有游走性浅静脉炎，血管病变以中、小动脉为主。

2. 雷诺综合征

好发于青年女性，常有典型的雷诺现象，遇冷加重、遇热减轻，并易受精神和情绪的影响。

3. 大动脉炎

好发于中、青年女性，免疫学指标异常，主要侵害大动脉，根据侵害的动脉不同可出现不同临床表现，常见的有无脉症、顽固性高血压、头痛、头晕等。

4. 神经源性跛行

神经源性跛行多因椎管狭窄，压迫神经所致。其间歇性跛行的特点是：①行走距离与肢体疼痛无关，表现为行走即痛，不是随着行走距离的延长而逐渐加重；②疼痛缓解方式不同，疼痛缓解的方法是卧床，下地站立后即痛；③下肢无明显缺血性改变，下肢动脉血管检查无异常所见。

【治疗】

1. 一般疗法

绝对戒烟，避免被动吸烟，注意保暖，防止外伤，穿宽大舒适鞋袜，进行适当的功能锻炼。规律的有氧运动可改善最大平板步行距离、生活质量和生活能力。

2. 辨证施治

（1）脉络寒凝证：证见肢体发凉、怕冷、疼痛；肢端皮色苍白，冰凉，遇冷则重；舌质淡，舌苔薄白，脉象沉迟、弦细。治宜温经散寒、通络祛瘀。方用阳和汤加减。

（2）脉络血瘀证：证见肢体发凉、麻痛，色苍白或紫暗；肢端持续性固定性疼痛，夜间尤甚；肢端皮肤紫红，青紫，瘀斑，瘀点；肢端皮肤干燥脱屑，光薄无泽，爪甲毛发生长不良，舌质暗，苔腻，脉弦或濡。治宜活血通络祛瘀。方用血府逐瘀汤加减，或桃红四物汤加减。

（3）湿热下注证：患肢溃烂或坏死，脓水淋漓，腐肉不鲜，患足疼痛明显，夜间痛甚，疮周皮色暗红，疮周肿胀，伴有口渴喜饮，大便燥结，小便短赤。舌质红，苔黄燥，脉数。治宜清热利湿，化瘀通络。方用四妙勇安汤加减。

（4）热毒伤阴证：患肢干黑坏死，疼痛剧烈，渐见肢节坏死，自行脱落，久不收口，皮肤干燥，汗毛脱落，趾（指）甲变形，肌肉萎缩，伴口干欲饮，大便燥结，小便短赤等；舌质红，苔黄，脉弦数。治宜清热解毒、养阴通络。方用顾步汤加减。

（5）气阴两虚证：趾（指）坏死破溃久不愈合，肉芽淡而不鲜，脓液少而清稀，皮肤干燥、脱屑、光薄、皲裂，汗毛脱落，肌肉萎缩，同时形体消瘦，面色无华，口渴不欲饮，五心烦热；舌质淡尖红，少苔，脉细无力。治宜益气养阴，活血通络。方用黄芪鳖甲汤加减。

3. 中医外治疗法

（1）中药外敷：未溃时可选用冲和膏、红灵丹油膏外敷；亦可用附子、干姜、吴茱萸各等份研末，蜜调，敷于患足涌泉穴，每日换药1次。

（2）中药熏洗：未溃期可用当归15g、独活30g、桑枝30g、威灵仙30g，煎水熏洗，每日1次。亦可用红灵酒少许揉擦患肢足背、小腿，每次20分钟，每日2次。

（3）中药外涂：坏死四畔红肿区可外用马黄酊外涂。

4. 西药治疗

（1）降脂治疗：建议所有ASO患者使用他汀类药物降脂治疗。他汀类药物主要适用于血中总胆固醇及低密度脂蛋白增高为主的患者。应控制低密度脂蛋白（low density lipoprotein，LDL）水平<2.6mmol/L；对于具有缺血高风险的ASO患者，建议控制LDL水平<1.8mmol/L。

（2）控制高血压治疗：对于合并高血压病的ASO患者，需给予降压治疗，可从小剂量降压药物开始，优先选择长效制剂。常用降压药物包括钙通道阻滞剂、血管紧张素转换酶抑制剂、血管紧张素受体阻滞剂、利尿剂和β受体阻滞剂等。对于仅合并高血压的下肢ASO患者建议控制血压<140/90mmHg；对于有高血压同时合并糖尿病或慢性肾病的下肢ASO患者建议控制血压<130/80mmHg。

（3）控制血糖治疗：糖尿病是动脉硬化发生发展的重要危险因素，对于合并糖尿病的下肢ASO患者，必须加强饮食管理。控制血糖目标值：空腹血糖4.44～6.70mmol/L，餐后血糖6.70～8.90mmol/L，糖化血红蛋白<7.0%。

（4）抗血小板、扩血管及改善循环等药物治疗：抗血小板药可以是抑制血小板活化、黏附、聚集和释放，从而产生预防血栓形成、保护血管内皮细胞、扩张血管和改善血液循环的作用。推荐使用的抗血小板药物包括阿司匹林、氯吡格雷等。另外，西洛他唑，具有抗血小板活性和舒张血管特性，是一种强效磷酸二酯酶Ⅲ抑制剂，被推荐作为治疗间歇性跛行的一线药物。前列腺素类药物，如前列地尔，具有抗血小板、扩张血管和抗动脉粥样硬化的作用，可改善由下肢缺血引发的间歇性跛行、静息痛以及溃疡等症状。

5. 手术治疗

ASO患者的手术治疗多为血运重建治疗，并应根据患者的自身情况个体化选择合理的血运重建方式。

（1）腔内手术：治疗下肢ASO的血管腔内技术较多，例如经皮球囊扩张成形术、支架植入术、斑块切除术、激光成形术、切割球囊、药物球囊、冷冻球囊以及用药物溶栓治疗或血栓切除等。主-髂动脉及股-腘动脉TASC A-C级病变推荐首选腔内治疗。当TASC D级病变合并严重的内科疾病或存在其他手术禁忌时也可以选择腔内治疗。当需要重建腘动脉以下血运时，腔内治疗应作为首选治疗方案，球囊扩张是首选治疗方法。支架植入可以作为球囊扩张成形术效果不满意或失败后的补救治疗方法。激光成形和斑块切除技术等可作为腘动脉以下病变腔内治疗的选择。

（2）开放手术：对于严重间歇性跛行影响患者生活质量，经保守治疗效果不佳；影像学评估流入道和流出道解剖条件适合手术；全身情况能够耐受的患者，可考虑行开放手术。

开放手术可以通过解剖旁路或解剖外旁路来重建病变部位血供。对于主-髂动脉闭塞性病变，肾下腹主动脉-双侧髂（股）动脉旁路术是主髂动脉弥漫性病变的推荐术式，可选择经腹或腹膜后入路，也可通过腹腔镜技术进行；主髂动脉内膜切除术是主髂动脉闭塞可以选择的另一个术式，优点是能够避免与移植物可能相关的感染及降低多种晚期并发症，适用于较年轻以及由于血管细小不适合腔内治疗或主-双股动脉旁路术的患者；其他由于解剖原因或心肺疾病等原因不能行经腹主髂（股）旁路的患者，可考虑改良腹膜后途径、主-单股加股-股旁路术、腋-股旁路及单纯股-股旁路术等。

对于腹股沟韧带以下动脉病变，可行腹股沟韧带以下旁路术，流入道的位置包括股总动脉、股浅动脉、股深动脉以及腘动脉等；旁路远端吻合口的位置包括股动脉、膝上及膝下腘动脉、胫动脉、腓动脉等。股动脉内膜剥脱术现在多作为动脉旁路术的辅助，以构建良好的吻合口。

6. 其他治疗

（1）干细胞移植：通过注射干细胞促进血管新生，改善局部循环，增加侧支循环的建立，并有助于溃疡愈合，缓解静息痛。适用于无法行介入治疗或旁路手术及无法耐受者、保守治疗无效者及合并手术禁忌证者。

（2）针刺疗法：取合谷、内关、曲池、足三里、血海、解溪、三阴交、阳陵泉、复溜等穴，每次取2～4穴，每日或隔日1次，每次30分钟。

【预防调护】

1. 绝对戒烟

吸烟与下肢缺血性疾病的关系已经很明确，吸烟者发生间歇性跛行是非吸烟者的9倍。间歇性跛行患者中几乎90%以上是吸烟者。吸烟可以从多方面对动脉硬化产生影响。下肢闭塞性动脉硬化非手术疗法的第一步就是戒烟。

2. 运动锻炼

适当进行步行锻炼，可以使部分患者的症状得到缓解。运动可使肌肉内的酶发生了适应性的变化，使之更有效地从血流中获取氧。

3. 饮食有节

饮食宜清淡，避免食用过多的动物脂肪和高胆固醇食物，可食用植物油。

4. 保护肢体，防止外伤，冬季应注意防寒保暖。

【临床研究】

许永楷等采用四虫片预防下肢闭塞性动脉硬化外周动脉支架内再狭窄，将拟行支架植入术的下肢闭塞性动脉硬化患者60例随机分为对照组和四虫片组，对照组采用常规抗血小板及降脂治疗，四虫片组在对照组基础上加用四虫片（2.4 g/次，每日3次）。比较两组支架植入后3、6、12个月的一期通畅率及狭窄程度，以及术前、术后24小时、3个月检测两组患者血液中的基质金属蛋白酶（MMP-9）、纤维蛋白原（Fib）、肿瘤坏死因子α（TNF-α）；术前、术后3个月检测血脂［总胆固醇（total cholesterol，TC）、甘油三酯（triglyceride，TG）、低密度脂蛋白胆固醇（low-density lipoprotein cholesterol，LDL-C）、高密度脂蛋白胆固醇（high-density lipoprotein cholesterol，HDL-C）］水平。结果显示，与对照组同期比较，术后12个月支架一期通畅率升高（64.00% vs 53.85%），术后12个月重度狭窄患者的比例降低（20.00% vs 34.60%），但差异无统计学意义（$P>0.05$）。与本组术前比较，两组术后24小时MMP-9、Fib、TNF-α升高（$P<0.01$），两组术后3个月TC、TG、LDL-C下降，HDL-C升高（$P<0.01$）。与本组术后24小时比较，术后3个月对照组MMP-9升高（$P<0.05$），两组Fib降低（$P<0.01$），四虫片组TNF-α降低（$P<0.01$）。与对照组同期比较，四虫片组术后3个月Fib及TNF-α降低（$P<0.05$，$P<0.01$）。因此得出结论，四虫片可减轻局部炎症、降低纤维蛋白原，可能具有预防支架内再狭窄的作用。

颜聪颖等采用中药足浴联合穴位按摩治疗下肢闭塞性动脉硬化，将86例下肢闭塞性动脉硬化患者按随机数字表法分为对照组、试验组各43例。对照组给予常规西药治疗，试验组在对照组基础上给予中药足浴联合穴位按摩治疗（中药足浴处方：当归尾、王不留行、茜草、赤芍、泽兰、红花、香附、桃仁、青皮、川牛膝各10g），上药加水600ml，煎制30分钟，每剂煎成400ml，分为2包，每包200ml，使用时患者将双足放于足浴盆器中，1包药液兑温水2 000ml，水至少浸过踝关节10cm，水温调节为37～40℃，每次浸泡20分钟，每天早晚各1次。穴位按摩：在患肢局部来回揉搓40次，用揉法、一指禅推等方法作用于三阴交、涌泉、阳陵泉、足三里、委中等穴位，最后揉搓整个下肢，直至患者有发热、麻、酸感，每次15分钟，每天按摩2次（足浴后）。比较2组治疗前后症状评分、踝肱指数、下肢Fugl-Meyer评分，并评估2组临床疗效及不良反应发生情况。结果显示，对照组总有效率74.42%，低于试验组93.02%（$P<0.05$）。两组治疗后间歇性跛行缓解时间、皮肤温度感、间歇性跛行距离、皮肤色泽、疼痛症状评分及总分均较治疗前降低（$P<0.05$），踝肱指数、下肢Fugl-Meyer评分升高（$P<0.05$），且试验组治疗后间歇性跛行缓解时间、皮肤温度感、间歇性跛行距离、皮肤色泽、疼痛症状评分及总分低于对照组（$P<0.05$），踝肱指数、下肢FuglMeyer评分高于对照组（$P<0.05$）。同时两组不良反应发生率比较，差

异无统计学意义（$P>0.05$）。因此得出结论，中药足浴联合穴位按摩治疗下肢闭塞性动脉硬化疗效确切，能够提高患者踝肱指数，改善下肢功能，安全性较高。

（赵亚男）

| 参考文献 |

[1] 张玉冬，侯玉芬，刘明，等. 消栓通脉汤治疗深静脉血栓形成血瘀湿阻证临床研究 [J]. 中华中医药学刊，2013，31（9）：1959-1961.

[2] 王雁南，李松杰，李素丽，等. 四虫片联合利伐沙班治疗下肢深静脉血栓形成慢性期患者随机对照研究 [J]. 中国中西医结合杂志，2022，42（11）：1307-1311.

[3] 黄倩，李治. 四妙通脉汤加减治疗血栓闭塞性脉管炎的临床疗效观察 [J]. 广州中医药大学学报，2022，39（1）：62-66.

[4] 寿怡，楼柏炀. 当归四逆汤加味联合西药治疗血栓闭塞性脉管炎临床研究 [J]. 新中医，2021，53（7）：16-19.

[5] 许永楷，赵波，郝清智，等. 四虫片预防下肢动脉硬化闭塞症外周动脉支架内再狭窄临床研究 [J]. 中国中西医结合杂志，2020，40（3）：300-303.

[6] 颜聪颖，汪海敏，邵珍丽，等. 中药足浴联合穴位按摩治疗下肢动脉硬化闭塞症临床研究 [J]. 新中医，2023，55（11）：129-133.

[7] 包俊敏，刘冰，沈晨阳，等. 股腘动脉闭塞症的诊断和治疗中国专家共识 [J]. 中国循环杂志，2022，37（7）：669-676.

[8] 中华医学会外科学分会血管外科学组. 下肢动脉硬化闭塞症诊治指南 [J]. 中华普通外科学文献（电子版），2016，10（1）：1-18.

[9] 刘政，刘明，张玥，等. 侯玉芬治疗闭塞性动脉硬化症下肢重症缺血的临证经验 [J]. 光明中医，2015，30（2）：239-241.

[10] 刘昌伟. 下肢动脉硬化性闭塞症治疗指南 [J]. 中国实用外科杂志，2008，28（11）：923-924.

第十九章
口腔疾患

第一节　智齿冠周炎

急性智齿冠周炎即第三磨牙萌出不完全或处于阻生状况下，其牙冠周边软组织所发生的急性炎性反应。

中医学称之为“牙咬痈”或“合架风”。

【病因】

在人类种系演化进程中，咀嚼器官的渐进性退化致使颌骨长度难以匹配牙列需求。作为人类最晚萌出的牙齿，第三磨牙常因颌骨空间受限而引发牙列拥挤或不同程度的萌出受阻，龈瓣与牙冠之间可形成盲袋并积存食物。在咀嚼摩擦、食物嵌塞、口腔卫生不良等因素的影响下引起智齿周围组织感染炎症，形成智齿冠周炎。

【症状及诊断】

智齿冠周炎是智齿周围组织的感染性炎症。初期表现为冠周牙龈充血、肿胀，咀嚼摩擦造成的机械损伤可引起溃疡，感染引起的炎症可伴随疼痛和不适感，尤其是在咀嚼食物或接触受影响的区域时疼痛加重，此时一般无明显全身症状。随着病情发展，炎症侵及周围组织，局部会出现不同程度的局部跳痛、冠周脓肿、溢脓，咬合困难、口臭等。若影响患侧咽部和面颊部组织时，会出现不同程度的肿胀、吞咽疼痛和肌肉痉挛紧张导致开口受限等。全身症状可有不同程度的发热、颈部淋巴结肿大、头痛、食欲减退，舌红苔黄等。严重时还可能导致周围组织器官或筋膜间隙感染，形成皮下脓肿或面颊瘘。

智齿冠周炎的诊断依据包括病史、临床表现和辅助检查结果。通过病史了解患者疼痛的特点、症状的起始时间、持续时间以及可能的诱因。临床检查重点在于智齿的生长情况是否受阻，局部是否存在牙龈肿胀、糜烂、溃疡、触痛、溢脓、口臭以及是否有咬合困难和张口受限等临床表现。X射线检查能够提供智齿的位置、生长方向、是否受阻、对邻近牙齿的影响、是否有牙周骨质的阴影等详细信息。

【鉴别诊断】

1. 牙周炎

智齿冠周炎主要局限于智齿周围的软组织引发的炎症；而牙周炎则涉及更广泛的牙周支持组织，包括牙龈、牙周膜、牙槽骨等，智齿冠周炎对口腔的影响更为全面。牙周炎典型表现包括牙龈的红肿、出血、增生以及质地变得松软，牙周袋形成并可能渗出脓液，牙槽骨吸收导致牙齿松动、移位甚至自然脱落。既有急性的表现如牙龈红肿和牙周溢脓，也有慢性的病程没有明显的红肿但牙周袋较深。

2. 根尖周炎

根尖周炎源于牙髓根尖周围感染，也可导致牙痛和炎症。X射线和临床症状是区分其与智齿冠周炎的关键依据。

3. 口腔溃疡

口腔溃疡是一种常见的口腔黏膜病，症状包括口腔内的溃疡和疼痛。智齿冠周炎通常表现为冠周牙龈的炎症，而口腔溃疡主要表现为溃疡。

4. 颌面肌肉疾病

可能引起面颊部肿胀疼痛、咬合困难等症状。疼痛往往局限于受累肌肉区域，导致受累肌肉的运动明显受限，如开口受限、下颌偏斜等。通常不伴有发热头痛等全身症状；口腔检查常无明确牙齿或软组织病变证据；X线检查一般无直接关联的异常征象。

5. 颌骨病变

颌骨病变可能导致颌骨肿胀和疼痛。X射线和其他影像学检查有助于确定颌骨是否存在结构性问题。

综合考虑患者的全身健康状况对鉴别诊断至关重要。

【治疗】

智齿冠周炎的治疗方法主要包括局部治疗、全身治疗和病源牙处理。

1. 局部治疗

智齿冠周炎的局部治疗常为智齿冠周炎治疗的首选方案。一般使用生理盐水，或1%～3%过氧化氢溶液，或0.1%氯己定液等冲洗盲袋，然后点入碘甘油，或少许低于1%聚维酮碘外涂以抑制细菌、消炎止痛。如有脓肿形成，需及时切开引流。

2. 全身治疗

根据病情选用抗生素或内服清热解毒的凉膈散或石辛含片等药物联合商阳等穴位刺血治疗。

3. 病源牙处理

急性炎症消退后，需对病源牙实施干预以避免复发。若患牙萌出正常、位置正确，且存在对颌牙可发挥咀嚼功能，可实施冠周龈瓣切除术；否则建议予以拔除处理。伴有面颊瘘者，应在拔牙的同时切除瘘管，尽除局部肉芽组织，并缝合瘘口。

（刘晨路）

第二节　颌面间隙感染

颌面间隙感染是指发生在口腔颌面部间隙内的急性或慢性化脓性感染。这些间隙是颌面解剖结构周围包绕筋膜间的疏松结缔组织，即面部肌肉、骨骼和皮肤等组织之间的潜在腔隙，当受到细菌感染时，引起局部红肿热痛等炎症症状，严重时可导致脓肿形成和功能障碍。见图19-1。

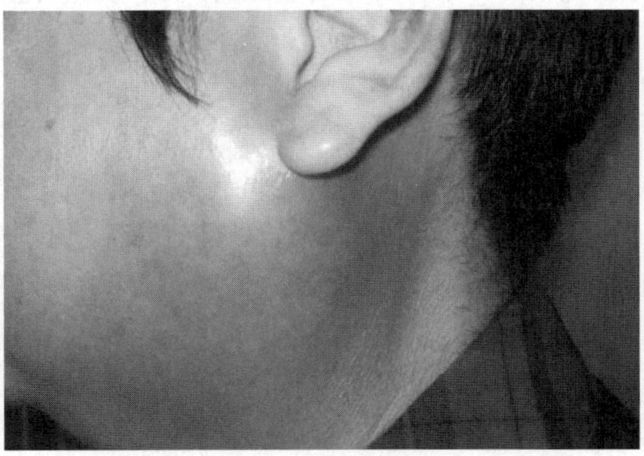

图19-1　颌面间隙感染

中医学称本病为“面痈”“颊痈”“牙齿痈”“耳根痈”“锁喉痈”等，属于“痈”“疽”“发”的范畴。鉴于颌面部不同间隙的解剖位置各异，其临床表现亦存在差异，因此衍生出多种特定称谓。例如“颈痈”（颌下或颏下间隙感染）、“颧痈”（颞及颞下间隙感染）、“颊痈”（颊间隙蜂窝织炎）、“锁喉痈”（口底蜂窝织炎）、“垫舌痈”（舌下蜂窝织炎）等。

【病因】

该疾病系由细菌感染引发。常见感染类型为需氧菌协同厌氧菌引发的混合感染，亦可呈现为葡萄球菌、链球菌或大肠杆菌等病原体引起的化脓性感染，或由厌氧菌导致的腐败坏死性感染过程。

根据感染的来源不同，临床上区分为牙源性感染、腺源性感染及血源性感染等，其他如颌面部外伤，拔牙后感染以及唇面部疖痈等也可蔓延引起本病。牙源性感染多为牙槽脓肿，牙周脓肿及智齿冠周炎等的炎症扩散，是引起颌面部间隙感染最为常见的病因。腺源性感染乃唾液腺的化脓性感染或颌面部淋巴结炎等炎症进一步发展的结果。血源性感染少见乃细菌感染后循血流扩散所致。

【症状及鉴别诊断】

1. 咬肌间隙感染

是颌面部最常见的间隙感染之一。该病症病源主要继发于下颌磨牙根尖周炎或智齿冠周炎等。其典型临床征象为下颌角区显现局部红肿反应，伴有疼痛及压痛症状；同时咀嚼活动与张口功能显著受限。但无吞咽疼痛，由于咬肌坚厚，脓肿位于其下不易触及波动感，有时需要借助穿刺才能确定脓肿是否形成。若不及时治疗，感染可能进一步加重，甚至引发骨髓炎等严重并发症。

2. 眶下间隙感染

多来自上颌切牙、尖牙，前磨牙的根尖感染以及由上唇周围的感染扩散而来。表现为上唇及眶下区域弥漫性肿胀，鼻唇沟消失。当炎症进一步发展时，由于脓肿的压迫和炎症的刺激，眶下神经区域存在发生疼痛的风险。若感染向上蔓延，可诱发眶内蜂窝织炎；亦可能循面静脉、内眦静脉及眼静脉通路向颅内播散，进而并发海绵窦血栓性静脉炎。在严重的情况下，感染还可能导致颅内感染或淋巴结肿大。

3. 下颌下间隙感染

由下颌磨牙根尖周炎症及智齿冠周炎等感染扩散所致。本症可继发于下颌下淋巴结炎，其临床表现为下颌下区肿胀及炎症性浸润、触痛和下颌骨下缘的轮廓消失。感染严重时，局部可形成脓肿，触诊有波动感，并可影响舌体运动。

4. 颊间隙感染

主要来自上下颌磨牙及前磨牙的根尖或牙槽脓肿，或外伤及颌面部的其他感染的扩散。临床表现为面颊部出现明显的肿胀，逐渐加重并扩散到相邻的面部区域；可能感到面颊部剧烈的疼痛，并随着炎症的加重而加剧；还可能会出现开口受限的症状，影响进食和言语；也可能伴随口腔内的脓液排出、淋巴结肿大等其他症状。

5. 翼下颌间隙感染

本症多继发于冠周炎，也常来自下颌磨牙根尖周的感染。临床表现为吞咽困难，咀嚼及吞咽时疼痛加剧，由于翼内肌的炎症性浸润可出现明显的牙关紧闭。面部无明显炎症现象。可发现翼下颌皱襞处黏膜红肿，触诊时有明显压痛，在下颌支后缘内侧及下颌角内侧也可出现肿胀压痛。由于感染较深，有时需要做穿刺方可确定有无脓肿形成。

6. 颏下间隙感染

颏下间隙感染多继发于颏下淋巴结炎。该淋巴结所收集的淋巴液源自下唇、舌尖、口底、颏部区域，并涵盖下前牙连同其牙周组织。故颏部皮肤疖肿、毛囊炎、口炎、口角炎以及下前牙及其牙周组织的感染均可引起颏下淋巴结炎进而导致颏下间隙感染。肿胀扩散至颏下三角区，出现红肿、疼痛和压痛，随着病情发展，可能形成脓肿，触诊有波动感，皮肤发红且按压有凹陷。常伴有不同程度的发热和白细胞增多等全身症状。

7. 舌下间隙感染

多由于下颌牙齿根尖炎症的直接波及。也可来自舌或口底外伤后的继发感染。临床表现为舌下区明显肿胀舌向后上方抬起，舌体由于炎症性浸润而增大、发红、发硬、功能运动受限，发音不清及吞咽不便。如波及舌根部则可能引起呼吸困难。脓肿形成时，在口底黏膜的肿胀部位可以触及波动感。

8. 颞下间隙感染

常继发于上颌磨牙的牙源性感染，或周围间隙感染扩散波及所致，或由于注射针头污染在上颌结节、卵圆孔等麻醉时将感染带入此间隙。临床表现为开口困难疼痛，初期症状常不明显，随着病情的进展以及本病常和邻近间隙的炎症同时存在，故肿胀范围比较广泛，甚至同时波及颞部、腮腺部位、颊部。

如出现上下眼睑的水肿、眼球突出及眼球运动障碍等症状则应考虑海绵窦感染的存在。由于颞下间隙感染的部位深，脓肿形成后也不易查出波动感，故应及时进行穿刺检查。

9. 颞间隙感染

颞间隙感染常源于邻近间隙（如咬肌间隙、翼下颌间隙等）区域播散；亦可继发于化脓性中耳炎、颞乳突炎等耳部疾患；或由颞区皮肤疖痈以及该部位损伤后继发性感染所致。

还需注意上颌第三磨牙冠周炎、根尖周炎等病史。颞间隙所处的解剖部位深在而隐蔽，颞间隙感染可能并不会立即表现为明显的颌面部红肿，但患侧上颌结节邻近黏膜皱襞处可呈现发红与肿胀等间接征象。前庭沟可发生肿胀导致变浅或呈膨隆外观，伴有显著压痛及波动感。若于该部位实施穿刺术，常可抽出脓性物质。

临床表现受限于病变性质，即单纯颞间隙感染抑或合并邻近多间隙感染。肿胀范围可仅累及颞区，亦可同时波及腮腺咬肌区、颊部、眶周及颧部等区域，形成弥漫性肿胀。局部病损区域可呈现凹陷性水肿、压痛、咀嚼痛以及张口受限程度不一。颞浅间隙脓肿触诊或可感知波动感，而颞深间隙者则需经穿刺抽取脓液确认。

患者还可能出现全身症状，如高热、头痛、食欲减退、白细胞计数增高等。若不及时治疗，感染还可能扩散至邻近组织，甚至引发骨髓炎、脑膜炎等严重并发症。

10. 口底多间隙感染

口底多间隙感染可由多种因素引发。下颌牙齿的根尖周炎、牙周脓肿、冠周炎等牙源性感染的病原菌容易扩散至口底；下颌下腺炎、淋巴结炎、急性扁桃体炎，骨膜下脓肿、颌骨骨髓炎，以及口腔颌面部的创伤或手术后，均可能成为感染来源。该感染表现为口底区域广泛的炎症性水肿，常向周围扩散并伴有压痛。肿胀范围可延伸至面颊部、颈部甚至胸部。患者可能会出现下颌区域的自发性剧烈疼痛、皮肤压痛、咽喉疼痛及胸痛。口底肿胀抬高舌头，导致语言不清和吞咽困难，显著影响患者交流与进食能力。全身症状常见发热、呼吸困难、脓毒症休克、败血症及血压下降。病情严重时危及患者生命安全，需紧急处理。如果是由腐败坏死性病原菌引起的感染还可出现皮肤粗糙发红变硬、明显凹陷性水肿及捻发音等特殊表现。

【治疗】

口腔颌面部间隙感染为口腔科疾患中的重症。有的间隙与其他间隙相通，临床上有时表现为毗邻间隙先后发生感染，故应仔细检查以防误诊。本症大多来势迅猛，发展迅速，患区明显肿胀疼痛并伴有不同程度的咀嚼、发音、吞咽、开口等功能障碍。同时可伴有全身症状如高热、头痛、头昏，无力、食欲不振及便秘等也经常出现。疾病初期宜抗菌消炎，促进炎症消散；当脓肿成熟后，除及时切开排脓以外（详见各间隙脓肿切开方法），尚需注意下述处理。

1. 局部治疗

脓肿一旦形成，应立即在局麻下切开引流。要考虑多个间隙感染同时存在的可能性，切忌挤压脓腔以免感染扩散。排脓后，切口可开放创口放置引流管引流。定期冲洗脓腔及更换引流。属于腐败坏死性感染者，起病急、发展快，病情多较严重，应早期切开以解除局部张力，清除毒素及坏死组织。术后可冲洗脓腔以抑制厌氧菌生长，改善患区缺氧状况。因颌面部间隙感染多由牙齿感染所引起。一般在急性炎症得到控制后，立即拔除患牙以免除后患。炎症急性期拔除患牙有时能招致炎症进一步扩散。

2. 全身治疗

临床上细菌的药物敏感试验作为选择抗生素的依据，常取得较好疗效。皮质激素能减轻患区的炎症，但临床上肾上腺皮质激素必须与抗生素同时使用，以免促使炎症扩展。注意休息加强营养；给予高热量易消化的食物；对不能进食和有脱水症的患者应予静脉输液。

（刘晨路）

第三节　化脓性颌骨骨髓炎

化脓性颌骨骨髓炎是由细菌感染导致的累及整个颌骨组织的炎性化脓性病变。一般下颌骨多见。

中医学可参考“骨槽风”“牙槽风”。

【病因】

该疾病由病原微生物感染引发。致病菌常为多种微生物混合存在或单一病原体引发，包括金黄色葡萄球菌、溶血性链球菌、变形杆菌、大肠杆菌以及肺炎球菌等。

其感染途径有三种。

1. 最常见者为急性根尖周围炎、冠周炎、牙周炎等牙源性感染未能有效控制，感染进一步在颌骨内扩散并开始化脓所致。

2. 微生物通过颌面部软硬组织的外伤进入颌骨，造成颌骨骨髓炎。

3. 感染由身体其他部位化脓性病变通过血行带至颌骨形成颌骨骨髓炎，多见于儿童。

【症状及诊断】

化脓性颌骨骨髓炎的临床分型主要包括中央性颌骨骨髓炎和边缘性颌骨骨髓炎。

1. 中央性颌骨骨髓炎

急性期通常有明显的临床症状，如患牙剧烈疼痛，这种疼痛为持续性，并可能沿三叉神经分布区放射。患牙及邻牙可能松动、牙周溢脓、有叩痛、前庭沟丰满、面颊部肿胀、下唇麻木等。在严重的情况下，可能发展为急性弥散性骨髓炎，此时全身症状可能加重，包括高烧、寒战、白细胞计数增高、脱水等中毒表现。若炎症在急性期未得到有效控制，将进入慢性期，皮肤黏膜弥漫性肿胀，相应的颌面部仍有较硬的炎症性浸润，死骨形成，感染穿破皮肤黏膜形成瘘管排脓，并有不同程度的开口困难。X线检查有助于确定死骨是否形成。

2. 边缘性颌骨骨髓炎

临床表现相对较轻。在急性期，与咬肌间隙、翼下颌间隙感染的表现相似，面部下颌角周围区域红肿热痛；慢性期可出现不同程度的张口困难，病程可能较长而不缓解，或缓解后再反复急性发作。依据病理学特征，慢性边缘型颌骨骨髓炎可划分为骨质增生型与溶解破坏型。前一类型多见于青年群体，抵抗力较强、病原菌毒力相对较弱；后者则表现为骨膜、骨密质已发生溶解破坏，遗留瘘孔，长期溢脓。

根据病史、临床表现及X线检查等对化脓性颌骨骨髓炎一般可做出诊断。

【鉴别诊断】

1. 颌骨中心型癌与中央型颌骨骨髓炎相鉴别

下颌骨中心型癌通常起病较缓，病程较长，早期可能表现为下唇麻木、局部疼痛和牙松动等症状。随着病情的发展，可能累及口底、牙龈，局部出现软组织包块，可出现全身慢性消耗、消瘦等体征。X线检查表现为骨质破坏、吸收和牙根吸收。下颌骨中心型癌对抗生素治疗无效。确诊应根据组织病理学检查。

2. 纤维骨瘤与增生型下颌边缘性骨髓炎相鉴别

纤维骨瘤可发生于全身骨骼，但以下颌骨较为常见，病程一般较长，发展缓慢。一般疼痛较轻或无痛，肿胀也不明显，除非肿瘤较大压迫周围组织。在X线检查上通常呈现为均质的骨密度增高影，边界清晰，有时可见钙化。一般全身症状较少见，除非肿瘤很大或发生恶变。较少引起并发症，但在极少数情况下可能恶变为纤维肉瘤。

3. 骨肉瘤与增生型下颌边缘性骨髓炎相鉴别

骨肉瘤通常好发于青少年，早期可能出现间歇性的疼痛，随着病情的发展，疼痛逐渐加重并变为持续性。局部可能出现肿胀和压痛。X 线检查上，骨肉瘤通常呈现为骨质破坏和软组织肿块，可见到骨膜反应；可能出现全身症状，如发热、消瘦、贫血等，尤其在晚期病例中更为明显；骨肉瘤的病程通常较短，且恶性程度高，预后较差。

【治疗】

1. 急性期

及时给予及时的全身支持及药物治疗，有效且足剂量的抗生素控制感染；判断化脓性病灶的位置后引流脓液、去除病灶迅速解除疼痛；中医药辨证辅助治疗；急性炎症消退后应及时拔除病源牙。

2. 慢性期

如死骨已经形成，应及时手术去除死骨并刮除病理性肉芽组织，必要时酌情拔除病灶牙。有研究发现小柴胡汤与头孢类药物联合应用时治疗效果显著，临床可酌情参考使用。

（刘晨路）

第四节　急性多发性牙周脓肿

急性多发性牙周脓肿定义为牙周袋壁或深层牙周结缔组织内多病灶同步出现的急性化脓性局限炎症。

【病因】

厌氧菌是引起急性多发性牙周脓肿的主要致病菌，如牙龈卟啉单胞菌、中间普氏菌等。

特定毒力较强的牙周致病微生物在袋内增殖并定植，致使感染加剧且蔓延；或牙周袋的刮治术不彻底，牙周袋底处的炎症仍然存在；当深牙周袋壁的化脓性炎症延伸至深层结缔组织间，且脓液向袋内引流受阻时，尤其当存在累及多牙面的深牙周袋状况时，脓性分泌物引流受阻，是导致急性多发性牙周脓肿的重要原因。

【症状及诊断】

急性多发性牙周脓肿发病突然，可伴有明显全身不适症状。口腔卫生较差，常有大量牙石积存在牙齿周围。患处的牙龈会出现明显的局部隆起、红肿、表面光亮、触痛明显；剧烈自发疼痛，疼痛可能会放射到患牙周围。牙周袋内会有脓液积聚，按压牙龈时可见脓液从牙周袋内溢出。牙齿可能会出现松动和叩痛。

急性多发性牙周脓肿诊断应结合病史、口腔检查临床表现情况并参考 X 线检查。

【鉴别诊断】

1. 急性牙周脓肿

患牙多松动，可有叩痛，可探及较深的牙周袋。常为单发。X 线检查患牙的齿槽骨常呈明显的骨质吸收。

2. 牙龈脓肿

牙龈脓肿与急性多发性牙周脓肿在发病部位、病史与牙周袋、X 线检查、刺激因素与异物以及全身症状等方面存在明显的差异。牙龈脓肿的病变范围局限于龈乳头及龈缘区域，呈现为局部的肿胀表现。患者通常缺乏牙周炎的既往病史，亦不存在牙周袋形成及附着组织丧失。X 线影像学检查通常未观察到牙槽骨吸收现象。该脓肿的形成常存在显著的刺激诱因，例如异物嵌塞入牙龈组织等。当清除相关异物以及菌斑牙石后，通过引流脓液，常无须施行其他治疗措施。牙龈脓肿的全身症状相对较轻或不明显。

3. 牙槽脓肿

牙槽脓肿通常是由于牙髓病或根尖周病变的感染引起的，属于牙体牙髓病的一种；疼痛范围较弥散，中心位于龈颊沟附近，疼痛较重；一般有龋齿或非龋疾病，牙髓活力减低，牙齿可能会有活动，但治愈后该情况可有所缓解；X 线影像学检查可能显示根尖区域存在骨质破坏；同时，该疾病的临床过程较为迁延，脓液排出过程通常需要 5～6 天。

【治疗】

急性多发性牙周脓肿的治疗需进行脓性分泌物引流、控制感染蔓延并缓解疼痛。

1. 局部治疗

脓肿初期，脓液尚未形成时，建议清除大块牙石，冲洗牙周袋，并置入具收敛防腐作用或抗菌效力较弱的药如碘甘油等放入牙周袋内。当脓液形成且局限后，可从牙周袋内壁或牙龈表面引流脓液，若切开应彻底冲洗脓腔，视情况酌情留置引流条。同时可根据情况选用合适的抗菌药物进行局部上药。

2. 全身治疗

对于严重的牙周脓肿或伴有全身症状的病例，可根据临床情况选用抗生素治疗。常用的抗生素有甲硝唑、阿莫西林、头孢类药物等。需注意的是抗生素治疗不能完全替代局部治疗，通常需全身治疗与局部治疗同时进行。对于病情较重或全身情况较差的患者，可给予输液、补充维生素等支持疗法。

3. 牙周基础治疗

在急性炎症控制后，应进行彻底的牙周基础治疗，包括洁治、刮治和根面平整等。以消除牙周袋内的菌斑、牙石等刺激因素，防止复发风险。

4. 口腔卫生宣教

向患者强调口腔卫生的重要性，指导其正确刷牙、使用牙线等口腔清洁工具，以保持口腔卫生。建议患者定期复查并进行必要的维护治疗，如洁治、刮治等，以防止牙周病的复发或加重。

（刘晨路）

第五节 急性化脓性腮腺炎

急性化脓性腮腺炎以前常见于腹部大手术后患者，目前临床常见的大多是慢性腮腺炎基础上的急性发作。该病是由细菌感染引起的腮腺急性化脓性炎症，主要表现为腮腺区肿胀、疼痛、发热等症状。该病常侵及面部一侧腮腺，起病急骤，病情发展迅速，严重时可导致脓肿形成和腮腺组织坏死。可发生在任何年龄，也无明显性别之分。中医学称本病为“发颐”。见图 19-2。

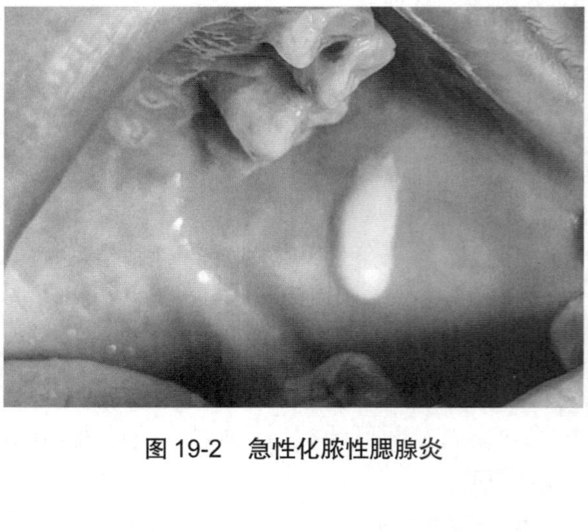

图 19-2 急性化脓性腮腺炎

【病因】

本病一般为细菌感染所致。最常见的致病菌为金黄色葡萄球菌。

病原菌沿腮腺导管逆行性感染为主要的感染途径。其他尚有血源感染、淋巴源感染以及邻近组织的感染累及腮腺等。本病常发生于急性传染病或较大手术之后，此时机体抵抗力降低，或因高烧脱水，饮食及咀嚼功能减少，唾液的分泌功能相应减少，其机械的冲洗作用也降低，给口腔内致病菌逆行侵入腮腺导管创造了有利条件，引起腮腺的急性炎症。

【症状及诊断】

本病初起时多为单侧，少数为双侧的腮腺会出现肿胀，表面皮肤发红、发热、疼痛明显，触压患区时疼痛加重，口内腮腺导管开口可见轻度红肿，体温轻度增高。挤压腮腺，早期在口内腮腺导管开口处无分泌物排出，随着腮腺炎症的进一步发展趋向化脓阶段，此时肿胀范围以耳垂为中心，向前、后、下发展，使下颌骨边缘不清晰，患区疼痛加剧并出现跳痛，疼痛可能放射到同侧头部，影响患者的咀嚼和吞咽功能。如脓肿已成熟，轻压腮腺区可见脓性分泌物自腮腺导管口排出。严重者可能出现全身中毒症状，如高热、寒战、头痛、恶心、呕吐等，白细胞计数数增高，中性粒细胞百分比明显上升。

腮腺脓肿最初常为位于腺泡内的多数散在小脓肿，这是由于腮腺本身为很多小叶结构所决定。小脓肿也可互相融合形成较大脓肿，位于致密的腮腺包膜内，此时不易出现波动感，疼痛也比较明显。如果炎症未能及时控制，可能向腮腺周围组织扩散，引起局部浸润和蜂窝织炎。此时，皮肤发红、水肿，触痛明显，甚至可能出现轻度张口受限。在严重的情况下，炎症可能进一步发展成腮腺脓肿，疼痛加剧，肿胀区中央变软、凹陷，腮腺导管口明显红肿。如果脓肿穿破腮腺筋膜及相邻组织，外耳道中软骨与骨交界的区域是最为频发的穿破位置，脓性分泌物经此途径向外耳道排出。感染也可进入咽旁，咽后间隙，甚至可向颅底扩散进入颅内或发生败血症等。

急性化脓性腮腺炎依靠病史及临床检查即可作出诊断。

【鉴别诊断】

1. 流行性腮腺炎

流行性腮腺炎是由病毒引起的急性传染病，主要发生在儿童，好发在冬春季节。有接触史。一侧或两侧耳垂根部肿大，肿大的腮腺常呈半球形，以耳垂为中心，向前向下向后弥漫性肿胀，并有明显的压痛。除了腮腺部位肿痛外，大部分患者还有发热症状。在血液检查中可能无明显异常或仅有轻度白细胞计数升高。

2. 慢性阻塞性腮腺炎

慢性阻塞性腮腺炎多为单侧受累，患者常有腮腺区反复肿胀的病史，病程较长，压腮腺时导管口可流出浑浊、雪花样或黏稠的液体，晨起时可从口中流出有咸味的唾液。全身症状较轻或无全身症状。在腮腺造影中则表现为主导管、叶间导管、小叶间导管部分扩张，呈腊肠状改变。

【治疗】

机体抵抗力下降和唾液分泌功能障碍是急性化脓性腮腺炎发病的重要原因。因此，对于重症及接受大型手术后的患者，应予以特别加强的口腔护理，维护口腔清洁，鼓励进行咀嚼运动，适量给予酸性饮料或食物以刺激唾液分泌，从而提升自洁冲洗效能。

全身治疗则包括选用有效、足量的抗生素控制感染。维持机体的体液平衡，纠正电解质紊乱。内服中药治疗也是重要的治疗手段。

局部治疗主要是脓肿形成时的切开引流，要注意防止损伤面神经。

（刘晨路）

第六节 复发性口疮

复发性口疮又称复发性阿弗他口炎、复发性口腔溃疡，是反复发生在口腔黏膜上皮表层组织的局限性坏死脱落而形成的溃烂缺损，其表面常覆盖有假膜。是口腔黏膜疾病中发病率最高的一种疾病。女性多见，一年四季均可发生。该病有周期性、复发性及自限性的特点。

中医学中复发性口疮又称“口糜”“口疮”“口疳”“口疡”等。

【病因】

复发性口疮的病因高度复杂，个体间呈现显著差异。主要涉及感染、免疫、遗传、系统性疾病以及环境等多种因素。近年大量研究提示免疫因素是复发性口疮的重要影响因素。

【症状及诊断】

复发性口疮主要表现为口腔黏膜局部反复出现溃疡，全身症状并不明显。可发生在口腔黏膜的任何部位，常见于唇内侧、颊、舌、软腭或牙龈等处黏膜。其特点是黏膜上皮表层局限性坏死脱落而形成溃烂缺损，表面覆盖灰白或黄白色假膜，边界清楚，周围黏膜充血而微肿，局部可有明显灼痛。按口腔黏膜损害发展过程可分溃疡期、愈合期、间歇期三期。

1. 溃疡期

轻型溃疡一般呈圆形或椭圆形，直径 2～8mm，边缘整齐，周围有充血，数目为 1～5 个。溃疡表面有由坏死脱落上皮细胞、纤维素性渗出物和炎性细胞聚集而成的灰白或黄白色假膜覆盖，局部刺激时可使疼痛明显。

重型溃疡一般发生在口角内侧、唇内侧、软腭等黏膜处，直径较大，一般大于 8mm，数目可 1～2 个。溃疡表面也有灰白或灰黄色假膜覆盖，触之基底可柔软可略韧，可有疼痛，触碰时疼痛加重。

疱疹样溃疡一般直径较小，一般 1～3mm，数目多，可多于 10 个，甚至更多，疼痛明显。

2. 愈合期

愈合期溃疡损害逐渐变浅，面积逐渐缩小，黏膜充血渐退，疼痛也随之减轻。轻型和疱疹样溃疡一般愈合期需 5～14 天，愈合后一般不留瘢痕。重型溃疡愈合期可持续 1～2 月，甚至更长时间，愈合后可留瘢痕。

3. 间歇期

间歇期是指溃疡发作间隔的一段时间，即溃疡愈合后至下一次溃疡发作前的时间。此期间口腔黏膜通常恢复正常，疼痛和红肿等症状消失。然而由于复发性口疮的病因复杂，间歇期的长短因人而异，患者复发间隔从数日、数周、数月至数年不等。

复发性口疮一般以临床表现和病史特征为诊断依据。

【鉴别诊断】

疱疹样复发性阿弗他需与急性疱疹性龈口炎进行鉴别。急性疱疹性龈口炎好发于婴幼儿，起病急骤，常有成簇的小水疱，水疱破溃后会融合成大片的浅表溃疡。病变可累及牙龈、硬腭、舌、唇等口腔黏膜任何部位，常伴发热乏力等显著全身症状。

重型复发性阿弗他溃疡需和创伤性溃疡、癌性溃疡、结核性溃疡进行鉴别。

1. 创伤性溃疡

可以发生在各个年龄段，好发于唇、颊、舌、磨牙后区，溃疡深浅不一、形状不规则，与损伤因素残根、残冠等吻合。全身情况好。无周期性无自限性。

2. 癌性溃疡

老年人多见，无口腔溃疡反复发作史，溃疡深浅不一、边缘不齐、周围有浸润，质地硬，底部呈现菜花状，溃疡疼痛不明显。无自限性。可做活检进行组织病理学鉴别诊断。

3. 结核性溃疡

多见于中青年，好发于唇、前庭沟及舌。溃疡深，基底部可见桑葚样肉芽肿，溃疡边缘形状不规则，可呈现鼠噬状。患者常伴有肺结核，无周期性无自限性。需做活检进行组织病理学鉴别诊断。

【治疗】

目前临床治疗复发性口疮方法很多，可酌情选用。治疗的主要目的是缓解症状、减轻疼痛、促进愈合、减少复发、延长间歇期、防止继发感染等。药物治疗主要包括局部用药和口服药物全身治疗。

1. 局部用药

可以优先选择局部治疗。局部可使用中药外敷，如黏膜溃疡散、锡类散、养阴生肌散等局部涂敷；或糖皮质激素局部涂抹如曲安奈德口腔软膏、地塞米松含漱液等。还可以使用局部止痛药（如利多卡因凝胶等）和局部抗炎药（如氯己定含漱液、聚维酮碘含漱液等）。这些药物可以帮助消炎、止痛和促进溃疡愈合。疼痛不严重，发生次数较少的轻症患者，也可酌情不使用药物治疗。

2. 口服药物

对于症状严重的患者，可以考虑使用口服药物治疗。常用的口服药物包括口炎清、石辛含片、糖皮质激素（如泼尼松）、免疫调节剂等。

还可以使用中医辨证治疗。切不可机械照搬，需辨病与辨证相结合、整体辨证与局部辨证相结合、外治与内治结合、治标与治本相结合，全身治疗与局部治疗相结合，兼顾表里虚实、气血阴阳、饮食调护。

生活方式调整：患者应注意减少局部摩擦，避免进食刺激性食物。同时，保证口腔卫生，以降低疼痛度并促进愈合。改变生活方式、减少口腔溃疡复发的诱因也是预防复发的重要手段。

（刘晨路）

第七节　疱疹性口炎

疱疹性口炎系由Ⅰ型单纯疱疹病毒所引发的急性口腔黏膜感染性疾病，通常表现为簇集性小水疱，并伴有全身症状。病损可发生在口腔黏膜的任何部位，也可单独发生在唇及口周皮肤。这种疾病具有自限性，易复发。

中医学中称本病为“口疳”“口疮”“热毒口疮”“热疮”“热气疮”等。

【病因】

疱疹性口炎由单纯疱疹病毒Ⅰ型感染引起。这种病毒可以通过飞沫、唾液及疱疹液传播，感染人体后会在口腔黏膜和口周皮肤中复制，原发感染大多无临床症状，大部分被清除，少部分潜伏在神经节神经细胞内，在劳累、创伤等诱发因素再次出现时，潜伏病毒可重新激活导致疱疹复发。

【症状及诊断】

疱疹性口炎的临床症状主要包括口腔黏膜和口周皮肤出现簇集性小水疱，水疱破溃后形成浅表溃疡，局部淋巴结肿大，并可伴有疼痛、发热、咽痛、头痛、肌肉疼痛、疲劳等全身症状。随着病情的发展较为密集的小水疱破溃可相互融合成片，损害表面常有黄白色假膜覆盖，溃疡具有剧烈的疼痛，本病病程可持续7～14天。如有继发感染病程可稍延长。

当诱发因素再次出现时可复发，一般病情较轻。疱疹侵入唇部黏膜及口周皮肤时称之为唇疱疹。此种临床现象常出现于成年患者。全身症状不明显。

疱疹性口炎的诊断主要依据临床症状和实验室检查。实验室检查包括病毒分离和鉴定、电子显微镜观察病毒颗粒、免疫荧光法或免疫酶技术检查特异性单纯疱疹病毒抗原等。

【鉴别诊断】

1. 多形渗出性红斑

发病急，前期症状可表现为头痛、发热、关节痛等，继之口腔黏膜出现红斑、大疱、破溃后形成外形不规则的溃疡，患区可自发出血，皮肤可出现典型虹膜样病变。

2. 疱疹样复发性口疮

口腔黏膜反复出现溃疡，全身症状不明显，多为成年患者。

3. 三叉神经带状疱疹

病损体积大于单纯疱疹。若干成簇存在的疱疹沿三叉神经的某一支分布，排列于皮肤和黏膜上，常侵及面部及口腔一侧。患区疼痛剧烈，甚至在疱疹消失后，疼痛仍持续较长时间。

4. 手足口病

主要表现为手、足、口等部位出现水疱和溃疡，伴有发热等症状。

【治疗】

疱疹性口炎的治疗主要包括全身抗病毒治疗、局部治疗和对症治疗。

1. 局部治疗

功效包括止痛消炎和促进愈合。可涂敷黏膜溃疡散、冰硼散，青黛散、锡类散、养阴生肌散等局部涂抹或利多卡因注射液等局部用药缓解症状。也可使用抗病毒软膏如阿昔洛韦软膏，或激光照射。

2. 全身治疗

抗病毒治疗可使用阿昔洛韦、伐西洛韦等抗病毒药物。或口服中药辨证论治，如口炎清颗粒治疗阴虚风热型小儿疱疹性口炎，可修复损伤黏膜减轻疼痛症状；导火汤加味治疗脾胃积热型疱疹性口炎疗效较好。

同时，患者应充分休息，避免过度疲劳和情绪紧张。

（刘晨路）

第八节　口腔扁平苔藓

口腔扁平苔藓属于常见的口腔黏膜慢性炎性疾病，其特征表现为黏膜表面呈现白色至灰白色的条纹、网状或斑块形态病变。病损区表面光滑或具轻度粗糙感，可能出现糜烂，并伴随程度不等的疼痛、麻木及口干等症状。该病好发于中老年人群，女性略多于男性。见图 19-3。

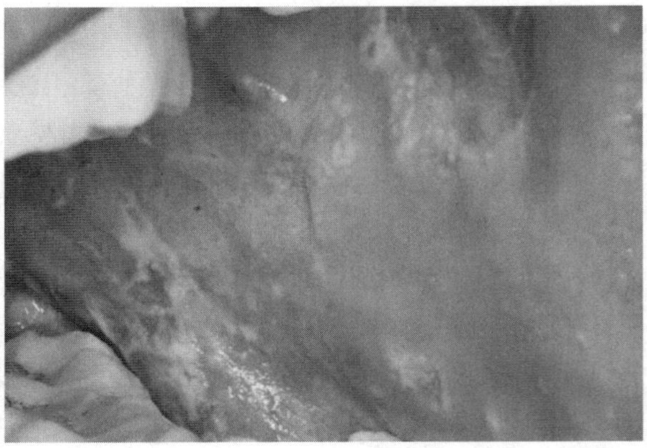

图 19-3　口腔扁平苔藓

中医古籍中无此病名，但临床表现、好发部位与“口癣”“口蕈”“口破”有相似之处。

【病因】

口腔扁平苔藓的病因尚未完全明确，但多数研究认为与免疫因素、遗传因素、感染因素、内分泌、精神因素等多种因素有关。其中，免疫因素在口腔扁平苔藓的发病中起重要作用。此外，口腔局部刺激因素如牙石、残根残冠、不良修复体等也可能加重口腔扁平苔藓。

【症状及诊断】

本疾病属于一种慢性、表浅性且非感染性的炎症过程。可独立累及口腔黏膜或皮肤，亦可二者相继或伴发出现。病程可持续数年之久。口腔扁平苔藓的典型病损表现为黏膜表面出现白色至灰白色条纹、网状、环状或斑块形态病变，病损区域表面光滑或具轻度粗糙感。病变可累及颊黏膜、舌黏膜、牙龈等多个部位，严重时可波及整个口腔黏膜。还可出现不同程度的疼痛，如灼痛、刺痛或钝痛等，尤其进食热辣食物时感觉更加明显。疼痛还可随病变的严重程度和范围而变化，严重时可影响患者的进食和言语功能。部分患者可出现口腔黏膜干燥、口渴、麻木感，或感觉减退或丧失。少数患者还可出现口腔溃疡、糜烂等症状，严重时可导致口腔黏膜出血和继发感染。临床上为了便于指导治疗，将口腔内具有糜烂面之本病损害称之为糜烂型扁平苔藓，而仅表现为线状、网状、环状、树枝状及斑块状而无糜烂者称之非糜烂型扁平苔藓。

皮肤扁平苔藓表现为境界清楚的三角形或多边形扁平丘疹，可融合成带状或斑片状形似苔藓。初期皮损可呈暗红色，经久皮疹可呈褐色。

口腔扁平苔藓的诊断主要依据患者的病史、临床症状和体征。必要时可进行组织病理学检查以明确诊断。

【鉴别诊断】

1. 白斑

舌背部的扁平苔藓常表现为灰白色斑块状易于和舌背白斑相混淆。前者似在黏膜表面滴下一滴淡牛奶，比白斑色浅，且常与唇颊或口底等处黏膜之白色线网状损害同时并发。可做病理检查进行鉴别，扁平苔藓在镜下为慢性炎症表现，白斑则呈现过度角化等特征。

2. 慢性盘状红斑狼疮

唇、颊黏膜为好发部位，其病损外围有呈放射状排列的短细白纹，但中央可凹下呈盘状。当然也可考虑使用病理检查的方法进行鉴别。

3. 苔藓样变

病因多种多样，可能与银汞合金充填物接触、服用某些药物、器官移植术后的反应以及咀嚼槟榔、烟草等因素有关，多发于单侧。

4. 白念珠菌病

口腔黏膜出现软的白色凝乳状损害，或散在或融合成片。擦去后遗留粗糙出血面，无明显疼痛。婴幼儿多见，也可见于极度衰弱的老人及重病患者。

【治疗】

口腔扁平苔藓的病因尚未完全明确，故无法对因治疗。应同患者多加沟通，使患者在医嘱下管理好该疾病。

1. 局部治疗

局部使用糖皮质激素类药物（如地塞米松等）可以减轻炎症和缓解症状；对于疼痛等症状较重的患者，可适当使用止痛药物对症治疗；激光照射等物理治疗方法也可以促进口腔黏膜愈合减轻症状。去除局部刺激因素如牙石、残根残冠等也是治疗的关键。对于少数严重糜烂病例可局部激素封闭治疗或切除病变组织等以改善症状和预防癌变等并发症的发生。患者应保持口腔卫生，定期进行口腔清洁和检查。

2. 全身药物治疗

糖皮质激素和免疫调节剂可用于控制病情进展。还可以使用中医药辨证治疗，如运用玉女煎加减治疗糜烂型口腔扁平苔藓；或使用雷公藤制剂等治疗口腔扁平苔藓；或使用中药内外兼治法提高对口腔扁平苔藓的临床疗效，有效地改善口腔的黏膜病损。

（刘晨路）

第九节 多形渗出性红斑

多形渗出性红斑是一种急性炎症性皮肤黏膜病，病损表现形式多以红斑、丘疹、水疱、糜烂等为主。患者无显著性别之分，发病年龄大都在青年及壮年阶段。有自限性和复发性。见图 19-4。

中医学文献中缺少相应专门论述，但与中医学中“猫眼疮”“雁疮”“赤疮”等类似，可参考。

【病因】

病因不甚明确，可能与微生物感染，食物及药物过敏等有关。

【症状及诊断】

多形渗出性红斑在临床上可根据其病情分为轻重两型。

1. 轻型

发病较急，突然出现口腔黏膜损害，无明显全身症状。或于病损出现前有轻微头疼、咽痛、全身乏力、关节痛等前驱症状。病损可单发于口腔或单发于皮肤，也有同时具有皮损和口腔黏膜损害。口腔损害常侵及唇、颊、舌、腭及口底等处黏膜。最初表现为在患区水肿红斑的基础上出现较大面积浅在溃疡，

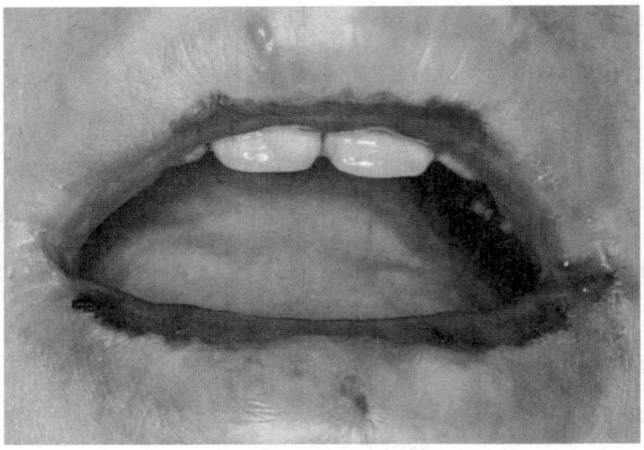

图 19-4　多形渗出性红斑

损害外形不规则，疼痛剧烈；溃疡表面常覆被白色或黄白色假膜，易出血。在唇部常形成较厚的黑紫色血痂为其特征。有时可扪及颌下颏下淋巴结肿大。

皮肤损害常在手背、手掌、足背、足底等处出现圆形或椭圆形大小不等红斑。颜色由鲜红色渐转为暗红，红斑中心也可伴有小水疱而状似虹膜。皮肤除轻度瘙痒和灼热感外，一般多无明显自觉症状。

2. 重型

高烧 39～40℃。头痛、咽痛、关节疼痛等前驱症状明显。多处口腔黏膜如唇、颊、舌等处也可同时受损。溃疡面积较大，炎症性渗出也较明显。皮肤也可出现广泛的水疱性皮损。如同时并发眼结膜炎、虹膜睫状体炎及生殖器黏膜的糜烂。病程约 2～3 周，有复发倾向。

根据患者的病史、临床症状和体征，结合实验室检查，一般不难诊断多形性红斑。必要时可进行组织病理学检查以明确诊断。

【鉴别诊断】

1. 疱疹性口炎

单个或成簇分布的丘疹样疱疹，破溃后可融合成片状溃疡，婴幼儿多见，常于冬春两季发病。

2. 复发性口疮

圆形或椭圆形口腔黏膜溃疡，面积较小，约 3～5mm^2，损害反复发作，7～10 天愈合，没有全身症状。

3. 天疱疮

大疱破溃后形成溃疡不易愈合，一疱刚愈，另疱又起，损害具有参差不齐之破碎边缘，可兼有皮损，尼科利斯基征阳性。

4. 史 - 约综合征

史 - 约综合征通常比多形性红斑严重。该综合征特征为广泛皮肤剥脱，常伴眼、口腔及生殖器黏膜严重炎症。皮肤黏膜多部位广泛受累，因此预后较差。

【治疗】

1. 一般治疗

寻找并去除潜在诱发因素。患者应避免接触可疑的致病因素如药物、食物等，并保持清洁避免局部刺激搔抓和热水烫洗以免加重损伤和继发感染。同时保持良好的生活习惯和健康的心态也有助于疾病的恢复。

2. 药物治疗

（1）局部治疗：口腔可使用外用药物如糖皮质激素类药物可以减轻炎症和瘙痒；饭前用 0.5%～1% 盐酸利多卡因液含漱可减轻进食时疼痛。

（2）全身治疗：口服药物如抗组胺药（如氯雷他定片等）可以缓解过敏症状；严重者可使用糖皮质激素（如泼尼松片等）以控制病情；合并感染时使用抗生素（如阿莫西林等）进行治疗。在使用药物治疗时患者应严格遵守医嘱按时按量服药并注意观察病情变化，以便及时调整治疗方案。

（3）物理治疗：激光照射等物理治疗方法可以促进局部损伤消退减轻症状。但物理治疗需要注意操作方法，以免操作不当造成进一步损伤。

（4）辨证施治：中医专家多以补血、活血、补气、清热、祛寒为主，选用当归、桂枝、甘草、芍药等中药，辨病与辨证相结合治疗。

（刘晨路）

第十节 雪口病

雪口病，也称鹅口疮，是由念珠菌感染引起的口腔黏膜炎症性疾病。

中医学中称本病为“鹅口疮”“口糜”等。

【病因】

雪口病的病因是念珠菌感染所致。口腔念珠菌通常可存在于人体的口腔中，为非致病性念珠菌，但在病原菌毒性增加、宿主防御能力下降和易感因素增强等情况下，可转化为致病性念珠菌，过度繁殖，使口腔内的菌群失调，引发感染。尤其在免疫低下的婴幼儿、长期免疫抑制和免疫缺陷的血液病患者及HIV感染者中多见，且也常见于其他重病之后极度衰弱的患者。

【症状及诊断】

雪口病的主要症状是在口腔黏膜上出现散在的雪白色斑点，状如凝乳，覆于口腔黏膜表面。此后这些斑点逐渐扩大相互融合成为形状各异状白色绒面状的突出片状损害，犹如白色乳凝块样物覆盖口腔黏膜，可擦拭掉，剥落后可出现鲜红创面或轻度出血，不久又重新被新生斑片所覆盖。可出现在口腔任何部位，如唇内侧、颊、舌、腭等处黏膜，但最常见于唇内侧、颊黏膜、舌背、舌缘等处。一般全身症状较轻。病情严重时，病损可及咽部等处。见图19-5、图19-6。

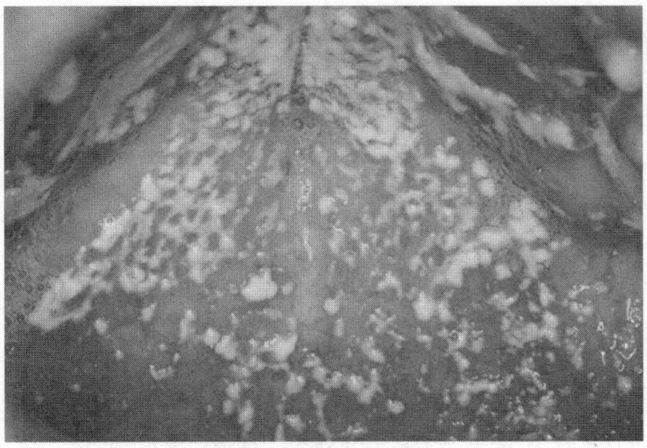

图19-5 雪口病软腭

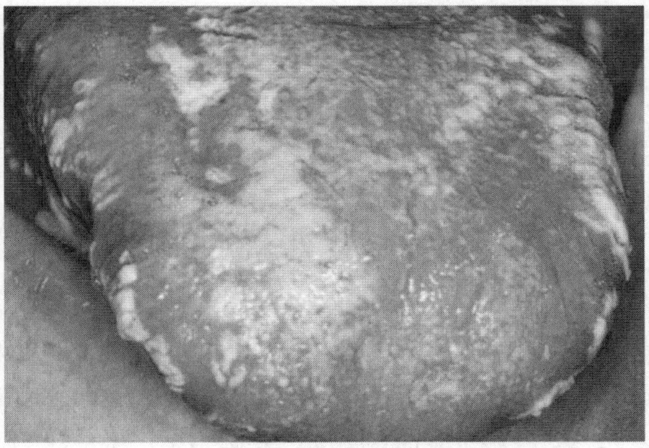

图19-6 雪口病舌背

雪口病的诊断主要依据病史、临床症状和实验室检查。念珠菌的实验室检查可使用涂片法、培养法、组织病理学检查和基因鉴定法等。

【鉴别诊断】

1. 白喉

病变范围通常局限在咽喉部；且假膜较为坚固，不易剥离；通常全身中毒症状较明显，常伴随身体高热和颈淋巴结肿大等情况。

2. 口腔白斑

可发生于任何年龄，多见于中年以上人群；可表现为斑块状、颗粒状、皱纹纸状、疣状、溃疡状等，不可擦去；通常无明显自觉症状，部分患者可有局部粗糙、木涩或味觉减退等感觉。

3. 球菌性口炎

常表现为黏膜充血水肿明显，并有大片灰黄色假膜形成，表面光滑致密，可伴有发热等全身症状。

【治疗】

局部治疗

（1）用弱碱性药物如2%碳酸氢钠擦拭患儿口腔。成人可用之含漱。

（2）使用制霉菌素、氟康唑或伊曲康唑等抗真菌药物研磨成粉，局部涂抹在患处。例如制霉菌素成人每日3次，每次50万单位；儿童每次约10万～20万单位，每日2～3次涂抹；中病即止。

要注意的是，对系统性疾病造成免疫抑制或免疫缺陷患者要管理控制原发疾病，并警惕深部真菌感染的发生。

【预防】

保持口腔卫生清洁也是预防和治疗雪口病的重要措施。对于新生儿雪口病患者，应特别注意彻底清洗母亲的乳头和喂养用具，以避免感染的传播。

（刘晨路）

第十一节　寻常型天疱疮

天疱疮属于累及表皮或上皮内层、具备棘层松解特性的大疱性皮肤黏膜慢性重疾。在正常皮肤或黏膜上出现松弛性水疱后破溃、糜烂等，尼科利斯基征阳性。临床上天疱疮可分四型：寻常型、增殖型、落叶型和红斑型，其中以寻常型天疱疮最为多见且口腔黏膜损伤常早于皮肤损伤出现。故本节主要讨论寻常型天疱疮。

【病因】

寻常型天疱疮的病因尚不十分清楚，但关于其发病学说较多，如病毒感染、精神因素、遗传因素、内分泌障碍以及自体中毒等。多数学者认为此病可能是自身表皮或上皮内棘细胞间的抗原抗体反应造成的免疫性疾病。

【症状及诊断】

口腔黏膜是寻常型天疱疮好发、早发的部位。疱可以发生于口内任何软组织，但多摩擦的部位更易发如颊、牙龈及软腭等处更为多见。多累及中年人，儿童罕见，性别差异不明显。

可先在口腔黏膜出现水疱，疱的大小不等、壁很薄，透明且易破裂，破溃后可见一层灰白色膜向溃疡的边缘退缩，形成面积较大糜烂面。病损常呈此尚未伏彼又出现的多发趋势。患区伴有疼痛，严重地影响进食并使唾液增加。

而在皮肤则出现半圆状水疱，疱液清或稍浑，疱壁薄而松弛易破，尼科利斯基征阳性，水疱破裂显露潮红糜烂面，有少许渗液或黄褐色结痂，创面愈合慢，可持续数周乃至数月不愈，自觉灼痛，待痂皮脱落溃疡愈合后则遗留黑褐色色素沉着。水疱可出现于身体任意区域，好发部位包括头面部、颈部、胸背部、腋窝及腹股沟。少数病例中，病损区可仅累及口腔黏膜。见图19-7、图19-8。

病期内可出现短暂的缓解期，但很少彻底痊愈终至死亡。一般病程为年余，经妥善治疗也可维持生命达数年之久。

本病的诊断可依据临床特征、血清特异性抗体、组织病理学检查等进行诊断。

1. 口腔黏膜及皮肤长时间出现此伏彼起的水疱及水疱易破形成不规则糜烂溃疡，创面难以愈合。

2. 本病患者的皮肤和黏膜具有特异的受损性。对表面看来正常的皮肤或黏膜，加以摩擦或揉搓，极易形成水疱或破溃。这种受损性是本病的特点，称为尼科利斯基征阳性。对于诊断有一定的意义。

3. 用镊子夹住疱破溃后遗留在溃疡周围的残留疱壁，可揭去一大片而无明显疼痛，或有轻微出血，称为揭皮试验阳性。此法也有助于临床诊断。

4. 取患者血清进行抗桥粒芯蛋白1抗体和抗桥粒芯蛋白3抗体检测呈阳性。

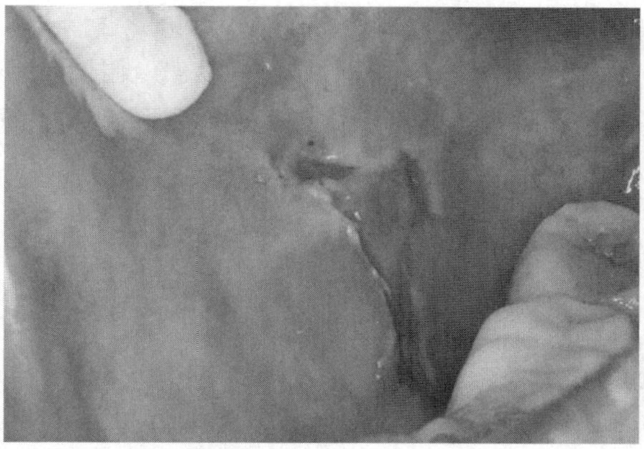

图 19-7　天疱疮（右颊）

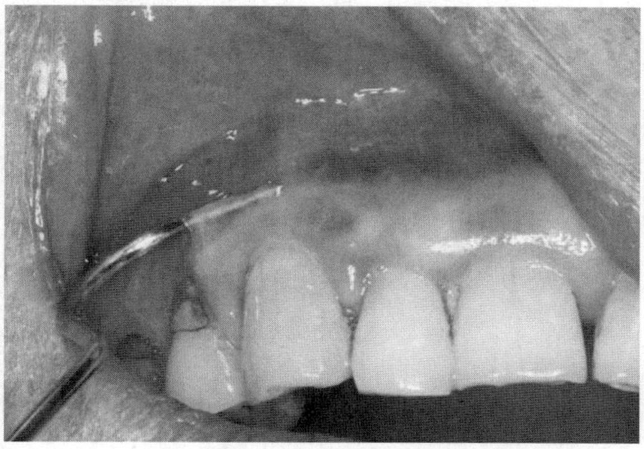

图 19-8　天疱疮牙龈

5. 活体切片检查，天疱疮的组织学特征为棘层松解。棘细胞互相分离，产生棘细胞间的裂隙和大疱，疱内可见棘层松解细胞。

6. 直接免疫荧光抗体检查，荧光标记的抗体结合在上皮棘细胞间质上；或间接免疫荧光检测血清 IgG 抗体在底物的上皮 / 表皮细胞间出现网状沉积。

【鉴别诊断】

1. 疱疹性口炎

单个或成簇疱疹，破溃形成浅在溃疡。边缘鲜红，孤立或融合成片状。可伴有全身症状。

2. 类天疱疮

皮肤黏膜的张力性水疱，不易破裂，尼科利斯基征阴性。类天疱疮患者的血清中可检测到抗基底膜带抗体（BP180/BP230 抗体），而天疱疮患者的血清中则检测不到该抗体。

3. 过敏性口炎

病起急骤，最初局部发痒、烧灼感以及刺痛。患区发红、肿胀，继之发生疱疹，破溃后形成溃疡。可能对药物、异种蛋白等过敏所致，一般远离过敏原后可痊愈。

4. 坏死性龈口炎

急性发作，龈、颊、腭等患区于烧灼感之后出现坏死性溃疡。龈缘溃烂、龈乳头消失呈刀切状，溃疡表面覆盖灰色假膜。可呈臭味。患区渗血，颌下及颏下淋巴结肿大。

5. 多形渗出性红斑

皮疹形态多样，包括红斑、丘疹、水疱等，且皮损之间互不融合。一般为自限性疾病，而天疱疮则病程较长。皮肤可有典型虹膜样病变，也可出现眼结膜炎，虹膜睫状体炎以及生殖器黏膜溃疡。

【治疗】

1. 局部治疗

（1）口腔糜烂的治疗：可局部涂抹糖皮质激素在口腔黏膜局部；并加强局部护理，保持口腔清洁，餐前局部涂抹止痛药减轻进食时的疼痛。

（2）皮损的治疗：每天清洗创面，然后在糜烂面上敷外用收敛生肌的中药如养阴生肌散等。如果创面有感染，可以在局部使用抗菌溶液。

2. 全身治疗

严重者可口服糖皮质激素控制病情，遵循“早期、足量、合理、维持”的原则；使用糖皮质激素控制不佳者可使用免疫抑制剂如环磷酰胺、硫唑嘌呤等，以减少激素用量及增强疗效；生物制剂如抗 CD20 单抗（利妥昔单抗）可用于治疗难治性天疱疮患者；合并感染时可使用抗生素进行治疗。

3. 辨证施治

中医辨证论治可作为寻常型天疱疮的辅助治疗，提高患者生存率。

4. 全身支持性治疗

保持皮肤洁净与干燥，规避搔抓及热水烫洗等行为，防止皮肤损害加剧及继发感染。保持良好的生活习惯和健康的心态也有助于疾病的恢复。对于病情较重的患者需卧床休息，并注意保持水电解质平衡及蛋白质的摄入量以保证正常的生理功能。

（刘晨路）

第十二节　口腔黏膜结核性溃疡

口腔黏膜结核性溃疡是由结核分枝杆菌感染口腔黏膜引起的慢性感染性疾病，属于肺外结核的一种。是口腔黏膜常见的继发性损害。

中医学中称本病为“痨症”，多因正气虚弱“瘵虫”感染所致。

【病因】

口腔黏膜结核性溃疡为结核分枝杆菌感染所致。结核分枝杆菌可以通过血液、淋巴等传播至口腔，或者通过飞沫进行传播。既有内源性传染因素，也有外源性传染因素，原发者极为少见，大多数为继发感染。内源性传染因素多见于全身其他部位的结核病灶蔓延至口腔黏膜或者通过血行转移、淋巴管转移至口腔黏膜，形成口腔结核性溃疡。外源性传染因素多见于口腔黏膜破损后，结核分枝杆菌进入感染从而形成口腔黏膜结核性溃疡。

【症状及诊断】

口腔黏膜结核性溃疡可发生在口腔黏膜的各个部位，以舌部最为常见。其特点是发病缓慢、病程较长且无自愈倾向。损害的特征为溃疡表面不平坦，界限清但不整齐，有如鼠咬状，中央呈潜凹状，底部较软呈肉芽状，暗红色；溃疡周边隆起，呈锯齿状，并向中心卷曲，有时边缘处纤维组织增生形成黄褐色米粒状的小结节。疼痛可较为明显，颌下和颈部会发生局部淋巴结肿大。

口腔黏膜结核性溃疡诊断需了解患者是否有结核病史、密切接触史等相关情况，遇有口腔黏膜长期持续不愈合，且具有上述特征的溃疡应疑为结核性溃疡；可进行X线检查、CT检查等可发现肺部或其他部位的结核病灶；或实验室检查和病理学检查，明确诊断。

【鉴别诊断】

1. 口腔鳞状细胞癌

损害边缘外形不规则，溃疡底部及边缘增生呈菜花状，其基底及周围组织被浸润，触之有坚韧硬感，活体组织检查可鉴别。

2. 创伤性溃疡

发病部位附近有残根、残冠、牙齿锐利边缘及不合适的义齿卡环等明确创伤局部因素可寻。除去局部刺激后能痊愈。

3. 复发坏死性黏膜腺周围炎

有自限性，损害持续数月余可自愈。溃疡有时呈多发存在。损害表面常覆被灰白色假膜。有复发史。

【治疗】

1. 全身抗结核治疗

通常至少需要进行约半年的时间，使用专业的抗结核药物早期、全程、规律、适量、联合应用，在医务人员的指导下规范治疗。

2. 局部外治

使用含漱液漱口，并局部使用溃疡散，或养阴生肌散等，以促进溃疡愈合。

3. 辨证施治

可使用中药调补脏腑整体关系，有效地协调药物效应，加快症状改善和病变好转。有学者根据疾病“邪毒留滞，气血亏虚”病机提出“泄毒生新”法，效果显著。

（刘晨路）

参考文献

[1] 陈苑，景向东，刘彩奇，等. 凉膈散联合商阳穴刺血治疗急性智齿冠周炎临床运用 [J]. 中华中医药学刊，2021，39（11）：225-227.

[2] 张秀云，杨坤，李佩甲，等. 小柴胡汤治疗大鼠慢性化脓性颌骨骨髓炎模型疗效的实验研究 [J]. 中国比较医学杂志，2023，33（7）：108-116.

[3] CHEN P，YAO H，YUAN Q，et al. Discovery of the possible mechanisms in kouyanqing granule for treatment of oral ulcers based on network pharmacology[J]. BMC Complement Med Ther，2020，20（1）：258.

[4] 李雪昔. 谈复发性阿弗他口腔溃疡的中医脏腑辨证 [J]. 中华中医药杂志，2019，34（10）：4600-4603.

[5] 蔡秋晗，李新民，蔡越冬，等. 口炎清颗粒治疗小儿疱疹性口炎（阴虚风热证）的随机对照、多中心临床研究 [J]. 药物评价研究，2020，43（9）：1792-1796.

[6] 黄剑，李海娇，郑枫. 导火汤加味辅治小儿疱疹性口炎脾胃积热型临床研究 [J]. 实用中医药杂志，2023，39（4）：673-675.

[7] 罗亚，刘炽，姚丹霓，等. 国医大师禤国维运用玉女煎加减治疗糜烂型口腔扁平苔藓经验 [J]. 中华中医药杂志，2023，38（4）：1564-1568.

[8] LUO Y，KUAI L，CHEN J，et al. Efficacy and safety of Tripterygium wilfordii Hook.for oral lichen planus：Evidence from 18 randomized controlled trials[J]. Phytother Res，2020，34（9）：2180-2191.

[9] 孙翠，张理涛. 基于中医传承辅助平台分析治疗多形性红斑中药处方用药规律 [J]. 中国中西医结合皮肤性病学杂志，2020，19（1）：60-65.

[10] 孙佳玥，黄子慧，钱佳燕，等. 泄毒生新法外治结核性溃疡经验 [J]. 中华中医药杂志，2021，36（7）：4037-4040.

第二十章
耳鼻喉疾患

第一节　鼻 外 伤

鼻突出于面部中央，易遭受撞击或跌碰而致外伤。外力作用的大小、程度及方向不同，所致损伤的程度各异，可表现为软组织挫伤、裂伤，鼻骨骨折，中隔骨折，软骨脱位等。

【病因】

因钝力打击，如重物碰撞，拳棒打击或跌扑而引起，多为挫伤；若刀刃、玻璃等利器所伤，多为切割伤、裂伤；若因枪弹，爆破所引起，多为穿透伤；外伤方式不一，临床表现处理亦各异。

【症状及诊断】

1. 挫伤

表现为疼痛、鼻出血、鼻塞及外鼻形状改变。鼻部软组织肿胀，皮下淤血，青紫触疼、损伤骨骼，则可引起鼻骨或鼻窦骨折。一侧鼻骨骨折表现为鼻梁塌陷，歪斜；两侧鼻骨骨折，表现鼻梁凹陷如马鞍状，触诊可有摩擦音，但若软组织肿胀明显，则难以检见鼻梁塌陷和摩擦音。外伤波及鼻中隔，表现鼻衄，中隔移位或偏曲，黏膜撕裂，鼻中隔血肿等。

2. 切割伤及裂伤

主要是软组织损伤，亦可影响颅及面部骨骼，切割伤，伤缘整齐；裂伤缘多不整齐；穿透伤多呈盲管，常伴深部组织损伤，骨折，异物存留，应仔细检查。

【治疗】

1. 挫伤

无骨折，以活血化瘀，行气止痛为主，用活血止痛汤。局部可敷用七厘散以活血散肿，初起可冷敷制止瘀血扩散并止血，24 小时后可热敷，以促进消散。以气为主，以血为先的用药理念。

2. 裂伤或切割伤

（1）宜首先止血后，清创缝合处理，清创时应尽量保留组织，如已超过 6～8 小时，创口不要缝合，应清热解毒、活血消肿，可用活血止痛汤加金银花、蒲公英、重楼、紫花地丁等，也可选用抗菌药物，如复方磺胺甲噁唑片等给予换药治疗，待感染控制后，视情况进行伤口处理。

（2）鼻衄不止，按鼻衄进行处理，若疑有颅底骨折，则不应填塞鼻腔，以免感染逆行颅内。

（3）鼻骨骨折，若鼻骨骨折无错位，可不处理，服用接骨丹；若鼻骨错位，鼻梁凹陷，则应行鼻骨复位术，并服用接骨丹；若鼻梁肿胀明显，可延迟至消肿后，再行复位，但不应超过两周，以免骨痂形成，难以复位。复位后可服活血止痛汤，局部肿胀消退后则应健脾益肾，活血生新为主，可服续断紫金丹或人参紫金丹。术中应遵循骨折复位“矫枉过正”原则，可预防因复位欠佳导致的二次治疗。

（4）伴面部损伤有骨折时，除非骨折已成碎片无法固定复位，可予清除（应尽可能复位固定），缺损部分可用硅胶片修补。外伤波及鼻窦，应清除窦内血块或异物后修补复位骨壁。

（5）脑脊液鼻漏，可先以保守疗法，降低颅内压，预防感染，轻的脑脊液鼻漏可自己愈合，如无效可行漏孔修补术。

（6）鼻中隔血肿，应早期切开，清除，并填塞压迫，以免血肿复发。

（7）鼻面部外伤可以造成鼻面部骨结构破坏和软组织结构的畸形，出现形态和功能上的缺陷，功能性鼻整形外科求在改善外形的同时，恢复鼻功能。

附1：鼻骨骨折分型

我国有关鼻骨骨折的分型均建立在CT检查的基础上，但尚未统一。姜传武等根据直接骨折征象（direct signs of fracture，D）、间接骨折征象（indirect signs of fracture，I）和有无伴发邻近骨骨折（complicated fracture，C），提出了鼻骨骨折的DIC分型。D型中D0为看不见骨折线，但可以看到间接征象，如“气泡征”；D1为线形骨折；D2为粉碎性骨折。I型中I0为无移位；I1为伴有偏移；I2为伴有塌陷（或上翘）；I3为既有偏移又有塌陷（或上翘）。C型中C0为不伴发邻近骨骨折；C1为伴发邻近骨骨折。至于鼻骨骨折是单侧（unilateral，u）还是双侧（bilateral，b），可在DIC分型的前下方标注u或b。舒荣宝等根据骨折线的侧别、形态、骨折断端错位成角程度以及是否合并鼻中隔骨折及相邻部位骨折，将鼻骨骨折分为4型：Ⅰ型为单侧和/或双侧鼻骨线性骨折，无或轻度错位成角；Ⅱ型分为2个亚型，在Ⅰ型的基础上出现骨折线明显错位成角为Ⅱa型，单侧和/或双侧鼻骨粉碎性骨折为Ⅱb型；Ⅲ型为Ⅰ、Ⅱ型伴鼻中隔骨折，分为2个亚型，不伴鼻梁外形正常。Ⅱ型：在Ⅰ型的基础上出现骨折对线不良，鼻梁外观变形。Ⅲ型：在Ⅱ型或Ⅰ型的基础上伴发鼻中隔软骨骨折、脱位、血肿或鼻黏膜严重撕裂伤。

附2：鼻骨复位术

方法：1%丁卡因肾上腺素棉片行鼻腔黏膜表面麻醉（小儿可在全麻下进行），双侧骨折者，用鼻骨复位钳或钝血管钳套橡皮套或凡士林纱条，以免损伤鼻黏膜，伸入两侧鼻腔至骨折部位的下后方，向前上方轻轻抬起鼻骨，另一手以拇指和示指在鼻梁外协助复位。一侧骨折者，可用鼻骨复位钳一叶或钝头器械伸入患者鼻腔，向上、向前抬起骨折部位，另一手在鼻外协助复位。整鼻骨折复位时可听见“咔嚓”声，如中隔脱位偏曲，可先使中隔复位，再行鼻骨折复位，中隔复位可用鼻骨复位钳置于鼻中隔偏曲处下方，夹住鼻中隔，复位钳垂直向上移动，即可使其复位。

（张逸凡　张金峰）

第二节　鼻骨膜及软骨膜炎

【病因】

本病属中医“鼻疽”范畴。系阳明经积热上蒸于鼻或因外伤后复感邪毒而发病，有时可继发于手术后。常见致病菌为金黄色葡萄球菌、溶血性链球菌和肺炎球菌等。鼻软骨膜炎亦可为复发性多发性软骨膜炎的局部表现，复发性多发性软骨膜炎为自身免疫紊乱所引起。

【症状及诊断】

初起鼻梁疼痛、发热、发红，继而肿胀，疼痛加重。若脓成则有波动感，自溃则形成瘘管，脓液外溢；伴鼻中隔肿胀，则鼻塞。若形成鼻中隔脓肿则鼻流脓涕。

全身症状初起有不适或低热，若为多发性复发性软骨膜炎，除鼻软骨发炎外经常伴耳郭、喉、气管及关节内软骨膜炎及相应症状。实验室检查可见红细胞沉降率升高，体液及细胞免疫表现异常。

【鉴别诊断】

应与鼻梁部皮下囊肿相鉴别，皮下囊肿为先天性疾患，出生后即有，多发生于眉间鼻根部与皮肤无粘连，但亦可感染化脓形成瘘管。

【治疗】

1. 辨证施治

初起宜清热解毒，消肿祛风。可选用千金漏芦汤加乳香、没药、浙贝母、皂角刺活血消肿止痛。若便秘加大黄、芒硝；发热可加柴胡、生石膏，或加服紫雪散；若已化脓，宜选用仙方活命饮，以清热解毒，消肿排脓。

清代邹岳认为"疮疡生于鼻，肺经病也"，多从肺经郁火论治。鼻疽生于鼻柱，坚硬色紫，时觉木痛，初宜服千金漏芦汤（漏芦、枳壳、大黄、硝石、麻黄、升麻、黄芩、白蔹、连翘、甘草）宣解郁毒，次服黄芩汤（黄芩、白芍、洋参、麦冬、贝母、桑皮、连翘、桔梗、薄荷、甘草）清热和中止痛，外用乌龙膏以抽脓拔毒、去腐生肌，溃后用冰翠散盖膏以生肌敛疮。

2. 抗菌药物及激素

必要时可服抗生素。若为复发性多发性软骨膜炎应加肾上腺皮质激素或服用独活秦艽汤加金银花藤、鸡血藤、黄芩、连翘以清热利湿解毒，加桃仁、红花活血。

3. 外治

（1）初起可外敷芙蓉膏或如意金黄散。如意金黄散可能是通过香芹酮、孕酮和姜黄酮等多种酮类活性成分参与动脉粥样硬化信号通路、神经活性配体-受体相互作用信号通路、雌激素信号通路和肿瘤坏死因子（TNF）信号通路等多个途径作用于胰岛素、蛋白激酶 B1、白蛋白、丝裂原激活的蛋白激酶 1 和 TNF 等多个关键靶点，从而发挥抗炎作用。

（2）若已成脓，应及时切开排脓（或火针排脓）。

（3）已溃（切开或自溃），可按去腐生肌原则进行换药治疗，如使用去腐生肌散配合生肌玉红膏等。

（张逸凡　张金峰）

第三节　鼻前庭炎

鼻前庭炎是指鼻前庭皮肤弥漫性炎症，分急、慢性两种，多两侧发病，可经久不愈，反复发作，中医称"鼻疮"。

【病因】

本病多见于鼻腔，鼻窦感染或变态反应性鼻炎，鼻分泌物刺激或不当挖鼻习惯致湿热蕴聚面部而发病。慢性反复发作则因脾虚留湿或血虚风燥所致。

【症状及诊断】

急性者，初起鼻孔灼热干痛，鼻前庭皮肤微红，继而疼痛明显，皮肤红肿、糜烂渗液，脓痂黏附于鼻毛，伴全身轻度不适。

慢性者，鼻孔内经常发痒，烧灼感，鼻毛脱落，皮肤皲裂，有干痂附着。

【鉴别诊断】

本病应与鼻前庭湿疹鉴别，鼻前庭湿疹多发生于变态反应体质的患儿，病变范围可延及鼻翼，鼻尖部，上唇及面部皮肤，皮肤病变以丘疹和水疱为主，慢性者则多不易鉴别。

疳多指疳积，疮多指发生于皮肤上的肿块，如果这些病症发生在鼻部，则称为鼻疳与鼻疮。鼻疳与鼻疮虽均以鼻部生疔疮为主要表现，但仍可根据其发病部位及发病特点加以区分。鼻疳主要发生于鼻前庭，可蔓延及鼻翼、鼻尖及上唇皮肤，以患部皮肤灼热痒痛、糜烂浸淫、结痂等为主要表现。鼻疮是发生于鼻前庭皮肤的弥漫性炎症，以鼻前庭皮肤弥漫性红肿热痛，或干燥、结痂、鼻毛脱落为主要表现，常反复发作，经久难愈，鼻疳痒甚，可见皮肤糜烂渗出，多见于小儿；鼻疮痛甚，无年龄区分。鼻疳可界定为鼻前庭湿疹，鼻疮界定为鼻前庭炎为宜。

【治疗】

1. 去除病因

治疗鼻腔及鼻窦疾患，禁挖鼻，注意职业防护。

2. 辨证施治

（1）急性期：多为因风热邪毒瘀阻于鼻，宜清热解毒，疏风宣肺为主，可选用黄芩汤，方中荆芥、防风疏散风热外邪，滑石、茯苓、车前子清脾利湿，取桔梗之升提载药直达病所。若渗液多，可加苦参、苍术以燥湿减渗，若有脓液，宜加牛蒡子、金银花清热解毒。

（2）慢性期：多为阴虚血燥，宜滋阴养血，祛风润燥，可选用四物消风汤加减，皮肤皲裂可加首乌、黑芝麻、柏子仁养血润燥，若伴脾虚证候宜加参苓白术丸。

3. 外治

以3%过氧化氢溶液或苍术、黄柏煎汤清洗局部后，急性期可涂以芙蓉膏或黄连膏；慢性期可涂以玉露膏、青黛膏等。

（张逸凡　张金峰）

第四节　鼻息肉

鼻息肉为鼻科常见疾病，多见于21～50岁的成年人。鼻息肉好发于筛窦、鼻中甲和鼻中道等处。单侧发病者较少，多为双侧性，多发性息肉。发生于上颌窦的息肉多经自然孔延伸至后鼻孔，称为上颌窦后鼻孔息肉。中医称鼻息肉为“鼻茸”“鼻息”“鼻痔”。鼻息肉是耳鼻喉科常见疾病，现代汉语中的“鼻息肉”一词源于中医学，近代被西医借用，最终演变成中西医共用术语，《灵枢》与《武威汉代医简》等早期医学文献已开始记载息肉病。“鼻息肉”病名始见于《本草经集注》，在中医古籍中，鼻息肉尚有“鼻痔”“肉蝼蛄”“痔珠”“鼻肬”等别名。“鼻痔”最早见于《三因极一病证方论》，可能脱胎于佛教文献《痔病经》。近代我国西医曾使用日本译名“鼻茸”，后来逐渐弃用，“鼻息肉”成为唯一的规范术语。基于术语定名原则，“鼻菌”等词不宜用作别名。目前“鼻息肉”病名已回归中医术语体系，但并未脱离西医学术语体系。

【病因】

鼻息肉的发病原因有两种可能：一是变态反应性，因变态反应引起局部黏膜极度水肿，受重力作用逐渐下垂而形成。变态反应性引起的息肉多为水肿型，组织中嗜酸性细胞明显增多，息肉组织液免疫球蛋白E（immunoglobulin E，IgE）含量增高，免疫复合物可能阳性；二是感染性炎症刺激，因鼻及鼻窦炎症刺激，尤其是筛窦，上颌窦的炎症致鼻黏膜血及淋巴循环障碍，小血管扩张，通透性增加，发生组织水肿而形成息肉。感染性炎症引起的息肉，多为纤维型或囊泡型，组织内中性粒细胞浸润为主。

中医认为，肺经湿热郁蒸，肺气不得宣肃，湿热邪浊，久壅结于鼻，凝滞结成息肉；或肺为风冷所伤，则鼻气不和，津液壅塞，风冷搏于血气，停结于鼻，亦可发生息肉。

【症状及诊断】

鼻息肉的临床表现是单侧或双侧进行性鼻塞。鼻塞最初为部分鼻塞或交替性鼻塞，逐渐发展为持续性鼻塞，鼻涕增多可为黏液或黏液脓性，若合并鼻窦炎者鼻涕多呈粘脓性或脓性，偶可有血性分泌物；若年岁较大患者，有血性分泌物，应警惕癌变。因鼻塞常有嗅觉减退或消失，头痛头昏，打鼾、咽干等症状。

鼻腔检查可见单发或多发，有蒂或广基的表面光滑，质地软，灰白色或淡红色如荔枝肉状的半透明肿物。

【鉴别诊断】

反复发作者应与恶性肿瘤，内翻乳头状瘤，鼻与鼻窦霉菌病相鉴别。术前或术后做病理组织检查，即可鉴别。

【治疗】

鼻息肉的治疗原则：一是手术摘除，以改善鼻腔和鼻窦的通气引流；二是原因治疗，控制变态反应和感染性炎症，预防复发。

1. 手术治疗

(1) 手术摘除：根据鼻息肉发生的部位、单发或多发，有无鼻窦感染而采取不同手术方式。单发的鼻腔息肉可行单纯息肉摘除，若多发性息肉或筛窦、上颌窦息肉应进行鼻窦开放及息肉摘除、可减少复发。

(2) 翼管神经切除或电灼：根据有关报告，翼管神经切除或电灼，可治疗鼻息肉及防止复发。

2. 药物治疗

鼻息肉的保守药物治疗有局部治疗，全身治疗和针灸治疗。保守治疗只适应于早期小息肉，有一定疗效。

(1) 血管收缩剂：如盐酸羟甲唑啉，赛洛唑啉，1% 麻黄碱，1% 辛夷液，鹅不食草液等能缩小息肉，改善鼻腔通气。

(2) 抗组胺药：配合血管收缩剂局部点用，如 1% 麻黄碱苯海拉明液等，抑制组胺，减少组织水肿。

(3) 糖皮质激素制剂：如布地奈德鼻喷雾剂，糠酸莫米松鼻喷雾剂，丙酸氟替卡松鼻喷雾剂，泼尼松液，醋酸可的松液、丙酸倍氯美松等周部滴用或喷雾用，亦可选择泼尼松 2mg 息肉内注射，能减轻水肿，缩小息肉，有抗变态反应的作用。

(4) 中药粉剂或甘油制剂：可采用硇砂散（硇砂，轻粉，雄黄、冰片）；明矾散（明矾，甘遂、白降丹、雄黄），瓜蒂散（瓜蒂、甘遂、冰片、皂角刺）。上述制剂有腐蚀，脱水的作用，多用于息肉及息肉手术后的残根。

(5) 生物治疗：抗 IgE 生物制剂。鼻息肉组织中高 IgE 与疾病严重程度相关，因此 IgE 介导的免疫应答反应在局部嗜酸性粒细胞浸润中起一定作用。奥马珠单抗（Omalizumab）是第一个重组人源化 IgE 单克隆抗体，已被批准用于中度至重度不受控制的过敏性哮喘和慢性特发性荨麻疹。研究表明，Omalizumab 可减少伴发哮喘的慢性鼻窦炎伴鼻息肉（Chronic Rhinosinusitis with Nasal Polyps，CRSwNP）患者的上下气道症状、鼻内镜下鼻息肉评分以及手术治疗。抗 IL-5 生物制剂。IL-5 是 CRS 的 Th2 型炎症反应的关键因子；它可促进炎症部位嗜酸性粒细胞的存活、成熟和活化。抗 IL-4/IL-13 生物制剂。IL-4 和 IL-13 通过共同的受体 IL-4Ra 对 Th2 型的炎症反应发挥关键的作用。IL-4 可诱导淋巴细胞成熟分化为 Th2 细胞，并加强 IgE 介导的免疫应答和细胞免疫的趋化。

3. 针灸

针刺迎香、合谷、息肉根部、上星，用平补平泻法、留针 10～20 分钟，1 周为疗程。

4. 辨证施治

(1) 单纯性息肉或息肉早期：治宜祛风清肺，方用辛夷清肺饮加减。

(2) 合并鼻窦炎：此时分泌物多呈黏脓性，治宜清热祛湿、通窍祛风、活血通络，方以除湿汤加减。

(3) 息肉手术后：应预防复发。宜补肺健脾，清热泻湿，方用温卫汤加减。

（张逸凡　张金峰）

第五节　急性化脓性鼻窦炎

急性化脓性鼻窦炎是鼻窦黏膜的急性化脓性炎症，重者可累及骨质，并可引起周围组织和邻近器官的并发症。上颌因窦腔较大，窦底较低，而窦口较高，易于积脓，且居于各鼻窦之下方，易被他处炎症所感染，故上颌窦炎的发病率最高，筛窦炎次之，额窦炎又次之，蝶窦炎最少。急性化脓性鼻窦炎为一常见病，其主要症状表现为鼻塞，流脓涕，头痛等，中医称为“辛频鼻渊”或“风热鼻渊”。

【病因】

致病原为肺炎链球菌、流感嗜血杆菌、链球菌、葡萄球菌等。当感冒或上呼吸道感染时，因鼻窦的黏膜与鼻腔黏膜相连，故鼻腔黏膜急性炎症可波及鼻窦。又可因急性炎症导致鼻腔黏膜肿胀，影响通气，造成鼻窦通气引流障碍，细菌易于繁殖而致病。其他如鼻腔填塞，肿瘤，鼻息肉、鼻中隔偏曲，异物等亦可影响鼻窦引流而诱发细菌感染；邻近器官的炎症，外伤、骨折、感染亦可波及鼻窦。引起鼻窦黏膜卡他性或化脓性炎症。

中医认为是风邪外袭及湿热熏蒸所致。

【症状及诊断】

以鼻塞、流脓涕、头痛及局部疼痛为主要临床表现。

1. 鼻塞

急性鼻窦炎的鼻塞症状较重，单侧鼻窦炎的鼻塞以患侧为主，双侧鼻窦炎则两侧皆阻塞，鼻塞主要因鼻腔黏膜肿胀及鼻内分泌物潴留所致，故清除鼻分泌物后鼻塞可稍缓解。嗅觉多出现暂时性减退。

2. 流脓涕

鼻涕多而呈脓性，是鼻窦炎的主要症状，鼻涕量的多少和性质与鼻窦炎的轻重及感染的细菌有关，溶血性链球菌和流感嗜血杆菌感染脓多而浊，肺炎链球菌感染则脓量较少，牙源性上颌窦炎脓液常呈臭味，但鼻窦炎多为混合感染，故脓涕多见。上颌窦、筛窦、额窦炎其鼻常多从鼻前孔流出，后组筛窦、蝶窦分泌物多自鼻后孔流向鼻咽部，从咽部咯出。

3. 头痛与局部疼痛

急性化脓性鼻窦炎可引起局部胀痛和头痛，其局部疼痛和头痛一般有定时，定位和鼻症状同步的特点，即上颌窦炎多诉患侧上颌、牙槽部、颊部胀痛、头痛及局部疼痛以下午为重，额窦炎多诉额部或眶内上角胀痛，疼痛以晨起床后逐渐加重，晨起后 2～3 小时最重，下午逐渐减轻，筛窦炎多诉眶内眦及鼻根部疼痛，眼球运动疼痛加剧，蝶窦炎多见顶部、枕部、眼球后痛等。

4. 全身症状

急性鼻窦炎多继急性鼻炎或急性传染病而发生，故一般多为原发疾病的症状延长或加重，如发热等。但一般急性鼻窦炎多无体温升高。而儿童可高烧、抽搐、呕吐。

局部检查可见：①局部红肿或触痛、急性鼻窦炎在其表面相应部位皮肤可红肿。如额窦炎在额部或眶内上角，筛窦炎在眼眶内上壁，上颌窦在上牙槽或尖齿窝，软组织红肿，并有明显压痛；②前鼻孔检查，鼻甲肥大，黏膜充血，尤其中鼻道黏膜肿胀明显，并有分泌物积存，一般，额窦、前组筛窦炎的分泌物多在鼻中道前端，后组筛窦分泌物可在嗅裂处。上颌窦炎分泌物多在鼻中道中段。蝶窦炎经后鼻孔检查可见上鼻甲之下有脓。如黏膜肿胀，应收缩后才能查见分泌物；③X 线检查，鼻窦阴影增加，呈模糊状，若有积液，可见有液平面。

【鉴别诊断】

应与急性鼻炎相鉴别，以及各个鼻窦急性炎症相互区别（表 20-1、表 20-2）。

【治疗】

急性化脓性鼻窦炎的治疗原则为抗菌消炎，通气引流，去除病因。中医辨证治疗则以清热解毒，排脓通窍为主，一般以中西医结合治疗较佳，即以西医通气引流和中医清热解毒，排脓通窍相结合。

1. 中西医结合治疗

治疗急性鼻窦炎以下列方药：蔓荆子、细辛、川芎、白芷、鱼腥草、苍耳子、连翘、重楼、薏苡仁、冬瓜子、芦根，桃仁、蜂房，其中蔓荆子、白芷、川芎应重用，可用 20～30g，并配合糜蛋白酶 5mg，每日肌内注射 2 次，局部羟甲唑啉喷鼻或点用 1% 麻黄碱或辛夷液等，约 87% 患者皆于 3 日内症状基本缓解。

2. 辨证施治

（1）初期：多为风热袭表，鼻涕黏稠，鼻塞、头痛头昏，鼻黏膜充血，脉浮数。宜祛风清热、解毒开窍。可用苍耳子散加鱼腥草、重楼。头痛重加蔓荆子、川芎。

表 20-1　急性鼻炎与急性鼻窦炎的鉴别诊断

		急性鼻炎	急性鼻窦炎
发病		多在受凉后	多在原发病（如急性鼻炎）的急性或恢复期中发生
病期		1～2 周	可持续数周，易转为慢性鼻窦炎
症状		打喷嚏、大量鼻涕、鼻塞、头部有沉重感	除流涕、鼻塞外以头痛为主
鼻分泌物		量由多至少，一般两周内消失 性质为浆液性转黏液性，双侧出现	一般量大，大多一侧出现，黏液转为纯脓性
鼻前孔镜检查（头位引流法）		以下鼻甲变化为主，红肿，中鼻甲及嗅裂中无脓	除下鼻甲外，中鼻甲、中鼻道变化明显，中鼻道或嗅裂有脓
局部压痛或叩击痛		无	常有
特殊检查	透照法	阴性	上颌窦炎、额窦炎阳性
	导管冲洗或穿刺冲洗	无脓	有脓
	鼻窦 X 线检查	阴性	阳性
	鼻窦 CT	窦腔内密度增高，窦腔内混浊，如果存在较多的炎性渗出，临床上能看到明显的液平面	窦腔内黏膜增厚，甚至能看到鼻窦内弥漫性的软组织影，密度增高性改变。

表 20-2　各个鼻窦急性炎症鉴别

		上颌窦炎	筛窦炎	额窦炎	蝶窦炎
鼻涕		晨起少，下午多，有时有臭味	晨起多，下午少，不易擤尽	晨起多，下午少，有时无	晨起少，下午多
鼻塞		较重	重	轻	轻
嗅觉障碍		较轻	重	轻	重
头痛主要部位		同侧面颊部、颞部、额窦处。有时同侧上列牙痛。上午轻，午后重	内眦、鼻根、眶内。一般较轻，晨起渐重，午后轻	同侧额部、眼眶上部。有时间规律，晨起渐重午后转轻额鼻管麻醉后头痛缓解	不规律。多在头颅深部，眼球后方、枕、项、乳突等处。晨轻，午后重，常伴头昏
局部红肿		同侧面颊部	同侧内眦	同侧前额或上睑内侧	无
局部压痛点或叩击痛		同侧面颊，上列磨牙	偶在同侧内眦深部	同侧额窦底部或前壁	无
鼻前孔镜检查或鼻后孔镜检查或鼻内镜检查		中鼻甲红肿，中鼻道或下鼻道有脓	中鼻甲红肿息肉样变，筛泡肿大，中鼻道成嗅裂中有脓	中鼻甲前段红肿，中鼻道前段有脓，有时结痂	嗅裂后段有脓，很易结痂，常后流聚于鼻后孔处
鼻窦特殊检查	冲洗或导管冲洗法	（+）		（+）	（+）
	透照法	（+）		（+）	
	X 线检查（最宜投照位置）	鼻额位或鼻颏位	鼻额位、视神经孔位	鼻额位	张口鼻额位
CT	鼻、鼻窦	冠状位或轴位	冠状位或轴位	冠状位或轴位	冠状位或轴位

（2）化脓期：鼻涕脓浊，头痛重。则宜清热泄湿、排脓通窍。可用苍耳子散加猪苓。薏苡仁、滑石、藿香、鱼腥草、败酱草、檀香。若肝胆热盛宜龙胆泻肝汤加辛夷、白芷。

（3）序贯疗法（sequential therapy）是指将某一药物在治疗过程中使用不同的剂型，在患者胃肠功能良好的情况下，口服药物能最大发挥药品的生物性质，因此，把静脉注射药品的形式改成口服药品。医学专家孙书臣经过不断的探索与实践，创建了“中医鼻病序贯疗法”。根据中医传统的望、闻、问、切等方法，对患者的病症进行分析，详细把握病因病位。在辨证研究后，综合考虑适合的治疗方案，采用口服内调的方法，贯穿始终。中医的治疗是从煎药开始的，对鼻黏膜的治疗是用中药的蒸汽来熏鼻，把煎药煎出来的蒸馏液收集起来，滴鼻缓解鼻内炎症，把汤药用以口服，这就是序贯疗法的三个步骤。刘娇媚等应用中医序贯疗法在临床对鼻炎、鼻窦炎等疾病方面均取得了良好疗效。

3. 抗生素

在治疗上可以使用青霉素类或头孢类抗生素效果良好，及时控制感染，以及防止发生并发症和转为慢性。

4. 外治

盐酸羟甲唑啉、1% 麻黄碱、滴鼻灵液或辛夷液滴鼻，保持鼻腔通畅，若无并发症或发热，2 周后症状不减，可行上颌窦穿刺，穿刺冲洗后窦内应注入抗生素。

5. 针灸

取迎香、合谷、风池、尺泽、商丘。

6. 理疗

局部热敷或透热疗法，促进炎症消退，改善症状。

附：上颌窦穿刺术

1. 取坐位，先用盐酸羟甲唑啉或 1% 麻黄碱棉片收缩下鼻甲和中鼻道黏膜，然后将 1%～2% 丁卡因棉片置于下鼻道外侧壁的前 1/3 处行黏膜表面麻醉，5 分钟更换棉片一次。
2. 在前鼻镜窥视下，将上颌窦穿刺针（带针芯）尖端置入下鼻道外侧的穿刺部位，并固定。穿刺钻动即可穿透骨壁进入窦内，此时有落空感。
3. 拔出针芯，接注射器回抽检查有无空气和脓液，抽出脓液送培养和药敏试验。用一橡胶管连接于穿刺针和注射器间，再注入温盐水冲洗，如此连续冲洗，必要时可注入抗生素溶液。
4. 按逆进针方向退出穿刺针，穿刺部位用棉片或明胶海绵压迫止血。

（张逸凡　张金峰）

第六节　慢性鼻窦炎

慢性鼻窦炎中医称为“鼻渊”“脑漏”“脑崩”“控脑砂”等。

【病因】

主要是急性鼻窦炎未彻底治疗，反复发作致余邪不清，风火湿邪结于鼻窍而发病；邻近器官炎症的蔓延如牙源性上颌窦炎或其他如鼻腔引流不良，中隔偏曲，肿瘤、息肉、鼻腔异物等；或机体抵抗力低，或因过敏反应，致黏膜抵抗力下降，肺脾气虚，易转化为慢性炎症。

【症状及诊断】

鼻塞、鼻涕多，头昏、头沉或头痛为主要症状。但较急性鼻窦炎轻，病程缓慢，鼻塞多为持续性，两侧轻重不等；鼻涕多呈黏液脓性或脓性，头痛呈钝痛，沉痛或头昏、精神不易集中，常有嗅觉减退。

检查可见鼻黏膜肿胀、肥厚，下鼻甲肥大。中鼻甲水肿或息肉样变，鼻中道有息肉或引流不畅，有黏性或脓性分泌物积存；前组鼻窦炎脓液自中鼻道流下，后组鼻窦炎脓液自嗅裂流下或流入鼻咽腔。

若疑有鼻窦炎鼻腔未见分泌物者可作体位引流，其法即以羟甲唑啉或 1% 麻黄碱棉片收缩鼻腔后，疑为额窦、筛窦炎嘱患者头伏于案上，疑为上颌窦炎者则嘱患者头侧伏于案上，两侧倒换进行，10 分钟后检查鼻腔，如发现中道有脓，示上述两组鼻窦发炎。

鼻窦冲洗、穿刺、X 线检查有助于诊断。

【鉴别诊断】

应与慢性鼻炎相鉴别（表 20-3）。

表 20-3　慢性鼻窦炎与慢性鼻炎的鉴别

	慢性鼻窦炎	慢性鼻炎
首要症状	多涕	鼻塞
鼻涕	脓性为主	黏液性为主
鼻内主要变化	在中鼻甲附近，中鼻道嗅裂中，有脓，可有息肉形成	在下鼻甲、嗅裂中，无息肉形成
鼻窦检查	阳性	阴性
鼻 - 鼻窦 CT	慢性鼻窦炎典型表现为黏膜增厚及黏膜下囊肿形成，病变进一步发展，窦腔内出现密度增高影，窦壁可增生硬化、肥厚，严重者窦腔可缩小	鼻腔黏膜增生、肥厚，下鼻甲肥大，骨质增生，鼻腔狭窄，部分患者可伴有鼻腔结构异常

【治疗】

慢性鼻窦炎的治疗原则以通气引流排脓，去除病变组织，辅以抗过敏和抗菌消炎或中药辨证施治为主要原则。

1. 辨证施治

（1）伏火未清或湿热滞窍，表现鼻黏膜充血肿胀，鼻涕脓浊，头昏头痛，则应补气祛邪，并适当配合穿刺冲洗，中甲切除，鼻窦开放，以改善局部通气引流排脓，更快控制炎症。

（2）邪热消退后，则宜以固本为主，以巩固疗效。

（3）急性发作，应按急性鼻窦炎辨证治疗。在急性症状控制后，则应扶正固本为主，佐以通窍祛邪，可用温卫汤加苍耳子、白芷、辛夷、黄连、猪苓、苍术等。还可以用鼻渊通窍颗粒。阮意丹等初步验证了鼻渊通窍颗粒发挥作用的多成分、多靶点、多途径的机制，为进一步探讨其药理作用机制和临床应用奠定了基础。

2. 通气引流排脓

（1）局部滴用血管收缩剂（同急性鼻炎）。

（2）负压置换疗法。原理为应用间隙吸引方法清除鼻腔分泌物，抽出窦腔内空气，形成负压，则鼻腔内药液经窦口被吸入窦内。

治疗前用盐酸羟甲唑啉或 1% 麻黄碱棉片收缩鼻腔黏膜，尤其是中鼻道及嗅裂黏膜，使患者仰卧于治疗台，伸颈、垫肩、头后仰，使颏部和外耳道同处垂直面上，继后自一侧鼻孔滴入盐酸羟甲唑啉或 1% 麻黄碱或加抗生素滴 3～5 滴，用吸引器的皮管末端接一空心橄榄头，填塞另一鼻孔，打开吸引器，当橄榄头塞住鼻孔时，嘱患者喊“开、开、开”，每次 1～2 秒钟，即移去橄榄头，反复行之，约 1 分钟即停止，继而同法行另侧，术后患者起立，15 分钟内不要擤鼻及弯腰。

3. 手术

上颌窦穿刺冲洗，鼻窦导管冲洗，中甲切除，鼻中隔矫正术，鼻窦开放，上颌窦开窗，息肉摘除等，以利鼻腔通气，鼻窦引流排脓。

4. 糜蛋白酶全身或局部应用

5. 抗过敏

(1) 注射疫苗。

(2) 应用抗组胺药物。

(3) 应用肾上腺皮质激素。

6. 抗菌药物

抗菌消炎，选用必要的抗生素和磺胺药。

附：上颌窦穿刺术

为保证引流通畅，可先鼻喷盐酸羟甲唑啉或滴用1%麻黄碱生理盐水收缩鼻腔，后以1%的丁卡因棉片麻醉鼻下甲附着处的下鼻道部分的鼻腔外侧壁，10分钟后以上颌窦穿刺针，于下鼻甲前端后约1cm处(约在下鼻甲附着处)，将穿刺针指向眼外眦方向用力钻动，使穿刺针穿过下鼻道外侧壁进上颌窦，穿入窦内时有一种落空感觉，拔出针芯，将橡胶管一端接穿刺针，另一端接注射器，患者取头低位，冲洗时先回抽检查有无空气或脓液抽出，再徐徐注入温生理盐水，冲洗中有脓液，直至脓液洗净后拔出针头，下鼻道穿刺处可用羟甲唑啉棉片或明胶海绵压迫止血，窦内有脓，洗净后可注入抗生素或糜蛋白酶，以达到抗菌排脓。

穿刺应注意：①穿刺部位及穿刺方向要正确。防止刺入眶内及面颊部软组织；②注入生理盐水，遇到阻力，要注意找原因，不应勉强冲洗；③在穿刺中若患者出现昏厥，必须停止穿刺；④切忌注入空气，以免发生气栓。

(张逸凡　张金峰)

第七节　鼻出血

鼻出血又名鼻衄，中医有“鼻洪”“鼻红”“红汗”等名称，将其列入血证范围，是全身或局部疾患的一个症状。

【病因】

有局部和全身两方面的原因。

1. 局部

以外伤为多见，其次为鼻腔炎症，中隔偏曲，异物、肿瘤等。

2. 全身

鼻出血多因高血压，动脉硬化所致，其他为血液病，如白血病，再生障碍性贫血；急性传染病发热也可引起鼻出血，如伤寒，斑疹伤寒，猩红热，麻疹，急性风湿热，流行性出血热等；心、肝功能异常，化学药品中毒，维生素缺乏，异位月经，高山缺氧等也可引起鼻出血，遗传性毛细血管扩张症亦为鼻出血原因之一。

中医认为鼻衄是血不循经，妄行经外，其原因多为火动或气损。火动则迫血妄行，气伤则血无依存，火动多因六淫外感，肺胃肝胆火炎，热载血上泛或阴虚火旺，浮火上炎引血上冒清窍。气伤多因七情劳倦，久病，致气虚不能摄血或气滞血瘀，以致血溢脉外。

【症状及诊断】

1. 实热

(1) 肺热：多见于急性传染病或上呼吸道感染患者，出血鲜红，发热口干，咳嗽，鼻黏膜充血，脉浮数或数，舌苔黄。

(2) 胃热：多见于急性血液病及传染病，出血鲜红，量多，口渴引饮，便秘口干、口臭、脉数，舌红苔黄。

（3）肝火：常见于高血压动脉硬化患者，鼻出血量多，血色鲜红，头晕目眩，耳鸣耳赤，口干舌燥，心烦易怒，舌质红，脉弦数。

2. 虚证

（1）气虚：反复出血，时止时出，量不多，血色清淡，面色皖白，唇甲不华，气短心悸，纳差神疲，舌质淡，脉沉细。

（2）肝肾阴虚：鼻衄时作时止，口干少津，潮热盗汗，头目眩晕，耳鸣，舌质红少苔，脉细数。

【治疗】

1. 止血

鼻出血的治疗，应“急则治其标，缓则治其本”。首先应止血，常用止血方法如下。

（1）捏紧两侧鼻翼数分钟，如鼻中隔前端少量出血，多可停止。

（2）浸以盐酸羟甲唑啉或1%麻黄碱棉片或1%盐酸肾上腺素棉片填塞鼻腔压迫止血，小出血者可止住；羟甲唑啉、麻黄碱、肾上腺素收缩鼻腔，易于检查出血点。

（3）找出出血点后，可用三氯醋酸或3%硝酸银烧灼，可达到烧灼止血的目的，亦可用电灼法止血。

（4）鼻腔填塞法：是较常用而有效的止血法。填塞前先用1∶1 000肾上腺素棉片加数滴1%丁卡因收缩鼻腔黏膜，便于看清出血点和减轻填塞时的疼痛。方法是用一段凡士林纱条，其一端双叠约6～8cm，放入鼻腔约达到下鼻甲后端。再将折叠部分上下分开，使较短一段平贴鼻腔上部，长的一段平贴鼻底，形成一向外开口的“口袋”，然后自长的那段的末端开始，以上下折叠的方式将其填入口袋内，使其填紧鼻腔，不使再有血液外流，填塞时间一般不超过2日。

若鼻腔填塞方法未能止血者，可改用后鼻孔填塞法。先用凡士林纱条做近似患者后鼻孔大小的锥形纱球，纱球尖端系粗丝线两根，底部系一根，再用小号导尿管从出血侧前鼻孔插入鼻腔，直至口咽部，以血管钳将其头端拉出口外，此时将纱球端粗丝线缚于导尿管头端，向外抽回导尿管尾端，则纱球借术者手指帮助，越软腭拉到鼻后孔处，鼻腔随即用凡士林纱条填塞，继而将鼻外两根线缚于一小纱布块上，固定在前鼻孔，底部单线固定在口角边，2～3天后拉着口角单线，即可撤出纱球。要注意无菌操作和勿使耳咽管受压，并须用抗生素预防感染。

2. 辨证施治

（1）肺热：清肺泻热，凉血止血。用桑菊饮加牡丹皮、白茅根、栀子炭。

（2）胃热：清泻胃火，凉血止血。用玉女煎加减。

（3）肝火：清肝泻火，凉血止血。用龙胆泻肝汤加羚羊角、茜草、牡丹皮，以加强清热凉血作用。

（4）气虚：益气健脾止血。用归脾汤加血余炭、棕榈炭、花蕊石。

（5）肝肾阴虚：滋阴降火止血。用知柏地黄丸加墨旱莲、阿胶、藕节。

3. 外治

（1）鼻部冷敷。

（2）导引法。令患者双足浸入温水中，或用大蒜捣烂成蓉，敷于涌泉穴上。

（3）吹鼻法。常用百草霜、血余炭，马勃、云南白药等吹鼻。

（4）应用止血药物。常用有维生素K、维生素P、仙鹤草、止血定、安络血、6-氨基乙酸、对羧基苄胺；中药有云南白药、十灰散、马勃、白及、血余炭、花蕊石、蒲黄、三七等可根据病情酌情使用，但只能起辅助作用，切勿单纯依靠药物止血。

4. 针灸

针刺上星、内庭、合谷、迎香等穴。

5. 中西医结合治疗

中医学认为，本病属“血证”范畴，始见于《黄帝内经》，热毒炽盛、迫血妄行，或虚火上炎，或气血俱亏，摄血无能，血液上行于清道，而成衄血。而肺经风热证多因风热外犯或燥热伤肺，邪热壅肺，以致肺失肃降，而邪热循经上蒸，犯及鼻窍，伤及阳络，血溢脉外而成衄，故治疗以疏风散邪，清热止血为主。凉血止衄汤由白茅根、藕节炭、侧柏炭、焦山栀、生地黄、桑白皮、牡丹皮、夏枯草、怀牛膝组成，其中白茅根凉血止血，清热利尿；藕节炭活血祛瘀；侧柏炭凉血止血，祛风湿，散肿毒；焦山栀清热泻火，解毒凉血；生地黄清热凉血，养阴生津；桑白皮泻肺平喘，行水消肿；牡丹皮清热凉血，活血化瘀；夏枯草清肝泻火，散结消肿；怀牛膝逐瘀通经，引血下行。方中诸药，配伍精当，具有疏风散邪、清热降火、凉血止血之功。凉血止衄汤联合鼻内镜手术治疗老年鼻衄疗效确切，考虑与以上作用有关。

【注意事项】

1. 如出血过多，有休克情况，应迅速补充血容量，可先给予血浆代用品，应准备输血。

2. 严重出血，各种止血方法无效时，应根据出血部位，可选择结扎颌内动脉，筛前、筛后动脉或颈外动脉。

3. 经止血后，应详查出血原因，进行病因治疗，以防复发。

（张逸凡　张金峰）

第八节　急性咽炎

急性咽炎为咽部黏膜，黏膜下组织及咽部淋巴组织急性炎症，可继发于急性鼻炎、急性鼻窦炎之后，亦常为急性呼吸道传染病，如麻疹、猩红热等前驱症状。中医所称的“喉风”“喉痹”的临床表现与急性咽炎有类似的部分。但“喉风”“喉痹”乃系咽喉肿痛，影响呼吸，吞咽之证，包括咽喉一系列疾病，非指某一单纯的疾病。关于喉痹的概念，历代都较复杂。《黄帝内经》所称喉痹实为多种疾病的总称，包括了喉痹、喉风、乳蛾、喉喑、白喉及部分口腔疾患，为广义之喉痹。其范围广泛，界限混淆不清，不易辨识，也不利于掌握病情，给病名的规范化及阅读古医籍带来诸多不便。随着医学的进步与发展，后世医家对咽喉病的分类也渐趋详细，病名病种更趋专一，将喉痹作为一个独立的疾病出现，成为狭义之喉痹。专指咽部红肿或微红，咽痒不适等咽部的实证或虚证的病变。

【病因】

细菌和病毒系本病的致病原因，病毒是急性咽炎最常见原因，如鼻病毒、腺病毒、流感病毒、冠状病毒等。细菌多为溶血性链球菌、肺炎球菌、流感嗜血杆菌、金黄色葡萄球菌等，辛辣烟酒及化学刺激亦可诱发本病。

中医认为机体因内外环境变动，全身与局部抵抗力减低。外邪侵入，从口鼻吸入壅结于咽喉而发病，或肺胃本有积热，外邪袭表，内热不能外达，蒸熏咽喉而致病。

【症状及诊断】

初起咽部灼热干燥，疼痛、四肢酸痛，畏风怕冷，低热。脉浮数、舌薄白。咽部黏膜弥漫性充血，继而咽痛加剧，甚至影响吞咽。体温增高，汗出，便秘，头痛，咳嗽，咽部充血加剧，表面有分泌物附着，咽后壁淋巴颗粒红肿突出，有时可有脓点，颈淋巴结肿大触痛，脉数，舌红苔黄。白细胞、中性粒细胞计数升高。

【鉴别诊断】

1. 麻疹早期

口腔黏膜有麻疹斑及眼结膜症状。

2. 猩红热

有杨梅舌及典型的皮疹。

3. 流行性感冒

常伴整个上呼吸道充血，且全身症状明显。

4. 咽结合膜热

除咽部症状外并有眼结膜充血。

5. 传染性单核细胞增多症

除咽充血外，黏膜表面常有灰白色渗出物附着，易拭去，单核细胞增多可达 40%～80%，血清异性凝集反应阳性。

【治疗】

宜卧床休息，多饮水并且进食容易消化的食物，注意大便通畅。

1. 辨证施治

初起咽疼，畏寒。咽部单纯性充血，脉浮，苔薄白为风寒表证。宜祛风清热，活血解毒，可用六味汤加减。若红肿明显加僵蚕，皂角刺；若发热汗出，咽黏膜充血加剧，淋巴颗粒肿凸，有脓点，咽分泌物多，宜清热利咽，凉膈消肿，可用清膈利咽汤加乳香、没药、赤芍、锦灯笼、重楼；若咽淋巴颗粒红肿高突咽部，痰多宜加僵蚕、浙贝母、皂角刺、马勃以消肿化瘀散结；高烧不退可加生石膏或冲服紫雪散；呕吐可加服紫金锭。

2. 抗菌药物

可酌情用抗生素及磺胺类药，一般以青霉素类药为首选，如青霉素及半合成青霉素等。青霉素过敏者可选用头孢类或红霉素、白霉素等。

3. 外治

（1）含漱：可用金银花、甘草、薄荷等量煎汤漱口，或用复方硼砂液漱口。

（2）吹药：初期可用冰硼散、冰麝散、以清热消肿止痛；咽部充血明显，有渗出物可吹锡类散，珠黄散，清热解毒，消肿祛腐。

（3）含化药：可含服喉痛丸、紫金锭、梅花点舌丹。用法每日 2 次，每次 1 丸，含化咽服。

4. 单方

（1）牛蒡子 9g、皂角刺 9g，煎汤口服，每日 2 次。

（2）土牛膝根 30g、白花蛇舌草 30g，煎汤口服，每日 2 次。

（3）板蓝根 15g、锦灯笼 10g，煎汤口服，每日 2 次。

5. 针灸

（1）取合谷、内庭、曲池为主穴、天突，少商、鱼际为配穴增强刺激，每日 1 次或少商放血，以三棱针刺少商穴，挤出血即可。

（2）耳针选扁桃体，内分泌或耳轮之点放血或耳背部静脉放血 2～10ml，皆可降温止痛。

附：擒拿法

适用急性咽喉炎，急性扁桃体炎、咽喉脓肿，咽痛剧烈、妨碍吞咽者。

方法：患者正坐位，先令患者举右手，伸向身旁侧，拇指在上，小指在下，术者站于患者举手侧，正侧稍偏后，术者以左手示指、中指、环指紧按患者举起的手鱼际部（相当于合谷穴）并用手向前压紧，另用右手拇指按住患者锁骨上缘启关节处，（相当于肩髃穴）示指、中指、环指紧按腋窝处，并用力向外拉，施术者可嘱第三者立于患者前面，准备汤药或流质饮食，让患者吞咽，因咽痛减轻，可顺利咽下。

（张逸凡　张金峰）

第九节　慢性咽炎

慢性咽炎是咽部黏膜、淋巴组织及黏膜的慢性炎症，可分慢性单纯性咽炎，慢性增生性咽炎，干燥性咽炎。常发于成年人中医称“喉痹”“帘珠喉痹”“帘珠喉”等。

【病因】

多因急性咽炎反复发作，烟酒辛辣食物，化学、尘埃以及鼻及鼻窦疾患的刺激，使咽黏膜慢性充血、变性、增生，或机体功能低下，如肝肾疾患、贫血、胃肠功能紊乱，植物性神经紊乱，维生素缺乏，致咽黏膜上皮代谢和血管运动失调，而形成慢性炎症。中医认为素体阴虚，虚火上炎，消灼肺阴，熏燎咽喉或脾肾气虚，气上不承，咽喉失养，延久不愈。

【症状及诊断】

以咽部不适感为主，如干痒、异物感，灼热感，干痛等。由于咽部分泌物干粘，常刺激干咳，甚至引起恶心。随天气变化上述症状加重。可分如下三型。

1. 慢性单纯性咽炎

以咽（咽后壁）黏膜慢性充血，呈暗红为主，并有分散突起的增生淋巴滤泡。

2. 慢性肥厚性咽炎

则以咽黏膜肥厚、淋巴颗粒增生为主，咽后壁常有粘脓性分泌物附着。

3. 干燥性咽炎

黏膜菲薄干燥，色泽淡红，重者黏膜干燥表面光亮，黏膜表面时有干痂附着。

【治疗】

1. 一般疗法

首先应去除致病原因，如鼻部疾病及全身疾病的治疗，减少咽部的刺激，避免粉尘及有害气体的吸入，禁烟酒及辛辣性食品，减少谈话。

2. 辨证施治

（1）慢性单纯性咽炎：多为阴虚肺燥，宜滋阴润肺清热，可用甘露饮或百合固金汤。咽部有异物感加绿萼梅、佛手花、白梅花；咽淋巴颗粒增生加瓜蒌皮、山慈菇、黛蛤散、马勃；咽黏膜充血明显加锦灯笼、山豆根、马勃；痰多加地枯萝、贝母；若肾阴亦虚，可加服知柏地黄丸以滋肾降火。

（2）慢性肥厚性咽炎：多为阴虚痰凝，可用养阴清肺汤加桔梗、香附、郁金、贝母、僵蚕以清肺养阴，散结化痰。若黏膜不红，并伴少气懒言，唇淡无华，宜补气生津，化痰散结，可用香砂六君子汤加石斛、沙参、天花粉、僵蚕、贝母；若咽黏膜淡白，伴肾阳虚者，可用金匮肾气丸。

（3）干燥性咽炎：则宜润燥生津活血通络，可选用清燥救肺汤加减，若黏膜淡薄宜加生黄芪、太子参、玉竹。

3. 外治

（1）可用1%碘甘油或0.5%～1%硫酸锌涂布于咽黏膜，以收敛消炎。

（2）阴虚火旺者，可含化利咽生津丸或咽津丹，每日2次，每次1丸。有清肺润燥生津作用；若气阳虚者，可含蜜制附子。

（3）吹药，可选冰硼散或冰麝散。

（4）雾化吸入，可选用安息香酸酊或50%蜂蜜加50%水或养阴清肺糖浆雾化吸入，每日1次，每次20分钟。

4. 理疗

（1）激光照射，每日1次，每次15分钟。

（2）咽淋巴颗粒增生，可用电灼或20%硝酸银烧灼，亦可用激光烧化。

（3）封闭疗法，可用0.5%普鲁卡因或加维生素B_{12}，当归液，首乌液于咽后壁注射，每日1次，7次为一疗程。

（张逸凡　张金峰）

第十节 急性扁桃体炎

扁桃体炎属中医学“乳蛾”范畴，亦有称“单双蛾”等，因其生于咽喉旁状似蚕蛾，故命此名。西医学指腭扁桃体的急慢性炎症，发病率极高，尤其在儿童中易反复发作。本病虽非重症，但可能引起局部和全身的并发症，较为严重的有风湿热、急性肾小球肾炎等，《诸病源候论》也有对其传变入心的记载，“喉痹者，喉里肿塞痹痛，水浆不得入也。人阴阳之气出于肺，循喉咙而上下也。风毒客于喉间，气结蕴积而生热，故喉肿塞而痹痛”。急性扁桃体炎是以腭扁桃体为主的急性炎症，是一种春秋两季常见病和多发病，有一定的传染性，并可引起较严重的并发症，中医称为“乳蛾”或“蛾风”。

【病因】

病毒和细菌均可感染。病毒如流行性感冒病毒，副流行性感冒病毒、腺病毒、鼻病毒；细菌以乙型溶血性链球菌，葡萄球菌，肺炎链球菌为本病的主要致病菌。其诱因是过度疲劳，受冷，辛辣、烟、酒刺激等。中医认为是风热邪毒侵袭或肺胃壅热上蒸而发病。

【症状及诊断】

初起多表现发热畏寒，咽痛，体温多在38℃左右，无汗或少汗，头痛，浑身酸疼，咳嗽，脉浮数，苔白或薄黄，扁桃体表面充血、肿大、光滑、无渗出物，腭舌弓充血呈风热证候；继而炎症侵犯扁桃体实质，扁桃体组织化脓，高烧汗出，体温39～40℃，口渴引饮，口臭便结，咽痛剧烈，吞咽困难，扁桃体表面红肿明显，并有黄白脓点或有渗出的假膜，颌下淋巴结肿大，压痛，脉洪数，舌红苔黄厚，呈肺胃壅热证候。

【鉴别诊断】

急性扁桃体炎应注意与猩红热，白喉等急性传染病鉴别。白喉多见于儿童，起病较缓，咽痛较轻，发热较低，但全身中毒症状较重，扁桃体、腭弓、软腭，甚至咽后壁有灰白色伪膜覆盖，不易擦去，咽拭子涂片及培养可查见白喉棒状杆菌，猩红热可有全身皮疹及杨梅舌。

【治疗】

1. 辨证施治

初起宜祛风清热解毒消肿，可用疏风清咽汤。若咳嗽痰多可加浙贝母、桔梗宣肺化痰；咽痛可加乳香、没药。若为急性化脓性扁桃体炎，多表现为肺胃蕴热，宜泄热解毒，消肿和膈，可选用清膈利咽汤，若高烧不退可加生石膏或冲服紫雪散；呕吐可加服紫金锭；颈淋巴结大可加夏枯草。

2. 抗生素

首选青霉素G，其他如头孢类、麦迪霉素以及氨苄青霉素、万古霉素等。

3. 外用药

同急性咽炎。

4. 外治疗法

针刀、点刺扁桃体排脓放血，或穴位点刺放血在治疗乳蛾中疗效甚佳。《医宗金鉴》:“乳蛾肺经积火成，双轻单重喉旁生，状若蚕蛾红肿痛，关前易治关后凶”，指出生于关前者，吹药易达患处，并能够更加方便地点刺排脓，因此容易治疗，而生于关后者药物及针刺等都难以达到，可见外治法在乳蛾治疗中的重要性。

（张逸凡　张金峰）

第十一节 慢性扁桃体炎

慢性扁桃体炎多由急性扁桃体炎反复发作或因隐窝引流不畅，窝内细菌、病毒滋生感染而演变为慢性炎症。亦可继发于某些急性传染病之后，如猩红热、流行性感冒、白喉等，属于中医“虚火乳蛾”范畴。以咽喉两侧喉核红肿疼痛、吞咽不利为主症，因其红肿，形似乳头，状如蚕蛾，故名乳蛾，是咽喉科常见病、多发病，儿童发病最多，青年次之。本病往往反复发作，缠绵难愈，由于邪毒滞留于喉核，日久不去，常成为全身感染的病灶之一。常见并发症如痹证、心悸、怔忡、水肿等，严重危害身体健康，甚则可危及生命。必须及时彻底地加以治疗。慢性扁桃体炎是常见的疾病，易形成病灶而影响机体，发生各种并发症。发病年龄以7～14岁最多，青年次之，老年最少，性别差异不大，中医称“虚火乳蛾”或“石蛾”。

【病因】

由急性扁桃体炎反复发作转变而成。近认为与机体免疫失调有关，因扁桃体为免疫器官，受反复炎症刺激，产生IgA、IgG及其免疫复合物，引致Ⅱ或Ⅲ型变态反应，因而一方面使扁桃体本身反复炎症，另一方面使其他器官产生免疫反应，如风湿热，肾炎，心脏瓣膜疾病等。

中医认为，外邪流连不去，耗伤阴津，阴虚无以制火，痰、火结于扁桃体而反复发作。有研究者认为，乳蛾发病虽与火相关，但火分虚实。《重楼玉钥续编写·论喉痹关乎运气而有火湿寒之异》云：“实火因过食煎炒炙博醇酒，热毒蕴积，胸膈不利，烦渴便闭。”乳蛾位于喉关两侧，外邪的侵袭大多从口鼻而入，咽喉首当其冲；另脾胃积热、肝胆湿热、肺经风热等里热炽盛，亦可上冲咽喉，结成种种热毒，症见咽喉干燥灼痛、吞咽痛甚、高热、烦躁饮冷、大便秘结、脉数有力等。虚火“因思虑过多，中气不足，脾气不能中护，虚火易至上炎”，可见咽喉干燥、如有异物梗阻、痰涎壅盛、恶心反酸、小便清长、脉虚无力等。

【症状及诊断】

主要有反复发作急性扁桃体炎的病史。如咽痛、发热、颈淋巴结大等；平时常感咽部不适，有异物感，或有低热、瘦弱无力等表现。但这些症状多不明显而轻微，倘若扁桃体肥大亦可影响呼吸、吞咽。

检查腭舌弓呈慢性充血，扁桃体表面充血，表面凹凸不平，腺窝口有瘢痕或脓栓，扁桃体与腭舌弓有粘连，挤压腭舌弓扁桃体腺管口有分泌物排出即可确诊。

【治疗】

1. 辨证治疗

（1）阴虚有热：表现为扁桃体肿大，慢性充血，腺窝口有渗出物，咽经常干疼，有异物感，低热，脉细数，舌干少苔，宜滋阴降火，生津润燥，可用甘露饮加山慈菇、赤芍、蒲黄以活血，消肿解毒。若兼肾阴虚，宜加龟甲、玄参；低热加地骨皮、银柴胡，若腺窝口有渗出物加马勃、紫花地丁解毒祛腐，扁桃体肥大可加僵蚕、瓜蒌；下颌淋巴结大加夏枯草。

（2）痰凝血瘀：扁桃体大、质韧、咽部多哽塞不利或有球塞感，夜间鼾声响鸣，治疗宜活血化瘀理气，开结，可用四物汤加射干、马勃、瓜蒌、山慈菇、浙贝母、僵蚕、香附、蛤壳、海藻；扁桃体充血，宜加连翘、锦灯笼、重楼。

2. 药物治疗

（1）药物外敷。可用冰硼散或锡类散敷于扁桃体表面，亦可用消肿碧玉散点敷于扁桃体上。

（2）药物含化。可服咽痛丸，六神丸，润喉丸等。

3. 手术切除

扁桃体为免疫器官，具有免疫功能，尤其学龄前儿童。不应轻易切除，只有在扁桃体反复炎症或已成病灶，经保守治疗无效时始应手术。手术方法有低温等离子射频扁桃体切除术、剥离切除术、挤切术或烙法。低温等离子射频扁桃体切除术过程中出血较少，术后疼痛较轻，恢复较快；挤切术适应扁桃体大而无周围粘连的患儿，否则应行剥离术；烙法简单易于操作，不需特别手术器械，适用于基层。

扁桃体手术的适应证：①反复发作之慢性扁桃体炎或扁桃体肥大影响呼吸，吞咽功能；②慢性扁桃体炎影响邻近器官疾病，如中耳炎，淋巴结炎等；③慢性扁桃体炎形成病灶，合并风湿病、肾炎，心脏病，低热等；④扁桃体肿瘤。

附：扁桃体烙治方法

1. 器械

金属烙铁、酒精灯、纱布、压舌板、香油。

烙铁器形有平板圆型、平板方型和圆棒型三种，平板圆型直径约为 0.7cm、厚度约 0.2cm，平板方型直径约为 0.9cm、厚度约 0.2cm，圆棒型有大小之分。

2. 方法

（1）施烙前准备：应根据患者扁桃体的情况，选择不同形状大小的烙铁，保持光线充足，环境安静。治疗前予以患者心理疏导，嘱患者保持放松，减少压力，以免患者紧张烫伤其他组织。

（2）试烙：患者端坐位，头微向后仰，嘱患者张口，烙铁酒精灯上加热，先将烙铁稍微烧灼，取一支烙铁蘸上香油，并在纱布稍蘸一下，并顺势把烙铁之柄在医者手臂上稍碰一下，立即送进患者口腔至咽部，对准扁桃体施行烧烙。烙铁涂蘸麻油后酌热度约为 50～60℃，此为患者可以接受的温度，患者自觉形成心理接受和暗示。

（3）如此患侧烙治 4～5 次。烙铁涂蘸麻油后酌热度约为 90～110℃，温度的把握至关重要，如时间延迟，热度降低，起不到烧烙作用，当听到烙铁烙着有“嗞嗞”声音后立即取下，不宜多停留。烙铁位置每侧为扁桃体的上、中、下三个点。施烙时嘱患者发“啊”音，能使软腭抬高，咽腔扩大，这样既能看清扁桃体，便于施烙，又能避免误烙他处。烙治后患者可选用灭菌注射水和过氧化氢溶液 1∶1 比例漱口，6 次 /d，患者治疗后扁桃体处可出现白膜，5～7 天可脱落，5～6 次为一个疗程，一般两个疗程，效果最为显著。

（张逸凡　张金峰）

第十二节　急性喉炎

急性喉炎是喉黏膜及声带的急性炎症性病变，多发生于冬春两季，发生于小儿者，多较严重，呼吸困难明显，中医称为“暴喑”“喉风”“喉闭”及“走马喉风”。“喉风”首次出现在《太平惠民和剂局方》。历代医家对喉风论述各异，有广义和狭义之分。广义喉风泛指咽喉口齿唇舌多种疾病；狭义喉风专指以呼吸困难、痰涎壅盛、语言难出、汤水难下为突出表现的咽喉危急重症。

【病因】

宋金元时期，医家已初步认识到痰火上壅咽喉可致喉风。明清以来，随着《医宗金鉴·外科心法要诀》《重楼玉钥》等外科乃至喉科专著的问世，诸医家对喉风之病因病机达成了较为统一的认识。普遍认为，喉风发病乃外内合邪：外受风邪、风热或疫毒邪气侵袭，内由肺胃积热化痰或脾胃积热生痰。

常继发于上呼吸道感染或急性呼吸道传染病，异物及理化损伤亦可引起。中医认为风邪袭肺，肺为邪闭，喉部壅塞或素有湿痰，痰邪互结于喉。

【症状及诊断】

主要症状为声音改变，从声音嘶哑以致失音，常继发于上呼吸道感染。在其原有症状上发生声音嘶哑，阵发性咳嗽，喉内干燥不适。成人全身症状轻微，偶有发热，畏寒、困倦、纳呆等症状，呼吸困难少见；小儿因声门相对较小，黏膜下组织松弛，易致喉阻塞，出现吸气性呼吸困难，其表现为吸气时间延长。吸气时有喘鸣，胸骨上窝、锁骨上窝、肋间隙、上腹部凹陷，且全身症状明显。

喉镜检查时，可见喉黏膜弥漫性充血，声带亦充血肿胀，表面有分泌物附着，本病应与白喉、呼吸道异物相鉴别。喉镜检查，白喉附有伪膜，涂片可查到白喉棒状杆菌，体温不甚高，但全身中毒症状明显，颈淋巴结大。而急性喉炎喉黏膜充血，肿胀，少有假膜，全身症状与体温高低相呼应。呼吸道异物，有异物史典型的症状。直接喉镜、支气管镜以及X线检查等可以鉴别。

【治疗】

急性喉炎的早期，多表现畏寒、发热或浑身不适，鼻塞声重，咳嗽声哑，声音不畅，脉浮苔白，为风邪闭肺；若为风寒则喉黏膜苍白水肿，痰清稀、脉缓；若为风热喉黏膜充血，痰黏稠，脉浮数。风寒宜祛风宣肺散寒开音，风热宜宣肺清热利喉开音；痰邪为急喉风的主要致病因素，因痰涎壅盛导致气道不通、呼吸困难、喉鸣等急症，因此治疗急喉风首重"祛痰开窍"。

（1）内治法

1）泻火解毒，祛痰开窍

此法主要针对痰火上壅、阻闭喉窍之证候。因风热时邪侵入体内，引动体内脏腑积热，风热毒与痰邪相结，上壅咽喉，故咽喉红肿热痛；喉间因痰毒积聚，阻滞气道，造成气血凝结，肌肉肿胀，气道因此变得狭窄，故发生气机不通、呼吸困难；呼吸不畅以至于气流经过会出现痰鸣声，声如拽锯；喉部疼痛剧烈时会影响吞咽功能，甚则吞咽受阻，水浆难下，全身面青唇紫，四肢厥冷，气浅而促，有濒临窒息的危险。治以泻火解毒、祛痰开窍为主，方用雄黄解毒丸，或清瘟败毒散合清气化痰丸。

2）祛风散邪，祛痰开窍

此法主要针对风痰上壅、阻闭喉窍之证候。因禀赋不足或肺胃脾虚之人，素体痰湿内盛，突遇外邪，风痰上壅喉间而突发肿胀，阻闭喉窍，呼吸不畅，奋力挣吸，故见三凹征；外邪客犯声户，故声音嘶哑甚则失音；痰盛，无火无热，故见咽喉肿胀色淡，多白色泡沫痰涎，声带水肿，有时如鱼泡状，治以祛风散邪、祛痰开窍，方用三拗汤合涤痰汤加减。

（2）外治法

吐痰法是祛痰法中最直接且快速的方式，也是最常用于治疗急喉风的治疗方法，医家多用探吐法、吹喉法、灌喉法、外敷法、滴鼻法。吹喉法及灌喉法，急者吹之，缓者灌之，是以药物直接吹入或灌入咽喉患处引起吐痰，使痰出而开窍，常用于缠喉风、锁喉风、哑瘴喉风等，对于急喉风有极好的祛痰开窍功效，常见用药为金锁匙、僵蚕炒末、牛膝汁、冰片。据《杂病源流犀烛》记载，用金锁匙吹之，痰自出，"总治一切喉闭喉风，痰涎壅塞，口噤不开，汤水难进之症"。滴鼻法在急喉风处于危险情况，症见牙关紧急、语言不出时，用药水滴入鼻中使吐痰以开窍。亦可喷冰麝散或白降雪散，以清热解毒，消肿利喉，减轻喉部肿胀。

（3）抗生素和激素

小儿急性喉炎，易产生喉梗阻，所以需集中力量解除喉部肿胀，应早期使用肾上腺皮质激素，配合抗生素；抗生素可选用青霉素、头孢类、红霉素等。肾上腺皮质激素使用应早，量需大，尤其是出现一度呼吸困难时（喉阻塞的呼吸困难，常分为四度：Ⅰ度呼吸困难时，患者安静时无呼吸困难，哭闹时可出现轻度呼吸困难及吸入性喉鸣，胸骨上窝凹陷；Ⅱ度呼吸困难，患者安静时有轻度呼吸困难，喉鸣，三凹征现象，但能安静入睡，无烦躁不安，无明显缺氧现象；Ⅲ度呼吸困难，吸入性呼吸困难，三凹征、喉鸣均明显，并伴烦躁不安，拒食等现象；Ⅳ度呼吸困难，除呼吸困难外，面色苍白，神志不清，发绀，出冷汗，脉快而弱，呼吸快而表浅，若不及时抢救，可因呼吸循环衰竭而死亡）。常用地塞米松 0.2mg/（kg·d^{-1}），分1次或2次肌肉或静脉注射；呼吸困难在二度以上应给予静脉注射或氢化可的松 50～100mg 静脉注射，首次应用后若病情不缓解，应再次注射，病情缓解后改用口服。

【注意事项】

小儿有呼吸困难，必须严密观察，行氧气吸入；若1～2度呼吸困难，经药物治疗未能控制发展，或呈三度呼吸困难，应迅速作气管切开，以解除喉梗阻。

（张逸凡　张金峰）

第十三节 慢性喉炎

慢性喉炎是指喉黏膜长期反复发作的炎症。可波及黏膜下层及喉内肌，按其病理变化可分为慢性单纯性喉炎，慢性肥厚性喉炎和慢性萎缩性喉炎，主要的临床表现为声音嘶哑。在中医学上把慢性喉炎称为“慢喉喑”，以声音低沉、讲话费力、声音嘶哑、日久不愈为特征，由喉黏膜的非特异性慢性炎症引起，主要表现为声带或前庭襞充血、肿胀，甚至表现为声带小结、声带息肉等特殊形式。因其病程长、易反复发作。

【病因】

因急性喉炎治疗不彻底，邪毒未消，反复发作或烟酒粉尘刺激，耗伤肺津。咽喉失去滋润，黏膜燥涩，发音不利或久病肺肾两亏，肺金清肃不利，肾阴无以上承，阴虚内热，火燥肺金，金破不鸣，亦可因发音不当，讲话太多，肺气耗伤，损及声带而致失音。

慢喉喑多以脏腑辨证为纲，虚证居多，亦有实证。张介宾《景岳全书》指出：“声音出于脏气，凡脏实则声弘，脏虚则声怯，故凡五脏之病皆能为瘖。如以忧思积虑，久而致瘖者，心之病也；惊恐愤郁，猝然致瘖者，肝之病也；或以风寒袭于皮毛，火燥刑于金脏，为欬为嗽而致瘖者，肺之病也；或以饥饱，或以疲劳，致败中气而喘促为瘖者，脾之病也；至于酒色过伤，欲火燔烁，以致阴亏而盗气于阳，精竭而移槁于肺，肺燥而嗽，嗽久而瘖者，此肾水枯涸之病也。”

【症状及诊断】

声音嘶哑为其主要症状，亦可表现音调低沉，讲话费力不能持久，严重者可失音，伴咽干、干咳、异物感。

检查喉黏膜呈暗红色，肿胀，声带失去原有光泽，表面有血管纹，继而纤维变性，黏膜肥厚，色呈灰蓝色，声带变暗红色，边缘肥厚呈钝圆，发音时闭合不拢或声带边缘、声带上有小结节或息肉。若为慢性萎缩性鼻炎多伴鼻咽黏膜萎缩，喉黏膜萎缩变薄，表面附着黄褐色痂块，喉内肌萎缩，声带内收不全。

【治疗】

1. 一般疗法

（1）注意发音休息，避免烟酒粉尘刺激，治疗鼻腔及咽部疾患，纠正不正确发音。

（2）雾化吸入，可用复方安息香酊，50% 蜂蜜，养阴清肺糖浆雾化吸入，每日 1～2 次。

（3）清音丸或铁笛丸噙化。

2. 辨证治疗

（1）初期：多表现为肺燥津伤，音哑、喉燥、咽干、咳嗽、喉黏膜呈慢性单纯性充血。宜养阴润燥，清肺化痰，可用养阴清肺汤加玉蝴蝶、凤凰衣、腊梅花。若伴肾阴亏，加服知柏地黄丸，若声带闭合差，发音易疲劳可加太子参、山药。

（2）肥厚性喉炎：可见声带小结或息肉，多为气滞血瘀。宜活血化瘀，理气散结，清肺利喉。可用会厌逐瘀汤加血余炭、玉蝴蝶、腊梅花，海藻、莪术、鳖甲。若声带息肉呈水肿状宜加泽泻、薏苡仁、喜树子、鹅不食草、乌梅；黏膜红宜加牡丹皮、知母。

（3）肺脾气虚：症见声哑，声调低怯，说话不耐久，话多则声哑加剧，少气欠力，声带松弛，闭合不全。宜健脾补气，生津利喉，可用补中益气汤加玉蝴蝶、腊梅花、麦冬、熟地黄、五味子。

（4）慢喉喑之特征多为患病日久，声音嘶哑，言语费力，痰多黏着难咯，咽异物感，喜清嗓，胸闷不适，舌暗，苔白腻，脉滑或涩。喉镜下见声带色暗红、肥厚，或边缘有小结，或边缘有息肉样肿物突出，前庭襞亦增生肥厚。结合舌脉及临床局部表现，证属痰凝血瘀。此类慢喉喑多无全身症状，舌脉难断，只能以局部症状作为慢喉喑的辨证依据，运用干祖望提出的“破瘀化痰攻坚”为其主要治疗方法，常用代表方取《医林改错》中的会厌逐瘀汤、清燥汤、理中化痰汤加减，常用药物为牡丹皮、川芎、桃仁、红花、咸竹峰、蝉蜕、桔梗、黄芩、柴胡等。瘀滞重者，可加王不留行；声嘶重者，可加射干、木蝴蝶；伴声带水肿者，加天竺黄、浙贝母。张景岳曰："善治痰者，惟能使之不生，方是补天之手。"寒痰者，加半夏、白术、茯苓；湿痰者，加半夏、陈皮、枳壳；有顽痰者，加川贝母、僵蚕，李云英教授认为僵蚕有化顽痰之功，对于病程日久之痰瘀者甚为有效。

（张逸凡　张金峰）

第十四节　急性会厌炎

急性会厌炎是会厌的急性感染，可形成脓肿，发病较急，多见于成人，若发生幼儿病情发展迅速且严重。中医无相应的病名，所谓"喉风""紧喉风"或"重喉风"可能包括本病。

【病因】

主要为病毒和细菌感染。细菌感染以乙型溶血性链球菌，流感嗜血杆菌为主。受凉、异物、外伤、过敏、邻近组织炎症或化学药物刺激为其诱因。中医认为系外感邪毒，邪毒与痰热互结所致。

【症状及诊断】

起病急，咽痛剧烈，吞咽困难，甚至唾液难以咽下，咽部痰涎积存，讲话含糊不清，自觉咽部有物阻塞，小儿及成人暴发型可有吸气性呼吸困难或窒息，但常无声音嘶哑症状，此症与喉炎症不同。全身症状重者可有寒战、高烧，一般伴低热或全身不适，酸楚等。

检查咽部多未见明显病变，间接喉镜下会厌和舌面黏膜充血，极重水肿；若脓肿形成，会厌舌面可见局限性隆起，其上有黄白色脓点。

【治疗】

1. 辨证施治

（1）早期：脓未成，宜散风清热，消肿散结，可选疏风清热汤加射干、赤芍、乳香、没药、土牛膝根。

（2）脓已成：宜清热解毒，消肿排脓，可用仙方活命饮加桔梗、土牛膝根、鱼腥草、重楼，以加强解毒排脓。呼吸困难，痰声明显可加服雄黄解毒丸和猴枣散。

2. 外治

可喷玉钥匙散或妙喉散，以清热消肿。或以擒拿法改善症状，以利饮食（见急性咽炎）。

3. 手术

早期可于会厌舌面划痕，以利消散，脓肿形成可在喉镜下切开排脓。呼吸困难重者，须行环甲膜穿刺术、环甲膜切开术及紧急气管切开术。

4. 抗生素和激素

根据病情可适当选用抗生素。若会厌水肿明显或波及喉内而有呼吸困难者，可应用激素，以控制症状的发展。

（张逸凡　张金峰）

第十五节　耳郭浆液性软骨膜炎

耳郭假囊肿又称耳郭非化脓性软骨膜炎，耳郭浆液性软骨膜炎，耳郭软骨间积液等，是以耳郭外侧面囊肿样隆起为主要临床表现的耳科常见疾病，主要病理变化为耳郭软骨间积液。本病在中医学中属"耳郭痰包"范畴。

【症状及诊断】

常无自觉症状，多为偶然发现，或有胀痛感，检查可见耳郭前上半部囊样肿物，质软，穿刺可抽出草黄色液体。

【治疗】

1. 穿刺抽液后加压包扎，亦可用石膏固定。其方法是将石膏粉用水调后，于囊肿处耳郭两侧固定压迫，5 天后拆石膏，一般 1 次就消退。如未消退，可再行抽液后用石膏固定压迫。

2. 穿刺抽液后以激光照射，每日 1 次，每次 10 分钟。

3. 中医学认为耳郭痰包多因饮食、劳倦伤脾，以致脾胃功能失调，痰浊内生，复受风邪外袭，夹痰浊上窜耳窍，痰浊凝滞，困结于耳而发病，治疗常以祛痰散结，疏风通络为法。结合患者整体情况及耳郭局部辨证，在祛痰散结，疏风通络基础上加用清热散结化瘀药物，诸药合用，化痰消肿散结，清热活血祛瘀，从而达到改善局部血液循环，减少囊内渗出，促进囊壁愈合的目的。

（张逸凡　张金峰）

第十六节　化脓性耳郭软骨膜炎

耳郭化脓性软骨膜炎是指耳郭软骨和软骨膜之间的化脓性炎症，多见于耳郭外伤、烧伤或耳针及局部穿刺抽液后引发的感染，中耳乳突术后亦偶有出现，不及时治疗，软骨一旦坏死，则耳郭将畸形。中医称为“耳发”或“耳发疮”。

【病因】

其致病菌多为铜绿假单胞菌，因手术或外伤损及软骨或使其软骨暴露，或外伤后引起耳郭血肿，继发细菌感染，致软骨膜化脓性坏死。

中医认为，因肝胆湿热，复感外邪，内热外邪互结。化热成毒，蒸腐肌膜成脓，而成本病。

【症状及诊断】

初起耳郭发热，疼痛充血肿胀，进而疼痛加剧，耳郭红肿如蜂房状，触痛明显，耳郭红肿以耳郭软骨为主，耳垂不含软骨，故不被累及，若脓肿形成，表面呈暗红色或有局限性淡黄色隆起，有波动感。脓肿处皮肤破溃后疼痛减轻，但软骨大片坏死，耳郭失去软骨支架，愈合后瘢痕收缩，耳郭卷缩变形。

全身症状，初起恶寒发热，脉浮数，舌苔薄白，继而壮热汗出，口渴便干，脉数，舌苔黄。

【治疗】

1. 辨证施治

（1）初起：未成脓，多为风邪热毒，宜祛风清热解毒活血，可选用五味消毒饮加荆芥、柴胡、防风、川芎、乳香，没药、川贝母、白芷；若发热重可加生石膏、栀子，痛甚加珍珠母。

（2）化脓期：应清利肝胆湿热，活血排脓，可选用龙胆泻肝汤加乳香、没药、皂角刺、鱼腥草、黄连、黄芩；大便干加大黄。

2. 外治

（1）脓肿未形成宜敷芙蓉膏，金黄散清热解毒、消肿止痛。

（2）脓肿已形成，应切开排脓，并反行耳郭脓肿切开引流术、坏死软骨清创术，同时留置引流、联合伤口治疗中心定期清创换药。外敷金黄膏或黄连膏加去腐生肌散或五五丹以排脓去腐。脓肿切开时应注意，如软骨已坏死应刮除干净，为预防耳郭变形，可于耳郭皮肤之间衬托以硅胶膜板，膜板上应钻散在小孔，以利引流。

3. 抗生素

耳郭化脓性软骨膜炎属于外耳较严重的感染性疾病，如治疗不及时，可能导致耳郭软骨的液化坏死，造成不可逆的耳郭畸形。由于其通常首先发生于外耳道软骨，早期体征不明显，不易发现，应注意及时观察。其病原菌以金黄色葡萄球菌和铜绿假单胞菌为主，应及时给予敏感抗生素治疗。见耳郭软骨液化坏死，病程中多次取分泌物行细菌、真菌、厌氧菌等培养。如系铜绿假单胞菌感染，可给庆大霉素、多黏菌素；若菌种不详宜先用广谱抗生素，待确定菌种及药敏情况再调整用药。

（张逸凡　张金峰）

第十七节　急性化脓性中耳炎

急性化脓性中耳炎为鼓室黏膜化脓性炎症，多发生于儿童，中医称“脓耳”“聤耳”“底耳”“耳湿”等。

【病因】

致病菌为乙型溶血性链球菌、金黄色葡萄球菌、肺炎球菌等。其他如甲型溶血性链球菌、铜绿假单胞菌、变形杆菌亦可致之。致病菌侵入中耳主要途径为上呼吸道，继而从咽鼓管进入中耳。若鼓膜外伤处理不当，细菌可从鼓膜穿孔进入中耳感染而发病。

中医认为外邪引动肝胆湿热、壅结耳窍所致。

【症状及诊断】

主要症状为耳痛、发热、听力减退和耳流脓。耳痛多为突然发作，可呈搏动性疼痛或刺痛，可放射到头部、牙齿，体温稍高，重症或小儿体温可高达 39～40℃。初起耳不流脓，但发热、疼痛明显，当鼓膜穿破后，耳道始有分泌物流出，可呈黏液脓性或脓性；耳流脓后，体温和疼痛可迅速减轻，若耳流脓后上述症状未减，可能引流不畅，应警惕并发症的发生。患侧听力减退，并有耳鸣。

检查，初起鼓膜弥漫性充血，继而中耳液体积聚，鼓膜向外膨隆，当中耳化脓时，鼓膜凸起并出现黄点，然后此处穿孔，分泌物从穿孔处流出；如穿孔小引流不畅可出现搏动性流脓，乳突区压痛。鼓膜穿孔流脓后，乳突区压痛即不明显，听力检查呈传导性耳聋。

【治疗】

1. 辨证施治

(1) 化脓前期：即中耳黏膜卡他期，多表现为风热外邪闭窍，宜祛风清热解毒消肿，可用清热疏风汤加减。体温高加生石膏；痛甚加乳香、没药；头晕加钩藤、菊花。

(2) 化脓期：鼓膜未穿破，宜龙胆泻肝汤加鱼腥草、蒲公英、赤芍、乳香、没药以清肝胆湿热，消肿止痛，若鼓膜已穿孔，耳道流脓，可用仙方活命饮，以清热解毒，消肿排脓，脓多可加车前子、地肤子、苦参、土茯苓渗湿解毒；流脓不畅呈搏动流脓。可加皂角刺、白芷以利湿消散排脓。

(3) 仙方活命饮功能清热解毒，消肿溃坚，活血止痛。主治痈疡肿毒初起，热毒壅聚，气滞血瘀。罗东逸《名医方论》：“此疡门开手攻毒之第一方也。”火热为阳邪，其性炎上，易致肿疡。耳、鼻、咽喉为清阳之窍，易受火热之邪侵犯。火热邪毒，袭滞于鼻，蒸灼肌肤，气血凝滞，集聚不散而成疖疮。故见局部红肿如粟如椒，疼痛不适。治宜清热解毒、活血止痛。火热邪毒循经上蒸于咽喉，阻滞脉络，致气血凝滞，热毒壅聚作肿，热灼血肉，以致腐坏成痈。《灵枢·痈疽》指出：“热盛则肉腐，肉腐则为脓。”临床可见咽喉疼痛，肿胀较剧，甚至化脓成痈，影响呼吸、吞咽。治疗上应清解热毒、活血排脓。内外热邪困结耳窍，蒸灼肌膜，故耳内疼痛。气机不利，故听力障碍，耳内胀塞感。热势壅盛，灼烁肌膜，故耳内疼痛剧烈，耳膜红赤，血络显露。治疗宜予解毒消肿，活血排脓。故在临床上宜治病求因，实则泻之，凡由火热邪毒壅聚，气滞血瘀引起的疾病，均可以仙方活命饮加减治疗。

2. 外治

初期，鼓膜未穿孔滴用 3% 酚甘油消炎止痛或用紫金锭磨水滴用；穿孔流脓宜滴用黄连液，鱼腥草液、紫草液，脓多宜用 3% 过氧化氢溶液洗净后再滴药。冰矾散中的冰片有清热止痛、开窍醒神的功效，为眼耳鼻喉科常用中药，且对金黄色葡萄球菌、大肠杆菌、红色毛癣菌等有抑制作用；枯矾性酸寒，功能清热燥湿、止痒，有解毒杀虫、收敛燥湿、生肌防腐的作用，对致病菌有一定杀灭作用；猪胆苦寒、清热燥湿，与上述两药有协同作用。

3. 手术

若鼓膜突出明显或鼓膜穿孔小，排脓不畅，全身症状不减。应考虑行鼓膜切开。

鼓膜切开术：经局麻及局部消毒后，持鼓膜切开刀从鼓膜后上象限和后下象限交界处，距鼓膜缘约2mm处刺入，但不宜太深，只刺通鼓膜而止，以免损伤中耳结构。刺入后向前下作弧形切口，长度为鼓膜周长1/3～1/2。

必要时，应配合抗生素治疗。

（张逸凡　张金峰）

第十八节　慢性化脓性中耳炎

慢性中耳炎是耳中段黏膜、骨膜及骨质的慢性炎症，常常和慢性乳突炎合并发生。主要为急性中耳炎未及时治疗或治疗不当引起，病程一般在2月以上，患者中耳反复感染，听力下降甚至引起鼓膜穿孔。慢性化脓性中耳炎为耳科常见的疾病，常因其病程长，反复发作，损坏中耳结构，影响听力，中医称“耳底”“脓耳”。

【病因】

中医认为急性脓耳治疗不当，致余邪滞留，反复发作；或因机体失调，肝肾阴虚，虚火上炎，脾虚失逆，湿浊留滞，邪毒久困耳窍所致。

西医认为多因急性中耳炎延误未治或治疗不当，或抵抗力弱，病菌毒性强，侵犯深层黏膜或骨质，易变为慢性；或鼻和鼻咽部疾患，影响咽鼓管引流或感染逆行至中耳，致反复发作形成慢性疾患。

【症状及诊断】

慢性化脓性中耳炎主要症状为患耳持续性或间断性流脓，听力减退及头晕、耳鸣。据其病理改变分为以下三型。

1. 单纯型

此型最为多见，病变较轻，炎症只侵犯黏膜层，鼓膜穿孔多在紧张部，分泌物呈黏液或粘脓性，无特殊臭味，轻度传导性耳聋。颞骨CT表现：乳突呈气化型或非气化型，乳突气房密度增高，小房间隔增厚，乳突黏膜肿胀，鼓窦及周围骨质增生硬化；鼓室、鼓窦内未见软组织影；未见周围骨质及听小骨骨质破坏，可有听小骨的移位，或听小骨边缘稍模糊或毛糙。

2. 骨疡性

病情较重，病程长，病变范围超出鼓室黏膜，累及上鼓室、鼓窦、乳突气房骨壁，鼓室内可有肉芽或息肉形成；鼓膜大部分缺损或松弛部穿孔，脓液有特殊臭味，听力明显损害。颞骨CT表现：中耳鼓室和/或乳突内软组织影呈片网状、条状或散在分布，可包绕听小骨；相邻骨质模糊或局部轻微破坏，破坏骨质边缘无硬化。

3. 胆脂瘤型

耳流臭脓，久治不愈，鼓膜边缘或松弛部穿孔，鼓室内有白色豆渣样物堆，常伴头痛，头晕现象。颞骨CT表现乳突气房透明度低或不含气．并见不规则软组织密度影；鼓室、乳突或鼓窦内见团状或弥漫分布软组织密度影，并伴相邻骨质侵蚀及听小骨骨质破坏或移位；而周围骨壁呈硬化改变；胆脂瘤瘤体由上鼓室经自然腔隙向中下鼓室发展，并经鼓窦入口、向鼓窦及乳突扩展，并向周围侵犯。

【治疗】

慢性化脓性中耳炎的治疗原则是引流，控制感染，去除病变组织，防止并发症发生及修复病变所损害的中耳传音结构，重建听力。

药物治疗，其目的是促进引流，控制或消除细菌感染，使流脓停止，变为干耳。

1. 局部治疗

局部必须具备药物能达到病变部位和有利的引流条件。即必须有足够大的鼓膜穿孔和通畅的外耳道；若有脓液、肉芽和息肉，须先清除脓液或手术切除息肉与肉芽后给药物治疗，始能达到治疗的目的。

清除耳内分泌物可用3%过氧化氢溶液、滴过氧化氢溶液后可用棉花蘸或吸引器清除耳内分泌物。根据中耳黏膜和脓液性质选用适应的药物。

（1）中耳黏膜充血，脓液较多可滴用0.5%盐酸左氧氟沙星滴耳液，0.5%～1%小檗碱注射液，氢化可的松新霉素滴耳液，鱼腥草滴眼液。

（2）中耳黏膜水肿，分泌物稀薄可选用10%尿素乳膏。

（3）分泌物不多，可选用4%硼酸冰片滴耳液。

（4）鼓室穿孔较大，分泌物较少而不黏稠，局部可喷以粉剂，如枯矾粉、五倍子粉等，用量不宜过多，只需在鼓室黏膜上喷一薄层即可，以免阻塞，有碍引流。

2. 手术

（1）伴有肉芽和息肉需烧灼或手术摘除。药物灼常用的为30%硝酸银和三氯醋酸，以小棉签蘸上述药物涂在肉芽或息肉表面，其药液不宜过多，以免损伤正常组织。

（2）骨疡型或胆脂瘤型患者需手术治疗，去除病变组织，防止并发症发生。

（3）单纯型控制感染后，若咽鼓管功能良好，听骨链未破坏可行鼓膜贴补或鼓膜修补术；鼓膜贴补，即用30%硝酸银或50%三氯醋酸涂在穿孔边缘，然后以消毒棉片或油纸片紧贴穿孔处，使上皮借紧贴的纸片生长而使穿孔愈合，2周后去除贴盖物，如穿孔未愈，可重新贴补，直至穿孔愈合。

（4）鼓膜穿孔通常是由慢性中耳炎和耳外伤引起，表现为反复发作的中耳炎和继发胆脂瘤形成。通常鼓膜具有较强自愈能力，但大约10%鼓膜穿孔会从急性转变为慢性。鼓膜修补术主要目的包括修复穿孔鼓膜和恢复听力损失。自体材料如颞肌筋膜、软骨膜、软骨和脂肪等组织作为鼓膜重建材料，因取材容易及低排斥率，是目前较为理想的鼓膜修补材料。软骨膜 - 软骨具有较好组织相容性，良好拉伸强度和传导性能，有效减少移植物回缩及提高再穿孔能力，是理想的鼓膜修补材料。

3. 辨证治疗

（1）单纯型：若中耳黏膜充血，分泌粘脓，宜补益肝肾，解毒排脓，若中耳黏膜淡白，水肿，分泌物清淡，则宜健脾渗湿，托脓解毒。前者可选用肉苁蓉、狗脊、黄精、黄柏、知母、女贞子、墨旱莲、磁石、土茯苓、地肤子、五味子；后者可用黄芪、党参、当归、苍术、茯苓、薏苡仁、白芷、皂角刺、天花粉、漏芦。耳鸣加磁石、白蒺藜；头晕加钩藤、菊花。

（2）骨疡型或胆脂瘤型：脓多而腥臭，宜清利肝胆湿热，活血化瘀，可用龙胆泻肝汤加桃仁、红花、五灵脂；脓多加蒲公英、马勃、重楼、地肤子；耳胀疼加夏枯草、珍珠母。

4. 抗菌药物

慢性化脓性中耳炎使用抗生素效果并不理想，但当急性发作或术前后可给抗生素治疗。

（张逸凡　张金峰）

参考文献

[1] 方年康，朱栋，邬学群. 中药外治法治疗急性闭合性软组织损伤处方用药规律分析[J]. 中国药业，2022，31（3）：44-49.

[2] 龚龙岗，刘文军，谭聪明，等. 10 000例鼻功能性精准修复的临床体会[J]. 中国耳鼻咽喉颅底外科杂志，2019，25（2）：135-138.

[3] 王珮华. 鼻外伤畸形的功能性鼻整形术 [J]. 中华耳鼻咽喉头颈外科杂志，2020，55(3)：298-303.

[4] 王珮华. 我国鼻骨骨折诊治的现状与建议 [J]. 中华耳鼻咽喉头颈外科杂志，2020，55(3)：191-194.

[5] 谢强，宋济，黄冰林. 盱江名著《外科真诠》辨治五官疾病特色探析 [J]. 江西中医药，2017，48(11)：3-5.

[6] 许坤，张洁帆，王用玉，等. 基于网络药理学和分子对接技术探讨如意金黄散抗炎作用的分子机制 [J]. 中国医院用药评价与分析，2022，22(11)：1281-1286.

[7] 申琪，马潇瑶，吕楠楠，等. 鼻痔与鼻疮病名考 [J]. 河南中医，2019，39(6)：833-835.

[8] 张建兰，高新颜. "鼻息肉"源流考述 [J]. 中国中医基础医学杂志，2022，28(5)：679-681.

[9] 王成硕，张罗. 慢性鼻窦炎伴鼻息肉诊疗迈入精准治疗时代 [J]. 中国耳鼻咽喉头颈外科，2019，26(12)：635-638.

[10] 刘娇媚，孙书臣，赵莹莹，等. 中医序贯疗法对急性鼻渊鼻黏膜传输功能的作用 [J]. 陕西中医，2018，39(2)：229-231.

[11] 阮意丹，黄志鸿，陈美琳，等. 基于网络药理学和分子对接技术探讨鼻渊通窍颗粒治疗鼻炎的作用机制 [J]. 中国医院用药评价与分析，2021，21(8)：897-904，907.

[12] 陈国辉，高天乐，孙青，等. 凉血止衄汤联合鼻内镜手术治疗老年鼻衄的疗效及安全性观察 [J]. 中国中西医结合耳鼻咽喉科杂志，2023，31(1)：36-39.

[13] 张玉敏. 喉痹源流 [J]. 中国中医基础医学杂志，2003，9(3)：50-51，57.

[14] 范宏涛，陈彩云，熊辅信. 熊辅信老师治疗喉痹经验介绍 [J]. 新中医，2003，35(8)：14-15.

[15] 刘安琪，赵寅秋，肖臻，等. 古今名医辨证论治乳蛾探究 [J]. 中国中医基础医学杂志，2023，29(4)：554-556，560.

[16] 蒋可，贾守凯. 浅议温阳法治疗慢性扁桃体炎 [J]. 中国中医基础医学杂志，2011，17(7)：777-778.

[17] 闻静，宋若会. 宋若会主任医师论治乳蛾学术特色分析 [J]. 亚太传统医药，2022，18(4)：117-121.

[18] 周亚楠，梁姣，王彩莹，等. 谢慧教授烙法治疗慢性扁桃体炎之临床经验 [J]. 中医眼耳鼻喉杂志，2014，4(2)：83-84，87.

[19] 姜德友，陈天玺，毛雪莹，等. 喉风源流考 [J]. 长春中医药大学学报，2021，37(3)：493-496.

[20] 林琪家. 急喉风从痰论治探讨 [J]. 中国中医基础医学杂志，2018，24(3)：318-319，330.

[21] 吴继勇，严道南，陈国丰. 从脾论治在慢喉喑治疗中的应用 [J]. 江苏中医药，2010，42(4)：61-62.

[22] 李凡成. 慢喉喑辨证论治浅议 [J]. 中医眼耳鼻喉杂志，2011，1(3)：121-122.

[23] 陈玲，陈文勇，李云英. 李云英从痰瘀论治慢喉瘖经验介绍 [J]. 中国中西医结合耳鼻咽喉科杂志，2018，26(4)：307-308.

[24] 毋桂花，张琪，南志勇，等. 从痰湿论治耳廓假性囊肿验案举隅 [J]. 中医药通报，2018，17(3)：60-61，38.

[25] 郑铨艺. 中耳手术后并发耳廓化脓性软骨膜炎的治疗研究 [D]. 广东：暨南大学，2018.

[26] 鲁兆毅，熊欣潞，潘滔. 中耳乳突术后并发严重感染的分析及临床处理 [J]. 中国耳鼻咽喉头颈外科，2022，29(1)：30-32，36.

[27] 张予. 仙方活命饮耳科活用 [J]. 环球中医药，2013，6(4)：293-294.

[28] 郭燕华，余冠华，俞冰，等. 冰 - 矾散耳道施药治疗急性化脓性中耳炎 80 例 [J]. 中国药业，2006，15(8)：55-56.

[29] 侯晓燕，孙敬武，孙家强. 耳内镜下软骨膜 - 软骨岛在鼓膜修补术中应用的效果分析 [J]. 中国耳鼻咽喉头颈外科，2020，27(7)：386-389.

第二十一章 泌尿生殖系疾患

第一节 包皮嵌顿

包皮嵌顿指包皮上翻至冠状沟以上未及时复位，包皮环阻碍静脉及淋巴回流引发水肿的病理状态。

【病因】

由于上翻的包皮口嵌顿于冠状沟，使静脉及淋巴回流受阻，引起阴茎头、包皮水肿，从而进一步加重包皮口缩窄。若处理不及时，可出现局部缺血坏死，并可继发感染。临床上多继发于包茎、包皮过长，多因包皮慢性炎症、手淫、性交频繁或性交过于粗暴所致。

【症状及诊断】

患者可有包皮及阴茎头疼痛不适，或有排尿困难，查体可见水肿的包皮上方的狭窄环，阴茎头肿胀、呈暗红色或青紫色，严重者可出现包皮或阴茎头缺血坏死。

【治疗】

1. 非手术治疗

手法复位：对就诊较早，包皮水肿不甚严重者，用双手拇指按压阴茎头，示指与中指上翻包皮，慢慢地使阴茎头通过狭窄环而复位，缓解包皮嵌顿。

2. 手术治疗

对于包皮嵌顿时间较长，水肿比较严重者，或手法难以复位者，可行狭窄环背侧切开术。包皮嵌顿复发率较高，炎症消退、伤口愈合后，视情况择期行包皮环切术。

（李　萌）

第二节 阴茎头炎、包皮炎、包皮阴茎头炎

发生于阴茎头或包皮的炎症为阴茎头炎或包皮炎，两者同时发炎称为包皮阴茎头炎。病变部位主要为包皮内板和阴茎头。该病临床发病率较高，为泌尿男科的常见病。

【病因】

包括包皮过长、包皮垢多、性交频繁、清洗过度等。常见的病原菌主要有需氧菌（如链球菌属、金黄色葡萄球菌、淋病双球菌等），真菌（如白念珠菌），滴虫及厌氧菌等。亦可见病毒性感染。结核菌性及坏疽性阴茎头炎临床上较为罕见。

【症状及诊断】

多数表现为阴茎头和包皮疼痛、瘙痒、肿胀、龟头水疱，多数有包皮垢增多，严重者可有红斑样改变或白色豆渣样分泌物。累及尿道可有尿频、尿急、尿痛等尿道刺激征。结核性多表现为久治不愈的慢性质硬无痛性溃疡，边缘清楚，基底可见干酪样坏死组织。坏疽性阴茎头炎可出现多个较深溃疡，可累及冠状沟、包皮内板，严重的可蔓延到阴茎体，甚至阴茎根部和阴囊。患者常伴有剧烈疼痛，可有腹

股沟淋巴结肿大。龟头和包皮或尿道分泌物涂片、培养及鉴定可帮助诊断。考虑结核性的需进行结核菌抗体试验和查找结核分枝杆菌等检查确诊。

【治疗】

1. 感染较轻或炎症初期，以局部治疗为主。治疗首先保证局部的清洁和干燥，可用清水或洗剂清洗包皮及阴茎头，穿着宽松内衣，保持局部干燥。

2. 感染较重可局部使用抗生素如红霉素、抗真菌药物如咪康唑或刺激性较小的抑菌、杀菌剂，伴全身症状或局部用药难以控制者，可口服抗生素或抗真菌药物治疗。

3. 结核性需早期联合抗结核治疗。坏疽性局部用药的同时联合广谱抗生素。

4. 中药口服宜用清热解毒之剂，或用黄柏、黄连、黄芩、蛇床子、苦参等可煎汤外用。

5. 包皮过长是阴茎炎的重要发病原因，临床表明包皮环切术可减少疾病复发，故反复发病者，可待炎症控制后及早行包皮环切术。

6. 治疗期间尽量避免性生活，减少交叉感染。

（李 萌）

第三节 阴茎海绵体硬结症

阴茎海绵体硬结症（Peyronie disease）是累及阴茎海绵体白膜的一种慢性炎症，其特点是阴茎白膜纤维性斑块。

【病因】

目前原因不明，考虑可能与创伤、自体免疫性疾病、泌尿道感染、泌尿科手术、糖尿病、高血压、痛风、使用β-受体阻滞剂、Paget病、吸烟饮酒等相关。

【症状及诊断】

根据临床症状分为两个阶段。第一阶段为活动期，持续时间为6～12个月，主要表现为阴茎勃起疼痛、阴茎弯曲，可触及阴茎结节。部分患者无勃起疼痛。持续12～18个月疾病趋于稳定，进入稳定期。主要表现为阴茎无痛性畸形。查体可触及明确的结节和斑块，边界明显。多位于阴茎背侧，故易导致阴茎畸形，严重可引起勃起功能障碍。

本病通过症状及查体可明确诊断，确定疾病分期。

【治疗】

根据疾病分期，疾病急性期一般选择保守治疗。对于处于稳定期，部分症状可自行缓解或斑块硬结较小或阴茎弯曲变形未影响勃起功能的患者，可不用局部病灶内治疗或手术治疗。阴茎海绵体硬结症手术限用于持续12个月以上有稳定的斑块和阴茎弯曲的患者。

1. 非手术治疗

（1）药物治疗：主要有非甾体抗炎药、磷酸二酯酶Ⅴ型抑制剂、维生素、他莫昔芬、对氨基苯甲酸钾等药物，起到缓解疼痛改善阴茎弯曲度的作用。

（2）局部灶内治疗：是将药理活性剂直接注射到阴茎斑中。类固醇、钙通道阻滞剂、胶原酶溶组织梭菌、干扰素、透明质酸等。

（3）物理治疗：体外冲击波治疗（extracorporeal shock wave therapy，ESWT）、阴茎牵引治疗（penile traction therapy，PTT），可减少疼痛，缓解阴茎弯曲。

（4）中药治疗：本病属中医学“玉茎结疽”或“阴茎痰核”范畴，多采用软坚散结、活血化瘀的中药，如二陈汤、桃红四物汤、橘核丸、小金丸等。

2. 手术治疗

手术治疗适用于病程大于 12 个月，阴茎斑块和弯曲病变稳定，因阴茎畸形导致性交困难者或经非手术治疗无效的患者。手术治疗主要分为三种手术方式：白膜折叠术、斑块切开 / 切除及补片移植术和假体植入术。

（李　萌）

第四节　附睾睾丸炎

附睾睾丸炎指发生于附睾（睾丸）的炎症，是泌尿科常见的感染性疾病。单纯的睾丸炎少见，多有病毒感染尤其是流行性腮腺炎病毒感染所致，多数是继发于附睾炎。根据临床病程可为急性和慢性，一般病程超过 6 周为慢性附睾睾丸炎。

【病因】

急性附睾睾丸炎是一种非特异性感染性疾病，是致病菌经尿道侵入输精管，逆行感染附睾所致。也可经血液或淋巴系统感染附睾。感染途径包括性传播和非性传播途径。在 <35 岁男性中，多由性传播病原体所致，常见淋球菌和沙眼衣原体；在 >35 岁男性中，多为非性传播病原体，革兰氏阴性大肠杆菌多见，留置尿管或泌尿外科手术为常见诱因。慢性多由急性治疗不彻底发展而来。

【症状及诊断】

附睾肿胀、疼痛，通常单侧出现，可向下腹部或腹股沟放射，或伴有尿频、尿急、尿痛等尿道刺激征，或出现尿道分泌物，可伴有高热、寒战、恶心等全身症状。查体可见阴囊皮肤红肿，皮温升高，患侧附睾肿胀，触痛明显，肿胀通常始于附睾尾部，甚至扩散至其余的附睾组织和睾丸，精索增粗。

通过症状、体征、血尿常规、尿培养及药敏试验或彩超检查可明确诊断。

慢性附睾睾丸炎可有阴囊坠胀不适，或疼痛，可放射至下腹部。查体可见附睾肿大，质地较硬，精索增大。

【鉴别诊断】

本病最主要是与睾丸扭转相鉴别。睾丸扭转多见于青少年，睾丸突发剧烈疼痛，提睾反射消失，彩超检查提示睾丸内血流信号减少或消失。

【治疗】

1. 一般治疗

卧床休息，抬高阴囊，早期可冰敷阴囊，避免提举重物。若为性传播疾病，需禁止性生活。

2. 药物治疗

选用敏感抗生素，如头孢菌素、四环素、阿奇霉素、氟喹诺酮类、大环内酯类等，可根据尿培养、分泌物培养或药敏试验选用。疼痛明显者可用非甾体抗炎药止痛治疗；阴囊皮肤红肿明显者，可用金黄散外敷。

3. 手术治疗

一般不需手术治疗。若药物治疗效果不明显，或局部疼痛剧烈，伴高热，查体可见阴囊与附睾粘连，或彩超提示脓肿形成或睾丸缺血，则需行手术减压、引流或切除病灶治疗。慢性附睾睾丸炎反复发作的，可考虑睾丸或 / 和附睾切除。

（李　萌）

第五节　附睾结核

泌尿生殖系结核是最常见的肺外结核之一，泌尿系结核最主要为肾结核，男性生殖系结核以附睾结核最为常见。

【病因】

目前认为多由血行播散而来，大部分附睾结核都伴有肾结核，睾丸结核多继发于附睾结核，单独的睾丸结核少见。

【症状及诊断】

附睾结核病程发展缓慢，多以无痛性肿物为首发症状，病变部位多起始于附睾尾部，继而发展到整个附睾。附睾肿大、变硬，无明显疼痛，肿大的附睾与阴囊粘连形成冷脓肿，脓肿继发感染可有局部红、肿、热、痛，破溃后可形成窦道。查体可见附睾尾部有大小不等的硬结，可伴有压痛，严重者附睾、睾丸分界不清，输精管增粗，呈“串珠样改变”，伴有少量鞘膜积液。急性起病者可见附睾肿大，触痛明显，伴高热、寒战，需与急性附睾炎相鉴别。双侧发病者可影响生育功能。

实验室检查有尿常规、尿抗酸染色、尿结核分枝杆菌培养（诊断的“金标准”）及尿结核分枝杆菌DNA检测等。影像学检查中超声表现为单发或多发的低回声结节，边界不清，形状不规则，内部回声不均。MRI可以显示病变位置，又可显示附睾结核的侵犯范围，可用于早期诊断。

确诊附睾结核前需详细询问病史，是否有肺结核、肾结核，必要时可行静脉尿路造影以确定是否有肾结核。

【治疗】

须遵循“早期、规律、全程、联合、适量”的治疗原则。

1. 药物治疗

附睾结核早期药物治疗可治愈。WHO推荐抗结核的一线药物包括有异烟肼、利福平、吡嗪酰胺、乙胺丁醇，标准短疗程化疗方案是联合用药至少6个月，其中强化阶段2个月，巩固阶段4个月。具体用药方案见表21-1。

表21-1　抗结核药用药方案

阶段	药物	用量
强化阶段	异烟肼	300mg
	利福平	600mg
	吡嗪酰胺	1 500mg
	乙胺丁醇	750～1 000mg
巩固阶段	异烟肼	300mg
	利福平	600mg

2. 手术治疗

药物治疗效果不明显，病变较大伴脓肿窦道形成，或局部干酪样坏死严重，可行附睾切除术。累及睾丸可一并切除。术前需用抗结核药至少2周。

3. 中医治疗

本病属阴疽范畴，因肝肾亏损，痰浊凝滞而发。故可用二陈汤合逍遥散化痰散结；后期阴虚发热者，可用青蒿鳖甲汤养阴清热。

（李　萌）

第六节　前列腺炎

前列腺炎是泌尿科常见病之一，50 岁以下男性多见。随着前列腺炎发病机制和临床研究的深入，目前公认分为四类（NIH 分类方法）。Ⅰ型，即前列腺的急性感染，相当于传统分类里的急性细菌性前列腺炎；Ⅱ型前列腺炎，即前列腺的慢性感染，相当于传统分类里慢性细菌性前列腺炎；Ⅲ型前列腺炎，也称为慢性骨盆疼痛综合征（chronic pelvic pain syndrome，CPPS），此型又分为ⅢA（炎症性 CPPS），ⅢB（非炎症性 CPPS）两种亚型：ⅢA 型在前列腺液（expressed prostatic secretion，EPS）、前列腺按摩后尿液（voided bladder three，VB3）和精液中可见白细胞计数升高；ⅢB 在 EPS、VB3 和精液中可检测白细胞计数正常。Ⅳ型为无症状型前列腺炎，无临床症状，仅在 EPS、VB3、精液和前列腺组织中可检测到白细胞。

【病因】

常见的诱因有饮酒、骑车、寒冷、受凉、久坐或性交频繁等。病原体感染是Ⅰ型、Ⅱ型常见的致病因素，病原体以大肠埃希菌多见，致病菌可由尿路逆行感染或血行感染，也可由直肠等邻近器官感染蔓延所致，一些泌尿科临床操作也可导致，如导尿、经直肠前列腺穿刺等。临床上Ⅲ型目前发病机制尚不明确，可能与炎症、免疫、神经内分泌、精神心理等因素有关。Ⅳ型缺乏该类型发病机制的相关研究，考虑可能与Ⅲ型部分相关。

【症状及诊断】

1. 临床表现

（1）Ⅰ型前列腺炎：临床上可见高热、寒战、尿频、尿急、尿痛、排尿踌躇、排尿中断，严重者出现急性尿潴留，可有下腹或会阴疼痛，可伴有恶心、呕吐，甚者出现败血症伴低血压。

（2）Ⅱ型和Ⅲ型前列腺炎：病程长，多在 3～6 个月以上。主要症状是疼痛，可有会阴、阴茎、睾丸或耻骨上、腹股沟或肛门区的疼痛，可有射精痛。并可出现储尿期和排尿期症状，如尿频、尿急、尿痛，尿等待、排尿中断等。可伴有性功能障碍，部分患者可出现精神及心理障碍，如焦虑、抑郁等。

（3）Ⅳ型前列腺炎：一般无临床症状。

2. 体格检查

前列腺炎的诊断应进行全面体格检查，重点是泌尿生殖系统。其中直肠指检对于本病非常重要。Ⅰ型指检时可有触痛，前列腺肿大，质地坚韧，表面光滑规则，形成脓肿可触及波动感。Ⅱ型和Ⅲ型前列腺体积可增大或减小，质软，表面不规则，可有压痛，表面可有小结节。

3. 实验室检查

（1）EPS 检查：Ⅰ型可发现白细胞计数 > 10 个 /HP，或卵磷脂小体减少有诊断意义。

（2）尿常规、尿培养及药敏试验：可除外尿路感染，帮助诊断。

（3）细菌检查："四杯法"或"两杯法"为常见方法。

（4）精液分析：若发现白细胞计数 > 10^6/ml，可帮助诊断。

（5）其他病原体检查：如沙眼衣原体、支原体等。

4. 影像学检查

B 超可发现前列腺回声欠均匀，前列腺钙化灶，或前列腺小结石等。CT 和 MRI 对前列腺炎诊断价值不大，可用于明确有无前列腺脓肿形成。

结合患者临床表现、体征和实验室检查帮助诊断前列腺炎及进一步分型。

5. 症状评分量表

临床上多用美国国立卫生研究院慢性前列腺炎症状评分（National Institute of Health-Chronic Prostatitis

Symptom Index，NIH-CPSI）量表进行评估，该量表可评价疼痛、排尿症状以及生活质量三方面内容（表 21-2）。

表 21-2　慢性前列腺炎症状评分量表

<table>
<tr><td colspan="11">疼痛或不适</td></tr>
<tr><td colspan="11">1. 在过去的一周，你的身体局部是否出现下列疼痛或不适？</td></tr>
<tr><td colspan="5">a. 直肠和睾丸之间（会阴部）</td><td colspan="3">1 是</td><td colspan="3">0 否</td></tr>
<tr><td colspan="5">b. 睾丸</td><td colspan="3">1 是</td><td colspan="3">0 否</td></tr>
<tr><td colspan="5">c.（与排尿无关的）阴茎头部疼痛或不适</td><td colspan="3">1 是</td><td colspan="3">0 否</td></tr>
<tr><td colspan="5">d. 腰部以下，耻骨或膀胱区域</td><td colspan="3">1 是</td><td colspan="3">0 否</td></tr>
<tr><td colspan="11">2. 在过去的一周，你是否经历过如下症状？</td></tr>
<tr><td colspan="5">a. 排尿时疼痛或灼热感？</td><td colspan="3">1 是</td><td colspan="3">0 否</td></tr>
<tr><td colspan="5">b. 性高潮（射精）期间或之后的疼痛或不适？</td><td colspan="3">1 是</td><td colspan="3">0 否</td></tr>
<tr><td colspan="11">3. 在过去的一周，你的上述部位出现疼痛或不适的频率如何？</td></tr>
<tr><td colspan="2">0 从不</td><td colspan="2">1 很少</td><td colspan="2">2 偶尔</td><td colspan="2">3 经常</td><td colspan="2">4 常有</td><td>5 总是</td></tr>
<tr><td colspan="11">4. 下列哪一个数字最能描述过去一周你所感受到的疼痛或不适的平均值？</td></tr>
<tr><td>0</td><td>1</td><td>2</td><td>3</td><td>4</td><td>5</td><td>6</td><td>7</td><td>8</td><td>9</td><td>10</td></tr>
<tr><td colspan="11">排尿</td></tr>
<tr><td colspan="11">5. 过去的一周里，你出现尿不尽感的频率如何？</td></tr>
<tr><td colspan="2">0 从来没有</td><td colspan="2">1 少于 20%</td><td colspan="2">2 少于 50%</td><td colspan="2">3 约 50%</td><td colspan="2">4 多于 50%</td><td>5 总是感觉排尿不尽</td></tr>
<tr><td colspan="11">6. 在过去的一周里，你感觉排尿后 2h 内必须再次排尿的频率如何？</td></tr>
<tr><td colspan="2">0 从来没有</td><td colspan="2">1 少于 20%</td><td colspan="2">2 少于 50%</td><td colspan="2">3 约 50%</td><td colspan="2">4 多于 50%</td><td>5 总是感觉排尿不尽</td></tr>
<tr><td colspan="11">生活质量</td></tr>
<tr><td colspan="11">7. 在过去的一周里，这些症状对你的日常活动有多大的妨碍？</td></tr>
<tr><td colspan="3">0 没有影响</td><td colspan="3">1 仅一点点</td><td colspan="3">2 一些影响</td><td colspan="2">3 很大影响</td></tr>
<tr><td colspan="11">8. 在过去的一周，你对你的症状关心程度如何？</td></tr>
<tr><td colspan="3">0 一点也不关心</td><td colspan="3">1 有一点点关心</td><td colspan="3">2 有些关心</td><td colspan="2">3 非常关心</td></tr>
<tr><td colspan="11">9. 如果过去一周里你所承受的那些症状会一直伴随你，你的感觉会怎样？</td></tr>
<tr><td colspan="2">0 非常高兴</td><td colspan="2">1 高兴</td><td colspan="2">2 满意</td><td colspan="2">3 喜忧参半</td><td>4 失望</td><td>5 不高兴</td><td>6 可怕</td></tr>
<tr><td colspan="11">评分
疼痛：1a，1b，1c，1d，2a，2b 以及三四项的总分
排尿症状：5、6 两项的总分
对生活质量的影响：7、8、9 三项的总分</td></tr>
</table>

【治疗】

1. Ⅰ型前列腺炎

确诊后应立即应用广谱抗生素，根据培养结果选择是否更换抗生素。开始静脉给药 3～5 天，后症状缓解，实验室检查正常，应继续口服 3～4 周，以减少复发。全身症状严重的可予补液、止痛、营养支持等对症治疗。若发生急性尿潴留，可选择耻骨上膀胱造瘘引流尿液。若前列腺脓肿形成，可选择超声引导下经直肠或经会阴穿刺引流，若穿刺失败者，可行经尿道前列腺切开引流。

2. Ⅱ型和Ⅲ型前列腺炎

（1）抗生素：可根据培养结果选择敏感抗生素，可选用喹诺酮类、大环内酯类、四环素类等。一般疗程为4～6个月，可在治疗2个月时进行疗效评价，以确定是否更换抗生素。

（2）α受体阻滞剂：可松弛平滑肌，缓解盆底肌痉挛，可改善疼痛及排尿期症状，药物有多沙唑嗪、坦索罗辛、赛洛多辛等。一般疗程至少要12周。此类药服用后容易出现体位性低血压或眩晕，故建议睡前服用。

（3）植物制剂：有松弛平滑肌，缓解盆底痉挛，特异性抗炎的作用，可选用有锯叶棕果提取物软胶囊、普适泰等。

（4）非甾体抗炎药：可明显缓解疼痛，如塞来昔布、吲哚美辛等。

（5）M-受体阻滞剂：适于储尿期症状明显，而无明显尿路梗阻的患者。

3. Ⅳ型前列腺炎

一般无须治疗。

4. 其他治疗

（1）前列腺按摩：可作为Ⅲ型前列腺炎的辅助疗法，临床试验表明可改善症状，缩短疗程。Ⅰ型前列腺炎患者禁用。

（2）物理治疗：常用热疗、生物反馈、经会阴冲击波治疗等，对缓解症状有一定作用。

（3）手术治疗：手术并不是治疗慢性前列腺炎的主要方法，但对于有手术适应证的其他前列腺疾病可选择手术治疗。

5. 预防及护理

改变生活方式，如忌烟酒，少食辛辣刺激食物，少饮浓茶、咖啡等；不宜长时间骑行，不宜久坐；多饮水；注意会阴清洁、保暖等。

（李 萌）

参考文献

[1] 李战松. Ⅰ期包皮环切术治疗重度包皮嵌顿20例临床报告[J]. 中国男科学杂志，2009，23（4）：64-65.

[2] 黄健，张旭. 中国泌尿外科和男科疾病诊断治疗指南（2022版）[M]. 北京：科学出版社，2022.

[3] 南玉奎，田欣，胡晓刚，等. 左氧氟沙星静点联合精索注药治疗急性附睾炎的临床疗效观察（附42例报告）[J]. 国际泌尿系统杂志，2014，34（4）：542-545.

[4] 周乐友，王仁顺. 附睾炎的诊断与治疗进展[J]. 医学临床研究，2013，30（1）：153-155.

第二十二章 外 伤

第一节 闭合性软组织损伤

闭合性软组织损伤是人体受钝力打击或挤压时，受伤部位的皮肤和黏膜仍保持完整性，无裂口与外界相通，损伤时的出血积聚在组织内。常见的闭合性软组织损伤有挫伤、扭伤、挤压伤等。

【治疗】

1. 内治

轻者可不作任何处置。较重者可给活血化瘀类药物以改善局部循环，促使炎症消退和瘀血吸收。常用中成药如跌打丸、七厘散、云南白药、当归片等。更重者可服复元活血汤、桃红四物汤等。

2. 外治

（1）外敷消肿化瘀散、栀子散或用洗药熏洗。

（2）如有血肿（如头皮血肿）可在无菌操作下，用注射器（粗针头）抽出未凝固的血液，外用绷带加压包扎。若指甲下血肿面积大于25%时，建议使用环钻术进行处理，用灼热的工具在甲板上穿孔（如灼热回形针或电烙器）将瘀血排出，以缓解疼痛。伤口需用无菌敷料加压包扎。

（3）表皮挫伤可出现水疱或血疱，多见于手掌和足跖。如果疼痛不严重，可不采取任何处理。如果疼痛严重，可在无菌操作下抽出积液积血，也可用无菌针头自水疱边缘沿皮肤平面穿透（保留疱皮），排出积液，无菌敷料包扎，以防感染。如已发生感染，疱内已呈脓性时，须剪除全部已剥脱之疱皮，拭净脓液，用生肌玉红膏纱布包扎。

（魏 力）

第二节 开放性软组织损伤

（一）擦伤

擦伤是钝性致伤物与皮肤表皮层摩擦而造成的以表皮剥脱为主要改变的损伤，又称表皮剥脱，是开放性损伤中最轻的一类创伤。擦伤多发生于钝器打击、坠落、交通事故等情况。损及表皮细胞时，创面上出现少量血液成分渗出或有小出血点；损及真皮及皮下组织，如砂轮擦伤。组织缺损较多时，创面出血较多。擦伤可单独存在，亦可与挫伤、挫裂伤、枪弹创伤，甚至砍伤等并存。见图22-1。

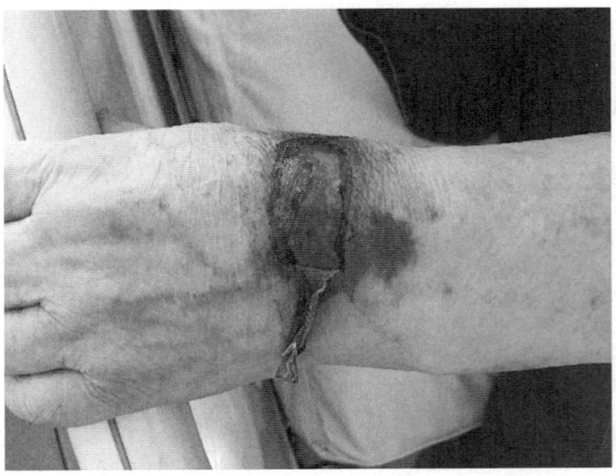

图22-1 手背擦伤

【治疗】

1. 浅表性擦伤

可作简单清创处理。如伤处皮肤沾有油污，可用松节油等去脂剂清除后，无菌生理盐水冲洗，或用0.05%氯已定或2%聚维酮碘进行洗擦。嵌有砂石等异物，则须取出，视情况伤口可暴露或用无菌纱布包扎。

2. 较深创面

损及真皮或皮下组织，出血和渗出较多时，可先加压止血，再用摊好的生肌玉红膏纱布包扎，每日或隔日换药直至愈合。若创面出血不止时，可用刀伤药、七厘散或云南白药等撒在创面上，再用纱布压迫几分钟，止血后用生肌玉红膏纱布包扎。

3. 痂下感染或积脓

创面周围皮色红肿，伴有跳痛，应揭除痂皮，或用生肌玉红膏纱布包扎。揭除痂皮，感染会很快得到控制。

（二）刺伤

刺伤是指尖锐物体（如刀尖、竹签等）猛力刺穿皮肤以及皮下组织造成的创伤。轻者可能仅刺入表皮，重者可透过真皮进入深部组织，甚者可损及大血管、神经和内脏。一般伤口细小者易被血凝块堵住而止血，反之伤口较大或损伤较大血管时，出血量会增多。致伤物质脆者常易折断而留在组织内成为异物（如竹、木刺、鱼刺），若系金属针或毫针断在肌肉间有可能游走移位。

【治疗】

刺伤后应及时进行治疗，以减少感染机会。

1. 单纯刺伤，伤口小且无异物存留，可在清洁伤口及周围皮肤后，用2%聚维酮碘消毒（黏膜处可用Ⅲ型安尔碘消毒）并挤出少许血液，擦干，外撒刀伤药后再用无菌敷料包扎。如有异物须设法取出，必要时可在麻醉下扩大伤口取出，否则易导致感染。如为金属异物，应行X线检查准确定位后，在无菌操作下取出，也可在超声导引下取出。如系鱼钩可剪去尾端，用止血钳夹住钩体向前推进，当钩尖由另一端皮肤穿出后，再顺势拔出。

2. 若致伤物为未经处理的玻璃纤维丝刺伤（多为玻璃纤维厂工人），或成簇的纤细仙人掌刺刺伤时，刺多而密，可用黑膏药（如太乙膏，拔毒膏等）加热后变软贴在患处，待凉后迅速揭下，如是反复，大部分细刺可被粘除；也可用橡皮膏代替黑膏药，余下少数刺再用镊子拔除。

（三）切割伤、撕裂伤

切割伤是指皮肤、皮下组织或深层组织受到玻片、刀刃等锐器划割而发生破损裂伤。伤口比较整齐，面积小，但出血较多；严重者可切断肌肉、神经、大血管等，甚至使肢体离断。撕裂伤是钝性暴力作用于体表，由于急剧牵拉或扭转，造成皮肤和皮下组织撕裂，快速移动的物体（如行驶的车辆、开动的机器、奔跑的马匹）牵拉人体时容易造成此类伤。撕裂伤是人体的开放性损伤之一，因创口边缘多不整齐，伤口容易发生感染。

【治疗】

皮肤切割伤、撕裂伤（不包括较大血管和神经、肌腱损伤）外科处理原则：凡受伤时间在6～8小时以内者，在清除伤口内的污物、异物后进行伤口缝合，或切除失活组织，彻底止血后行一期缝合。头皮、面颊部的伤口，因血运丰富，如污染不重，在伤后24小时内也可考虑缝合；如伤后超过6～8小时，一般不做缝合，可给予换药治疗；待3～4天以后，伤口无感染迹象（周围皮肤无红肿，疼痛，伤口内无脓性分泌物）可延期缝合。

1. 清创缝合

（1）清洁伤口周围皮肤：有毛发者须剃净，清洁消毒伤口周围皮肤至少5cm范围。先用无菌敷料盖住伤口，然后用清水＋肥皂水／去污剂清洗伤口周围至少2遍，再用2%聚维酮碘消毒。

（2）麻醉：对于较大、较深的伤口，直接冲洗较为疼痛，可根据患者的伤情及耐受力，酌情给予局部麻醉。若伤口很大，需要镇静或全身麻醉清创，应请麻醉师给予麻醉。

（3）外科清创：即清除污染严重而擦洗不净和已经失活的组织，注意皮下有无潜腔和残存的异物，尽可能多保留皮肤。

（4）缝合：详见第四章疡科基本技能第一节外科基本技术操作。

2. 改良蝶形粘膏＋新订刀伤药

（1）改良蝶形粘膏的制作：把粘膏剪成 1cm×2cm 或 1.5cm×3cm，一端的两角向粘面折叠。取两块同样大小折好的粘膏，在距尖端 2～3mm 处用细丝线缝在一起，线长约 1cm。粘贴于玻璃板或塑料薄膜上备用。

（2）本法适用范围：伤后 6～8 小时以内的皮肤切割伤，创缘整齐，对拢无困难者。

（3）使用方法及步骤：清洁伤口周围皮肤，如出血不止时可用纱布压迫 3～5 分钟，止血后对拢伤口两侧皮肤，取改良蝶形粘膏粘在伤口两侧以拉拢皮肤使之保持良好对位，注意检查创缘对合是否理想，如果太紧皮肤会出现内卷或重叠，太松则伤口缘无法对合。在伤口上撒新订刀伤药后，用纱布覆盖，粘膏固定。如伤口未裂开，创缘对拢良好，消毒伤口后可直接撒新订刀伤药后包扎。所用新订刀伤药应适量，以血液不能渗透为宜。

（4）注意事项：伤口在关节附近时应制动，保持伤口局部干燥，切忌沾水，3 天后检查伤口，如有少量渗液，可再撒少许新订刀伤药后包扎。伤口无明显感染迹象（无发热、无压痛、反跳痛等）可不必打开敷料。一般 5～7 日多已愈合。若有感染，甚至化脓者，需揭除蝶形粘膏，按去腐生肌法换药直至愈合。如皮肤组织缺损较多，创缘不能整齐对拢或受伤时间较长，创面已发生感染者，可轻轻拭去分泌物，使用生肌玉红膏纱布包扎，并按去腐生肌法换药治疗。如有潜行死腔，排脓不畅，局部出现红、肿、热、痛加重，分泌物增多，体温升高，此时可在潜腔内填入去腐生肌散 2～3 号棉捻，有助于引流脓性分泌物，达到控制炎症的目的。

3. 对有组织缺损或捻挫伤的处理

（1）对指端软组织缺损者（包括部分指骨缺如），一般主张缝合皮肤，闭合伤口。但指端皮肤紧张，移动性差，缝合困难，只有再剪除一段指骨才能完成，这样一来手指会变短，故可采取皮瓣移植以消除创面，该方法术后功能恢复较好，但手术需要一定的设备和技术条件。如使用生肌玉红膏或黄蜡膏、京万红等包扎换药，几天后肉芽自创面长出，改用橡皮生肌膏换药，上皮会很快覆盖创面。新生上皮弹性较好，经过一段时间，可以逐渐变厚，恢复部分功能。

（2）另一些手部皮肤组织严重挫裂（甚至合并指骨损伤），清创缝合感到困难时，建议试用生肌玉红膏等包扎，功能位固定，每日换药，一般经过几天换药后，炎症好转，肿胀消退，从而保存了患指及其功能。

（3）开放性损伤者，应尽早实施免疫预防，可与清创同步进行。根据伤口污染程度和患者破伤风主动免疫史，判断是否需要注射主动免疫制剂和 / 或被动免疫制剂。

（魏 力）

第三节 烧 伤

烧伤是指火焰、热水、热气、热油或其他高温液体、固体以及放射线、电流、化学物质（如强酸、强碱）等作用于身体表面之后引起的皮肤和 / 或黏膜损伤，严重者也可伤及皮下或 / 和黏膜下组织，如肌肉、骨、关节甚至内脏，可出现严重的全身性并发症。

【症状及诊断】

烧伤的轻重取决于受伤面积大小和深浅，所以在诊断时要正确估计烧伤的面积和深度，作为判断伤情和进行治疗的重要依据。

1. 烧伤面积的估计

烧伤面积的估计方法很多，较实用的有以下几种。

（1）中国九分法：即将全身体表划分为 11 个 9% 等分，再加上 1% 的等分，共计 100% 的体表面积。各部位体表面积占比计算方法见表 22-1。

表 22-1 各部位体表面积占比计算方法

部位		占成人体表面积占比 /%	占儿童体表面积占比 /%
头颈	发部	3	9+（12－年龄）
	面部	3	
	颈部	3	
双上肢	双上臂	7	9×2
	双前臂	6	
	双手	5	
躯干	躯干前	13	9×3
	躯干后	13	
	会阴	1	
双下肢	双臀	5/6*	9×5+1－（12－年龄）
	双大腿	21	
	双小腿	13	
	双足	7/6*	

注：*成年女性的双臀和双足各占 6%

（2）手掌法：用患者自己的手掌测量其烧伤面积。无论年龄或者性别，将五指并拢，单掌的掌面面积占体表面积的 1%。此法适用于小面积烧伤的估计（图 22-2）。

2. 烧伤深度的估计

烧伤深度的估计目前普遍采用三度四分法，即根据皮肤烧伤的深浅分为浅Ⅰ度、浅Ⅱ度、深Ⅱ度、Ⅲ度。深达肌肉、骨骼者仍按Ⅲ度计算（表 22-2 及图 22-3）。临床上为表达方便，将Ⅰ度和浅Ⅱ度称为浅烧伤，将深Ⅱ度和Ⅲ度称为深烧伤。

表 22-2 各度烧伤的临床分类

深度	损伤组织层次	外观表现	触觉特征	愈合时间	愈合后瘢痕增生情况
Ⅰ度	表皮浅层	局部发红、肿胀	疼痛、有烧灼感	3～7 天	一般无瘢痕
浅Ⅱ度	表皮及真皮浅层	有红斑、水疱，创基有渗出	疼痛明显，按压创面发白	<2 周	一般无瘢痕
偏浅深Ⅱ度	表皮及真皮中层	深粉色，有水疱，创基湿润或干燥	疼痛或痛觉消失，按压创面不发白	2～3 周	瘢痕发生率约为 30%
偏深深Ⅱ度	表皮及真皮深层	红白相间，可能水疱，创基湿润或干燥	疼痛或痛觉消失，按压创面不发白	>3 周	瘢痕发生率约为 70%～80%
Ⅲ度	全皮层皮下、肌肉或骨骼	创面苍白或焦黄碳化、干燥、皮革样多数部位可见粗大栓塞静脉支	疼痛消失、感觉迟钝、不痛且易拔除	>3 周	3～4 周后焦痂脱落，需植皮后愈合，遗留瘢痕、畸形

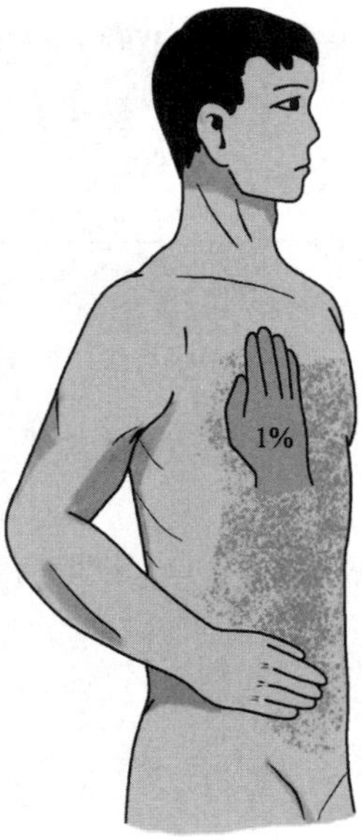

图 22-2 手掌法示意

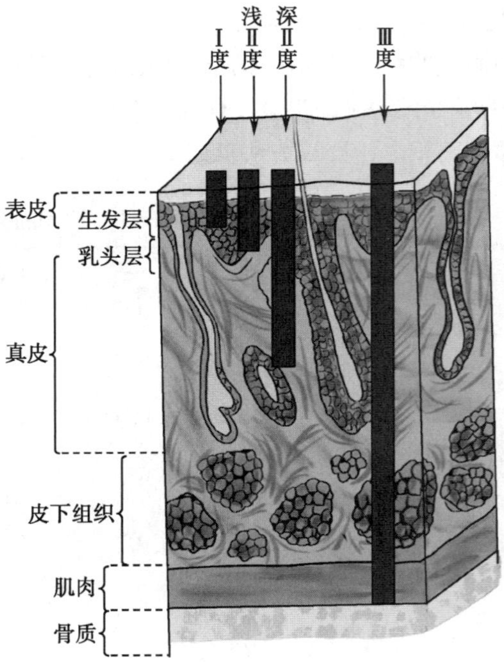

图 22-3 烧伤深度

【治疗】

Ⅰ度烧伤主要病理生理改变是血管扩张，故皮肤表面潮红，多不需特殊处理。Ⅱ度及Ⅲ度大面积烧伤（成人烧伤面积超过 10%，儿童超过 5%）时将会引起较明显的全身和局部反应，如处理不当，后果严重。在治疗大面积Ⅱ、Ⅲ度烧伤时应抓住以下几个环节。

1. 防止休克

严重烧伤后，烧伤区及其周围组织内的毛细血管扩张，通透性增加，大量血浆样体液外渗，引起血液浓缩，6～12 小时达到高潮。由于血容量不足，组织灌注量降低，易发生休克，因此补充液体是烧伤早期治疗的主要手段。补液的方法原则上是能口服者尽量口服，对一些轻度烧伤可进正常饮食或给予含盐饮料，如盐茶、盐豆浆或烧伤饮料（氯化钠 0～3g，碳酸氢钠 0.15g，苯巴比妥 0.05g，糖适量，开水 100ml）。

在复苏补液治疗中，虽然补液公式常被用作指导，但对于具体应采用哪种公式，尚未统一意见。

根据烧伤休克防治全国专家共识推荐方法如下。

（1）补液公式所提供的仅为预计补液量，实际补液时，特别是电解质和胶体的补充，需依据患者的治疗反应灵活调整。原则上，公式的选择应基于具体临床情境。

（2）对于中等面积及大面积烧伤患者，推荐使用第三军医大学公式来预估补液量，胶电比例为 1∶2。

（3）对于特大面积烧伤患者，补液量的预估则需依据实际烧伤面积，并可选择 Evans 公式（胶电比例为 1∶1）或 Brooke 公式（胶电比例为 1∶3）进行计算。

无论何种补液公式，只能作为参考，更重要的是在临床上要严密观察病情的变化。如能维持每小时尿量在 30～50ml，48 小时以后红细胞压积逐渐降低，患者一般情况好转，神志清楚，血浆电解质在正常范围，血压不低于 90mmHg，脉压在 20mmHg 以上，脉率保持在 120 次 /min 以下，即可认为基本上满意。

2. 辨证施治

（1）火盛伤阴：症见高热，烦躁，口干，便秘，尿短赤，舌红少津，苔黄燥，脉弦数。治宜清火解毒，养阴生津，如黄连解毒汤加味。

（2）热入营血：症见高热，神昏谵语，舌绛少苔，脉细数。治宜清营凉血，方用清营汤。

（3）阴损及阳：症见神疲气促，四肢不温，舌淡胖嫩，脉虚或微细。治宜固气养阴，回阳救逆，方用生脉散或参附汤。

（4）气血两虚：症见神疲乏力，纳呆，创面肉芽色淡，渗液不多，伤口难敛，舌质胖嫩，脉虚细。治宜补气养血，方用八珍汤或十全大补汤。

（5）阴伤胃败：症见口舌糜烂，口干少津，嗳气呃逆，食欲日减，或兼腹胀泄泻，舌质红无苔，脉细数。治宜益阴养胃，方用益胃汤。

3. 抗菌药物

烧伤创面感染引起败血症是烧伤死亡的主要原因，常见致病菌为金黄色葡萄球菌、铜绿假单胞菌、大肠杆菌和产气杆菌等。烧伤后 5 天内应针对化脓性球菌（尤其是溶血性链球菌）选用有效的抗生素；水肿吸收期可给广谱抗生素，最好兼顾革兰氏阳性和阴性菌；有条件者尽量参照创面和血培养及药敏试验结果调整用药。

4. 创面处理

创面处理在整个烧伤治疗过程中始终占有重要地位。常需根据患者的全身情况，烧伤面积，深度，部位以及感染程度等结合具体情况给予适当处理。对于轻度污染的创面，可以采用 0.1% 苯扎溴铵或 0.05% 氯己定溶液轻柔擦拭，随后用清洁水或等渗盐水进行外部冲洗。对于污染较为严重的创面，处理步骤为先使用无菌纱布或棉球蘸取肥皂水进行清洁，之后再用清洁水或等渗盐水冲洗，最后以 0.1% 苯扎溴铵或 0.05% 氯己定溶液轻拭。在处理浅Ⅱ度烧伤创面时，应尽量保留疱皮，对于直径 $<$2cm 的水疱，可让其自然吸收（化学烧伤情况除外）；而对于较大的水疱，可在水疱低位处使用注射器或剪刀进行抽液或剪破引流。对于深度烧伤形成的水疱或腐皮，则应予清除，因为这些会妨碍水分蒸发，导致痂皮难以干燥，可能引起创面过早溶痂和感染。

（1）包扎疗法：本法适用于四肢及小面积烧伤。一般可用凡士林纱布贴敷在创面上，外面包以无菌敷料，也可采用 1% 磺胺嘧啶银霜、10% 甲磺灭脓、2.2% 硝酸铈 + 1% 磺胺嘧啶银霜或京万红软膏、黄连膏、黄蜡膏等涂敷于创面上代替凡士林纱布。此外还可用烫火药麻油调涂患处，效果尚好。首次敷料更换的时机依据具体情况有所不同：对于污染严重的创面，大约在 2 天进行；对于较为清洁的深Ⅱ度和Ⅲ度创面，更换时间约为 3～5 天；而对于较为清洁的浅Ⅱ度创面，更换时间则大约需要 1 周。当肉芽组织接近长平时，可给予植皮加速愈合。

（2）暴露疗法：适用于头、面、会阴部或大面积深Ⅱ度、Ⅲ度烧伤。其方法是置患者于清洁病室，室温夏季宜保持在 26～28℃，冬季宜在 30～32℃。创面涂药后不予包扎，设法促使结痂；可采取一些具有收敛、活血、止痛的中药外用，同时利用吹风（电风扇或热风机）加速创面干燥。如创面无感染，一般于伤后 24 小时左右逐渐干燥，在 48～72 小时左右表面已形成干痂。要注意经常检查痂下有无积脓，如有积脓，必须及时剪去该处痂皮，清除脓液，争取再次结痂。如脓液再度产生，应改用包扎法换药。

（3）早期切、削痂植皮：中小面积深度烧伤（包括深Ⅱ度和Ⅲ度）广泛采用早期切、削痂植皮的治疗方法。肉芽创面，在刮除肉芽组织后，可植大张较薄皮片，颈部宜选中厚皮片，以防瘢痕挛缩。

（4）对感染创面的处理：对任何已经感染的烧伤创面，均按总论所述去腐生肌法换药治疗。

5. 创面用药

（1）湿润烧伤膏：可用于各种烧、烫伤。配合烧伤湿性医疗技术应用。

（2）紫花烧伤膏：可用于轻度水火烫伤。按烧伤常规清创后，将药膏均匀涂覆于患处，每日 1～2 次，采用湿润暴露疗法。

（3）康复新液：可用于轻度烧伤。尤其适用于烧伤后期残余创面。按烧伤常规清创后，用医用纱布浸透药液后敷患处，每日 1～2 次。

（4）复方雪莲烧伤膏：用于各种原因引起的中小面积浅Ⅱ度、深Ⅱ度烧伤。按烧伤常规清创后，每 80cm^2 涂 5g 药量，面积较大者用暴露疗法，面积较小者用无菌纱布包扎。创面红肿、分泌物多者每日换药1次；创面分泌物少、红肿不明显，每日或隔日换药一次。

（5）珍石烧伤膏：用于面积不超过10%的浅、深Ⅱ度烧伤。按烧伤常规清创后，将药物均匀涂于无菌纱布上，涂药厚1～2mm敷于创面，包扎固定，隔日换药1次。

（6）京万红软膏：用于轻度烧伤。按烧伤常规清创后，涂敷本品或将本品涂于消毒纱布上敷于创面，消毒纱布包扎，每日换药1次。

（7）复方黄柏液涂剂：用于小面积烧伤感染创面，尤其用于脓多而有异臭者。按烧伤常规清洁创面后，药液浸泡纱布敷于创面，每日1～2次。

（魏 力）

第四节 特殊原因的烧伤

一、碱烧伤

工农业生产中最多见的是苛性碱（氢氧化钠或氢氧化钾）、石灰和氨的烧伤。碱性致伤物化学性质活泼，吸水性强，在反应中放热，与组织蛋白作用形成可溶性碱蛋白，还能皂化脂肪组织，故对组织的破坏性和渗透性均较强，使烧伤加深。对于含水丰富的组织（如眼睛）可造成更严重损伤。因此碱烧伤所致的创面愈合也比较缓慢。

【治疗】

1. 局部创面的处理

先使用大量清水冲洗创面和碱液流经的部位。水温宜在20℃以下，一般冲洗15～30分钟。若为生石灰烧伤时，在冲洗前应将石灰颗粒擦掉。在彻底冲洗后，多数情况下不需中和剂，但为了中和残余的碱性致伤物也可采用10%枸橼酸或1%～3%醋酸溶液等进一步冲洗（也可采用食醋作中和剂）。小面积者可采用4%硼酸溶液，直至创面无皂性滑腻感，指示剂石蕊呈紫色或酚酞无色时中和有效。然后按一般处理热烧伤的方法治疗。

2. 眼部烧伤的处理

立即用低速流水冲洗，或将头浸入盆水中睁眼、摇头、眨眼，以洗净碱性致伤物，再用生理盐水彻底冲洗，冬季水温应加温到35℃左右；当结膜、角膜的烧伤在1/2以上，角膜基质混浊时还应进行前房穿刺以排出渗入到前房的碱性物质，也可在结膜下注射250～500mg维生素C，再用抗生素眼膏（如四环素、红霉素等），包扎患眼。以后每天可酌情使用抗生素溶液点眼，加强护理，防止交叉感染。为了预防角膜溃疡和穿孔，还可以使用0.25%～0.5%半胱氨酸或乙酰半胱氨酸溶液点眼。

二、酸烧伤

较强的酸性化学物质能引起组织蛋白凝固，并吸收组织水分，所以酸烧伤会在创面迅速形成一层焦痂，这层焦痂在一定程度上可以减缓酸性物质向深部渗透。由于致伤物的种类和浓度不同以及作用的时间长短不一，故酸烧伤有深有浅。

【症状及诊断】

一般硝酸所致的烧伤焦痂为黄色或棕黄色，硫酸所致的烧伤焦痂为黑色或棕黑色，盐酸所致的焦痂为白色或灰黄色，三氯醋酸可使皮肤形成白色的坏死组织。

【治疗】

发生酸烧伤后，立即用无菌生理盐水或蒸馏水冲洗创面（也可用清水），用5%碳酸氢钠溶液中和，再用大量清水冲洗。关注会阴、腋窝、腘窝等部位的清洗；眼睛及面部可用流动水冲洗，也可用盆水浸浴。清洗后的创面处理基本上与热烧伤相同，但是因为酸烧伤可引起蛋白凝固形成焦痂，容易把Ⅱ度烧伤误认为是Ⅲ度烧伤。在切痂植皮时应注意，酸烧伤的创面渗液少，故补充的液体量应适当减少。

三、酚烧伤

酚的品种较多，但毒性相似，如苯酚（石炭酸）、煤酚（甲酚）等，在工业中应用较广，故引起烧伤的机会也多。酚具有水溶性、亲脂性和腐蚀性，在低浓度下能使蛋白变性，高浓度下可使蛋白沉淀。当皮肤或黏膜接触时能引起严重烧伤，同时经局部吸收可引起全身中毒，使肝、肾和神经系统受到损害。

【症状及诊断】

以苯酚为例，烧伤初期局部皮肤色发白，软化，无疼痛，渐变为棕褐色，渗液较少，最后变成黄褐色焦痂。眼烧伤时，开始眼结膜充血、水肿，进一步出现角膜坏死、浑浊，或出现虹膜炎甚至全眼球炎，愈合后形成瘢痕，影响视力。如有较多的苯酚经局部吸收，可引起全身中毒。口服酚的致死量是2～15g，其对心血管中枢、呼吸中枢、体温中枢均有显著的抑制作用，并可直接损害心肌和毛细血管。临床主要表现为头晕，头痛，心慌，纳呆，上腹部不适，严重时表现体温及血压下降，呼吸抑制，并可出现肺水肿，心肌损害和急性肾衰竭以及肌肉阵颤和阵挛性抽搐，血中谷丙转氨酶升高，尿中有大量红细胞及蛋白。结合苯酚接触史和临床表现进行临床诊断。

【治疗】

立即使患者离开现场，脱去衣服，用大量清水冲洗创面。对于结晶型酚，单用清水不易除净，故可使用10%乙醇冲洗或用甘油聚乙二醇-乙醇混合液（7∶3）或75%乙醇擦洗创面，再用清水洗净。因酚属酸性，所以还应以5%碳酸氢钠溶液浸泡或湿敷，也可用硫酸钠饱和溶液湿敷，再用清水冲洗。以后按热力烧伤处理创面。对深Ⅱ度以上的烧伤创面应早期予以切痂植皮。

眼烧伤时需用大量清水或等渗盐水冲洗。最初1～2天可用氢化可的松眼药水或抗生素眼药水交替滴眼，以后可酌情使用抗生素眼药水或软膏，氢化可的松眼药水不宜使用过久，否则会加重角膜溃疡和延长愈合时间。对有全身中毒可疑患者，应静脉输注高渗葡萄糖及生理盐水增加尿量，促进酚的排出，减轻中毒症状。给予5%碳酸氢钠纠正酸中毒，出现肾衰竭时可进行人工肾透析。

四、氢氟酸烧伤

随着电子工业、石油化工的迅速发展，氢氟酸的生产和使用日益广泛，由它引起的烧伤也日渐增多。目前引起烧伤者主要是由于防护不良所致，氢氟酸能穿透角质层，在较长时间内向深部组织侵犯，因此造成的损害多较深。

【症状及诊断】

氢氟酸烧伤后，主要症状是局部出现剧烈的疼痛和进行性组织坏死。疼痛出现的早晚与氢氟酸的浓度有关，如系无水氢氟酸，可立即出现疼痛，浓度在40%以下时，一般在接触后2～3小时才出现疼痛。烧伤处的皮肤先呈白色，逐渐变为淡紫色甚至黑紫色。眼部烧伤后在结膜或角膜上出现一层白膜，不仅眼球剧痛还可引起剧烈头痛。氢氟酸烧伤一般无全身症状，但在较重的烧伤也可出现体温升高、寒战等。

【治疗】

氢氟酸除了具有酸的腐蚀性外，还具有代谢毒性，可迅速渗透进皮肤，侵入更深层组织造成深层组织液化性坏死和全身性中毒，尤其是氟离子与钙和镁等带正电荷的离子螯合，可导致全身性低钙血症和低镁血症。氢氟酸救治的关键是中和并抑制氢离子和氟离子的吸收。

当氢氟酸浓度$<20\%$或暴露时间较短时，使用大量流动清水彻底冲洗30分钟即可；对于浓度$\geq 20\%$的氢氟酸造成的烧伤，同前用流动清水冲洗30分钟后，进一步通过局部涂抹或皮下、动脉、静脉注射10%葡萄糖酸钙溶液，从而中和氟离子，防止进一步损伤。

如果无法获取葡萄糖酸钙溶液，氢氟酸烧伤后也可立即应用大量清水冲洗浸泡，用饱和氯化钙或25%硫酸镁溶液浸泡，或用10%氨水纱布湿敷、浸泡。

经过上述处理以后，对红斑型烧伤的创面可敷以氟氢化可的松软膏或紫草油，暴露及包扎均可。对有水疱出现的创面，应刺破疱皮放出积液，如深部组织坏死液化应进行扩创，暴露出正常组织。对指甲周围的烧伤，如指甲妨碍清理伤口及影响治疗时，可拔除指甲，对较重烧伤所引起的焦痂应及时切除。

五、磷烧伤

磷有黄磷、赤磷、紫磷、黑磷之分，以黄磷用途最广，所以由其引起的烧伤也最常见。黄磷在34℃时即能自燃产热，并生成五氧化二磷（P_2O_5），其热力可使皮肤烧伤，同时P_2O_5吸收组织中的水分生成磷酸，故又可造成皮肤的酸烧伤。因此磷烧伤是热力烧伤和化学烧伤的复合伤，一般比较深。磷易溶于脂类，所以燃烧的磷颗粒穿入皮下后，在皮下脂肪组织中迅速扩散并被吸收，可引起肝、肾、心等脏器的损害。燃烧时的白色烟雾是P_2O_5，吸入呼吸道可引起呼吸道烧伤、喉头和气管黏膜水肿。0.5～1g的黄磷即可致死，因此磷烧伤面积即使不大（12%～15%）也可因磷中毒而致死。

【症状及诊断】

局部的Ⅱ度烧伤一般不起水疱，Ⅲ度烧伤的创面为黑色，表面干燥，创面较深。固态黄磷烧伤时，皮肤上有弹坑样表现，在黑暗中创面上可见蓝绿色荧光，如创面经硫酸铜处理过而呈蓝黑色，疼痛多较剧烈，烧伤面积较大时，早期可出现休克，后逐渐出现磷中毒的征象，如头痛、头晕、全身乏力或烦躁不安；重者可出现意识障碍甚至昏迷，肝脏肿大、压痛及叩击痛现象，多数患者有少尿、血红蛋白尿及各种管型尿，严重者出现尿闭。

【治疗】

目前尚无有效解毒剂，因此设法减少磷吸收，防止磷中毒是治疗大面积磷烧伤的关键。

1. 局部处理

（1）立即用大量清水冲洗创面，如能浸在流水中冲洗更好。缺水时可用浸透的湿布包裹，以隔绝空气，防止燃烧，然后用0.5%～1%硫酸铜溶液冲洗创面。但是硫酸铜用量过大可引起中毒，应用需谨慎。使用硫酸铜溶液擦洗后，再用5%碳酸氢钠溶液持续湿敷以中和磷酸，最后按热烧伤处理。

（2）尽量早期（伤后数小时内）行切、削痂，减少磷的吸收。

2. 全身治疗

（1）输液：按热烧伤原则补液，5%碳酸氢钠以纠正酸中毒及碱化尿液。如有明显血红蛋白尿，尿量少时可予甘露醇、山梨醇或呋塞米，维持尿液在每小时30～50ml。

（2）预防感染：在选择抗菌药物时，应避免使用对肝肾有损害作用的药物。

六、沥青烧伤

沥青在221℉时保持液态。分馏的沥青常残留苯、甲苯、萘、蒽、酚等成分。液态沥青接触皮肤后易于黏附其上，不易除去，除因热致伤以外，所含毒性物质可以通过皮肤吸收引起中毒。

【治疗】

首先应尽快清除黏附在皮肤上的沥青，可以有效地减少热力损伤，防止毒性物质的吸收。最简便的方法是以冷水冲洗降温（或冰敷），即能减轻烧伤程度，以使沥青硬固，易于揭下。对所黏附的沥青不易揭除时，可用松节油、乙醚、汽油、煤油等轻轻拭除。

创面处理宜采取包扎或暴露等方法处理。有研究认为，清创后应及早采用切或削痂等措施处理深度烧伤，缩短疗程。在整个治疗过程中，应注意观察肝、肾功能变化。

（魏 力）

第五节 电损伤

电损伤是指一定量的电流或电能通过人体，引起的一种全身性和局部性损伤，常发生于直接接触电源，高压电场下作业或被雷电击伤，通常出现肌肉、肌腱、神经、血管等深部组织的坏死，也可伴有肝、肾等重要脏器的功能损害，肢体截肢（截指）发生率高。

【症状及诊断】

1. 全身症状

轻者表现为一过性神志丧失，可有呼吸暂停，但能自动恢复，患者在完全清醒前表现有躁动，血压轻度升高，伴有头晕，定向力障碍，耳鸣等症状，无明显后遗症。重者表现为呼吸骤停或心室纤颤以至心跳停止，若不及时救治可致死亡。

2. 局部症状

（1）电流入口、出口皮肤损伤：电流“入口”“出口”是指电流进入、离开人体时的部位。“入口”的损伤常较“出口”重，患者常出现局部皮肤黄褐或焦黄，局部会有裂口，深度达骨头的周围。

（2）电流经过处软组织会出现皮下脂肪、肌肉坏死，伴有黄白色、恶臭液体流出，严重时会有外露的骨关节损伤。

（3）“跳跃式”深度烧伤：主要表现为肘、肩、膝关节等部位发生的烧伤更严重，局部关节变形，皮肤烧焦。

（4）皮肤深度烧伤：电烧伤的周围皮肤，常因电火花或衣服着火烧伤，可见皮下脂肪或者肌肉以及内脏器官等，皮肤被烧焦甚至碳化，烧伤的部位感觉不到疼痛。

【治疗】

1. 急救

发现触电后，立即设法使患者脱离电源。注意心跳、呼吸功能的检查和复苏。复苏步骤如下。

（1）心脏按压：如发现心跳停止，应立即进行胸外心脏按压。患者仰卧于硬板床上，去除枕头，术者位于患者右侧，用手掌或拳用力叩击心前区数次，然后用手掌根部按于胸骨中、下 1/3 交界处，用另一手压在该手背上，伸直肘关节，有节律地向脊柱方向按压，使胸骨下陷 5～6cm，每分钟按压 100～120 次。如果一人施行复苏术时，则应每做 30 次心脏按压，连续 2 次口对口人工呼吸。施救过程中观察患者的面色、口唇颜色等。若由发绀渐转为红润，颈动脉搏动恢复，证明按压有效。

（2）人工呼吸：如发现呼吸停止，应立即进行人工呼吸。以口对口人工呼吸最简便，其法是：患者头部极度后仰，再托起下颌以解除舌体后坠引起呼吸道梗阻。施救人员深吸一口气，对准患者口部用力吹入，见到患者胸部扩张才算有效。为防止空气吹入胃内，可在吹气时轻压环状软骨以闭塞食管。在条件许可时应尽快进行气管插管，使用麻醉机给氧或简易呼吸器施行人工呼吸。

（3）防治脑水肿：心搏骤停致使脑缺血，常会引起脑水肿。复苏后应立即采用头部降温（如冰帽）和 20% 甘露醇快速静脉滴注，联合使用呋塞米、地塞米松静脉注射，有助于避免或减轻渗透性利尿导致的“反跳现象”。

（4）纠正酸中毒：可用 5% 碳酸氢钠快速静脉输注。必要可直接向心内注射 5% 碳酸氢钠或 11.2% 乳酸钠 10ml。由于该方法易引发心脏并发症，需谨慎使用。

（5）保护肾功能：根据深度电烧伤创面早期修复专家共识（2020 版）中保护脏器功能推荐意见：电烧伤后容易导致肾功能损害，充足的液体复苏、碱化尿液和利尿剂使用对防治伤后早期肾衰竭相当重要。密切监测每小时尿量等，要求达到 100ml/h 以上。

（6）氯化钙的使用：当心脏松弛无力，对升压药无反应时，可用 10% 氯化钙 5～10ml 静脉滴注，也可作心内注射。

（7）使用抗菌药物，预防继发感染。

（8）使用中药，如苏合香丸、醒脑静等有助神志的恢复。

2. 局部处理

早探查、早切除坏死组织、早闭合创面是目前治疗电损伤的基本原则。对远端肢体有血运障碍者，及早探查，并做筋膜切开术。手术可在伤后24小时内进行，以解除对血管的压迫，改善远端血运。可在伤后1周内切除坏死组织。对坏死界限不易确定、一次手术切除不彻底者，可间隔2～3天反复清创，直至坏死组织彻底清除。术中应适当保留重要的神经、肌腱、血管，并用邻近组织加以覆盖；对术中确定的血管损伤，为预防继发性大出血，可行预防性结扎；对缺乏手术条件，或患者不接受手术治疗者，可使用生肌玉红膏等包扎，等待坏死组织自然分离，肉芽组织长出后，再考虑植皮以促进愈合。

（魏 力）

参考文献

[1] 周硕霞，于夕兰，孙献武. 军术膏促进创伤感染创面愈合的实验研究[J]. 中医正骨，2009，21（2）：4-6.

[2] 吴兴旺，辛国华. 中药制剂在烧伤治疗中的应用进展[J]. 南昌大学学报（医学版），2024，64（1）：98-103.

[3] 王玮洁，庄增根，邓盛灌. 美宝湿润烧伤膏湿润暴露疗法对氢氟酸手部烧伤患者创面微循环及愈合质量的影响[J]. 中国美容医学，2022，31（5）：42-45.

[4] 赵金芳，李艳玲，王小娟. 黄磷灼伤者的创面处理与护理[J]. 中国工业医学杂志，2015，28（1）：74-75.

[5] 惠玲，程燕，宋金鑫，等. 分期治疗眼部碱烧伤的临床观察[J]. 国际眼科杂志，2020，20（12）：2185-2187.

[6] 马捷，邓津菊，吴健，等. 氢氟酸烧伤的临床表现及治疗进展[J]. 中华损伤与修复杂志，2019，14（6）：466-470.

[7] 孙雪林，胡欣，刘德军. 常见化学烧伤的救治方法[J]. 中国医学前沿杂志，2024，16（2）：72-77.

[8] 中华医学会烧伤外科学分会，海峡两岸医药卫生交流协会暨烧创伤组织修复专委会. Ⅱ度烧伤创面治疗专家共识（2024版）Ⅱ：手术治疗和感染防治[J]. 中华烧伤与创面修复杂志，2024，40（2）：101-118.

[9] 刘飞. 现代烧伤学与整形美容[M]. 南昌：江西科学技术出版社，2021.

[10] 张丕红，黄晓元，黄跃生. 深度电烧伤创面早期修复专家共识（2020版）[J]. 中华创伤杂志，2020，36（10）：865-871.

第二十三章
虫、蛇咬伤

第一节 蜂 蜇 伤

蜂的种类很多，常喜群居，当触动其巢穴（蜂房）时，常群起而攻之，故蜇伤往往不止一处，有时可达数十处，而引起严重后果。以黄蜂（马蜂或胡蜂）及蜜蜂蜇人的机会较多。蜂毒是具有高度药理学和生物学活性的复杂混合物，其成分复杂，且因蜂种不同而异。蜂毒中含多肽、酶、生理活性胺、碳水化合物和一些其他成分。蜜蜂的毒液中主要有蚁酸、盐酸、正蚁酸、色氨酸、胆碱、组胺、多肽、类脂类和挥发油等。黄蜂的毒液中主要有组胺、5- 羟色胺、胡蜂激肽、磷脂酶 A 及 B、透明质酸酶等。蜂毒的毒力不在于其酸碱而在于所含多种生物活性物质。

【症状及诊断】

1. 蜇伤部位的表现

蜇伤后出现疼痛、肿胀，12～48 小时加重，波及范围扩大，可溃破形成不同大小的溃疡面。

2. 过敏反应

出现在蜇伤后数分钟到数小时，表现为迅速扩大的皮疹、憋闷、呼吸困难、恶心呕吐，部分患者可出现腹泻。部分可出现过敏性休克，是早期致死的主要原因。

3. 溶血

尿呈茶色到酱油色，腰痛、肾功能改变，后期可表现不同程度贫血。

4. 肾脏损伤

可因毒素直接作用于肾小管或因溶血造成，表现为全身水肿、少尿、肾功能改变。

5. 肝损伤

多由于免疫复合物沉积致肝细胞坏死，表现为肝损伤相关的血清酶升高。

6. 神经系统和心血管系统影响

不同毒素所致的改变不同。

7. 胡蜂蜇伤后多器官功能障碍综合征（MODS）也较常见，发生 MODS 是蜂蜇伤病情严重的重要标志。

【治疗】

蜂蜇伤强调分阶段治疗的理念，力求做到集束化和个体化。不同阶段治疗重点不同，早期合理的积极治疗可避免或减轻后续序贯发生的器官功能衰竭，明显缩短病程，改善预后。

1. 局部处理

（1）胡蜂不留刺在人体，蜜蜂有可能将刺留在体内。如有刺应用黏性大的胶带拔除，清水彻底冲洗。

（2）轻者可用地塞米松 + 利多卡因 + 生理盐水混合后持续外敷于蜇伤处，既可快速减轻局部炎症反应止痛，又不影响对伤口的观察。或用 4%～10% 的氨水局部涂擦，或者使用炉甘石洗剂、清凉油等外搽。也可用蟾酥蘸凉水磨研后涂患处，或用季德胜蛇药片捣碎冷水调敷患处。

（3）肿胀明显者：可用封闭疗法，用 2% 利多卡因注射在受伤部位的基底及四周，一般用量 2～4ml；5% 碳酸氢钠溶液或 1∶20 复方醋酸铅溶液冷敷；冰袋冷敷，亦可消肿止痛。

(4) 局部疼痛明显者，建议静脉使用镇痛药。

2. 全身治疗

轻症多不需全身治疗，对较重患者应采取全身治疗。

(1) 抗组胺药，如氯苯那敏片4mg，口服，1日3次，或者氯雷他定片10mg，口服，1日1次。

(2) 肾上腺糖皮质激素，在有严重过敏反应、溶血时使用。泼尼松20～30mg或地塞米松0.75mg，口服，1日3次。危重时可静脉滴注或静脉注射氢化可的松100～300mg或地塞米松5～10mg或甲基泼尼松40～80mg，每日1次。

(3) 口服季德胜蛇药片4～8片，1日3次。

(4) 维生素C 1～2g，10%葡萄糖酸钙1g，口服或静脉滴注。

(5) 对症支持治疗：根据患者表现及病情，采取相应的对症支持措施。如有支气管痉挛时可给予肾上腺素0.3～0.5mg（儿童0.01mg/kg，不超过0.3mg）肌内注射，严重者可每隔5～10分钟重复使用；头痛剧烈者可给予解热镇痛剂。

(6) 肌内注射破伤风抗毒素或破伤风免疫球蛋白预防破伤风感染。

(7) 血液净化治疗，被认为是治疗蜂毒所致MODS的重要手段。

（严张仁）

第二节 蝎蜇伤

蝎喜穴居在墙缝和石缝中，在湿热无风的晚间出来活动。其尾部有一尖锐毒钩与毒腺相通，当蜇人时毒液通过毒钩注入人皮内。蝎毒是一种蛋白性神经毒，呈酸性，成分复杂，主要含有多种昆虫的神经毒素和哺乳动物的神经毒素，还含有心脏毒素、溶血毒素、透明质酸酶及磷脂酶等。

【症状及诊断】

被蜇伤以后，轻者仅有局部症状，表现为蜇伤处剧痛、红肿、水疱等，蜇伤中央可见一蜇伤点，内有残留毒刺钩，所相关的淋巴结肿大、疼痛，严重者蜇伤局部红肿扩大，疼痛剧烈，皮肤逐渐变为黑褐色，甚至形成蜂窝织炎。全身出现头痛、头晕、畏光、流泪、恶心、呕吐、肌肉疼痛、抽搐、心动过缓、嗜睡，甚至出现上消化道出血和呼吸衰竭等。

【治疗】

1. 局部处理

(1) 立即拔出毒刺，排出毒液，如扩大创口，挤压或用拔火罐等吸出毒液，减少毒素吸收扩散。

(2) 蟾酥（凉水磨汁）、3%氨水、5%苏打水、0.1%高锰酸钾液等涂患处。

(3) 季德胜蛇药片碾碎后，用凉水调涂敷。

(4) 局部2%利多卡因2～4mg封闭。

(5) 鲜马齿苋、大青叶或大蜗牛捣烂外敷。

(6) 乙醇或白酒50ml装瓶内，将活蝎数条放入酒内浸泡，两天后即可用于涂患处。

2. 全身治疗

基本上与蜂蜇伤相同。

（严张仁）

第三节　蜈蚣蜇伤

蜈蚣又叫百足虫，喜欢栖居在潮湿阴暗的墙角、阴沟和石缝里。最前端的两足形成镰形的毒颚与毒腺相通并伸向头部下方，末端有毒腺开口，蜇人时放出毒液。蜈蚣毒的主要成分与蜂毒成分相似，毒液中含有组胺样物质及溶血蛋白质，这两种物质是蜈蚣毒的主要药理成分，前者使得被蜇者产生强烈的刺痛感，并引起一系列的炎症反应，而后者能使得被蜇者血细胞溶解，此外还有酪氨酸、亮氨酸、蚁酸等。

【症状及诊断】

蜈蚣毒液注入人的皮内后，局部出现剧痛，红肿，蜇伤处可见对称的两个瘀点。重者会感到全身麻木或恶寒、发热、头痛，心悸、脉数、眩晕、恶心、呕吐等症状，更重者可出现痉挛及昏迷。

【治疗】

1. 局部处理

(1) 用弱碱性溶液，如3%氨水、2%～3%碳酸氢钠溶液、肥皂水等清洗伤口。

(2) 局部冷敷。

(3) 当疼痛剧烈时可用2%利多卡因＋糜蛋白酶4 000U在被咬部位周围局部封闭。

(4) 六神丸、季德胜蛇药片等，凉开水或米醋调匀，外涂。

(5) 中草药如鲜马齿苋或鱼腥草、蒲公英、鲜桑叶捣烂敷于患处。

2. 全身治疗

基本上与蜂蜇伤相同。

（严张仁）

第四节　毒蛇咬伤

毒蛇咬伤是指人体被各种有毒的蛇咬伤后，其毒液由伤口进入体内而引起的一种急性全身性中毒性疾病。

毒蛇咬伤是一种对劳动人民危害较大的灾害性疾病。世界上目前已知的蛇类约3 000种，隶18科，毒蛇占800余种，其中主要的致命性毒蛇近200种。我国现有蛇类300余种，其中毒蛇80余种。对人体构成较大威胁的主要有10种（眼镜蛇、眼镜王蛇、银环蛇、金环蛇、蝮蛇、尖吻蝮蛇、竹叶青蛇、烙铁头蛇、蝰蛇、海蛇）。每年全世界有540万例蛇咬伤患者，年死亡约13.8万人，致残约40万人。我国每年被毒蛇咬伤者有10万～30万人，70%以上是青壮年。一旦被毒蛇咬伤，如未能得到及时正确的救治，常会导致死亡或残废。见图23-1、图23-2。

（一）我国蛇伤分布情况

毒蛇咬伤在我国南方地区比较常见，但毒蛇在全国范围内均有分布。根据目前已知的毒蛇分布治疗，结合各地蛇伤临床报道，我国各地区造成蛇伤危害的主要毒蛇种类，从北到南，大致可做如下划分。

1. 长江以北广大地区

主要毒蛇为蝮蛇，但在湖北北部及河南南部尚有尖吻蝮蛇、烙铁头蛇及竹叶青蛇，新疆西部尚有草原蝰。

2. 西南地区

指四川盆地及周围山区，云贵高原及横断山脉地区，主要毒蛇为蝮蛇、尖吻蝮蛇及烙铁头蛇。

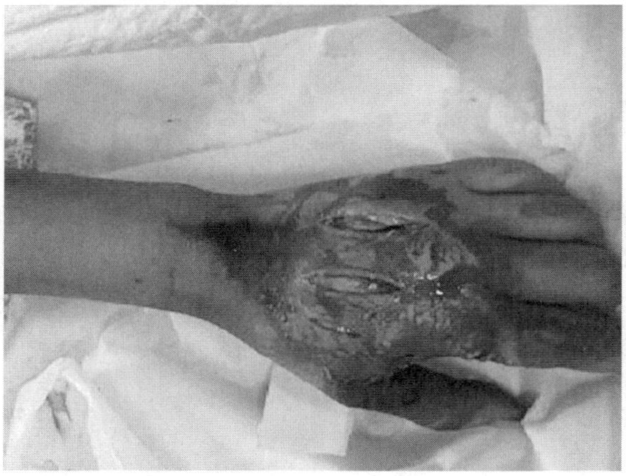

图 23-1 手部毒蛇咬伤创面(眼镜蛇)

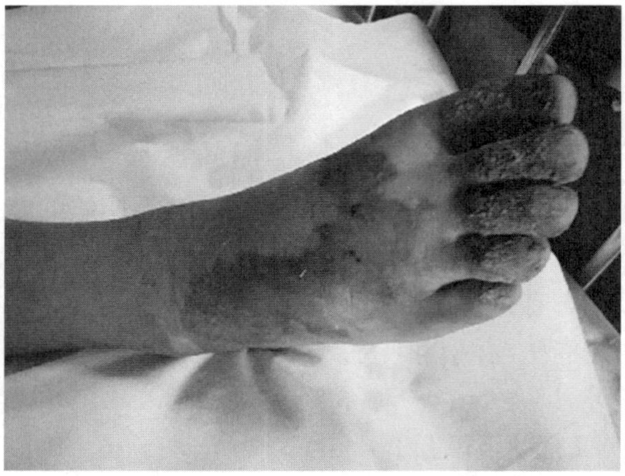

图 23-2 足部毒蛇咬伤创面(眼镜蛇)

3. 华中地区

指长江中下游沿岸，向南达南岭山脉。在平原、丘陵地区主要为蝮蛇、眼镜蛇及银环蛇，在山区主要为尖吻蝮蛇及竹叶青蛇等。

4. 华南地区

指南岭山脉及以南地区，包括台湾地区及海南岛，此外尚有云南南部、贵州南部南盘江及红水河流域河谷低地。主要毒蛇有眼镜蛇、银环蛇、金环蛇和眼镜王蛇、蝰蛇、尖吻蝮蛇、烙铁头蛇、竹叶青蛇。

5. 青藏高原及南海诸岛

青藏高原西部羌塘高原没有毒蛇。墨脱县境喜马拉雅山南域曾发现蝮亚科烙铁头属的山烙铁头、墨脱竹叶青等。南海诸岛除沿海有海蛇外，岛屿上没有陆生毒蛇。

(二)我国十种主要毒蛇鉴别的方法

见表 23-1。

表 23-1 我国十种主要毒蛇的鉴别方法

科属		名称	头部特征	毒牙类型	有无颊窝	颈部特征	身体颜色	斑纹形态	鳞片形态	尾部特征
蝰科	蝮亚科	竹叶青	头大、头呈三角、红眼睛	前管牙	有	细	绿色	体侧有一条白色纵线纹	头背皆为小鳞片	焦红色
		烙铁头	头大、头呈三角	前管牙	有	细	粗壮，棕褐色为主	头背面有人字形黑色斑块	背脊有一行逗点深棕色鳞片	尾长而末端细
		尖吻蝮蛇(五步蛇)	头大、头呈三角、吻尖翘起	前管牙	有	细	深棕色、棕褐色	背有方斑20余个	头背有对称大鳞片	短而尖
		蝮蛇	头略呈三角	前管牙	有	细	棕褐色为主	背面二行深色圆斑左右交替	头背有对称大鳞片	短而小，末端尖细
	蝰亚科	蝰蛇	头略呈三角	前管牙	无	头颈部区分明显	棕褐色为主	背三行镶黄边紫棕色圆斑	头背起棱小鳞片	尾短

续表

科属	名称	头部特征	毒牙类型	有无颊窝	颈部特征	身体颜色	斑纹形态	鳞片形态	尾部特征
眼镜蛇科	眼镜蛇	椭圆形	前沟牙	无	被激怒时可膨大	前半身可竖起	颈部有对白色眼镜斑	头背有对称的大鳞，无颊鳞	圆柱状
	眼镜王蛇	椭圆形	前沟牙	无	被激怒时可膨大	背面暗褐色或黑色，身体前端腹面黄白色，躯干腹面灰绿色	有人字形黄白色斑	头背有对大枕鳞片	
	银环蛇	椭圆形	前沟牙	无	与头部区分不明显	黑白相间，黑色条纹比白色条纹宽	黑白相间环纹	背鳞遍身15行背鳞呈六角形，无颊鳞	尾短尖细
	金环蛇	椭圆形	前沟牙	无	略小于颈部	黑黄相间，黑环与黄环几乎等宽	黄白相间环纹	背鳞遍身15行背鳞呈六角形，无颊鳞	略呈三棱形，末端扁而圆钝
海蛇科	海蛇	椭圆形个别头小	前沟牙	无	细长	部分青色环或褐色环	青褐花白色不等	部分有棘皮	侧扁

（三）毒蛇与无毒蛇的区别（表23-2）

表23-2　毒蛇与无毒蛇的区别

特征部位		毒蛇	无毒蛇
头颈部		头后部特别大，一般头呈三角形（管牙类），也有呈椭圆形（沟牙类），有颊窝（蝮亚科） 颈细或膨大。眼睛瞳孔为直立椭圆形或横立椭圆形。	头小，一般头呈椭圆形，也有三角形，头和脖子的界限不是很明显。眼睛和瞳孔为圆形，无毒蛇没有颊窝。
毒牙		一对毒牙及附毒牙（牙长而大）	无毒牙，只有较整齐的锯齿状牙齿
蛇	体型	粗而短或不均匀	一般细长，体型相称
	斑纹色泽	多有鲜艳或有特殊斑纹	多数不鲜艳
身	从肛门到尾部	突然变细。尾下鳞双行或部分单行，部分双行	逐渐变小，尾下鳞单行
尾巴		短而钝，或呈侧扁形	长而尖细
动态		休息时常盘团，不爬行时动作迟缓，蹒跚大意，但银环蛇多不盘团	爬行时动作敏捷，警惕性高
性情		性情较猛，见人不逃，迫近时准备攻击对方，或者发出呼呼响声	胆小怕人，受惊迅速逃逸

（四）10种毒蛇咬伤的主要中毒症状简明鉴别（表23-3）

表23-3 10种毒蛇咬伤的主要中毒症状简明鉴别

蛇伤种类	局部症状	全身症状	实验室检查
尖吻蝮蛇	伤口剧痛似刀割，出血多，肿胀严重，组织坏死，溃烂面大而深	出现快、来势凶猛、病情严重且发展迅速，心悸、胸闷、视物模糊、出血广泛	血液检查：红细胞、血红蛋白、血小板减少，出血和凝血时间延长，血块收缩不良。尿液检查：出现蛋白尿、血尿。心电图：有心肌损害
蝰蛇	伤口剧痛，出血不止，肿胀严重，发展快，伤口附近有大量水疱、血疱、瘀斑、组织坏死、溃疡	出现快、来势凶猛、病程持久，出血广泛，溶血、贫血、黄疸，重者休克，心肾衰竭	血液检查：红细胞、血红蛋白减少，血中胆红素、血钾升高，出血和凝血时间延长。尿液检查：尿胆原增加。心电图：窦性心律不齐，期外收缩
烙铁头蛇	伤口灼痛，局部肿胀，可出现水疱、血疱	头痛、头晕、眼花、视物模糊、意识朦胧。严重者五官及内脏出血	血液检查：红细胞和血红蛋白减少。尿液检查：出现蛋白尿及管形、血尿
竹叶青蛇	伤口灼痛，肿胀明显，局部早期出现水、血疱	有时头晕、眼花、恶心，但都比其他毒蛇咬伤的中毒症状轻，死亡率很低	血液检查：红细胞计数升高，谷丙转氨酶水平升高，血小板计数降低，出血和凝血时间延长。尿液检查：蛋白尿及血尿
银环蛇	伤口不红、不肿、不痛，仅有微痒麻木感，感觉减退	一般在1～6小时才出现全身症状，一旦出现，病情发展迅速、严重。症状有头晕、胸闷、步态不稳、肌肉关节酸痛、语言不清、眼睑下垂、流涎、呼吸困难、肌肉抽搐，而致瘫痪，常因呼吸肌麻痹而窒息死亡	血液检查：白细胞计数升高。心电图：窦性心功能过缓，完全性束支传导阻滞
金环蛇	伤口不红、不肿、不痛、不痒，但有麻木感	于咬伤3～5小时才出现眼睑下垂、视力模糊、吞咽困难和语言困难，全身骨骼疼痛，全身肌肉呈弛缓性瘫痪，尿呈深褐色（肌红蛋白尿），呼吸麻痹，心力衰竭或急性肾衰竭	血液检查：血钾升高。尿液检查：尿呈褐色，肌红蛋白呈阳性反应
眼镜蛇	伤口出血不多，易闭合变黑，伤口中心麻木而四周痛觉敏感。局部肿胀明显，有血疱和组织坏死	一般在2～6小时左右出现胸闷、恶心、呕吐、腹痛、发热、全身疼痛、喉痛、吞咽困难、困倦思睡、呼吸困难，严重者因急性循环衰竭和呼吸麻痹而死亡	血液检查：白细胞计数升高。尿液检查：有蛋白、红细胞和白细胞。心电图：有心肌损害
眼镜王蛇	伤口疼痛、麻木，但红肿不明显，水疱、血疱及组织坏死较少见	基本同上，但发病急，且严重。严重者可在半小时内发病，常因循环衰竭、呼吸麻痹而很快死亡	血液检查：白细胞计数升高。尿液检查：有蛋白、红细胞和白细胞。心电图：有心肌损害
蝮蛇	伤口有明显肿胀及刺痛，常伴有皮下出血性瘀斑	早期视力模糊、眼睑下垂，出现复视。严重者胸闷、气促、心跳加快、血尿（酱油色）	血液检查：白细胞计数升高，并可见中毒性颗粒，血钾增高，谷丙转氨酶水平增高

【病因】

毒蛇咬伤后，蛇毒注入人体而引起发病。中医认为蛇为阴物，伤人最毒。临床上可分风毒、火毒、风火毒三类。风毒易犯经络，导致气血运行不畅，入肺则呼吸受阻；入肝则引动肝风。火毒易犯营血，血热妄行而有各种出血见症；入心则神昏谵语，重者心气不足而有厥逆发生；风火毒兼见风毒、火毒之症状。又因致伤蛇种不同，其风毒、火毒可有偏胜，临床表现亦有差异。

蛇毒是毒蛇的毒腺分泌出来的一种毒性物质，新鲜毒液黏稠，呈透明或淡黄色，其成分复杂，含有 20 余种蛋白质，包括毒素蛋白、酶类和活性因子。被毒蛇咬伤后，因蛇毒成分不同，临床表现亦不同，一般可分神经毒、血液毒和细胞毒。金环蛇、银环蛇、海蛇的蛇毒主要为神经毒，海蛇还含有破坏肌细胞的细胞毒；竹叶青蛇、烙铁头蛇的蛇毒主要为血液毒；蝰蛇、尖吻蝮蛇的蛇毒主要为血液毒和细胞毒，眼镜蛇、眼镜王蛇的蛇毒主要为神经毒、细胞毒，蝮蛇毒中含有血液毒、细胞毒和神经毒。含有 2 种及 2 种以上毒素的称为混合毒。

神经毒素主要为 α 神经毒素（α-NT）和 β 神经毒素（β-NT），前者竞争乙酰胆碱受体，后者抑制乙酰胆碱释放，阻滞神经肌肉接头而引起弛缓性麻痹。血液毒素种类繁多，对血液系统产生多方面的毒性作用。蛇毒蛋白酶作用于血管壁，破坏相关结构，诱导缓激肽、组胺、5- 羟色胺等的释放，直接损害毛细血管内皮细胞，抑制血小板聚集而致出血；蛇毒溶血因子作用于血细胞膜，使其渗透性和脆性增加；磷脂酶 A 使血液中的卵磷脂水解为溶血卵磷脂，产生溶血作用；蛇毒促凝因子可促使凝血和微循环血栓形成，继而引起弥散性血管内凝血（DIC）；类凝血酶在纤维蛋白溶解酶的共同作用下引起去纤维蛋白血症，亦称类 DIC 反应。这种出凝血功能障碍统称为蛇毒诱发消耗性凝血病，表现为各种出血。细胞毒中的透明质酸酶可使伤口局部透明质酸解聚、细胞间质溶解和组织通透性增大，除产生局部肿痛外，还促使蛇毒素更易吸收进入血液循环而出现全身中毒症状；蛋白水解酶可损害血管和组织，同时释放组胺、5- 羟色胺、肾上腺素等多种血管活性物质；心脏毒素可引起细胞破坏、组织坏死，轻者局部肿胀、皮肤软组织坏死，严重者出现大片坏死，可深达肌肉筋膜和骨膜，导致患肢残废，还可直接引起心肌损害，甚至心肌细胞变性坏死。

当毒蛇咬伤后，蛇毒注入人体，海蛇及眼镜蛇科、银环蛇的神经毒素蛋白分子量小，主要从毛细血管吸收进入血液循环，而蝰科蛇毒因其分子量较大，不能直接渗入血管，而经淋巴管扩散后再进入血液循环；但当咬破较大血管特别是静脉可直接进入血液循环。蛇毒可由肾脏排泄，肝脏是重要的解毒器官。毒蛇咬伤的致死原因有：①呼吸麻痹（此是蛇伤死亡的主要原因，常见于神经毒和混合毒）；②休克、循环衰竭；③急性肾衰竭；④出血及凝血障碍；⑤感染及其他。

蛇伤的正确诊断是救治的主要依据，因此首先应确认是否为毒蛇咬伤或无毒蛇咬伤，还是毒虫咬伤。如确系毒蛇咬伤，还应进一步明确是哪一种毒蛇，比较理想的是患者或伴随人员目睹致伤的蛇体，但在夜间或草丛深处见不到蛇体时须根据伤情和症状来判断。

1. 毒蛇与无毒蛇咬伤鉴别（表 23-4）。

2. 毒虫与毒蛇咬伤的鉴别（表 23-5）。

表 23-4 毒蛇与无毒蛇咬伤鉴别

	毒蛇	无毒蛇
牙痕	一般两个，深而较大　呈••	牙痕浅小　呈 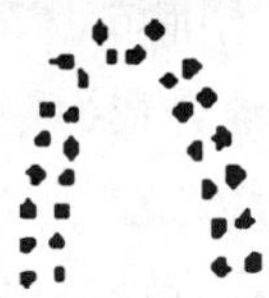 数多间密
疼痛	剧痛、灼痛（神经毒除外）	不明显
肿胀	迅速扩大（神经毒除外）	不扩大
出血	流血、伤周瘀斑血疱（神经毒除外）	少出血或不出血
淋巴结	肿大、触痛	不肿大、无触痛
全身症状	神经毒或血循毒症状或两者共存	无或轻微

表 23-5 毒虫与毒蛇咬伤的鉴别

类别	相似症状	鉴别症状
蜈蚣	剧痛、局部炎症可有组织坏死	两点牙痕排呈楔状（▶◀），无下颏牙痕，周围呈水肿性红斑，有烧灼感、瘙痒感，伤口无麻木、全身症状轻或无
蝎子	局部痛、麻，吸收中毒后肌肉紧张痛	伤口可见划痕、瘙痒、常有流泪、流涎反应
胡蜂	局部痛、肿	伤口无麻木，多个点状，可发生休克及肾衰竭
蚂蟥	伤口出血难止	伤口痒，但不痛、不肿、无麻木
毒蜘蛛	伤口剧痛、麻木，可有组织坏死，吸收中毒时肌痉挛	无典型蛇咬伤痕
马尾松毛虫	表皮损伤、炎症	片状表皮损伤、无典型牙痕，痒而不痛
海蜇	局部剧痛	局部灼烧、刺痒，多条线状伤口，严重或者过敏体质者立即出现红斑、荨麻疹、水疱、瘀斑，亦可发生休克

【毒蛇伤的临床表现】

1. 神经毒

咬伤初期可无特殊症状，仅有瞬间刺痛，继之麻木，牙齿印痕小而浅，伤口处不红、不肿、不痛、不出血。潜伏期长，约经 1～4 小时的潜伏期后出现全身症状，并会很快恶化，从被咬到死亡相隔半小时到 30 小时不等。平均病程 2～5 天。根据就诊时的症状表现，临床上可分以下 3 型。

（1）轻型：局部无肿胀、变红、疼痛，可有少量出血，自觉麻木、皮痒，除有疲惫、轻度头昏、眼花、乏力、纳呆外无其他特别不适。

（2）重型：头昏加重并逐渐出现视物模糊，眼睑下垂，眼球固定，瞳孔散大，语言不清，张口及吞咽困难，流涎，腹痛，恶心，呕吐，全身皮肤和肌肉疼痛，四肢无力，行动困难。

（3）危重型：上述症状继续加重，出现胸闷，呼吸浅快，发绀，进而呼吸麻痹，四肢完全瘫痪，深反射消失，一般无病理反射。终至深度昏迷。

2. 血液毒

临床表现颇不一致，主要是对血液、循环系统方面的损害。局部有明显的红、肿、痛，牙齿印痕大而深，有时有较大量出血及皮下瘀斑。潜伏期短，病情进展快，病程长，危险期也较久。常发生咬伤局部坏死、溃烂，且较难愈合，故可引起患肢萎缩或残废。平均病程 7～15 天。

（1）轻型：伤口流血少，疼痛及肿胀轻，常合并淋巴管炎、淋巴结炎。有轻度头昏、疲乏及纳呆。

（2）重型：伤口流血不止，局部疼痛及肿胀明显。合并淋巴管炎及淋巴结炎也较重。全身症状也较剧，有恶（畏）寒，发热，烦躁不安，呼吸心跳加快，或口鼻出血，伤口周围有水疱或血疱及皮下瘀斑，伴血尿、便血等，血压常下降，嗜睡。

（3）危重型：伤肢剧痛，淋巴管炎、淋巴结炎及肢体肿胀严重，常波及躯干，全身并发严重感染，广泛出血，伤肢可坏死，内脏及颅内出血。最终出现循环和呼吸衰竭、心搏骤停或肾衰竭。

3. 混合毒（风火毒）

潜伏期短，病情发展快。早期主要死亡于呼吸麻痹，后期主要死亡于循环衰竭。局部和全身症状都很明显，被咬后牙齿印痕较大而深，伤口疼痛明显，稍有麻木感，部分患者也可出现肢体溃烂、坏死及残废，尤以眼镜蛇咬伤更常见。另外，因致伤蛇种不同，其神经毒或血循毒含量多少不同，故临床上症状变化较多，应密切观察。平均病程 5～7 天。

【实验室检查】

1. 血常规

可见白细胞计数升高，中性粒细胞计数升高，核左移，C 反应蛋白水平可升高。如被血液毒类毒蛇咬伤，伴全身出血者，可有贫血表现，出现红细胞、血红蛋白、血小板减少。

2. 尿常规

可见尿蛋白、尿红细胞和尿白细胞阳性。

3. 粪便隐血试验

血液毒类毒蛇咬伤合并有消化道出血者，粪便隐血试验可阳性。

4. 血液生化检查

可出现丙氨酸转氨酶（alanine aminotransferase，ALT）、天门冬酸氨基转移酶（aspartate transferase，AST）升高，肌红蛋白（myoglobin，Myo）、乳酸脱氢酶（lactate dehydrogenase，LDH）及肌酸激酶（creatine kinase，CK）、肌酸磷酸激酶（creatine phosphokinase，CPK）可升高，血糖可应激性升高。如有急性肾功能损害者，血清胱抑素 C（Cystatin C，CysC）、血清尿素氮（blood urea nitrogen，BUN）、肌酐（creatinine，Cr）及血清钾（K^+）升高。

5. 凝血功能

血液毒类毒蛇咬伤者，可出现凝血酶原时间（prothrombin time，PT）、活化部分凝血活酶时间（activated partial thromboplastin time，APTT）和凝血酶时间（thrombin tim，TT）延长，纤维蛋白原（fibrinogen，FIB）减少、硫酸鱼精蛋白副凝试验（protamine sulfate paracoagulation test，3P）阳性提示可能出现 DIC。血栓弹力图（thromboelastography，TEG）有助于评估蛇毒对出凝血影响程度。

6. 血气分析

出现呼吸功能障碍时，可表现为呼吸性酸中毒。如动脉血氧分压（PaO_2）<60mmHg，动脉二氧化碳分压（$PaCO_2$）>50mmHg 则提示有呼吸衰竭。

7. 有条件可以使用酶联免疫吸附检测法（ELISA）、质谱、色谱等方法明确相关蛇毒。

【治疗】

当前，毒蛇咬伤以中西医结合的综合疗法效果最佳，分述于后。

当发觉被毒蛇咬伤后，应保持冷静，不可急忙奔跑，特别是下肢被咬伤者，因为奔跑可加速蛇毒的吸收。

再者进一步明确诊断是何种毒蛇咬伤，这对于选择不同的治疗方法具有重要意义。如果只根据牙痕的形态尚不足以区别何种毒蛇咬伤，必须结合病史、症状、体征及实验室检查加以综合分析。还可根据各种毒蛇的分布地区、生活习性来判断。

一般来说，在分布上，平原地区首先应考虑为蝮蛇；丘陵山地水域附近多考虑银环蛇和金环蛇；丘陵地区多考虑眼镜蛇；开阔的田野多考虑蝰蛇；丘陵山区林木或灌木丛处多考虑烙铁头，竹叶青；山区或丘陵林木阴湿处或山谷间多考虑五步蛇；山区林木、水边、岩缝处多考虑眼镜王蛇；夜间多考虑银环蛇；白天多考虑眼镜蛇，根据各种毒蛇的生态和活动规律，被咬时间亦有参考价值。

应视具体环境和情况进行现场救治。目的在于“排毒解毒”，减少蛇毒的吸收。

1. 急救处理

（1）包扎法

指导患者保持镇定，患肢制动并下垂，以减少毒素的吸收及扩散。神经毒类毒蛇咬伤推荐使用绷带加压固定法和加压垫法对患肢进行包扎固定，止血带、绷带、绳索等传统绑扎方法可能增加局部毒素的吸收和局部损伤的程度，不再推荐使用。指趾根部包扎易发生缺血坏死，不推荐在这些部位进行绑扎。

（2）扩创冲洗法

在常规消毒后，以牙痕为中心作十字切开，长约 1.5cm，深达皮下，同时检查是否留有毒蛇断牙，如有断牙，应先将断牙取出，再用 1∶5 000 高锰酸钾溶液或 3% 过氧化氢溶液、肥皂水、5% 依地酸钠等反复冲洗，持续 20～30 分钟。也可配合拔罐法以期吸出伤口处的残存毒素。切口可进一步采用 3% 盐水、浓白矾水、30% 硫酸镁、5% 依地酸钠、胰蛋白酶等溶液湿敷。但必须注意，凡尖吻蝮蛇、蝰蛇咬伤后，若伤口流血不止，且有全身出血现象，则不宜扩创，以免发生出血性休克。

(3) 局部注射法

毒蛇咬伤后，可及早应用利多卡因加地塞米松做局部封闭。其方法是在1%～2%利多卡因5～10ml中，加入地塞米松5mg，在伤口周围与患肢肿胀上方3～5cm处作深部皮下环状封闭。胰蛋白酶或糜蛋白酶局部封闭能直接破坏蛇毒，对多种毒蛇咬伤有效，其方法是将胰蛋白酶2 000U或糜蛋白酶4 000U加入2%利多卡因5～10ml中，在牙痕中心及周围注射达肌肉层或结扎上端进行套式封闭。

(4) 蛇药的使用

经排毒方法后，可用1∶5 000呋喃西林溶液或高锰酸钾溶液湿敷伤口，保持湿润引流，以防创口闭合。同时可以用鲜草药外敷。外敷草药可分为两大类，一是引起发泡草药，如生南星、野芋、鹅不食草等，可选1～2种捣烂，外敷伤处周围，以引起局部充血、发泡，借以拔毒外出，但对创口已溃烂者不宜使用。另一类是清热解毒的草药，如半边莲、马齿苋、重楼、八角莲、蒲公英、芙蓉叶等，适应于肿胀较重者，可选择1～2种捣烂，敷伤口周围肿胀部位。

敷药时不可封住伤口，以免妨碍毒液流出，并要保持药料新鲜，避免发生局部感染。如寻找草药不方便，还可以用内服的蛇药片捣烂水调外涂。对已有水、血疱者，可先用消毒注射器吸出渗出液，然后再以呋喃西林溶液或雷弗奴尔液湿敷。

(5) 抗蛇毒血清的使用

抗蛇毒血清特异性高，效果确切，是治疗毒蛇咬伤的首选药物。目前国内有抗银环蛇毒血清、抗蝮蛇毒血清、抗五步蛇毒血清和抗眼镜蛇毒血清4种，均为单价精制血清。临床使用应遵循早期足量、及时追加、同种专一、异种联合的原则。抗蛇毒血清的使用无绝对禁忌证，凡伴休克、自发性全身性出血、凝血功能障碍、神经毒性、血尿、急性肾损伤、局部组织进行性肿胀或坏死的毒蛇咬伤均建议使用，且强调越早运用疗效越高、预后越好，只要中毒症状持续存在均应使用。使用剂量的多少应根据该血清的效价和该种毒蛇排毒量来决定，对于轻症毒蛇咬伤患者，抗蛇毒血清起始使用常规剂量（表23-6），而致命性的毒蛇咬伤，起始剂量可翻倍，或者考虑异种血清联合使用，根据临床症状、体征、实验室检查等调整用量，若中毒症状无明显缓解，甚至有症状持续加重者，可按首次使用剂量重复多次用药，但需注意血清反复追加可增加血清病发病概率。抗蛇毒血清是由马血清精制而成，故使用前应常规作过敏试验，若皮试阳性则脱敏注射或采用分段稀释滴注给药，使用中密切关注患者病情变化，监测有无过敏或不良反应发生，备好肾上腺素等抢救药物，及时发现并进行处理。

表23-6 血清使用常规剂量

毒蛇类型	抗蛇毒血清名称	剂量/U
眼镜蛇	抗眼镜蛇毒血清	2 000～4 000
眼镜王蛇	抗银环蛇毒血清	30 000～60 000
金环蛇	抗银环蛇毒血清	10 000～20 000
银环蛇	抗银环蛇毒血清	10 000～20 000
海蛇	抗银环蛇毒血清 抗眼镜蛇毒血清	20 000 2 000
竹叶青蛇	抗五步蛇毒血清和/或抗蝮蛇毒血清	6 000～8 000 6 000～12 000
烙铁头蛇	抗五步蛇毒血清和/或抗蝮蛇毒血清	6 000～8 000 6 000～12 000
尖吻蝮蛇	抗五步蛇毒血清	8 000
短尾蝮蛇	抗蝮蛇毒血清	6 000～12 000
圆斑蝰蛇	抗五步蛇毒血清和/或抗蝮蛇毒血清	6 000～8 000 6 000～12 000

2. 常规疗法

（1）糖皮质激素：早期使用糖皮质激素可减轻蛇毒引起的炎症反应、溶血反应和过敏反应，降低毛细血管的通透性，减轻局部肿胀和出血。一般使用地塞米松每日 10～20mg，连用 3～4 天，病情好转逐渐减量。

（2）抗感染治疗：对局部坏死，伤口有脓性分泌物或者脓肿形成，应使用抗生素，同时及时根据创面细菌培养结果针对性使用抗生素。

（3）预防破伤风：毒蛇咬伤创口小且深，易于破伤风梭菌生长繁殖，可予破伤风抗毒素（TAT）或马破伤风免疫球蛋白肌内注射，但破伤风皮试应避开抗蛇毒血清使用过程，建议在抗蛇毒血清使用 1 小时后再开始皮试和用药，以避免过敏或不良反应重叠。

（4）对症及支持疗法

1）如有呼吸麻痹、心肺功能不全应及早给氧气吸入，必要时气管插管呼吸机辅助呼吸。

2）注意水及电解质失衡的防治。

3）注意对休克的防治，维持血容量。

4）及早发现心力衰竭和肺水肿的发生，并及时采取治疗。

5）疼痛重者可给止痛剂。

6）加强护理，对危重型患者，要严密观察。

7）注意肾功能变化，防止急性肾衰竭。

（5）辨证施治

1）风毒证：局部伤口不红不肿不痛，仅有皮肤麻木感。全身症状有头晕、眼花、嗜睡、气急；严重者呼吸困难、四肢麻痹、张口困难、眼睑下垂、神志模糊甚至昏迷；舌质红，苔薄白，脉弦数。

病机分析：初期或中毒轻微者，先中经络；风毒之邪痹阻经络，则肌肉失去气血濡养，而产生系列病理变化，如痹阻颜面经络，则见眼睑下垂，张口困难等；痹阻头颈太阳经络则有项强不适；痹阻胸腹经络，则外周肌麻痹，胸廓运动障碍，导致外周性呼吸困难乃至呼吸衰竭；痹阻胃肠道经络则产生肠麻痹，腹胀；痹阻四肢经络，则表现为肢体沉重活动不利。

治宜活血通络，祛风解毒。

方用活血祛风解毒汤（经验方）加减。当归、川芎、红花、威灵仙、白芷、防风、僵蚕、重楼、半边莲、紫花地丁加减：若早期应加车前草、泽泻、通草等利尿排毒；若大便不畅加生大黄、厚朴通便泄毒；若咬伤在下肢加独活，咬伤在上肢加羌活加强祛风通络，并作引经用；若视物模糊，瞳孔散大，加蝉蜕、菊花；若动风抽搐则加蜈蚣、全蝎等搜风镇惊。

2）火毒证：局部肿痛严重，常有水疱、血疱或瘀斑，严重者形成局部组织坏死。全身症状可见恶寒、发热、烦躁、咽干口渴、胸闷心悸、胁胀胁痛、大便干结、小便短赤或尿血。舌苔黄、舌质红、脉滑数。

病机分析：蛇之火毒侵入人体，壅滞于局部，经络阻塞，气血瘀滞，不通则痛则肿；热毒炽盛，故有瘀斑、水疱、血疱；热盛则肉腐，故局部组织坏死溃烂；火毒与正气交争，故症见恶寒、发热；热毒传于气分，故症见发热、口渴、烦躁；毒热内结，充斥三焦，则有胸闷心悸、胁胀胁痛，大便干结、小便短等症。

治宜泻火解毒，凉血活血。

方用龙胆泻肝汤合五味消毒饮加减。龙胆草、栀子、黄芩、黄柏、生地黄、赤芍、牡丹皮、金银花、紫花地丁、蒲公英、重楼。

加减：若高热、汗出，口渴，加石膏、知母以清泄气分热邪；若大便秘结，加生大黄泻下热结；若小便短赤、血尿，加白茅根、茜草、车前草、泽泻等利尿止血；若热甚伤津，口干、口渴加天花粉、玄参、麦冬以生津止渴；若发斑吐血、衄血、加犀角以加强凉血化斑解毒；若烦躁抽搐，加羚羊角、钩藤以凉肝熄风；若局部肿胀甚，加赤小豆、冬瓜皮、泽泻以利水消肿；若火毒加湿，症见头晕、头重、困倦、胸闷、腹胀、欲呕，加茵陈、通草、泽泻、藿香、蔻仁等利湿化湿。

3）风火毒证：局部红肿较重，一般多有创口剧痛，或有水疱、血疱、瘀斑、瘀点或伤处溃烂。全身症状有头晕、头痛、眼花、寒战发热、胸闷心悸、恶心呕吐、大便秘结、小便短赤；严重者烦躁抽搐，甚至神志昏愦。舌苔白黄相兼，后期苔黄，舌质红，脉弦数。

病机分析：蛇之风火毒邪侵入机体，壅阻局部，故肿胀疼痛，并溃烂、起疱；风火之毒上攻，故见头晕、头痛、眼花等症；寒战发热为邪正交争；邪毒充斥三焦，故见胸闷心悸、恶心呕吐、大便秘结、小便短赤；热甚风盛，故有烦躁抽搐；邪毒内闭，故神志昏愦。

治宜清热解毒，凉血熄风。

方用黄连解毒汤合五虎追风散加减。黄连、黄芩、栀子、黄柏、蝉蜕、僵蚕、全蝎、防风、生地黄、牡丹皮、半边莲、重楼。

加减：若吞咽困难加玄参、山豆根、射干以清热利咽；若胸闷、呕逆，加竹茹，法半夏以降逆止呕；若烦躁不安或抽搐，加羚羊角、钩藤、珍珠母，以镇惊、安神、熄风；大便秘结加生大黄；小便短赤或尿闭加车前草、白茅根、泽泻；瞳孔缩小，视物模糊，加青木香、菊花；神志昏愦加服安宫牛黄丸。

4）蛇毒内陷证：毒蛇咬伤后，失治误治出现：高热，烦躁不安，惊厥抽搐或神昏谵语。局部伤口由红肿突然变为紫暗或紫黑，肿势反而消减，舌质红绛，脉细数。

病机分析：因失治、误治，致使蛇毒不能及时外泄。蛇毒内陷营血，传入心包，故症见高热、躁狂、惊厥抽搐，神昏谵语。局部紫暗、紫黑，肿势反而消减，属于蛇毒入里内陷之象。

治宜清营凉血解毒。

方用清营汤加减。水牛角、生地黄、玄参、竹叶、金银花、连翘、麦冬、半边莲、重楼、紫花地丁。

加减：若神昏谵语、惊厥抽搐，加服安宫牛黄丸或紫雪丹，以清心开窍，镇惊。若正气耗散，正不胜邪，导致心阳衰微，出现面色苍白，淡漠神昏，汗出肢冷，则宜用参附汤，以益气回阳。

3. 蛇伤溃疡处理

以清热解毒、提脓祛腐、生肌收口为原则。蛇咬伤后局部化脓者要切开引流，出现组织溃烂、坏死则需及时切开清创，可采用蚕食清创法清除坏死组织，再用八二丹或九一丹药线引流，配合应用清热解毒、祛腐生肌的药膏如金黄膏、红油膏等外敷，待脓净后改用生肌玉红膏掺生肌散外敷，后期可行植皮或皮瓣移植术，肢体坏死严重者需截肢。

【临床研究】

喻文球等将600例蝮蛇咬伤患者随机分为治疗组和对照组各300例。治疗方法：对照组运用抗蝮蛇毒血清、激素、抗生素、能量合剂等西医常规疗法，治疗组在西医常规疗法基础上运用隔蒜艾灸、外涂九味消肿拔毒散、口服717抗蝮蛇毒合剂治疗，于治疗前后对患者的局部症状（肿胀程度和范围、疼痛程度、瘀斑范围以及局部溃烂、局部麻木、局部出血情况）、全身体征（复视、瞳孔、眼睑下垂、张口困难、颈项及全身肌肉酸痛、烦躁、呼吸）进行评分，并观察临床疗效。结果显示，治疗组总有效率为93.93%，对照组总有效率为73.22%，治疗组优于对照组（$P<0.05$）；两组患者第3、第6天症状与体征积分均与本组治疗前比较差异有统计学意义，治疗组优于对照组（$P<0.05$）；两组治疗后肿胀、疼痛积分均明显下降，并且治疗组优于对照组（$P<0.05$）。中医药干预综合疗法治疗蝮蛇咬伤有较好的临床效果。

（严张仁）

参考文献

[1] 王万春，严张仁. 毒蛇咬伤中医诊疗方案专家共识[J]. 中医杂志，2017，58（4）：357-360.

[2] 中华医学会急诊医学分会. 中国蛇伤救治指南[J]. 中华急诊医学杂志，2024，7（33）：891-906.

[3] 喻文球，王万春，刁军成，等. 中医药干预综合疗法治疗蝮蛇咬伤300例临床观察[J]. 中医杂志，2011，52（12）：1019-1022.

[4] 李其斌，吕传柱，梁子敬，等. 2018年中国蛇伤救治专家共识[J]. 蛇志，2018，30（4）：561-567.

[5] 程馥平，黄小宾，张勇. 蛇伤性溃疡的治疗进展[J]. 中国中医药现代远程教育，2016，14（6）：143-145.

[6] 凌瑞杰，杨贤义，肖敏. 胡蜂蜇伤的规范化诊治[J]. 中国工业医学杂志，2018，31（5）：323.

第二十四章 肛门直肠疾患

第一节 肛门直肠解剖与生理

一、肛门直肠解剖

（一）肛门

肛门是肛管的外口，在臀部、会阴体、尾骨之间。平时紧闭，排便时张开，直径约 2.5～3cm。

（二）肛管

肛管为消化道的末端，起于直肠下壶腹部，再向下突然变细，在齿线以下至肛缘的一段肠管称肛管，止于肛门缘，长 3cm，无腹膜遮盖，周围有内外括约肌及双侧肛提肌围绕。肛管两侧为坐骨直肠窝，男性其前有尿道，女性前方有阴道，后方为尾骨尖；在肛缘与齿线间内外括约肌连接处可摸到一肌间沟称肛门白线。在肛门齿线与白线之间表面平滑、光泽呈粉红色处称肛门梳。肛管齿线上方有肛柱，肛窦又称肛隐窝。

1. 肛瓣、肛隐窝、肛乳头

（1）肛瓣：齿线边缘不规则，呈凹凸状，上与直肠柱相连，在多个直肠柱底部之间，有 6～12 个半月形皱襞称肛瓣。是原始肛膜的残迹。

（2）肛隐窝：在肛瓣与直肠柱之间形成许多小窝称肛窦或肛隐窝。

（3）肛乳头：在肛瓣下方有 8～9 个小的突起部分，其尖端为灰白色，长约 0.1～0.2cm，称肛乳头。

2. 齿线

距肛门缘约 2～3cm 是内外胚层的移行地带。齿线以上为内胚层，以下为外胚层是移行扁平上皮。齿线以上的血管来自直肠上血管，其静脉与门静脉相通；齿线以下属肛门血管，其静脉属下腔静脉。齿线以上的神经属于植物性神经系统。齿线以下属于脊髓神经系统。齿线以上的淋巴入内脏淋巴结，齿线以下入双侧腹股沟淋巴结。

齿线又称梳状线，由于它是黏膜和皮肤相移行过度的境界，故又称黏膜皮线。齿线无论在解剖或临床上都有十分重要的意义（图 24-1）。

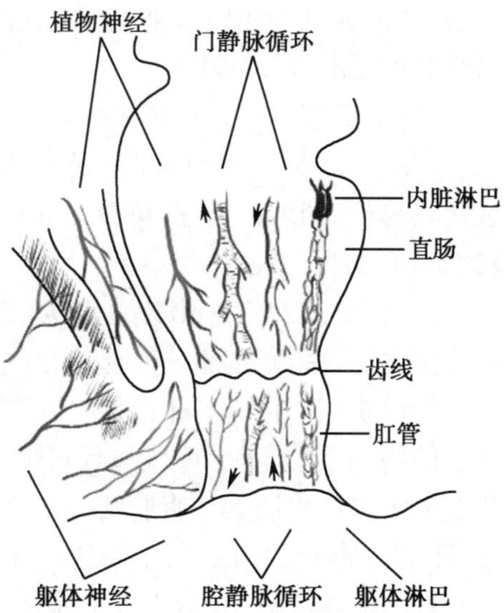

图 24-1 齿线上下结构图

3. 肛腺

肛腺又称肛门导管或肌内腺，成年人肛腺出现率约 92%，数目为 3～18 个；新生儿约 50 个。因肛腺局限于肛管下半部的黏膜下层，成年人可穿入内括约肌及联合纵肌层（图 24-2）。通常一个肛腺开口于一个肛隐窝内，但 2～4 个肛腺同时开口于一个肛隐窝者也不少见。另外大约有 60% 以上的肛隐窝内没有肛腺开口，肛腺可直接开口于肛管及直肠上。成年人有 84% 的肛腺多集中在肛管后中线附近，这与临床遇到的肛门感染疾病多位于肛门后方有关。

肛腺其重要性在于它是感染侵入肛门周围组织的门户。约有 95% 的肛门周围脓肿起源于肛腺感染，肛裂也常由于肛腺感染引起。

4. 栉膜

栉膜是指齿线与括约肌间沟的肛管上皮而言，有称中间带者。是皮肤与黏膜的过渡地带，属移行上皮，皮薄而致密，色白而光滑。于 1896 年 Stroud 命名为栉膜，亦称梳状区。

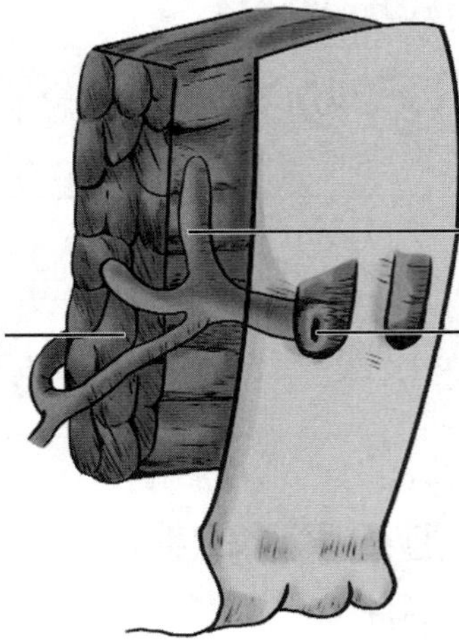

图 24-2 肛腺的剖面

栉膜宽 0.3～0.7cm，与肌层密附着。其中有联合肌纤维组成的黏膜下肌、肛腺及其导管，还有淋巴、血管丛，此区是肛管最狭窄部分，亦是肛门疾病易发区，如肛裂，肛瘘等都好发于此。1919 年 Miles 指出。在栉膜下有一种属病理性纤维环称为栉膜带，它束缚着肛门括约肌和肛管上皮，而使其失去弹性。对肛裂的治疗，采用栉膜带切开术。

1932 年 Abel 认为肛门部栉膜带是正常的解剖组织。1940 年 Fine-Lawes 认为栉膜下平滑肌层就是栉膜带。于 1963 年 Shies-man 将栉膜带的病理标本与正常成年人、新生儿、死婴的肛门组织标本切片作对照观察发现，栉膜厚 0.15～0.53cm，宽 0.3～0.8cm，纤维组织占 60%，平滑肌成分占 38%，均有白细胞浸润和组织透明变性。有肛裂、肛瘘、内痔、隐窝炎等肛门疾病时均有栉膜带。而正常成年人，新生儿则未发现，故认为栉膜带是肛门组织的病理性改变。1951 年 Eisenhammer 认为栉膜带实际上并不存在，而是痉挛的内括约肌下缘。内括约肌痉挛是造成肛裂的原因，故其主张切开内括约肌来治疗肛裂。此观点得到 Goligher、Brosy 等学者的支持，认为所谓栉膜带切断术，实际上就是内括约肌切开术。但是，Hunter 认为栉膜带是单独存在的，与任何括约肌无关，不过 Hunter 在做肛裂手术时，同样亦行内括约肌切开术。

（三）直肠

直肠上端位于盆腔内，其最上端在第二骶椎平面上与乙状结肠相接，向下沿骶尾骨前方下行穿过盆膈移行于肛管。直肠可分为 3 段，自肛管向上至 7.5cm 处为直肠下段，7.5cm 至 12.5cm 为中段，12.5cm 以上为上段。

直肠全长 12～15cm，新生儿为成年人的 50%，直、乙结肠连接处是大肠最狭窄部分，自其以下直肠显著扩大称直肠壶腹部。直肠上 1/3 的前面及两侧有腹膜遮盖，直肠中 1/3 仅在前面有腹膜。然后在此处反折形成直肠膀胱陷窝（男性），或直肠子宫陷窝（女性）。直肠反折处与肛门的距离大约为 7.5cm，女性较低些，直肠后壁无腹膜遮盖（图 24-3）。直肠为不随意肌，分内环外纵两层。直肠壶腹内有呈半月状黏膜皱襞即直肠瓣。直肠瓣分上中下 3 个，其位置为左右左三点，最上的一个瓣接近直乙结肠交界处，距肛门缘约 13cm。每个瓣约占直肠的 2/3，其中间的一个最大。

直肠瓣在数目、位置上差异很大。1978 年 Abramson 对 400 例成年人的观察，发现有的人无直肠瓣，有的则很大，有的多达 7 个，有 3 个的占 45.5%，分布在左右左三点者只占 20.5%。1980 年张东铭报告资料中指出：直肠瓣的数目最多的为 5 个，有 3 个者占 32%，2 个者为 54.7%，左右左样排列者只占 25.3%。极少缺如。直肠瓣的距离亦因人而异（图 24-4）。

（四）肛门直肠部位肌肉

1. 肛门外括约肌

肛门外括约肌是围绕肛管下端的环形横纹肌，属随意肌。按其纤维在肛门部的位置分三部分。

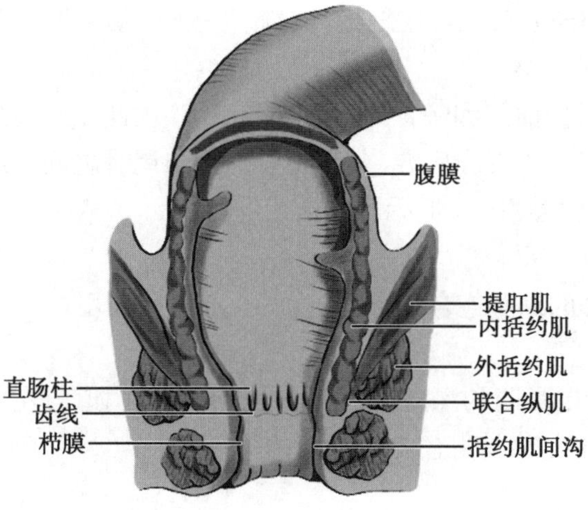

图 24-3 肛管直肠纵断面

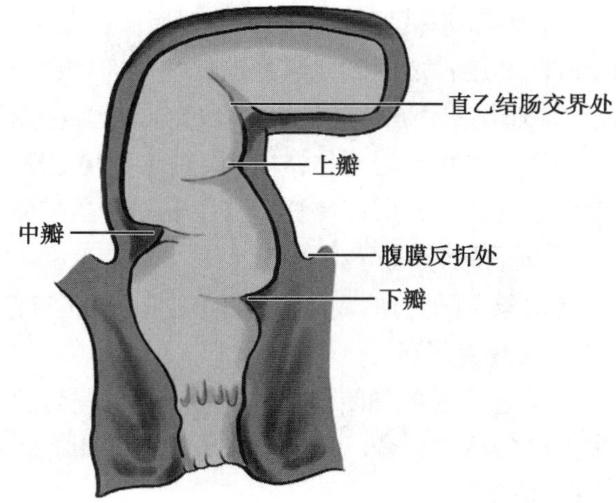

图 24-4 直肠瓣剖面

（1）皮下部：肌束环绕肛门呈圆形位于皮下，高 0.3～0.7cm，厚 0.3～1cm。上缘与内括约肌下缘相邻，二者之间有联合纵肌纤维构成的肛门肌间隔穿行至肛管皮下与括约肌间沟相应。

（2）浅部：位于皮下部外侧深层，在外括约肌深部与皮下部之间。所以它与肛管的关系不如其他两部密切紧贴。外括约肌深部与皮下部肌束环绕肛管呈圆形，而浅部呈椭圆形。高 0.8～1.5cm，厚 0.5～1.5cm。

（3）深部：在肛门周围为厚的环形肌束，高 0.4～1.0cm，厚 0.5～1.0cm，环绕内括约肌和直肠纵肌层的外面。其最深的肌纤维与耻骨直肠肌融合。此肌由骶 2、3、4 神经支配。

肛门外括约肌分为三部分是 Santorini 于 1710 年首先提出的。1934 年 Morgan 又作了更详细的描述编写入教科书中，形成目前对该肌分层的传统概念。但是近年来研究结果认为外括约肌只分深浅二部分。深部包括外括约肌的深部与耻骨直肠肌；浅部包括外括约肌浅部及皮下部（图 24-5）。

2. 肛门内括约肌

直肠壁的环肌纤维在肛管的上端变厚围绕着肛管形成内括约肌，属不随意肌，宽 3cm，其下端被外括约肌环绕，有助排便，但无括约肛门的功能。

3. 肛提肌

肛提肌是在直肠两侧成对的薄而阔的肌肉，附于骨盆内侧面，左右肛提肌连合成漏斗状，其尖端向下，骨盆下口大部分被它封闭。两侧肌纤维向后向下内斜行，在肛尾缝处交叉。肛提肌包括髂尾肌和耻尾肌两部分（图 24-6）。

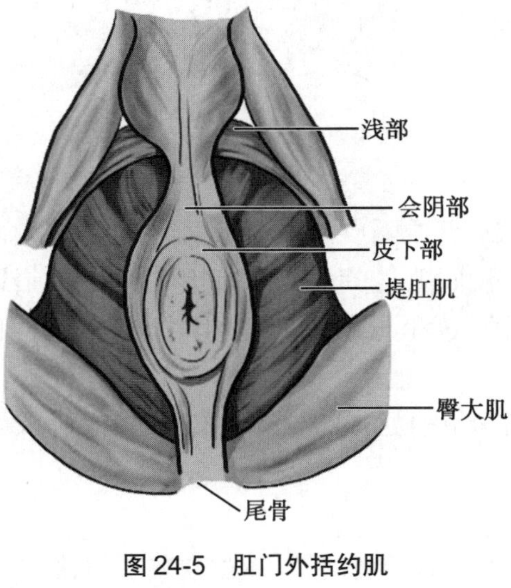

图 24-5 肛门外括约肌

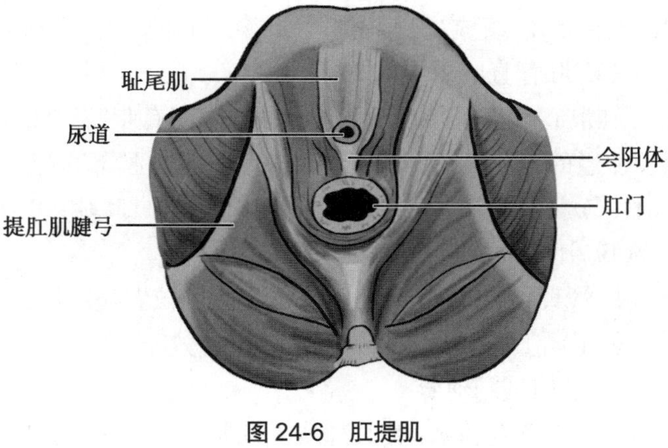

图 24-6 肛提肌

（1）髂尾肌：起自坐骨棘和盆筋膜腱弓的后部，其前部肌束在肛尾缝处与对侧相连续，后部肌束附着于肛门和尾骨之间。此肌为退化性肌肉，在临床上并不重要。

（2）耻尾肌：是肛提肌的主要部分。起自盆筋膜腱弓的前部和耻骨的背面。分三束，内侧束经前列腺或阴道两侧止于会阴体；中间束止于直肠侧壁；外侧束止于直肠后方，其腱在肛直曲与尾骨之间的后中束线上交叉联合成肛尾缝。其主要功能是扩张肛管及固定肛管，但无肛门括约的功能。

4. 直肠尾骨肌

是两条不随意肌，起自尾骨前韧带，向前与直肠下部的纵肌连合。有固定直肠、肛管的作用。

5. 耻骨直肠肌

起于耻骨内侧和闭孔筋膜，位于耻骨尾骨肌和髂骨尾骨肌的深处，向下绕过前列腺或阴道分左右二束至肛门后方会合。从目前研究的结果，耻骨直肠肌亦是维持肛门括约功能的关键性肌肉。

6. 联合纵肌

是内外括约肌之间的一层纤维肌组织，是由耻尾肌与直肠纵肌汇合而成。其上端约在肛管直肠线平面，下端至外括约肌皮下部的上方。内含有平滑肌和部分横纹肌，还含有大量的弹性纤维，在齿线上以横纹肌和平滑肌为主，齿线以下肌肉减少，在内括约肌下缘以下，只有少量的平滑肌，绝大部分为弹性纤维组织，其纤维束止于括约肌间沟处的皮肤及肛门周围皮肤。有维持肛门自制功能，但作用很小；其主要作用有协助排便、参与括约及固定肛门的作用。又因联合纵肌层组织疏松，为肛周感染的蔓延提供了有利条件。肛周感染常自肛隐窝处传至联合纵肌层，然后沿着联合纵肌辐射状纤维束向上、下及外侧蔓延，故肛瘘的形成与联合纵肌有关。

7. 肛管直肠环

肛管直肠环是环绕肛管与直肠连接处的括约肌总称。其主要有耻骨直肠肌、耻尾肌，外括约肌深部。手指由括约肌间沟沿内括约肌向上移动至肛管上端，突然向后可触到一清楚的边缘，即为肛管直肠环的正常位置。在此平面上以手指稍向后屈压，则可明显地摸到这个肌环。此环形如绳索，后方比前方发达，前方比后方稍低。环宽 2cm 左右，厚 1cm 左右，距肛门缘约 3cm。对维持肛门自制起重要作用，在肛门直肠手术中处理不当，不慎切断，可引起肛门失禁（图 24-7）。

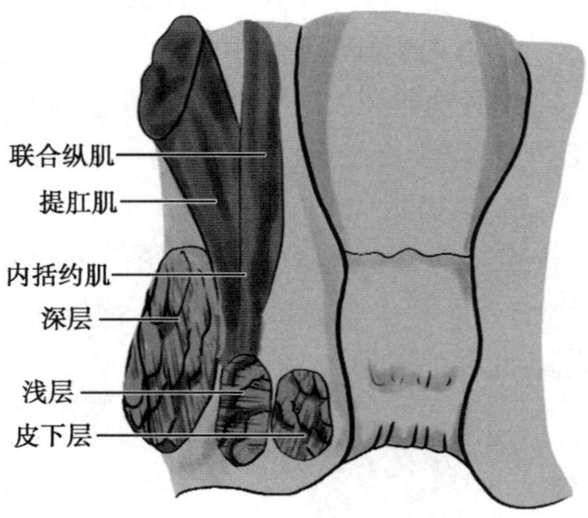

图 24-7　肛门直肠环纵断面

8. 直肠侧韧带

是肛提肌上方筋膜的一部分，向上内伸展包绕直肠及外生殖器，左右各一，是使直肠固定于骨盆最坚固的支柱。

9. 会阴体

会阴体位于会阴中央，会阴浅横肌、会阴深横肌、肛门外括约肌、球海绵体肌，肛提肌都附着其上。故其由肌组织及结缔组织组成，有固定肛管并牵引向前的作用。

10. 肛管直肠周围间隙

在肛管和直肠周围有许多间隙，内富有脂肪组织，并由许多肌纤维隔成许多小间隙，在间隙中，血管、神经的分布较少。按其位置可分：①黏膜下间隙；②肛管后浅间隙；③肛管后深间隙；④肛管前浅间隙；⑤肛管前深间隙；⑥皮下间隙；⑦中央间隙；⑧括约肌间隙；⑨坐骨直肠间隙；⑩骨盆直肠间隙；⑪直肠后间隙。

肛管直肠周围间隙，由于其解剖上的位置与结构关系，是肛门周围易感染区，故有重要的临床意义。

（五）肛门直肠血管、淋巴和神经分布

1. 肛门直肠动脉

（1）直肠上动脉：其又称痔上动脉，发自肠系膜下动脉最下的乙状结肠动脉，越过左髂总动脉以下

的部分称为直肠上动脉。在第二骶椎平面的直肠后方分为两支，沿直肠两侧下行至直肠部分，其分支因人而异。

（2）直肠下动脉：又称痔中动脉，是髂内动脉的分支，在腹膜下向前内行，经直肠侧韧带达直肠下段前壁。其变异亦很大，有单侧支，亦有一侧分为1～3个小分支者。

（3）肛门动脉：又称痔下动脉。其起自阴部内动脉，经坐骨直肠窝外侧壁上Alcock管至肛管。主要分布于肛提肌、内外括约肌及肛周皮肤。肛门动脉分3支，第一支向后上至肛提肌。第二支向肛门后方至肛尾韧带及外括约肌后部。第三支最大分布于外括约肌中部。

（4）骶中动脉：起自腹主动脉分歧部上方约1cm处的动脉后壁，沿4～5腰椎和骶尾骨前面下降至直肠及肛管。术中损伤时会引起止血的困难（图24-8）。

2. 肛管直肠静脉

肛管和直肠静脉与同名动脉伴行。其主要来自两个静脉丛，即直肠内丛和直肠外丛。直肠内丛又称痔内丛，位于齿线以上的直肠黏膜下层。直肠外丛又称痔外丛，位于直肠黏膜表面和肛门部皮肤，由肛管内壁静脉、肛周静脉，直肠壁外静脉汇集而成。这两支静脉丛可互相交通（图24-9）。

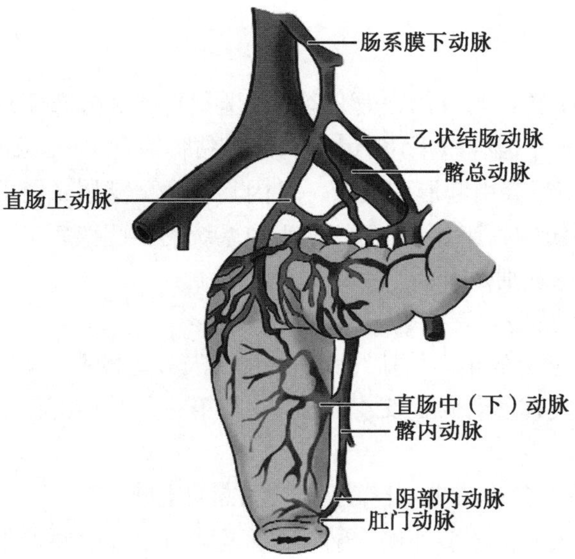

图24-8　肛门直肠动脉的分布

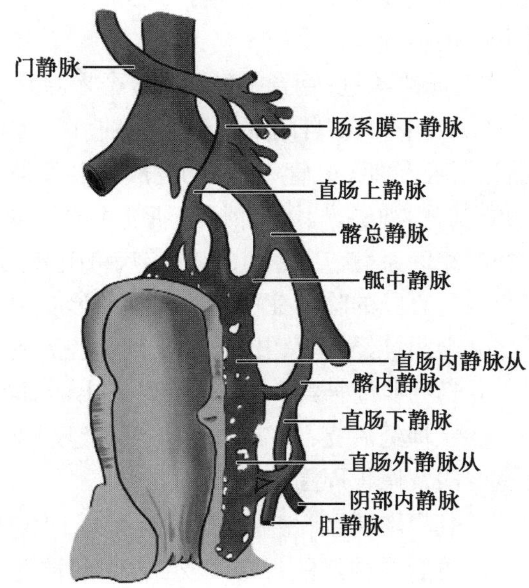

图24-9　肛门直肠静脉的分布

3. 直肠肛管的淋巴

主要位于直肠黏膜下、肌间和浆膜下淋巴管网互相连通，当其伸出肠壁后在直肠外形成广泛淋巴管丛。其走行大部分沿直肠上血管向上，经直肠旁淋巴结注入肠系膜下淋巴结，再向上至肠系膜下动脉根部淋巴结群，亦可伸入直肠两侧髂内淋巴结，向下可穿过肛提肌与坐骨窝内淋巴结汇集，向后可入骶前淋巴结。而肛管淋巴结根据其流向以齿线为界分上下两组。

（1）上组：包括肛管黏膜部与内外括约肌之间的淋巴管网。其向上与直肠淋巴网相连，向下与肛门周围淋巴网相连。多数沿直肠上动脉血管上行汇入该动脉起始部淋巴结，少数入髂内淋巴结及阴部内淋巴结。

（2）下组：包括肛周皮肤和肛管皮肤的淋巴管网。其向前外侧经会阴及大腿内侧皮下入腹股沟浅淋巴结。

4. 直肠肛管神经

（1）直肠神经：是由交感和副交感支配。直肠交感神经来源如下。

1）肠系膜下丛：其伴同直肠上动脉进入直肠上部（约在肠系膜下动脉始点以下2.5cm处有部分纤

维进入直肠上部的)。

2)上腹下丛(骶前神经):由3根组成,中央根由主动脉丛越主动脉分叉处直接延续而来。另外两根来自两侧的腰内脏神经,在腹主动脉分叉部的下方3根汇合成上腹下丛。当降至盆腔分左右两支,位于直肠两侧。下腹下丛又称盆丛,它还接受来自骶交感神经节后纤维和骶2、3、4神经的副交感节前纤维,伴随直肠下动脉的分支分布于直肠下部。

直肠副交感神经来源于盆神经。盆神经又称勃起神经或骶部副交感神经,其走行有二,一支由骶2～4神经分出后,向前、外、上方行走,在盆外侧与下腹下丛的交感神经相混合后,分布于直肠壁。另一支通过向上沿上腹下丛达肠系膜下丛,随直肠上动脉分布于直肠上部。

(2)肛管神经:肛管神经来源多,肛周皮肤内有丰富的神经末梢,对痛、温、触、压、牵拉等都很敏感。其从性质上分植物性神经和脊神经两类。

1)自主神经:肛管和肛周皮肤的交感神经主要是从骶前神经和交感于上骶部神经节和尾神经节发出的纤维。主要作用是抑制肠蠕动和收缩内括约肌。故骶前神经被认为是内括约肌的运动神经。肛管的副交感神经是由直肠壁内肠肌神经丛延续而来,形成联合纵肌神经丛,分布于肛周皮肤。黏膜下神经丛与肛周皮肤的神经丛连接,分布于肛周皮内汗腺、皮脂腺和顶泌汗腺,可增加肠蠕动,促进分泌,并开放内括约肌。

2)脊神经:肛管脊神经共有6个来源。

①肛门神经:自阴部神经发出的肛门神经为主要来源。与肛门血管伴行,经坐骨直肠窝分布于肛提肌、外括约肌、肛管、肛门的皮肤。肛门神经主要分布于齿线以下,但齿线上方的黏膜约有1～1.5cm区亦有肛门神经。其为外括约肌的主要运动神经,损伤后会引起肛门失禁。又因其与生殖泌尿系统的神经互相联系着,因此,肛门部疾病可引起泌尿生殖系统的临床症状,而泌尿生殖系统的某些疾病又可引起肛门直肠的临床症状。故在临床诊断中应严格注意鉴别,以防止误诊。

②会阴神经:其发出2～5支到达肛周皮肤及外括约肌大部。

③括约肌前神经:自阴部神经发出,与同名动脉伴行。分布于外括约肌前外侧部及邻近的皮肤。

④骶神经后支:由骶2、3、4骶神经后支发出的细支在骶骨背面交织而成丛,与第一尾神经汇合下行达肛门及尾骨周围皮肤。

⑤肛门尾神经:由第5骶神经和第1尾神经的前后支合并而成,分布于肛门后方的皮肤。

⑥股后皮神经的长会阴支:自阴部神经发出后走在坐骨结节外侧,再向内行至肛门及外生殖器附近皮肤(图24-10)。

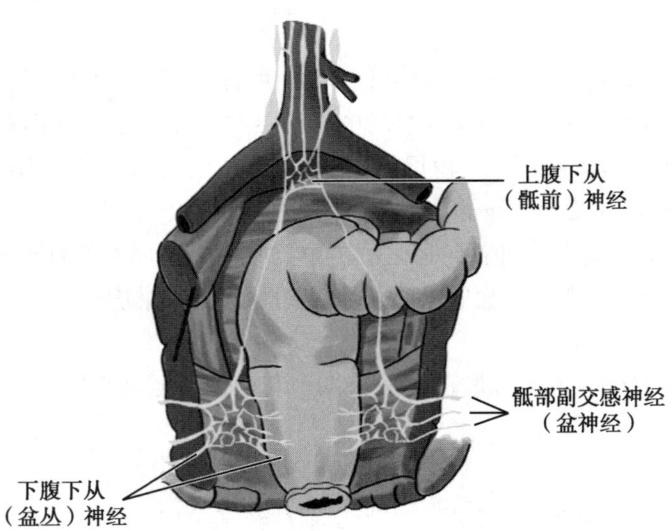

图24-10 直肠神经的分布

二、肛门直肠生理

肛门直肠的生理主要是排便和排便自制的功能。

(一)排便

当粪便进入直肠时,使直肠壁受刺激引起传入冲动,沿盆神经和腹下神经传入纤维传至位于骶脊髓的排便中枢,再由中枢发出的冲动沿盆神经的副交感纤维传出,引起降、乙结肠和直肠收缩,肛门内括约肌宽息。同时,由骶髓中枢经阴部神经传出的冲动减少,使肛门外括约肌宽息,结果则形成排便动作。这是脊髓的反射过程,亦是在大脑皮质控制下进行的。因直肠的充满刺激引起传入冲动,同时还上传到大脑皮质,并引起便意。

正常人的直肠感受粪便的充满刺激,有一定阈值。一般当直肠内压达到25～50mmHg,即达到阈值,可引起便意。如直肠感受冲动经常受到抑制则会使直肠对压力刺激的敏感性减弱或消失,可使粪便在肠道内停留时间过久,水分过多地被吸收,变干,因而造成排便困难。这是便秘的原因之一。

(二)排便自制

正常人在静息状态下肛门直肠保持一定的压力,阻止粪便排出体外,即对排便具有一定的自制能力。只有直肠内的粪便增多到一定程度时,才会引起排便反射。排便的自制作用主要靠肛门外括约肌、肛门内括约肌、耻骨直肠肌的协调作用。

1. 肛门外括约肌

属于横纹肌,保持肛管紧闭,防止粪便外出的主要肌群。对排便起到非常重要的抑制作用。

2. 肛门内括约肌

属于平滑肌,正常人在静息状态下以6～11次/min的频率收缩,使肛门直肠区关闭为高压力区。当直肠受到扩张刺激时,内括约肌则松弛。所以说内括约肌有双重功能,静息时关闭肛门直肠,当直肠突然受到扩张刺激时则松弛,起到协调排便作用。

3. 耻骨直肠肌

近年来,有研究认为耻骨直肠肌对排便自制作用十分重要。在正常情况下,当粪便刺激直肠时,可引起耻骨直肠肌反射性收缩,以对抗推进性刺激力量。

在静息状态下,这三组肌肉协同活动,保持肛门直肠部具有一定压力。

(曾娟妮)

第二节 肛门直肠疾病的检查方法

肛门直肠疾病的诊断,要依靠多方面的资料,进行细致的研究分析,才能得出较正确的结论。首先是询问病史,然后根据需要分别进行各项必要的检查,如肛门指诊,肛门直肠镜、乙状结肠镜、纤维结肠镜检和钡灌肠与空气双重对比,以及肠系膜下动脉造影等。

一、肛门直肠检查的体位

进行直肠肛门检查,肛门指诊及直肠肛门镜的检查是非常必要的。检查时,可根据具体情况采用医生方便,患者舒适的体位。简述如下。

(一)左侧卧位

方法简单、适用可靠。患者左侧卧于床上,臀部向外移,使其靠近或超出检查床左边,左髋和左膝屈曲大约90°角,右腿屈曲放在左腿的稍前方,右膝屈曲的角度略大于左膝部,双膝关节间可垫一软垫。左上肢放在背后,右上肢自然下垂,肘部屈曲大约90°角,均放松。右肩部、前胸及臀部微向前倾斜(图 24-11)。检查者用左手向上拉开右侧臀部,使肛门会阴部充分暴露,便于检查。此种检查方法适用于肛门视诊,肛门直肠指诊,肛门直肠镜检,亦是纤维结肠镜检查体位之一。此种体位作乙状结肠镜不十分恰当,但对年老体弱、重病患者仍可选择应用。此体位如在检查中发现有病变,可采用此体位同时进行治疗。

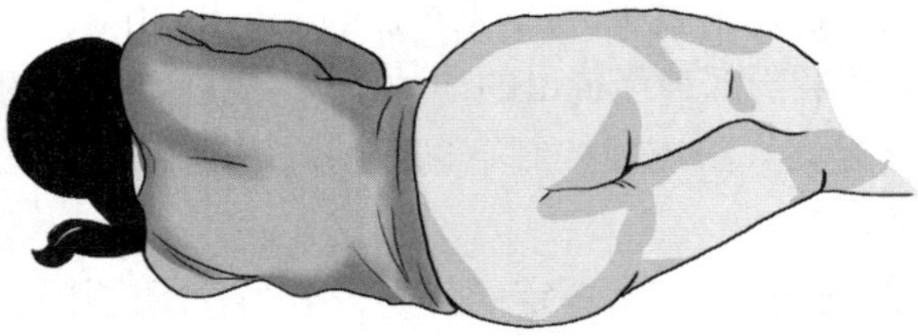

图 24-11 左侧卧位

(二)截石位

患者仰卧在床上,双膝关节用脚架支起屈曲 90°角固定,臀部尽量向床尾部下移使肛门会阴部充分外露。这是治疗肛门各种疾病最常用的体位。检查时如有必要亦可采用(图 24-12)。

(三)膝肘位

患者俯卧位于检查床末端,双膝部屈曲跪在床上,前胸贴在床面,两肘关节屈曲呈 90°角置床上,臀部抬高,使脊柱与床成 45°角,头部微偏向右侧。体位由助手固定后再进行检查(图 24-13)。

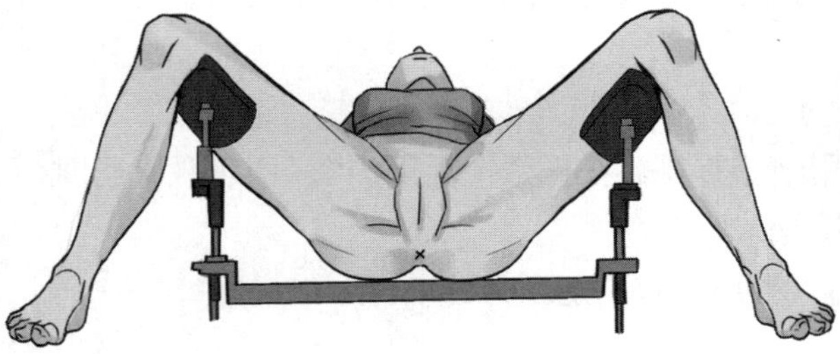

图 24-12 截石位

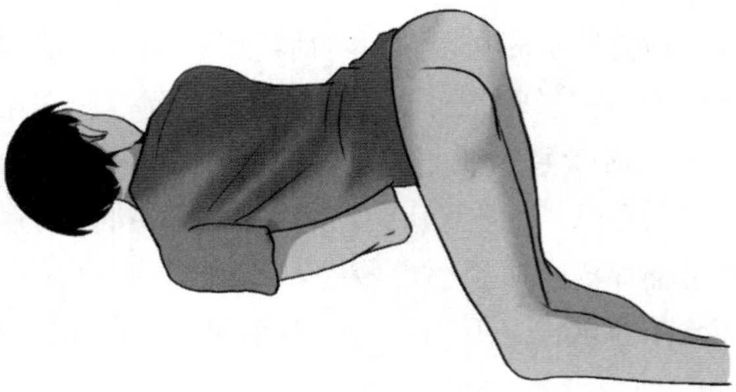

图 24-13 膝肘位

目前,临床外科医生都喜欢用此种既方便又适用的检查体位;进行肛门直肠镜或乙状结肠镜检查更为适用。当肛门直肠镜进入直肠,取下内栓,空气可进入肠腔内,故直肠下段肠腔的病变很容易看到,乙状结肠镜检查,可优先采用。由于此种体位需要较长时间固定不动,患者会感到不适,尤其是对年老体弱或患有高血压、冠心病、心脏病、精神病者宜慎重,以免发生意外,应根据具体情况适当选择。

(四)蹲位

患者如排便的姿势下蹲,前胸挺直,或微向前倾,双膝关节尽量屈曲,并略分开,此时嘱被检查者用力增加腹压,则可进行检查(图 24-14)。如内痔脱出,直肠脱垂,直肠息肉等都可能检查到。特别是直肠内脱垂,这是唯一有效的检查方法。

(五)扶椅位

双手扶椅,前胸向前微倾斜,双腿直立分开,臀部稍向后移,脱下内衣,使肛门外露则可进行检查(图 24-15)。此种体位方便,但肛门部暴露欠佳,专科医生在临床上很少采用,一般只适用于门诊或简单的体检。

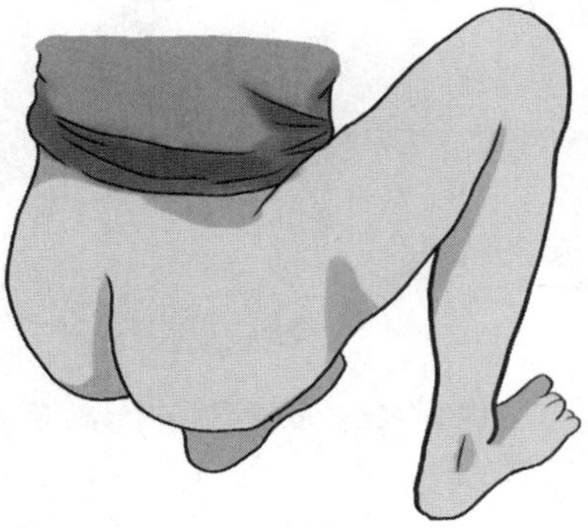

图 24-14　蹲位

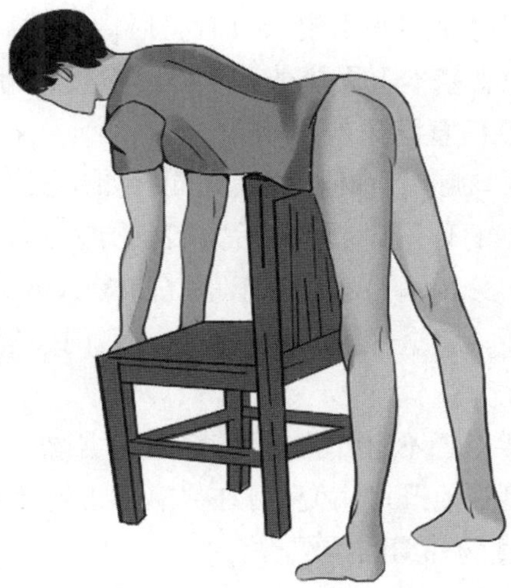

图 24-15　扶椅位

二、肛门直肠检查中应注意的事项

（一）进行肛门直肠各项检查，应尽量减轻患者痛苦和不适。在检查前应全面了解患者的症状，如肛门肿物、疼痛、流脓、出血、大便次数及量等，以及潜在的病症，有些患者对检查有恐惧心理，对此，应提前解释清楚，以消除疑惧。在检查中手法要轻柔，否则会造成患者精神紧张，导致臀部及肛门括约肌紧缩，对检查造成困难。

（二）作乙状结肠镜检查时应小心从事。因乙状结肠区弯曲很大，且因个体差异，或局部有病变，或肠管固定，增加了检查的难度，再加上有时患者配合欠佳，可能引起意外，如肠壁损伤、出血、穿孔等。在检查中如患者突感腹痛难忍，出冷汗，应立即停止检查。此时，应仔细检查肠腔内是否有新鲜血迹、肠脂肪膜或大网膜等，如有以上情况，应考虑可能已发生结肠穿孔，应立即行急症手术处理，不得延误。在检查中如有可疑发生肠穿孔者应立即停止检查，收住院，便于密切观察病情发展。

三、肛门直肠检查方法

在临床工作中，肛门直肠的检查常被忽视。多年来，在收治的直肠癌患者中，初诊的误诊率高达95%以上，应引起注意。

（一）肛门部视诊

患者宜左侧卧位，把内衣脱到腿上，对好灯光，分开两臀，使肛门外露。首先观察有无脓液及粪便或黏液，注意有无肛瘘外口、哨兵痔或内痔脱出、肛管癌、肛门周围汗腺炎、肛门瘙痒症，尖锐湿疣、畸形、直肠阴道瘘、肛门外伤、肛门周围脓肿、肛门狭窄等。

（二）肛门直肠检查

肛门直肠检查是临床不可少的一项重要检查，常规进行此项检查可防止阳性体征的遗漏，使患者得到早期的诊断和治疗。检查中可分以下几方面。

1. 肛门旁检查

右手示指带上指套，首先触摸肛门周围皮肤，是否有肿胀、压痛，或有较硬的索条状物。患有肛门肿瘤，骶尾畸胎瘤者可以看见及触到。

2. 肛管直肠指诊检查

多采用左侧卧位。医生以右手示指戴上指套，涂上滑润剂，左手向上推开右侧臀部，此时示指轻轻按摩肛门周围皮肤及肛门括约肌，目的是使患者有思想准备，可使肛门括约肌松弛，示指很容易滑入（图 24-16）。开始检查时，示指腹侧位于肛门前方，轻轻压迫前方的肛门括约肌，使其更松弛，此时，只要示指轻轻用力则可滑入肛管直肠内。然后示指腹侧再转向肛门部后方，指尖向脐部，则可滑入直肠腔内。患者基本上无痛苦。此时可检查肛门直肠内病变。

3. 肛门直肠环检查

此法与肛门直肠检查法相同。如在肛管上方可摸到一条比较厚的环形带状物，后方较前方发达，前方比后方稍低，宽约 2cm，厚 1cm，位于距肛门缘 3cm 处，此处则为肛管直肠环。完全性直肠脱垂患者或肛门失禁者可感到直肠环松弛无力。

肛裂患者不宜作指诊检查，防止剧烈疼痛。如怀疑直肠内并发其他严重病变，可在局麻下进行检查。

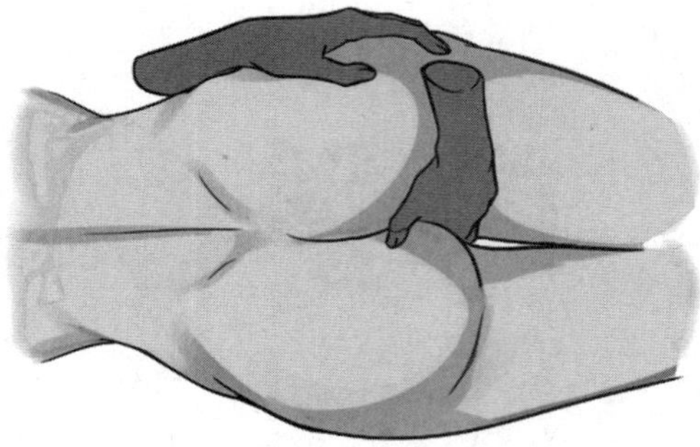

图 24-16　肛管直肠指诊检查法

4. 直肠外周围组织检查

此法在肛门直肠指诊检查中，同时要注意检查直肠壁外周围组织与直肠壁的关系。如骶前畸胎瘤、平滑肌瘤、肛瘘的内口，直肠子宫内膜异位症等疾病都应在检查中来区别。当肛门直肠指诊检查完毕，要注意检查指尖是否有血迹或脓液。

5. 直肠镜检查

多采用左侧卧位，右手持肛门镜，涂以润滑油，自肛门口向患者脐部方向插入。通过肛管后改变向骶岬部、最后达到直肠壶腹部，抽出闭孔器，对好灯光，可观察直肠内改变：是否有黏膜出血、溃疡、狭窄或肿瘤，息肉等。

6. 乙状结肠镜检查

是肛肠疾病中一种简单而行之有效的检查方法，不但可以进行直接观察以确定诊断，必要时还可作活检或进行治疗，故此种方法是肛肠疾病中价值较高的一种检查方法。从国内大量资料中表明，我国大肠癌的发病率近年来呈明显上升趋势，其中直、乙结肠癌约占 70%，用乙状结肠镜检查便都能确诊。

乙状结肠镜检查前，多数患者需要清洁肠道。目前清洁肠道的最佳方法，是用 20% 甘露醇 250ml，加温水至 1 000ml，混合后在检查前 4～6 小时口服，服后 2～3 小时肠道大便可基本排空。

检查时多采用膝肘卧位，对年老体弱或有其他特殊情况者。可改用其他适当体位。首先用示指扩张肛门，分开臀部，乙状镜顶端涂以润滑油，插入肛门时，镜端先向脐部方向进入直肠 6～8cm 时，取下闭孔器，接上目镜及光源，在直视下慢慢向上推进（图 24-17、图 24-18）。要求在看到肠腔的情况下才能推进。如镜头已深入 8～9cm 时已达骶岬部，此时镜端可转向脐部，达到 12～15cm 处为乙状结肠盲端，此时，可少量充气或移动乙状结肠顶端的位置，或把镜头退回少许。待直观察到肠腔再推进。当看到左髂动脉搏动时，再向前推进虽然比较容易，但仍不能盲目推进，否则可引起结肠穿孔，因检查时穿孔多发生在直、乙结肠交界处以上的前壁，应引以为戒。乙状结肠镜可进入 25～30cm，当全部插入后，

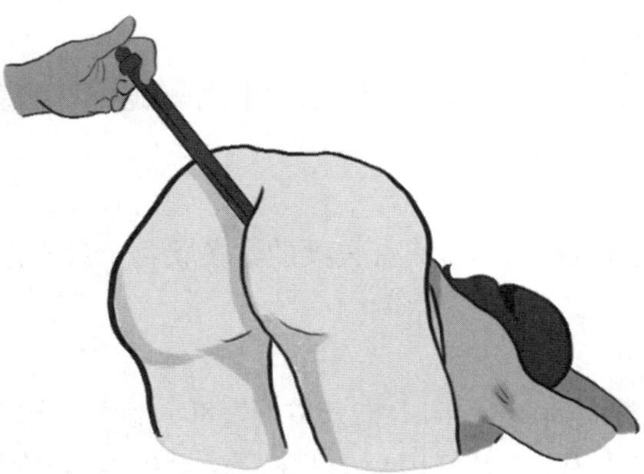

图 24-17　乙状结肠镜进入方向示意图（体外）

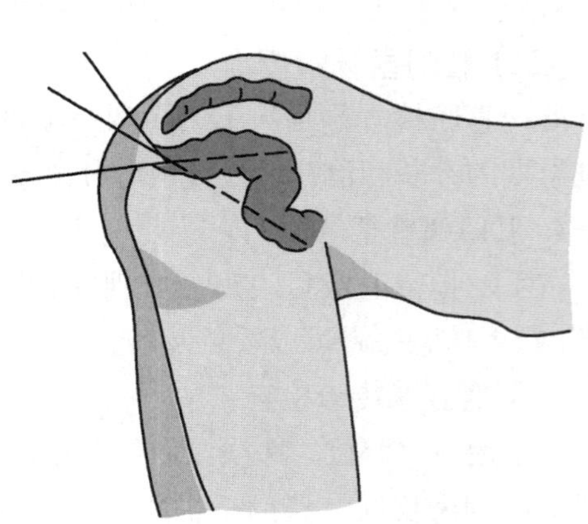

图 24-18　乙状结肠镜进入方向示意图（体内）

可慢慢向外抽出仔细观察整个肠腔内情况，如观察肠腔的大小，是否有肠蠕动，肠腔内是否空虚、狭窄、痉挛以及是否有脓血，肠黏膜是否有炎症、溃疡、息肉或肿瘤等。

肛镜及乙状镜检查对肛门直肠疾患的确诊有重要的价值。在检查前应对患者的全身情况有所了解，如患有严重的高血压、心、脑血管疾患，肛门及直肠的急性炎症、梗阻或不能合作的精神病患者，都应暂缓进行检查，如系不能合作的儿童，可在全麻下进行。

如果进行以上检查仍未能确诊者，可进一步选择纤维结肠镜，盆腔CT等检查。

（曾娟妮）

第三节　痔

【病因】

“十人九痔”这句俗语形象表达出患痔的普遍性。《素问•生气通天论》已有“因而饱食，筋脉横解，肠澼为痔”的论述。《外科大成》中也记有“气血纵横，经络交错，流注肛门而成此痔也”，这说明痔的发病与气血紊乱，经脉失常有关。

西医学普遍认为任何能引起痔静脉压力增高的因素均可引起痔静脉曲张。然而，临床发现有门静脉高压症的患者，痔的发病率并不比一般人有所增高。1983年有学者提出，痔是位于肛管和直肠部位的一种正常组织垫（又称肛管血管垫、肛垫、衬垫），新生儿就存在这种正常解剖组织。由于种种因素，使这一组织垫松弛、增大、出血、下垂、脱出时，则称为痔。还有的学者认为，组织垫由三部分组成：即静脉窦，结缔组织，附着肛管黏膜和肠壁上的平滑肌。由于某种原因如腹泻、便秘、分娩等使支持组织过度伸展或断裂，肛管黏膜和黏膜下组织向下滑动，其滑下的部分即为痔。在正常情况下，组织垫疏松地附着在肌壁上，排便后借其自身的收缩作用而回缩肛管内，当组织垫充血或增生肥大时，容易遭受损伤而出血，严重者脱出肛管外，成为内痔脱出。组织垫充血增大的程度，除受直肠肛管的压力影响外，还与饮食的结构，生活因素及人的情绪有关。如肛管处组织垫紧张充血，亦可放射性地抑制肛管的张力，减弱了括约肌的支持，这也是造成组织垫脱垂的重要因素。1983年Haas指出：痔是人体的正常组织部分，只有出现症状时才被视为病理状态。故认为痔的形成是肛管的结缔组织网退化，肛管黏膜和组织垫失去附着而下滑所致，这一退化性改变因人而异，所以在任何年龄组都可能出现痔的临床症状。

临床上，痔的分类尚未统一。有内痔、混合痔，血栓外痔、结缔组织性外痔、炎性外痔等。

一、内痔

内痔一般可分为三期，排便时偶可出血，不脱出者为Ⅰ期；排便时脱出，便后自行回缩入肛门者为Ⅱ期；排便时脱出或自然脱出不能自行还纳，需手法复位者为Ⅲ期。但也有人把当腹压稍有增加即脱出或根本不能复位的内痔称为Ⅳ期。

【症状】

便血是内痔的初发症状，有时仅手纸带血或滴血。重者大便前后可有喷射状出血。长期便血可导致继发性贫血。一般情况下，内痔随年龄增长而加重，可出现脱出，甚至不能还纳。平时患者可感到肛门外有黏液溢出，或伴有肛周瘙痒，刺痛等症状。更重者内痔长期不能还纳，可发生水肿，嵌顿及绞窄坏死。

【检查】

1. 肛门内视诊及指诊

Ⅰ期内痔质软，不易摸到，也无疼痛。晚期因其经常脱出而引起黏膜损伤增厚、变硬、呈紫红色，在痔的下方常有苍白色的血管翳或肛管皮肤伸展到痔的表面，形成一个很不规则的边缘，肛门指诊可摸到一个硬结性的纤维化组织。严重者痔块反复脱出可伴有肛门括约肌松弛。

2. 肛门直肠镜检查

可见在齿线上方附近有似葡萄状肿物，大小不一，颜色鲜红或暗紫，有时可见痔表面黏膜有糜烂或活动性出血。一般到晚期，Ⅲ或Ⅳ期上皮角化时出血反倒减少。过去认为痔都发生在右前、右后和左中，但经近年来解剖学的研究和临床观察发现痔的发病部位并不是固定的，而随其痔动静脉位置变异而改变（图 24-19、图 24-20）。

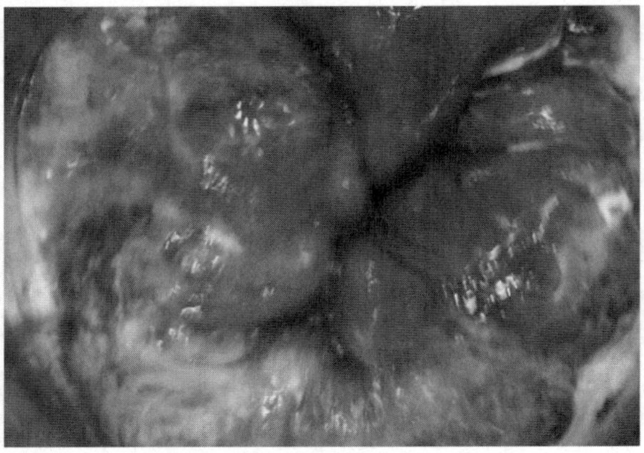

图 24-19　内痔（肛门镜下）

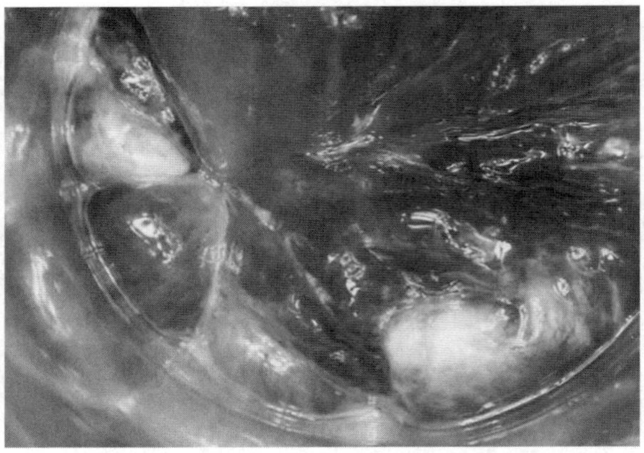

图 24-20　内痔伴水肿（肛门镜下）

在作肛门指诊过程中，同时要注意是否还有其他直肠肛门疾患，如肛窦炎、内口肛瘘、肥大乳头、直肠息肉或直肠癌等。近年我国直肠癌的发病率有上升趋向，多数患者在初诊时因询问病史不详或未作指诊而漏诊。应引起注意。

【治疗】

内痔的治疗方法很多，总结起来不外乎保守（非手术）治疗和手术治疗两种。中医很早就有用五倍子、朴硝煎汤熏洗的方法，此法有收敛作用，可减少渗出，并有减轻脱出和预防感染的作用。后来有用柚痔散、枯痔钉治疗内痔，效果很好，各种注射药液进行枯痔或萎痔，收到很好的效果。MiFchll 用 5% 的石炭酸橄榄油作内痔注射，其目的是想达到硬化枯痔的目的。此后，又有人用乙醇、奎宁等注射液，同样可达到硬化枯痔的目的。虽都取得了一定成效，但是现代外科对痔的治疗仍以手术为主，包括环切、剥离切除配合结扎等。近年又有使用冷冻、激光、电凝等治法。

从目前发展的趋势来看，对痔的治疗应以非手术疗法为主。痔患者中约有 50% 的患者经过辨证服用中药或饮食调节，改善排便习惯，痔的症状消失或减轻，约 25% 的患者可通过注射方法、冷冻方法或激光治疗及套扎法等使临床症状消失，只有约 25% 的比较严重的Ⅲ期内痔患者可以采用手术治疗。外剥内扎的方法比较理想，因其痛苦小，疗程短，远期效果好。下面简述几种常用的治疗方法。

1. 辨证施治

（1）便血：无痛性便血是痔的常见症状，有虚实之分。实证者血色鲜红，病期短，多系滴血，偶有射血，属血热妄行，或夹风热，血不归经引起。故治以清热凉血，化瘀消痔。常用方剂为凉血地黄汤或痔瘘丸等；虚证者常因脾虚不能统血，面黄乏力，血色淡红，射血多见。治宜补脾摄血，方用归脾汤。

（2）脱出：痔块频频脱出，较难还纳，多因年老体弱，气虚下陷（中气不足），宜补气养血，升举阳气，方用补中益气汤。若因痔嵌顿，则发病急骤，疼痛难忍，多由湿热下注，故治宜解毒清湿热，方用止痛如神汤；兼有大便秘结，苔黄燥，脉洪数，可给内疏黄连汤以通腑泻热。

2. 注射疗法

（1）以 5% 鱼肝油酸钠或 5% 石炭酸植物油注射。此法适用于Ⅰ期内痔或用作Ⅰ～Ⅱ期内痔出血者。

患者膝肘位或左侧卧位，用特制肛门镜豁口对准要注射的痔核，用 75% 乙醇或 0.5% 苯扎溴铵棉球在痔表面消毒后，用蓝芯空针把药液注射到痔黏膜下，每个痔核注射 0.1～0.5ml，每次只能注射 2～3 个痔点。Ⅰ期内痔治愈率达 100%。

（2）明矾液注射法，适用于各期内痔。

术前嘱患者排空大便，体位同上，同前用特制肛门镜。豁口对准要注射的内痔，同前消毒痔表面后，把 2%～4% 明矾液（即 10ml 4%～8% 的明矾液加 1%～2% 普鲁卡因 10ml）注射到痔核体内，最好在齿线上 0.5～1cm 处进针。每个痔核注射药约 2～5ml（以痔核表面苍白水肿，但血管影像仍清晰可见为佳），注射量过多可造成痔核坏死，有时可引起较大量出血，注射量过小，可能疗效较差。注射时不能把药液注入直肠壁、前列腺（男），更不能注入括约肌。

（3）消痔灵注射疗法，适用于内痔出血，各期内痔，外痔不能注射的患者，采用四步注射法，即向内痔以上直肠上动脉区，痔的黏膜下层，和黏膜固有层，以及齿线稍上方的洞状静脉区起始部注射。

所谓四步法，实际上就是上自内痔的直肠上动脉区，下至内痔的最低部位，深到黏膜下层，浅至黏膜固有层的注射。

治疗方法如下。

第一步，取左侧卧位，肛门会阴用碘酊、乙醇消毒，局麻。再用氯己定棉球消毒肛门直肠下端痔区，用喇叭状肛门镜检查痔的部位，相当于痔动脉搏动部位，将消痔灵稀释成 1∶1（即原液加等量的 1% 普鲁卡因）在右前、右后、左侧，每点注射 2～5ml。

第二步，进针时先穿过黏膜及黏膜固有层至黏膜下层的最底部，待有肌性抵抗不刺入肌层，再将针稍退回一点注药，边退边注射，使药充盈痔的黏膜下层，注射药量视痔的大小而定。痔黏膜固有层的注药量合适的标志是痔黏膜呈水疱状。

第三步，注药量是在每个痔核区注射 1～3ml。

第四步，仍采用 1∶1 的消痔灵溶液在肛门镜直视下，在齿线上 0.5cm 处进针，将药注入在内痔的最底部的黏膜下层，用药量以痔的基底大小而定，一般每个痔核用 2～3ml。此时治疗完毕。

3. 枯痔钉疗法

适于Ⅱ～Ⅲ期内痔，但对晚期痔核已纤维化者疗效欠佳。选好治疗痔核部位后，患者侧卧，用左手示指及中指牵拉肛门外皮肤使痔核暴露（为了更好地暴露固定痔核，可以在指尖包以纱布）。右手拇指及示指捏紧枯痔钉的一端，另一端自齿线上 0.5cm 起插入痔核，并与肛管呈 25° 角，继续斜插入痔核体内，插入的深度约为 0.8～1.2cm，一般痔核大者插入的药钉要深，但不能刺入肌层，插的数目也视痔核大小而定，一般直径 2cm 的痔核可插入 6～7 颗，插完一个痔核后剪去外露的枯痔钉，最好先插较小而不易暴露的痔核。

Ⅲ期内痔，亦可应用插钉疗法。嘱患者用力做出排便动作或用吸肛器使全部痔核脱出肛门外，再进行插钉治疗。

插钉完毕后，把痔核送入肛门内，向肛管内注射九华膏或痔疮膏 3～5ml，治疗当日最好卧床休息，虽有便意也不宜排便，插钉后的几天内患者可有低热，如体温超过 38.5℃时可口服清热解毒利湿之剂，如止痛如神汤等。

4. 结扎

（1）丝线结扎：适用于Ⅱ～Ⅲ期内痔。可在局麻或骶麻下进行，患者侧卧位或截石位，扩张肛门后用弯止血钳夹住痔核后，在近齿线处剪开黏膜，用粗丝线自血管钳下方进行结扎痔核，助手慢慢放松止血钳，最后放掉，痔核基底已被扎牢，剪去多余的痔块，残端不能太短，或自痔中心部贯穿结扎，可防止结扎线滑脱而出血。结扎后注入九华膏 3～5ml。

（2）胶圈套扎法：其治愈机制与结扎法相同，只是以胶圈代替丝线。适用于Ⅱ～Ⅲ期内痔。

目前已有多种套扎（或吸扎）器，把痔核拉入（或吸入）套扎器内后，胶圈脱下，恰好扎在痔核基底，使痔核缺血坏死。为防止胶圈脱落，须在套扎好后，于痔核内再注入 0.2～0.4ml 4% 明矾液以使痔核硬固，其间胶圈不应脱落。术后肛管内注射九华膏 3～5ml。

5. 理疗

（1）冷冻疗法：是一种物理疗法。用液体氮降温至零下 196℃通过冷冻器探头与痔接触，使痔冻成一个冰球状，最后痔核坏死。适用Ⅱ～Ⅲ期内痔。取侧卧位，肛门内放入肛门镜，暴露痔核，将探头轻压在痔核中央，冷冻 2～3 分钟即可，使痔成圆形硬结，呈界线清楚的白色球状。

冷冻结束后，冷冻头加热自动复温，经 1 分钟后冷冻溶解。此时探头与痔分离，同法治疗另外需治疗的内痔。最后在肛管内注入九华膏 3～5ml。治疗后可附加给些止痛消炎药物。此法治疗后创面较大，愈程较长，继发大出血率约占 0.5%～2%。

（2）激光疗法：用二氧化碳激光器作内痔凝固术，适用于各期内痔，取左侧卧位，常规消毒，局麻，用止血钳夹住痔的基底部，同时将痔周围组织用纱布保护好，再用激光器对准夹好的痔核，沿血管钳切割，切割后有出血，可用丝线缝合 1～2 针，术终肛门内注入九华膏或用凡士林纱条覆盖创面。如创面粗糙呈黑褐色是组织碳化表现，说明激光光束功率太低，未能达到手术的要求。

激光光束切开组织速度快，伤面形成薄膜，新鲜整齐，这说明已达到气化的程度。

（3）烧灼疗法：是中医学传统疗法之一，其目的是将痔烧灼焦化，坏死，脱落。适用各期内痔。

取截石位，常规消毒，局麻把内痔脱出肛门外，用烧灼器浸麻油后烧红，防止烧灼器与组织黏着，作点状烧灼，每点烧灼 10 秒钟即可，烧灼后还纳内痔，直肠内可注入玉红膏或消炎栓均可，便后坐浴。

（4）红外线照射法：是用红外线照射器照射内痔，其功能特点与以上方法不同，不管照射多长时间都只照射痔区，不会侵犯到肠肌层及周围正常组织，照射后无痔坏死、脱落的现象。可多次照射，每 7～10 天可重复应用，对Ⅰ期内痔出血者，治愈率达 97%，Ⅱ期内痔达 70%。

取左侧卧位，用喇叭口状肛门镜插入肛门内，看准痔核后，红外线照射器探头放在痔核上轻压，同时打开开关，2～3 秒钟即可，每次可照射 2～3 个痔核，可达到止血和痔核缩小的目的。治疗后无痛，不需要休息。

6. 手术

手术方法很多，环切术国内已少应用。外剥内扎的方法比较普遍，因具有术式简单，出血少，疼痛轻，恢复快，远期效果较好等优点，适用于Ⅱ～Ⅲ期内痔和混合痔。

患者取侧卧位或截石位，骶麻或局麻，扩肛后用止血钳夹住要切的痔块下部，在肛门缘作一 V 形切口，将痔核与内括约肌分离直至痔顶端，以 10 号线贯穿结扎，剪去过多的痔组织，同法切除另外需切除的痔核。创面上敷凡士林纱条或黄连膏纱条，敷料包扎固定。

痔嵌顿的治疗方法如下。

痔嵌顿实际上是痔静脉血栓形成引起的。以往多采取保守治疗，不仅治疗时间长，而且痔核有绞窄坏死的可能。近年多采取急症手术切除，疗效满意。方法及术式同外剥内扎手术。

在内痔的诸多治疗方法中，凡能使痔核脱落（包括枯脱、切除、灼除等）者都有继发大出血的问题，一般在 0.5%～2% 左右。痔基底结扎不够紧、痔核部分脱落、痔核脱落较早及术后感染是术后大出血的常见原因。另外，术前未能查出患者血凝机制不佳者亦有之。因此痔切除术前，可先以小圆针细丝线缝扎痔动静脉的方法，可有效避免术后大出血。

二、血栓外痔

【病因】

血栓外痔是外痔中较常见的一种。多因排便过于用力，或坐的时间太久，致使肛门缘的静脉丛内压增高，血管破裂，血液渗入肛门周围组织中。

【症状及诊断】

发病突然，肛门缘出现圆形硬结，小者如黄豆，大者如栗子或更大，疼痛剧烈，坐卧不安，不发热。

检查可见紫红色肿物，位于肛门缘，被以皮肤，质硬韧，触疼明显，可以推动，剧烈疼痛可持续3～4日，后逐渐减轻，肿物也渐变软，变小，最终常遗有小的皮赘。典型的发病过程及临床表现诊断不难。见图24-21。

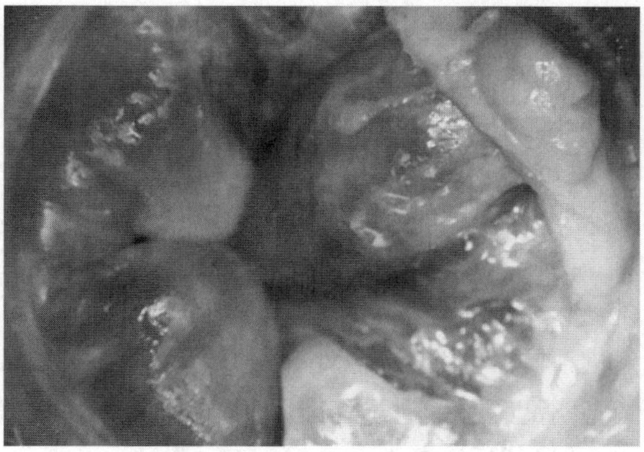

图24-21 血栓外痔（肛门镜下）

【治疗】

发病2天内疼痛剧烈者可在局麻下作一梭形切口，取出血凝块，伤口可缝合或以凡士林纱布按压，常在几日内愈合。若患者就诊时，发病已超过3天，则可不必手术，外敷冲和膏或热敷均可，疼痛较重时可给镇痛剂。

三、结缔组织性外痔

【病因】

肛门周围皮肤反复发炎、水肿，或因痔嵌顿，当炎症消退后可遗有皮赘，也有由于痔手术后出现，即为结缔组织性外痔，痔内无曲张之静脉。

【症状及诊断】

肛门缘可见一或数个皮赘，大小不等，基底宽，顶端细，触之软无痛。

【治疗】

一般不需治疗，如有发炎，所谓炎性外痔，可外敷如意金黄膏，或用却毒汤熏洗。炎症剧烈时可服止痛如神汤。若反复发炎可在局麻下切除，用生肌玉红膏或橡皮生肌膏换药直至愈合。

【临床研究】

胡阶林等采用肛管成形术治疗环状结缔组织外痔34例，患者选取截石位，常规消毒铺巾。扩肛3～4指，使肛门松弛，痔核显露。依据痔的不同，手术分4步进行：①处理内痔：对较大内痔（主要是母痔），先用组织钳夹住中心提起，用中弯血管钳纵形夹住内痔基底向外牵拉，于痔上2～3cm以7号丝线贯穿（深至黏膜下），作痔动脉结扎。于内痔齿线缘“V”形剪开，在痔体上2/3处作“8”字形贯穿结扎内痔并切除，该线与痔动脉结扎线打结，以作悬吊和黏膜短缩。对较小内痔可同时注射硬化剂。②舌形皮瓣设置：以会阴正中缝为中心，利用肛管前、后外痔固有皮肤作基底宽3 cm、长2～3cm舌状皮瓣，于内括约肌表面剥离和切除外痔内板和齿线上的直肠黏膜，使其创面形状和范围使之与皮瓣形态相嵌合，以1号丝线或“2-0”肠线作皮瓣与直肠黏膜的定点间断缝合，针距0.5cm。③环切外痔：完成皮瓣缝合后，将多余的皮垂和内含曲张的静脉丛，在齿线外0.5cm处，采用边切边缝法环状切除外痔，使肛口平整。④肛口皮肤减张：为减轻术后肛门水肿，分别在舌状皮瓣基底两侧作皮肤放射状切口（相当截石位1、5、7、11点），由齿线上方至外括约肌皮下部以外。并在后方一侧切口内作部分内括约肌和外括约肌皮下部切断。对伴有肛管狭窄者，可不作肛管后方皮瓣成形，但应作肛管后正中切开术。术后确切止血，整形后的肛门，以容2指为度，并以凡士林纱条压迫，外盖塔形敷料。术后控制排便24小时，便后坐浴换药。甲硝唑400mg，每日3次，并选用适当抗生素。1周后扩肛，不需拆线，待其自行脱落，也可在7～10天拆除残线。结果显示：本组34例，切口均一期愈合，无皮瓣坏死。8例有轻度肛门水肿，2例术后导尿。术后平均住院15天。随访均在1～4年。远期观察无痔复发，排便通畅，粗细正常，肛门感觉及外观良好。

（曾娟妮）

第四节 肛门直肠周围脓肿

肛门直肠周围脓肿是常见病，任何年龄都可发生，20～40岁的青壮年多见。

【病因】

肛门周围脓肿中医又称之为脏毒、悬痈或坐马痈。此皆因过食肥甘、辛辣、醇酒等物，湿热内生，下注肛门而发，或因肺脾虚亏，痰湿流注肛门，郁久化热而发。

西医学认为，其发生是由于肛窦炎引起肛门腺感染，而后波及肛门直肠周围组织。最终坏死，液化，形成脓肿。因肛门周围共有7个间隙，其中充满脂肪及结缔组织，血运较差，故易招致感染。以肛门皮下脓肿或坐骨直肠窝脓肿为多见。骨盆直肠间隙、直肠后以及高位直肠黏膜下的脓肿较少见。坐骨直肠窝脓肿可通过肛门后间隙的深部向肛门直肠两侧蔓延，破溃后可形成蹄铁形肛瘘。

【症状及诊断】

肛门直肠周围脓肿（图24-22、图24-23）发病多较急，疼痛剧烈，坐卧不安，重者可有高烧及大小便困难，其症状与脓肿发生的部位、脓腔的大小，病程的长短有关。如系肛门皮下脓肿，容易被发现，治疗及时，症状多较轻。反之，如系骨盆直肠间隙脓肿，因位置较高，临床不易早期发现，其症状多较严重。如为肛门皮下或低位脓肿，局部皮肤有明显红肿及水肿，如继续发展，皮肤可变为紫红色，触之局部略硬，有剧烈的压痛。或可触到波动感。高位脓肿，除患者有高烧及肛门坠痛外，肛门部常无阳性体征发现，肛门直肠指诊可摸到病区有边界不清的肿块及触痛，或有波动感，重者治疗不当可能引起败血症。根据临床表现及检查，对肛门直肠周围脓肿是容易作出诊断的。

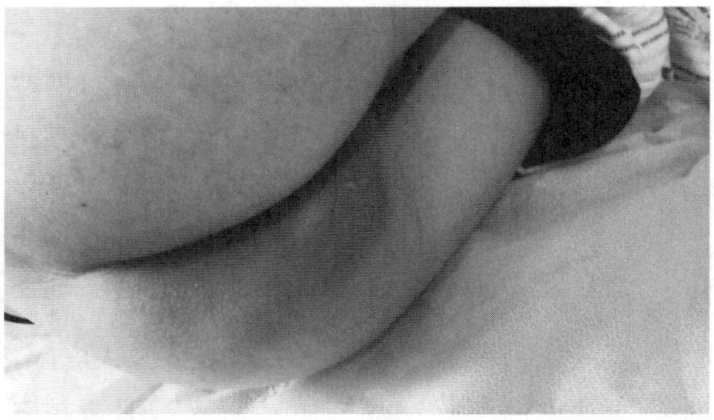

图24-22 肛门直肠周围脓肿

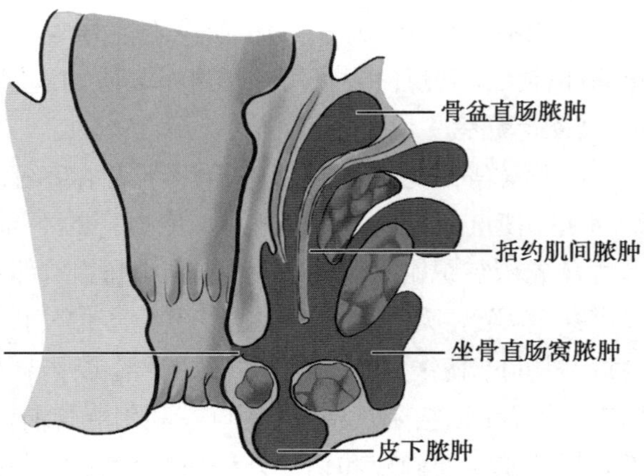

图24-23 肛门直肠周围脓肿剖面

【治疗】

1. 辨证施治

（1）实证：症见局部红肿、灼热，疼痛较重，恶寒发热，大便秘结，尿黄，苔黄腻，脉滑数。治以清热解毒、利湿，方用黄连解毒汤加生大黄、芒硝等，或内疏黄连汤。

（2）虚中夹实证：因病期较长，已有肛瘘形成，脓血淋漓不断，可有不同程度的气血不足之见症，如短气懒言，面色苍白，舌质胖嫩等。当肛瘘外口封闭，邪无出路，局部又出现红肿，也可伴有发热、口渴等全身中毒症状，故治疗时，宜攻补兼施，即在清热解毒同时，伍以补气养血之剂。

2. 抗菌药物

早期使用抗菌药物，目的是使其炎症减轻或局限化，一旦脓肿已经形成，非手术疗法较难见效。因肠道细菌种类繁杂，常系多菌种感染，故宜使用广谱抗生素，如庆大霉素、卡那霉素以及头孢菌素类，如头孢噻肟等；另外又因常合并厌氧菌感染，可加服甲硝唑，有较好疗效。

3. 外治

初起局部红肿明显，可用如意金黄散或芙蓉膏外敷，热敷或坐浴可促进脓肿形成。

4. 手术

脓肿已形成，宜及时切开排脓。

(1) 高位直肠脓肿因位置较高，肛门周围皮肤只有轻度红肿或无改变，须通过肛门指诊才能触到有肿胀、压痛或有波动感，有时还须经过肛门旁穿刺抽出脓液才能确诊。一旦确诊当早期切开引流。

(2) 肛门周围皮下脓肿，因位置浅，在通过指诊或肛门镜检查时，可发现与脓肿相关部位常在肛门后正中附近肛窦处有明显的发炎内口，这种情况下可在切开脓肿的同时，把内口一并切开，治愈后可以避免再形成肛瘘。

在作肛旁脓肿切开引流时，按洞式切口原则，在脓肿范围内距离肛门最近处切开，不宜作与肛门呈放射状的切口，防止损伤肛门括约肌。

（曾娟妮）

第五节　肛门直肠瘘

肛门直肠瘘简称肛瘘。是指直肠、肛管与周围皮肤相通的瘘管。瘘管一端开口于肛管直肠内，另一端通向肛门周围皮肤，约有 1% 的病例只有内口而无外口，称内口瘘。任何年龄都可发生，但以青壮年多见，男性多于女性。据统计，我国肛瘘发病率占肛肠疾病 1.67%～3.6%。见图 24-24。

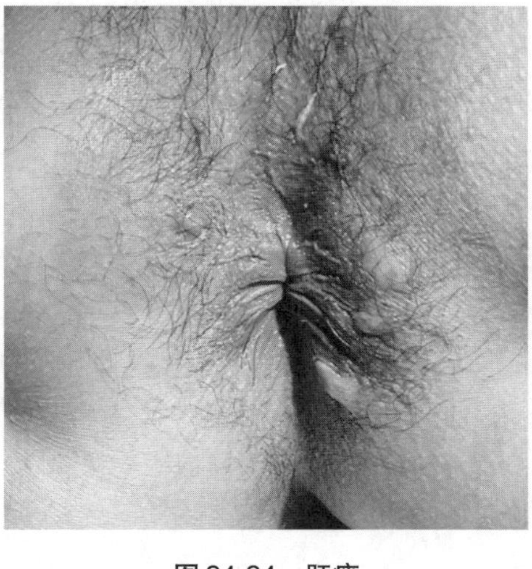

图 24-24　肛瘘

【病因】

主要由于肛隐窝、肛腺感染化脓引起肛门直肠周围脓肿，自行溃破或切开后形成。

【症状及诊断】

绝大多数患者都有肛旁脓肿自溃或手术切开的病史，自此后脓液经常自外口流出，或有时瘘管外口暂时闭合，脓液不再流出，不久患者会感觉到肛门部肿痛，重者可有寒战高热等全身中毒症状，待外口处破溃或切开脓液排出（有时可在外口旁再出新的外口），症状消失。又经常有脓液从肛瘘外口内流出，致肛门部经常有脓性分泌物的刺激，肛门周围皮肤可有湿疹样损害，瘙痒，日久肛周皮肤色素沉着，变硬。

在肛瘘的诊断中，最重要的是应了解肛瘘内口的部位、数量、管道走行与肛门括约肌的关系、病变的性质和程度，肛门括约功能情况及全身情况，才能更好地作出正确的诊断，以指导治疗。

检查时可见肛门周围皮肤有一个或几个瘘管外口，其周围组织增生变硬，压之可见有脓液自外口流出。指诊可摸到一条索状肿物从外口处通向肛门内。与其相应的部位在齿线附近常可摸到一个硬结或凹陷，有轻压痛，此点即内口所在。肛瘘的确诊比较容易，触诊在肛瘘的检查中占有重要地位。碘油造影或用亚甲蓝液或龙胆紫溶液注入等检查法，并不一定作为检查常规。用探针检查找内口是最常用、简便有效的方法，但不宜用硬质探针粗暴操作。

“索罗门定律”可帮助确定内口部位和瘘管行进方向，较常用(图 24-25)。此定律是 1900 年 Goodsall 首先提出的，对肛瘘内口的确定及治疗有重要价值。

在肛门正中左右画一横线，如果肛瘘的外口在横线之前，距肛门缘 5cm 以内，其内口与外口多相对，管道多较直。如果瘘管外口在肛门横线之后，或外口虽在横线以前，但距肛门缘在 5cm 以外，此类瘘管多弯曲向肛门后方，内口多在肛管后正中，或稍偏左右侧。肛门触诊时可摸到外口、瘘道、内口与肛门括约肌的关系。索罗门定律对手术的成败有非常重要的意义。

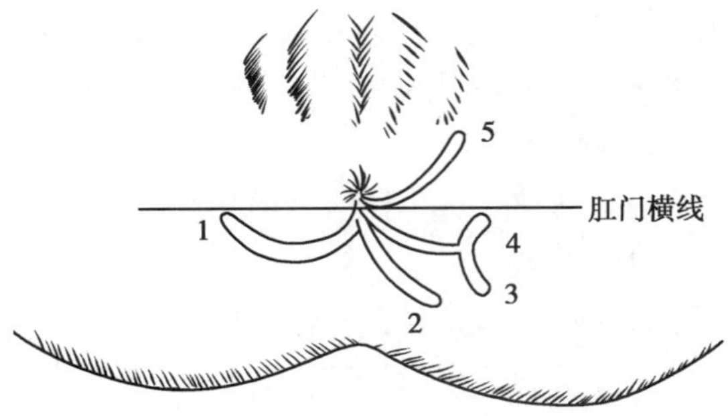

图 24-25　索罗门定律

注：1、2、3、4，内口在后正中附近 5 内口与外口相对

【分类】

肛瘘的分类方法很多，如内口瘘、外口瘘、直肠黏膜下瘘、皮下瘘、括约肌间瘘、蹄铁形瘘、单纯瘘、复杂瘘等。这样的分类只是从肛瘘的病理与解剖的关系方面来分的，这只可表明肛瘘的高低变化，而对临床治疗并不一定都有实用意义。

1. 国际 Parks 分类法

1976 年，Parks 根据瘘管与括约肌的关系，将肛瘘分为 4 类。

（1）括约肌间肛瘘（低位肛瘘）：最常见，约占 70%，瘘管只穿过内括约肌，外口只有一个，距肛缘较近，3～5cm。

（2）经括约肌肛瘘（低位或高位肛瘘）：约占 25%，为坐骨直肠窝脓肿的结果。瘘管穿过内括约肌、外括约肌浅部和深部之间，外口常有数个，并有支管相互沟通，外口距肛缘较远，约 5cm。

（3）括约肌上肛瘘（高位肛瘘）：较少见，占 5%。瘘管向上穿过肛提肌，然后向下至坐骨直肠窝而穿透皮肤。瘘管累及肛管直肠环，故治疗较困难。

（4）括约肌外肛瘘（高位肛瘘）：最少见，占 1%，为骨盆直肠间隙脓肿合并坐骨直肠窝脓肿的后果。瘘管穿过肛提肌直接与直肠相通。

2. 国内分类法

1975 年，全国首届肛肠学术会议制定的肛瘘统一标准如下。

（1）低位肛瘘

1）低位单纯性肛瘘：内口在肛隐窝处附近，瘘管通过外括约肌深层以下（图 24-26）。

2）低位复杂性肛瘘：有一个或两个以上的内口在肛隐窝附近，有两个或两个以上的管道与外口，瘘管通过外括约肌深层以下（图 24-27）。

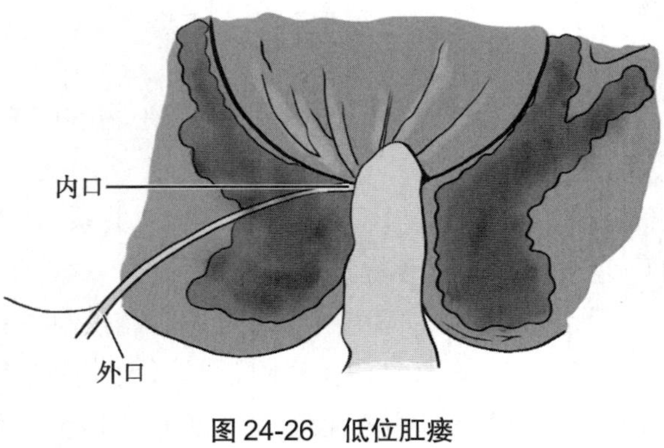

图 24-26　低位肛瘘

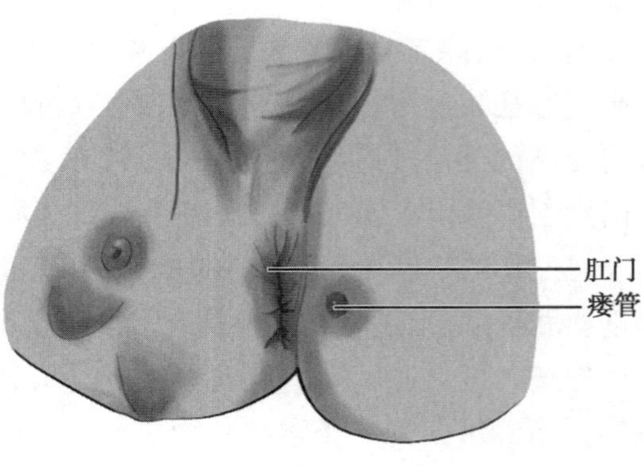

图 24-27　复杂性肛门直肠瘘

（2）高位肛瘘

1）高位单纯性肛瘘：内口在肛隐窝附近，仅有 1 个瘘管通过外括约肌深层以上或通过肛提肌以上（图 24-28）。

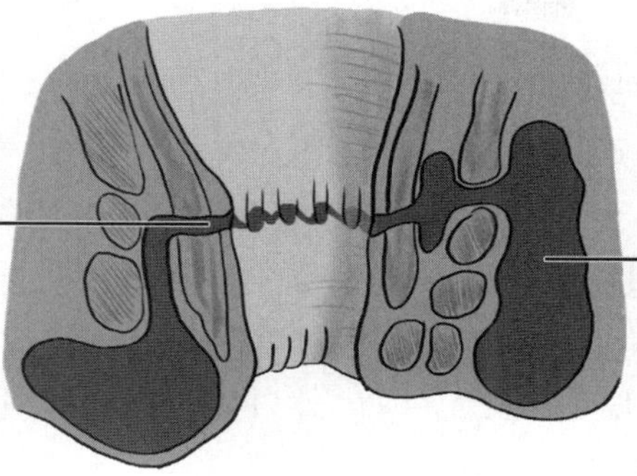

图 24-28　单纯性高位肛瘘

2）高位复杂性肛瘘：有一个或两个以上内口，有两个以上外口和瘘管，并伴有支管或空腔。主瘘管通过外括约肌深层以上，侵犯耻骨直肠肌或肛提肌以上（图 24-29）。

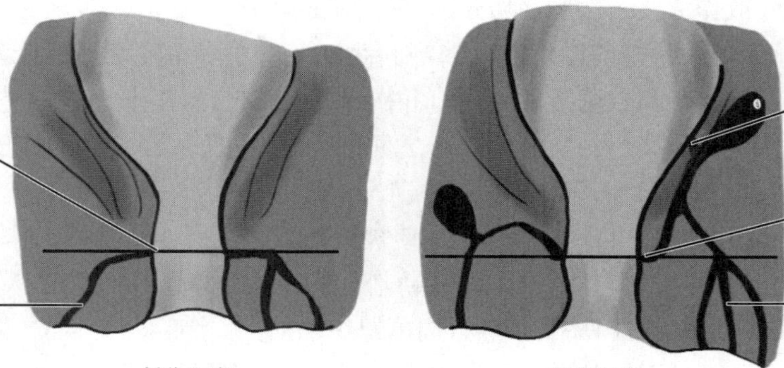

图 24-29　复杂肛瘘

【鉴别诊断】

肛瘘需与下列疾病相鉴别。

1. 肛门周围化脓性汗腺炎

肛门周围皮肤的汗腺，毛囊发生化脓性感染，可在肛周皮下形成窦道及外口，长期流脓，并不断向四周蔓延。检查时除见有肛周皮下多处窦道及外口外，皮肤暗褐色而硬，肛管内无内口。

2. 骶尾部囊肿

先天性表皮囊肿和皮样囊肿继发感染化脓，自溃或切开引流后形成窦道，无内口、外口凹陷，不易闭合，瘘管向颅侧走行，有毛发从外口排出。有时可见骨质和牙齿。

3. 藏毛窦

于骶尾关节臀沟部或尾骨尖的凹陷处有瘘口，有黄色稀淡臭味液体流出，探针探查向颅侧走行，窦内有毛发，无内口，不与直肠相通。

4. 骶尾部结核

溃破之后形成流脓瘘管。患者有午后潮热，盗汗等结核病症状，X 线检查有助诊断。

【治疗】

肛瘘的治疗分为非手术治疗和手术治疗。

1. 非手术治疗

主要控制感染，减轻症状，控制发展，但不能彻底治愈，或一时相对治愈，很容易复发。

2. 手术治疗

手术的治疗目的是清除感染的肛门腺，将瘘管内感染的异物清除，这是治疗的关键。手术治疗如下。

（1）瘘管切开术

适用于低位肛瘘，是最基本、最常用的术式。

患者取侧卧位或截石位，常规消毒肛门周围皮肤，铺好手术巾、单，局麻（或骶麻）后，将探针从肛瘘外口徐徐插入，示指摸到内口，引导探针头由内口穿出并拉出肛门外，用手术刀沿探针垂直切开皮肤及瘘管，有较大出血点可结扎，但须留长线头，便于数日内换药时去除，然后以梭形棉球蘸魏氏生肌散（或刀伤药）填入切口内，使药粉直接接触伤口。纱布盖好，粘膏固定。

或用探针镰形刀（探针与切开刀合二而一）由外口插入自内口引出，继续向前推进则瘘管即被切开，切开后同上用魏氏生肌散棉球压迫止血。

术后，每天于便后用梭形棉球蘸生肌玉红膏或橡皮生肌膏填伤口内换药，或用凡士林纱布换药，直至愈合。

（2）肛瘘挂线术

中医治疗肛瘘的传统而有效的术式。适用于距肛缘 3～5cm 内，有内外口的高位单纯性肛瘘，低位前方单纯瘘，幼儿肛瘘，或作为复杂性肛瘘切开、切除的辅助治疗。

患者取截石位或侧卧位，常规消毒，骶麻或脊髓麻醉后，右手示指在肛内引导，将球头探针自外口插入，沿瘘管走行缓缓探查，于齿线附近找到内口并探出。在探针球端用丝线系一橡皮筋，用探针将橡皮筋从内口进入瘘管并从外口拔出。切开内外口之间的皮肤，并将贯穿瘘管的橡皮筋勒紧，注意松紧适度。一般 2～3 周橡皮筋可自然脱落，其间需紧线 1～2 次。

其挂线原理：是利用橡皮筋的弹力收缩作用，使被勒割组织造成血运障碍，逐渐压迫坏死，橡皮筋尚有引流作用，使瘘管内渗液排出，防止感染。在勒割时基底创面肉芽组织生长，同时边勒割边修复不使括约肌急剧切断，故不会造成肛门失禁。肛管周围组织缺损少，瘢痕小，不会造成肛门畸形。此法最大优点是不会造成肛门失禁，还具有操作简单、出血少、在橡皮筋脱落前不会发生皮肤切口假性愈合等优点。缺点是橡皮筋勒割组织或紧线时可产生剧痛。

（3）肛瘘切开挂线术

切开挂线术是在继承肛瘘挂线术的基础上，吸收西医学解剖知识发展起来的中西医结合的新术式，是目前最常用的手术方法，也是保留括约肌功能的术式。适用于高位复杂性肛瘘、蹄铁形肛瘘、骨盆直肠间隙肛瘘、直肠后间隙肛瘘。

体位、麻醉与挂线术相同，术式结合切开术和挂线术，先将高位肛瘘的低位瘘管部分切开，同时切开支管和空腔；再将通过括约肌深部和耻骨直肠肌与内口相通的瘘管即高位瘘管，部分采取挂线。

切开挂线术主要作用是引流、慢性切割、标记和异物刺激，通过炎性反应引起的纤维化而使括约肌断端与周围组织粘连固定，断端不会因切断而回缩，边勒开边修复，能较好解决高位肛瘘完全切开所致失禁的问题。

（4）肛瘘切除缝合术

适用于已纤维化的低位单纯瘘或蹄铁瘘的支管部分。体位、麻醉及术式与切开手术基本相同，但于术前应准备肠道（清洁洗肠，服抗生素等）。术时，在严格无菌操作下彻底切除病变组织，创缘必须整齐，对拢无困难，逐层缝合伤口，不留死腔。

术后须控制排粪 5～6 日，伤口可Ⅰ期愈合，如有感染须拆除部分缝线，换药治疗，在换药过程中，须注意取出被污染的线结，否则将会影响伤口愈合。该手术能减少创伤，缩短伤口愈合时间。但在临床手术中，常常因为肛瘘内口缝合处理不当，瘘管切除不彻底致使手术失败，或导致术后复发。

（5）切开配合药线（捻）

本法适用于蹄铁形肛瘘。因瘘管较长，全部切开创面过大，宜用本法。

骶麻后，摸清瘘管走行，在距肛门 2～3cm 相当瘘管曲度最大处作一洞式切口，切开瘘管壁，使成一人工外口，然后用前所述切开法切开此段瘘管和皮肤，用魏氏生肌散棉球压迫止血，遗留的变为皮下瘘管，可插入红升丹（或五五丹）、纸捻，或引入一根直径 2mm 左右蘸红升丹粉的棉线绳，两端结在一起，以防抽出。

每天换药 1 次，切开部分同前法换药，直至愈合，皮下瘘管如用药捻换药可每天更换。如为线绳换药时，先把外露部分蘸好红升丹粉（或五五丹粉），扯动线绳，把蘸有药粉的部分拉入瘘管内。每天 1 次，至 7～10 天拉出的线绳上包有稠厚的脓苔时，说明管壁上的脓腐已尽，此时剪断并抽出绳线，用纱布卷压迫在瘘管上，可促使管腔愈合。如用药捻，同样见到药捻外包裹稠厚脓苔时，可不再放入药捻，用纱布卷加压包扎，会很快愈合。

（6）分段开创旷置结合切扩挂线置管术

适应于多发性外口的肛瘘，数个外口通于一个内口者；内、外口之间距离较长的复杂性肛瘘。分别予探针探明无另外内口后，在外口处予以开窗，瘘管长者视距离长短予以分段开窗，多取圆形（直径 2～3cm），以“去弯取直”为原则，并尽可能多地保留正常的皮肤、组织，同时保证创口引流通畅，对于支管不全部切开，用刮匙清除瘘管内腐肉组织以利引流，远端开窗置管冲洗，外盖敷料，包扎固定。

（7）经括约肌间瘘管结扎术

该手术为保留括约肌术式，最佳适应证为经括约肌肛瘘，但现已成为大多数肛瘘的选择。予探针或亚甲蓝注射液识别内口后，在瘘管经括约肌间沟的位置做弧形切口，将括约肌间瘘管仔细游离并挑出，分别在近端（近内括约肌）和远端（近外括约肌）瘘管结扎，两结扎点之间离断瘘管；括约肌间和皮肤切口无张力缝合，外口至外括约肌外侧缘的瘘管予切开或隧道至切除。

（8）经肛括约肌间切开术

该术式同为保留括约肌术式，最佳适应证为括约肌间型肛瘘，现临床用于治疗马蹄形肛瘘、合并脓肿的肛瘘及肛提肌上方瘘等高复杂性肛瘘，亦有较好疗效。确定内口后，将弯血管钳从内口探入瘘管的括约肌间部分，电刀切开弯血管钳上黏膜及内括约肌，瘘管的括约肌间部分从腔内切开。对于马蹄型肛瘘，从腔内后正中切开，并向两侧延伸。如果直肠内合并有肛提肌上方瘘的内口，切口从腔内后正中延伸至肛提肌上方直肠内口。外口 / 切口应稍微延长（可达 1cm），最后将所有瘘管彻底搔刮干净。

肛瘘与其他部位瘘管不同，区别在于感染位于括约肌间。适用于闭合性脓肿的基本治疗原则也适用于肛瘘的治疗。这些基本原则包括两个步骤——充分脓腔引流，并保持创口开放，直到创面二期愈合。若感染位于括约肌间，所有的这些手术（如视频辅助肛瘘治疗术、皮瓣推移、纤维蛋白胶、激光闭合术）都没有包括这两个步骤。经括约肌间瘘管结扎术虽然处理了第一步，但它没有解决第二步。只有瘘管切开术才能兼顾这两个步骤（括约肌间充分引流并保持开放），因此在肛瘘治疗中成功率高。

3. 肛瘘治疗的成败，在于查清内口，并彻底切开所有支管。寻找内口的规律及方法有以下几种。

（1）索罗门定律：对确定内口位置及瘘管的走向（图 24-25），对减少手术后复发，防止术后肛门括约肌失禁有极重要意义。

（2）循瘘管触摸：病久，管壁增厚变硬，容易在皮下触及一条索状物，其进肛门处，往往是内口所在部位。

（3）指肛检查：参照上（1）（2）估计到内口位置，示指尖在内口处可摸到小的硬结或凹陷，有时可有触痛。

（4）探针检查：切忌粗暴，轻轻自外口插入，循管壁走行慢慢前进，或以另手示指抵住内口，可较清楚地感知探头已接近或探出内口。或用肛门镜（两翼肛镜）扩开肛管，暴露肛隐窝，把探针一端长约 2～3cm 弯曲成钩，在齿线附近（肛隐窝内）反复钩探，当探到肛隐窝深度超过 0.5cm 者，常是内口所在。

（5）色素注射法：用亚甲蓝溶液或龙胆紫由外口加压注入，可在肛镜下见到色素部位，即内口所在处，或预先在直肠内放入一块纱布，注射色素后轻轻拉出，观察染色与否和染色的位置可大致确定内口部位。

（6）X 线检查法：如怀疑骶尾部骨质病变，可摄 X 线检查以协助诊断。怀疑骶前皮样囊肿（或畸胎瘤）或较重的复杂肛瘘时可做碘油造影，以了解瘘管的情况和内口的位置。

（7）直肠腔内B超：能较准确地了解肛周组织与括约肌的状况，能观察到瘘管走行及支管情况。

（8）CT及MRI检查：对高位瘘管和感染病灶的诊断有参考价值。

4. 肛瘘术前术中应注意的几个问题。

（1）关于肛瘘瘘管切除的问题：认为只有肛门皮下瘘可作瘘管切除术或瘘管切开切除术，属于其他各种肛瘘，尤其是高位复杂肛瘘，只宜作瘘管切开术，不能作瘘管切除术。在术中可以把位于肛门括约肌以外的瘘管连同外口清除，范围不能过大过深。因为多数肛瘘的内口在肛管后齿线附近，从内口处向肛后方作纵形切开瘘管，虽有时肛门外括约肌已全部被切开，甚至把肛门直肠环切断，但因瘘管壁仍与周围的组织（包括括约肌）粘连固定，切开后的括约肌断端不至于完全分离，所以肛门括约肌不会出现失禁。

（2）关于术中切断直肠尾骨肌及肛尾韧带的问题：有些高位瘘，尤其是马蹄型复杂瘘，多数瘘管比较深，从耻骨直肠肌及肛尾韧带上方通过。有些病例在两侧坐骨直肠窝内存在脓腔及支管，如果在术中不切开耻骨直肠肌或肛尾韧带，瘘管内口难以完全切开，脓腔亦不能引流通畅，手术后往往不能愈合，或暂时愈合还会复发。有些学者认为术中切断耻骨直肠肌及肛尾韧带，会引起肛门口向前移位。但从临床上看，做肛门后方高位肛瘘时，当切断耻骨直肠肌和肛尾韧带后，肛门口有向前移的现象，但当伤口慢慢愈合，瘢痕收缩，肛门口仍还位于原来的位置，不会引起肛门口永久前移的现象。

（3）当瘘管切开后，从内口到外口引流必须通畅，对高位瘘术后使用梭形棉球，或用手指定期分离瘘管壁，防止两侧创缘粘连造成假愈合，故术后正确的换药方法和细心的处理是防止术后复发的重要环节。

5. 防止肛瘘术后发生肛门失禁，术中需注意以下几点。

（1）高位瘘在切开内口前，必须探清内口，熟悉瘘管与肛门直肠环的关系。如与肛门括约肌粘连，固定不明显，宜作内口挂线，待延期切开。

（2）切开瘘管时，必须找到原发的内口，切忌在内口尚未查清时盲目地自较高位置（超过直肠环）作一“人工内口”，并由此予以切开。

肛瘘的原发内口都在齿线上的肛隐窝内，有一些高位瘘在括约肌外和肛提肌上方合并有脓腔存在，当探查时，探针误入脓腔，会使人错误地认为内口在直肠环上，这样地切开“肛瘘”，有可能引起肛门失禁。因此在手术时必须细心寻找到齿线附近的原发内口，再切开瘘管，对脓腔应扩大外口，填入引流物（最好是去腐生肌散棉捻，这可详见总论），经过换药治疗，脓腔可逐渐变小，终至消失。瘘管切口愈合后一般不会复发。

（3）在切开穿过括约肌的瘘管时，必须垂直切断括约肌，有些瘘管可斜行穿过（或沿括约肌纤维呈半环状），这时如按瘘管自然走向切开，损伤的括约肌范围较大，愈合后的瘢痕也长，会妨碍括约肌的收缩功能，容易出现肛门括约肌功能不良。如垂直切断括约肌，愈合瘢痕小，影响括约功能机会也少，为防止术后肛门括约肌部分或完全失禁，在切开瘘管时则应减少肛门括约肌损伤。如肛瘘外口在肛门左或右侧端宜在肛瘘外口处向肛门后方（肛门外括约肌外避开括约肌）作一弧形切口，直到肛门后方，绕过肛门括约肌并把它推向肛门侧，然后在肛门后方作一纵形切开瘘管及内口。这是防止发生肛门括约肌失禁极重要手段。

【临床研究】

传统肛瘘术式的共同缺点是创伤大、愈合时间长（6～8周），部分患者可出现肛门功能受损甚至大便失禁。因此，一些学者，建议可“带瘘生存”作为复杂肛瘘患者维持生活质量的方法。生物蛋白胶已广泛用于临床，可采用直接注射，成功率较低、易复发（在10%～85%），但因为其安全、操作简单、并发症少，能最大限度维护肛门功能，仍是复杂性肛瘘的一线治疗方式。研究者尝试应用生物蛋白胶和肛瘘栓治疗肛瘘，其远期疗效有待进一步观察。总之，肛瘘一旦形成，自然愈合的机会极少，大多数均需手术治疗。最大限度地保护肛门功能，降低复发，仍是临床面临的难题。因此，恰如其分地选择合理的手术方法至关重要。另外“带瘘生存”亦应得到重视，不应为盲目追求手术根治而忽视其可能带来的严重后果。

（田 影）

第六节 肛 裂

肛裂是指齿线以下肛管皮肤全层裂开所形成的慢性溃疡，实质上是肛管的一个慢性溃疡，常因肛隐窝感染或外伤感染引起，是一种常见的肛门病。人群患病率为4%～6%，好发于30～40岁的中青壮年，男多于女。多发生在肛管后正中附近，便血、便秘和肛门周期性疼痛是其主要特点。中医学多属“钩肠痔”“裂痔”“裂肛痔”范畴。

【病因】

中医认为肛裂因燥火之邪引起，故有灼痛，血热妄行而便带鲜血。西医学对肛裂的病因学说很多，如外伤、感染、内括约肌痉挛，肛门狭小等等。现多认为其为缺血性溃疡，内括约肌痉挛导致血供不足，大便干硬或长期腹泻都是大部分患者肛裂发生的重要原因。为什么好发于后正中位置？一般认为，因肛管直肠大部分肌肉组织都附着在肛管直肠两侧，在肛管部分更为明显，致使肛管的两侧（前后两侧）都存在一个间隙。此处组织薄弱，血运少，故肛管后方的肛隐窝及肛缘极易发生感染形成溃疡，由于溃疡经常受粪便和炎性刺激，反射地引起内括约肌痉挛，久之纤维增生形成栉膜带，重者可引起肛管狭窄。

研究发现，“腐去肌生”（肌指肉芽组织）“肌平皮长”是溃疡愈合的客观规律。肛裂的发生、发展正是因为有些因素干扰或违反了这一规律，影响了正常愈合过程。

解剖因素是肛裂之所以发生在后方（或前方）的原因之一。但是一个小的溃疡为何长期不愈？关键在于肛管在闭锁时呈一前后裂隙，位于后（或前）正中的溃疡创面也随之闭合，特别是由于疼痛刺激引起的反射性括约肌痉挛，加重了溃疡的紧闭和血供的障碍。这样一来溃疡内的脓腐不能排出，感染很难控制，“腐不去则新肉不生”，故肉芽不易长出，即使有肉芽新生，也会因感染造成坏死，镜下可见急性肉芽炎性病变，如此反复，瘢痕组织日渐增多，血供更差，感染更难控制，肉芽更难生长，这时溃疡边缘陡峭起岗，“肌不平则皮不长”，上皮很难向中心爬行覆盖创面。镜下可见上皮沿创缘向深处生长，形成上皮脚。迁延日久，更难愈合。

一些患者为了减轻排便时的疼痛，经常服用泻药，使大便保持稀软，这样肛管又没有扩张的机会，日久肛管僵化，便条细如小指（或更细），溃疡更难愈合。此外，一些慢性腹泻的患者在合并肛裂时，病期长，症状重，肛管僵化明显。

【症状及诊断】

1. 疼痛

肛门疼痛是肛裂的主要症状，其诱因多为便秘。用力排便导致肛管破裂或大便直接刺激，呈刀割样疼痛或灼痛。早期肛裂的疼痛部位局限在肛管，便后可立即缓解。陈旧性肛裂引起的疼痛可放射至臀部，并呈周期性发作。所谓周期性是指大便时肛门疼痛，便后数分钟内疼痛减轻或消失，稍后再次出现且较便时明显加剧的疼痛，是陈旧性肛裂的特征性疼痛。便后间歇性减轻是大便直接刺激消失导致；再次出现是因粪便刺激溃疡底部暴露的内括约肌纤维，使括约肌不自主收缩、痉挛，肛管最大静息压升高，致局部血液循环障碍而形成；疼痛更加剧烈则是因局部循环障碍加重括约肌痉挛、升高最大静息压，从而导致“痉挛 - 缺血 - 痉挛加重”这一恶性循环的发生，这种剧烈的疼痛称为括约肌收缩痛。肛门内括约肌属于消化道环肌层，为不随意肌，保持平滑肌的特性，可长时间维持收缩状态而不疲劳，因此括约肌收缩痛可持续数小时，重者可至十余小时，当括约肌因长时间收缩而疲劳松弛后，疼痛才会逐渐缓解。在肛裂感染期，疼痛尤为明显。

2. 出血

排便时出血，量少，多为鲜血，多附着于粪便表面，或滴血，便纸上有鲜血。

3. 便秘

便秘是肛裂患者的被动状态，因惧怕便后疼痛而不敢排便，有些患者甚至2～3天或更长时间不排便，因此更加重了肛裂的临床症状。有少数患者为减少排便量而少吃饭，致使体重减轻，体质虚弱。个别可误诊为肛管癌。

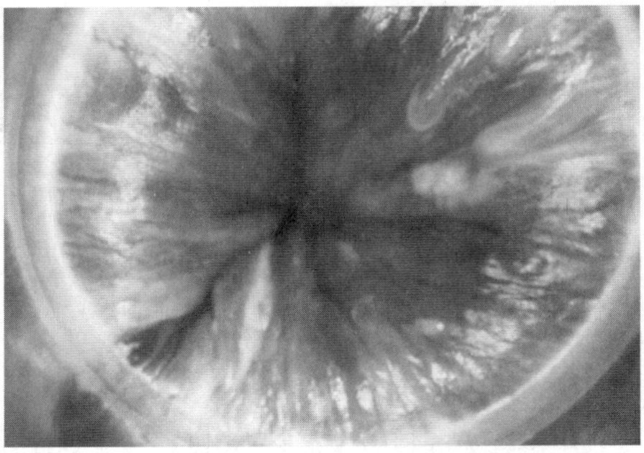

图24-30　肛裂（肛门镜下）

【分期】

肛裂的分期或分类国内外仍未统一，临床上一般分为二期。

1. 急性（早期）肛裂

肛管内可见纵向的表浅的梭形溃疡，边缘较整齐，基底面新鲜，触之无硬结，无皮赘。见图24-30。

2. 慢性（陈旧性）肛裂

病期较长，反复发作，边缘不整齐，硬而陡峭，基底面不新鲜，肉芽苍白。常伴有肛裂三联征：肛乳头肥大，哨兵痔，或有皮下瘘形成（图24-31～图24-33）。根据典型病史及检查可做出诊断。

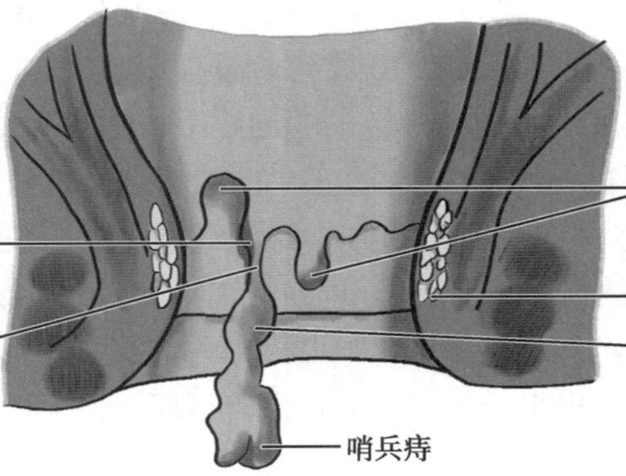

图24-31　肛裂

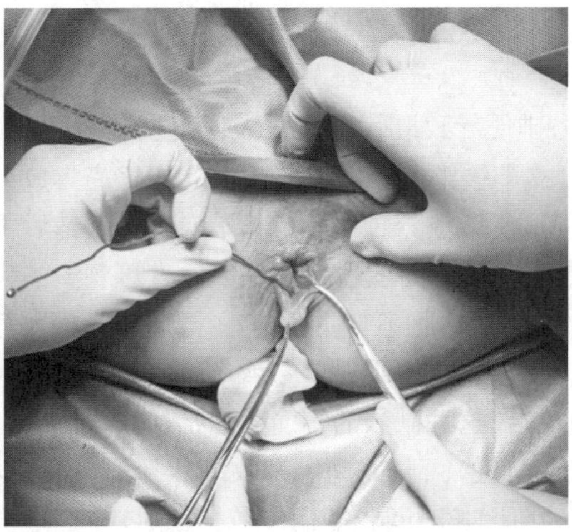

图24-32　肛裂合并哨兵痔

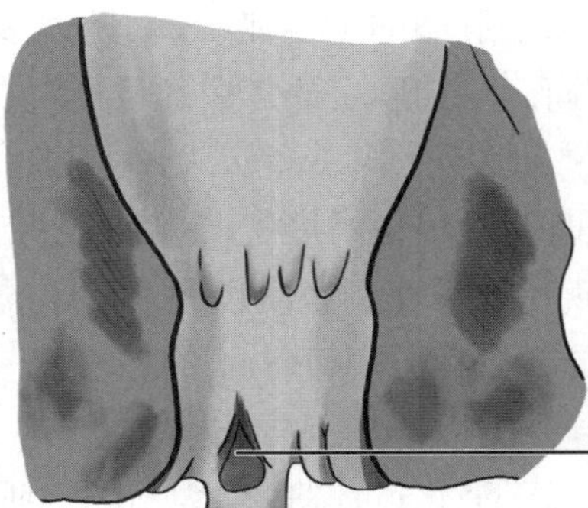

图24-33　肛裂合并哨兵痔示意图

【治疗】

目前肛裂治疗方式主要分为非手术疗法和手术疗法。

1. 非手术疗法

（1）中医内治法

肛裂多因燥火之邪引起，便燥、便难，故中医内治法治疗以纠正大便干硬、缓解疼痛和促进裂口愈合为目的，进行辨证论治。血热肠燥者予清热润肠通便中药，治以清火润燥，润肠通便之剂，如凉血地黄汤、润肠丸、槐角丸等。阴虚津亏者予养阴清热润肠中药，气滞血瘀者予理气活血，润肠通便中药。若气虚体弱者可服麻仁滋脾丸，五仁润肠丸等。

（2）中医外治法

1）药物疗法：对于肛裂引起的疼痛或局部感染可以用含有中药成分的栓剂、油膏、散剂局部外用，如硝酸甘油软膏、地尔硫䓬软膏等涂于肛裂内，以解除肌肉痉挛改善肛裂溃疡面的血液循环，达到暂时减轻疼痛、促进炎症吸收与溃疡愈合的目的。

2）中药熏洗：中药熏洗坐浴起到镇痛、止血，促进溃疡愈合和降低肛管压力等作用，尤其适用于早期肛裂的治疗，能取得更显著的疗效。温热作用加速提高中药活性离子透皮功效，新陈代谢旺盛，提高组织的再生能力，可缓解疼痛、促进愈合。选用中药坐浴熏洗，不仅能促进肛门部位的血液循环和对药物的吸收作用，还能维持肛门清洁状态，减少排泄物的刺激，促使创面修复和愈合。

3）扩肛疗法：适于急性或慢性肛裂不伴有肛乳头肥大及哨兵痔者。此法操作简单，疗效迅速。局麻后，先以一手示指蘸润滑油缓缓插入肛门，轻轻扩张肛管，再伸入另手示指，慢慢扩张，最后可插入3～4指，肛管扩至直径4～5cm。也可采用不同口径的肛门扩张器逐渐进行。

4）封闭疗法：适宜于新鲜肛裂，常规消毒后，在肛裂基底注射1%～2%普鲁卡因5～10ml。隔2～3天1次。如病期超过3～4周以后的新鲜肛裂，可加用亚甲蓝0.5ml加2%普鲁卡因4～6ml，局部注射，可止痛2周左右。但亚甲蓝在注射后约4小时始有麻醉作用，在产生麻醉之前可出现剧痛，所以最好与0.05%辛可卡因/布比卡因3～5ml同时封闭。

5）中医穴位埋线：穴位埋线是根据不同患者的病情将可吸收缝合线埋入特定的穴位，持续刺激该穴位，通过疏通经络能够使气血畅达，疼痛自消。西医学亦证实其可促进穴周血管床的生长，从而调节血容量，改善穴周循环等。研究发现，于天枢、承山、长强、提肛穴埋线治疗肛裂，研究发现患者VAS评分和肛门疼痛持续时间均较治疗前显著降低，临床效果良好。

2. 手术疗法

（1）肛裂切开挂线术

适应证：陈旧性肛裂伴皮下瘘、肛门梳硬结及肛门狭窄的肛裂。肛周及肛管常规消毒，铺巾。先切除裂痔及肥大肛乳头。肛裂溃疡面外缘皮肤作一放射状小切口，长约1.5cm。右手持球头探针从切口插入穿过外括约肌皮下部及内括约肌，在左手示指于肛内引导下，寻找病变肛窦处。左手示指抵住探针头轻轻从裂口上端肛窦处穿出，将带有橡皮筋的丝线圈挂在球头探针上，然后退针，引线至肛外。切开内、外口之间的皮层及硬化的栉膜带组织，修建皮瓣呈梭形。将橡皮筋内外两端合拢拉紧、钳夹，钳下丝线结扎。外用塔形纱布压迫，胶布固定。

探针要在示指引导下于肛窦处探出，以免损伤对侧肠黏膜。橡皮筋结扎松紧适度。

（2）肛裂切除术

适应证：陈旧性肛裂不伴肛门狭窄者。麻醉满意后，常规消毒铺巾。自肛裂两侧“△”形切开皮肤及皮下组织，底端起于肛缘外1.5～2cm，顶端止于齿线上0.3～0.5cm，底宽3～4cm。以组织钳提起底边切口的皮肤与皮下组织向上锐性分离皮下坚硬的纤维化组织，裂痔及肥大的肛乳头一并切除。用软探针检查肛裂顶端的肛隐窝，如有潜行瘘管则一并切除，如有肛乳头肥大宜用丝线于根部结扎，或用电刀烧灼切除。将已暴露的外括约肌皮下部及内括约肌下缘切断1～1.5cm。检查创面无活动性出血点，用九华膏纱条敷盖肛裂切口，纱布包扎，胶布加压固定。

切除创面不宜过大，以免瘢痕过大，继发肛门渗液性失禁；亦不宜过小过短，要保证充分引流，否则伤口难以愈合。切除深度不宜过浅，以免遗漏潜行皮下瘘管。

（3）内括约肌切开术

肛裂本质为缺血性溃疡，肛门内括约肌痉挛致肛管静息压增高及肛管缺血从而导致裂口愈合缓慢，内括约肌切开可解除痉挛，缓解缺血症状，恢复血供，促进裂口愈合等，可分为后方和侧方括约肌切开术。

1）后方括约肌切开术：适用于慢性肛裂伴肛门狭窄患者。肛裂切除方法同上，经肛裂切口处切断内括约肌下缘及外括约肌皮下部，松解肛管，肛内可容纳二指。后方括约肌切断能够降低肛管内压，并消除内括约肌痉挛，但是因为后方肛管组织为纤维韧带组织，韧性差，相对血供较差，该处的切口后期愈合缓慢，不利于术后恢复，且容易形成瘢痕；且肛裂切口不宜过小，否则易导致引流不畅，伤口假性愈合。

2）侧方括约肌切开术：适用于无肛裂三联征者，一般有两种方法：①皮下潜行切断栉膜及内括约肌法：取截石位，局部消毒后，局麻。选择肛门左或右一侧，距肛门缘 1.5cm 处作放射状 5mm 切口，然后用小止血钳深入至肛门白线的内括约肌下缘，分离内括约肌及栉膜，切断，切口缝合一针，术后 4～5 天拆线。②内括约肌及栉膜挑出切断术：手术方法与上相似，只是用止血钳先把内括约肌及栉膜分离牵拉到皮肤外再切断。

（4）肛裂纵切横缝术

适应证：陈旧性肛裂不伴狭窄者。肛周及肛管常规消毒，铺巾。沿肛裂正中作一纵向切口，上至齿线以上 0.5cm，下至肛缘外 0.5cm。切断栉膜带和部分括约肌纤维，如有哨兵痔、肥大肛乳头、皮下瘘可一并切除。修剪裂口创缘，游离切口下端的皮肤，以减少张力（纵切）。缝合时用 4 号丝线，自切口上端进针，稍带基底组织，再从切口下端皮肤穿出，用丝线拉拢切口，使纵切口变成横行缝合（横缝），一般需缝合 3～4 针。如张力过大时，可在切口下方肛缘外 1～1.5cm 处再做一与缝合创面平行的横切口，此切口开放或纵行缝合，使皮肤向肛管推移，减少纵切横缝的张力，术毕加压包扎固定。

严格无菌操作，缝合时从切口上端进针，通过基底部由切口下端穿出以免遗留死腔。充分游离切口下端皮肤，防止缝合后张力过大。

改良纵切横缝法适当延长肛缘外切口长度，但横缝线切口长度不变，中央部位不缝合，设置一处放射状切口作减压及引流，在预防创口感染、促进愈合方面的效果优于传统纵切横缝法，使用改良版纵切横缝术治疗慢性肛裂，研究发现其在提高慢性肛裂患者的疗效、减轻术后疼痛、缩短创面愈合时间及降低术后并发症发生率等方面具有一定的优势。

（5）皮瓣成形术

适应证：陈旧性肛裂伴肛管皮肤缺损或狭窄者。肛周及肛管常规消毒，铺巾。自肛裂处齿线上方 0.5cm 处，沿肛裂正中做一纵向切口至肛缘，切断部分内括约肌纤维。在切口下端肛缘外，继续做分叉切口，使其呈倒“Y”形；游离肛缘外“A”形皮片，并将皮片尖端向肛管内牵拉，将皮片的两边缘分别缝合于肛管内纵切口的两侧皮肤，使倒“Y”形切口变成“A”形缝合。皮片中央纵行加压缝合一针，使肛管直径扩大到能通过 2 指以上为度。为减轻及防止水肿可在皮片中央做 Sman 切口。加压包扎固定，术毕。

严格无菌操作，缝合时从切口上端进针，通过基底部由切口下端穿出以免遗留死腔。充分游离切口下端皮肤，防止缝合后张力过大。

（6）A 型肉毒毒素内括约肌侧方注射、病灶扇形小切口切扩引流术

适应证：Ⅱ、Ⅲ期肛裂或伴肛门狭窄者。肛周及肛管常规消毒、铺巾。自肛裂两侧扇形切开皮肤及皮下组织，扇形切口与裂口纵轴重叠，底端起于肛缘外 1.5～2cm，顶端止于齿状线上 0.3～0.5cm，底宽 2～3cm。以组织钳提起弧形切口的皮肤与皮下组织，向上锐性分离皮下，特别是肛门梳增厚部分坚硬的纤维化组织，如有裂痔及肥大肛乳头则一并切除。用银质探针探查肛裂顶端的肛隐窝，若有皮下瘘则予以切除，扩创保证充分引流。左手示指伸入肛门内触摸肛门括约肌作引导，将装有 50U A 型肉毒

毒素的 1ml 注射器，在膀胱截石位距肛缘 0.5～1.0cm 3、6、9 点分别向上进针。进针到达内括约肌肌肉组织内，扇形向两侧注药，3、9 每点注射量为 0.2～0.3ml，6 点注射 0.5ml，总计注射 1ml。检查创面有无活动性出血点，用九华膏纱条覆盖肛裂切口，纱布包扎，胶布加压固定。

切除创面不宜过于宽大，以免瘢痕过大，继发肛门渗液性失禁；但亦不宜过小过短，要保证充分引流，否则伤口创面难以愈合。在示指引导下注射在内括约肌内，以免影响疗效。

综上，各种治疗肛裂的有效方法都是从各个环节或角度，减少疼痛，解除括约肌痉挛，改善引流和血液循环，使之顺应了溃疡愈合规律“腐去肌生”。陈旧肛裂，溃疡边缘陡峭，切除或扩肛，改变了局部条件，使创缘变浅，引流改善，肉芽易于长平，又顺应了“肌平皮长”的客观规律，所以肛裂的愈合比较顺利。

【临床研究】

彭亚平等针对慢性肛裂患者进行为期 8 周的随机、双盲、平行对照的临床研究，采用 0.2% 甘油软膏 0.375g（含硝酸甘油 0.75mg）每日 3 次肛门局部外用。两个研究组分别为：治疗药物组（A 组）：硝酸甘油治疗组用药，观察 8 周；安慰剂组［安慰剂（凡士林软膏）作为对照药物］（B 组）：用药、观察 8 周。本临床研究共入组 240 例，A 组入组 120 例，完成 115 例，脱落 2 例，剔除 3 例；B 组入组 120 例，完成 109 例，脱落 4 例，剔除 7 例。结论：肛裂愈合率：治疗终点 A 组愈合率 78.3%（$n=115$），B 组愈合率 28.4%（$n=109$），以 40.0% 为优效标准，A 组对 B 组进行优效性检验，U＝1.659，$P=0.049$，优效性检验合格，肛裂愈合率 A 组优于 B 组（$P<0.05$）。研究表明，A 组（硝酸甘油治疗组）对肛裂各种伴随症状有缓解的疗效。

（田 影）

第七节　肛隐窝炎和肛乳头炎

肛隐窝及所属肛瓣发炎称肛隐窝炎或称肛窦炎。肛乳头发炎称肛乳头炎，两种病常同时存在，系肛门、直肠炎性疾病的主要来源。如肛腺炎、肛周炎、肛门周围脓肿、肛瘘、肛裂、肛乳头肥大、肛门瘙痒、肛门湿疹等，多是由于肛隐窝感染所致。临床症状特点是肛门部不适，主要以肛门处有灼烧感、疼痛或有脓性分泌物、肛门坠胀感为主，甚则潮湿瘙痒等，具有病程长、易复发等特点，是常见的肛肠科疾病。该病在青壮年中较为多见，男性与女性的患病率相当，与肛瘘、肛裂等疾病有密切的关联。肛隐窝炎发病时通常症状都较为轻微，且属于私密部位发病，绝大多数患者都羞于提起，未能获得及时的治疗，给患者的身体健康造成了一定的影响。

【病因】

多由大肠湿毒热结或湿热下注引起。常因大便干燥，肛瓣及隐窝受伤后细菌感染而生，由于肛隐窝呈漏斗状，开口向上，粪便或异物易滞留，而阻塞肛隐窝使肛腺分泌物排出不畅，致病菌易于繁殖，引起感染。

【症状及诊断】

1. 临床表现

自觉肛门局部不适，多伴有大便排不尽感，肛门内有异物感和坠胀感；患者往往只感到肛门不适，或伴有下坠或排便时肛门有刺痛，但多不严重，便后不久即减轻或完全消失，在排便时常先有分泌物排出，伴有不同程度的肛门潮湿、瘙痒。患肛乳头炎时肛门内有异物感及下坠感。日久则乳头可增生肥大，排便时脱出肛门外，有时感到坠胀疼痛。因肛门周围皮肤经常受分泌物刺激，皮肤可潮红、刺痒。

2. 肛门指诊

肛门严重收缩和灼热感，病变肛隐窝处有显著的压痛，同时伴有乳头肥大及炎症时可触及痛性硬结或凹陷。

3. 探针检查

探查肛隐窝时，肛隐窝变深，触痛，或有脓性分泌物排出。

4. 肛门镜检查

可见肛隐窝及肛门瓣部位充血、水肿、肛隐窝变深，肛隐窝口有脓性分泌物或有红色肉芽组织。用手指压迫时有脓性分泌物溢出，或见肥大乳头、呈灰白色，圆形或三角形，尖端较细，过度增生的乳头排便时可脱出肛门外，确定诊断不难。见图 24-34、图 24-35。

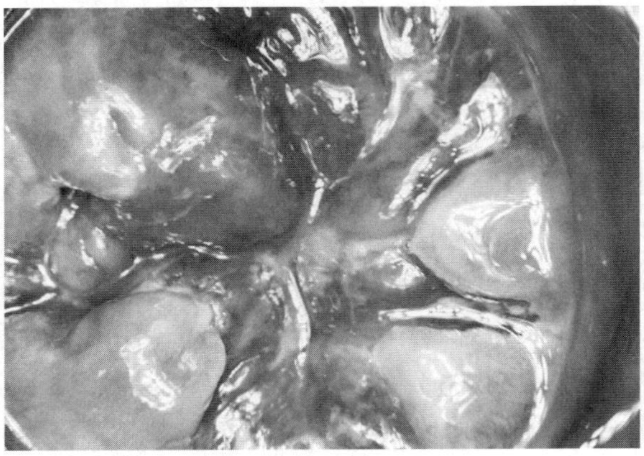

图 24-34　肛隐窝及肛乳头炎（肛门镜下）

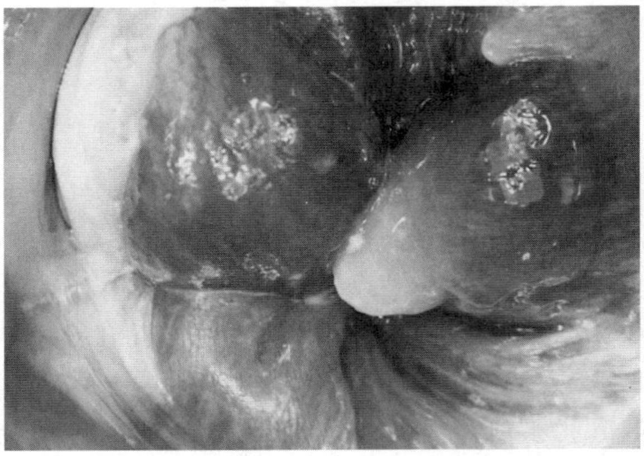

图 24-35　肛隐窝及肛乳头炎（肛门镜下）

5. 电子结肠镜检查

肛门下坠、肿胀并非肛窦炎特异症状，需借助肠镜排除肠道疾病。

6. 病理检查

乳头状纤维瘤需常规病理检查以明确诊断。

【治疗】

1. 辨证施治

肛隐窝炎和肛乳头炎的临床见症为肛门及骶尾部坠重，或刺痛，便时有黏液，或杂有少量脓血，属湿热下注而致毒邪壅滞所致肛门，故治以清热、利湿、解毒，可服槐角丸或栀子金花丸或龙胆泻肝汤。兼有口干、舌红、尿黄、大便秘结者可给黄连解毒汤加生大黄、芒硝以通里泻热。

2. 抗生素

西医一般采取口服抗生素治疗，广谱抗生素，如四环素、麦迪霉素及甲硝唑、奥硝唑等肠道厌氧菌有效的药物进行抗感染治疗，抗生素的作用因受血液循环和血药浓度分布的影响，而且局部炎症的改变常常使局部血管收缩，导致炎症部位的血供减少，故作用不佳。且长时间用药具有较大的毒副作用，且易产生抗药性。

3. 外治

（1）外用药：九华膏或痔疮膏注入肛门内，每日 1～2 次。或双氯芬酸钠栓纳肛，每次 1 粒，每日 1 次，在急性期能够有效而及时地缓解患者的疼痛。

（2）熏洗坐浴：温水坐浴或用马齿苋、黄柏、鱼腥草、苦参、芒硝等中药水煎熏洗坐浴。也可用中药保留灌肠联合坐浴，灌肠可使药物直达病灶部位，提高药物的有效率。坐浴可以通过热力学作用促进人体对药物的吸收，使药物可以快速抵达病灶，增强药效。

（3）手术治疗

1）切开引流术

适应证：单纯肛隐窝炎或成脓者，或有隐形瘘管者。麻醉满意后，肛门部常规消毒铺巾，在分叶肛门镜下暴露病灶，用隐窝钩或探针倒钩到该肛隐窝。沿肛隐窝做纵形切口，用刮匙搔刮病灶，保证创面引流通畅。充分止血后，用红油膏纱条或凡士林纱条填塞创口，以压迫止血、引流。无菌敷料加压包扎固定。注意使用探针探查时应顺势而为，勿使用暴力，以免形成假道。

2）切除术

适应证：肛隐窝炎伴有肛乳头肥大者。麻醉满意后，肛门部常规消毒铺巾。在分叶肛门镜下暴露病灶，将肛隐窝、肛门瓣作纵形切口，并剥离至肛乳头根部。用弯血管钳夹住肛乳头基底部，贯穿结扎并切除。充分止血后，用红油膏纱条或凡士林纱条填塞创口，以压迫止血、引流。无菌敷料加压包扎固定。

3）肛乳头结扎切除术

适应证：乳头状纤维瘤。麻醉满意后，肛门部常规消毒铺巾。暴露齿线后，在瘤体基底部黏膜作小切口，用血管钳钳夹肛乳头基底部，贯穿结扎并切除。充分止血后，用红油膏纱条或凡士林纱条填塞创口，以压迫止血、引流。无菌敷料加压包扎固定。常规送病理检查。注意乳头状纤维瘤如合并肛裂，需切除肛裂；肛门狭小者，应行肛裂侧切术。

【临床研究】

史仁杰等采用 603 消痔液在各炎性肛窦上方的直肠黏膜下注入治疗肛窦炎 100 例，近期总有效率 99%，6 个月后随访，25 例治愈，53 例好转，22 例无效。其治疗机制可能与 603 消痔液具有扩张血管，增加血管灌注量，使直肠肛管平滑肌松弛，解除痉挛，局部循环得以改善有关，且证实该药物安全有效。赵风莉运用芍倍注射液注射（主要成分是芍药苷、没食子酸、甘草等）于肛窦炎病灶上方相对应内痔黏膜及黏膜下层间注入药液 3～5ml，以局部饱满为度。配合中药保留灌肠治疗慢性肛窦炎 42 例。疗程结束后，注射和中药保留灌肠组总有效率为 95.2%，庆大霉素保留灌肠组总有效率为 79.6%，差异有统计学意义（$P<0.01$），中药保留灌肠组对于肛门坠胀不适、肛门灼热刺痛及大便夹带黏冻等症状的缓解明显优于对照组。

（田　影）

第八节　肛管直肠脱垂

肛管直肠脱垂又称脱肛，是指肛管、直肠黏膜、直肠全层和部分乙状结肠向下移位，脱出肛门外的一种疾病。脱垂部分只限于直肠内者称内脱垂。脱出肛门外者称外脱垂。该病起病缓慢，无明显全身症状，多见于儿童、经产妇和老年体弱者。见图 24-36、图 24-37。

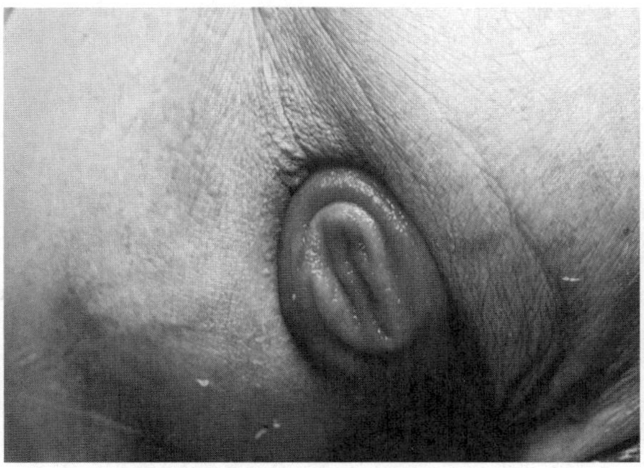

图 24-36　直肠脱垂（正面观）

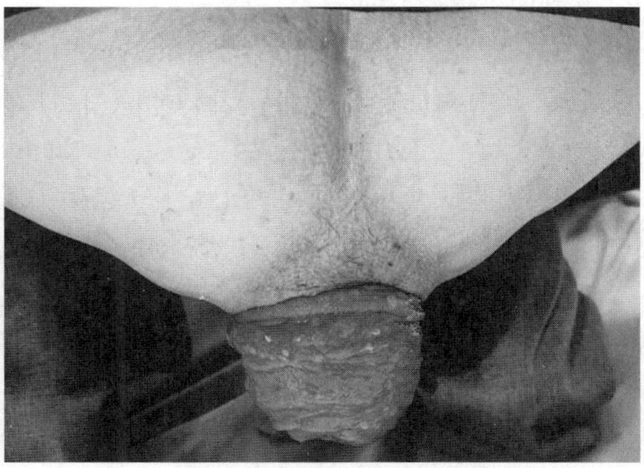

图 24-37　直肠脱垂（侧面观）

【病因】

《景岳全书》一书对脱肛之因论述较详："有因久泻久痢，脾肾气陷而脱者；有因中气虚寒，不能收摄而脱者；有因劳役吐泻，伤肝脾而脱者；有因酒湿伤脾，色欲伤肾而脱者；有因肾气本虚，关门不固而脱者；有因过用寒凉，降多亡阳而脱者；有因湿热下坠而脱者。”

西医认为肛管直肠脱垂的发病机制主要有以下几种学说。

1. 滑动疝学说

1912 年由 Moschcowitz 提出，本学说认为直肠脱垂是直肠盆腔陷凹腹膜的滑动性疝。在腹膜内脏的压力下，盆腔陷凹部的腹膜皱襞下垂，将覆盖于腹膜部分的直肠前压于直肠壶腹内，形成肠套叠，经肛门脱出。滑动疝学说是在 Waldeyer（1899 年）的解剖学研究基础上，后经 Ludolff、Zuckerkandl、Napalkow、Dix 等学者的临床研究所证实。

2. 肠套叠学说

1968 年由 Broden 和 Snellman 等提出肠套叠学说。本学说认为直肠脱垂并不是滑动性疝，而是乙状结肠与直肠套叠；并证实直肠套叠开始于乙状结肠和直肠的交界处，套叠后，乙状结肠及直肠的固定点将被向下牵拉，直肠逐渐被拉向远端，当肠套叠向下进行到两侧直肠侧韧带处，因此处有较强的筋膜附着，套叠通过较为困难，但由于腹内压反复增加以及排便时用力，致使侧韧带逐渐变弱，套叠通过此处，由肛门脱出。此学说由 Theuerkauf（1970 年）采用特殊 X 线检查进一步证实。

以上两种学说，近年来随着医学科学技术的不断进展，结合高新的检测手段，已被临床广泛重视，尤其是肠套叠学说理论。

还有由于一些人直肠膀胱或直肠子宫陷凹太深，肠袢压迫直肠前壁，进入直肠壶腹，日久脱出肛外，恰如滑动性疝，同时患内脏下垂者发病机会更多。还有的情况属于直肠套叠者，套叠的顶端逐渐向下推移，最后脱出肛门外。一些晚期内痔、直肠息肉、肿瘤等反复脱出也可引起黏膜滑脱；除此之外，长期腹压增高，直肠尾骨韧带松弛、括约肌和肛提肌功能不良等都是直接或间接造成直肠脱垂的原因。

【症状及诊断】

病初起仅在排便时有肿物（直肠黏膜）脱出，便后自行还纳。久之脱出肿物增大，须用手还纳。再重者凡腹压增加（如负重，咳嗽、下蹲时）肿物都可脱出。肛门松弛伴有坠胀，排便不尽感。肛门外因分泌物刺激可有潮湿、糜烂、刺痛，脱出的黏膜可有糜烂、溃疡、伴发出血。

有多种方法可以检查直肠脱垂，如排粪造影检查、直肠指诊、肛门镜检查。根据病史让直肠脱垂患者下蹲位模拟排便，使直肠或直肠黏膜脱出肛门外后观察，一般即可作出诊断。指诊检查有助于鉴别黏膜脱垂和全层脱垂，肛门镜检查有助于了解直肠黏膜是否存在炎症或孤立性溃疡以及痔疮，排粪造影法可协助诊断内脱垂。

根据黏膜和直肠脱出情况，临床上可分为三度。

Ⅰ度：仅有直肠黏膜脱垂。直肠黏膜与肌层分离后向下移位。可部分或全周脱出。可见黏膜呈环状皱襞样外观，可有出血点，脱出长度约 1～2cm。

Ⅱ度：为直肠全层脱垂。直肠全层（包括黏膜和肌层）形成套叠并向下移位，排便后包括肛管均脱出肛门外。外观呈半球形，长约 3～5cm，黏膜肥厚，色多暗红，可见环状皱襞。

Ⅲ度：直肠全层、肛管脱垂，或并有部分乙状结肠脱出。排便时随之脱出，肿物更大，脱出长度可达 5～10cm，或更长，括约肌明显松弛（图 24-38、图 24-39）。根据病史及检查，确诊不难。

【治疗】

1. 一般疗法

首先应积极治疗原发疾病，如小儿慢性腹泻、营养不良，长期咳嗽等。养成良好排便习惯，特别在排便时不能久蹲，练习缩肛动作，可改善肛提肌及肛门括约肌功能。如系小儿脱肛，可令患儿排便时仰卧或俯卧，便后及时把脱出的黏膜还纳，抬高臀部，或用粘膏把两臀拉拢。如在治愈原发病的同时，改善营养，增强体质，多可自愈。

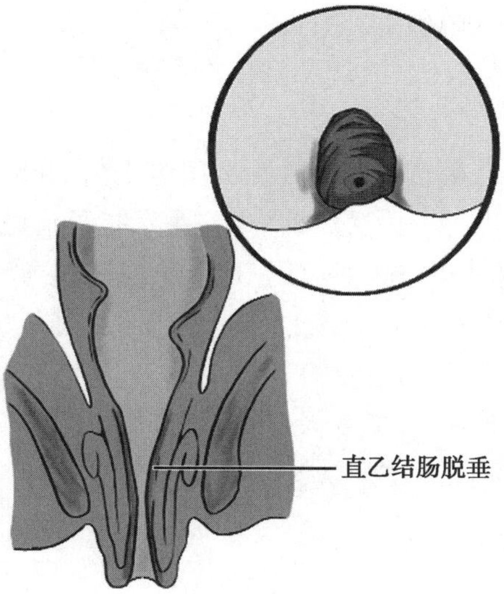

图 24-38 直乙结肠脱垂示意图

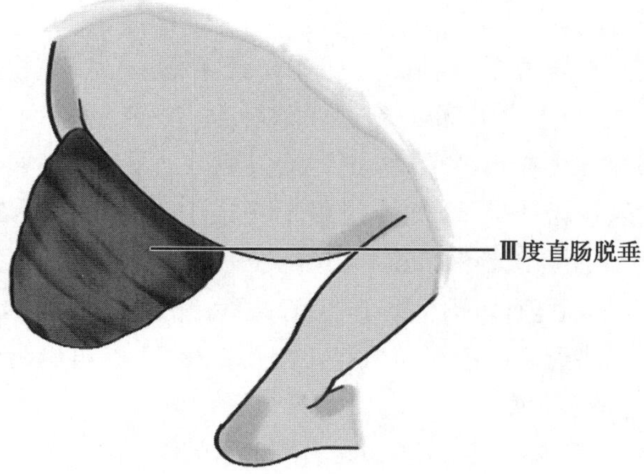

图 24-39 Ⅲ度直肠脱垂

2. 辨证施治

本病主要症状为便时直肠黏膜脱出，重者肠管亦可脱出，皆因中气不足，升提无力，故常兼短气懒言，自汗，形体消瘦，舌淡质胖，脉虚细无力。治宜补中益气，如补中益气汤。有时肿物脱出，不能还纳，时间较久而发生肿痛，渗液增多，里急后重明显。排尿不爽，属下焦湿浊壅结、郁久化热，甚者可有恶寒发热，舌红苔黄腻，脉洪数，治宜清热解毒，可予黄连解毒汤。

3. 针灸治疗

脱肛是慢性虚弱性疾病，治疗当以补益强体为主，在针灸方法上以补法、灸法为好。穴位以督脉经为主，辅以阳明经穴，取穴百会、长强、大肠俞、足三里。四穴合用，具有升提补益，下病上治之意。百会在头顶正中微陷处，长强在尾骨尖下 0.5 寸，大肠俞在第四腰椎棘突下，旁开 1.5 寸；足三里在犊鼻穴下 3 寸，胫骨前嵴外一横指。以上穴位均可用灸法，也可自己按摩。

4. 手法复位

直肠脱出后，应立即复位，防时间过长而嵌顿。患者侧卧，在脱出黏膜上涂润滑剂，慢慢将脱出物推入直肠，必须达括约肌以上，复位困难者可在局麻下进行，复位后塔形纱布固定。

5. 注射疗法

（1）黏膜下注射法：适用于Ⅰ度患者，可用 4%～8% 明矾液或消痔灵注射液。注射前以 1% 普鲁卡因 1∶1 稀释，行点状或柱状注射于直肠黏膜下。使之发生无菌性炎症，黏膜固着在肠壁上。禁忌对腹泻、肛周感染患者行注射法，但愈后可行注射。具体方法：在黏膜脱出后，用皮钳子夹住一侧黏膜使之固定，消毒后用细针头自齿线上 1cm 处开始刺入黏膜下（针头刺入后可以左右滑动，而局部黏膜不动，证明针已刺入黏膜下，未进入肌层），可以注射药液，每点注射 0.3～0.5ml，然后退出针头，取另一点同前刺入及注药，两点间距离 1cm 左右。如此环状排列多点注射，每次用药总量可达 10～15ml。

也可采取条状注射，注射方法基本与前述相同，只是采用较长针头，自距齿线 1cm 处刺入黏膜下后，另一手示指伸入肛门内作引导，针尖继续沿黏膜下深入 4～6cm，同样左右摆动针头，另手示指会感到针尖在黏膜下自由滑动，注药无阻力，可开始注射药液，随注随退出针头，每条可注药液 3～5ml，每次可注射左右各两条（处）。

也可采用 5%～10% 石炭酸甘油在齿线上黏膜下层进行注射。可于前、后、左、右 4 点，每点注射 0.5ml。

以上注射治疗后，症状多可好转，一次未愈可于 2～4 周后再进行同样注射，但应注意改变注射点（或条）。

（2）直肠周围注射法：适于Ⅱ、Ⅲ度直肠脱垂患者，禁忌证同上，所用药液同上。

术前最好清洁洗肠，吃少渣饮食，术时行骶麻（或局麻），取截石位（或侧卧位），在严格无菌操作下进行注射。

常规消毒后，铺好无菌巾，戴无菌手套。左手持腰穿针头，自截石位 3 点处距肛门缘 1.5～2cm 处（外括约肌皮下部外缘）垂直刺入约 7～8cm，左手示指置入直肠内，右手摆动针头，左手示指可清楚地感知针头在指下滑动，证明恰好刺入直肠壁外，回吸无血可边退针边注药液，或呈扇形分散注射，严禁注射在齿线以下，每点注射 1∶1 或 1∶2 药液 15～20ml，同法再注射 9 点位置。最后在直肠后刺入 5～6cm，注药液 5～10ml，儿童酌减。

术后宜卧床休息，吃少渣饮食，服复方樟脑酊，每次 5ml，每日 3 次，共 3 天，以控制排便。

注射后一般可有低热，如超过 38℃时，可给抗菌药物及清热解毒药物。

6. 手术

（1）Pemberton-Stalker 直肠固定术

适应证：直肠脱垂程度较轻者。取下部正中切口，自耻骨联合至脐孔。进腹后显露低而深的 Douglas 陷窝，提起乙状结肠和直 - 乙结肠段，沿直 - 乙结肠系膜根部左侧切开后腹膜，并向下延伸至 Douglas 陷窝。进入骶前间隙，紧贴直肠背侧分离直肠至盆底，尾骨尖平面。提起直肠，在直肠后把切开的右侧后腹膜边缘缝合于左侧后腹膜和骶骨上。将直肠上提拉紧，缝合固定在骶岬上，逐层关腹。

注意进入骶前间隙时应尽量贴近直肠背侧进行分离，以免损伤骶前神经丛和骶前静脉丛。直肠背侧分离应尽量抵达盆底，以利于直肠充分上提。骶岬与直肠缝合固定时，应尽量使直肠上提拉紧。

（2）Ripstein 直肠固定术

适应证：适用于大多数直肠脱垂和直肠内套叠的患者。取下部正中切口，自耻骨联合至脐孔。进腹后显露低而深的 Douglas 陷窝，提起乙状结肠和直 - 乙结肠段，沿直 - 乙结肠系膜根部切开两侧腹膜，直至直肠前会合。提起乙状结肠和直乙结肠，从骶岬上进入骶前间隙，紧贴直肠背侧分离盆底，并超越尾骨尖。紧贴直肠切断双侧侧韧带，并结扎双侧直肠中、动脉、静脉。取直径 1cm、长 5cm 的 Teflon 人造血管一根，纵向剖开，上提、拉紧直肠将人造织物包绕于直肠，并缝合于直肠前壁和两侧壁，并将织物左右两端固定于两侧骶岬。盆底腹膜重建、抬高，乙状结肠系膜和后腹膜间隙缝闭，腹壁分层缝合。

注意进入骶前间隙时应尽量贴近直肠背侧进行分离，以免损伤骶前神经丛和骶前静脉丛。分离、切断直肠侧韧带时，应紧贴直肠，以避免损伤盆底神经丛。用人造织物包裹直肠时，不应该超过直肠周径的一半，以免引起术后排便困难。重建盆底腹膜时，必须将其抬高，以改变腹内压力的着力点。

（3）扩大的直肠悬吊固定术

适应证：适用于女性重度直肠脱垂或复发性直肠脱垂。前 5 步同 Pemberton-Stalker 直肠固定术。第 6 步在直肠用人工织物包绕于骶岬上，并上提子宫底，缝吊固定于前腹壁。乙状结肠系膜和后腹膜间隙缝闭，腹壁分层缝合。

（4）直肠乙状结肠部分切除肛提肌折叠术

适应证：Ⅲ度直肠脱垂。待麻醉满意后常规消毒术区皮肤、铺无菌巾（单）。自耻骨联合至脐上做左侧旁正中切口进腹；从直肠前壁腹膜最低处开始，沿直肠两侧弧形剪开腹膜。上牵直肠和乙状结肠，显露直肠膀胱凹陷或直肠子宫凹陷。分离显露两侧的输尿管等组织，以免损伤。紧贴精囊腺或阴道后壁直达肛提肌。将两侧肛提肌用 4 号丝线间断折叠缝合数针，消除盆底支持缺陷。结扎切断乙状结肠系膜，切断直肠和乙状结肠，移去标本，修剪保留的肠组织边缘，对合肠断端，做间断全层吻合。提高、修补盆底，并把重建后的直肠乙状结肠固定于骶骨上。骶前放置引流，自肛旁出口引出；清点纱布、器械数后逐层关腹。

注意如果直肠脱垂严重，肛提肌因粘连找不到，则不勉强折叠肛提肌。修复盆底时，勿将直肠与膀胱缝合在一起，以免影响排尿。肠管切除长度为脱垂长度的 1 倍以上。若肛门松弛，可加行肛门环缩术。

值得注意的是，完全性的直肠脱垂的开腹手术方法多，但疗效均不甚满意。主要是手术死亡率、复发率均较高，后遗症亦较多。常见的并发症有术后感染、大出血、肠麻痹、肠梗阻、性功能障碍，甚至死亡等。因此，开腹手术应慎重把握适应证和禁忌证，术前充分评估和准备。

（5）经肛门手术

1）直肠黏膜柱状结扎术

适应证：Ⅰ～Ⅱ度直肠脱垂。常规消毒术区，铺无菌巾。再次消毒直肠腔。牵开肛管，寻找齿线。把齿线上方约 0.5cm 的直肠黏膜作为手术的下端，把直肠黏膜脱垂的最上端作为手术的上端。用大弯钳从手术的下端到上端纵行夹起直肠黏膜，基底部夹起少量浅肌层，大圆针（带 7 号线）于弯钳下行“两针一线”式贯穿结扎或做连续缝合结扎，待结扎牢靠后切除钳上直肠黏膜。同法处理 2～4 处即可。术毕肛内放置九华膏纱条或紫草油纱条或其他止血材料。

注意术中严格无菌操作，以防感染。弯钳纵行钳夹直肠黏膜时，尽量将松弛的黏膜多夹些。纵行夹取的部位一般选用截石位 3、7、11 点位，各部位之间间距在 0.5～1cm 以上。缝扎时勿在钳下反复穿刺，进针勿穿透过深。若缝扎切除后直肠黏膜仍有松弛感，可在结扎处旁做消痔灵散在性点状注射，以加强固脱的效果。若肛门松弛严重时，可加行肛门环缩术。

2）直肠黏膜环切、肌层折叠缝合术（改良 Delorme 术）

适应证：高位直肠内脱垂，深度达 8cm 以上者。待麻醉满意后，常规消毒铺巾。充分扩肛，使肛管可容纳 4 指以上。用拉钩牵开肛门，于齿线上 0.5cm 处黏膜下层环行注射 1∶20 万去甲肾上腺素生理盐水 80ml。于齿线上 1～1.5cm 处用电刀环行切开直肠黏膜。用组织钳夹住近段直肠黏膜切缘，并向下牵拉，然后用组织剪沿黏膜下层向上锐性游离直肠黏膜，显露直肠壁的肌层，游离黏膜管的长度依术前排粪造影所显示直肠内脱垂的深度而定。用 4 号丝线垂直折叠缝合直肠环肌层，一般缝合 4～6 针。在距游离的直肠黏膜管最高点下方 2cm 处，用电刀切断直肠黏膜管。用 2/0 铬制肠线间断缝合直肠黏膜，首先缝合 3、6、9、12 点，然后再将其余黏膜缝合。肛管直肠远端放置包裹油纱条的橡胶管。

注意：本手术难点在于游离直肠黏膜管，游离时一定要在直肠黏膜下层进行。如果遇到血管破裂出血，应用电凝或缝扎止血。如果直肠黏膜管被撕裂，可在撕裂的上方重新夹持，若合并有直肠前突，术中可一并处理，但在吻合黏膜前，应先加强直肠阴道隔。术中严格无菌技术，掌握正确操作方法，止血要彻底，吻合口不能有张力。

（6）经会阴手术

1）肛门紧缩术

适应证：直肠脱垂并发肛门松弛，不完全失禁者。常规消毒铺巾，于肛门后侧 2cm 处，沿左右肛缘做“V”形切口，切口长短按肛门松弛程度而定。如肛门松弛可插入 3 指以上者，可紧缩 1/2；3 指以下者，紧缩 1/3。切开皮肤及皮下组织，将皮瓣游离至齿线并向上牵拉，暴露肛尾韧带、外括约肌皮下部及肛管后三角；将外括约肌缝合 2 针，闭合肛管后三角，缝合皮肤“V”形切口，然后再将向上的游离皮瓣做“∧”形切除。止血后肛门内放凡士林纱条引流，外盖无菌纱布。伤口 5～7 日拆线，术后可服抗感染药物。

该法又称为肛门括约肌折叠术或自体肛门括约肌紧缩术，根据脱垂的部位不同，可以分别行侧方紧缩术、后方紧缩术两种手术术式。该手术方式仅紧缩肛门，而不能解决直肠壁与组织分离、松弛的根本问题，一般不单用。

2）肛门环缩术（Thierch 手术）

适应证：适用于肛门收缩无力或肛门已松弛的直肠脱垂，尤其老年体弱不适合较大手术者。该术式常用于在治疗直肠脱垂时的辅助性处理，如单独应用疗效差。常规消毒会阴部皮肤及肛管直肠腔，用尖刀在肛门前、后距肛缘 2～3cm 处各做一纵行小切口，长 0.4～0.5cm。手指进入肛门做引导，用动脉瘤针或大弯止血钳，从后侧切口皮下引入医用塑料管绕肛周皮下，以肛门可纳示指为度，并拢塑料管两端，双重丝线结扎。小切口缝合1针，半年后酌情拆除环缩管。

环缩的肛门不能持久地承托下垂的黏膜导致塑料管松弛，用力排便时可使其撑开而复发，故此术式亦常不单独使用。临床上常进行三联术（直肠黏膜点状注射结扎术 + 直肠周围注射术 + 肛门紧缩术），效果甚好。

成年人完全性直肠脱垂症多伴发肛门括约肌松弛，严重者可有括约肌部分失禁。有学者主张作直肠脱垂术的同时作肛门括约肌折叠术，以达到缩紧括约肌，缩小肛门的目的。近年来主张在术后做肛门括约肌功能锻炼，每日2～3次，每次100～200次，经过一时期锻炼都能使括约肌功能恢复正常，故认为做腹内一期手术时不需要再做肛门括约肌折叠术。

【临床研究】

王力源等采用经腹手术作为直肠脱垂的主要治疗方式。经腹手术主要涉及直肠悬吊、合并结肠直肠切除、折叠、盆底抬高等。手术方式包括直肠后缝合固定手术、乙状结肠切除手术、经腹直肠悬吊固定手术和侧直肠固定手术。直肠后缝合固定手术是目前经腹常用的手术，操作要领为游离直肠至肛提肌水平，固定直肠，腹膜抬高等。若患者还有便秘，可并行乙状结肠切除术；乙状结肠切除手术一般只用于便秘患者，其作用为拉直直肠和固定直肠；经腹直肠悬吊固定手术目的是恢复直肠正常的解剖结构、重建或抬高盆腹腹膜陷凹，一般采用悬吊固定直肠，使患者的便秘有所改善。或者采用补片悬吊固定直肠，现在最常用的是经腹直肠前悬吊补片固定术，其操作要领为：抬高直肠，直肠悬吊固定，恢复弧度，其他手术方式多是其演变而成；侧直肠固定手术特点是并发症少，减少损伤，不切除乙状结肠，复发率较低。

（田 影）

第九节 结肠直肠息肉和息肉病

结直肠息肉指的是在结肠、直肠表层隆起至肠腔内的一种病变。直肠息肉包括腺瘤息肉、绒毛状息肉、幼年性息肉、炎性息肉、假性息肉、错构瘤性息肉等。结肠息肉病，分多发性息肉病，家族性息肉病和息肉综合征，如Gardner综合征、Peutz-Jeghers综合征。

腺瘤息肉好发于直、乙结肠部位，大肠息肉约有2/3发生于此。直肠息肉约90%以上为腺瘤性息肉，绒毛状息肉少见。

【病因】

中医认为息肉的发生与饮食不节、劳倦内伤、情志失调及先天禀赋不足等因素有关。

病机：①湿热下注：湿热下迫大肠，引起肠道气机不利，瘀血浊气凝聚，蕴结不散，息肉乃生；②气滞血瘀：饮食不节，劳倦过度，导致脾胃运化功能不足，湿邪内生，下注大肠，经络阻塞，瘀血、浊气凝聚不散，日久发为息肉；③脾气亏虚：先天禀赋不足或思虑过度，忧思不解，郁结伤脾，脾气不行，水湿不化，津液凝聚成痰，痰气郁结于大肠，则化生息肉。

西医对息肉的病因认为有：①遗传性因素；②直肠细胞内DNA及RNA合成酶减少或消失；③病毒感染；④炎症刺激；⑤由于肠腺扩张，分泌腺液潴留，结缔组织增生，细胞浸润而成息肉；⑥胚胎性异常；⑦肠道内寄生虫诱发黏膜炎性改变。

【症状及诊断】

幼儿息肉在2～8岁最多见，80%为单发，结肠直肠腺瘤以50岁以上多见，青少年较少。

因腺瘤息肉的位置高低、数目、大小及直肠、结肠受累的范围不同，临床症状亦不一致。如幼儿直肠息肉，大便带血为主要表现，血鲜红不与大便混合而覆盖于表面、血量较少。如有蒂息肉排便时常脱出肛门外。便秘者有可能自动脱落。少数病例可突然出现大便鲜血。

结肠腺瘤息肉如位置较高，80% 患者无临床表现，如继发有炎症或溃疡，排便时有间断性带血和黏液，偶有下消化道大出血。如腺瘤位置低或发生在直肠，患者常有下坠、里急后重及排便不爽的感觉。

绒毛状息肉又称绒毛乳头状瘤。90% 以上发生在直、乙结肠内，多见于 40 岁以上，癌变率约 30%。其主要症状为腹泻及便血。大便内含大量的黏液为其特征，由于经常腹泻，电解质不断丢失可引起低血钾症及低钾性心律失常。

结肠多发息肉病和家族性息肉病的症状因息肉的大小、数目的多少和是否有继发感染、溃疡等而有不同。年幼时可能无症状，待到 20 岁以后可出现便血（与粪便相混合），大便次数增多，偶见有下消化道大出血，有些病例是在查体中发现（或在家族中有患此病者才引起注意）。

息肉综合征症状因病情不同而异。

根据临床症状，结合肛门指诊及乙状结肠镜、纤维内镜、钡餐等检查可以确诊。

如在直肠内 8～9cm 以下的腺瘤息肉，指诊时可摸到一圆形有蒂质较软的肿物。直肠镜下可见 1 个或几个殷红色的大小不等的肿物，易出血；绒毛状腺瘤息肉，在指诊时可摸到 1 个质软而基底宽广的肿物，多数无蒂，易出血。结肠镜检查可见肿瘤呈绒毛状，基底广，固定于肠壁，触之易脱落伴出血；结肠多发性息肉病或家族性息肉病通过纤维结肠镜检查可看到肠腔内散在大小不等多个腺瘤样息肉，多者可达几百个或数千个，息肉之间的肠黏膜皆属正常。如家族中有同样患者则可诊断为家族性息肉病。如疑有黑色素斑胃肠息肉综合征，宜进一步作全身检查以确诊。有时需通过病理活检来证实诊断。见图 24-40、图 24-41。

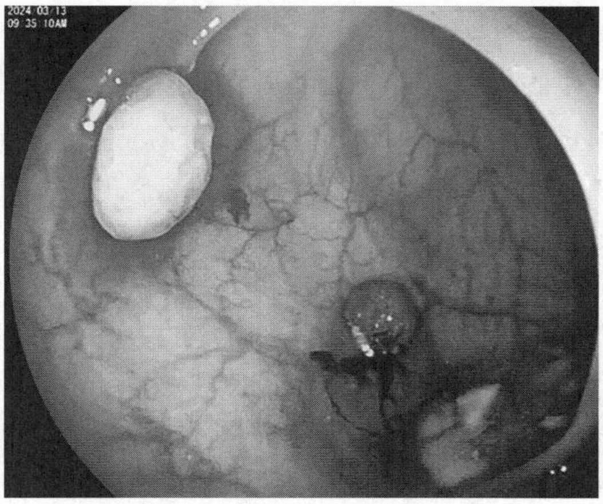

图 24-40　结肠息肉（镜下观）

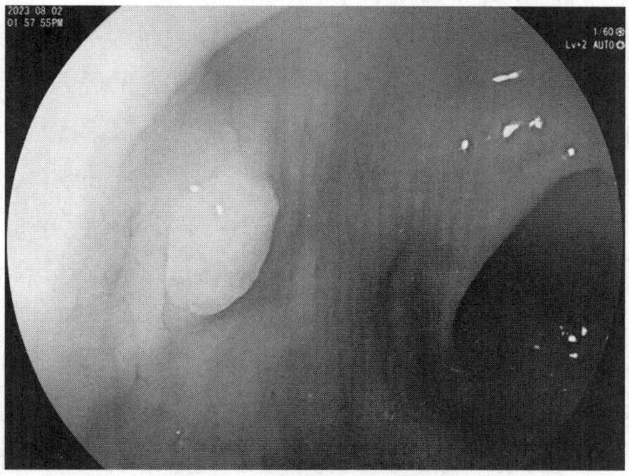

图 24-41　直肠息肉（镜下观）

【治疗】

1. 辨证施治

（1）湿热下注证

证候：大便黏浊带血，肛门灼热不适，下坠伴腹痛、腹泻、腹胀，息肉表面黏着有脓性物，糜烂，可有肿物脱出肛外，指诊有时可触及肿物，舌质红，苔黄或黄白相兼而腻，脉弦滑细。

治法：清热利湿、凉血止血。

方药：黄连解毒汤加味。黄连 10g，黄芩 10g，黄柏 10g，栀子 8g，茯苓 12g，地榆炭 10g，大小蓟各 10g，枳壳 8g。若便秘加炒决明 15g。

（2）气滞血瘀证

证候：病久息肉明显增大，硬而痛，纳少，面暗消瘦，脉弦滑，舌质暗，苔白。

治法：理气活血，化瘀散结。

方药；补阳还五汤加减。生黄芪 20g，全当归 10g，赤芍 15g，地龙 6 条，川芎 10g，桃仁 12g，红花 12g，牛膝 10g。腹胀、肛门下坠加枳实 10g，木香 8g。

（3）脾虚气滞证

证候：自幼出现便血，时有肿物脱出肛外，腹泻史较长，腹部隐痛，便血时多时少，倦怠懒言，舌淡苔白，脉细弱无力。

治法：温中健脾，理气散瘀。

方药：良附丸加味。高良姜 15g，制香附 15g，炙黄芪 20g，炒枳实 8g。便时带血加赤石脂 15g，血余炭 6g。

2. 外治

（1）结扎法：适用于低位带蒂的息肉。可在肛门镜下看清息肉，用组织钳轻轻夹牢后拉出肛门外，然后自基底部用圆针贯穿结扎，若息肉较小，蒂长而细时，也可用丝线单纯结扎。

（2）注射法：借助肛门镜，看清息肉，于其基底部注射 6% 明矾液、5% 石炭酸甘油或消痔灵，以阻断息肉的血液供应，约 1 周坏死脱落。

（3）电灼法：借助肛门镜或直肠镜、乙状结肠镜，找到息肉，用电灼器烧灼息肉根部，直至脱落。但不宜过深，否则有引起肠穿孔的可能，尤其是位置较高的息肉，更应注意。

（4）套扎疗法：采用套扎器在肛门镜、乙状结肠镜或纤维结肠镜下套扎住息肉基底部，任其自行缺血坏死脱落，达到治愈目的。

3. 手术

（1）内镜下切除手术

根据腺瘤性息肉的形态、大小、数量及蒂的有无、长短粗细而分别采用以下手术。

1）电灼切除术：适用于高位有蒂或无蒂的腺瘤性息肉及低位无蒂多发性息肉。在肠镜直视下直接用电灼器烧灼无蒂息肉中央部或蒂息肉根部。要防止烧灼过深或面积过大，以免造成溃疡或穿孔。

2）圈套电灼切除术：适用于高位有蒂的稍大息肉。在肠镜下将钢丝圈套住腺瘤性息肉的基底部，于缩进时通电灼断息肉蒂后取出，并再电灼其基部，要注意不可烧伤肠壁。

3）内镜下黏膜切除术（endoscopic mucosal resection，EMR）：是指于病灶的黏膜下层内注射药物形成液体垫后切除大块黏膜组织的方法。它是治疗消化道癌前病变及早期癌有效而可靠的方法，已成为早期癌和临界病变的首选诊疗方法之一，主要适用于部分无蒂息肉、平坦或浅凹陷型息肉、平滑肌瘤、早期癌的切除，安全可靠，并发症少。

4）内镜下黏膜剥离术（endoscopic submucosal dissection，ESD）：是在 EMR 的基础上发展而来，利用各种电刀对 >2cm 病变进行黏膜下剥离的内镜微创技术。该技术可实现较大病变的整块切除，并提供准确的病理诊断分期。随着内镜器械的不断发展，ESD 已成为消化道早癌及癌前病变的首选治疗方法。适应证包括：①早期癌：肿瘤局限在黏膜层和没有淋巴转移的黏膜下层，ESD 切除肿瘤可以达到外科手术同样的治疗效果；②巨大平坦型息肉：超过 2cm 的息肉尤其是平坦息肉，推荐 ESD 治疗，能一次完整地切除病变；③黏膜下肿瘤：来源于黏膜肌层和黏膜下层的脂肪瘤、间质瘤和类癌等，通过 ESD 可以完整剥离病变。

（2）外科手术

1）经肛门息肉切除法：适用于直肠下部腺瘤或直肠上部可活动的腺瘤。

手术步骤：①用窥器扩开肛门，将腺瘤或周围肛管以钳牵起；②直肠下端有蒂腺瘤可牵出肛门，蒂的根部用丝线贯穿缝扎 2 道，然后在缝扎线外端 0.3cm 处切除腺瘤；③对基底广阔的腺瘤，可先切开腺瘤上方黏膜约 3cm，下牵肿瘤，间断缝合切开黏膜，切下腺瘤。

2）直肠后部切开切除术：适用于直肠上部腺瘤或大的腺瘤不能由肛门切除或在腹膜反折下方不能由腹部切除者。

手术步骤：①切口由骶骨下端至肛门上方 2cm，切除尾骨，结扎骶中动脉，切开肛提肌，纵行切开直肠后壁；②一般可不切断肛门括约肌，牵开伤口，显露直肠内腺瘤做电灼切除，分层横行缝合直肠肠壁，直肠两侧放引流物，然后缝合切口。

3）开腹手术：适用于结肠腺瘤不能行电灼疗者。开腹后可按不同情况施行结肠切开术以切除腺瘤，或做腺瘤部分结肠切除术后行端 - 端吻合。

4）经肛门内镜显微外科手术（transanal endoscopic microsurgery，TEM）：TEM 是一种微创手术，主要用来局部切除直肠息肉和肿瘤。该手术采用一种特殊的显微镜，通过肛门切除息肉或肿瘤，腹部没有任何伤口。

【随访及基因检测】

1. 随访

（1）由于大肠腺瘤性息肉的复发性和癌变性，凡是有过大肠腺瘤性息肉病史的患者均应接受长期间断的随访：①单发的无癌变的良性腺瘤在行内镜切除后按以下时段行全结肠镜随访，术后第 1 年及第 2 年各行全结肠镜检查 1 次，以后每 3 年 1 次连续随访；多发的无癌变的良性腺瘤在行内镜下切除后每年行全结肠镜检查 1 次；②伴有异型增生的炎症性肠病（溃疡性结肠炎、克罗恩病）每 6 个月随访 1 次，行全结肠镜检查并多位点活检；③腺瘤性息肉行保肛手术者，每 12 个月随访 1 次，重点检查直肠残端，发现腺瘤时及时行内镜下治疗；④早期大肠癌内镜治疗术后 3、6、12 个月定期全结肠镜随访，无残留或复发者以后每年 1 次连续随访；有残留或复发者视情况继续行内镜下治疗或追加外科手术切除，每 3 个月随访 1 次，病变完全清除后每年 1 次连续随访；⑤大肠癌主张在术后 3～6 个月行结肠镜检查。

（2）家族性结肠息肉病：①行保肛手术者每 12 个月随访 1 次，重点检查直肠残端，发现腺瘤时及时内镜下治疗；②对患者有危险性的家族成员，从 13～15 岁起至 30 岁，应每 3 年进行一次结肠镜检查；30～60 岁应每隔 3～5 年 1 次。

2. 基因检测

目前，已经明确 APC 基因是家族性腺瘤性息肉病的致病基因。及时的基因检测，能在受检者发生癌变前甚至疾病症状出现前就做出诊断，实现早诊早治早预防。此外，基因检测还可结合遗传咨询和生殖技术，完全阻断严重疾病的向下传递，实现优生优育。临床上，推荐以下 4 类人群需要进行家族性腺瘤性息肉病的基因检测：①家族性腺瘤性息肉病患者或高度疑似者；②有家族性腺瘤性息肉病家族史的无症状个体；③有结直肠癌或家族性腺瘤性息肉病相关肿瘤家族史的个体；④临床医生评估后认为有需要者。家族性腺瘤性息肉病患者通常在青春期发病，对于致病性突变明确者，建议从 10～12 岁开始每年进行一次乙状结肠镜或结肠镜筛查，从 20～25 岁开始随访结肠外肿瘤。未做基因检测的家族性腺瘤性息肉病家系成员，建议从 10～12 岁开始，每年进行一次乙状结肠镜或结肠镜筛查。对于检查结果持续阴性的成员，推荐在 24～34 岁间每 2 年检查一次乙状结肠镜或结肠镜筛查，34～44 岁每 3 年一次，44 岁后每 3～5 年一次。

【临床研究】

赵瑞占以运脾化浊法治疗腺瘤性大肠息肉，一患者大便次数增多 3 月余，量少，不成形，每日 3～5 次，与饮食无明显关系，无恶心、呕吐，无腹痛。有吸烟史 10 余年，每日 20 支左右。结肠镜检查：乙状结肠见一直径约 0.5cm 亚蒂息肉。病理结果：腺瘤性息肉。胃镜：慢性非萎缩性胃炎。诊断为腺瘤性大肠息肉；慢性非萎缩性胃炎。刻诊：形体肥胖，面部皮肤可见油脂，面色黄暗，易困乏疲倦，身体沉重，舌体胖大有齿痕，舌苔白腻，脉滑。辨证为脾虚湿浊内阻，大肠传导失常。患者不愿做内镜下切除，要求口服中药治疗。中药治以运脾燥湿化浊，处方以香砂六君子汤加减：党参 18g，茯苓、麸炒白术各 15g，炙甘草 8g，姜半夏、陈皮、木香各 10g，砂仁 6g（后下），佩兰、藿香各 10g，麸炒苍术、厚朴各 12g，生薏苡仁 30g，泽泻 12g，猪苓 10g。10 剂，水煎，浓缩 150ml，每日 1 剂，分两次口服。6 月 15 日二诊：患者服药后大便次数略减少。效不改方，继予原方 20 剂，用法同前，嘱戒烟。7 月 5 日三诊：患者大便次数正常，每日 1～2 次，量一般，为方便携带，上方改为颗粒剂冲服，每日 1 剂，分两次口服，嘱服药 5 月后复查。12 月 10 日四诊：结肠镜检查未发现腺瘤性大肠息肉，无明显不适。

按语：大肠生理功能为传化糟粕和吸收津液，其传导失职，糟粕郁积易产生浊邪，津液吸收障碍，易水湿内停。大肠位居下焦，为中焦脾胃所主，脾胃气虚、运化功能减退，湿邪内生，流注下焦，与下焦糟粕互结，易生息肉。湿浊与大肠息肉存在密切联系，湿浊为大肠息肉主要致病因素，脾虚失运、湿浊互结为其常见病机，故治疗上应以运脾化浊为法。脾运化功能健旺，可防止湿浊等病理产物生成；反之，脾运化功能失常，必然导致湿浊在体内停滞。《素问·至真要大论》曰："诸湿肿满，皆属于脾。"提示脾虚易生湿浊，脾为湿浊产生之源。故祛除湿浊，首先要健运脾胃，脾胃运化功能健旺，湿浊无产生之源。香砂六君子汤来源于《古今名医方论》，方中党参补气健脾益肺；炒白术可运脾燥湿；茯苓能健脾利水渗湿；姜半夏、陈皮消痞散结，燥湿化痰；木香、砂仁芳香理气醒脾；全方共奏运脾燥湿化浊之功。香砂六君子汤有修复胃肠道黏膜、双向调节胃肠道功能、促进胃肠道黏膜异型增生的上皮细胞凋亡等作用，常为治疗腺瘤性大肠息肉主方。本案患者病灶较小，不愿做内镜下切除，据症状及舌脉辨证为脾虚湿浊内阻，大肠传导失常。中药以运脾燥湿化浊为法，方以香砂六君子汤为主，因湿浊明显，加麸炒苍术、厚朴、佩兰等芳香药物醒脾化湿，加生薏苡仁、泽泻、猪苓等利水渗湿。大肠息肉形成是一个长期、缓慢、复杂的病理过程，要长期口服中药。本例患者口服中药半年，病灶消失。

（田 影）

第十节　肛门周围化脓性汗腺炎

肛门周围化脓性汗腺炎是由于肛门周围皮肤顶泌汗腺慢性反复发炎化脓导致的。多发生在 20～40 岁身体肥胖、出汗多的人，男性多于女性。如久不治疗，可向会阴部，臀部皮下广泛蔓延，该病反复发作。临床常误诊为复杂性肛瘘，应予以鉴别处理。

【病因】

多属正虚，表卫不固，湿毒蕴结于肌肤。中医学认为，本病多因正气虚弱，湿热浸渍，下注肛周，蕴结不散；或心脾两虚，健运失职，痰湿内生，结聚肛门而发。

西医学认为，肛门周围皮内的顶泌汗腺其开口于毛囊皮肤表面，分泌核糖核酸和酸性磷酸酶，而皮脂腺在毛囊内开口，有脂性分泌，如腺管有梗阻或感染化脓则可引起该病。顶泌汗腺、皮脂腺和它们开口所在的毛囊，在发育上都受雄激素的控制；局部卫生欠佳、多汗、吸烟、搔抓、摩擦等各种刺激因素，均易诱发本病。病原菌多为金黄色葡萄球菌、链球菌、厌氧菌和厌氧链球菌。

【症状及诊断】

本病发生在青春期后，臀部经常遭受摩擦者易于发病，聚合性痤疮患者发病机会也多。初起常为一炎性硬结，色红。有压痛，数日后化脓变软，自溃或切开后流出黄绿色脓汁，量不多。溃后伤口愈合较慢或愈后不久在原病灶处及其附近，再出现上述感染化脓性病损。日久，反复发生，可出现多个流脓外口，彼此可以相通，形成多发性瘘道，瘢痕组织大量形成，皮肤色素沉着，甚至呈棕褐色（图 24-42）。脓水清稀，或有秽臭味。确定诊断不难，但是应与复杂性肛瘘或骶前畸胎瘤感染破溃形成瘘道相鉴别。

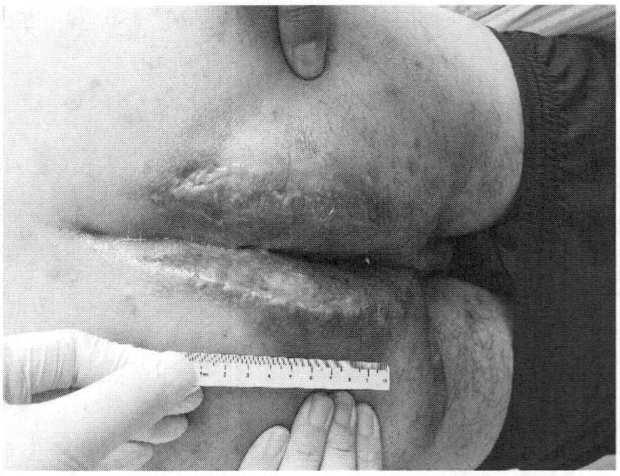

图 24-42　肛门部化脓性汗腺炎

【治疗】

1. 辨证施治

中医在外科疾病的内治法中确立了消法、托法、补法三大治疗原则。将肛周化脓性汗腺炎分为初期、成脓期、溃脓期三个阶段，其治则治法也依据不同时期而辨证论治：初期“消”为主；中期脓成“托”为主；后期溃脓“补”为主。加强辨病与辨证的结合可提高疗效，达到减少该病的复发的治疗目的。也可联合应用抗生素以控制感染。

2. 外治

（1）急性炎症：清热解毒类的中药坐浴外洗，外敷如意金黄散。如已成脓，应切开排脓，保持引流通畅。外洗方如下：苦参、百部、蛇床子、野菊花、紫花地丁、金银花、连翘等。

（2）慢性炎症：保持局部清洁，对已形成瘘管窦道者应手术切开，开放引流，此种瘘道一般不通向直肠，与肛缘无关。要注意保留瘘道之间的健康组织，以便于创口愈合。

3. 手术

本病的治疗关键是广泛切开窦道或瘘管以及切除病灶周围的汗腺结构。因为这些窦道一般不通过肛管直肠，可一次性全部切开，彻底搔刮管壁，术中用大量的过氧化氢溶液及氯己定溶液反复冲洗。因皮肤或皮下有较多窦道，故应注意探查切除，以免遗漏。切除时，既要范围广泛，使窦道彻底开放，又要尽量保留皮岛或真皮小岛，以利于伤口的愈合。如病灶的切除面积较大，患者全身状况较差，可行结肠造口，暂时使粪便转流。如切除病变广泛、彻底、位置表浅，可行创面游离植皮，术后加强抗感染治疗。

【临床研究】

谢巧珍针对 14 例肛周化脓性汗腺炎行手术治疗，术后每日换药 1～2 次，并常规应用抗生素（头孢呋辛钠、奥硝唑）静脉滴注预防创面感染；配合中药热奄包（吴茱萸、木香）热敷腹部以行气、促进肠道蠕动，耳穴贴敷（皮质下、直肠下段、神门）疏通经络、消肿止痛；并联合中药辨证施治和中药外用熏洗坐浴。结果示 14 例患者术后均行病理组织活检，其中 8 例提示为炎性肉芽肿组织，3 例提示符合脓肿壁组织，2 例提示符合表皮囊肿，1 例提示慢性化脓性炎。14 例患者住院时间 4～28 天，平均 12.6 天，出院后定期门诊换药直至创面完全愈合。

高晶结合中医“腐脱新生”“以线代刀”的优势，采用顶端切除加拖线引流术配合中药治疗比较大（2～5cm）的创面，即切除瘘口部瘢痕组织并充分搔刮瘘道后贯穿置入引流线，术后每次换药时转动引流线以拭净创面的脓腐组织及分泌物，然后再将九一丹放在丝线上并拖入瘘管内，以九一丹药线引流可起到提脓祛腐，疏通经络，活血祛瘀的治疗作用，促使局部气行血畅，邪毒随脓出而泄，促进瘘道管腔缩小黏合、组织缺损修复，从而缩短创面愈合时间；并于术后早期给予自拟清热利湿中药汤剂口服以清利下焦湿热，调整脏腑功能，后期拆除拖线后用药则以养阴增液为主，用药至诸症消失后 1～2 个月以巩固疗效，降低术后复发率。

（田 影）

第十一节 肛门瘙痒症

肛门瘙痒症是一种常见的局限性神经功能障碍性皮肤病。中医称为“痒风”，在临床上是经常遇到的，病变一般只局限于肛门周围，严重者可波及会阴、阴囊等处。中年人多见。

【病因】

1. 全身性因素

如糖尿病、肝病、白血病患者容易伴发肛门瘙痒。此外还与精神过度紧张有关。

2. 局部因素

局部患有疣、皮炎、湿疹、白斑等疾患，或患有肛瘘、痔、肛隐窝炎、多汗以及肛门括约肌松弛等经常有分泌物刺激，也有因肛门周围不洁，常有粪便污染，内衣脏而硬时，常磨损肛周皮肤，或肠道有蛲虫寄生等等，都可引起肛门瘙痒。

中医则认为湿邪夹风，郁阻肛周肌肤。又郁久化热，湿热蕴蒸，或血虚生风，风邪化燥都可造成肛门瘙痒。

【症状及诊断】

肛门周围奇痒是本病的主要症状，休息或夜间明显加剧，甚至可影响睡眠和休息。检查时可见肛门皮肤色素沉着，有抓痕，糜烂或出血点，患处皮肤角化粗糙或有苔藓样变性或有多数与肛缘呈放射性皮肤皱襞。确诊较易。

【治疗】

1. 辨证施治

（1）血虚生风证

证候：肛门部不分昼夜奇痒，或痒如虫行蚁走，局部皮肤干燥无光泽及弹性，皱裂如蛛网延至前阴。伴有面色苍白，唇白舌淡或心悸失眠，五心烦热，脉细数。

治法：养血润燥，祛风止痒。

方药：四物消风饮或当归饮子加减。

（2）湿热阻滞证

证候：肛门瘙痒、渗出、潮湿，被衣裤摩擦痒痛更剧，甚至局部破溃，常伴面色潮红，心烦易怒，胁肋不舒，口苦咽干，舌红苔黄腻，脉弦数。

治法：清热利湿。

方药：萆薢渗湿汤、龙胆泻肝汤、二妙散加减。

（3）风胜夹湿证

证候：肛门顽固瘙痒，时如虫爬，湿润，夏季易发或症状加重，皮肤增厚，常有抓痕，渗出，可伴有身重困倦，腹胀食少，苔白脉濡缓。

治法：祛风渗湿。

方药：萆薢渗湿汤加减。

2. 外治

（1）熏洗法：可用止痒熏洗汤。方药：苦参、蛇床子、地肤子、白鲜皮、川花椒、黄柏，加水 2 000ml，煎汤先熏后洗患处，每日 2 次，主治各类肛门瘙痒症。

（2）擦药敷药法：九华粉洗剂，每日 4～5 次，用毛笔蘸药涂抹患处。适用于风热、湿热证。湿毒膏，涂敷局部，每日 2～3 次，适用于血虚、风热证。具有收湿止痒之功。

3. 药物

（1）抗组胺药物治疗可酌情选用抗组胺药物，如苯海拉明、马来酸氯苯那敏、硫代硫酸钠、盐酸异丙嗪等，或静脉注射 10% 葡萄糖酸钙 10ml，或静脉注射氯化钙溴化钠注射液 5～10ml，并配合服用维生素 B_6、B_{12}、C、K 鱼肝油等。

（2）性激素治疗更年期或老年患者可适当使用性激素，如男性患者可用丙酸睾丸酮 25mg，肌内注射，每周 2 次，或服甲基睾丸酮 5mg，1 日 2 次；女性可服用己烯雌酚 0.5mg，1 日 2 次，或用孕酮 10mg，肌内注射，每日 1 次，维生素 A 及复合维生素 E 等也可应用。

（3）抗生素治疗如患者合并细菌感染则可酌情选用抗生素。

4. 手术

（1）皮浅神经末梢切断术：患者取截石位，常规消毒、骶麻，在肛门两侧各作一弯形切开，向肛门皮下潜行解剖，在外括约肌皮下部下方切断感受神经末梢，皮肤复位，对口缝合，术后可预防性给予抗菌药物，注意预防感染，5～7 天拆线。

（2）瘙痒皮肤切除缝合术：患者取截石位，常规消毒，骶麻，在肛门皮肤两侧各作一月牙状切口，切除瘙痒皮肤，在肛门皮下进行潜行分离，破坏感觉神经末梢，皮肤切口对端缝合，注意潜行分离充分，不可张力过大，术后注意预防感染，5～7 天拆线。

手术的目的在于切除病损皮肤、阻断感觉神经冲动上传至脑皮质，但手术疗法也不可避免地会损伤肛门周围运动神经，同时肛门周围皮肤对于其他感觉的反应亦会减弱，所以手术仅在患者临床症状严重，保守疗法无效后采用。

（3）小针刀治疗

近年来，有人以小针刀治疗肛门瘙痒症也取得了一定效果，现介绍如下。

用甲紫将瘙痒区标出，选择尾骨尖至肛缘间的中点为进针处，将 0.5% 利多卡因 20ml 加亚甲蓝 2ml、肾上腺素 2 滴摇匀后，进行肛周浸润麻醉。右手持小针刀仍从进针处刺入皮肤，深达皮下组织。在肛外左手示指引导下，小针刀先向肛门左上侧倾斜，并潜行性缓慢切割肛周皮下组织呈扇形面。向外超过瘙痒区 2cm，向内达肛缘，向前达会阴部。勿切穿肛周皮肤及肛管，此后退回小针刀并将刀锋改为反向而紧贴肛周皮肤的内面，边搔刮边退小针刀至原进针处。同法治疗肛门右下侧，并于会阴汇合，完成肛周皮肤及皮下组织的游离术。然后用小针刀在进针处，将肛门外括约肌皮下部切断，松解肛周皮肤防止括约肌痉挛。最后用干纱布挤压肛周，使积血从原进针处排出，该种疗法较传统手术方式损伤小，保留肛周皮肤组织的同时，阻断了肛周感觉神经冲动的上传，远期疗效有待观察。

（4）局部注射疗法

1）可的松加普鲁卡因点状注射：可的松 1ml，加 5% 盐酸普鲁卡因 3ml，在瘙痒区内点状注射。每隔 3 天注射 1 次。

2）亚甲蓝肛周皮内或皮下注射：亚甲蓝 2ml 加 1% 利多卡因 20ml，肛周皮内或皮下多点注射。一般首次注射多在皮内，以后可改为皮下注射。1 次注射约 10ml，也可根据瘙痒的程度而增加剂量，但 1 次不超过 20ml。需要注意的是，长期多次注射可造成皮肤局部溃疡，注射过深，可造成肛门失禁。

3）盐酸异丙嗪注射液：以盐酸异丙嗪 2ml，配以 1% 利多卡因 10ml，一次性均匀注入皮内或皮下。如 1 次效果不佳，再次注射需间隔 5～7 天。

4）长效普鲁卡因皮内点状注射：将肛门周围分成 4 个象限，每次注射 1 个象限，隔 3 天注射 1 次，每次总量 8～10ml，2 个疗程间隔 2 个月。

（5）其他疗法

1）针灸疗法：选肾俞、长强、承山、太溪等穴，大便秘结、腹胀者配气海、脾俞；心烦低热，夜不能眠者配神门、曲池。采用强刺激手法，每日一次，10 天为一疗程，有消炎止痒作用。

2）用梅花针点刺肛周皮肤，每日 1 次。

3）用盐酸异丙嗪或维生素 B1 作水针治疗。

（田 影）

第十二节 肛门湿疹

肛门湿疹是肛门周围皮肤常见病。以红斑、水疱、渗出糜烂、瘙痒反复发作，多形性变为其特点，可侵犯会阴、阴囊及两臀部。

【病因】

中医认为是由于饮食伤脾，脾为湿所困，涉水浸湿，湿热内蕴，复因外风，引动内邪，浸溢肌表，化为浊毒所致。

西医对此病病因仍不十分清楚。但多数学者认为是变态反应所致。如食用过敏性或刺激性食物，或肛门部局部有病变，如肛瘘，内痔脱出，肛门括约肌失禁等，或因用外敷有刺激性药物等都有可能引起。

【症状及诊断】

急性期肛周皮肤红肿及瘙痒，用手搔抓可产生水疱感染、溃破、糜烂、出血及疼痛。如久不愈肛门除有糜烂外，皮肤变厚，产生皲裂呈苔藓样。瘙痒症状在夜间或休息时加重，越抓症状越加剧，常蔓延到会阴及阴囊。急性期以肛周皮肤红肿、丘疹、脓液、糜烂、渗出为主。慢性期以皮肤干燥、暗红色结痂，皮肤变厚皲裂呈苔藓状为主。

根据患者发病原因不清，症状表现，病程较长，复发率高的特点则可作出诊断。见图 24-43。

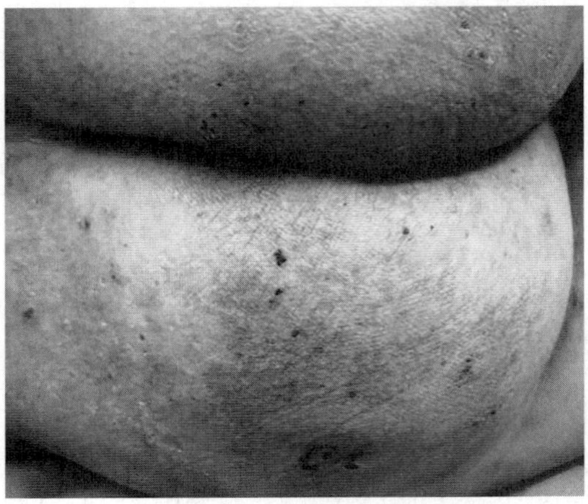

图 24-43　肛门湿疹

【治疗】

1. 辨证施治

肛门湿疹中医学称“风湿疡”，多为湿热蕴久所致。以清热凉血利湿为主，可用龙胆泻肝汤，四物消风饮。养血祛风除湿止痒，可以除湿胃苓汤为主。慢性期可服防风通圣丸以疏风散热。

2. 外治

（1）临床常用外用药物给药方式包括熏洗坐浴、膏药、油膏、散剂（粉剂）、酊剂、洗剂等。急性期可用 5% 硼酸溶液湿敷，皮肤有糜烂时，可用合霉素锌霜或硼酸氧化锌软膏外涂；或用马齿苋、黄柏煎汤冷后湿敷。慢性期可外敷青黛膏或马齿苋煎汤熏洗。

（2）在中医基础理论的指导下，各种非药物治疗方法，如针刺、艾灸、雷火灸、穴位埋线、穴位注射、放血疗法、耳穴压豆等广泛地应用于临床，这些方法通过刺激人体的经络腧穴，调节全身气机，以达到祛邪扶正、提高人体免疫力的作用，可有效缓解临床瘙痒、疼痛等症状。

（3）局部封闭治疗是通过将单一或混合药物注射至皮下或皮内，以达到抑制神经传导、改变神经反射兴奋性并起到抗炎镇痛的效果。目前临床常用的药物以神经阻滞类、激素类药物为主，如亚甲蓝注射液。

3. 手术治疗

对于慢性肛门湿疹，若保守治疗效果不佳或无效，症状仍反复发作，严重影响患者生活质量，可以考虑手术治疗。目前使用的手术方式包括肛周皮肤环形切除术、肛门周围皮下神经损毁术、肛周皮下神经游离挂线术等。手术是为了阻断表皮与皮下神经的传导，阻断传入神经与感受器的连接，从而达到消除瘙痒的目的。

【临床研究】

谭红针对 40 例慢性肛门湿疹患者进行肛周包围式埋线治疗，3 周后，患者肛周皮损、瘙痒、渗液程度明显低于对照组，3 个月后的随访，治疗组复发率显著低于对照组。

（田　影）

第十三节　溃疡性结肠炎

溃疡性结肠炎（ulcerative colitis，UC）又称非特异性溃疡性结肠炎，是一种病变主要在大肠黏膜和黏膜下层，可形成糜烂、溃疡、原因不明的弥漫性非特异性炎症。中医的“久痢”或“休息痢”与本病相似。

此病多发生在青中年。病变主要累及直肠黏膜，如得不到及时有效的治疗，可向心性蔓延到乙状结肠或全结肠。临床表现为持续或反复发作的腹泻、黏液脓血便伴腹痛、里急后重和不同程度的全身症状，病程多在4～6周以上。可有皮肤、黏膜、关节、眼、肝胆等肠外表现。黏液脓血便是UC最常见的症状。该病病因未明，反复发作，目前尚无彻底治愈的方法。有研究显示，近30年来中国UC发病率快速上升。

【病因】

中医认为本病多由于胃肠素虚，致湿热之邪留而不去，转为邪恋正虚，脾气更虚，迁延不愈转为"久痢"，或时愈时发的"休息痢"。

西医对本病的病因众说纷纭，如感染、遗传、变态反应、精神因素，肠道溶酶菌浓度增高等，尚无统一的认识。临床中观察的病例显示多数患者免疫功能明显低下。

【症状及诊断】

本病呈反复发作性或持续性，发作时排便次数增多，有里急后重和阵发性腹痛，以左下腹明显。病情重者有发热，厌食等中毒症状。因此很像痢疾。间歇期大便也多溏稀，少数患者可正常甚或有便秘。病久患者可出现消瘦，贫血或出现恶病质外貌。

本病为全身性疾病，故常伴有肠外器官或组织的病变。如关节炎，皮肤红斑或结节，坏死性脓皮病，虹膜炎或巩膜炎，肝硬化，静脉血栓形成等。

结肠镜检查并黏膜活体组织检查是UC诊断的主要依据。结肠镜下UC病变多从直肠开始，呈连续性、弥漫性分布。轻度炎症的内镜特征为红斑、黏膜充血和血管纹理消失；中度炎症的内镜特征为血管形态消失，出血黏附在黏膜表面、糜烂，常伴有粗糙呈颗粒状的外观及黏膜脆性增加（接触性出血）；重度炎症则表现为黏膜自发性出血及溃疡。缓解期可见正常黏膜表现，部分患者可有假性息肉形成，或瘢痕样改变。

无条件行结肠镜检查的或因肠腔狭窄结肠镜无法通过，可行钡剂灌肠检查。检查所见的主要改变：①黏膜粗乱和/或颗粒样改变；②肠管边缘呈锯齿状或毛刺样改变，肠壁有多发性小充盈缺损；③肠管短缩，袋囊消失呈铅管样。

【鉴别诊断】

1. 特异性肠道感染

如慢性细菌性痢疾、慢性阿米巴痢疾、血吸虫病以及其他病原体引起的肠道感染等。可通过查找原虫或细菌学检查确定诊断。

2. 结肠癌

进行结肠镜或X线检查以及组织活检，可证实诊断。

3. 克罗恩病

一般情况下，本病常侵犯回肠末段，或呈间断性、节段性分布，其间肠管正常。右下腹常可摸到肿块及压痛。必要时可行X线检查。

4. 过敏性肠炎

无发热、消瘦、贫血及营养不良等。X线钡剂检查正常或只见左侧结肠有痉挛或激惹。

【治疗】

1. 一般疗法

急性发作期有发热等中毒症状者应卧床休息，注意营养，进食高营养易消化的食物，发作期少吃粗纤维的蔬菜，避免食用牛奶及乳制品。补充多种维生素、纠正电解质紊乱等。必要时可给输液、输血等支持疗法。

2. 辨证施治

（1）急性发作期：症见发热，腹痛，脓血便，有里急后重，舌红、苔黄，脉数，乃湿热积滞，治以清热利湿，方用芍药汤或白头翁汤加减。

（2）慢性持续期：又可有以下表现：①腹痛，肠鸣，泻后痛减，同时伴有胸胁胀满，嗳气腹胀，脉弦，属肝旺脾虚，治以泻肝补脾，方用痛泻要方加减；②若见面色㿠白，四肢无力，脘腹胀满，腹部隐痛，喜暖喜按，大便溏薄，或食后不化，脉虚而缓，属脾胃虚弱，治以补气健脾和胃，方用参苓白术散，或补中益气汤加减；③若有五更泻，肠鸣腹痛，不思饮食，神疲肢冷，舌淡，脉沉细无力，乃脾肾虚寒，治以温肾健脾，固涩止泻，方用四神丸加减。

3. 西医治疗

（1）氨基水杨酸类：氨基水杨酸类药物是治疗轻中度广泛性 UC 患者的一线药物，主要有柳氮磺吡啶、美沙拉秦、奥沙拉嗪等。该类药物可能通过抑制环氧化物酶，阻断前列腺素合成控制炎症，也可能通过抑制脂质氧化酶，减少花生四烯酸及白介素达到抗炎作用。

（2）激素的使用：在急性暴发型或重型患者可给予激素治疗，是治疗中重度且其他保守治疗疗效欠佳 UC 的一线药物。主要作用机制是非特异性的抗炎作用，可降低毛细血管的通透性，抑制血管扩张和白细胞浸润，调节免疫功能，缓解临床症状。传统肾上腺皮质激素类药物有泼尼松、氢化可的松等。用药原则为起始足剂量用药，氢化可的松 250～300mg 或地塞米松 10mg 共 5 天。待症状缓解后，激素用量递减，以泼尼松 5～10mg/d 维持。

（3）免疫抑制剂：免疫抑制药是治疗 UC 的二线药物，目前常用药物包括硫唑嘌呤、6- 巯基嘌呤、甲氨蝶呤、环孢素、他克莫司等。

（4）益生菌：近年来研究发现严重的肠道菌群失调与 UC 的发生密切相关，大量的动物实验发现益生菌减少、致病菌增多触发了肠道的炎症反应。益生菌被定义为活的微生物，当摄入足够数量时能发挥对人体健康有益的作用，常见有乳酸菌、双歧杆菌、非致病性酵母菌和复合益生菌等。

4. 保留灌肠

病变只局限在直、乙状结肠者效果较好。

（1）中药：灌肠方药可用明矾合剂，明矾、苍术、苦参、槐花各 15g，大黄 10g，水煎 250ml，每次 80～100ml，锡类散 2g，2% 普鲁卡因 10ml，加水到 100ml，保留灌肠。灌肠后患者采取左侧、右侧及仰卧位交替并将臀部垫高，或膝胸卧位，15～20 分钟。每日 1～2 次，10～14 天为一疗程。

（2）西药：可采用中药联合柳氮磺吡啶、美沙拉秦等抗菌药物保留灌肠。

5. 手术

目前 UC 仍以内科治疗为主，国外报道其需要外科干预的比例占 20%～30%。UC 的绝对手术适应证：大出血、肠道穿孔、癌变或疑为癌变。相对手术适应证：①积极内科治疗无效的重度 UC，合并中毒性巨结肠经内科治疗无效者宜更早进行外科干预；②内科治疗效果不佳或药物不良反应已影响其生活质量者。UC 手术方式及选择包括乙状结肠直肠切除、结肠肛管吻合术、全结肠直肠切除、回肠造口术、回肠贮袋造口等。国外也有腹腔镜辅助回肠末端贮袋肛管吻合术的报道。手术方式根据患者的年龄、病变部位及有无癌变等来进行选择。

【临床研究】

宋爱玲通过选择性白细胞吸附疗法（granulocyte and monocyte absorption apheresis，GMA）吸附循环中的粒细胞和单核 / 巨噬细胞，从而减少肠黏膜的白细胞浸润，减轻肠道炎性反应。治疗过程：治疗前测定患者的生命体征（血压、脉搏、心率、呼吸），生命体征平稳情况下行 GMA 治疗。患者平卧位，在患者的肘部正中静脉建立循环通路，从左（右）静脉出，经过吸附性血液净化器吸附柱后再从右（左）静脉回流体内，该系统预先用 1L 生理盐水浸泡，然后再用含 400IU 肝素钠的生理盐水浸泡。滤过速度为 30ml/min，整个循环过程约 60 分钟，共处理血液 1 800ml，通过输入口持续泵入 2 000IU 的肝素钠。研究表明，GMA 在 UC 应用中，作为一种非药物治疗手段，相较于药物治疗具有更高的安全性，能有效降低炎症反应并可促进黏膜愈合，明显改善患者的临床症状，并提高生活质量，促进心理健康。

（田 影）

第十四节 直 肠 癌

直肠癌是常见的消化道恶性肿瘤之一，是指位于齿状线以上至乙状结肠与直肠交界部之间的癌。在大肠癌中有 75% 左右都位于直肠及直、乙结肠交界处。通过流行病学的调查，近年发病率仍有上升趋势。

【病因】

中医学认为本病与精神因素有关。忧思郁结，气滞血瘀，脏腑浊气，肝脾逆气，湿热蕴结，经络阻隔，乘虚下注所致。《灵枢•刺节真邪》篇云：“有所结，气归之，卫气留之不得反，津液久留，合而为肠瘤。”

西医学认为直肠癌发病是机体内因与环境、饮食、生活习惯等外部因素共同作用的结果。

1. 饮食因素

包括高脂肪、高蛋白、低膳食纤维素的摄入；维生素的缺乏；肠道菌群的失调；亚硝酸盐类化合物的摄入。

2. 疾病因素

包括溃疡性结肠炎、大肠息肉和腺瘤等疾病均与直肠癌有关，目前认为腺瘤性息肉、绒毛状腺瘤、家族性多发息肉病等是直肠癌的癌前病变。

3. 年龄及遗传因素

既往认为直肠癌的发病率随着年龄的增大而增高，结直肠癌家族史是结直肠癌发病的高危因素。

【症状】

直肠癌早期无任何临床症状，如继续发展至直肠黏膜有溃破时，出现继发感染才有症状。

1. 大便习惯改变

便稀、次数增多，偶见便秘者。如肿瘤面扩大，可产生直肠内刺激症状，经常有便意感，便后又有排不尽成肛门下坠感。

2. 脓血便

如直肠内肿瘤溃破感染，可有脓血便，属直肠上段更高的肿瘤，脓血多与大便混合；如属直肠下部癌，脓血多附在成形大便的表面，色鲜红或暗红，量不多。但亦有少数直肠癌患者，无以上症状而突然大量便血。

3. 直肠狭窄

下腹疼，脓血便明显增多，排便困难，成形便时便条细窄，或有形状上的改变。如肿瘤已侵犯病变部位直肠全层，出现极度狭窄而有肠梗阻症状。

4. 脏器转移症状

直肠癌晚期，肿瘤侵犯周围组织和器官，可依转移的部位而出现不同的症状。同时出现消瘦、贫血、浮肿，无力或恶病质现象。

【检查特征及诊断】

1. 检查

（1）粪便隐血试验：是最为简单易行的方法，也是结直肠癌无创筛查的重要手段。目前常作为社区大肠癌普查的重要方法。

（2）肛门直肠指诊：是诊断直肠癌最简单、最重要的方法，约 80% 的直肠癌可在指诊时发现。如肿瘤距肛门在 9cm 以内，通过指诊，一般均可确诊。

（3）内镜检查：如肿瘤距肛门在 9cm 以上时，指诊不能摸到，但指尖可沾有脓血，可行直肠镜或乙状结肠镜检查。如有狭窄则插入困难，或仅看到肿瘤的下缘。如果能通过则可确定肿瘤的长度及位置，一般讲，乙状结肠镜确定的位置比真实的解剖位置约高 4～5cm。同时还要注意肿瘤上方是否有息肉或同期原发多发癌。如乙状结肠镜检查未见到肿瘤，但肠腔内可见脓血及血性黏液时，提示其上方可能有病变，应作纤维结肠镜或作钡灌肠检查。可在内镜下行组织活检进行病理检查以明确诊断。

（4）此外还有肿瘤标志物、直肠腔内超声、CT、MRI 和 PET-CT 等检查手段。

2. 分期

（1）大体标本可分菜花型、溃疡型、浸润型。组织学的分型有腺癌、黏液腺癌、印戒细胞癌及皮革样癌。

（2）Dukes 病理分期法：以 A、B、C、D 四期为原则。即 A 癌未穿出肌层，无淋巴结转移；B 癌肿已穿出肌层，侵入浆膜层及浆膜的周围组织，但无淋巴结转移；C 肿瘤已侵犯直肠周围组织，有明显淋巴结转移；D 有远处器官转移。

【治疗】

1. 辨证施治

（1）湿热蕴结证

证候：癌肿破溃则便下脓血，渗液腥臭，溃而难收，便次多，里急后重，便细而扁，腹部不适，胃纳不佳。舌红，苔白腻，脉滑数。

治法：清热利湿。

方药：槐角地榆丸加减。

（2）气滞血瘀证

证候：肛门肿物隆起，触之坚硬如石，直肠肛门下坠，大便排出困难或排不尽，或便时带血，色紫暗，里急后重；脘腹部或骶尾部肿胀，小便涩痛。舌暗红，边有紫斑，苔白，脉涩。

治法：逐瘀攻积，清热解毒。

方药：桃红四物汤合失笑散加减。

（3）气阴两虚证

证候：便溏，或排便困难，便中带血，色泽紫暗，肛门坠胀，面色无华，消瘦乏力，或伴心烦口干，夜间盗汗。舌红或绛，苔少，脉细数或数。

治法：益气养阴，清热解毒。

方药：四君子汤合增液汤加减。

2. 手术

目前对直肠癌治疗的基本原则是：早期发现、早期诊断、早期治疗。手术切除肿瘤仍为主要手段。直肠全系膜切除术并非一种具体的手术方式，而是指导进行各种直肠癌根治术的基本原则和标准。其关键是将肛提肌以上的所有直肠系膜全部切掉，且必须保证直肠固有筋膜的完整性。如果仅切除肿瘤下缘 3～4cm 的直肠系膜，则称为选择性直肠管系膜切除术，已被许多临床证实是可行的。

（1）直肠癌局部切除术：肠镜下切除适用于早期直肠癌（$cT_1N_0M_0$），经肛门切除优点是切除后创面可以缝合，有效避免了术后出血、穿孔等并发症。适应于肿瘤小于 3cm，活动，不固定，距肛缘 8cm 以内，无血管淋巴管或神经浸润，或内镜下切除的息肉，伴癌浸润，需追加扩大的局部切除，可采用经肛门内镜纤维手术。在完成经内镜下或肛门局部治疗后，应当高度重视对其切除肿瘤基底部的病理学检查，必要时进行根治性手术治疗。

（2）经腹会阴联合直肠癌切除术（Miles 手术）：适应于距齿状线 5cm 以内的直肠癌或肛管恶性肿瘤，无肝、肺、腹腔等广泛转移者；或肿瘤虽距齿状线 5cm 以上，但因肿瘤巨大、盆腔狭小而无法应用双吻合等保肛手术者，亦可行该手术。

（3）经腹直肠癌切除术（经腹直肠前切除术，Dixon 手术）：根治性手术，适用于肿瘤下缘距齿线 5cm 以上的直肠癌或乙状结肠下段癌；或巨大广基的良性肿瘤（如绒毛状腺瘤）外伤或炎性狭窄，估计切除后吻合口在齿线 3cm 以上者。

(4) 经腹直肠癌切除、近端造口、远端封闭术(Hartmann 手术):在姑息性手术中,Hartmann 手术主要适用于直肠上段癌盆底腹膜已有转移,已不能行根治性切除者。在根治性手术中,Hartmann 手术主要用于可以保留肛门的直肠癌,适用于因高龄不能耐受长时间手术者,或术中出现大出血需立即停止手术者,或一期吻合危险较大者,或肛门功能不全而不能行结直肠吻合者。

(5) 直肠经腹腔、肛管拖出式切除术(Bacon 手术):适应于癌肿病变位于肛缘上方 6cm 以上,病理条件能进行前切除术,而吻合技术困难者。满足肿瘤切除要求,而直肠残端距齿状线距离 1～2cm 范围者。

(6) 肛管癌属于鳞状上皮癌,早期可作局部切除术;属于中期宜先作放疗后再作根治性手术。远期疗效满意。晚期直肠癌和肛管癌局部已固定或有远处转移及梗阻,此时只能作腹部结肠造瘘术,解决排便问题。

3. 化疗

直肠癌的术前新辅助化疗,目的在于提高手术切除率,提高保肛率,延长患者无病生存期。仅适用于距肛门 < 12cm 的直肠癌,T_3 和 / 或 N + 的可切除直肠癌患者推荐使用,T_4 或局部晚期不可切除者,必须行新辅助化疗,药物选择以氟尿嘧啶类药物为基础。

术后辅助化疗推荐 4 周左右开始(体质差者适当延长),化疗时限 3～6 个月,可视患者体力情况、药物毒性、术后 TN 分期等酌情调整药物剂量和化疗周期。Ⅰ期($T_{1-2}N_0M_0$)不推荐辅助治疗。Ⅱ期患者如有组织学分化差、T_4、血管淋巴管浸润、神经侵犯等,建议行辅助化疗,推荐使用 5-FU/LV、卡培他滨或 CapeOx。Ⅲ期化疗方案推荐 CapeOx、FOLFOX 方案或单药卡培他滨、5-FU/LV 方案。对复发或转移者,使用的化疗药物有 5-FU/LV、伊立替康、奥沙利铂、卡培他滨。靶向药物包括西妥昔单抗、贝伐珠单抗和瑞格非尼。

4. 放射治疗

直肠癌放疗或放化疗的主要目的为新辅助 / 辅助治疗、转化型放疗和姑息治疗。

新辅助 / 辅助治疗的适应证主要针对Ⅱ～Ⅲ期直肠癌。术前新辅助放疗分割模式主要有两种。

(1) 短程放疗模式:即推荐原发肿瘤和高危区域给予 5Gy × 5 次放疗。短程放疗后可以 1 周内进行手术,或序贯化疗后再进行手术。

(2) 长程放化疗模式,推荐对原发肿瘤和高危区域照射 45.0～50.4Gy,每次 1.8～2.0Gy,共 25～28 次;主要适用于所有Ⅱ～Ⅲ期直肠癌患者;Ⅰ期中低位直肠癌手术保留肛门括约肌有困难、患者有强烈保肛意愿者也可进行长程放化疗,以争取结直肠癌后等待观察。

新辅助长程同步放化疗结束,推荐间隔 5～12 周接受根治性手术,短程放疗(25Gy/5 次)联合即刻根治性手术(放疗完成后 1～2 周内);对于复发 / 转移并具有根治机会的患者建议转化性放疗;姑息性治疗的适应证为肿瘤局部区域复发和 / 或远处转移。对于某些不能耐受手术或者有强烈保肛意愿的患者,可以试行根治性放疗或放化疗。放射治疗对肛管癌是比较理想的,术前应常规应用。如因条件原因,术前未放疗,应在术后进行放疗,不应轻视。

5. 免疫治疗

肿瘤免疫微环境是影响结直肠癌进展的重要因素,免疫治疗在当前及未来表现出极大前景,其他治疗策略包括靶向治疗、溶瘤病毒、局部消融等也有可观的治疗效果,免疫治疗联合其他治疗方法在结直肠癌中改善患者预后也被深入研究。而基于微卫星状态的分型对免疫治疗的指导意义“既明确又有争议”。目前关于免疫检查点抑制剂(Immune checkpoint inhibitor, ICI)在结直肠癌治疗中产生的效果显示,最新结直肠癌治疗指南推荐 ICI 可用于临床 T4b、可切除的肝和 / 或肺转移的 MSI 型结直肠癌的新辅助治疗,局部不能切除或不能手术的 MSI 型结直肠癌中的姑息或转化治疗,以及既往手术切除和化疗治疗后复发或进展的 MSI 型结直肠癌,在部分健康器官中观察到其他免疫相关副作用出现，开发基于纳米颗粒的检查点抑制剂传递系统以降低治疗副作用、提高 ICI 治疗效果也在逐渐发展。

（田 影）

第十五节　骶尾部藏毛窦

骶尾部藏毛窦是位于骶尾部皮下的慢性窦道或囊肿，由于腔内藏有毛发，故称藏毛窦。临床上比较少见，男性多于女性，且肥胖和毛发浓密者易发，多在青春期后 20～30 岁时发生。该病以肛门坠胀、疼痛、肛周流脓水为特征，伴有感染时可有畏寒、发热、周身不适等。这类窦道最常见于肛门后尾骨处背侧，称为骶尾部藏毛窦。中医学称之为“尾闾窦道”。见图 24-44、图 24-45。

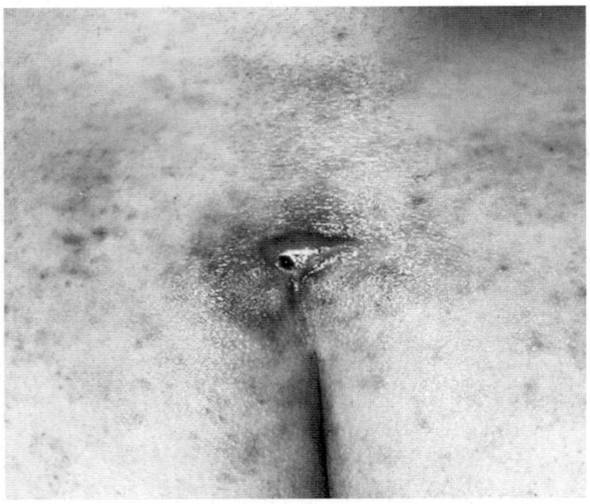

图 24-44　骶尾部藏毛窦

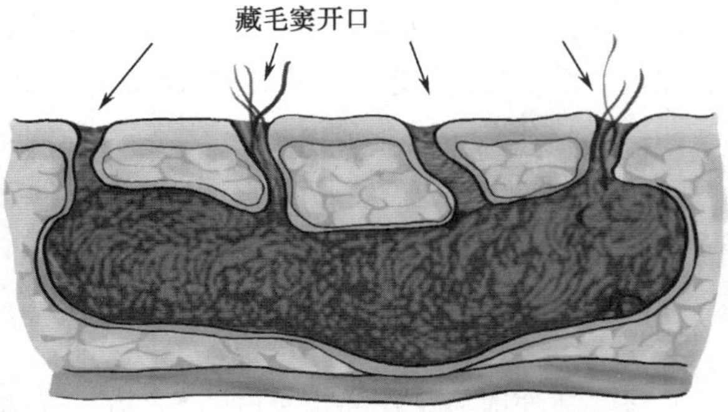

图 24-45　骶尾部藏毛窦示意图

【病因】

1. 中医病因

尾部局部残留异物或兼有邪毒侵袭，导致局部气血凝滞，蕴蒸化脓，溃破成漏。

2. 西医病因

本病具体病因及发病机制尚存在争议，主要有以下两种观点。

（1）先天性假说：认为尾部藏毛窦是骶尾部髓管囊性残留或骶尾中央缝畸形发育导致皮肤内包涵物形成囊肿，藏毛囊里的毛发被解释为内陷的上皮存在毛囊的缘故。

（2）后天性假说：藏毛窦的病因为毛发长入皮肤或皮下组织使囊肿容易感染，窦道不易愈合。目前多数学者更倾向于后天性学说。

【症状及诊断】

1. 可表现为骶尾部急性脓肿，破溃后形成慢性窦道或暂时愈合，终又穿破，反复发作。藏毛囊肿如无继发感染常无症状，只是骶尾部凸起，有的感觉骶尾部疼痛和肿胀。感染严重时可伴有畏寒、发热、周身不适。

2. 视诊

骶尾部正中可见一个或几个藏毛凹陷或窦，有一小束毛发由窦外口伸出。藏毛窦窦口多在臀沟处，窦道的走行方向，多向头颅侧，很少向下朝向肛管。静止期在骶尾部中线皮肤处可见不规则小孔，直径 1～10mm。周围皮肤红肿，常有瘢痕，有的可见毛发。

3. 肛门指诊

肛内后正中或稍偏一侧骶前可触及肿物，有时有触痛。

4. 探针检查

探针可从窦口探入，深度不一。探针可探入3～4cm，有的可深入10cm，挤压时可排出稀薄伴有淡臭气味的液体。

5. 经直肠腔内超声

在超声下藏毛窦显示为低回声区域或管道，窦道末端距肛管直肠较远，且窦道总体走向趋于颅侧。无内口。

6. CT、MRI检查

不与肛门或直肠相通，与肛门直肠瘘鉴别，MRI诊断准确率高。

【鉴别诊断】

1. 肛周脓肿及肛瘘

肛周红肿疼痛，起病较急，疼痛较剧，骶尾部无相应窦口及毛发。肛瘘外口可扪及通向肛门的条索状瘘管，肛管直肠内有内口。

2. 慢性化脓性汗腺炎

病变范围较广泛，呈弥漫性或结节状，皮肤常有许多窦道溃口，且有脓液。其区别主要是病变在皮肤及皮下组织，窦道不与肛管直肠相通。

3. 骶前畸胎瘤或囊性肿物

感染破溃的窦道口较大，其中充满肉芽组织。窦道很深，走向不规则。X线检查可见骶骨前有占位性病变、直肠前移，有骨骼、钙化点阴影。囊性肿物如果是皮样囊肿，可能有毛发存在，但数量多而且与皮脂混成一团。

【治疗】

1. 非手术疗法

（1）中医内治法

1）火毒蕴结证

证候：骶尾部红肿疼痛；周身不适，畏寒、发热；舌红，苔黄，脉滑数。

治法：清热解毒透脓。

方药：仙方活命饮加减。

2）正虚邪恋证

证候：骶尾部反复流脓水，间歇性胀痛；舌红，苔薄黄，脉细。

治法：扶正祛邪。

方药：托里消毒散加减。

（2）中医外治法

分肿疡期、脓疡期、溃疡期三个阶段辨证应用外用药，红肿明显可予中药坐浴熏洗，金黄膏箍围消肿；脓肿形成及时予切开引流；溃后期予去腐生肌法治疗，可予九一丹、八二丹、玉红膏、生肌膏等。

2. 手术疗法

是治疗尾部藏毛窦的主要方法。手术方式应根据窦道数量、分布及有无并发感染决定手术方式及选择的原则。

（1）切除缝合术：适用于无感染或感染已被控制、病灶局限的患者。可完整切除病灶，伤口一期缝合。切除虽很简单，但困难在于处理切除后遗留下来的大片创面。

（2）切开引流、二期根治手术：并发严重感染及脓肿时，先行抗感染治疗，待炎症控制再行手术治疗；或局麻下行切开引流，二期根治手术，这样可明显缩小切除范围；窦道较小。

（3）皮瓣移位重建术或 Z 形缝合术：如切除范围较大，可应用皮瓣移位重建术或 Z 形缝合术，防止伤口裂开。该法可使臀沟或后正中沟变平、减少相互摩擦，防止缝合口裂开，减少复发，适用于切除范围大、缝合张力高的病例。但因其技术要求较高，且转移皮瓣不易存活，故难以广泛应用。

（4）部分切除缝合术：适用于窦道反复感染，多个窦口，全部切除后创口不宜缝合者。切开皮肤、窦道达骶尾筋膜，清除全部病变组织，可吸收线缝合切口两侧皮肤、皮下组织及筋膜，中间部分开放，由肉芽组织填充愈合，适用于病变较大较深，全层缝合后张力过高的病例。

（5）切除创口开放术：即切除窦道后敞开伤口，让其自然生长。应用时当注意切除范围过大致愈合缓慢，愈合后形成瘢痕大，影响骶尾部功能。本法优点是引流通畅，不易继发感染，复发率低，缺点是愈合时间偏长、患者痛苦较大。

（6）不对称切除皮内缝合术：偏离病变中心 1～2cm 做一纵行切口，游离皮下组织至骶骨筋膜，完整切除病变组织，可吸收线缝合皮下、皮肤做皮内缝合，缝合后中线被牵拉偏离 1.5～2.0cm。该术阻断了尾部藏毛窦后天形成机制，使臀沟变平，防止毛发刺入皮肤，同时使局部产生的吸力消失，皮内缝合，避免了间断缝合法使缝针多次刺入皮肤所导致的早期毛发附着而复发，并发症和复发率低。

（7）袋状缝合术：适用于单个囊肿或窦道，位置较浅或并发感染，腔隙较大者。即将窦道顶部皮肤切除，清理腔内肉芽组织、毛发等，切口边缘与其下囊壁间断缝合。

【临床研究】

王梦炎通过回顾性分析 32 例骶尾部藏毛窦患者的临床资料，随机分为观察组 17 例和对照组 15 例。所有患者均采用 Limberg 手术方式，常规脊髓麻醉或腰硬联合麻醉，取俯卧折刀位，以亚甲蓝注入窦道口，切除蓝染病灶。菱形标记需切除病灶和转移皮瓣，完整切除标记处病变组织，深达骶骨筋膜，皮瓣处深至臀肌筋膜表面。冲洗止血后，将游离好的皮瓣旋转至菱形切除处覆盖并缝合固定。观察组采用 VSD 引流，使用一次性负压引流套装，核心组件为疏水性非功能性聚氨酯医用海绵及相关管路系统。依据创面大小裁剪适宜形状的 VSD 辅料，腔隙内及创面均需覆盖，再用透明贴膜进行密封，接负压装置，负压调至 100～300mmHg。观察薄膜下无积液，海绵块塌陷，则负压有效。每日以生理盐水冲洗。对照组创口内放置常规负压引流球吸引，视情况定期以生理盐水负压冲洗。观察组术后引流时间短于对照组（$P<0.05$），术后 1d、3d 和 7d 疼痛评分均低于对照组（$P<0.05$）。2 组在手术时间、住院时间及术中出血量方面比较，差异无统计学意义（$P>0.05$）。术后随访 1 年未见感染复发及创口裂开等情况。结果显示 Limberg 手术可提高骶尾部藏毛窦患者的治疗效果，降低复发率，VSD 在骶尾部藏毛窦手术中应用可减轻患者术后疼痛，促进愈合，效果满意，值得临床推广应用。

（田 影）

参考文献

[1] 李春雨，李玉博．肛瘘手术方式的选择及技巧 [J]．中国临床医生杂志，2015，43（4）：20-22.

[2] 彭亚平，韩加刚，杨新庆．肛裂的研究和治疗进展 [J]．中国临床医生，2011，39（4）：9-11.

[3] 史仁杰，李国年，马方平．603 消痔液注射治疗肛窦炎 100 例 [J]．中国肛肠病杂志，2002，22（9）：21-22.

[4] 赵凤莉．芍倍注射液注射配合中药保留灌肠治疗慢性肛窦炎的疗效观察 [J]．中国肛肠病杂志，2010，30（11）：49-50.

[5] 王力源，于海泓．直肠脱垂的临床外科诊疗进展综述 [J]．中国实用医药，2023，18（4）：172-174.

[6] 李洪翠，李肖．结直肠息肉的冷圈套术治疗 [J]．基层医学论坛，2023，27（7）：28-30.

[7] 梁文瑶，赵志强．中医药治疗肛周化脓性汗腺炎的应用进展 [J]．大医生，2022，7（1）：141-144.

[8] 高晶，程思雨．中西医结合治疗肛周化脓性汗腺炎 15 例 [J]．中医外治杂志，2019，28（4）：19-20.

[9] 王晶晶，余肖．肛门瘙痒症近 5 年临床治疗研究进展 [J]．中医药临床杂志，2023，35（2）：411-415.

[10] 高亚，徐文静．参黄洗液坐浴联合亚甲蓝局部封闭治疗原发性肛门瘙痒症 43 例 [J]．湖南中医杂志，2020，36（11）：65-67.

[11] 卢思奕，刘春强. 中西医治疗肛门湿疹的研究进展 [J]. 淮海医药，2023，41（5）：543-546.

[12] 谭红，欧阳小琳，张燕，等. 围刺埋线配合体穴埋线治疗慢性肛周湿疹的临床研究 [J]. 结直肠肛门外科，2012，18（5）：284-286.

[13] 宋爱玲，杨彩平，江学良，等. 选择性白细胞吸附疗法治疗溃疡性结肠炎的疗效及安全性分析 [J]. 胃肠病学和肝病学杂志，2020，29（3）：287-290.

[14] 阎旻宇，李冰融，蒋君涛，等. 薏苡附子败酱散联合电针治疗对 AOM/DSS 小鼠炎症相关性结直肠癌的防治作用及机制 [J]. 现代肿瘤医学，2023，31（13）：2405-2411.

[15] 王梦炎，方凌云，裘晨钊，等. 封闭式负压引流术在骶尾部藏毛窦中应用效果 [J]. 中国肛肠病杂志，2022，42（3）：56-57.

第二十五章 皮肤病

第一节 湿 疹

湿疹（Eczema）是由多种内、外因素引起的真皮浅层及表皮炎症，临床上急性期皮损以丘疱疹为主，有渗出倾向，慢性期以苔藓样变为主，易反复发作。依据皮损特点、发病部位，中医有不同的命名，如“湿疮”“脐疮”“绣球风”。

【病因】

湿疹的病因目前尚不明确。内部因素包括免疫功能异常和系统性疾病（如内分泌疾病、营养障碍、慢性感染、肿瘤等）以及遗传性或获得性皮肤屏障功能障碍。外部因素包括各种过敏原、刺激物、微生物、环境温度或湿度变化、日晒等均可以引发或加重湿疹。目前多认为是内部因素的基础上，由多种内外因素合作用的结果。免疫机制如变态反应和非免疫性机制如皮肤刺激均参与发病过程。微生物可以通过直接侵袭、超抗原作用或诱导免疫反应引发或加重湿疹。

中医认为本病总由禀赋不耐，风、湿、热邪阻滞肌肤所致。急性以湿热为主，湿热内蕴，复感风湿热邪，两邪相搏，阻于腠理，浸淫肌肤而发病；亚急性多因素体虚弱，或脾虚不运，湿邪留恋，肌肤失养为主；慢性者因湿热蕴久，耗伤阴血，血虚生风生燥，肌肤失养而成。

【症状及诊断】

根据病程可分为急性、亚急性、慢性湿疹，不同分期临床特点不同。

1. 急性湿疹

急性湿疹在红斑的基础上针头到粟粒大小的丘疹、丘疱疹，严重时有小水疱，常融合成片，境界不清楚。搔抓后形成点状糜烂面，有明显的浆液性渗出。

2. 亚急性湿疹

湿疹在急性发作后，红肿及渗出减轻，进入亚急性阶段，可有少量丘疹及少量丘疱疹，呈暗红色，可有鳞屑及轻度浸润。

3. 慢性湿疹

慢性湿疹常由急性及亚急性期迁延而成。患者皮肤肥厚，表面粗糙，呈苔藓样变，暗红斑上有丘疹、抓痕及鳞屑等。

根据皮疹多形，有渗出倾向，对称分布，瘙痒剧烈，反复发作的临床特点可诊断。

【治疗】

1. 一般疗法

保持皮肤清洁，避免接触可诱发湿疹的各种因素，如甲醛、染料、汽油、油漆等；避免搔抓，急性者忌热水烫洗和碱性洗涤剂等刺激物洗涤。

2. 西医治疗

（1）局部治疗

1）急性期：急性湿疹皮损处无渗出时，可外用炉甘石洗剂。瘙痒明显时酌加糖皮质激素乳膏外用，如氢化可的松乳膏；有渗出时，可用生理盐水等作冷湿敷，渗出减少后改用氧化锌糊膏。

2）亚急性期：可选用糊剂，如氧化锌糊膏或5%糠馏油糊膏。

3）慢性期：可选用糖皮质激素乳膏，如地奈德乳膏、曲安奈德乳膏等外涂；非糖皮质激素类药膏，如钙调神经磷酸酶抑制剂，如他克莫司软膏，吡美莫司乳膏。

（2）系统治疗

根据症状轻重，酌情给抗组胺类药物口服，如依巴斯汀、氯雷他定等以止痒，必要时可两种配合或交替使用。严重者选用类固醇皮质激素，合并感染时可使用敏感抗生素治疗。

3. 中医治疗

（1）辨证施治

1）风热侵袭证：症见发病迅速，以红色丘疹为主，泛发全身，瘙痒，渗液不多，舌红苔薄白，脉弦数。治则为疏风清热，方用消风散加减。

2）湿热浸淫证：症见皮损鲜红，丘疹、丘疱疹、水疱，渗液淋漓，浸淫成片，瘙痒剧烈，伴心烦口渴，身热不扬，大便干，小便短赤，舌质红，苔黄腻，脉滑数。治则为清热利湿，方用萆薢渗湿汤加减。

3）脾虚湿蕴证：症见皮损淡红色、水肿、丘疹或丘疱疹、结痂、鳞屑，自觉瘙痒，搔抓后糜烂渗出，伴纳少，疲倦，腹胀便溏，舌质淡胖，苔白或腻，脉濡缓。治则为健脾除湿，方用除湿胃苓汤加减。

4）血虚风燥证：症见皮损粗糙肥厚，脱屑，表面有抓痕、血痂，颜色暗红或色素沉着，阵发性瘙痒，夜间加重，伴有口干不欲饮，纳差，腹胀；舌质淡，苔白，脉弦细。治则为养血润肤祛风，方用四物消风散加减。

（2）局部治疗

1）急性期：外用宜清热解毒，除湿止痒，可选用清热止痒的中药如苦参、黄柏、马齿苋、野菊花、地肤子、荆芥等湿敷，或复方黄柏液涂剂外洗。

2）亚急性期：外治原则为清热解毒、润燥止痒、收敛燥湿，选用3%黑豆馏油调搽。

3）慢性期：外治以清热除湿、润燥止痒，以除湿止痒软膏等药膏外用，每天2～3次，利湿活血、化瘀止痒。

（王红梅）

第二节　孢子丝菌病

孢子丝菌病是由申克孢子丝菌复合体（Sporothrix schenckii complex）引起的皮肤、皮下组织、黏膜和局部淋巴系统的慢性感染，偶可播散至全身引起多系统损害。皮损主要表现为慢性炎症性肉芽肿损害，可形成丘疹、脓疱、结节、斑块、溃疡、肉芽肿、结痂等改变，常累及面部、四肢等暴露部位。孢子丝菌广泛存在于自然界，如土壤、活着的或已枯死的植株上，农民、工人、园丁、矿工特别是园林工人等接触机会较多，故易发生感染。

【病因】

申克孢子丝菌复合体是本病的致病微生物。常常是随致伤物（如木刺）侵入皮肤等组织后，在局部不断增殖而出现症状。

本病在中医古籍中无明确记载，但从其发病情况及病程来看可归入阴疮类（或阴疽），乃因皮肤损伤时，邪毒入侵，聚于肌肤，引起血滞痰凝，日久化热而发病。

【症状及诊断】

本病一般可分为4型。

1. 固定型

最常见，好发于面、手背及双上肢、颈部、躯干、下肢等暴露部位，由于机体抵抗力较强，皮损始终固定在受伤部位（即初疮），一般在伤后1～3周或更长的时间，首先在皮下出现结节，与皮肤表面无粘连，无痛；随着时间的推移结节可逐渐长大，变红，与周围组织粘连；最后化脓变软，继之破溃，流出较稠之脓液。有时也可形成乳头状瘤样增殖或疣状皮肤结核样外观，若形成溃疡时，较难愈合。

2. 淋巴管型

较常见，原发皮损常在四肢远端，孢子由外伤处植入，经数日或数个月后局部出现一皮下结节，逐渐呈紫红色或中心坏死形成溃疡，伴有脓液或厚痂（孢子丝菌性初疮），数天乃至数周后，沿淋巴管向心性出现新的结节，排列成串，但引起淋巴结炎者甚少。旧皮损愈合的同时新皮损不断出现，病程延续数个月乃至数年。

3. 播散型

孢子丝菌经血液循环播散，继发于皮肤淋巴管型或自身接种所致，于远隔部位出现多发性实质性皮下结节，继而软化形成脓肿，日久可溃破。皮损可为多形性改变。临床上少见。

4. 皮肤外型

罕见，又称内脏型或系统性孢子丝菌病，多累及免疫力低下者，由血行播散引起，吸入孢子可发生肺孢子丝菌病，还可侵犯骨骼、眼、中枢神经系统、心、肝、脾、胰、肾、睾丸及甲状腺等器官。结合病史及临床症状可以诊断。分泌物直接涂片一般不能找到致病微生物，最好送真菌培养。

本病根据临床表现，真菌培养和组织病理学检查可明确诊断。孢子丝菌病组织病理特征性改变是混合性炎性细胞肉芽肿改变，可见典型的“三区病变”，中央为“化脓区”，由中性粒细胞及少量嗜酸性粒细胞构成；其外为“结核样区”，由组织细胞、上皮样细胞及少量的多核巨细胞构成；最外层为“梅毒样区”，由淋巴细胞及浆细胞构成。皮损内可见PAS染色阳性的圆形或卵圆形孢子，有时可见“星状体”。

【治疗】

1. 西医治疗

（1）局部治疗：局部温热疗法可控制组织内真菌生长，温度应达40～43℃早晚各1次，每次30分钟，部分患者可在1～4个月内治愈。

（2）系统治疗

1）碘化钾既往为治疗孢子丝菌病的首选药，常用10%碘化钾溶液10ml，1日3次口服，总疗程3～6个月。不良反应较常见，包括恶心、皮疹以及甲状腺肿大等。其治疗机制仍不清楚。

2）目前伊曲康唑为治疗孢子丝菌病的首选药物，成人剂量为200～400mg/d口服，儿童5mg/（kg•d^{-1}）口服，疗程3～6个月或更长，应定期监测肝功能。伊曲康唑和碘化钾不能耐受时可使用特比萘芬，成人剂量250～500mg/d；2岁以上儿童可酌情使用，剂量5～6.5mg/（kg•d^{-1}），疗程3～6个月或更长。系统感染者可用两性霉素B。

2. 中医治疗

（1）辨证施治

1）初起：皮下出现硬结，无痛，属血滞痰凝。治则为化痰祛瘀。方用五海丸。

2）已溃：溃疡边缘呈穿凿样，痛不重，久久不能愈合。治则为补气养血，方用八珍汤。

（2）局部治疗

1）采取1%～2%球红霉素二甲基亚砜外用或0.2%本品氧化锌油外涂，或用2%碘化钾液外搽。

2）醋泡方：荆芥18g、防风18g、红花18g、地骨皮18g、大枫子30g、皂角30g、明矾18g，用米醋1 500ml浸泡3～5天备用，每日用纱布浸药液湿敷患处，2次/d，20min/次。

3）外治方：贯众150g、黄柏90g、土茯苓200g、虎杖150g、三仙丹6g、冰片12g、紫草30g。除冰片、三仙丹各研细末后加入外，其余共研极细末备用。用时按20%比例入芝麻油、茶油或凡士林调成糊状或软膏，做创面换药，1次/d，直至创面愈合。如果皮损未溃者，不必应用。未破溃者可选用金黄膏，每2日换1次；破溃者选用九一丹用于疮面，盖玉红膏，1次/d，直至疮敛。

（王红梅）

第三节 硬 红 斑

硬红斑（Erythema Induratum）又称Bazin病（Bazin's disease），系一种结核疹。本病多见于青年女性，多呈对称地发生于两侧小腿的后侧，通常表现为双下肢特别是小腿反复发作的红斑、结节或者深在的结节、斑块，可形成溃疡，难愈。1901年Whitfield提出：硬红斑的另一种是血管炎，两者有些不同点。本病与中医的“腓腨发”“驴眼疮”相类似。

【病因】

本病常发生在青年女性的小腿下部、在冬季时患者较多，所以此病与性别、年龄，寒冷及血液循环状态有关。由于硬红斑常伴有其他内脏结核、但不能找到结核分枝杆菌，故被认为是结核疹的一种。近来，有研究认为本病是皮下动脉和静脉的一种血管炎，血管受损后可引起脂肪坏死，发展成结核样浸润。

中医认为本病多因素体阴虚，虚火内动，烧伤阴血致气滞血凝，郁于肌肤而成；或因脾虚运化失调，聚湿成痰，郁久化热，痰湿热邪下注，壅阻经络而致。阴虚毒热可导致营血运行不畅，进而引起气血瘀阻，肌肤出现斑块结节；兼虚寒之证，则斑块或结节的皮肤色泽不变，或偶见微热；或寒中夹湿，侵入肌表，导致气血瘀阻，形成漫肿的结核硬结，肤色呈紫红或暗红；或无论寒湿、湿热等皆能导致经络涩滞，或者瘀阻脏腑，故凡见结节、斑块暗红或紫红，疼痛明显以及烦热，多汗等，无不与瘀血有关。

【症状及诊断】

本病多发生于青年妇女小腿下部的外侧或后侧面，只偶尔发生于前侧、上肢、臀部或别处。皮疹初期为豌豆到指头大的皮下硬结，逐渐增大而接近皮肤表面，表皮因受压而紧张、微高出皮面，颜色由潮红逐渐变为暗红或青红，皮疹大小不等，局部有程度不等的触痛、立久有胀痛，结节可以逐渐吸收治愈，亦可软化破溃形成深在性的边缘不整形的溃疡，流出稀薄的脓液，溃疡底面有柔软的暗红色肉芽组织，周围有浸润、溃疡不易愈合，愈合后形成萎缩性瘢痕。该病程很慢，愈合后可再发生新的损害，因此结节、溃疡、瘢痕与色素沉着斑往往同时存在。有研究认为由于血管炎引起的硬红斑，结节不破溃，皮疹亦少丛集。

其组织病理学表现为：表皮萎缩，真皮深层和皮下组织有明显的血管炎改变，血管内皮细胞肿胀、变性或增生，血栓形成，管腔闭塞。血管周围最初有淋巴细胞浸润，浸润灶内有明显的干酪样坏死，形成结核结构。后期脂肪细胞亦可产生变性及坏死，形成脂膜炎，以后周围绕以增生的巨噬细胞、成纤维细胞和异物巨细胞，病灶最后由纤维组织代替而形成瘢痕。

结核菌素试验阳性，再结合病史及临床症状即可诊断。必要时可行组织病理学检查。

【治疗】

1. 一般疗法

应注意休息，卧床时需患肢抬高，补充多种维生素；高热量、高蛋白饮食等营养支持疗法。

2. 西医治疗

（1）局部治疗

抗结核药物单独治疗对皮损效果差，应该联合应用抗结核药物。糖皮质激素药物内服或外用有暂时疗效。初期皮损可用10%～20%鱼石脂软膏，在已经破溃后可外用抗生素软膏等。

（2）系统治疗

寻找和治疗体内其他部位结核病灶。早期经过规则抗结核药物治疗预后好，晚期形成瘢痕。

3. 中医药

（1）辨证施治

1）阴虚毒热证：症见肌肤硬结斑块，皮色不变，日久结节溃破，外溢清稀脂水，缠绵难愈，兼有湿热，盗汗，干咳，手足心烦热，舌红，脉细数。治则为滋阴散结，清热解毒。方用四妙勇安汤加减。

2）气血两亏瘀滞证：症见硬结斑块较大，肤色紫红或暗红，胀痛颇剧，走路后小腿胀痛尤甚，舌质紫暗或见瘀点，脉细涩。治则为补气养血，活血消瘀。方用十全大补汤加减。

3）阳气虚衰证：症见肌肤硬结斑块颜色变淡，胀痛稍减，全身乏力，面色苍白，头晕气短，舌淡苔白，脉细无力。治则为温阳补气，消肿散结。方用白塞氏颗粒（醋莪术、当归、茯苓、醋三棱、肉桂、清半夏、赤芍、陈皮、红花、甘草、制附子、干姜）加减。

（2）局部治疗

初起未溃时，敷紫色消肿膏；红晕明显，疼痛者，外敷芙蓉膏；欲溃破时，外用铁箍散软膏；破溃后以化毒散软膏、紫色疽疮膏等量搅匀外敷；脓尽后，用甘乳膏外敷；久不收口，用生肌白玉膏掺珍珠散外敷。

（王红梅）

第四节　接触性皮炎

接触性皮炎被称为毒物性皮炎，是由于接触某些外源性物质后，在皮肤和黏膜接触部位所发生的急性或慢性炎症性反应。表现为红斑、肿、丘疹、水疱甚至大疱。中医的“漆疮”“膏药风”属于本病的范畴。见图25-1。

【病因】

接触性皮炎发生的原因可分为原发性刺激和变态反应两大类。引起变态反应的物质通常分为动物性、植物性、化学性三大类，如羽毛、漆树、化妆品、农药等。接触物本身不具强烈的刺激性，仅少数具有过敏体质的人接触该物后，再接触该物质经12～48小时，在接触部位即可发生皮炎反应。而原发性刺激中，或短时间接触刺激性极强的物质；或长时间接触刺激性较弱的物质，任何人接触后均可产生皮炎。本类接触性皮炎的共同特点是：①任何人接触后均可发病；②无潜伏期；③皮损多限于直接接触部位，边界清楚；④停止接触后皮损可消退。

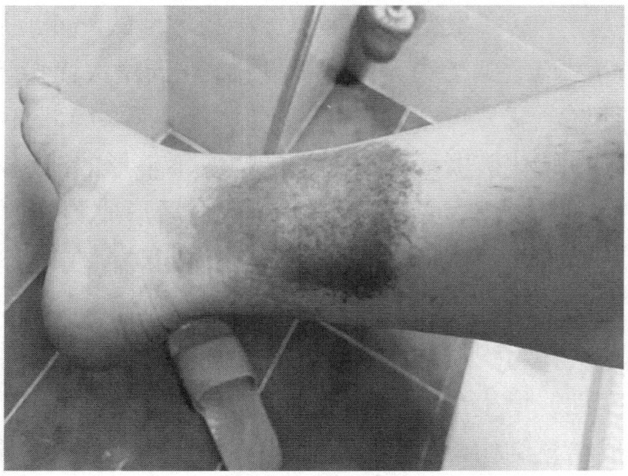

图25-1　接触性皮炎（小腿部贴药膏所致）

中医认为本病主因禀赋不耐，皮肤腠理不密，接触某些物质（如漆、药物，塑料、橡胶制品，染料和某些植物的花粉、叶、茎等），毒邪侵入皮肤，蕴郁化热，邪热与气血相搏而发病；病情反复，局部气血不荣，毒热蕴于肌肤而发病。当毒邪侵袭皮肤，郁积肌表易生湿化热，湿毒热盛而引起皮肤热痛红肿，大疱、渗液不止，剧痒；或局部皮肤长期反复接触致敏物质，肌肤失养，血虚风燥，引起皮肤干燥，粗糙、增厚、脱屑。

【症状及诊断】

变态反应性接触性皮炎、接触的部位开始发痒、发红，可稍有水肿或针头大小丘疹密集，重时则在红斑基础上肿、胀明显，有烧灼或胀痛感，发生多数丘疹、水疱或大疱、继发糜烂、渗出等损害。如为强烈的原发刺激，可引起表皮坏死、脱落，深达真皮时可发生溃疡。接触性皮炎如发生于结缔组织疏松的部位，则局部水肿明显，皮肤表面纹理消失发亮，无明显边界。

皮炎发生的部位与范围一般与接触物一致，边界非常鲜明。如是气体、粉尘为接触物，则边界不清、多发生于暴露部位，有时因搔抓等也可将接触物带到身体他处。非接触部位也可发生相似的皮疹，机体高度敏感时可泛发全身。

去除病因或处理适当，皮疹可在2～3周内消失，病程有自限性。但若再接触过敏原可再发，若刺激物未能及时去除，能使病程迁延变为慢性，类似慢性湿疹或呈苔藓样变。

诊断本病可依据以下几点：①有接触史；②病变为局限于接触部位，境界清楚，皮疹形态单一；③除去病因后，损害较快消退，若再接触可再发；④对可疑的致敏物质，可做斑贴试验，不难诊断。

【治疗】

1. 一般疗法

首先去除病因，将接触物除去、立即用大量清水将接触物洗去，避免用热水烫、肥皂水洗或搔抓。

2. 西医治疗

（1）局部治疗

1）轻度红肿、丘疹、水疱而无渗液时用炉甘石洗剂。

2）急性皮炎有明显渗液时可用3%硼酸溶液等冷湿敷治疗；急性皮炎红肿、水疱、渗液不多时可外用锌氧油，有感染时可加用抗生素。无明显渗出的皮炎，目前多应用各种糖皮质激素霜剂。

3）亚急性或慢性皮炎，可用糖皮质激素软膏，亦可应用0.1%他克莫司软膏等。

（2）系统治疗

以止痒、脱敏为主。内服抗组胺药物，如依巴斯汀、氯雷他定等以及维生素C。对重症泛发的患者可短期应用糖皮质激素口服或静脉注射。有并发感染者则加用抗生素类药物。

3. 中医治疗

（1）辨证施治

1）湿毒蕴肤证：症见起病急骤，皮损鲜红肿胀，其上有水疱或大疱，水疱破裂后则糜烂渗液，自觉灼热，瘙痒，伴发热，口渴，大便干结，小便短黄。舌红，苔微黄，脉弦滑数。治则是清热利湿，凉血解毒，方用化斑解毒汤合龙胆泻肝汤加减。

2）血虚风燥证：症见病情反复，皮损肥厚干燥，有鳞屑，或呈苔藓样变，瘙痒剧烈，有抓痕及结痂。舌淡红苔薄，脉弦细数。治则是养血祛风，润燥止痒，方用当归饮子加减。

（2）局部治疗

1）以潮红、丘疹为主者，可选用三黄洗剂外搽，或青黛散冷开水调涂；伴大量渗出、糜烂，选用绿茶、马齿苋、黄柏、蒲公英、桑叶等煎水湿敷，或10%黄柏溶液湿敷；糜烂、结痂者，选用青黛油、3%黑豆馏油外涂；皮损肥厚粗糙、有鳞屑或呈苔藓样变者，选好10%硫磺软膏、黄连膏、青黛膏等外搽。

2）火针：火针针刺皮损局部，行针后局部涂以红霉素软膏保护创面、防止感染。

3）拔罐：任脉膻中、中脘、气海、关元调理上、中、下三焦；阳陵泉、足三里行气补血、和胃益肾、清热降浊、扶元固本；曲池、百虫窝、血海、风市清热解毒、活血祛风止痒；督脉大椎穴、膀胱经背俞穴及足太阳经合穴委中有增强疏风、和营调卫、清热凉血泻毒的作用。

（王红梅）

第五节 寻常疣

寻常疣（Verruca Vulgaris）是由人乳头状瘤病毒选择性的感染皮肤所引起的表皮良性赘生物。好发于儿童和青年人的手背、手指、足缘或甲周等处，一般无自觉症状。中医称寻常疣为“疣目”“千日疮”“瘊子”等。见图 25-2。

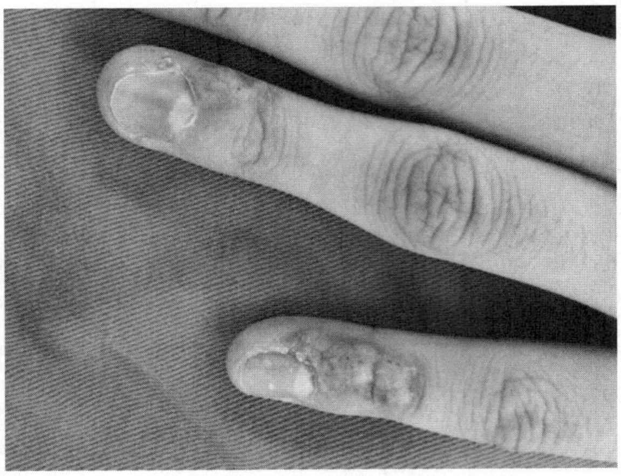

图 25-2 寻常疣

【病因】

寻常疣的病原是人乳头状瘤病毒（human papilloma virus，HPV），传染源为患者和健康带病毒者，主要经直接或间接接触传播。HPV 通过皮肤黏膜微小破损进入表皮并复制、增殖，导致表皮细胞异常分化和增生，引起上皮良性赘生物。人群普遍易感，免疫功能低下及外伤者更加易患。

中医认为本病多因素体肝肾精血亏虚，加之外感风热毒邪，风热血燥，搏于肌肤而发；或因情志不舒，郁而化火，肝火妄动，肝经血燥，筋气不荣，气血蕴结于肌表而致；或气滞血瘀，病久气血经络阻滞，赘疣乃生。

【症状及诊断】

皮损初起为针尖大的丘疹，渐渐扩大到豌豆大或更大，呈圆形或多角形，表面粗糙，角化明显，触之硬固，高出皮面，灰黄、污黄或污褐色，继续发育呈乳头样增生，摩擦或撞击时易于出血，偶可引起细菌感染。初起多为单个，可长期不变，但亦有逐渐增多至数个到数十个，有时数个损害可融合成片，少数可发生同形反应。寻常疣可发生于身体任何部位，常好发于手指、手背、足缘等处。病程发展缓慢，约 65% 的寻常疣可在 2 年内自然消退。临床观察发现疣消退时常有下列预兆：突然瘙痒，疣基底部发生红肿，损害突然变大，趋于不稳定状态，或个别疣消退或有细小的新疣发生。

寻常疣的组织病理表现为表皮棘层肥厚，乳头状瘤样增生伴角化过度，间有角化不全。表皮嵴延长，在疣周围向内弯曲，在棘层上部和颗粒层内有大的空泡化细胞。在非空泡化的颗粒细胞内常含大量簇集的透明角质颗粒。电子显微镜下可见在棘层上部的空泡化细胞和角质层的角化不全细胞的圆形核中，含有大量病毒颗粒。

【治疗】

本病主要采用物理治疗和外用药物治疗，系统药物治疗多用于皮损数目较多，或久治不愈者。

1. 西医治疗

1）物理治疗：冷冻、电灼、刮除和激光都是有效的治疗方法。皮损数目较多者可以分批分次治疗。

2）外用药物治疗：不宜采用物理治疗的患者可根据不同情况选择外用药物及使用方法。常用的药物如 0.05%～0.1% 维 A 酸乳膏、氟尿嘧啶软膏、3% 酞丁胺霜、5% 咪喹莫特软膏。

3）皮损内注射：如平阳霉素与 1% 普鲁卡因稀释于疣体根部注射。

2. 中医治疗

（1）辨证施治

根据寻常疣发病时间长短和皮疹形态表现的不同，分为肝经郁热、气滞血瘀两个证型来治疗。

1）肝经郁热证：症见皮疹初起，疣体较小，数目较少，大便干结，心烦胁痛，口干口苦，舌红苔薄黄，脉弦。治则为疏肝清热，活血消疣。方用清肝消疣方。

2）气滞血瘀证：症见皮疹日久，疣体较大，数目较多，表面粗糙灰暗，质硬坚固，舌暗红有瘀点或瘀斑，脉弦或涩。治则为活血化瘀，软坚散结。方用桃红四物汤加减。

（2）局部治疗

1）浸泡湿敷法：予复方夏枯草洗剂浸泡或湿敷治疗，药物组成：夏枯草、木贼、生丹参、板蓝根、制香附、威灵仙、薏苡仁、鸭跖草、大青叶、皂角刺。将复方夏枯草洗剂的各味中药粉剂倒入容器内加热水至 2 000ml，待冷却至 40～42℃，浸泡患者长疣体的手足部位 30～40 分钟，每日 1 次。不适宜浸泡的部位，取5～6层医用纱布叠片，用40～42℃药液浸湿后，将纱布拧至不滴水状态，湿敷于患病部位30～40分钟，每日1次。

2）火针疗法：局部消毒后，将烧红的针尖迅速刺入疣体，然后迅速出针，连续针刺3～5次，每周治疗1次。

3）灸法：以艾条灸阿是穴（疣体处），每穴15分钟，每日1次，连续4周为1疗程，同时选取最大或最早出现的皮损（母疣）予无瘢痕艾炷灸，刺激强度以患者耐受为度，每周1次，连续4周为1疗程。

（王红梅）

第六节 跖疣

跖疣（Verruca Plantaris）是由人乳头状瘤病毒引起的好发于足底的赘生物，系发生于足底的寻常疣，中医称"跖瘊"。见图25-3。

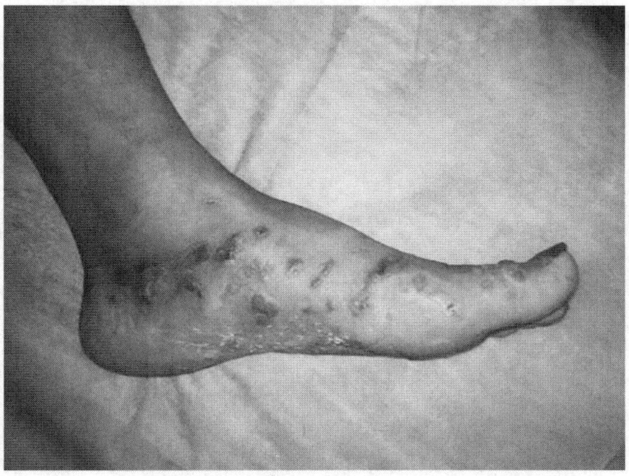

图25-3 跖疣

【病因】

跖疣的病原与寻常疣相同为人乳头状瘤病毒（HPV），外伤和摩擦可为其发病的诱因，足部多汗与跖疣的发生也有一定的关系。

中医认为本病是由于长途跋涉或鞋靴紧小，使足部外伤摩擦或过度受压，而致气滞血瘀，卫外不固，外染邪毒，聚结而成。

【症状及诊断】

可发生于足底的任何部位，但以掌趾前部多见。皮损初起为一细小发亮的丘疹，逐渐增大到黄豆大或更大，因受压而形成淡黄或褐黄色胼胝样斑块或扁平丘疹，表面粗糙，界限清楚，边缘绕以稍高的角质环，去除角质层后，其下方有疏松的角质软芯，可见毛细血管破裂出血而形成的小黑点。另有特殊类型的跖疣诊断时需注意，如镶嵌疣为多个疣体聚集在一起，去除表面角质可见多个软芯；蚁丘疣表面覆盖一层厚的胼胝，疼痛较明显，好发于趾间或侧缘。

【治疗】

1. 治疗上基本同寻常疣。

2. 注意避免压迫与摩擦。

3. 修治疗法

又称修脚疗法，是中医治疗脚病的一种独特方法。具体操作：给予皮损局部消毒，采用无菌条刀刮除疣体，刮除后用胶布保护好局部正常皮肤，露出皮损区局部封包75%水杨酸粉剂，1周后根据情况去除胶带。

（王红梅）

第七节 鸡眼

鸡眼（Clavus）是皮肤局部长期受压或摩擦而引起的局限性圆锥状角质增生性损害。本病好发于足跖前中部，小趾外侧或足大趾内侧缘，临床上以倒圆锥状嵌入真皮的淡黄色角质栓为特征，行走时可发生顶撞样痛。由于皮损根深内陷肉里，形如刺，故中医又谓之“肉刺”。见图 25-4。

【病因】

本病是由于足部长期摩擦或受压引起，长久站立或穿窄鞋远行的人较易发生。

中医认为本病多因长期站立或行走远路之人，穿着紧窄鞋靴，或因其他原因造成的足骨畸形，致使脚部高突处因长时间摩擦受压，气血运行不畅，肌肤因而失养而发病。《医宗金鉴·外科心法要诀》中称之为“肉刺”，指出：“形如鸡眼，故俗名鸡眼。根陷肉里，顶起硬凸疼痛，步履不得。或因缠脚，或著窄鞋远行，皆可生之。”

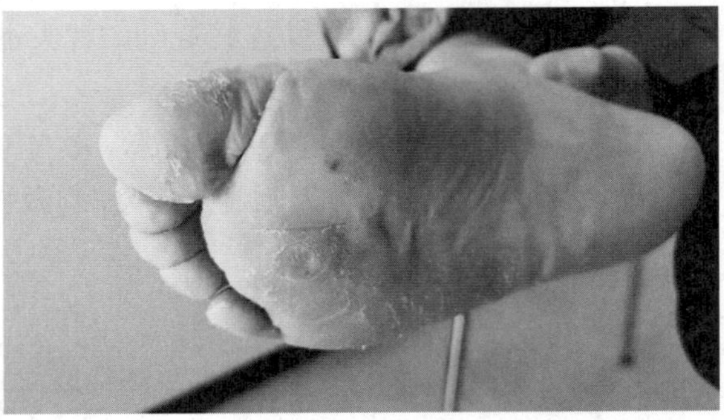

图 25-4 鸡眼

【症状及诊断】

本病好发于成人，女性多见。常累及突出的受力部位，如小指外侧或踇趾内侧缘，也可见于趾背及足跟。皮损为边缘清楚的淡黄色或深黄色圆锥形角质栓，表面光滑，与皮面平或稍隆起，因角质栓尖端压迫真皮层内末梢神经，站立或行走时，受压时自觉剧痛。

【治疗】

1. 一般治疗

去除诱因，尽量避免摩擦和挤压，鞋应适足。

2. 西医治疗

局部治疗可外用鸡眼膏、50% 水杨酸软膏，但应保护周围正常皮肤，也可将鸡眼手术切除。此外，冷冻激光等方法可适当选用。

3. 中医治疗

（1）中药鸦胆子捣烂局部贴敷：用药前将胶布剪一同鸡眼大小一致的圆孔贴在其表面，保护皮肤，将药敷在皮损处，再盖上一胶布固定。5 天换药 1 次。

（2）火针治疗：即用三棱针烧红直接刺鸡眼中心，每隔 3 天刺 1 次，两次为一疗程。干燥结痂脱落后即愈。若未愈可再做一疗程。

（3）修治疗法：常规消毒，削去表面角质层，取一小块胶布，中间剪一圆洞，贴于患处，以水杨酸粉局部封包，用胶布包扎固定，1 周后揭去，如皮损仍未消失，则再予重复以上治疗，每周换药 1 次。

（王红梅）

第八节 胼 胝

胼胝（Callus）是由于手足局部皮肤长期受压或摩擦所致的局限性的片状角质增厚，多见于体力劳动者、手工业者的手部或经常行走及站立工作者的足底，中医称“老茧”“脚垫”。见图 25-5。

【病因】

常与职业有关，多发于体力劳动者的手部足部受压及摩擦的部位，系机体对刺激的保护性反应，解除原因后可以消退。另外还应考虑患者自身身体素质及足部的畸形等因素。

中医认为本病主要是由于局部皮肤长期挤压、摩擦，以致气血运行不畅，肌肤失养，渐致增厚而成。

【症状及诊断】

胼胝为黄色或蜡黄色增厚的角质性斑块，扁平或中央稍隆起、较厚，边缘渐薄，质坚硬，表面光滑且皮纹清晰，略呈半透明，大小数目不等，有轻度压痛，局部汗液分泌减少。好发于掌跖受压和摩擦处，如除去受压因素后，常能自行消退或减轻。

【治疗】

1. 一般治疗

去除诱因，尽量避免摩擦和挤压，鞋应适足。

2. 西医治疗

本病具有一定保护作用，一般无须治疗，若能减少摩擦多能缓解。较厚皮损出现疼痛时，可先用热水浸泡，再用刀削除，也可用角质剥脱剂如水杨酸软膏、维A酸软膏。

3. 中医治疗

木贼60g、王不留行30g、乌梅10g，煎汁，温热浸泡患处，每次15～20分钟，每日1～2次。

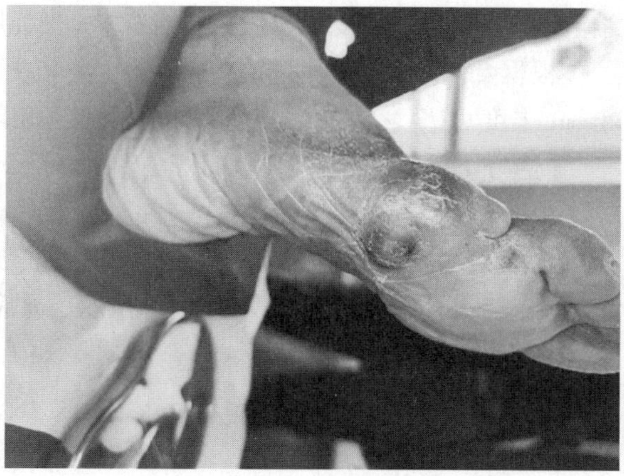

图25-5 胼胝

（王红梅）

第九节 痤 疮

痤疮（Acne）是一种毛囊、皮脂腺的慢性炎症。多发生于青春期男女，常伴有皮脂溢出，中医名“肺风粉刺”“面疮”“粉刺”。见图25-6。

【病因】

到目前为止，痤疮的发病机制尚未能完全弄清楚。本病系多因素发病，原因比较复杂。可能与体内雄性激素分泌增多有关，此激素可刺激皮脂腺增生，肥大，使皮脂腺分泌皮脂增多，淤积于毛囊内形成脂栓，影响皮脂腺分泌物排出形成粉刺。在厌氧环境下，毛囊内的痤疮丙酸杆菌产生溶脂酶，分解皮脂中的甘油三酯，产生游离脂肪酸，侵蚀破坏毛囊壁，刺激真皮，引起毛囊周围炎症反应形成痤疮。其他如食用过多的脂类，糖类及刺激性饮食、便秘、内分泌障碍、遗传、精神因素、化学物质刺激等都可为致病因素，此外与细菌感染及毛囊虫寄生也有关。

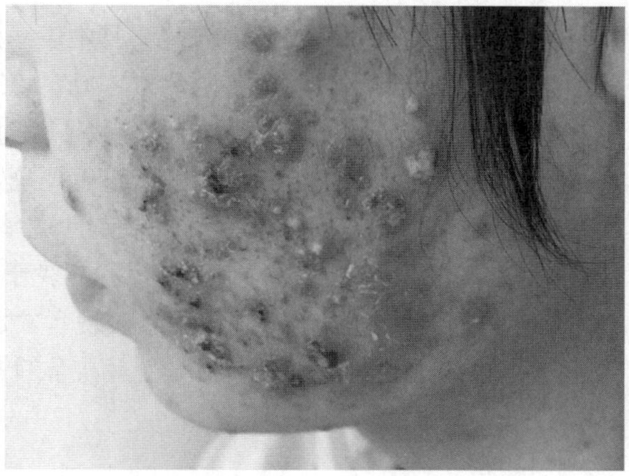

图25-6 痤疮

中医认为本病早期以肺热及肠胃湿热为主，后期有痰瘀。素体阳热偏盛，肺经蕴热，复受风邪，熏蒸面部而发；或过食辛辣肥甘厚味，肠胃湿热互结，上熏蒸面部而致；病久则脾气不足，运化失常，湿浊内停，郁久化热，热灼津液，煎炼成痰，湿热瘀痰凝滞肌肤而发。《医宗金鉴·外科心法要诀》：“此证由于肺经血热而成。每发于面鼻，起碎疙瘩，形如黍屑，色赤肿痛，破出白粉汁，日久皆成白屑，形如黍米白屑。”

【症状及诊断】

皮损好发于面颊、额部、颏部和鼻颏沟，其次是胸部、背部、肩部。初发损害为与毛囊一致的圆锥形丘疹，顶端呈黄白色，由毛囊内皮脂与毛囊内脱落的角化细胞构成，其顶端因黑素沉积形成黑头粉刺，用手可挤出头部是黑色而其下呈白色半透明的脂栓，是痤疮的早期损害。稍重时黑头粉刺形成炎症丘疹，顶端可有米粒至绿豆大的脓疱。炎症继续发展，则可形成大小不等的暗红色结节或囊肿，挤压时有波动感，破溃后常形成窦道和瘢痕。通常以粉刺、炎症性丘疹及脓疱最为常见，少数较重者可出现结节、囊肿和脓肿。皮损一般无自觉症状，炎症明显可伴有疼痛。

根据 2019 年中国痤疮治疗指南，主要依据皮损性质将痤疮分为 3 度、4 级，即：轻度（Ⅰ级）：仅有粉刺；中度（Ⅱ级）：有炎性丘疹；中度（Ⅲ级）：出现脓疱；重度（Ⅳ级）：有结节、囊肿。

【治疗】

1. 一般疗法

选择清水或合适的洁面产品，去除皮肤表面多余油脂、皮屑和细菌混合物，但不能过分清洗，注意控油保湿，外用温和滋润乳。忌用手挤压、搔抓皮损。适当限制可能诱发或加重痤疮的高升糖指数食物及牛奶的摄入，保持大便通畅，避免熬夜。

2. 西医治疗

（1）局部治疗

1）维 A 酸类：包括第一代异维 A 酸和第三代维 A 酸乳膏。初期使用会出现局部刺激反应，如红斑、脱屑、紧绷和烧灼感，应低浓度或小范围避光使用。

2）过氧化苯甲酰：外用后可缓慢释放出新生态氧和苯甲酸，具有杀灭痤疮丙酸杆菌、溶解粉刺及收敛作用，可配置成不同浓度的洗剂、乳剂或凝胶，少数患者皮肤会出现轻度刺激反应，建议可从低浓度及小范围开始使用。

3）抗生素：夫西地酸乳膏、红霉素软膏和克林霉素等外用制剂。

4）壬二酸：对炎症及粉刺均有治疗作用，还可减轻炎症后色素沉着。可配成 15%～20% 霜剂外用。其不良反应为局部轻度红斑与刺痛。

（2）系统治疗

1）抗菌药物：适用于中重度痤疮及中度痤疮外用药疗效不佳患者、炎症较重的重度患者、痤疮变异型患者。首选四环素类如多西环素 100～200mg/d、米诺环素 50～100mg/d。如不耐受或有禁忌证，可选用大环内酯类如红霉素 1.0g/d。建议不超过 8 周。

2）维 A 酸类：适用于结节囊肿型重度痤疮、其他治疗效果欠佳的中重度痤疮、有瘢痕倾向的患者、频繁复发或伴严重皮脂溢出者、痤疮变异型患者。目前一般选用异维 A 酸 0.25～0.5mg/(kg•d) 为起始剂量，或维胺酯 50mg/d，每日 3 次。疗程不少于 16 周。

3）激素药物：适用于有高雄激素表现者、女性青春期后痤疮、经前期明显加重者、常规治疗反应较差或停药后迅速复发者。可选用雌激素与孕激素混合的复方制剂（短效避孕药），如 2mg 醋酸环丙孕酮和 0.035mg 炔雌醇。

3. 中医治疗

（1）辨证施治

1）肺经风热证：症见皮疹以粉刺为主，少量红色丘疹或有痒痛，伴便干溲黄。舌红苔薄黄，脉数。治则为疏风清肺。方用枇杷清肺饮加减。

2）肠胃湿热证：症见皮疹以丘疹、脓疱、结节为主，红肿疼痛，皮肤油腻，或伴有口臭，便秘，尿黄。舌红，苔黄腻，脉滑数。治则为清热利湿解毒。方用茵陈蒿汤加减。

3）痰湿瘀滞证：症见皮疹以结节和囊肿为主，色暗红或紫或有疼痛，经久难愈。舌暗红，苔黄或腻，脉滑。治则为除湿化痰，化瘀散结。方用二陈汤合桃红四物汤加减。

4）冲任不调证：症见皮损好发于额、眉间或两颊，在月经前增多加重，月经后减少减轻，伴有月经不调，经前心烦易怒，乳房胀痛，平素性情急躁。舌质淡红苔薄，脉沉弦或脉涩。治则为调和冲任、理气活血，方用逍遥散或二仙汤合知柏地黄丸加减。

（2）局部治疗

1）外洗或外敷；黄芩、黄连、大黄、凌霄花、蒲公英等煎水外敷或洗，适用于面部丘疹、脓疱多者。

2）外搽：茶调颠倒散外敷患处，适用于皮肤油腻者；脓肿、囊肿及结节可外搽金黄膏。

3）火针疗法：常规消毒后，用烧红的火针快速点刺皮疹，稍加挤压，将皮损中脓栓、脓血清除干净。一般1周治疗1次。术后24小时保持皮损处干燥。

4）中药面膜疗法：以炎性皮疹及粉刺为主者，皮损选择黄芩、大黄、黄连、连翘等清热解毒类，以暗红斑为主选用桃仁、赤芍、冬瓜仁等凉血化瘀类研末，用蜂蜜调配，涂于面部，待药膜干燥后取下。或在中药上敷医用石膏，待石膏冷却后取下面膜，清洗面部。一般一周治疗1次。

5）中药熏蒸：根据皮疹的表现选用黄芩、大黄、黄连、蒲公英等清热解毒类中药熏蒸，每周1～2次。

6）针灸：选用曲池、支沟、丰隆、内庭、阿是穴。实证施泻法，虚实夹杂证平补平泻法，以得气为度。每周2次。或用丹参注射液足三里穴位注射。

（王红梅）

参考文献

[1] 刘栋，王绍瑜，张宇. 孢子丝菌病的中西医结合诊疗新进展 [J]. 中国中西医结合皮肤性病学杂志，2018，17（1）：79-82.

[2] 张文燕，刘兰林，陈瑛，等. 中医药治疗接触性皮炎的研究进展 [J]. 世界最新医学信息文摘，2019，19（78）：49-50.

[3] 谈楚琛，曹婷，彭斌，等. 复方夏枯草洗剂治疗寻常疣的疗效观察 [J]. 福建中医药，2021，52（7）：18-20.

[4] 李领娥，张金芳，张军英，等. 火针治疗寻常疣451例 [J]. 中医外治杂志，2012，21（1）：32-33.

[5] 张舒雁，曹毅，马泽云，等. 艾灸治疗难治性跖疣的临床疗效评价 [J]. 中华中医药学刊，2008，26（10）：2136-2138.

[6] 孙丹，聂玉涛，闫小宁，等. 传统修治疗法治疗掌跖寻常疣的效果 [J]. 临床医学研究与实践，2021，6（14）：32-34.

第二十六章
性　病

第一节　梅　毒

梅毒是一种慢性传染病，主要由性接触、垂直传播及血液传播。约于16世纪初传入我国。本病是由梅毒螺旋体引起的一种慢性、系统性性传播疾病。其临床表现复杂，几乎可侵犯全身各器官，造成多器官的损害，危害性大。中医早期称之"疳疮"；中期称为"杨梅疮"；晚期称为"杨梅结毒"。

【病因】

梅毒系由梅毒螺旋体感染所致，其传染方式有：①直接接触传染，在患者的硬性下疳和二期梅毒疹与扁平湿疣内含有大量梅毒螺旋体的分泌物，在性交或接吻时，通过皮肤或黏膜的损伤（可能很轻微）传给对方；②血液传染，早期梅毒患者血液中有大量梅毒螺旋体。输入患者的血液时可发生传染；③间接接触传染，当接触带有梅毒螺旋体的分泌物、血液或由其污染的衣物、器具时，螺旋体经损伤的皮肤或黏膜侵入，造成感染；④通过胎盘传染，患有早期梅毒的母亲，螺旋体通过胎盘进入胎儿血液内，使胎儿发生胎传梅毒（先天梅毒）。

中医认为梅毒总由感染梅毒疫疠之气，伤及肌肤脏腑而成。感染梅毒疫疠之气，化火生热，夹湿夹痰，外发肌肤、孔窍，内攻脏腑骨髓而为病。或因不洁性交，致使梅毒疫疠之气由阴器直接感受，乘精泄之时，毒邪直入肝肾，深入骨髓，侵入关窍，外发于阴器，内伤于脏腑；或因接触被污染的被褥、浴具、厕所用具、毛巾、食具、衣物等，致使梅毒疫疠之气侵入人体，脾肺二经受毒，流注阴器，发为疳疮，泛于肌肤发为梅毒痘疹；或胎儿通过母体感染梅毒疫疠之气，毒气陷入营血，损伤脏腑筋髓，发于肌肤孔窍所致。

【症状及诊断】

1. 症状

由接触传染的梅毒。其发生与发展有一定规律性。据此临床上分为三期。

（1）第一期：即硬性下疳。在梅毒螺旋体进入人体后，约经过1～10周（一般为3周左右），在入侵部位（多在外生殖器或口唇等处）发生无痛、无痒、边缘比较清楚的硬结，如蚕豆或樱桃大小，表面糜烂，有浆液渗出，干燥后结薄痂，有时形成浅溃疡，基底较硬。当继发化脓性细菌感染时，可使下疳坏死形成较深的溃疡。在硬下疳出现1～2周后发生，表现为单侧腹股沟或患侧近卫淋巴结肿大，相互孤立而不粘连，表面无红肿破溃；可为单侧或双侧；一般无疼痛、触痛；消退常需数月；淋巴结穿刺可见大量螺旋体。

（2）第二期

1）早发梅毒疹：发生于感染后10周左右，有斑疹、丘疹、毛囊丘疹或脓疱疹等形态，分布广泛而对称，黏膜可同时累及。全身淋巴结肿大，无疼痛及压痛，不与皮肤粘连，亦不化脓，特别是滑车上淋巴结肿大，有助诊断。血清反应强阳性。

2）复发梅毒疹：发生于早发梅毒疹后至感染的四年内。损害与早发者同，但较稀少，只见于某一部位如掌跖或黏膜。血清反应强阳性。

3）隐性梅毒：二期梅毒疹消失后有一个潜伏期，可经数月或数年之久，以后也可终生是潜伏期，患者没有梅毒的临床症状，仅血液的梅毒血清反应阳性。但仍有传染性，一般潜伏梅毒在10年以上者，基本上无传染性。

（3）第三期

三期梅毒不但侵犯皮肤也可侵犯任何器官和组织。侵犯心血管或神经系统时可危及生命。

1）皮肤损害：皮疹以梅毒瘤和结节多见，后者常集簇分布于一处，排列成环形、弧形或匐行性。如溃烂，其溃疡呈穿凿样，边缘陡峭。愈合后形成萎缩性瘢痕。三期损害具有较大破坏性，病程呈慢性。血清反应约75%阳性。

2）黏膜损害：常见的损害为鼻中隔及硬腭穿孔、软腭穿孔或悬雍垂破坏。

3）骨损害：三期骨梅毒可产生关节炎，其疼痛常在夜间较重，运动后减轻而无游走性。骨膜炎、树胶肿性骨炎及骨髓炎亦可发生。

4）眼损害：三期梅毒可产生角膜基质炎、虹膜睫状体炎等。

5）心血管损害：可产生梅毒性主动脉炎，主动脉瘤、主动脉闭锁不全等损害。

6）神经系统损害：三期梅毒可引起脊髓旁及全身麻痹性痴呆等病变。脑脊液检查可能有细胞或蛋白质增加，华氏反应阳性或胶体金试验阳性。

2. 诊断

胎传梅毒的诊断，主要根据父母的性病史，母亲小产、早产及死胎史，以及临床特征如X线骨像、血清反应或脑脊液检查结果。

（1）早期胎传梅毒：患儿两岁以内发病，类似于获得性二期梅毒，皮肤多皱纹，面如老人，鼻内分泌物增多及口腔或肛门周围有大小不等的暗红色斑片。全身淋巴结及肝、脾大。骨骼也常发生梅毒性损害，较常见的是梅毒性指炎；骨骺尤其是桡骨骨骺常发生梅毒性骨骺炎，在婴儿出生后6个月内，由X线检查长骨的骨干及骺线，对诊断胎传梅毒有较大价值。

（2）晚期胎传梅毒：两岁以后发病，类似获得性三期梅毒，以角膜炎、骨损害和神经系统损害常见，心血管梅毒罕见。标志性损害为哈钦森齿（上门齿呈“螺丝刀状”，下端比近齿龈端窄，咬合面中央有半月形缺口）、桑葚齿（下第一臼齿较小，齿尖集中于咬合面中部，形如桑葚）、胸锁关节增厚、基质性角膜炎、神经性耳聋；其中哈钦森齿、基质性角膜炎、神经性耳聋合称哈钦森三联征。

（3）隐性胎传梅毒：即胎传梅毒未经治疗，无临床症状，梅毒血清学试验阳性，脑脊液检查正常，年龄<2岁者为早期隐性胎传梅毒，>2岁者为晚期隐性胎传梅毒。

结合病史及临床体征，不灭活血清反应素试验等，脑脊液检查，必要时作病理检查和治疗试验，可以作出诊断。

【治疗】

1. 西医治疗

（1）早期梅毒（初期、二期）

青霉素类为首选药物，如苄星青霉素，240万U，肌内注射1次，每侧臀部120万U，使用1～3次；或普鲁卡因青霉素G，120万U/d肌内注射，连续10～14天。青霉素过敏者可选用头孢曲松钠1.0～2.0g/d肌内注射或静脉注射，连续10～14天，或连续口服四环素类药物（四环素500mg，每日4次；多西环素100mg，每日2次；米诺环素100mg，每日2次）14天。

（2）晚期梅毒

治疗方法与早期梅毒基本相同，疗程延长一倍，药物的总剂量也增加一倍。即苄星青霉素，240万U，每侧臀部肌内注射120万U，1次/周，连续3次；或普鲁卡因青霉素G，120万U/d肌内注射，连续20天。青霉素过敏者可用多西环素100mg口服，每日2次，连续3天。

梅毒治疗后可发生吉海反应，又称疗后剧增反应，常发生于首剂抗梅毒药物治疗后数小时，并在24h内消退。全身反应似流行性感冒样，包括发热、畏寒、全身不适、头痛、肌肉及骨骼疼痛、恶心、心悸等。此反应常见于早期梅毒，反应时硬下疳可肿胀，二期梅毒疹可加重。因此在驱梅治疗前应告知一、二期梅毒患者治疗后可能出现吉海反应，除非引发其他严重合并症，否则无须特殊处理。在晚期梅毒中发生率虽不高，但反应较严重，特别是在心血管梅毒和神经梅毒患者中，尤其是有症状的神经梅毒患者可出现癫痫持续状态等严重的吉海反应，因此患者必须住院治疗以便及时对出现的各种症状做相应处理。此反应还可致孕妇早产或胎儿宫内窒息，应给予必要的医疗监护和处理，但不应就此不治疗或推迟治疗。建议早期梅毒孕妇的驱梅治疗在医生的监护下进行，有条件的情况下治疗当日最好住院，以便及时对症治疗。为减轻吉海反应，可在治疗前 1 天口服泼尼松，每日 20～30mg，分 2 次给药，2～3 天后停用。但应用泼尼松是否能阻止吉海反应的发生尚不明确。

2. 中医治疗

1）肝经湿热证：症见外阴疳疮，质硬而润，或下肢、腹部、下阴出现杨梅疮，兼见口苦口干，小便短赤，大便秘结。舌红，苔黄腻，脉弦滑。治则是清热利湿，解毒驱梅。方用龙胆泻肝汤加减。

2）肺脾蕴毒证：症见疳疮多发于手指、乳房等处，杨梅疮多见于躯干上部，兼见纳呆脘闷，胸膈痞满，身体沉重，舌唇淡红，苔薄白或薄黄，脉濡或滑。治则是清泻肺脾，解毒驱梅。方用土茯苓合剂加减。

3）血热蕴毒证：多见于杨梅疮，疹色紫红，不痒不痛。兼见口干咽燥，口舌生疮，大便秘结。舌质红绛，苔薄黄干，脉细数。治则是凉血解毒，驱梅消斑。方用清营汤合土茯苓合剂加减。

4）毒结筋肌证：见于杨梅结毒，病程日久，肌肉溃烂、流液如胶，骨骼作痛，行走不便。舌质暗，苔薄白或灰黄，脉沉细涩。治则是益气养血，托里解毒，通络生肌。方用黄芪内托散加减。

5）肝肾亏损证：症见两足瘫痪或痿软不行，筋骨窜痛，腰膝酸软，小便困难。舌质暗，苔薄白，脉沉细弱。治则为滋补肝肾，填精补髓。方用地黄饮子加减。

6）心肾亏虚证：症见心慌气短，神疲乏力，下肢浮肿，唇甲发绀，腰膝酸软，动则气喘。舌淡有齿痕，苔薄白而润，脉弱或结代。治则是养心补肾，祛瘀通阳。方用苓桂术甘汤加减。

（王红梅）

第二节　淋　病

淋病是由淋病奈瑟菌（Neisseria gonorrhoeae，简称淋球菌）感染所致的疾病，多数由性交传染。主要表现在男性为急性尿道炎，失治或误治，久之可变为慢性尿道炎，此外还可侵及前列腺、附睾及尿道球腺。在女性除引起急性尿道炎之外，还可感染子宫颈、子宫内膜和输卵管等。少数患者还可经血液循环引起化脓性关节炎、心内膜炎等。淋病属中医淋、浊范畴。

【病因】

本病由于淋球菌感染所致，其传染方式有：①直接传染，在性交过程中，含有淋病双球菌的脓性分泌物沾染尿道或子宫颈，引起发病；②间接传染，接触被含有淋病双球菌的分泌物污染的衣物、器具。如共用浴盆、便盆、浴池的衣被、巾单、座椅等，致病菌侵入人体黏膜部位而发病；③产道感染，患有淋病的产妇，在分娩过程中把致病菌传给婴儿，如淋菌性眼结膜炎和角膜炎就是从产道传染的。当淋球菌黏附于黏膜柱状上皮以后，可由细胞间隙侵入黏膜下层，引起局部组织破坏，黏膜糜烂，炎细胞渗出增多，形成黄绿色的黏稠脓液。

中医认为本病皆由湿热蕴结下焦，以致气化不利，清浊相混，脂液失约引起，初为湿热实证；若治疗不及时，邪可伤正，则虚实夹杂。酒色过度，湿热内蕴，加之房事不节，感染淋毒，湿热邪毒结聚下焦，流注膀胱、精室，致气化不利，清浊不分，而为本病；或感病日久，耗伤正气，或房事不节，损伤脾肾，致脾虚肾亏。脾虚则中气下陷，清浊不分；肾阴亏虚则精浊下走，时有白浊淋下而为本病。

【症状及诊断】

1. 急性淋菌性尿道炎

淋病奈瑟菌侵入尿道以后，一般潜伏期为2～10天，发病后女性所表现的临床症状较轻，男性可有不同程度的尿频、尿急、尿痛，尿道口红肿并有黄绿色脓性分泌物黏附，挤按尿道有脓液溢出，个别严重病例可有脓血尿。包皮长者也可有包皮水肿。分泌物涂片革兰氏染色可在白细胞内找到淋球菌，或细菌培养绝大多数可培养出淋球菌。全身症状可有发热、全身不适、头痛、身痛、纳呆等。

一般于发病3～4周后，虽未经治疗，炎症也会很快减轻，但往往转为慢性过程（慢性淋菌性尿道炎）。有时临床症状可能已不明显，但仍具传染性，还可能再次急性发作。若迁延日久、有可能发生尿道狭窄。有些男性患者，淋菌侵犯前列腺、附睾等处造成感染，出现相应的临床症状，如前列腺的感染会出现腰骶部疼痛和不适，附睾感染会出现肿胀及疼痛等，还有引起尿道周围炎或外阴部淋菌性脓肿的可能。

2. 其他部位的淋病

（1）女性患者，淋球菌常侵犯宫颈和宫内膜。此时白带明显增多且呈脓性，宫颈明显充血。若侵及输卵管引起感染，可有侧腹疼痛。

（2）淋菌性结膜炎，除新生儿可由产道传染外，常为接触传染。患病后眼睑肿胀，结膜充血，畏光，有刺痛，有脓性分泌物。

为了确定诊断，可取分泌物涂片或送细菌培养。

【治疗】

1. 西医治疗

（1）无并发症淋病

1）成人淋菌性尿道炎、子宫颈炎、直肠炎：头孢曲松1g肌内注射或静脉给药，单次给药，或大观霉素2g（宫颈炎4g）肌内注射，单次给药。

2）儿童淋病：体重≥45kg者按成人方案治疗。体重＜45kg的儿童按如下方案治疗：头孢曲松25～50mg/kg（最大不超过成人剂量）肌内注射，单次给药；或大观霉素40mg/kg（最大剂量2g）肌内注射，单次给药。

（2）有并发症淋病

淋菌性附睾炎、前列腺炎、精囊炎：头孢曲松1g肌内注射或静脉给药，每日1次，共10天。或头孢噻肟1g肌内注射，每日1次，共10天。

2. 中医治疗

（1）辨证施治

1）湿热毒蕴证：症见尿道口红肿溢脓，尿急，尿频，尿痛，淋沥不止，尿液浑浊如脂；女性出现宫颈充血、触痛，有脓性分泌物，前庭大腺红肿热痛；伴发热等全身症状。治则为清热利湿，解毒化浊，方用八正散合龙胆泻肝汤加减。

2）正虚毒恋证：症见小便短涩，淋沥不尽，女性带下多，或尿道口见少许黏液，治则为滋阴降火，利湿祛浊，方用八正散合知柏地黄丸加减。

3）毒邪流窜证：症见男性会阴部疼痛、拒按，小便溢浊或点滴淋沥，有腰酸下坠感；女性有下腹部隐痛、压痛，外阴瘙痒，白带多，或有低热。治则为清热利湿，解毒化浊，方用五味消毒饮合龙胆泻肝汤加减。

（2）局部治疗

1）苦参汤：苦参30g、野菊花20g、金银花30g、黄柏30g、蛇床子20g煎水，浸洗，每日一次。

2）二矾汤：明矾15g、皂矾15g、侧柏叶30g水煎外洗。

（王红梅）

第三节　尖锐湿疣

本病是由人乳头状瘤病毒（HPV）引起的皮肤黏膜良性增生的性传播疾病，主要由性交直接传染，或接触患者使用过的浴巾、浴盆、内衣等间接传染；好发生在皮肤与黏膜交界处，男性患者往往发生在包皮、冠状沟、尿道口或肛门附近；女性患者多半发生在阴唇的黏膜、会阴及肛门周围，也有发生在宫颈及阴道内者；个别患者也可发生在腋窝、腹股沟等处。中医称“臊瘊”。见图 26-1。

【病因】

本病为人乳头状瘤病毒感染引起，该病毒喜在暖湿环境中繁殖生长，故易发生在外阴及肛门等处。

中医认为本病皆由湿热下注，复感外邪，蕴结肌肤而发，或淫精邪毒，感触精宫而发病。由于湿毒为阴邪，其性黏滞，缠绵难去，容易耗伤正气。正虚邪恋，以致尖锐湿疣容易复发，难以根治。

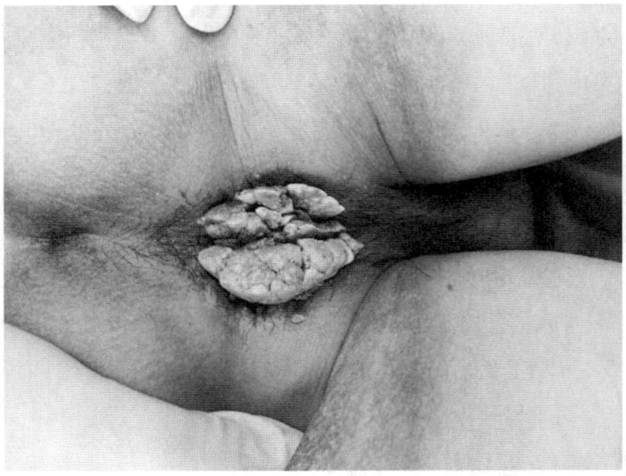

图 26-1　尖锐湿疣

【症状及诊断】

本病潜伏期约 3 周至 8 个月，平均 3 个月。外生殖器及肛门周围皮肤黏膜湿润区为好发部位，男性多见于龟头、冠状沟、包皮系带、尿道口、阴茎部、会阴，同性恋者多见于肛门及直肠内，女性多见于大小阴唇、阴道口、阴蒂、阴道、宫颈、会阴及肛周，少数患者可见于肛门生殖器以外的部位（如口腔、腋窝、乳房、趾间等）。初起时的损害常为小而尖的突起，色粉红，质脆且软，触之易出血。渐渐长大、增多，可呈鸡冠状、蕈状、菜花状，湿润或有臭味。多数患者无明显自觉症状，少数可有异物感，灼痛，刺痒或性交不适。

本病应与鳞癌鉴别，必要时须作病理检查以确定诊断。其组织病理学典型表现表皮乳头状瘤样增生伴角化不全，颗粒层和棘层上部细胞可有明显的空泡形成，胞质着色淡，核浓缩深染，核周围有透亮的晕（凹空细胞），为特征性改变；真皮浅层毛细血管扩张，周围常有较多炎症细胞浸润。

【治疗】

治疗必须彻底，否则极易复发。

1. 西医药

（1）手术时必须彻底切除病损皮肤及黏膜，为了减少出血可采用高频电刀切除，或配合电烙。

（2）CO_2 激光疗法：清扫法、切割法或焦化法；或液氮冷冻疗法。

2. 中医药

（1）辨证施治

1）湿毒下注证：症见外阴或肛门等处疣状赘生物，色淡红或灰褐，表面湿润，触之易出血，或伴有瘙痒，女性或伴白带增多，色黄。小便黄或不畅。舌苔黄腻，脉滑数或弦数。治则为利湿化浊，清热解毒。方用萆薢化毒汤加减。

2）脾虚毒蕴证：症见尖锐湿疣反复发作，屡治不愈，伴乏力体倦、食少纳差、懒言声低，便溏，小便清长，女性或伴白带多，色白清稀。舌质淡胖，苔白，脉细弱。治则为健脾益气，化湿解毒。方用参苓白术散加减。

（2）局部治疗

1）中药煎洗：使用野菊花、板蓝根、白花蛇舌草、黄柏、虎杖、半枝莲、苦参、半边莲、紫草、蒲公英、紫花地丁、大青叶等清热解毒祛湿的中药煎洗对于女性尖锐湿疣患者能够清除潜伏感染、增强机体抗御外邪的能力，降低复发率等。

2）中药外敷：使用木贼、地肤子、马齿苋、土茯苓、苦参、黄柏、薏苡仁、红花、丹参等清热解毒利湿、凉血活血化瘀的中药，用药汁将医用纱布浸透，外敷患处。

3）用板蓝根、大青叶、虎杖、黄芩、黄柏、五倍子、蛇床子、地肤子、百部各15g，苦参30g制成酊剂，每日涂擦患处3～5次。

（王红梅）

第四节 软下疳

软下疳（Chancroid）是由杜克雷嗜血杆菌感染引起，表现为急性、多发性、疼痛性生殖器溃疡，伴腹股沟淋巴结肿大、化脓及破溃为特征的一种经典性病。软下疳属于中医“疳疮”“横痃”“妒精疮”范畴。

【病因】

软下疳是由革兰氏染色阴性的杜克雷嗜血杆菌感染引起的传染病，多半在性交时通过破损的黏膜或皮肤侵入而发病。

中医认为本病是由于强力房劳，忍精不泄或欲念不遂，以致精搏血流，或交感不洁，遭淫毒而发病，有谓“每每先起下疳，下疳未已，便毒继之”。

【症状及诊断】

本病潜伏期为3～14天。

患者常以化脓性生殖器溃疡伴疼痛为主诉。发病前无前驱症状，典型的软下疳发病快，进展也快。男性软下疳患者的临床症状常较重，而女性症状则较轻。接触病原体3天至2周后，感染部位出现一个小炎性丘疹或脓疱，24～48小时后迅速加重，3～5天后损害继续侵蚀患处形成疼痛剧烈的深溃疡。溃疡形状多呈圆形或卵圆形，直径多为0.2～2.0cm。溃疡质地软，易出血，边缘粗糙不整齐；溃疡表面覆有恶臭的黄灰色渗出物，溃疡周围有炎性红斑。可因自身接种，而在原发皮损周围出现成簇的卫星状溃疡。典型病例可在溃疡表面出现具有特征性的蜡样脓苔，溃疡基底部可见颗粒状肉芽组织增生。相邻的溃疡可互相贯通或融合成大溃疡。尿液流经溃疡时有灼痛，这常成为女性患者的主诉。软下疳的三联征包括潜蚀性的溃疡边缘、脓性污秽的灰色溃疡基底以及中等至严重程度的疼痛，三联征对诊断有帮助。溃疡晚期形成不规则的瘢痕。

软下疳的合并症包括软下疳横痃、包皮炎、嵌顿包茎、尿道瘘、尿道狭窄、阴茎干淋巴管炎、阴囊或阴唇象皮肿以及溃疡的继发其他病原体感染等。软下疳横痃为痛性的腹股沟化脓性淋巴结炎，常为单侧，双侧均可受累。肿大的淋巴结常有波动感，可自然破溃流脓，形成溃疡和窦道。尤其是窦道开口呈“鱼口样”，具有特征性。

大多数软下疳溃疡的组织病理有特征性，损害有3个互相覆盖的带，并有特殊的血管变化。溃疡底部表面的带很窄，由中性粒细胞、纤维蛋白、红细胞与坏死组织组成；位于其下的第二条带较宽，有很多新生血管，内皮细胞明显增生，导致管腔常有闭塞及血栓形成，血管壁变性；最深部的带则是由浆细胞与淋巴样细胞组成的致密浸润带。在组织切片中有时可找到杜克雷嗜血杆菌。

结合临床表现及组织病理学特点可做出临床诊断。

【治疗】

1. 一般治疗

杜绝不洁性交。发病后及时治疗，未治愈应暂停性生活并应对患者性伴侣进行追踪防治。

2. 西医治疗

应及时、足量、规则用药。

（1）头孢曲松250mg，单次肌内注射。

（2）红霉素，每次0.5g，每日3次，疗程7天。

（3）阿奇霉素1g，单次口服（孕妇及哺乳期妇女慎用）。

（4）环丙沙星500mg，口服，每日2次，疗程3天（孕妇及哺乳期妇女和小于18岁者禁用）。

3. 中医治疗

（1）辨证施治

1）湿热下注证：症见龟头、阴茎或大小阴唇出现溃烂，脓水溢现，疼痛；或有恶寒发热，小便短赤。苔黄腻，脉弦数。治则为清热利湿解毒。方用龙胆泻肝汤加减。

2）热毒蕴结证：症见龟头、阴茎或大小阴唇出现溃烂成疮，脓液味臭，创面紫红灼热，或腹股沟部红肿，坚硬灼热，行走不便，大便秘结，心烦口干。舌红，苔黄腻，脉弦数。治则为清热解毒，泻火散结。方用黄连解毒汤合五味消毒饮加减。

3）气阴不足证：症见横痃破溃日久不愈，创面肉芽色淡，脓水稀少，身倦乏力，心烦口干，大便干结。舌红少苔，脉细。治则为益气养阴，托里排脓。方用托里消毒散加减。

（2）局部用药

1）三黄洗剂：适用于早期糜烂面，摇匀外涂，每日3次。

2）10%黄柏溶液：适用于早中期糜烂溃疡脓液较多者，浸洗湿敷，每日2次。

3）青黛60g、石膏120g、滑石120g、黄柏60g，研末干掺创面或用麻油调和外敷。

4）生肌膏：适用于后期溃疡创面难愈者。

（王红梅）

第五节　性病性淋巴肉芽肿

性病性淋巴肉芽肿（Lymphogranuloma Venereum）又称第四性病，由沙眼衣原体引起。表现为外生殖器溃疡，腹股沟淋巴结化脓、破溃，晚期外生殖器象皮肿和直肠狭窄等。世界各地均有发病，热带和亚热带地区发病率高，我国近年来偶有报道。属于中医“横痃”“便毒”“鱼口”范畴。

【病因】

本病系由L1～L3血清型的沙眼衣原体传染引起，主要由不洁性交传染而来。大多数沙眼衣原体感染仅侵犯黏膜表面，而引起本病的衣原体侵袭力强，可以通过局部淋巴管累及附近的深部组织和内脏器官。主要的病理过程是衣原体感染产生淋巴管和淋巴管周围炎，原发感染部位引流。

中医学认为本病主要由于房事不洁，外染淫毒，毒蕴下焦，郁湿化热，湿热毒结，凝滞精血，而成结肿，久则肉腐伤肌而溃；湿热毒邪久蕴，痰凝血瘀阴部肿胀如象皮；病患日久，邪热耗气伤阴，瘘管形成，难以收口。

【症状及诊断】

本病潜伏期为1～6周。

1. 早期（生殖器初疮期）

潜伏期后5%～25%患者可出现生殖器初疮，男性好发于龟头、冠状沟、包皮内侧以及尿道口等处，女性好发于大小阴唇、阴道以及宫颈等处，有时也可发生于生殖器以外的部位（如手指、肛门以及口唇等）。皮损最初为针尖大小的丘疹和脓疱，迅速形成浅表性糜烂或溃疡，多为单发，直径2～3mm。无自觉症状，常被患者忽视。一般于10天左右自愈，愈后不留瘢痕。

2. 中期（腹股沟横痃期）

初疮出现 1～4 周后，出现男性腹股沟淋巴结肿大。约 2/3 的患者单侧发病，1/3 为双侧发生。肿大的淋巴结又称第四性病横痃。初始时孤立、散在、肿大、质硬，可有疼痛和压痛。继而肿大的淋巴结相互粘连、继续增大、形成团块，表面皮肤呈青紫色或紫红色。坚韧的腹股沟韧带把肿大的淋巴结团块上下分开，使之两侧隆起，中央凹陷，产生一长条形沟槽，称为槽形征，是本病有特征性的表现。1～2 周后，肿大的淋巴结软化、波动、破溃，流出黄色浆液和血性脓液，产生多个瘘管。数周或数月愈合，形成瘢痕。女性初疮如发生在外阴和阴道下段，症状与男性相同。但如初疮发生在阴道上 2/3 以上或宫颈，由于该段淋巴液引流到直肠周围淋巴结，衣原体感染可累及直肠和直肠周围炎，即称之为生殖器肛门直肠综合征。临床出现腹痛、腹泻、里急后重、便中带血，继而发生便秘、腰背痛。直肠镜检可见直肠黏膜炎症和溃疡。此时还可以出现全身症状，如发热、头痛、关节痛、乏力、肝脾大和皮肤皮疹等。

3. 晚期

经过多年长期慢性淋巴管炎和淋巴结炎后，可发生阴部象皮肿和由于溃疡、瘘管愈合瘢痕收缩引起的直肠狭窄等后遗症。象皮肿多见于阴唇，也见于阴茎和阴囊，表现为皮肤表面疣样增生及息肉样生长。女性由于直肠周围炎后组织破坏，发生直肠阴道瘘、阴道尿道瘘以及肛门周围瘘管。直肠炎和直肠周围炎症后瘢痕形成，使直肠下端呈管状狭窄，导致排便困难、腹绞痛及大便变细。多年后，少数人可发生直肠和肛周继发癌变。

结合病史和腹股沟淋巴结明显肿大触痛，临床上高度怀疑本病，确诊需结合实验室检查。

【实验室检查】

1. 补体结合试验

用一种特异性的抗原，检测患者血清中衣原体抗体，一般在感染 4 周后抗体阳性，补体结合试验的滴度为 1∶64 及以上时有诊断意义，如为阴性，1∶16 及以下时可排除本病。

2. 微量免疫荧光法

可以用来鉴别本病与其他衣原体感染，滴度大于 1∶512 才有意义。抗衣原体 IgG 抗体的存在表明有衣原体既往感染，而高滴度 IgM 抗体的出现说明为衣原体首次感染。

3. 沙眼衣原体细胞培养

细胞培养法具有确诊意义，但其敏感性并不太高。标本男性取自尿道、直肠和腹股沟横痃，女性取自直肠和宫颈。

4. 其他方法

直接免疫荧光法和酶联免疫吸附试验已有商品化试剂盒，是快速、简便和准确的检测手段。

【治疗】

1. 西医治疗

（1）系统药物治疗

1）多西环素，口服，每次 0.1g，每日 2 次，连服 3 周。

2）四环素，口服，每次 0.5g，每日 4 次，连服 3～4 周。

3）红霉素，口服，每次 0.5g，每日 4 次，连服 3 周。

4）米诺环素，口服，每次 0.1g，每日 2 次，连服 3 周。

注意随访，1 年内每 3 个月复查 1 次。

（2）外科治疗

如有化脓波动的淋巴结，应用针筒穿刺抽去脓液，严禁切开引流。如果出现直肠狭窄，可做扩张手术后部分切除术。严重者和象皮肿患者应做外科手术治疗。

2. 中医药

（1）辨证施治

1）湿热下注证：多见于早期，阴部出现丘疹，水疱细小如粟，或糜烂溃疡，片小而浅，少许滋水。或伴微热，倦怠，纳差，小便黄赤。舌苔薄黄，脉弦数。治则为清热利湿解毒。方用五味消毒饮合二妙散加减。

2）热毒蕴结证：此型多见于疾病中期，症见腹股沟淋巴结肿大，质硬，疼痛，皮色红或紫红，伴发热，倦怠，身痛。舌红，苔黄，脉弦数。治则为清热解毒，散结化瘀。方用仙方活命饮加减。

3）气阴亏虚证：症见皮核溃破，创口皮色暗红，脓液先黄稠后清稀，或夹有败絮样物。此愈彼溃，久不收口，可形成瘘管、窦道及象皮肿。舌红少苔，脉细数。治则为益气养阴生肌，化瘀解毒散结。方用内托生肌散加减。

4）痰凝血瘀证：症见阴部肿胀肥厚，坚实，或下肢肿胀如象皮，或直肠肿块，狭窄；排便困难，乏力，纳呆。舌暗苔腻，脉涩。治则为化痰软坚，化瘀散结。方用桃红四物汤合海藻玉壶汤加减。

（2）局部治疗

外洗法：生槐花 30g、防风 9g、连翘 9g、僵蚕 9g、荆芥 9g、金银花 18g、甘草 3g、炙乳香 6g、炙没药 6g，水煎外洗患处，每日 2 次。

（王红梅）

参考文献

[1] 胥丽丝，谭枚秀. 自拟中药外洗方治疗湿热蕴结型女性生殖器尖锐湿疣 30 例 [J]. 湖南中医杂志，2020，36（11）：68-70.

[2] 付梦珠，胡湛歆，吴水强，等. 中药外敷对尖锐湿疣复发及患者生活质量的影响 [J]. 中国中医药科技，2020，27（6）：957-958.

[3] 肖战说，徐晨琛，崔炳南. 中医外治法治疗尖锐湿疣的研究进展 [J]. 山东中医杂志，2018，37（9）：783-786.

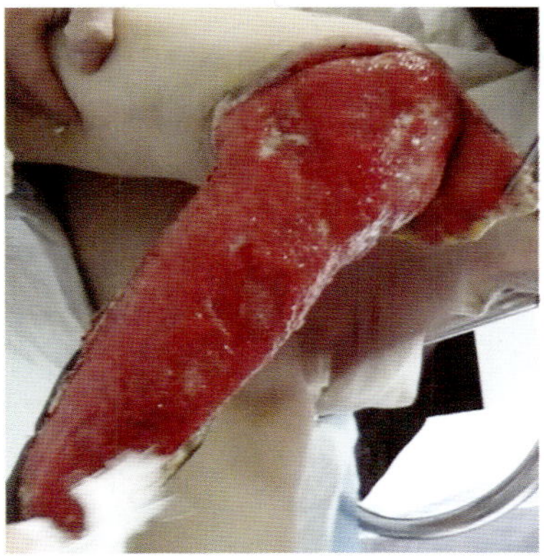

图 7-2　24 岁女性车祸外伤导致的创面

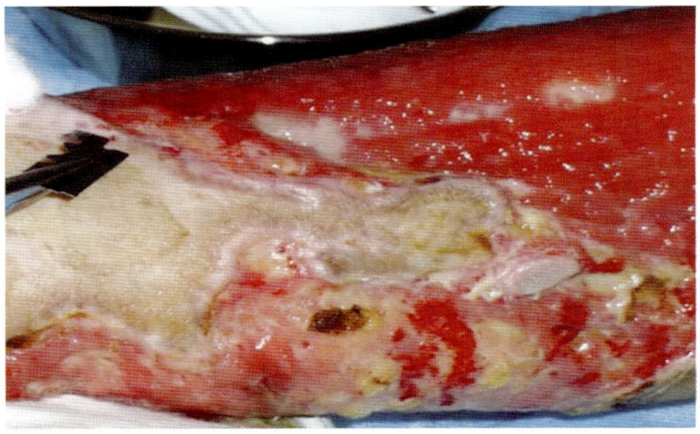

图 7-3　取皮

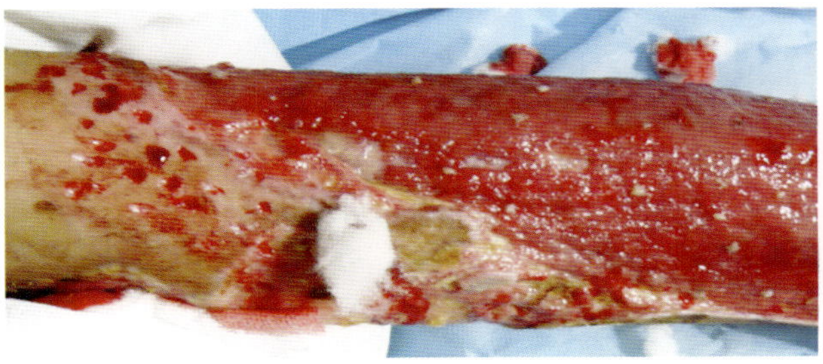

图 7-4　点状植皮区

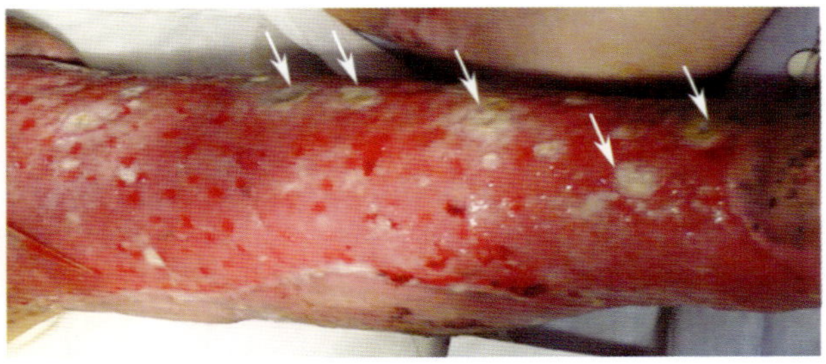

图 7-5　抑菌环形成

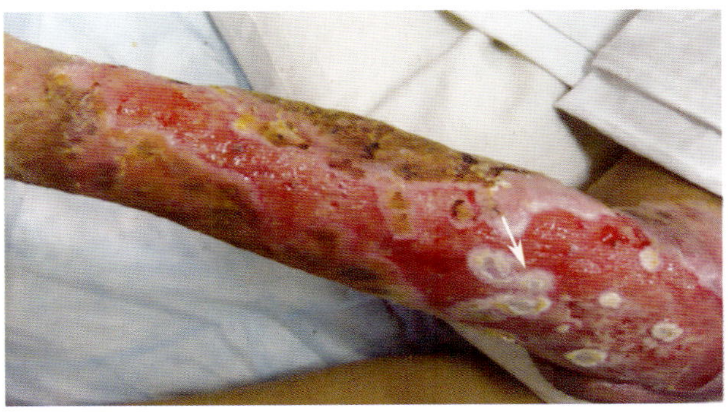

图 7-6　皮岛融合

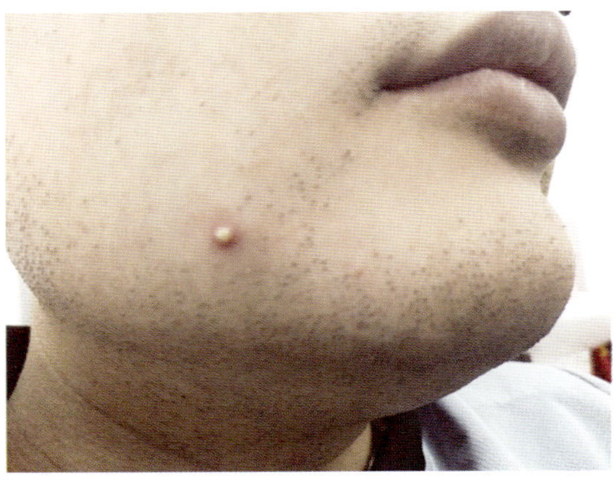

图 9-1　面部疖（有头）

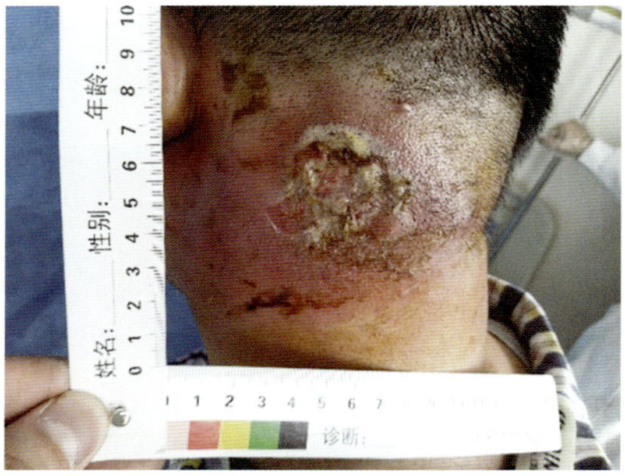

图 9-2　有头疽(颈项部)

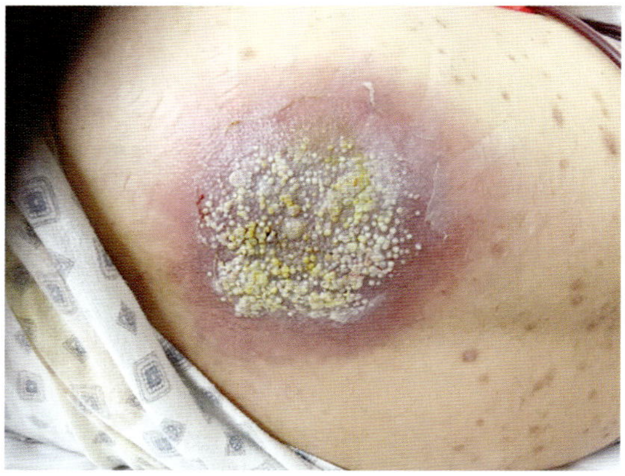

图 9-3　有头疽(背部)

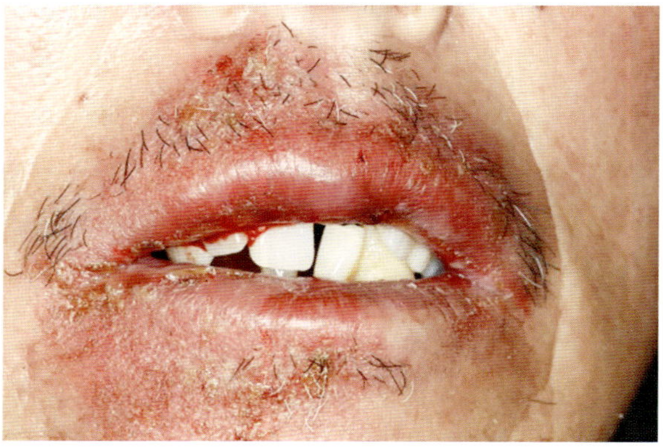

图 9-4　唇痈

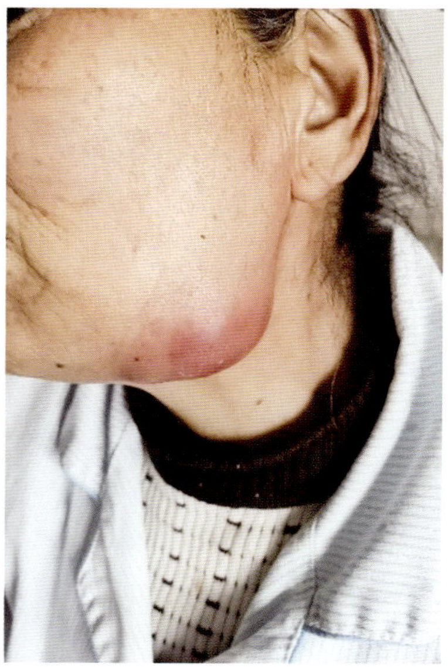

图 9-5　下颌部急性淋巴结炎

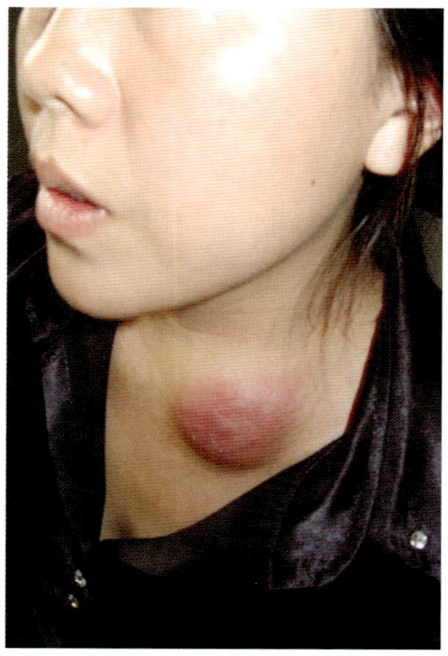

图 9-6　颈部结核性淋巴结炎

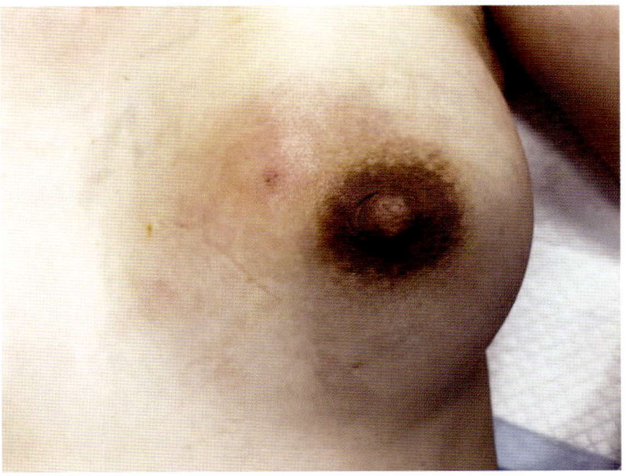

图 9-7　急性化脓性乳腺炎（乳痈）

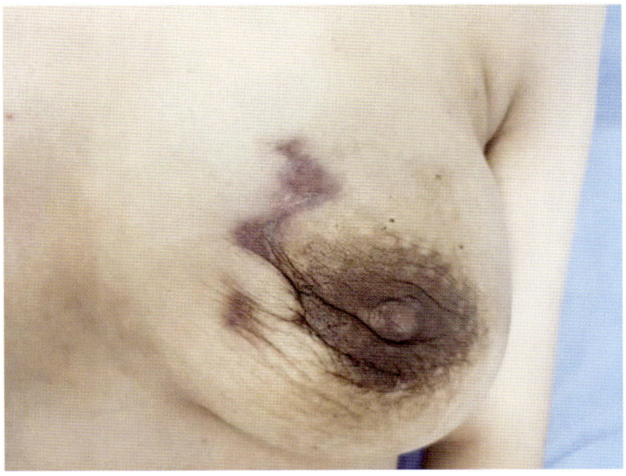

图 9-8　浆细胞性乳腺炎

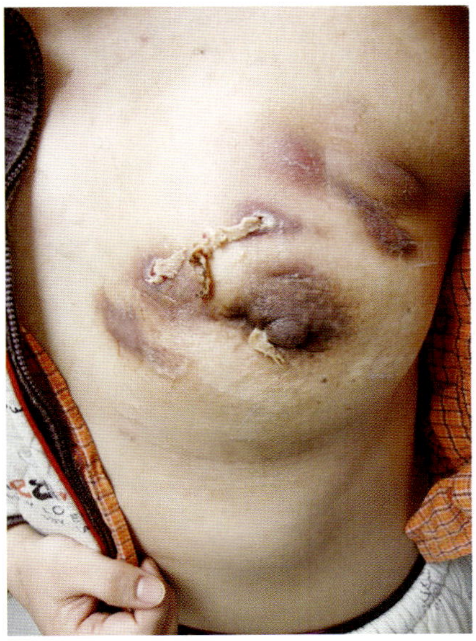

图 9-9　乳房结核

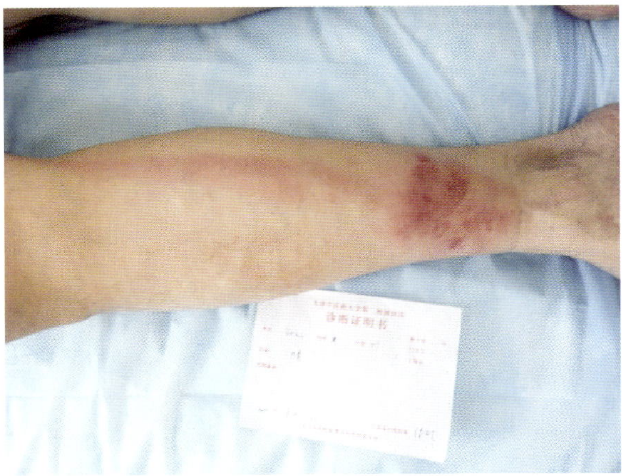

图 9-10　急性淋巴管炎

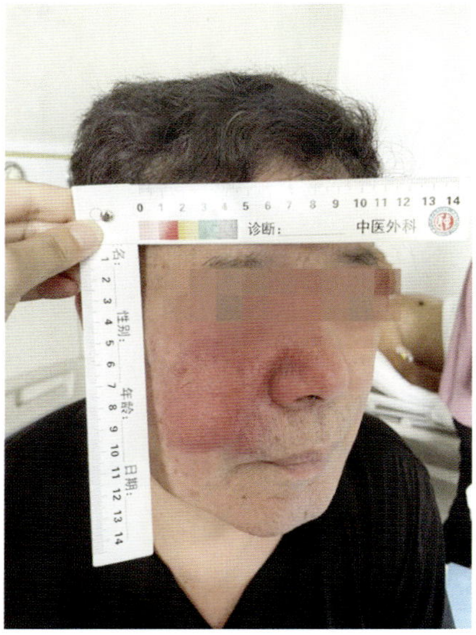

图 9-11　颜面部丹毒

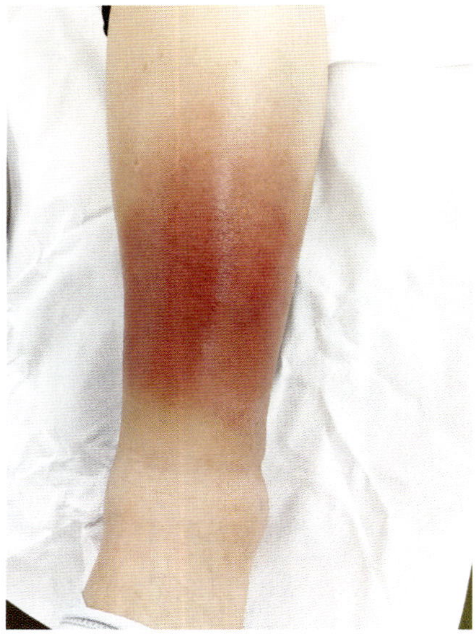

图 9-12　下肢丹毒

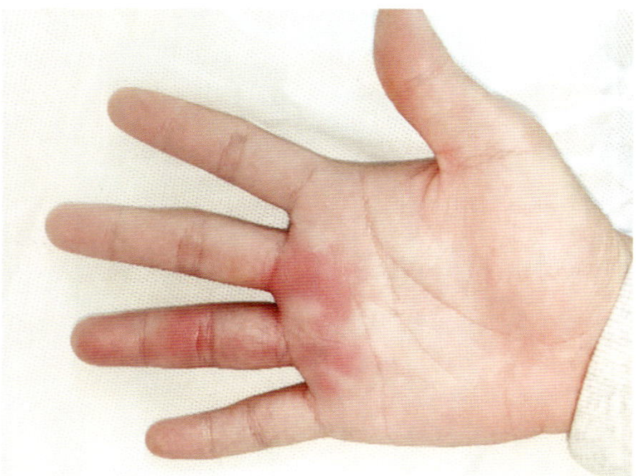

图 9-13　类丹毒

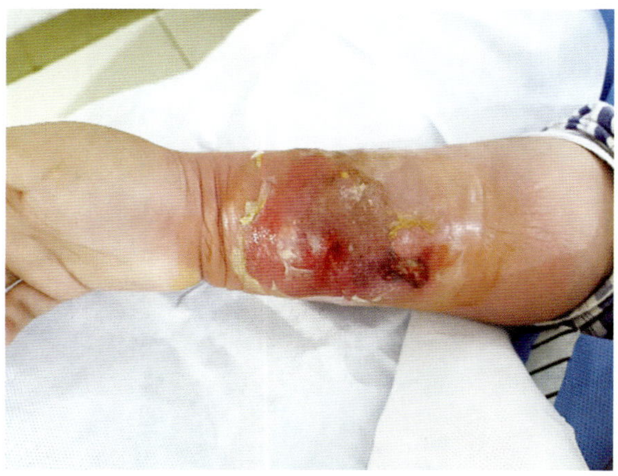

图 9-14　急性蜂窝织炎(前臂)

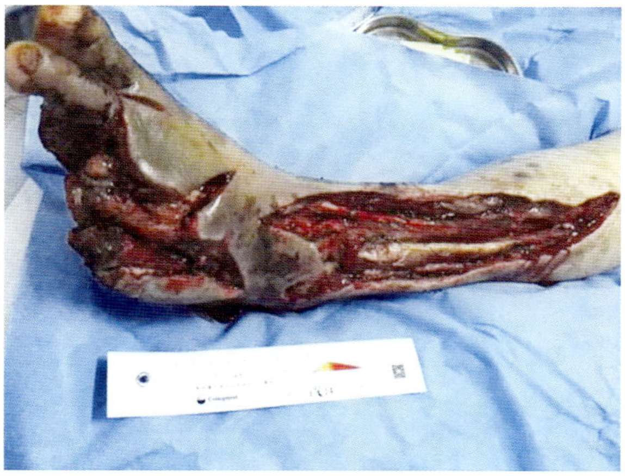

图 9-15　坏死性筋膜炎

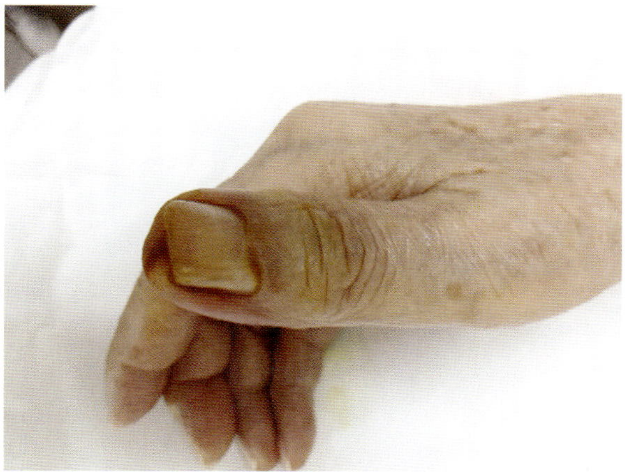

图 10-6　甲沟炎

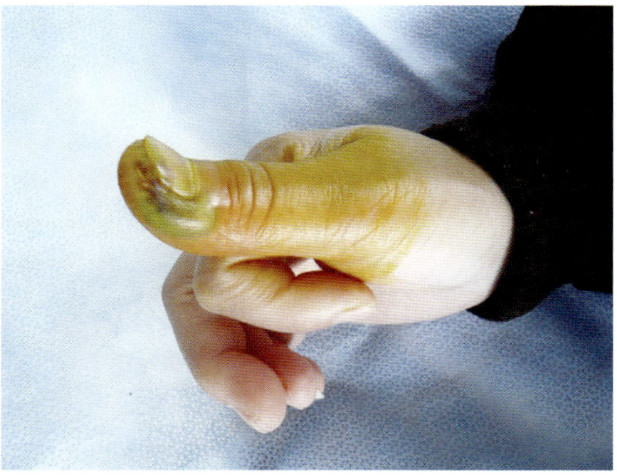

图 10-7　甲沟炎成脓

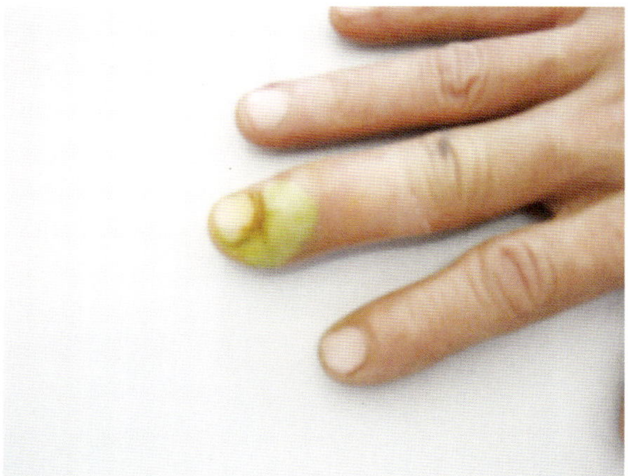

图 10-8　指端表皮下脓肿

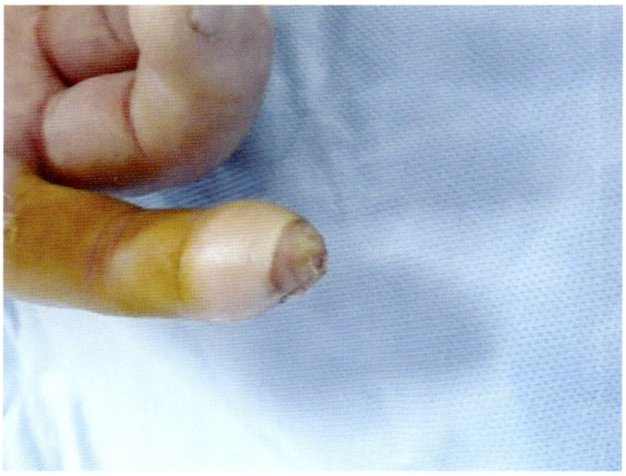

图 10-9　化脓性指头炎

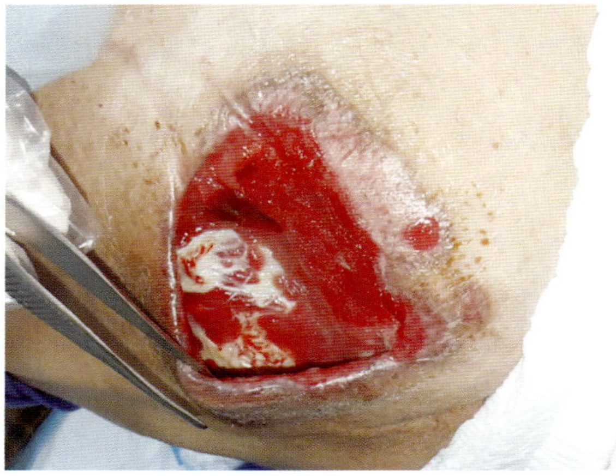

图 11-1　压疮形成的窦道

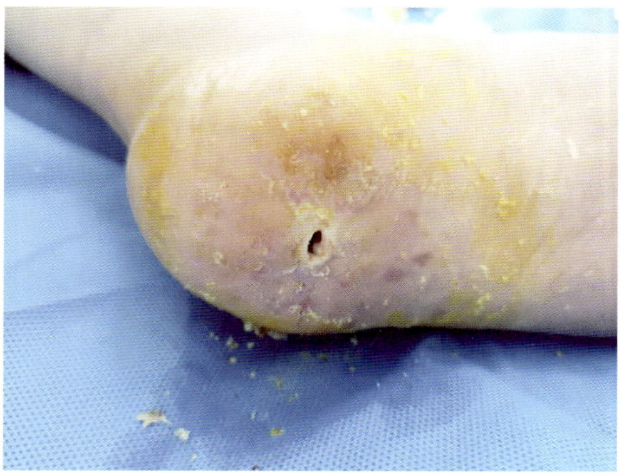

图 11-2　足跟部术后不愈合形成窦道

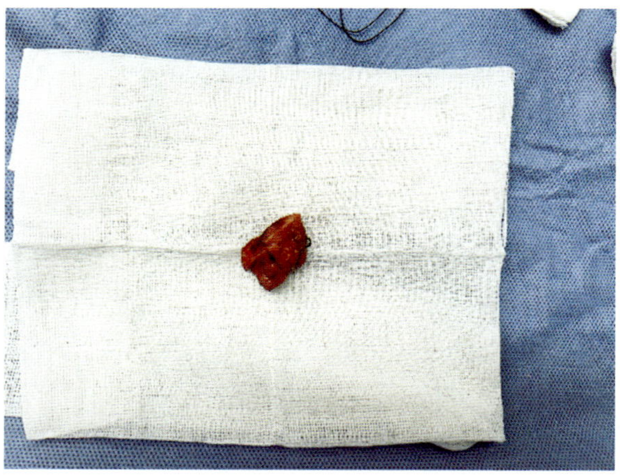

图 11-3　足跟部窦道切除组织（可见缝线残留）

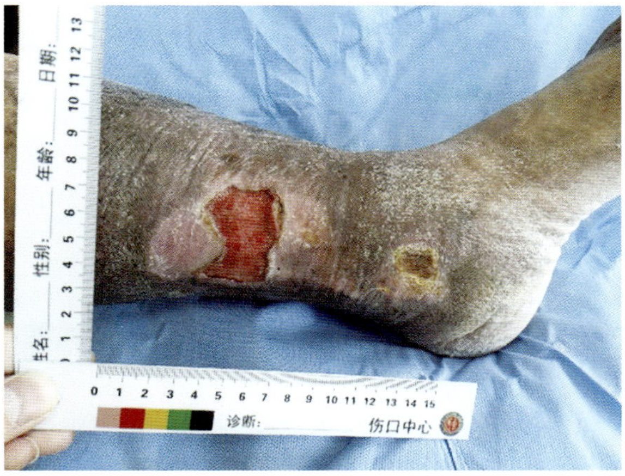

图 12-1　下肢静脉性溃疡

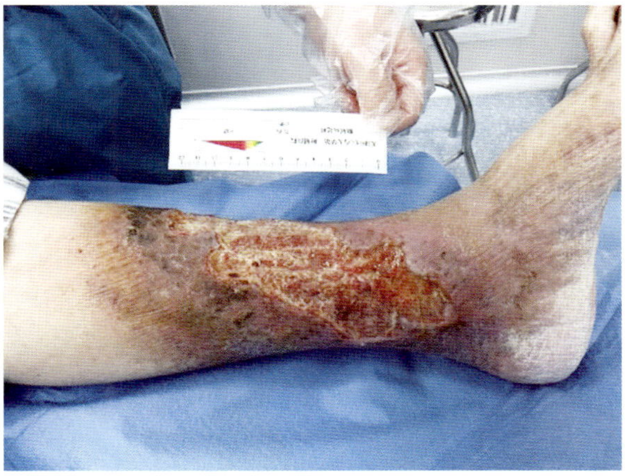

图 12-2　痛性溃疡

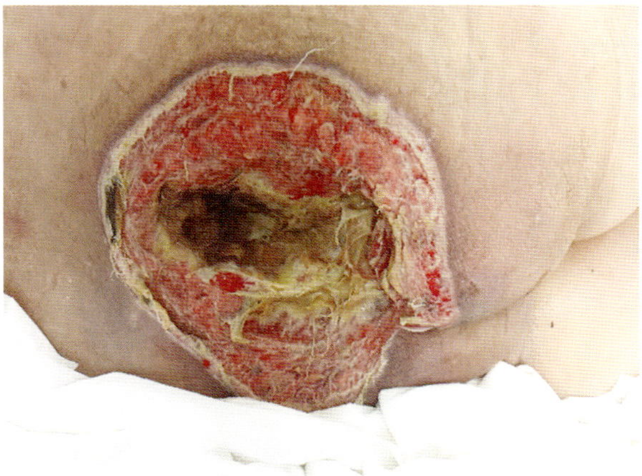

图 12-3　压疮

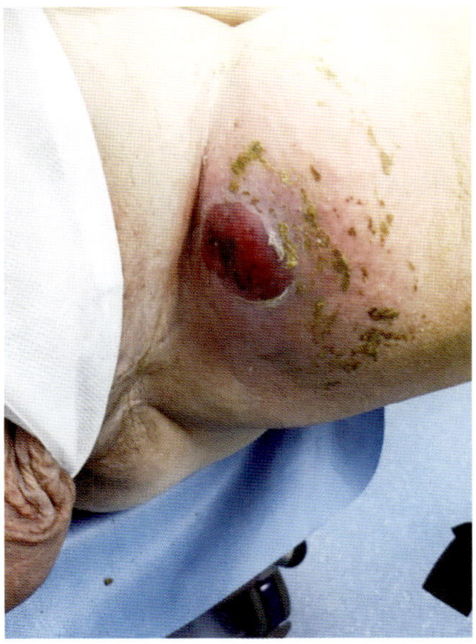

图 13-1　腹股沟急性脓肿

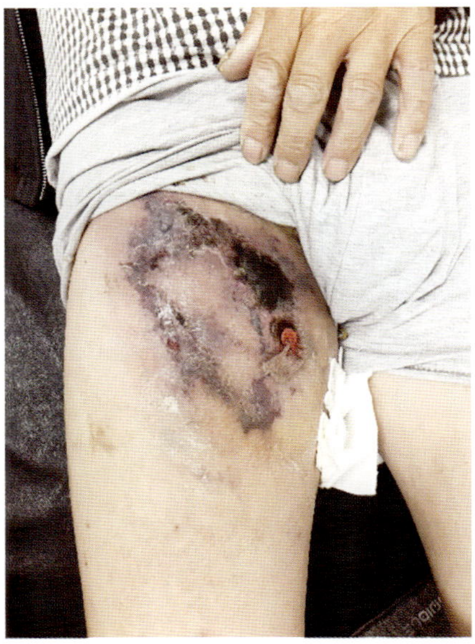

图 13-2　腹股沟慢性脓肿

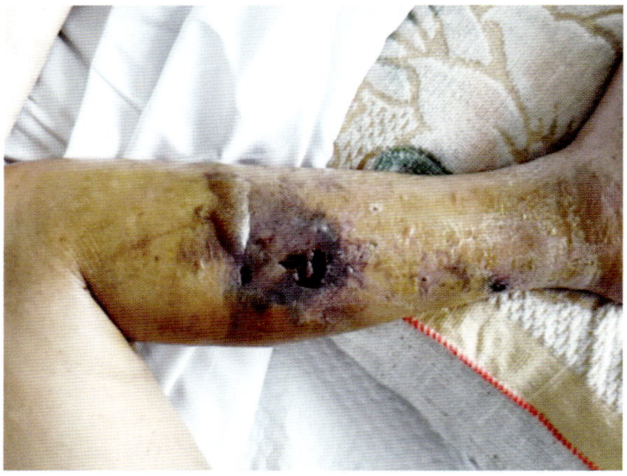

图 17-1　气性坏疽（小腿）

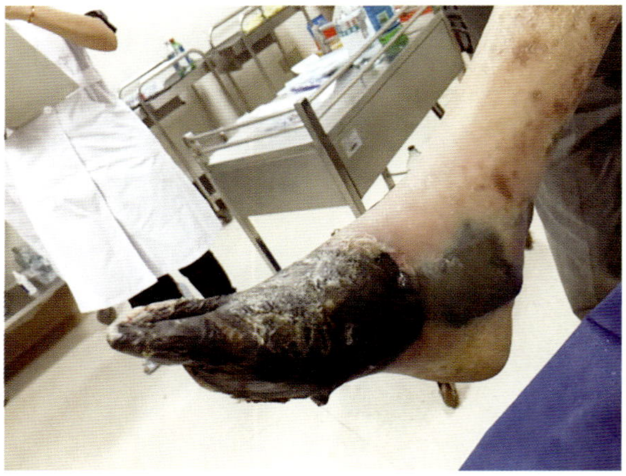

图 17-2　气性坏疽（足部）

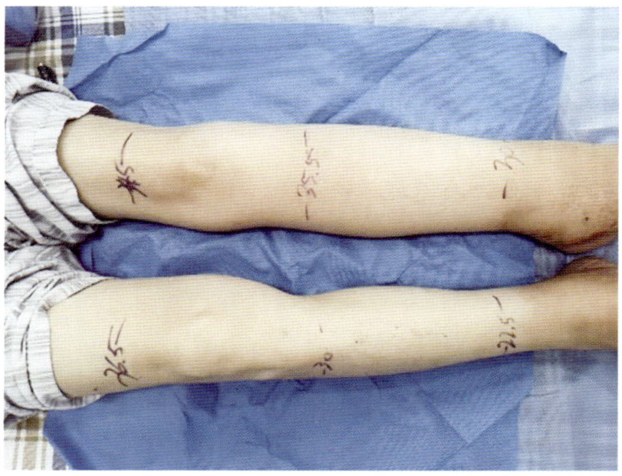

图 18-1　下肢深静脉血栓形成（左侧）

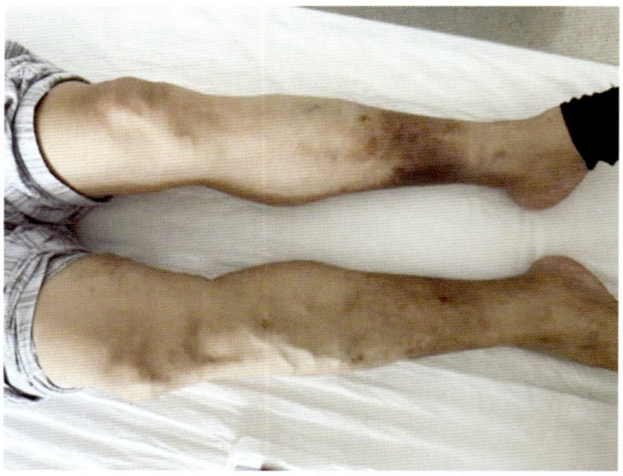

图 18-2　血栓性浅静脉炎（左侧）

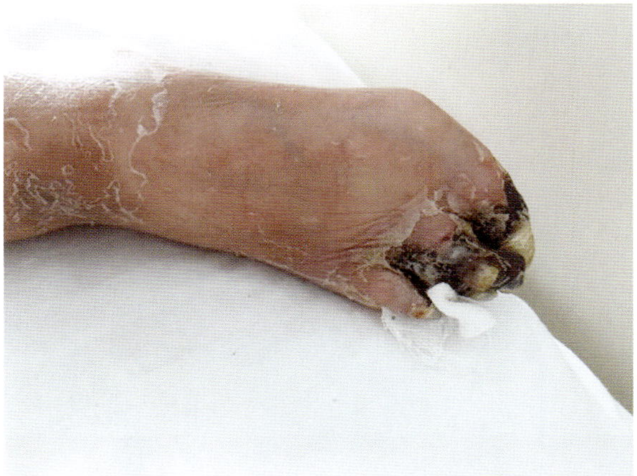

图 18-3　血栓闭塞性脉管炎

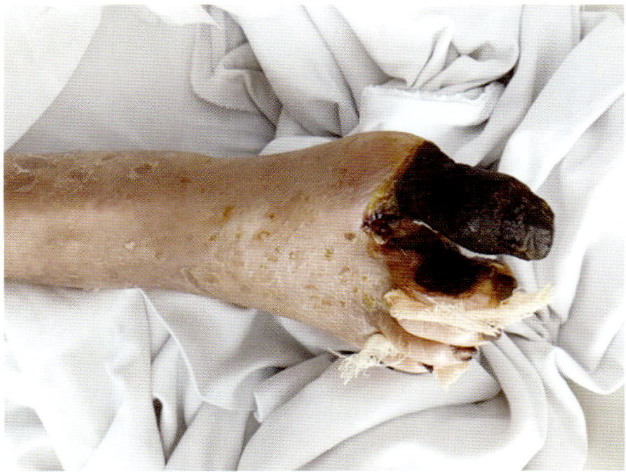

图 18-4　下肢闭塞性动脉硬化

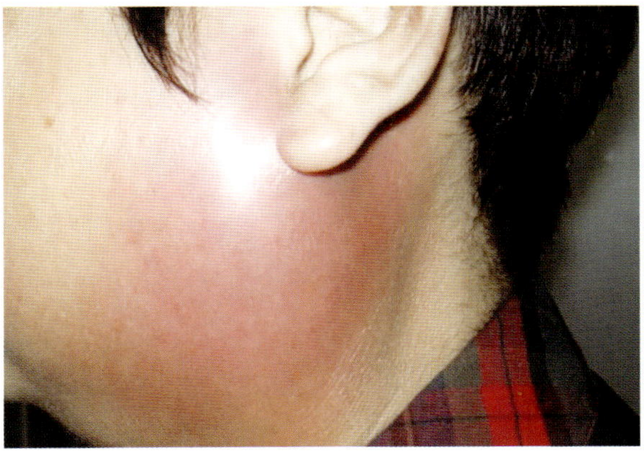

图 19-1　颌面间隙感染

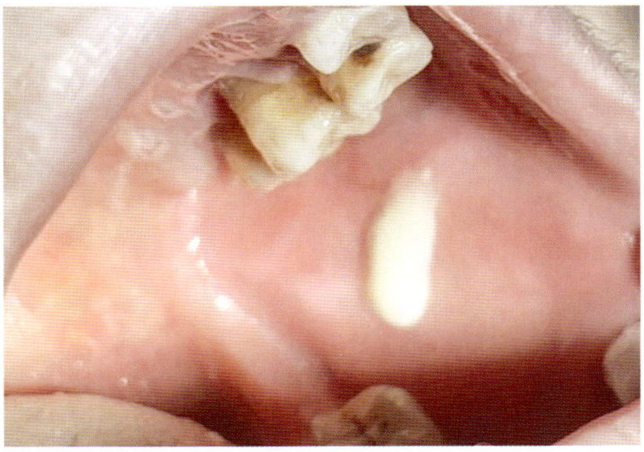

图 19-2　急性化脓性腮腺炎

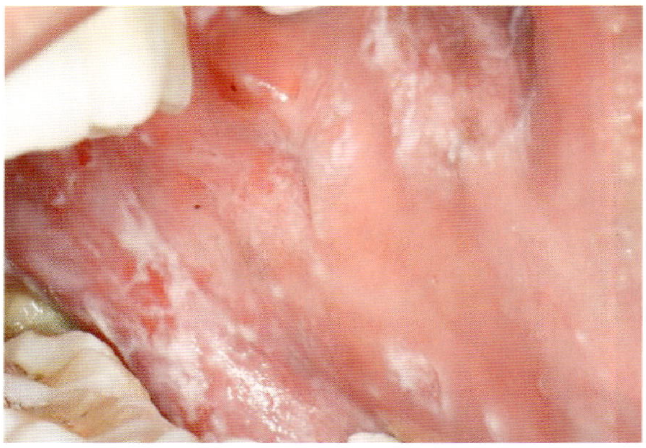

图 19-3　口腔扁平苔藓

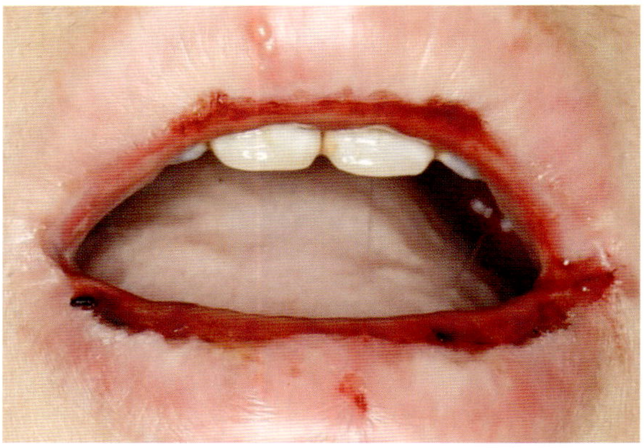

图 19-4　多形渗出性红斑

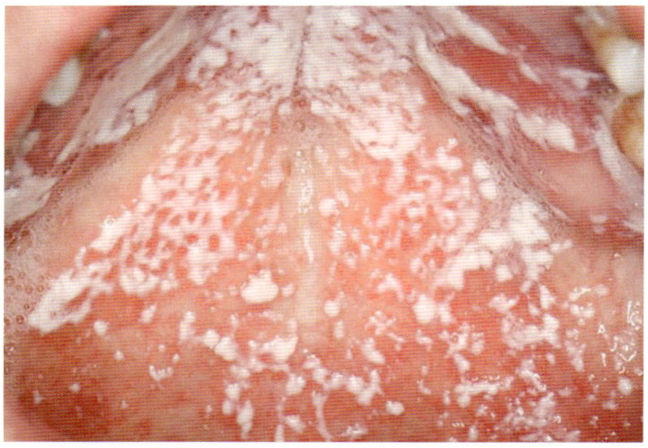

图 19-5　雪口病软腭

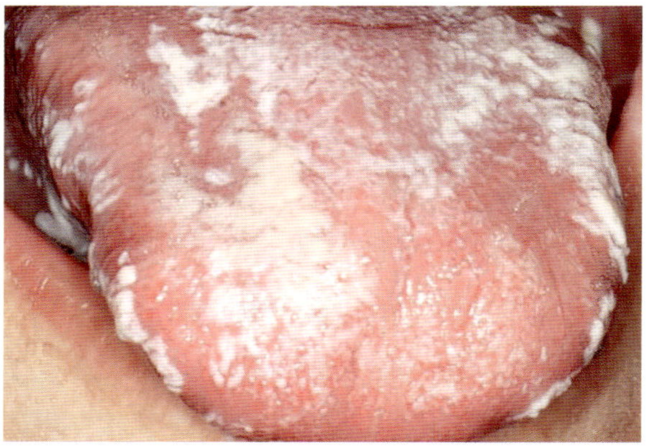

图 19-6　雪口病舌背

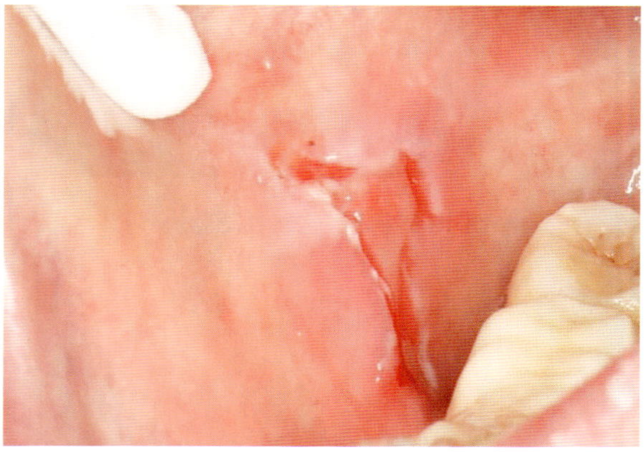

图 19-7　天疱疮（右颊）

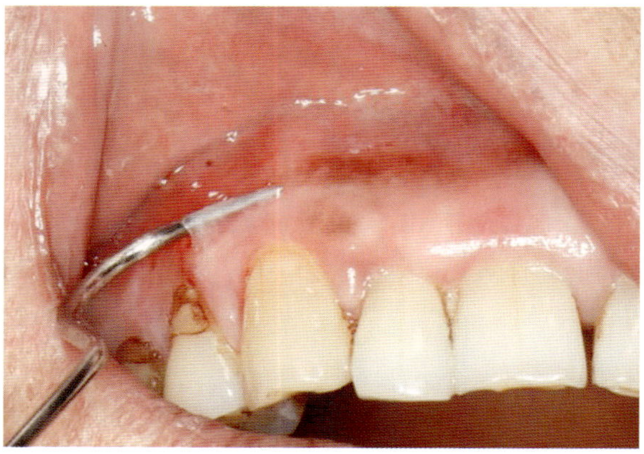

图 19-8　天疱疮牙龈

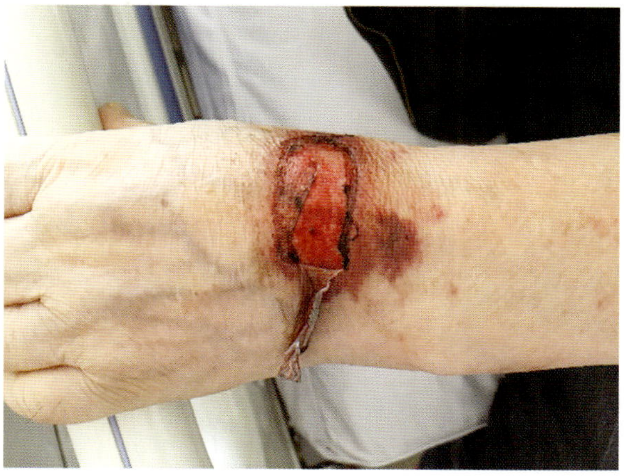

图 22-1　手背擦伤

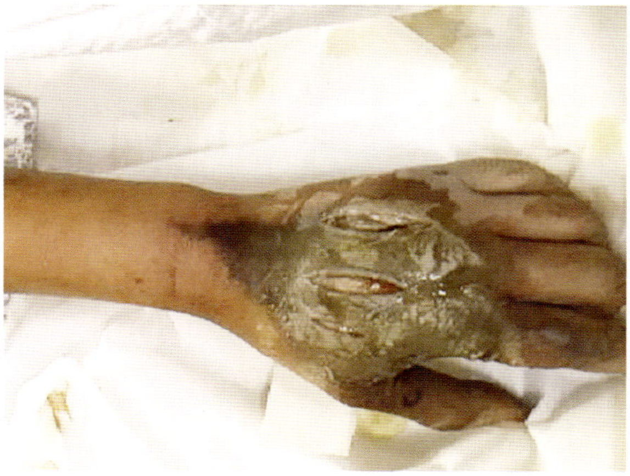

图 23-1　手部毒蛇咬伤创面(眼镜蛇)

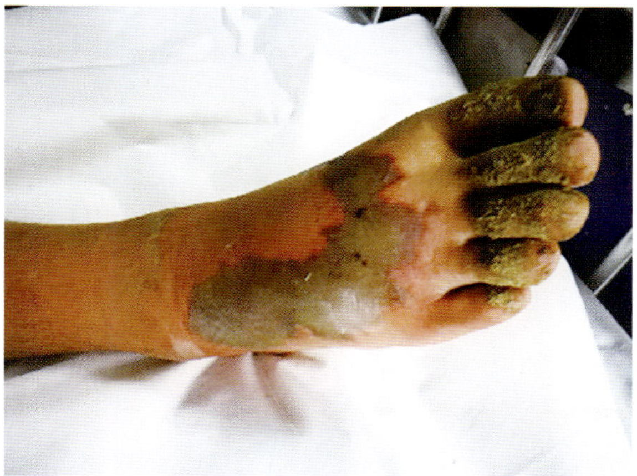

图 23-2　足部毒蛇咬伤创面(眼镜蛇)

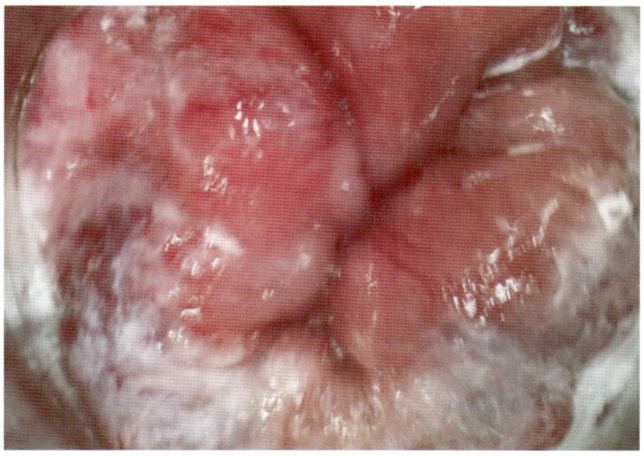

图 24-19　内痔(肛门镜下)

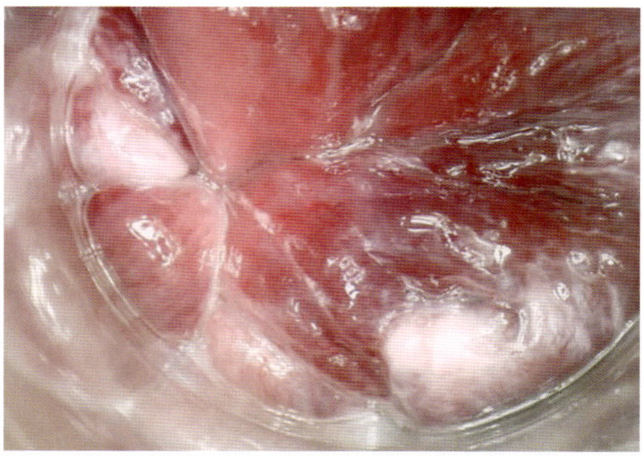

图 24-20　内痔伴水肿(肛门镜下)

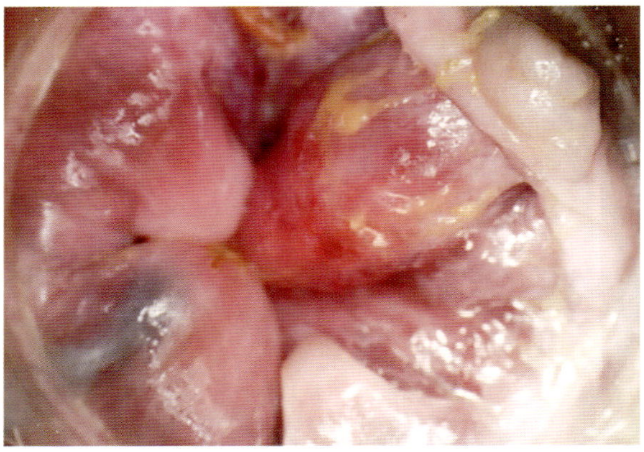

图 24-21　血栓外痔(肛门镜下)

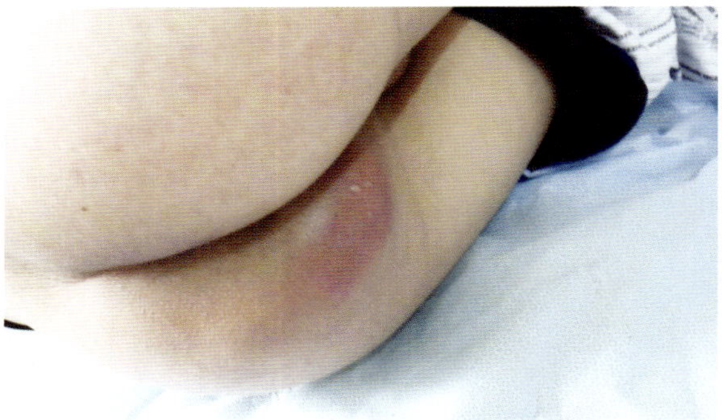

图 24-22　肛门直肠周围脓肿

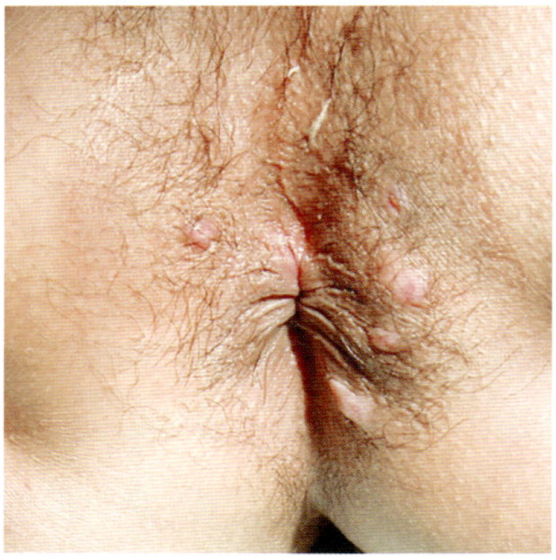

图 24-24　肛瘘

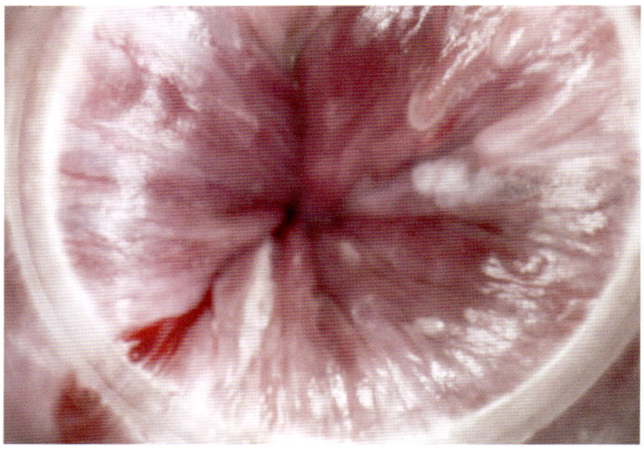

图 24-30　肛裂(肛门镜下)

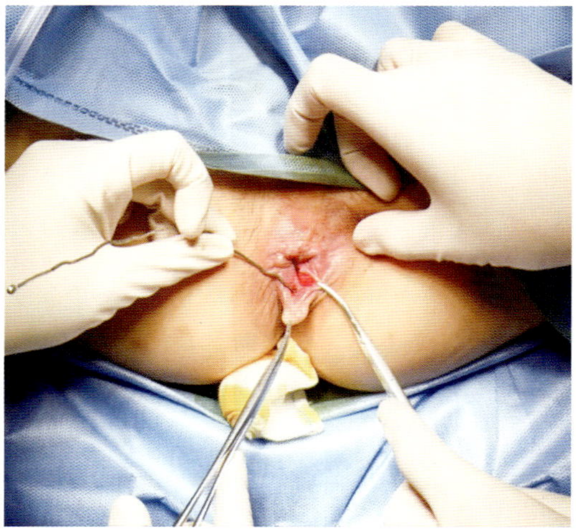

图 24-32　肛裂合并哨兵痔

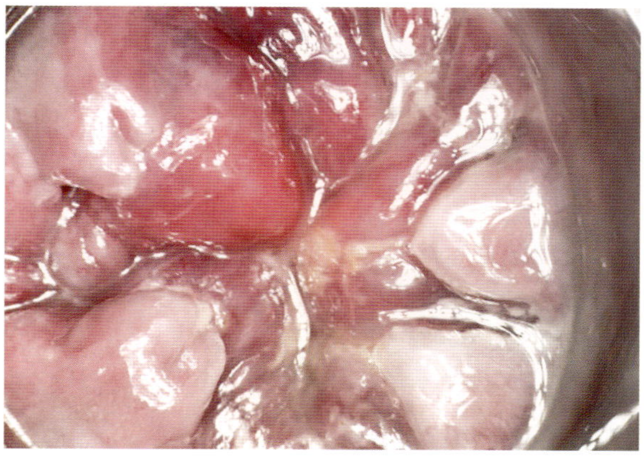

图 24-34　肛隐窝及肛乳头炎(肛门镜下)

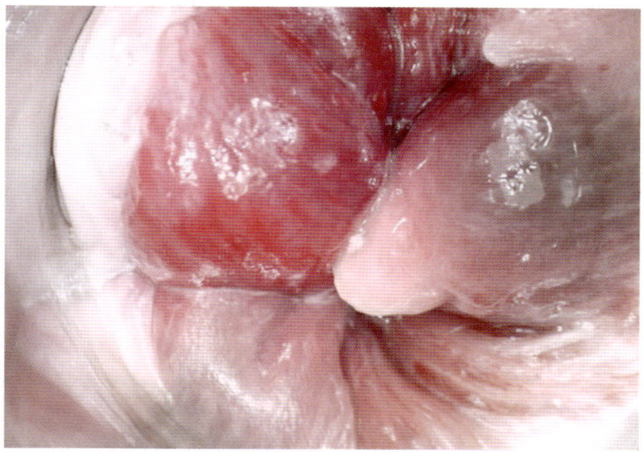

图 24-35　肛隐窝及肛乳头炎(肛门镜下)

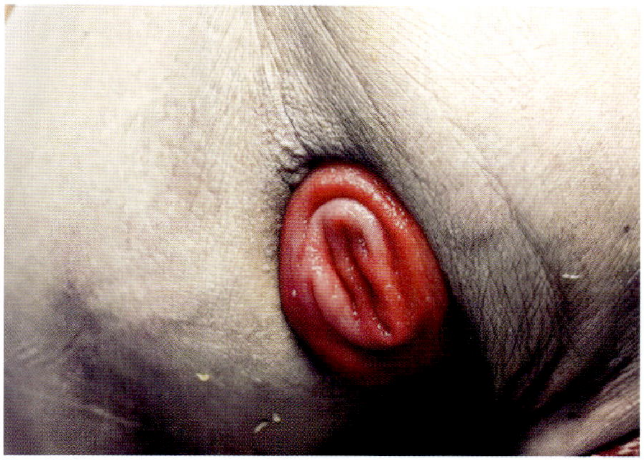

图 24-36　直肠脱垂(正面观)

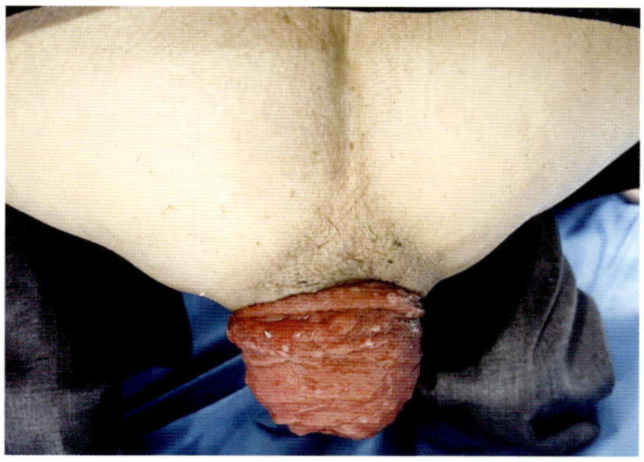

图 24-37　直肠脱垂(侧面观)

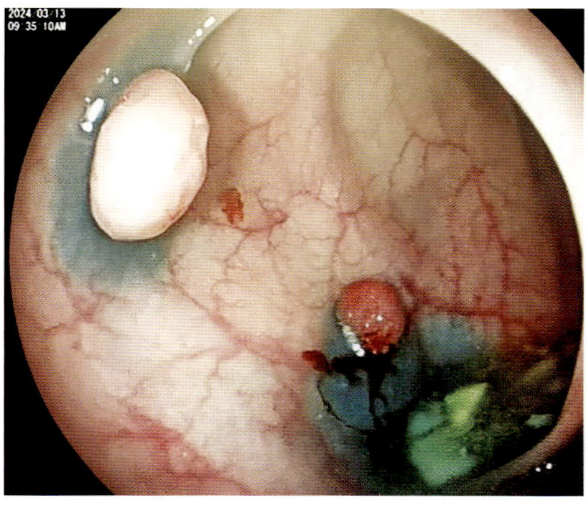

图 24-40　结肠息肉(镜下观)

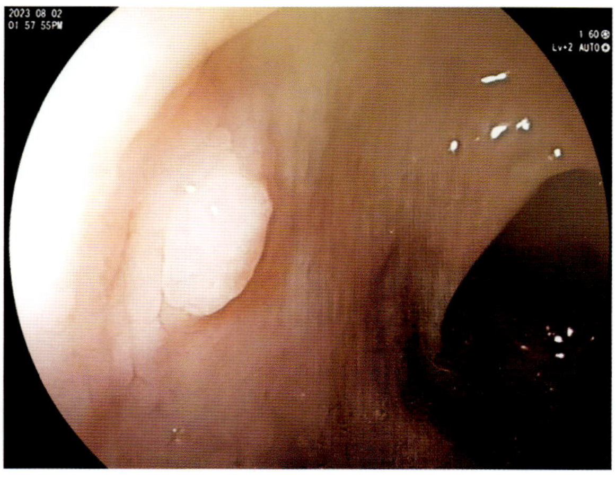

图 24-41　直肠息肉(镜下观)

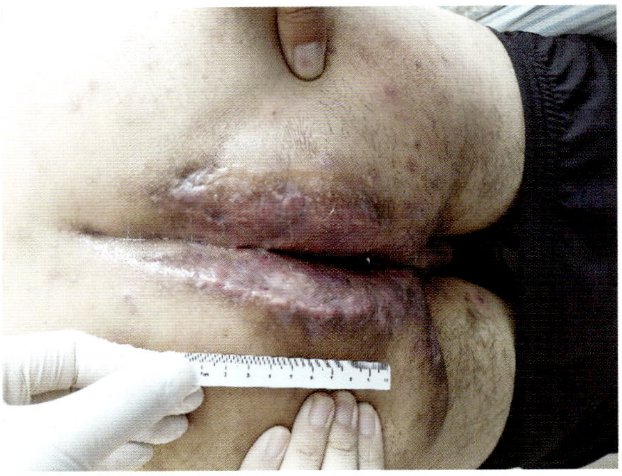

图 24-42　肛门部化脓性汗腺炎

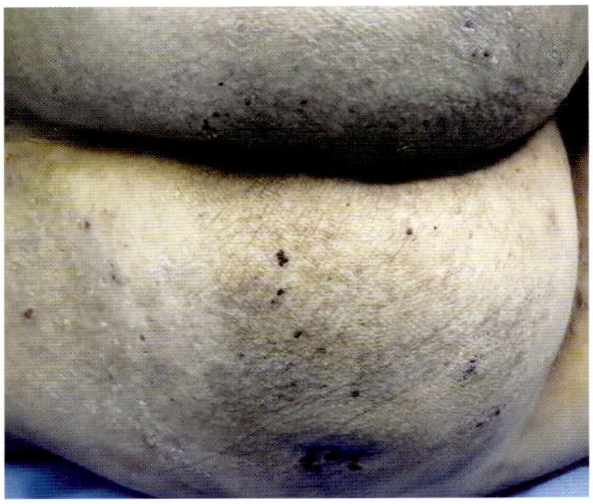

图 24-43　肛门湿疹

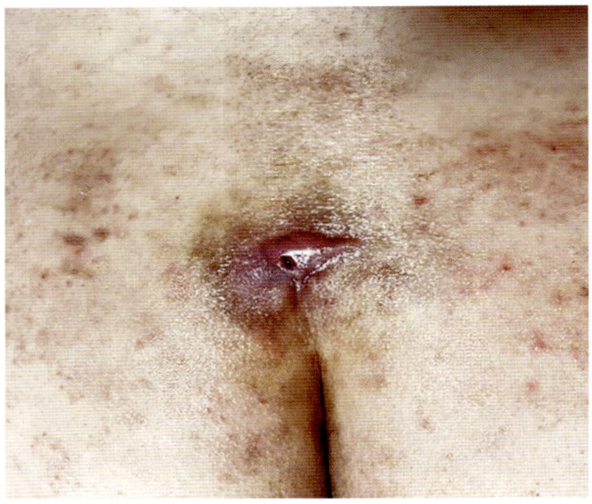

图 24-44　骶尾部藏毛窦

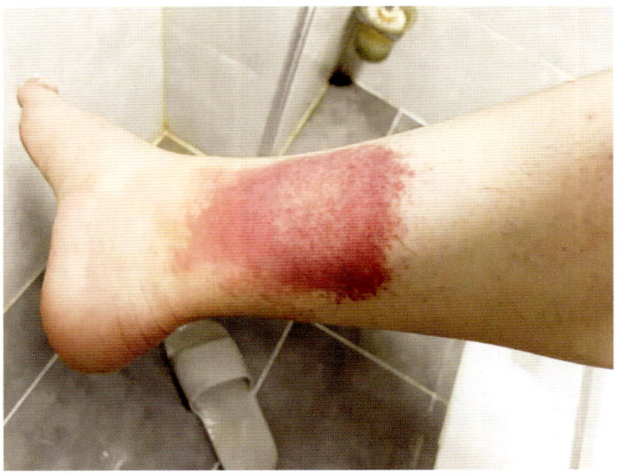

图 25-1　接触性皮炎（小腿部贴药膏所致）

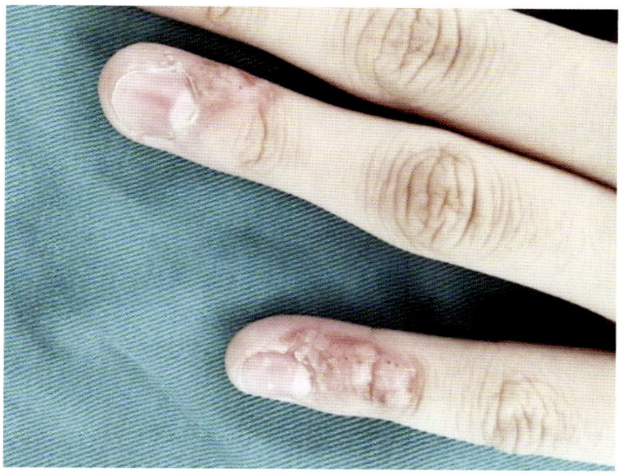

图 25-2　寻常疣

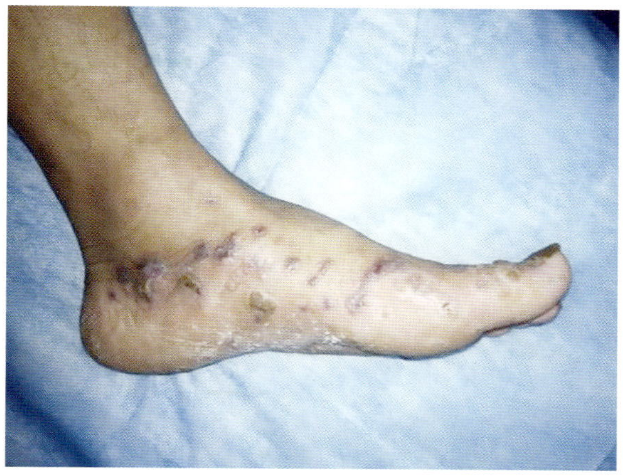

图 25-3　跖疣

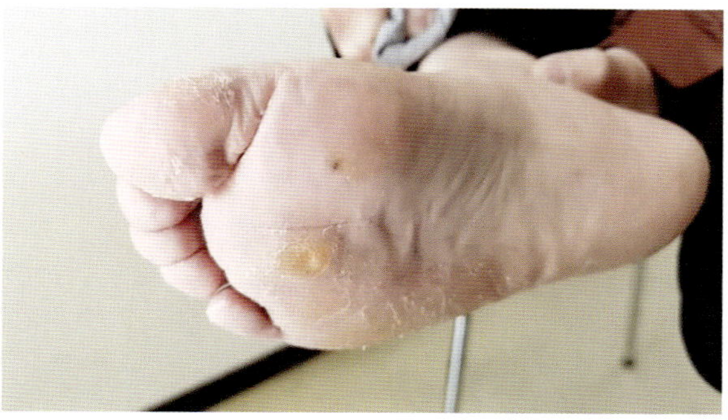

图 25-4　鸡眼

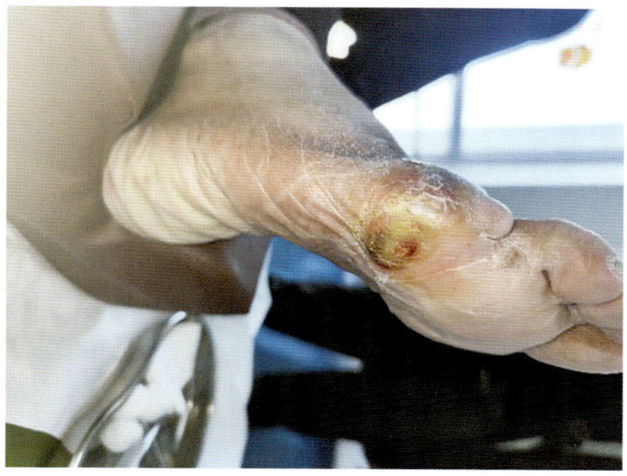

图 25-5　胼胝

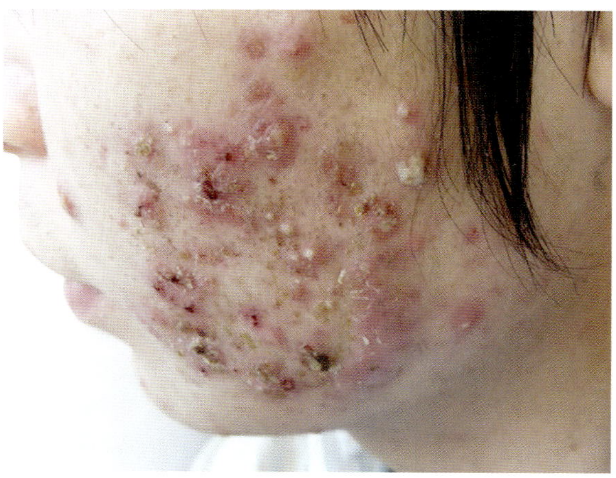

图 25-6　痤疮

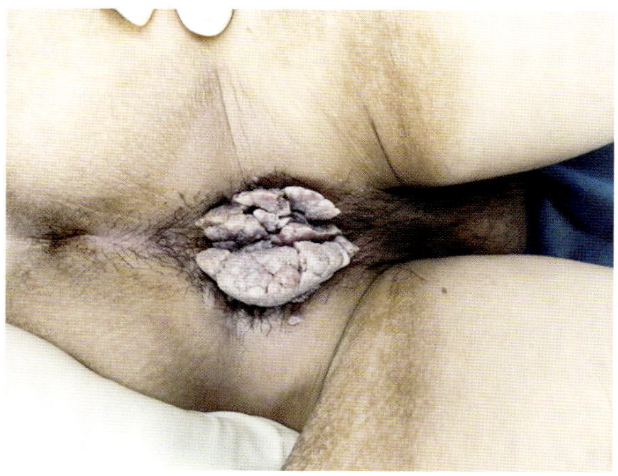

图 26-1　尖锐湿疣